CONCURSOS DE
FISIOTERAPIA
1.000
Questões Comentadas
com Dicas e Bizus

Com foco na preparação
para concursos públicos

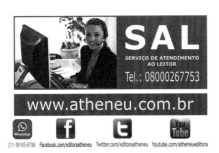

CONCURSOS DE FISIOTERAPIA
1.000
Questões Comentadas com Dicas e Bizus

Com foco na preparação
para concursos públicos

José Décio Fernandes de Araújo

José Pinheiro Batista Medeiros

Contém Comentários, Dicas e Bizus com foco na preparação para:
Concursos Públicos Municipais, Estaduais e Federais
Concursos da EBSERH, Tribunais e Ministérios
Residências Multiprofissionais em Fisioterapia
Seleções para o Corpo de Saúde da Marinha, do Exército e da Aeronáutica

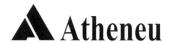

EDITORA ATHENEU

São Paulo —	Rua Jesuíno Pascoal, 30
	Tels.: (11) 2858-8750
	Fax: (11) 2858-8766
	E-mail: atheneu@atheneu.com.br
Rio de Janeiro —	Rua Bambina, 74
	Tel.: (21) 3094-1295
	Fax: (21) 3094-1284
	E-mail: atheneu@atheneu.com.br

CAPA: Equipe Atheneu
DIAGRAMAÇÃO: Adielson Anselme

CIP-BRASIL. CATALOGAÇÃO NA PUBLICAÇÃO
SINDICATO NACIONAL DOS EDITORES DE LIVROS, RJ

A689c

    Araújo, José Décio Fernandes de
        Concursos de fisioterapia: 1.000 questões comentadas com dicas e bizus / José Décio Fernandes de Araújo, José Pinheiro Batista Medeiros. - 1. ed. - Rio de Janeiro: Atheneu, 2019.

        Inclui bibliografia
        ISBN 978-85-388-0957-9

        1. Fisioterapia - Problemas, questões, exercícios. 2. Serviço público - Brasil - Concursos. I. Medeiros, José Pinheiro Batista. II. Título.

19-55132	CDD: 615.82
	CDU: 615.8

Meri Gleice Rodrigues de Souza - Bibliotecária - CRB-7/6439

22/01/2019   24/01/2019

ARAÚJO J.D.F.; MEDEIROS J.P.B.
Concursos de Fisioterapia – 1.000 Questões Comentadas com Dicas e Bizus

© Direitos reservados à EDITORA ATHENEU – São Paulo, Rio de Janeiro, 2019.

Autores

José Décio Fernandes de Araújo

Fisioterapeuta pela Faculdade de Ensino e Cultura do Ceará (FAECE), Especialista em Traumato-Ortopedia pelo Centro Universitário Estácio do Ceará e Especialista em Gestão em Saúde pela Universidade Estadual do Ceará (UECE). Fisioterapeuta concursado da Prefeitura Municipal de Quixadá – CE. Fisioterapeuta e Coordenador de Fisioterapia do Hospital Regional do Sertão Central de Quixeramobim – CE. Coordenador e Professor do curso preparatório para concursos públicos de Fisioterapia – PREPARAFISIO. Docente da UNIQ – Faculdade de Quixeramobim – CE e Faculdade Inspirar – CE (Unidade Cariri). Autor de diversas apostilas para concursos públicos de Fisioterapia. Aprovado em oito concursos públicos e quatro seleções públicas.

José Pinheiro Batista Medeiros

Fisioterapeuta pelo Centro Universitário Católica de Quixadá (Unicatólica). Mestrando em Saúde da Criança e do Adolescente pela Universidade Estadual do Ceará (UECE). Especialista em Fisioterapia em Gerontologia pela Universidade Estácio de Sá. Especialista em Gestão do Trabalho e Educação na Saúde pela UECE/FIOCRUZ. Especialista em Gestão em Saúde pela UECE. Fisioterapeuta concursado da Prefeitura Municipal de Senador Pompeu – CE. Fisioterapeuta concursado da Prefeitura Municipal de Pedra Branca – CE. Professor do curso preparatório para concursos públicos de Fisioterapia – PREPARAFISIO. Aprovado em sete concursos públicos.

Dedicatórias

Às pessoas mais importantes da minha vida, já que sem elas seria impossível chegar até aqui:
DEUS, em primeiro lugar, por abençoar essa jornada da vida.
Aos meus pais, José Joaquim e Maria dos Anjos, por todos os ensinamentos de vida.
Às minhas irmãs, Débora e Denuza.
À minha esposa, Djamily Saraiva da Costa, pela dedicação e companheirismo.
Aos meus amigos de profissão, em especial a equipe de Fisioterapia do Hospital Regional do Sertão Central-CE, pela união e perseverança.
Aos meus amigos, colegas, parceiros, alunos e ex-alunos, pela eterna confiança.
À Editora Atheneu, por acreditar na realização deste projeto.

José Décio Fernandes de Araújo

A DEUS, pela iluminação nessa jornada.
Aos meus pais, Manoel Medeiros (*in memoriam*) e Jucenilda, pelo incentivo aos estudos.
À minha irmã, Juliana, pela eterna amizade.
À minha esposa, Vanéria, pela paciência e por sempre estar ao meu lado.
A todos os professores da minha vida que foram fundamentais para o meu crescimento profissional.
Aos meus colegas de trabalho, amigos de profissão e ex-colegas de faculdade.
À Editora Atheneu, por acreditar neste trabalho de dois autores genuinamente cearenses.

José Pinheiro Batista Medeiros

Apresentação

Esta obra objetiva trazer a você, estudante ou profissional de Fisioterapia, que estuda para concursos públicos um conteúdo sistematizado por assuntos mais cobrados pelas bancas examinadoras. São questões comentadas que buscam dar um embasamento necessário para a sua aprovação em concursos, residências ou seleções.

Sendo assim, o resultado de anos de experiência na área de concursos públicos é ofertado neste livro, pensado e construído especialmente para auxiliar você estudante ou profissional que almeja a carreira no setor público.

Nesta obra, vocês concurseiros, terão o privilégio de ver e rever temas que são cobrados com frequência pelas bancas organizadoras. Está dividido em 15 capítulos que abordam desde temas clássicos como Anatomia e Fisiologia no Capítulo 1, até temas mais atuais nos concursos, como Fisioterapia em Uroginecologia e Obstetrícia no Capítulo 13.

Um diferencial para quem deseja objetividade na preparação para os concursos é a presença nos comentários de dicas, bizus e esquematizações que objetivam facilitar o aprendizado e assimilação do conteúdo estudado.

Portanto, caros concurseiros, esta obra não tem a pretensão de anular ou substituir os outros meios de estudo, mas de complementar e trazer a vocês os mais diversos conteúdos presentes nas provas de concursos.

Desejamos a todos vocês, estudantes e/ou profissionais de Fisioterapia, que aceitaram esse desafio de preparação para os concursos públicos muita força para nunca desistir, muito foco para sempre seguir na direção planejada e muita fé para saber que tudo vai dá certo.

Os Autores

Prefácio

É com imensa alegria que recebi o convite dos autores deste livro para escrever o seu Prefácio. Ofereço a vocês o resultado de um sonho de dois fisioterapeutas inovadores que se basearam nas dificuldades e angústias que vivenciaram frente aos concursos que realizaram no decorrer de suas vidas profissionais para escrever esta obra.

Ao ler este livro, percebi que há nele questões de diversos concursos de Fisioterapia comentadas e organizadas por assunto, que objetivam subsidiar na preparação dos candidatos para os certames das mais variadas bancas examinadoras de concursos.

Como professor universitário e docente da área de concursos públicos há tantos anos, o que mais percebo é que meus alunos começam a gostar da disciplina a partir do momento em que sistematizam os conteúdos em dicas e bizus, o que concilia com a proposta deste livro.

Esta obra me deixa muito feliz e envaidecido, ao saber que existem recursos e meios para auxiliar um estudante ou fisioterapeuta que pensa em realizar um concurso público. Afinal de contas, aprender não deve ser sinônimo de sofrer.

Para ter sucesso nos concursos públicos em primeiro momento, deve o candidato consultar os tópicos indicados no edital do(s) concurso(s) que pretende prestar, estudando-os com afinco e de preferência por materiais especializados no assunto, como é o exemplo deste livro, pois as questões específicas e direcionadas por assunto têm papel decisivo na aprovação.

Em seguida, é de suma importância "conhecer a banca", ou seja, a partir da resolução de questões de provas anteriores, perceber o posicionamento doutrinário adotado em determinada ocasião pelo examinador e a forma como certo assunto é cobrado.

É nesse ponto que esta obra se mostra tão especial e completa, pois além de indicar a resolução da questão, numa linguagem direta (e também, sempre que possível, agradável e descontraída), apresentando uma revisão teórica capaz de sanar qualquer dificuldade que o fisioterapeuta concurseiro eventualmente possa enfrentar, também oferece esquematizações e explicações importantes para o aprendizado.

Por isso, esses capítulos interessam diretamente aos estudantes de Fisioterapia e aos fisioterapeutas interessados em fazer concursos públicos, proporcionando-lhes contribuições e reflexões acerca de assuntos importantes no âmbito da Fisioterapia.

A coletânea de capítulos deste livro permite pôr em suspensão e sob perspectiva fenomênica um conjunto de temas clássicos e atuais que são cobrados em diversos concursos na atualidade.

Enfim, o que nos convida para ler nas paginas deste livro é um conjunto de bizus, dicas e experiências dos autores sobre os concursos públicos no âmbito da Fisioterapia, que buscam responder às demandas e necessidades de um fisioterapeuta concurseiro.

Agora, é só encarar o desafio com fé e perseverança para, ao fim, *correr para o abraço!*

Bom proveito e sucesso!

Denilson de Queiroz Cerdeira
Fisioterapeuta
Doutor em Biotecnologia
Coordenador da Pós-Graduação em Fisioterapia na Dor e Funcionalidade – UNICHRISTUS
Docente da Faculdade Novo Tempo – FNT – Itapipoca – CE
Docente da Faculdade Vale do Jaguaribe – FVJ – Aracati – CE

Sumário

1
Anatomia e Fisiologia, *1*
José Décio Fernandes de Araújo

2
Neuroanatomia, *45*
José Décio Fernandes de Araújo

3
Biomecânica e Cinesiologia, *75*
José Décio Fernandes de Araújo

4
Cinesioterapia, *117*
José Décio Fernandes de Araújo

5
Eletrotermofototerapia e Hidroterapia, *153*
José Pinheiro Batista Medeiros

6
Amputações, Próteses e Órteses, *205*
José Pinheiro Batista Medeiros

7
Fisioterapia em Traumato-Ortopedia e Reumatologia, *241*
José Décio Fernandes de Araújo

8
Fisioterapia Respiratória e em Terapia Intensiva, *295*
José Décio Fernandes de Araújo
José Pinheiro Batista Medeiros

9
Fisioterapia Cardiovascular, *349*
José Pinheiro Batista Medeiros

10
Fisioterapia em Neurologia, *385*
José Pinheiro Batista Medeiros

11
Fisioterapia em Neuropediatria, *447*
José Pinheiro Batista Medeiros

12
Fisioterapia em Gerontologia, *485*
José Pinheiro Batista Medeiros

13
Fisioterapia em Uroginecologia e Obstetrícia, *525*
José Pinheiro Batista Medeiros

14
Legislação Profissional do Fisioterapeuta, *555*
José Décio Fernandes de Araújo

15
Políticas de Saúde e Legislação do SUS, *595*
José Décio Fernandes de Araújo

1 Anatomia e Fisiologia

José Décio Fernandes de Araújo

1. **(CONSEP, Juremenha-PI, 2011)** Qual substância óssea predomina na diáfise dos ossos longos?
   A) Substância óssea compacta.
   B) Endorfina.
   C) Linfonodos.
   D) Miosina.

2. **(KLC CONCURSOS, Anatácio-MS, 2013)** São canais microscópicos encontrados no osso compacto, são perpendiculares aos Canais de Havers e são um dos componentes do sistema de Haversian. Também podem transportar pequenas artérias em todo o osso. Trata-se de:
   A) Canais de Hilton.
   B) Reentrâncias de Becker.
   C) Canais de Volkmann.
   D) Reentrâncias de Herbert.
   E) Reentrâncias de Karajan

3. **(FAFIPA, Consórcio Intermunicipal de Saúde Costa Oeste do Paraná-PR, 2015)** O osso é um tecido conjuntivo mineralizado, altamente vascularizado, vivo, em transformação constante. A esse respeito assinale a alternativa INCORRETA:
   A) O osso maduro é composto de duas espécies de tecido, o osso compacto e o esponjoso.
   B) O osso esponjoso ou trabecular é composto de uma rede de malhas trabeculares dentro das quais há espaços intercomunicantes facilmente visíveis.
   C) As células formadoras de ossos são células osteoprogenitoras, os osteoblastos e os osteócitos.
   D) Os osteoblastos são células muito importantes, responsáveis pela reabsorção óssea.
   E) A perda de massa óssea é caracterizada por desequilíbrio no processo de modelagem e remodelagem consequente ao envelhecimento.

4. **(INSTITUTO CIDADES, Hospital Regional Norte-CE, 2012)** Ao palparmos o assoalho da tabaqueira anatômica podemos sentir dois ossos do carpo. Tais ossos são:
   A) Escafoide e trapezoide.
   B) Trapezoide e trapézio.
   C) Trapézio e semilunar.
   D) Escafoide e trapézio.

5. **(CCV/UFC, Beberibe-CE, 2012)** Faz parte da cintura escapular:
   A) Juntura claviculoumeral.
   B) Articulação glenoacromial.
   C) Articulação esternoacromial.
   D) Articulação escapulotorácica.
   E) Articulação escapuloclavicular

6. **(NEOEXITUS, Itapajé-CE, 2013)** A glabela é um referencial anatômico que fica localizado em qual região?
   A) No osso frontal, logo acima da raiz do nariz, no espaço entre as sobrancelhas.
   B) Na extremidade inferior do osso esterno.
   C) Na região distal do osso rádio.
   D) Na região proximal da fíbula.
   D) Na região lateral e superior da clavícula.

7. **(ACAPLAM, Itabaiana-BA, 2010)** Faz parte do esqueleto axial exceto:
   A) Processo espinhoso.
   B) Processo transverso.
   C) Arco plantar.
   D) Osso frontal.
   E) Processo xifoide.

8. **(CETREDE, Pacatuba-CE, 2014)** A pelve está localizada na cintura pélvica e é formada pelos seguintes ossos:
   A) Sacro, cóccix, ílio, ísquio e púbis.
   B) Promontório, púbis, bulboesponjoso e ilíaco.
   C) Ilíaco, coccígeo, sacro e promontório.
   D) Cóccix, ilíaco, puborretal e ísquio.
   E) Ísquio, púbis e promontório.

9. **(NEOEXITUS, Forquilha-CE, 2013)** O tubérculo de Gerdy fica localizado em que região anatômica?
   A) Terço proximal da tíbia.
   B) Terço distal do rádio.
   C) Região medial da clavícula
   D) Bordo lateral da escápula
   E) Crista ilíaca.

10. **(ADVISE, Pirpirituba-PB, 2009)** O trígono femoral é uma importante região situada no terço superior da face anterior da coxa. Nele são encontradas estruturas, como o nervo, a veia e a artéria femoral. Os limites superior, lateral e medial dessa região são, respectivamente:
    A) Ligamento inguinal, músculo sartório, músculo adutor longo.
    B) Músculo sartório, ligamento inguinal, adutor longo.
    C) Músculo abdutor longo, ligamento inguinal, músculo grácil.
    D) Músculo grácil, músculo abdutor longo, ligamento inguinal.

11. (AOCP, Pinhão-PR, 2009) Informe se é verdadeiro ou falso o que se afirma a seguir sobre o sistema esquelético e depois assinale a alternativa que apresenta a sequência correta.
    ( ) O sistema esquelético é classificado em esqueleto axial e apendicular.
    ( ) O esqueleto cefálico é dividido em oito ossos do crânio, 1 occipital, 2 parietais, 1 frontal, 2 temporais, 1 etmoide e 1 esfenoide.
    ( ) O osso pisiforme não faz parte dos ossos da mão.
    ( ) O forame obturado é localizado na base do crânio abaixo do forame oval.
    ( ) O osso tálus se articula com o osso navicular e o osso calcâneo.
    A) V, F, V, F, V.
    B) V, F, V, F, V.
    C) F, V, F, V, F.
    D) V, V, F, F, V.
    E) F, F, V, V, F.

12. (INSTITUTO CIDADES, Hospital Regional do Cariri-CE, 2010) De acordo com os conhecimentos em avaliação sensorial, complete a segunda coluna de acordo com a primeira:
    I. Receptores cutâneos
    II. Receptores musculares
    III. Receptores articulares
    ( ) Fusos musculares, órgãos tendinosos de Golgi, terminações nervosas livres e corpúsculos de Pacini.
    ( ) Terminações nervosas livres, corpúsculos bulbos de Krause, terminações dos folículos pilosos e discos de Merkel.
    ( ) Terminações dos órgãos tendinosos de Golgi, terminações nervosas livres, terminações de Ruffini e terminações paciniformes.
    Assinale a sequência correta:
    A) II, III, I.
    B) II, I, III.
    C) I, III, II.
    D) I, II, III.

13. (INSTITUTO CIDADES, Tangara-MT, 2011) Os receptores sensoriais profundos localizam-se em músculos, tendões e articulações. Incluem os receptores musculares e articulares. De acordo com os receptores musculares, marque a opção correta:
    1. Fusos musculares.
    2. Órgãos tendinosos de Golgi.
    3. Terminações nervosas livres.
    4. Corpúsculos de Pacini.
    ( ) Esses receptores estão dentro da face do músculo. Acredita-se que respondam à dor e à pressão.
    ( ) Localizados dentro da face muscular, esses receptores respondem aos estímulos vibratórios e à pressão profunda.

( ) Monitoram as mudanças do comprimento muscular, assim como a velocidade dessas mudanças. Têm um papel vital no senso de posição e movimento e no aprendizado motor.

( ) São receptores localizados em série nas inserções tendinosas proximais e distais dos músculos. Fornecem um mecanismo de proteção para prevenir danos estruturais ao músculo em situações de tensão extrema.

A) 2, 3, 4, 1.
B) 3, 2, 1, 4.
C) 3, 4, 1, 2.
D) 1, 4, 2, 3.

14. (NEOEXITUS, Forquilha-CE, 2013) Os receptores sensoriais normalmente são divididos de acordo com sua estrutura e o tipo de estímulos ao qual eles respondem preferencialmente. Assim, enumere a *coluna B* pela *coluna A*, considerando as características de cada tipo de receptor:

Coluna A
I. Mecanorreceptores.
II. Termorreceptores.
III. Nociceptores.
IV. Quimiorreceptores.
V. Receptores fóticos.

Coluna B
( ) São responsáveis pelo paladar, pelo olfato, pelos níveis de oxigênio no sangue arterial, pela concentração de dióxido de carbono e pela osmolalidade de líquidos corporais.
( ) Respondem à luz dentro do espectro visível.
( ) Permitem à percepção da dor.
( ) Respondem à deformação mecânica do receptor ou da área circundante.
( ) Respondem a alterações na temperatura.

Marque a opção que apresenta a sequência CORRETA:
A) I, V, IV, III, II.
B) IV, V, III, I, II.
C) IV, III, II, I, V.
D) III, II, I, V, IV.
E) III, V, IV, I, II.

15. (CONSEP, Camocim-CE, 2012) O carpo é composto por 8 ossos, dispostos em duas fileiras: proximal e distal. A fileira proximal é constituída por:

A) Escafoide, piramidal, pisiforme e semilunar.
B) Escafoide, trapézio, trapezoide e unciforme.
C) Grande osso, piramidal, semilunar e trapézio.
D) Grande osso, piramidal pisiforme, semilunar e trapézio.

16. **(UNIMONTES, Capitão Enéas-MG, 2015, adaptada)** O punho constitui-se de oito ossos carpais dispostos em duas fileiras: a fileira carpal proximal e a fileira carpal distal. Assim, podemos afirmar que a fileira carpal distal (no sentido do rádio à ulna) é composta pelos ossos:
    A) Trapézio, trapezoide, hamato e capitato.
    B) Trapézio, trapezoide, capitato e hamato.
    C) Escafoide, semilunar, piramidal e pisiforme.
    D) Escafoide, cuboide, piramidal e psiforme.

17. **(INSTITUTO AOCP, EBSERH Nacional, 2015)** Ligamento é um feixe de *tecido fibroso*, formado por tecido conjuntivo denso modelado. A principal função dos ligamentos é prevenir movimentos excessivos ou anormais, além de manter a estabilidade das articulações pela sua função proprioceptiva. O ligamento anular é localizado na articulação:
    A) Do joelho.
    B) Do quadril.
    C) Do ombro.
    D) Do cotovelo.
    E) Do tornozelo.

18. **(URCA, Barbalha-CE, 2010)** No canal epitrocleoolecraniano, encontramos o nervo denominado:
    A) Mediano.
    B) Radial.
    C) Ulnar.
    D) Braquial.

19. **(FUNCAB, Secretaria de Estado da Saúde-RO, 2010)** O tubérculo do rádio também é conhecido como tubérculo de:
    A) Guyon.
    B) Smith.
    C) Wilson.
    D) Gerdy.
    E) Lister.

20. **(CORPO DE SAÚDE, Marinha, 2014)** A compressão nervosa que ocorre na região da arcada de Struthers desencadeia a Síndrome do:
    A) Músculo supinador.
    B) Túnel do carpo.
    C) Túnel do tarso.
    D) Túnel cubital.
    E) Músculo piriforme.

21. **(INSTITUTO AOCP, EBSERH, UFPEL-RS, 2015)** A coluna vertebral possui curvaturas que permitem a distribuição do peso das partes moles. Estas podem ser divididas em primárias e secundárias. Referente ao assunto, assinale a alternativa correta.
    A) **Primárias:** lordose cervical e lordose lombar/secundárias: cifose torácica e cifose sacral ou sacrococcígea.

B) **Primárias:** cifose torácica e cifose sacral ou sacrococcígea/secundárias: cifose lombossacra e cifose lombar.

C) **Primárias:** lordose torácica e lordose sacral ou sacrococcígea/secundárias: lordose cervical e lordose lombar.

D) **Primárias:** cifose torácica e cifose sacral ou sacrococcígea/secundárias: lordose cervical e lordose lombar

E) **Primárias:** cifose vertebral e cifose sacral/secundárias: lordose vertebral e lordose lombar.

22. (CONRIO, Biritiba-SP, 2015) O tórax possui quantos ossos:
    A) 33.
    B) 35.
    C) 37.
    D) 39.
    E) 41.

23. (CETREDE, Trairi-CE, 2016) A mão divide-se em carpo, metacarpo e falanges, sendo que os oito ossos que fazem parte são distribuídos em duas fileiras. A seguir, identifique os ossos que NÃO fazem parte do segmento da mão.
    A) Escafoide, semilunar e piramidal.
    B) Navicular, cuneiforme e cuboide.
    C) Capitato, hamato e trapézio.
    D) Pisiforme, trapezoide e semilunar.
    E) Piramidal, pisiforme e hamato.

24. (COMPANYLEARNING, Balneário Barra do Sul-SC, 2014) Os ossos do pé são:
    A) Escafoide, semilunar, piramidal e pisiforme.
    B) Tálus, calcâneo, navicular e cuneiforme.
    C) Navicular, calcâneo, tálus e sesamoide.
    D) Navicular, cuneiforme, calcâneo e piriforme.

25. (CORPO DE SAÚDE, Marinha, 2005) O único osso do pé que não possui nenhum músculo fixado nele é:
    A) Tálus.
    B) Navicular.
    C) Cubóide medial.
    D) Segundo metatarso.
    E) Quarto metatarso.

26. (AMEOSC, Princesa-SC, 2015) O que são as costelas falsas?
    A) Articulam-se diretamente com o esterno (1ª à 7ª costela).
    B) Estão soltas na região medial, são mais curtas e rudimentares, não possuem cartilagem e terminam entre músculos da parede lateral do abdômen. São a 11ª e 12ª costelas.
    C) Não se articulam diretamente com o esterno. A 8ª e a 10ª unem-se à 7ª por cartilagem.
    D) É mais larga do que as demais, plana e tem um arco mais fechado

27. (CONRIO, Biritiba-SP, 2015) Os músculos representam:
A) 10% a 50% do peso corporal total.
B) 20% a 50% do peso corporal total.
C) 30% a 50% do peso corporal total.
D) 40% a 50% do peso corporal total.
E) 45% a 50% do peso corporal total.

28. (IBFC, Hospital Metropolitano Dr. Célio de Castro-MG, 2015) Observe estas afirmativas:
I. As vias aéreas superiores (VAS) possuem um papel protetor (barreira, aquecimento e umidificação). Além disso, os reflexos das VAS impedem a entrada de material estranho na traqueia durante a alimentação e o sono.
II. Os Poros de Kohn fazem a comunicação interalveolar (um alvéolo ao outro), enquanto os Canais de Lambert fazem tanto a comunicação interbronquiolar (entre bronquíolos terminais) como entre um bronquíolo terminal e um alvéolo.
III. A unidade funcional do pulmão é constituída pelas seguintes estruturas: bronquíolo terminal, bronquíolo respiratório, canais alveolares, sacos alveolares e alvéolos.
Com relação a essas afirmativas, está CORRETO:
A) As afirmativas I e II estão corretas.
B) As afirmativas II e III estão corretas.
C) As afirmativas I e III estão corretas.
D) Todas as afirmativas estão corretas.

29. (UNESPAR, Fundação Estatal de Atenção Especializada em Saúde-PR, 2015) O sacro é o osso mediano e posterior da pelve, situado entre dois ossos do quadril. Assinale a alternativa CORRETA correspondente ao sacro:
A) A face pélvica do sacro é convexa e sua face dorsal é côncava.
B) No centro reconhecemos a forma dos corpos vertebrais, separados por discos vertebrais e suas linhas transversas.
C) Lateralmente se encontram as asas do sacro.
D) A crista sacral mediana é onde emergem os ramos posteriores nos nervos sacrais.

30. (INSTITUTO AOCP, EBSERH Nacional, 2015) Ligamento é um feixe de tecido fibroso, formado por tecido conjuntivo denso modelado. A principal função dos ligamentos é prevenir movimentos excessivos ou anormais, além de manter a estabilidade das articulações pela sua função proprioceptiva. O ligamento anular é localizado na articulação:
A) Do joelho.
B) Do quadril.
C) Do ombro.
D) Do cotovelo.
E) Do tornozelo

31. (UNESPAR, Fundação Estatal de Atenção Especializada em Saúde-PR, 2015) O túnel de Guyon está localizado no espaço entre dois ossos:
A) Hamato e pisiforme.
B) Capitato e semilunar

C) Trapézio e trapezoide.
D) Metacarpal e trapézio.

32. (IDPC, Hospital Metropolitano Dr. Célio de Castro-MG, 2015) As cartilagens costais formam uma zona flexível na região anterior do tórax, e sob a parte inferior do esterno elas formam um ângulo voltado para cima, conhecido por:
    A) Ângulo esternocostal anterior.
    B) Ângulo de Charpy.
    C) Ângulo de Thales.
    D) Ângulo de Louis.

33. (AMEOSC, Princesa-SC, 2015) O que são os ossos axiais?
    A) São 126 ossos que formam os membros superiores e inferiores, bem como as cinturas escapular e pélvica.
    B) Encontrados dentro (intra-articulares) ou nas adjacências (periarticulares) das articulações, participando do ângulo de tração e dos movimentos articulares. O maior exemplo é a patela.
    C) São os ossos localizados no eixo central do corpo ou próximo a este. Totalizam 80 ossos que incluem o crânio, coluna vertebral, costelas e esterno.
    D) Possuem formatos peculiares e são representados pelas vértebras, ossos da face, ossos da base do crânio e ossos da pelve.

34. (FAFIPA, Consórcio Intermunicipal de Saúde Costa Oeste do Paraná-PR, 2015) Assinale a assertiva CORRETA:
    A) Cifose é uma curvatura da coluna vertebral no plano sagital com concavidade para trás.
    B) Lordose é uma curvatura da coluna vertebral, plano sagital, com convexidade posterior.
    C) Escoliose é uma projeção da curvatura da coluna vertebral no plano frontal.
    D) Cifose congênita é aquela devida a acidentes graves com ou sem lesão neurológica.
    E) Cifose traumática é aquela devida a malformações ósseas do esqueleto vertebral.

35. (UNIMONTES, Capitão Enéas-MG, 2015) Sobre a estrutura e filamentos dos músculos estriados esqueléticos, marque a afirmativa CORRETA:
    A) Cada miofibrila contém filamentos espessos e delgados interdigitados, dispostos longitudinalmente nos sarcômeros.
    B) Os filamentos delgados de miosina contêm tropomiosina, uma proteína reguladora que permite a formação de pontes cruzadas, quando se liga ao cálcio.
    C) Os filamentos espessos de actina são encontrados na banda A, no centro dos sarcômeros.
    D) Os túbulos T formam uma extensa rede tubular interna e são responsáveis pelo armazenamento e liberação de cálcio para o acoplamento excitação-contração.

36. (LEGALLE CONCURSOS, Nova Esperança-RS, 2015) São ossos carpais:
    A) Trapezoide, escafoide, capitato, cuboide, estiloide, trapézio e hamato.
    B) Rádio, capitato, trapezoide, talo, calcâneo, ulna e semilunar.
    C) Capitato, hamato, piramidal, semilunar, trapézio, trapezoide e escafoide.
    D) Navicular, cuneiforme, cuboide, estiloide, talo, calcâneo e escafoide.
    E) Estiloide, navicular e cuboide.

37. (FADET, Boa Vista-PR, 2015) Podemos afirmar sobre o funcionamento adequado do Sistema Nervoso, que:
    A) O Polígono de Willis é formado pelas artérias cerebral posterior, comunicante posterior, as carótidas internas e as artérias cerebrais anterior e comunicante anterior.
    B) O LCR apresenta menor concentração de glicose, potássio e cálcio que o plasma, porém níveis mais elevados de sódio, proteínas e cloreto.
    C) Dentre os componentes da Barreira Hematoencefálica estão os astrócitos, os perícitos e a lâmina basal, que separam a circulação sanguínea sistêmica do compartimento de circulação liquórica.
    D) O Liquor protege o SNC suspendendo e amortecendo o cérebro contra o impacto dentro da calota craniana. Ele transporta nutrientes para as células cerebrais e remove produtos da degradação metabólica, bem como auxilia no processo de liberação de potencial de ação.

38. (AMEOSC, Descanso-SC, 2015) O transporte de gás oxigênio está a cargo da hemoglobina, proteína presente nas hemácias. Assinale a alternativa correta:
    A) Cada 6 moléculas de hemoglobina combina-se com 5 moléculas de gás oxigênio, formando a para-hemoglobina.
    B) Cada 4 moléculas de hemoglobina combina-se com 3 moléculas de gás oxigênio, formando a semi-hemoglobina.
    C) Cada 2 moléculas de hemoglobina combina-se com 2 moléculas de gás oxigênio, formando a proto-hemoglobina.
    D) Cada molécula de hemoglobina combina-se com 4 moléculas de gás oxigênio, formando a oxi-hemoglobina.

39. (FCPC/UFC, Boa Viagem-CE, 2015) No crânio, quando a calvária e a dura-máter são removidas, giros (pregas), sulcos e fissuras (fendas) do córtex cerebral são visíveis. O sulco que separa os lobos frontais dos lobos parietais é denominado:
    A) Sulco parietoccipital.
    B) Sulco central.
    C) Sulco lateral.
    D) Sulco longitudinal.

40. (CETREDE, Mombaça-CE, 2015) Durante a reabilitação de um paciente em pós-operatório de joelho, o fisioterapeuta solicitou movimentos ativos com uma flexão de quadril e extensão de joelho, no intuito de relaxar os ísquios tibiais e ganhar amplitude de movimento na articulação que se encontra com essa musculatura encurtada. Diante disso, podemos identificar o mecanismo fisiológico esperado que é a inibição:
    A) Autógena.
    B) Recíproca.
    C) Posicional.
    D) Por pressão.
    E) Artrogênica.

41. (FCPC/UFC, Boa Viagem-CE, 2015) A sensação de tato-pressão envolve o reconhecimento da deformação cutânea por terminações celulares de Merkel e corpúsculos de Ruffini. Os

trajetos ascendentes condutores de informações com base nesses receptores englobam as vias dos(as):

A) Trato espinocerebelar dorsal e trato espinotalâmico.
B) Coluna dorsal-lemnisco medial e coluna dorsal pós-sináptica.
C) Trato espinotalâmico e trato corticoespinal.
D) Coluna dorsal-lemnisco medial e trato corticoespinal.

42. (CORPO DE SAÚDE, Aeronáutica, 2009) Relacione as colunas e depois assinale a sequência correta nas alternativas abaixo.
1. Capacidade inspiratória.
2. Capacidade residual funcional.
3. Capacidade pulmonar total.
4. Capacidade vital.

( ) Volume reserva expiratório + volume residual.
( ) Volume reserva inspiratório + volume corrente + volume reserva expiratório + volume residual.
( ) Volume reserva inspiratório + volume corrente + volume reserva expiratório.
( ) Volume reserva inspiratório + volume corrente.

A) 1, 4, 3, 2.
B) 4, 1, 3, 2.
C) 2, 3, 4, 1.
D) 3, 2, 1, 4.

43. (INSTITUTO AOCP, EBSERH, UFSCAR-SP, 2015) Sobre o mecanismo molecular da contração muscular assinale a alternativa INCORRETA.

A) A contração muscular ocorre por um mecanismo de deslizamento dos filamentos de miosina e actina.
B) Uma característica importante da cabeça de miosina é que ela funciona como uma enzima ATP-ásica.
C) O filamento de actina é formado apenas por actina, tropomiosina e troponina.
D) O filamento de miosina é formado apenas por tropomiosina e troponina.
E) O filamento de actina é inibido pelo complexo troponina-tropomiosina. A ativação é estimulada pelos íons de cálcio.

44. (CETREDE, Mombaça-CE, 2015) Sobre a distribuição dos tipos de fibras musculares marque a afirmativa INCORRETA. As fibras:

A) Tipo I geram um baixo nível de tensão muscular, mas podem manter a contração por um longo tempo.
B) Tipo II são também classificadas como fibras fásicas.
C) Tônicas têm uma velocidade de contração lenta.
D) Tipo I têm velocidade máxima de encurtamento muscular rápida.
E) Tipo II têm uma velocidade de contração rápida

45. (FAPEC, Água Branca-AL, 2013) Sobre a complacência do sistema ventilatório é correto afirmar que:

A) É tanto maior quanto maior for a força da musculatura ventilatória.

B) É facilmente mensurada no paciente em ventilação espontânea.

C) Está intimamente correlacionada com a capacidade de distensão tóraco-pulmonar.

D) É uma grandeza que independe da quantidade de surfactante pulmonar.

46. (FUNCEPE, Itaitinga-CE, 2015) Como é chamado o aumento do número de fibras musculares?

A) Potência.

B) Resistência.

C) Força.

D) Hiperplasia.

E) Hipertrofia.

47. (IDIB, Limoeiro do Norte-CE, 2016) Marque o item que apresenta a correta definição do que conhecemos de ângulo de Louis.

A) É o ângulo formado pela clavícula e o músculo ECOM, quando MMSS estão em abdução.

B) É um *calombo* ou angulação apalpado que separa o manúbrio do corpo do esterno.

C) Ângulo formado pela articulação tibiotarsa.

D) É o ângulo palpado na região posterior do pescoço que vai da linha nucal até a primeira vértebra.

48. (ASSCONPP, Teutônia-RS, 2016) O tamanho e aspecto dos sarcômeros são alterados conforme a contração ou estiramento muscular. Neste sentido podemos afirmar que o sarcômero é encontrado nas:

A) Esqueléticas e cardíacas.

B) Esqueléticas voluntárias.

C) Lisas e esqueléticas.

D) Nenhuma das alternativas.

49. (CONRIO, Biritiba-SP, 2015) Analise as afirmativas sobre os ossos:

I. Ossos são órgãos esbranquiçados, muito duros, que se unindo aos outros, por intermédio das junturas ou articulações, constituem o esqueleto. É uma forma especializada de tecido conjuntivo cuja principal característica é a mineralização (cálcio) de sua matriz óssea (fibras colágenas e proteoglicanas).

II. O osso é um tecido vivo, complexo e dinâmico. Uma forma sólida de tecido conjuntivo, altamente especializado que forma a maior parte do esqueleto e é o principal tecido de apoio do corpo. O tecido ósseo participa de um contínuo processo de remodelamento dinâmico, produzindo osso novo e degradando osso velho.

III. O osso é formado por vários tecidos diferentes: tecido ósseo, cartilaginoso, conjuntivo denso, epitelial, adiposo, nervoso e vários tecidos formadores de sangue.

IV. A irrigação do osso, temos os canais de Volkmann (vasos sanguíneos maiores) e os canais de Havers (vasos sanguíneos menores). O tecido ósseo não apresenta vasos linfáticos, apenas o tecido periósteo tem drenagem linfática.

Está correto o que se afirma em:

A) Todas as afirmativas.
B) Apenas I e II.
C) Apenas II e III.
D) Apenas III e IV.
E) Apenas I e IV.

50. (FUNTEF, Cambé-PR, 2015) Conforme a anatomia humana, os músculos possuem sua origem, inserção e ação/função. Sobre esse assunto, o tecido muscular constitui-se de células contráteis especializadas que são agrupadas e dispostas de forma altamente organizada. Cada fibra de músculo esquelético apresenta dois tipos de estruturas filiformes muito delgadas, chamadas de filamentos grossos ou _____ e finos ou _____. A alternativa que preenche correta e respectivamente as lacunas é:

A) Actina e troponina.
B) Actina e fibras do tipo I.
C) Troponina e actina.
D) Miosina e actina.
E) Actina e miosina.

51. (CORPO DE SAÚDE, Aeronáutica, 2009) O pulmão é uma estrutura elástica que se colapsa como um balão e expele todo o seu ar através da traqueia. Sobre a ventilação pulmonar assinale a alternativa correta.

A) Durante a respiração forçada, as forças elásticas não são suficientes, requerendo força extra principalmente pela contração dos músculos intercostais.
B) Os pulmões podem ser expandidos e contraídos por dois mecanismos: o movimento de subida e descida do diafragma; e a elevação e abaixamento das costelas.
C) Os músculos que elevam a caixa torácica são classificados como músculos da expiração, incluindo especificamente os músculos do pescoço.
D) A pressão pleural é a pressão no interior dos alvéolos pulmonares.

52. (ISAE, Assembleia Legislativa-AM, 2011) O sistema cardiovascular, da mesma forma que o coração, é regulado tanto por fatores intrínsecos quanto extrínsecos. Esses mecanismos atuam em conjunto para assegurar que o débito cardíaco responda a diferentes necessidades teciduais. A respeito do débito cardíaco assinale a afirmativa correta.

A) É a quantidade total de sangue bombeado pelo coração por segundo.
B) É o produto da frequência cardíaca e do volume injetado para o ventrículo esquerdo.
C) É a frequência cardíaca multiplicada pelo volume sistólico.
D) É uma média entre o volume sistólico e diastólico em cada batimento cardíaco.
E) É a quantidade de sangue que o coração leva ao pulmão em cada batida lenta.

53. (METTA C&C, Água Branca-PB, 2009) Marcador externo onde a traqueia se divide em brônquios principais direito e esquerdo:

A) Incisura jugular.
B) Processo xifoide.

C) Manúbio do esterno.
D) Corpo do esterno.
E) Ângulo de Louis.

54. (FUNTEF, Cambé-PR, 2015) A artéria aorta se ramifica na porção ascendente em duas artérias coronárias, uma direita e uma esquerda, que vão irrigar o coração. Em seguida, a artéria aorta se encurva, formando um arco para a esquerda e dando origem a três artérias, que são:
   A) Tronco braquiocefálico arterial, artéria carótida comum esquerda e artéria subclávia esquerda.
   B) Tronco braquiocefálico arterial, artéria carótida comum esquerda e artéria carótida comum direita.
   C) Tronco braquiocefálico arterial, artéria subclávia esquerda e artéria subclávia direita.
   D) Artéria carótida comum esquerda, artéria subclávia esquerda e artéria subclávia direta.
   E) Artéria carótida comum esquerda, artéria carótida comum direita e artéria subclávia esquerda.

55. (FUNTEF, Cambé-PR, 2015) No ser humano saudável, o valor médio da pressão sistólica na artéria pulmonar é de 25 mmHg e a pressão média da artéria pulmonar principal é cerca de:
   A) 8 mmHg.
   B) 20 mmHg.
   C) 10 mmHg.
   D) 12 mmHg.
   E) 15 mmHg.

56. (CONSULPLAN, Porto Velho-RO, 2012) Sobre os pares cranianos é correto afirmar que:
   A) III, IV e VI são responsáveis pela inervação dos músculos do olho.
   B) Nervo óptico – III par é constituído por feixes de fibras que se originam na retina.
   C) Nervo trigêmeo – VIII par possui três raízes motoras.
   D) Nervo vago – XI par é formado por uma raiz craniana e outra espinhal.
   E) Nervo vestíbulo coclear é misto, tem origem no mesencéfalo e vai em direção aos ossículos do ouvido interno.

57. (CCV/UFC, Beberibe-CE, 2012) O diafragma é o músculo mais importante da respiração e é característico dos mamíferos. Não costuma ter afecções próprias, mas seu acometimento pode ser considerado frequente pelos processos patológicos do tórax e abdômen. O diafragma possui um centro tendíneo formado por tendões medianos dos músculos:
   A) Hióideos.
   B) Intercostais.
   C) Digástricos periféricos.
   D) Elevadores da costela.
   E) Arqueado lateral.

58. (BIORIO, Barra Mansa-RJ, 2010) Correlacione os tipos de receptores a seguir e suas funções especializadas:

Tipo de receptor	Função
1. Mecanorreceptores	( ) Respondem à luz que chega à retina.
2. Quimiorreceptores	( ) Registram dor
3. Nociceptores	( ) Detectam deformação dos tecidos adjacentes.
4. Receptores eletromagnéticos	( ) Relatam paladar e olfato

A correta associação indica, na segunda coluna, de cima para baixo:
A) 3, 4, 2, 1.
B) 1, 3, 2, 4.
C) 2, 3, 1, 4.
D) 4, 2, 3, 1.
E) 4, 3, 1, 2.

59. (MSCONCURSOS, Esteio-RS, 2015) Assinale a alternativa que apresenta corretamente a composição da anatomia pulmonar:
A) Pulmão direito (lobo superior) – apical, anterior e posterior.
B) Pulmão esquerdo (lobo médio) – medial e lateral.
C) Pulmão direito (lobo médio) – apical, anterior e posterior.
D) Pulmão esquerdo (lobo médio) – apical posterior, anterior e lateral.
E) Pulmão esquerdo (lobo lateral) – medial, lateral e posterior.

60. (CONSULPLAN, Campo Verde-MT, 2011) Assinale a seguir a função da célula de Schwann:
A) Sintetizar proteínas neurais.
B) Produzir bainha de mielina no sistema nervoso periférico.
C) Produzir anticorpos para proteção do sistema nervoso central.
D) Produzir líquor no plexo corioide.
E) Servir de comunicação interneural.

61. (PRÓ-MUNICÍPIO, Eusébio-CE, 2013) Marque a alternativa correta sobre os seis músculos que formam o grupo chamado pelvitrocanterianos:
A) Piriforme, quadrado femoral, obturador interno, gêmeo superior, gêmeo inferior e obturador externo.
B) Psoas maior, quadrado femoral, obturador interno, gêmeo superior, gêmeo inferior e obturador externo.
C) Piriforme, ilíaco, obturador interno, gêmeo superior, gêmeo inferior e obturador externo.
D) Glúteo mínimo, quadrado femoral, obturador interno, gêmeo superior, gêmeo inferior e obturador externo.
E) Piriforme, glúteo medial, obturador interno, gêmeo superior, gêmeo inferior e obturador externo.

62. (NUDES, Guaramirim-SC, 2015) Vértebras são exemplos de ossos:
A) Longos.
B) Chatos.
C) Laminares.
D) Irregulares.

63. (FAUEL, Nova Olímpia-RS, 2015) Sobre os tipos de fibras musculares é incorreto afirmar:
A) Durante um movimento rápido, as unidades motoras fásicas podem ser ativadas antes das unidades motoras tônicas.
B) Em geral, as unidades motoras tônicas são as primeiras a se tornarem ativas durante o movimento.
C) As fibras musculares do Tipo I são rápidas, adaptadas para exercícios de potência.
D) As fibras musculares do Tipo II são as fibras rápidas e brancas, possuem baixa resistência à fadiga e frequência tetânica de 50 Hz a150 Hz.

64. (FUNCAB, Anapólis-GO, 2011) A ventilação alveolar minuto e o débito cardíaco de um indivíduo, considerando frequência respiratória de 20 ipm (incursões por minuto), volume de ejeção ventricular de 70 mL, volume corrente pulmonar de 500 mL, frequência cardíaca de 68 bpm e espaço morto anatômico de 150 mL, correspondem respectivamente a:
A) 3.500 mL e 1,4 litros/min.
B) 10.000 mL e 4,2 litros/min.
C) 5.600 mL e 3,6 litros/min.
D) 5.800 mL e 5,2 litros/min.
E) 7.000 mL e 4,7 litros/min.

65. (SERCTAM, Horizonte-CE, 2012) Marque a alternativa referente às células responsáveis pela síntese da bainha de mielina.
A) Oligodendrócitos e astrócitos.
B) Células de Schawann e oligodendrócitos.
C) Microglia e astrócitos.
D) Astrócitos e células de Schawann.
E) Nenhuma das alternativas.

66. (FCC, TRT – 9ª Região-PR, 2010) As grandes células gliais são chamadas de macróglia e as pequenas de micróglia. A função da micróglia é:
A) Funcionar como sinalizador celular.
B) Funcionar como fagócitos e limpar o ambiente neural.
C) Formar a bainha de mielina e fornecer sustentação aos neurônios.
D) Possibilitar sinapses com a macróglia.
E) Formar a bainha de mielina e limpar o ambiente neural.

67. (UNESPAR, Maringá-PR, 2015) O complexo QRS do eletrocardiograma representa:
A) Despolarização atrial.
B) Despolarização ventricular.

C) Repolarização atrial.
D) Repolarização ventricular.

68. (MSCONCURSOS, Esteio-RS, 2015) É a camada externa do coração, é uma delgada lâmina de tecido seroso e contínuo a partir da base do coração. Assinale a alternativa correspondente à anatomia do coração:
A) Miocárdio.
B) Endocárdio.
C) Epicárdio.
D) Pericárdio.
E) Mediastino.

69. (MSCONCURSOS, Esteio-RS, 2015) Com relação à anatomia cardíaca, é correto o que se afirma:
A) As artérias são as vias por onde o sangue oxigenado é levado. A aorta é a maior de todas as artérias, e se origina no ventrículo esquerdo.
B) A válvula tricúspide permite o sangue fluir do ventrículo esquerdo à aorta descendente.
C) A válvula mitral regula o fluxo de sangue entre o átrio direito e o ventrículo direito.
D) A válvula pulmonar se fecha para que haja uma contração e o sangue seja ejetado do ventrículo esquerdo aos pulmões.
E) A valva aórtica regula o fluxo do sangue entre o átrio direito e o ventrículo direito.

70. (MSCONCURSOS, Esteio-RS, 2015) Sobre a anatomia do coração podemos afirmar:
A) Possui 2 átrios e dois ventrículos e na face anterior de cada átrio existe uma estrutura chamada aurícula.
B) Possui 1 átrio e 2 ventrículos, sendo um inferior e um superior.
C) O átrio direito e o esquerdo são separados pelo septo intra-auricular.
D) Os ventrículos (câmaras superiores) recebem sangue da veia pulmonar e bombeiam o sangue para o átrio esquerdo (câmaras inferiores).
E) Os átrios bombeiam o sangue para fora do coração que é rico em CO_2.

71. (FAUEL, Nova Olímpia-RS, 2015) O Canal de Guyon se situa entre o hâmulo do hamato e o pisiforme. Qual o nervo que pode ser comprimido no interior desse canal:
A) Nervo mediano.
B) Nervo radial.
C) Nervo ulnar.
D) Nervo musculocutâneo

72. (UNIMONTES, Capitão Enéas-MG, 2015) O punho constitui-se de 8 ossos carpais dispostos em duas fileiras: a fileira carpal proximal e a fileira carpal distal. Assim, podemos afirmar que a fileira carpal proximal (no sentido do rádio à ulna) é composta pelos ossos:
A) Trapézio, trapezoide, captato e hamato.
B) Trapézio, trapezoide, cuboide e navicular.
C) Escafoide, semilunar, piramidal e pisiforme.
D) Escafoide, cuboide, piramidal e psiforme.

Anatomia e Fisiologia **17**

73. (AMEOSC, Princesa-SC, 2015) Na cavidade dorsal fica o mediastino, que nada mais é do que:

A) A região entre os pulmões desde o esterno até a coluna vertebral. Contém o coração, o timo, o esôfago, a traqueia, os brônquios e muitos grandes vasos sanguíneos e linfáticos.

B) Formado pela coluna vertebral. Contém a medula espinhal e o início dos nervos espinhais.

C) Contém o estômago, o baço, o fígado, a vesícula biliar, o pâncreas, o intestino delgado e a maior parte do intestino grosso.

D) Cavidade torácica; separada da cavidade abdominal pelo diafragma.

74. (UNESPAR, Fundação Estatal de Atenção Especializada em Saúde-PR, 2015) Sobre as vértebras cervicais, assinale a alternativa CORRETA:

A) São planas e paralelas.

B) Possuem o núcleo pulposo do disco situado na parte central do próprio disco para amortecer e absorver impactos.

C) Nessa região ocorre a curvatura cifótica, a convexidade é posterior e de grande proximidade das vértebras.

D) Possuem o anel fibroso que aparece nitidamente mais amplo na parte posterior para oferecer proteção às raízes nervosas, aos vasos sanguíneos e à medula espinhal.

75. (INSTITUTO AOCP, EBSERH, UFPEL-RS, 2015) O sistema muscular é formado por um conjunto de órgãos denominados músculos, os quais podem ser classificados de várias formas e apresentar alguns órgãos acessórios, como o epimísio. O que é o epimísio?

A) Tecido conjuntivo fibroso que liga o músculo aos ossos.

B) Bainha conjuntiva que envolve todo o músculo, protegendo-o do atrito com os músculos próximos durante uma contração.

C) Tecido conjuntivo fibroso que liga os músculos entre si.

D) Bainha fibrosa que envolve a fibra muscular.

E) Tecido conjuntivo que envolve os fascículos.

76. (FUNCEPE, Itaitinga-CE, 2015) No nosso sistema respiratório, a principal função do surfactante é:

A) Equilibrar a pressão hidrostática do plasma alveolar.

B) Aumentar a tensão superficial dos alvéolos.

C) Aumentar a pressão coloidosmótica dos alvéolos.

D) Diminuir a tensão superficial dos alvéolos.

E) Diminuir a pressão coloidosmótica dos alvéolos.

77. (INSTITUTO AOCP, EBSERH, UFJF-MG, 2015) Quanto à fisiologia mecânica da respiração, o que se entende por capacidade funcional residual?

A) A soma do volume de reserva expiratória e do volume residual.

B) É a quantidade de gás carbônico que permanece no sistema respiratório durante a inspiração.

C) É a variação de volume de ar inspirado.

D) É soma do volume corrente com a capacidade inspiratória.

E) É a capacidade vital dos pulmões.

78. (FUNCAB, Fundação de Assistência à Saúde do Servidor de São Gonçalo-RJ, 2015) Analise os volumes pulmonares a seguir e assinale a alternativa correta. Volume corrente de 400 mL, volume de reserva inspiratório de 2.800 mL, volume residual de 1.200 mL e volume de reserva expiratório de 1.400 mL.
   A) A capacidade residual funcional é de 4,2 litros.
   B) A capacidade pulmonar total é de 5,4 litros.
   C) A capacidade voluntária máxima é de 1,6 litro.
   D) A capacidade vital é de 4,6 litros.
   E) A capacidade inspiratória é de 4 litros.

79. (IESES, Biguaçu-SC, 2015) O nervo femoral localiza-se:
   A) O nervo femoral localiza-se frontalmente à artéria femoral e é palpável.
   B) O nervo femoral localiza-se lateralmente à artéria femoral e não é palpável.
   C) O nervo femoral localiza-se lateralmente à artéria femoral e é palpável.
   D) O nervo femoral localiza-se frontalmente à artéria femoral e não é palpável.

80. (CORPO DE SAÚDE, Marinha, 2012) A troca gasosa ocorre nos pulmões por difusão através da barreira hematogasosa. Tal processo é descrito pela Lei de Fick, a qual afirma que a velocidade de transferência de um gás através de uma lâmina de tecido é:
   A) Proporcional à área de um tecido e à diferença de pressão parcial nos dois lados, sendo também inversamente proporcional à espessura do tecido.
   B) Inversamente proporcional à área de um tecido e à diferença de pressão parcial nos dois lados, sendo igualmente proporcional à espessura do tecido.
   C) Inversamente proporcional à área de um tecido, à diferença de pressão parcial nos dois lados e à espessura do tecido
   D) Proporcional à pressão intrapleural e à resistência vascular pulmonar, sendo também inversamente proporcional à pressão transmural.
   E) Proporcional à pressão transmural e inversamente proporcional à pressão intrapleural e à resistência vascular pulmonar.

Gabarito

Comentário: questão de fácil resolução sobre anatomia do osso. Vejamos que o tecido ósseo é um tipo especializado de tecido conjuntivo formado por células e material extracelular calcificado, a matriz óssea. São encontradas duas formas de osso: o *compacto* e o *esponjoso*.

O osso compacto é uma massa sólida e contínua na qual podem ser vistos apenas espaços com auxílio do microscópio. O osso esponjoso é constituído por uma trama tridimensional de espículas ósseas ramificadas (trabéculas), que delimitam o espaço ocupado pela medula óssea. Nos ossos longos, *as extremidades ou epífises são formadas por osso esponjoso* com uma delgada camada superficial compacta. *A diáfise é quase totalmente compacta* com pequena quantidade de osso esponjoso na sua parte profunda delimitando o canal medular. Diante das alternativas poderíamos logo anular B, C e D.

Comentário: vejamos mais uma questão sobre tecido ósseo que requer um conhecimento básico sobre nutrição do osso. Observem com atenção quando uma questão se referir aos canais de circulação do osso, visto que faremos menção apenas a dois nomes: *Canais de Volkmann* e *Sistema de Havers*.

- **Irrigação óssea:** canais de Volkmann (vasos sanguíneos maiores) e canais de Havers (vasos sanguíneos menores). Diante do enunciado da questão podemos afirmar certamente que os canais de Volkmann compõem o sistema de circulação de Havers.

Comentário: dando seguimento ao assunto sobre anatomia óssea, vejamos uma questão muito bem elaborada sobre o tema. Atentem que um pequeno detalhe pode levar o candidato ao erro. Como já observamos, o osso consiste em duas formas: o esponjoso e o compacto. O osso esponjoso é constituído por uma trama tridimensional de *espículas ósseas ramificadas (trabéculas)* na qual ocorrem espaços de comunicação facilmente visíveis. As células formadoras de tecido ósseo são os osteócitos, que são células ósseas maduras, e os osteoblastos, que são células produtoras da parte orgânica da matriz óssea. Os osteoclastos são células gigantes, móveis e fagocitárias de tecido ósseo, responsáveis pela reabsorção óssea. Cuidado com o detalhe da questão ao trocar o termo *osteoblastos por osteoclastos*, o que acontece frequentemente sobre esses termos.

> **Dica:** OsteoBlastos → síntese do tecido ósseo/OsteoClastos → função básica de reabsorção óssea.

Dentro do processo de crescimento do esqueleto podemos considerar duas fases distintas. A primeira, denominada *modelação óssea* ou *etapa de crescimento*, em que a atividade osteoblástica é mais intensa. A segunda, denominada *fase de remodelação*, que permanecerá por toda a vida, requer um equilíbrio entre a fase de formação e destruição, dando, como resultado, uma renovação da microarquitetura óssea. Durante o processo de envelhecimento a perda de massa óssea ocorre pelo desequilíbrio entre essas duas fases, acarretando entre outras enfermidades o aparecimento da osteoporose.

Comentário: tabaqueira anatômica é observada ao se realizar o movimento de abdução e extensão do polegar, quando uma concavidade triangular surge entre o tendão do músculo extensor longo do polegar (localizado medialmente) e os tendões dos músculos extensor curto e abdutor longo do polegar (localizados lateralmente). O assoalho da tabaqueira anatômica é formado pelos ossos escafoide (proximalmente) e trapézio (distalmente).

> **Lembre-se:**
> *Fileira distal* → vista palmar lateral para medial (trapézio, trapezoide, capitato e hamato).
> *Fileira proximal* → visão palmar medial para lateral (piramidal, pisiforme, semilunar e escafóide).

Comentário: questão simples abordando o complexo articular da cintura escapular. Observe que esse complexo é formado por 5 articulações, sendo duas verdadeiras e três funcionais de acordo com o quadro a seguir.

Articulação	Tipo
1. Glenoumeral	Verdadeira
2. Subacromial	Funcional
3. Acromioclavicular	Verdadeira
4. Escapulotorácica	Funcional
5. Esternoclavicular	Verdadeira

Comentário: anatomia do crânio requer um estudo minucioso por apresentar diversos termos relacionados à sua estrutura. Essa questão aborda uma parte de fácil assimilação, a glabela, uma estrutura localizada na região do osso frontal entre as sobrancelhas e acima do nariz.

Comentário: anatomia básica é um dos temas mais cobrados ultimamente em provas. Esse assunto requer uma boa revisão para que não ocorram erros e perdas de pontos nos concursos.

O esqueleto é dividido em:
- **Axial:** composta pelos ossos da cabeça, do pescoço e do tronco.
- **Apendicular:** composta pelos membros superiores e inferiores.

A união do esqueleto axial com o apendicular se faz por meio das cinturas escapular e pélvica. Dentre as alternativas podemos observar que o processo espinhoso, processo transverso, osso frontal e processo xifoide compõem o esqueleto axial, sendo o arco plantar a exceção, visto que pertence ao esqueleto apendicular como estrutura do pé.

Comentário: o esqueleto do membro inferior é formado pelos dois ossos do quadril, unidos na sínfise púbica e no sacro. O cíngulo do membro inferior e o sacro juntos formam a pelve óssea, o qual é formada pela união do sacro, cóccix, ílio, ísquio e púbis. O osso ilíaco é um osso plano, chato, irregular, par e constituído pela fusão de três ossos:
- **Ílio:** 2/3 superiores.
- **Ísquio:** 1/3 inferior e posterior (mais resistente).
- **Púbis:** 1/3 inferior e anterior.

O osso apresenta duas faces, quatro bordas e quatro ângulos. O ilíaco se articula com três ossos: sacro, fêmur e o ilíaco do lado oposto.

Comentário: vejamos uma questão sobre pontos anatômicos. O trato iliotibial é a condensação da fáscia formada pelo músculo tensor da fáscia lata e o grande glúteo. A banda iliotibial é uma grande estrutura plana que tem origem na crista ilíaca e se insere na parte lateral da tíbia proximal chamada de *tubérculo Gerdy*. Essa estrutura também é local de origem do músculo tibial anterior.

Comentário: vejamos um tema pouco frequente em provas sobre anatomia de superfície. Localizado na região anterior e proximal da coxa, o trígono femoral é um espaço fascial triangular com ápice dirigido distalmente, o qual aparece como uma depressão quando a coxa é flexionada e ligeiramente abduzida. Os limites do trígono femoral são:
- **Limite medial:** adutor longo.
- **Limite lateral:** sartório.
- **Limite superior:** ligamento inguinal.

Comentário: uma questão excelente sobre sistema esquelético. Vamos analisar cada item.
- (V) O sistema esquelético é classificado em esqueleto axial e apendicular.
- (V) O esqueleto cefálico é dividido em 8 ossos do crânio, 1 occipital, 2 parietais, 1 frontal, 2 temporais, 1 etmoide e 1 esfenoide. *Observe que os ossos duplos são apenas dois: temporal e parietal!*

(F) O osso pisiforme não faz parte dos ossos da mão.

Pisiforme é um osso da fileira proximal do carpo, juntamente com piramidal, semilunar e escafoide.

(F) O forame obturado é localizado na base do crânio abaixo do forame oval.

O forame obturado é uma abertura (forame) existente no osso do quadril. É formado pelo ísquio e pelo púbis, que são partes desse osso.

(V) O osso tálus se articula com o osso navicular e o osso calcâneo.

O tálus se articula anteriormente com o navicular e posteriormente com o calcâneo.

Comentário: os receptores cutâneos estão localizados na porção terminal das fibras aferentes. Estão inseridas nesse contexto as terminações nervosas livres, terminações dos folículos pilosos, discos de Merkel, terminações de Ruffini, corpúsculos de Krause, corpúsculos de Meissner e corpúsculos de Pacini. Os receptores sensoriais se localizam em músculos, tendões e articulações, apresentados como funções relacionadas à postura, senso de posição, propriocepção, tônus muscular, velocidade e direção de movimento. Receptores musculares são fusos musculares, órgãos tendinosos de Golgi, terminações nervosas livres e corpúsculos de Pacini. Os receptores articulares consistem nas terminações dos órgãos de Golgi, terminações nervosas livres, terminações de Ruffini e terminações paciniformes. Atentamos no esquema a seguir:

- **Receptores cutâneos:** terminações nervosas livres, corpúsculos bulbos de Krause, terminações dos folículos pilosos e discos de Merkel.
- **Receptores musculares:** fusos musculares, órgãos tendinosos de Golgi, terminações nervosas livres e corpúsculos de Pacini.
- **Receptores articulares:** terminações dos órgãos tendinosos de Golgi, terminações nervosas livres, terminações de Ruffini e terminações paciniformes.

Comentário: revisando os receptores musculares.

- **Fusos musculares:** as fibras dos fusos musculares se arranjam paralelamente às fibras musculares. Eles monitoram as mudanças do comprimento muscular, assim como a velocidade dessas mudanças, além de exercerem papel vital no senso de posição e movimento e no aprendizado motor.
- **Órgãos tendinosos de Golgi:** esses receptores estão localizados em série nas inserções tendinosas proximais e distais dos músculos. Fornecem um mecanismo de proteção para prevenir danos estruturais ao músculo em situações de tensão extrema, por meio da inibição do músculo que está se contraindo e da facilitação do antagonista.
- **Terminações nervosas livres:** estão localizadas dentro da fáscia dos músculos e estima-se que atuam na recepção de dor e pressão.
- **Corpúsculos de Pacini:** localizados dentro da fáscia muscular, esses receptores respondem aos estímulos vibratórios e à pressão profunda.

Anatomia e Fisiologia   23

Comentário: vejamos uma questão sobre tipos de receptores sensoriais. Vamos revisar os tipos:
- **Mecanorreceptores:** capazes de detectar alterações mecânicas do próprio receptor ou de células circundantes.
- **Termorreceptores:** podemos observar pelo próprio nome que são aqueles capazes de detectar alterações da temperatura, seja para frio ou calor.
- **Nociceptores:** receptores responsáveis pela sensação de dor, decorrente de uma lesão tecidual, seja por causa física ou química.
- **Quimiorreceptores:** detectores do paladar, na boca; do olfato, no nariz; do teor de oxigênio, no sangue arterial; da concentração de dióxido de carbono e, talvez, de outros fatores que compõem a química corporal.
- **Receptores fóticos ou eletromagnéticos:** são aqueles que exercem a função de detectar a luz que incide na retina, ou seja, percepção da luz.

Diante do exposto podemos afirmar que a percepção de *dor = nociceptores* ou a percepção de *temperatura = termorreceptores* é a única alternativa que se enquadra corretamente na sequência da questão referente à letra B.

Comentário: tema bastante recorrente em certames pelo país, visto que as bancas adoram abordar a respeito dos ossos carpais. Ossos do carpo são distribuídos em duas fileiras:
Fileira proximal é composta pelo pisiforme, piramidal, semilunar e escafoide.
Fileira distal é composta pelo trapézio, trapezoide, capitato e hamato.
Podemos observar que a questão se refere aos ossos da fileira proximal, que são: *escafoide, semilunar, pisiforme e piramidal.*

Comentário: seguindo o mesmo raciocínio da questão anterior, vejamos agora que o enunciado faz relação à fileira distal, porém, ressaltamos que a questão menciona o sentido dos ossos do rádio à ulna. Atenção para não errar equivocamente.

Sentido	Ossos
Rádio → Ulna	Trapézio, Trapezoide, Capitato e Hamato
Ulna → Rádio	Hamato, Capitato, Trapezoide e Trapézio

Comentário: questão fácil de anatomia músculoesquelética sobre os ligamentos. A questão aborda o ligamento anular, que é um *ligamento forte do cotovelo*, consistindo num feixe de fibras que envolve a cabeça do rádio, mantendo-a em contato com a incisura radial da ulna. Vejamos as demais estruturas ligamentosas dessa articulação:
- **Cápsula articular:** circunda toda a articulação e é formada por duas partes: anterior e posterior. A parte anterior é uma fina camada fibrosa que recobre a face anterior

da articulação. A parte posterior é fina e membranosa, esta consta de fibras oblíquas e transversais.
- **Ligamento quadrado:** feixe espesso de fibras que se estende da borda inferior do ligamento anular até o colo do rádio.
- **Ligamento colateral ulnar:** é um feixe triangular espesso constituído de duas porções, anterior e posterior, unidas por uma porção intermediária mais fina.
- **Ligamento colateral radial:** é um feixe fibroso triangular menos evidente que o ligamento colateral ulnar.

Comentário: vejamos outra questão de anatomia óssea. Atente que esse tema é bastante cobrado em provas e exige um bom domínio do conteúdo de anatomia. O nervo cubital ou ulnar passa por trás do epicôndilo medial ou epitróclea até o antebraço através de um "corredor" composto pelo epicôndilo medial, olécrano, ligamento colateral medial da articulação e um arco aponeurótico entre epicôndilo e olécrano (canal epitrocleoolecraniano).

Comentário: os termos anatômicos relacionados a proeminências e protuberâncias ósseas vêm sendo constantemente cobrados em certames. Atente para a nomenclatura. O tubérculo do rádio, também conhecido como de *Lister*, está localizado na face dorsal do rádio. Sua função é servir de fulcro por onde transita o tendão extensor longo do polegar.

Comentário: tema pouco visto em provas de concursos e merece uma abordagem detalhada. *A compressão nervosa nessa arcada acomete o nervo ulnar, conhecida como síndrome do túnel cubital*. Esse nervo possui origem principal nas raízes de C8 e T1 do plexo braquial. Na região supraclavicular, essas raízes foram o tronco inferior, que por sua vez origina o cordão medial na região infraclavicular. O nervo ulnar é formado pela continuação do cordão medial após a origem dos nervos cutâneos medial do braço e do antebraço e da contribuição medial para a formação do nervo mediano. Cerca de 8 cm proximais ao epicôndilo medial do úmero, o nervo ulnar passa sob ou perfura o septo intermuscular medial e penetra no compartilhamento posterior do braço. *Nessa região, é descrita uma arcada formada pelo espessamento da fáscia braquial e por fibras da cabeça medial do músculo tríceps denominada arcada de Struthers*, que recobre o nervo.

Comentário: a coluna vertebral apresenta curvaturas fisiológicas que exercem a função de aumentar a flexibilidade e a capacidade de absorver choques e, ao mesmo tempo, manter a tensão e a estabilidade adequada das articulações intervertebrais.
Numa vista lateral, a coluna apresenta quatro curvaturas consideradas fisiológicas.
- **Cervical:** convexa ventralmente – LORDOSE.
- **Torácica:** côncava ventralmente – CIFOSE.

- **Lombar:** convexa ventralmente – LORDOSE.
- **Pélvica:** côncava ventralmente – CIFOSE.

| Curvas primárias: cifose torácica e sacral | Curvas secundárias: lordose cervical e lombar |

Comentário: questão que aparenta ser bem simples para o candidato. Contudo se torna uma dúvida quando relacionada ao número de ossos de determinada área anatômica.

> **Dica importante:** muitas bancas costumam formular questões de concurso a partir de sites da internet. Podemos observar isso na referida questão que foi embasada de um site sobre anatomia.
> *O tórax apresenta 37 ossos, sendo 24 costelas, 12 vértebras e 1 osso esterno.*

Comentário: o pé se divide em tarso, metatarso e falanges.
- **Ossos do tarso:** são em número de 7 divididos em duas fileiras: proximal e distal.
- **Fileira proximal:** calcâneo e tálus.
- **Fileira distal:** navicular, cuboide, cuneiforme medial, cuneiforme intermédio (médio) e cuneiforme lateral.
- **Metatarso:** é constituído por 5 ossos metatarsianos que são numerados no sentido medial para lateral em I, II, III, IV e V e correspondem aos dedos do pé, sendo o I denominado hálux e o V, mínimo.
- **Dedos do pé:** apresentam 14 falanges: 2º ao 5º dedo apresenta três falanges; hálux, duas falanges.

O pé pode ainda ser dividido anatomicamente em três partes:
- **Antepé:** metatarsos e falanges
- **Mediopé:** navicular, cubóide e cuneiformes.
- **Retropé:** tálus e calcâneo

24 B

Comentário: questão semelhante de provas anteriores. Relembrando os ossos da mão, temos duas fileiras:
Fileira proximal composta pelo pisiforme, piramidal, semilunar e escafoide.
Fileira distal é composta pelo trapézio, trapezoide, capitato e hamato.
Ossos do pé: calcâneo, tálus, navicular, cuboide, cuneiformes, metatarsos e falanges.

25 A

Comentário: o tálus articula-se proximalmente com a face inferior da tíbia e, as porções articulares dos maléolos (lateral e medial – faces articulares), constituindo a articulação talocrural (tornozelo). *O tálus repousa sobre o calcâneo.* Dividido em três principais porções: *tróclea (face articular para o tornozelo), colo (região estreita) e a cabeça (porção que se articula com o navicular).* Este e o único dos ossos do pé que não possui nenhuma fixação muscular, apenas ligamentar.

Comentário: muita atenção nessa questão. Ela se refere às costelas falsas. As costelas são em número de 12 pares. São ossos alongados, em forma de semiarcos, ligando as vértebras torácicas ao esterno. As costelas são classificadas em:
- **7 pares verdadeiras:** articulam-se diretamente ao esterno.
- **3 pares falsas:** articulam-se indiretamente (cartilagens) com o esterno.
- **2 pares flutuantes:** não se articulam com o esterno, estão fixadas somente às vértebras.

Observe que as costelas falsas são a 8ª, 9ª e 10ª costelas, que se fixam ao esterno por meio da cartilagem costal da 7ª costela de forma indireta.

Comentário: candidato, preste atenção que podemos observar mais uma questão retirada da internet. Atentem que essa banca usou apenas um trecho para formular essa questão: *O tecido muscular representa de 40% a 50% do peso corporal total, sendo composto de células altamente especializadas*. A literatura afirma que, em média, os músculos representam 40% do peso do corpo humano.

Comentário: a anatomia e fisiologia do sistema respiratório é um dos assuntos mais cobrados em provas. Portanto, requer um conhecimento exemplar sobre esse tema. A função básica desse sistema é suprir o organismo com O_2 e dele remover o produto gasoso do metabolismo celular, o CO_2. O Sistema Respiratório é constituído pelos tratos (vias) respiratórios superior e inferior.

Trato respiratório superior: nariz externo, cavidade nasal, faringe, laringe e parte superior da traqueia. Exercem função de *proteção, aquecimento e umidificação do ar*, além de impedirem a entrada de corpos estranhos na traqueia.

Trato respiratório inferior: parte inferior da traqueia, brônquios, bronquíolos, alvéolos e pulmões. As camadas das pleuras e os músculos que formam a cavidade torácica também fazem parte do trato respiratório inferior. *Sua função é realizar as trocas gasosas*. Nos pulmões existe um sistema de ventilação colateral por meio dos poros de Kohn e canais de Lambert.
- **Poros de Kohn:** permitem a comunicação entre alvéolos adjacentes (interalveolar).
- **Canais de Lambert:** permite a comunicação bronquíolo-alveolar e interbronquilar (entre bronquíolos terminais).

Os ácinos são as unidades funcionais dos pulmões. Incluem todas as estruturas desde o *bronquíolo respiratório até o alvéolo (ductos alveolares, sacos alveolares e alvéolos)*. Podemos afirmar com o explanado que as alternativas I e II são verdadeiras.

Comentário: o sacro tem a forma de uma pirâmide quadrangular com a base voltada para cima e o ápice para baixo. Articula-se superiormente com a 5ª Vértebra Lombar e inferiormente com o Cóccix. O sacro é a fusão de cinco vértebras e apresenta quatro faces: duas laterais, uma anterior e uma posterior.

Anatomia e Fisiologia **27**

- **Face anterior ou pélvica é côncava:** apresenta quatro cristas transversais que correspondem aos discos intervertebrais. Possuem quatro forames sacrais anteriores.
- **Face posterior ou dorsal é convexa:** o principal acidente das faces laterais são as *faces auriculares ou asas do sacro que servem de ponto de articulação com o osso do quadril*. Os nervos que emergem do sacro são provenientes dos forames sacrais.

Comentário: o ligamento anular é um forte feixe de fibras que envolve a cabeça do rádio, mantendo-a em contato com a incisura radial da ulna. Esse ligamento mantém a estabilidade articular para os movimentos de prono-supinação da articulação rádio-ulnar proximal. *A articulação rádio-ulnar proximal do complexo do cotovelo é uma juntura trocoide ou em pivô* entre a circunferência da cabeça do rádio e o anel formado pela incisura radial da ulna e o ligamento anular.

Comentário: o canal de Guyon é um túnel na palma da mão, ao nível do punho, através do qual passam o *nervo e a artéria ulnares*. Esse túnel é formado basicamente por dois ossos – o pisiforme e o hamato – e pelo ligamento que os conecta. Após atravessar o canal, o nervo ulnar se ramifica para fornecer sensibilidade ao dedo mínimo e a metade do dedo anular e inervação motora para os pequenos músculos da mão.

Comentário: atente, candidato, para o nome de dois ângulos presentes na avaliação do sistema respiratório: Louis e Charpy.
- **Ângulo de Louis:** formado pelo manúbrio e o corpo da articulação esternal superior cujo ângulo é aberto para trás, ele serve de ponto de referência e marca a divisão da traqueia em brônquios principais direito e esquerdo.
- **Ângulo de Charpy:** é aquele formado pelo cruzamento das últimas costelas inferiores junto ao apêndice xifoide. Ele é importante na classificação do tipo de tórax do paciente:
- **Tórax normolíneo:** o ângulo de Charpy é igual a 90 graus.
- **Tórax longilíneo:** o ângulo de Charpy é menor do que 90 graus.
- **Tórax brevelíneo:** o ângulo de Charpy é maior do que 90 graus.

Comentário: questão sobre anatomia óssea é sempre recorrente em provas. Aqui a questão solicita a definição de osso axial. Sabemos que esse tipo de osso é aquele presente no esqueleto central ou axial do corpo humano, sendo definido como aqueles *ossos localizados no eixo central do corpo ou próximos a ele. Totalizam 80 ossos que incluem crânio, coluna vertebral, costelas e esterno*.

A letra A faz menção aos ossos apendiculares, na letra B pode-se observar a definição dos ossos sesamoides e, por fim, no item D observamos o conceito dos ossos irregulares.

Comentário: vamos aqui analisar uma questão que abrange as curvaturas da coluna vertebral. Sabemos que a coluna apresenta curvaturas primárias e secundárias. As primárias são aquelas relacionadas com a origem embrionária da coluna pela postura em flexão do feto no ambiente uterino. São elas: a *cifose torácica* e a *cifose sacral*. As curvaturas secundárias são a *lordose cervical* e a *lordose lombar*.

- **Cifose:** curvatura da coluna vertebral no plano sagital com convexidade posterior e concavidade anterior.
- **Lordose:** curvatura da coluna vertebral no plano sagital com convexidade anterior e concavidade posterior.
- **Escoliose:** desvio lateral da coluna no plano frontal.
- **Cifose congênita:** aquela que ocorre por malformação da estrutura óssea do esqueleto vertebral.
- **Cifose traumática:** decorrente de acidentes graves com ou sem lesão neurológica.

Comentário: questões sobre a fisiologia da contração muscular são muito cobradas em provas e requerem do candidato um bom conhecimento da fisiologia. Vamos revisar: a unidade de organização histológica do músculo esquelético é a *fibra muscular*, uma célula larga e cilíndrica, multinucleada e visível em microscopia de luz. *Grupos de fibras musculares agrupam-se formando fascículos* (visíveis à vista desarmada) que, finalmente, se associam para formar os diferentes tipos de músculo. Cada fibra muscular isolada, cada fascículo e cada músculo no seu conjunto estão revestidos por tecido conjuntivo:

- **Epimísio:** reveste o músculo inteiro, camada mais externa do revestimento.
- **Perimísio:** reveste o fascículo, formado por um grupo de fibras musculares.
- **Endomísio:** envolve toda a fibra muscular.

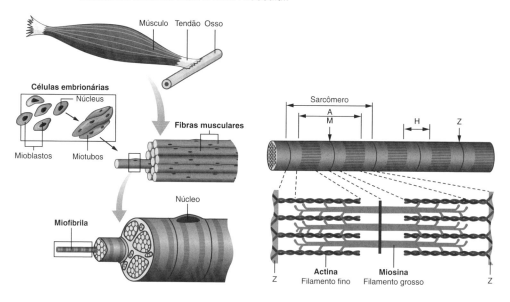

A fibra muscular é composta por várias miofibrilas que apresentam cerca de 1.500 filamentos de *miosina (filamento grosso)* e 3.000 de *actina(filamento fino)*, dispostos lado a lado no sarcômero. Daí a característica estriada do músculo esquelético. Essa estriação é devida à presença de actina e miosina, as duas principais proteínas contráteis do músculo. Os filamentos de actina possuem dois componentes relacionados à sua estrutura, os quais são denominados complexo *troponina-tropomiosina*.

Tropomiosina exerce a função de regular a ligação da ponte cruzada entre a actina e a miosina.

Troponina é um complexo de três moléculas globulares: troponina I (que tem afinidade pela actina); troponina C (afinidade pelos íons de cálcio) e troponina T (afinidade pela tropomiosina) A afinidade da troponina pelos íons de cálcio é um fator desencadeante da contração.

- **Banda I (isotrópica):** finos filamentos de actina.
- **Banda A (anisotrópica):** composta por actina e espessos filamentos de miosina.
- **Linha Z:** divide ao meio cada banda I. Os filamentos de actina estão ligados a essa linha, estendendo-se para cada lado dessa membrana para se interdigitarem com os filamentos de miosina. Cada fibra muscular está revestida por uma membrana delicada tradicionalmente designada por *sarcolema*. O sarcoplasma de uma fibra muscular corresponde ao citoplasma dos outros tipos de células e pode definir-se como o conteúdo do sarcolema quando se excluem os núcleos. É, portanto, constituída por uma matriz citoplasmática típica, os organelos e as inclusões comuns, e também pelas miofibrilas tão peculiares do músculo. O retículo sarcoplasmático é uma estrutura tubular interna, que é o local de armazenamento e liberação de cálcio para o acoplamento excitação-contração. Os túbulos longitudinais distribuem-se a intervalos regulares ao longo das miofibrilas, confluindo em canais orientados transversalmente e de calibre maior, chamados de cisternas terminais. Pares paralelos de cisternas terminais correm transversalmente por entre as miofibrilas em relação íntima com um elemento intermédio de menor diâmetro – o túbulo T. Essas três estruturas transversais associadas constituem as chamadas tríadas do músculo esquelético.

36 C

Comentário: observe mais uma questão sobre os ossos carpais. Caro candidato, procure averiguar que esse tipo de questão pode ser revolvido por eliminação das alternativas, pois sabemos que estiloide não é um osso, mas sim uma parte do osso do rádio e da ulna; portanto, podemos eliminar itens A, D e E. Assim como o calcâneo que faz parte dos ossos do tarso, eliminamos a letra B. Com isso, podemos achar nossa resposta na letra C.

37 A

Comentário: caro candidato, atente para essa questão retirada de *sites* da internet. Analisando cada item podemos afirmar que o Polígono de Willis é um anel de artérias conectadas na base do encéfalo formado pelas artérias cerebral posterior e comunicante posterior, as carótidas internas e as artérias cerebral anterior e comunicante anterior. *O LCR apresenta menor concentração de glicose, potássio e cálcio que o plasma, contudo apresenta níveis elevados de sódio, magnésio e cloreto,* este por sua vez exerce função primordial de proteção mecânica do sistema nervoso central. A barreira hematocefálica é constituída por células endoteliais, astrócitos, perícitos e lâmina basal.

Comentário: atente, candidato, para mais uma questão feita a partir de sites da internet. O transporte de gás oxigênio está a cargo da hemoglobina, proteína presente nas hemácias. *Cada molécula de hemoglobina se combina com 4 moléculas de gás oxigênio, formando a oxi-hemoglobina.* Diante das alternativas poderíamos excluir as que mencionam termos sem relação, tais como: para-hemoglobina, semi-hemoglobina e proto-hemoglobina. Ainda sobre o transporte de gases observe que a maior parte do gás carbônico (cerca de 70%) liberado pelas células no líquido tissular penetra nas hemácias e reage com a água, formando o *ácido carbônico*, que logo se dissocia e dá origem a íons H$^+$ e bicarbonato (HCO$_3^-$), difundindo-se para o plasma sanguíneo, onde ajudam a manter o grau de acidez do sangue. *Cerca de 23% do gás carbônico liberado pelos tecidos se associam à própria hemoglobina, formando a carbo-hemoglobina.* O restante é dissolvido no plasma.

39 B

Comentário: pessoal, um excelente site para estudos na área de anatomia é: *www.auladeanatomia.com*, visto que muitas bancas costumam pegar o conteúdo desse website para a formulação de determinadas questões. Durante o desenvolvimento embrionário, quando o tamanho do encéfalo aumenta rapidamente, a substância cinzenta do córtex aumenta com maior rapidez que a substância branca subjacente. Como resultado, a região cortical se enrola e se dobra sobre si mesma. Portanto, a superfície do cérebro do homem e de vários animais apresenta depressões denominadas sulcos que delimitam os giros ou circunvoluções cerebrais. Em qualquer hemisfério, *os dois sulcos mais importantes são o sulco lateral e o sulco central*.
- **Sulco lateral:** é o sulco que *separa o lobo frontal do lobo temporal*. Ele é subdividido em ascendente anterior e posterior.
- **Sulco central:** *separa o lobo parietal do frontal*. O sulco central é ladeado por dois giros paralelos: um anterior, giro pré-central; e outro posterior, giro pós-central. As áreas situadas adiante do sulco central se relacionam com a MOTRICIDADE, enquanto as situadas atrás desse sulco se relacionam com a SENSIBILIDADE. Outro sulco importante situado no telencéfalo, na face medial, é o *Sulco Parietooccipital*, que separa o lobo parietal do occipital.

Comentário: o tecido muscular possui propriedades neurofisiológicas que o caracterizam, tais como: reflexo de estiramento, inibição autogênica e inibição recíproca.
- **Inibição autógena:** é o relaxamento neurológico de um músculo quando estimulado. Poderá ocorrer quando for ativado o OTG, gerando impulsos que irão proteger os músculos inibindo os neurônios motores α, relaxando os músculos.

- **Inibição recíproca:** inibe o músculo antagonista quando o músculo agonista move um membro na amplitude do movimento, ou seja, os músculos geralmente atuam em pares. Quando os agonistas se contraem, os músculos opostos, os antagonistas, relaxam. Durante a flexão ativa do quadril, por exemplo, a inibição recíproca relaxa os músculos isquiotibiais. Esse relaxamento possibilita que os flexores do quadril possam realizar o movimento sem serem influenciados pelos músculos isquiotibiais em contração. Em resumo, quando os motoneurônios de um músculo recebem impulsos excitatórios que levam à contração muscular, os motoneurônios do músculo oposto recebem sinais neurais, o que torna menos provável que eles sejam estimulados e produzam contração muscular (inibição).

Mecanismo	Órgão	Ativação	Resposta
Reflexo de estiramento	FUSO	Alongamento: ↑ velocidade ↑ potência	Facilitação: Contração muscular
Inibição autogênica	OTG	Alongamento: ↓ velocidade ↓ potência progressiva	Inibição: Relaxamento muscular
	OTG	Contração muscular ativa	Inibição: Relaxamento muscular
Inibição recíproca	FUSO e OTG	Contração ativa do agonista	Inibição: Relaxamento do antagonista

41 B

Comentário: atenção, caro candidato, observe aqui mais uma questão elaborada a partir da internet. Funções sensoriais das vias da medula espinhal dorsal.

1. **Tremulação-vibração:** tremulação se refere ao reconhecimento de um estímulo mecânico transitório de baixa frequência. Tratos sensoriais ascendentes conduzem a informação que é utilizada para a sensação de tremulação *(via da coluna dorsal-lemnisco medial, trato espinocervical e a via pós-sináptica da coluna dorsal). O trato espinotalâmico, na porção ventral da medula espinhal, é parcialmente, responsável pela sensação de tremulação. O sentido de vibração envolve o reconhecimento de um estímulo transitório de alta frequência. Os corpúsculos de Pacini detectam a vibração de alta frequência. A informação é transmitida através da via da coluna dorsal-lemnisco medial.*

2. **Tato-pressão:** *uma deformação mantida da pele é reconhecida como tato-pressão. Células de Merkel e terminações de Ruffini são os receptores. As vias ascendentes que conduzem as informações provenientes desses receptores são as vias da coluna dorsal-lemnisco medial e a pós-sináptica da coluna dorsal.* Trecho da qual foi elaborada referida questão!

3. **Propriocepção:** os sentidos de movimento e posição articulares estão incluídos nesta. A informação sensorial se origina dos receptores nos músculos, articulações e pele. Nas articulações proximais, como o joelho, a informação mais importante é oriunda da atividade dos fusos musculares, nos músculos que movem a articulação. Nas articulações distais, como as dos dedos, também contribuem

as terminações de Ruffini. Ascendem na via da coluna dorsal-lemnisco medial. A maior parte das informações necessárias depende de ramos colaterais do trato espinocerebelar dorsal.

4. **Sensações viscerais:** a informação sobre a distensão visceral se origina nos receptores de estiramento na parede da víscera sendo transmitida através da via da coluna dorsal – lemnisco medial. *A via da coluna dorsal – lemnisco medial é responsável, em grande parte, pela mediação da dor visceral.*

Comentário: *volumes e capacidades pulmonares* é um tema sempre cobrado em provas. Atente para as definições:

- **Capacidade inspiratória (CI):** é o volume máximo que pode ser inspirado após uma expiração normal, sendo composta pela soma do VC + VRI.
- **Capacidade vital (CV):** volume máximo de ar que pode ser expirado após uma inspiração máxima, composta pela soma de VRI+VC+ VRE.
- **Capacidade residual funcional (CRF):** é o volume de ar remanescente nos pulmões após uma expiração normal, consistente na soma do VRE + VR.
- **Capacidade pulmonar total (CPT):** é a quantidade de ar contida nos pulmões após uma inspiração máxima, sendo o somatório de todos os volumes pulmonares (VRI + VRE + VC + VR).

Comentário: o modo através do qual os estímulos nervosos desencadeiam o movimento muscular é normalmente conhecido como processo de excitação-contração. Esse mecanismo consiste no deslizamento dos filamentos grossos (miosina) interagindo com os filamentos finos (actina) para provocar encurtamento muscular. *A principal característica da miosina é possuir atividade enzimática da ATPase*, resultando na quebra dessa molécula em ADP + Pi, que fica presa à cabeça de miosina, "engatilhando-a" para que ocorra a ligação com a actina. O filamento fino, por sua vez, é composto por três partes distintas: *actina, tropomiosina e troponina*, este filamento possui dois componentes relacionados à sua estrutura, os quais denominam *complexo troponina-tropomiosina*. No estado de repouso, a tropomiosina encobre os locais ativos da actina de modo que não ocorra a interação com a miosina e, consequentemente, a contração muscular. A troponina é um complexo de três moléculas proteicas globulares: uma dessas proteínas globulares tem grande *afinidade pela actina (troponina I)*, outra pela *tropomiosina (troponina T)* e a terceira pelos íons de cálcio (troponina C). Essa última apresenta a função de estimular o processo de contração mediante a ligação com o cálcio.

Comentário: as fibras musculares se dividem em:

- **Tipo I:** contração lenta ou vermelha, e isso devido à densidade capilar e ao conteúdo em mioglobina. Denominadas fibras tônicas, encurtam-se com relativa lentidão e geram energia predominantemente através do metabolismo aeróbico. São mais resistentes à fadiga e bem apropriadas para o exercício aeróbio prolongado e que exijam maior resistência.

Anatomia e Fisiologia **33**

- **Tipo II:** contração rápida ou fibras brancas, chamadas também de fibras fásicas. Nas fibras desse tipo, a energia é gerada através de processos anaeróbicos para contrações rápidas e vigorosas. São rotuladas como fibras de grande velocidade de encurtamento e altas propriedades. Possuem um número reduzido de mitocôndrias, uma capacidade limitada de metabolismo aeróbio e poucos capilares. Esses fatores contribuem para que essas fibras possuam baixa resistência à fadiga se comparadas com as fibras do tipo I. No entanto, são ricas em enzimas glicolíticas, que proporcionam uma grande capacidade anaeróbia, requerida em atividades que necessitam de uma fonte de energia rápida. Podem ser subdivididas em dois tipos: *tipo IIA* – fibra que possui características intermediárias (aeróbias e anaeróbias) e *tipo IIB* – fibra que possui maior potencial anaeróbio do que aeróbio.

Comentário: questão de fácil resolução. A definição de complacência pulmonar é a capacidade de distensão pulmonar. Depende do volume e da pressão transpulmonar, apresenta valor normal em torno de 0,2 L/cmH$_2$O ou 200 mL/cmH$_2$O.

Comentário: vejamos aqui um tema pouco cobrado em provas, mas que merece uma boa revisão.
- **Hiperplasia:** é o aumento do número de fibras musculares.
- **Hipertrofia:** pode ser definida como o aumento do tamanho do músculo, ou seja, da área de secção transversa do músculo. A hipertrofia ocorre de duas formas: pelo aumento do diâmetro da fibra quando há uma banda de terminação neuromuscular e, também, pelo aumento do comprimento da fibra (aumento do número de fibras na área transversa) com duas bandas de terminação neuromuscular.

47 E

Comentário: questão bastante comum em muitas provas de concurso. *Ângulo de Louis* é o ponto de junção do manúbrio com corpo do esterno, marca o ponto anatômico de divisão da traqueia em dois brônquios principais: direito e esquerdo.

Comentário: os músculos podem ser formados por três tipos básicos de tecido muscular: *estriado esquelético, estriado cardíaco e liso*.
- **Estriado esquelético:** o tecido muscular estriado esquelético apresenta, sob observação microscópica, faixas alternadas transversais, claras e escuras. Essa estriação resulta do arranjo regular de microfilamentos formados pelas proteínas actina e miosina, responsáveis pela contração muscular.
- **Estriado cardíaco:** o tecido muscular estriado cardíaco está presente apenas no coração dos vertebrados. Ao microscópio, o tecido muscular cardíaco apresenta estriação transversal. Suas células são uninucleares e têm contração involuntária.

- **Liso:** o tecido muscular liso está presente em diversos órgãos internos (tubo digestivo, bexiga, útero etc.) e também nas paredes dos vasos sanguíneos. As células musculares lisas são uninucleadas e os filamentos de actina e miosina se dispõem em hélice em seu interior sem formar padrão estriado como no tecido muscular esquelético.

Comentário: os ossos são órgãos esbranquiçados, muito duros, que se unindo aos outros, por intermédio das junturas ou articulações, constituem o esqueleto. É uma forma especializada de tecido conjuntivo cuja principal característica é a mineralização (cálcio) de sua matriz óssea (fibras colágenas e proteoglicanas) → *Item I*.

O osso é um tecido vivo, complexo e dinâmico. Uma forma sólida de tecido conjuntivo, altamente especializado, que forma a maior parte do esqueleto e é o principal tecido de apoio do corpo. O tecido ósseo participa de um contínuo processo de remodelamento dinâmico, produzindo osso novo e degradando osso velho → *Item II*.

O osso é formado por vários tecidos diferentes: tecido ósseo, cartilaginoso, conjuntivo denso, epitelial, adiposo, nervoso e vários tecidos formadores de sangue → *Item III*.

Quanto à irrigação do osso, temos os canais de Volkmann e os canais de Havers. O tecido ósseo não apresenta vasos linfáticos, apenas o tecido periósteo tem drenagem linfática → *Item IV*.

Portanto, todas as alternativas estão corretas.

Canais de Havers são uma série de tubos em torno de estreitos canais formados por lamelas concêntricas de fibras colágenas. Essa região é denominada osso compacto ou diáfise. Vasos sanguíneos e células nervosas em todo o osso se comunicam por osteócitos (os quais emitem expansões citoplasmáticas que põem em contato um osteócito com o outro) em lacunas (espaços dentro da matriz óssea densa que contêm células ósseas). Esse arranjo original é propício ao depósito de sal mineral, o que dá resistência ao tecido ósseo. Deve-se ainda ressaltar que esses canais percorrem o osso no sentido longitudinal, levando dentro de sua luz vasos sanguíneos e nervos que são responsáveis pela nutrição do tecido ósseo. Ele faz os vasos sanguíneos passarem pelo tecido ósseo.

Canais de Volkmann são canais microscópicos encontrados no osso compacto, são perpendiculares aos Canais de Havers e são um dos componentes do sistema de Haversian. Os canais de Volkmann também podem transportar pequenas artérias em todo o osso e não apresentam lamelas concêntricas.

No interior da matriz óssea existem espaços chamados de lacunas que contêm células ósseas com o nome de osteócitos. Cada osteócito possui prolongamentos chamados de canalículos, que se estendem a partir das lacunas e se unem aos canalículos das lacunas vizinhas, formando, assim, uma rede de canalículos e lacunas em toda a massa de tecido mineralizado.

50 D

Comentário: assunto visto em questões anteriores. Portanto, se liga no **bizu**.

> **Bizu:** miosina 7 letras > actina 6 letras; portanto, filamento grosso miosina e actina filamento fino.

51 B

Comentário: os pulmões são órgãos essenciais na respiração. São duas vísceras situadas uma de cada lado, no interior do tórax, e onde se dá o encontro do ar atmosférico com o sangue circulante, ocorrendo, então, as trocas gasosas (HEMATOSE). *Os pulmões podem ser expandidos e contraídos pelos mecanismos de movimento de subida e descida do diafragma e pela elevação e abaixamento das costelas.* Os músculos que elevam a caixa torácica são denominados músculos da inspiração (diafragma, esternocleidomastóideo, intercostais externos, escalenos, serráteis anteriores). Já os que deprimem a caixa torácica são chamados de expiratórios (intercostais internos, retos abdominais e demais músculos localizados na parede anterior do abdômen). A superfície externa de cada pulmão e a parede interna da caixa torácica são revestidas por uma membrana serosa dupla, *chamada de pleura*. A membrana na superfície externa de cada pulmão é denominada pleura visceral, e a que reveste a parede da cavidade torácica é chamada de pleura parietal. Entre as pleuras visceral e parietal encontra-se um pequeno espaço, a cavidade pleural, que contém pequena quantidade de líquido lubrificante, secretado pelas túnicas. Entre as pleuras visceral e parietal encontra-se um pequeno espaço, a Cavidade Pleural, que contém pequena quantidade de líquido lubrificante, secretado pelas túnicas, este espaço apresenta uma pressão negativa de nome pressão pleural, que é normal e ligeiramente negativa. No início da inspiração é de –5 cmH_2O e no final é –7,5 cmH_2O, porém, na expiração, esses valores são invertidos.

52 C

Comentário: o débito cardíaco sistêmico corresponde à quantidade de sangue lançada pelo ventrículo esquerdo na aorta a cada minuto. Essa é a forma habitual de expressar a função de bomba do coração. Sua fórmula consiste em: DC = VS × FC. O volume sistólico de um adulto médio é de aproximadamente 70mL e a frequência cardíaca é de 80 batimentos/min. O débito cardíaco desse indivíduo será de 70 × 80 = 5.600 mL/min (5,6 litros/min).

53 E

Comentário: o esterno é um osso plano, verticalmente longo, encontrado na região anterior, e é composto por 3 partes: manúbrio do esterno, corpo do esterno e o processo xifoide. A extremidade superior do manúbrio forma uma depressão rasa conhecida como incisura jugular. A conexão fundida entre o manúbrio e o corpo é conhecida como ângulo do esterno, também denominado ângulo de Louis. Esse ângulo é um marcador externo da ponte onde a traqueia se divide em brônquios principais esquerdo e direito.

54 A

Comentário: sistema da artéria aorta (sangue oxigenado): é a maior artéria do corpo, com diâmetro de 2 a 3 cm. São 4 suas divisões principais: *a aorta ascendente, o arco da aorta, a aorta torácica e a aorta abdominal*. A aorta é o principal tronco das artérias sistêmicas. A parte da aorta que emerge do ventrículo esquerdo, posterior ao tronco pulmonar, é a aorta ascendente. A artéria aorta se ramifica na porção ascendente em duas artérias coronárias, uma direita e outra esquerda, que vão irrigar o coração. Logo em seguida, a artéria aorta se encurva, formando um arco para a esquerda e dando origem a três artérias (artérias da curva da aorta), sendo elas: *1 – Tronco Braquiocefálico Arterial; 2 – Artéria Carótida Comum Esquerda; 3 – Artéria Subclávia Esquerda*.

O tronco braquiocefálico arterial origina duas artérias: *4 – Artéria Carótida Comum Direita; 5 – Artéria Subclávia Direita*.

Comentário: a pressão média da artéria pulmonar (PMAP) é determinada por resistência vascular pulmonar (RVP), débito cardíaco (DC) e pressão venocapilar (pressão do átrio esquerdo). A elevação de qualquer um desses parâmetros pode produzir aumento da PMAP, sendo o aumento da pressão venocapilar por cardiopatia esquerda (incluindo valvulares) a forma mais frequente de elevação da PMAP. *Os valores normais da PMAP em adultos, ao nível do mar, é de até 20 mmHg.*

Comentário: nervos cranianos é um assunto muito frequente em qualquer concurso, seja municipal, estadual ou federal e requer um ótimo conhecimento da neuroanatomia de cada par de nervos. Vamos analisar cada alternativa. O oculomotor (III), troclear (IV) e abducente (VI) são os nervos responsáveis pela inervação da musculatura ocular; portanto, letra A correta. O erro da letra B está apenas no algarismo romano III. Na verdade, o nervo óptico é II par de nervos cranianos, sendo constituído por feixes de fibras que se originam na retina. O trigêmeo é o V par e possui três raízes sensitivas, letra C errada. O nervo acessório, que é o XI par de nervos cranianos, apresenta uma raiz craniana e outra espinhal, com a função de inervar o trapézio e esternocleidomastóideo, letra D errada. O nervo vestíbulo coclear é sensitivo e não misto como mencionado na letra E, tem origem na ponte e exerce função de equilíbrio e audição.

Comentário: o diafragma, músculo ímpar e assimétrico, separa o tórax do abdômen. Compreende duas partes: muscular e periférica, graças à qual o músculo se insere no contorno do tórax e coluna; outra, central, denominada tendínea. Formando uma abóboda de concavidade inferior, o *diafragma é na realidade constituído em sua periferia por finos músculos digástricos dispostos de tal forma que os tendões centrais formam o centro tendíneo*, o qual por sua vez, é uma lâmina fibrosa formada pelo cruzamento dos tendões medianos dos músculos digástricos periféricos.

Comentário: os receptores merecem atenção quanto a sua função. Lembre-se:

- **Mecanorreceptores:** capazes de detectar alterações mecânicas do próprio receptor ou de células adjacentes a eles.

Anatomia e Fisiologia **37**

- **Quimiorreceptores:** detectam substâncias químicas. Exemplo: na língua e no nariz, responsáveis pelos sentidos do paladar e olfato.
- **Nociceptores:** capazes de detectar a lesão de um tecido seja por causa física ou química. Receptores de dor.
- **Receptores eletromagnéticos:** detectam a luz que incide sobre a retina ocular.

Comentário: questão pouco explorada em provas e merece uma boa revisão da anatomia dos pulmões. *O pulmão direito se apresenta constituído por três lobos (superior, médio e inferior) divididos por duas fissuras. Uma fissura oblíqua, que separa o lobo inferior dos lobos médio e superior, e uma fissura horizontal, que separa o lobo superior do lobo médio. O pulmão esquerdo é dividido em um lobo superior e um lobo inferior por uma fissura oblíqua.* Na própria questão já podemos eliminar as alternativas que mencionam que o pulmão esquerdo apresenta lobo médio e lobo lateral. Sabemos que apenas o lado direito do pulmão apresenta esse lobo médio e que no pulmão esquerdo não existe esse lobo lateral; portanto, eliminam-se as alternativas: B, D e E.

O pulmão é subdividido em segmentos broncopulmonares:

Pulmão direito (10 segmentos)

- **Lobo superior:** apical, anterior e posterior.
- **Lobo médio:** medial e lateral.
- **Lobo inferior:** apical (superior), basal anterior, basal posterior, basal medial e basal lateral.

Pulmão esquerdo (8 segmentos)

- **Lobo superior:** ápico-posterior, anterior, lingular superior e lingular inferior.
- **Lobo inferior:** superior, basal ântero-medial, basal posterior e basal lateral.

Podemos concluir que a letra C é falsa, pois existem apenas dois segmentos no lobo médio: medial e lateral. Ficando assertiva o *item A*.

Comentário: a bainha de mielina, estrutura lipoproteica depositada ao redor de axônios selecionados em internódulos, interrompidos periodicamente pelos nódulos de Ranvier, permite a condução saltatória, rápida e eficaz no sistema nervoso dos vertebrados. As células que constroem a mielina são os oligodendrócitos no sistema nervoso central (SNC) e a célula de Schwann no sistema nervoso periférico (SNP).

Comentário: os músculos pelvicotrocanterianos são componentes da parte profunda da pelve e quadril e apresentam fixação entre o sacro, a pelve e o fêmur. São eles: *piriforme (principal), quadrado femoral, gêmeo superior e inferior, obturador interno e externo, todos são rotadores laterais do quadril.*

Piriforme	**Inserção medial:** superfície pélvica do sacro e margem da incisura isquiática maior **Inserção lateral:** trocânter maior **Inervação:** nervo para o músculo piriforme (S2) **Ação:** abdução e rotação lateral da coxa
Quadrado femoral	**Inserção medial:** tuberosidade isquiática **Inserção lateral:** crista intertrocantérica **Inervação:** nervo para o músculo quadrado femoral e gêmeo inferior (L4–S1) **Ação:** rotação lateral e adução da coxa
Gêmeo superior	**Inserção medial:** espinha isquiática **Inserção lateral:** trocânter maior **Inervação:** nervo para o músculo gêmeo superior (L5–S2) **Ação:** rotação lateral da coxa
Gêmeo inferior	**Inserção medial:** tuberosidade isquiática **Inserção lateral:** trocânter maior **Inervação:** nervo para o músculo gêmeo inferior e quadrado femoral (L4–S1) **Ação:** rotação lateral da coxa
Obturador interno	**Inserção medial:** face interna da membrana obturatória e ísquio **Inserção lateral:** trocânter maior e fossa trocantérica do fêmur **Inervação:** nervo para o músculo obturatório interno (L5–S2) **Ação:** rotação lateral da coxa
Obturador externo	**Inserção medial:** ramos do púbis e ísquio e face externa da membrana obturatória **Inserção lateral:** fossa trocantérica do fêmur **Inervação:** nervo para o músculo obturatório externo (L3–L4) **Ação:** rotação lateral da coxa

62 D

Comentário: questão de simples resolução, as vértebras são classificadas como ossos irregulares por apresentarem formas complexas, não podendo ser agrupadas em nenhuma das categorias prévias. Essas apresentam quantidades variáveis de osso esponjoso e de osso compacto.

63 C

Comentário: as fibras musculares foram classificadas de acordo com sua constituição e os grupos musculares, em sua maioria, como mistos, ou seja, compostos de mais de um tipo de fibra muscular.

Propriedades das unidades motoras tônicas e fásicas:

- **Tônicas – fibras vermelhas – Tipo I:** inervadas por fibras *A alfa 2* (alfa tônica) – frequência tetânica de 20 a 30 Hz, fadiga tardia, capilaridade ótima, chamadas de fibras estáticas ou musculares, filogeneticamente velha, menor quantidade de ATPase, musculatura estática. Esse tipo de fibra é adaptado para atividades de longa duração (p. ex., maratona).

- **Fásicas – fibras brancas –Tipo II:** inervadas por fibras *A alfa 1* (alfa fásica) – frequência tetânica de 50 a 150Hz, fadiga rápida (tetânica), capilaridade pobre, chamadas de fibras rápidas ou contração rápida, filogeneticamente jovem, maior quantidade de ATPase, musculatura dinâmica. Esse tipo é mais frequente em atividades de potência. *Em* *geral pode ser dito que as unidades motoras tônicas são as primeiras a se tornarem ativas durante o movimento.* As unidades motoras fásicas somente se tornam ativas quando uma força adicional é requerida. Durante um movimento rápido, as unidades motoras fásicas podem ser ativadas antes das unidades motoras tônicas.

Comentário: questão bem elaborada sobre fisiologia respiratória. Aqui, o candidato precisar dominar algumas fórmulas utilizadas, tais como:
- **Vent. Alveolar: FR x (VC – EM)** → 20 x (500–150)= 20 x 350= *VA: 7.000 mL ou 7 litros.*

  FR: frequência respiratória

  VC: volume corrente

  EM: volume do espaço morto anatômico
- **Débito Cardíaco: FC x VS** → 68 x 70 = *4.760 mL/min ou 4,7 litros/min*

  DC: débito cardíaco

  FC: frequência cardíaca

  VS: volume sistólico ou volume de ejeção ventricular.

Comentário: caro candidato, observe mais a questão sobre a bainha de mielina e lembre-se:
- **Oligodendrócitos:** formam a mielina no SNC.
- **Células de Schwann:** formam a mielina no SNP.

Comentário: a micróglia é uma das células gliais que exercem a função de defesa do sistema nervoso, realizam a fagocitose, respostas inflamatórias e algumas respostas imunes do SNC.

Comentário: vejamos agora um tema de fácil resolução e que várias bancas costumam cobrar em provas: Interpretação de ECG.
- **Onda P:** é o primeiro componente e a primeira onda do ECG normal e representa a ativação dos átrios, ou seja, despolarização atrial. Sua característica típica é ser arredondada, simétrica, monofásica, de pequena amplitude e duração variando de 0,08 até 0,12 segundo.
- **Complexo QRS:** é a segunda onda do ECG normal, ocorre após o intervalo PR e representa a ativação ventricular, ou seja, despolarização ventricular.
- **Onda T:** é a terceira onda do ECG normal e representa a maior parte da fase de repolarização ventricular. Tem morfologia arredondada, monofásica e assimétrica.
- **Onda U:** é a quarta onda, ocorre após uma onda T, mas apenas ocasionalmente pode ser identificada. Pode representar: período de recuperação das fibras de condução ventriculares, potenciais tardios no início da diástole ou repolarização dos músculos papilares.

Comentário: o coração é um órgão formado basicamente por três tipos de tecido: *o epicárdio mais externo, seguido pelo miocárdio, e, mais internamente, pelo endocárdio.* O ápice está dirigido inferiormente para a frente e para a esquerda. A base está dirigida para cima e medialmente. Possui três faces:

- **Face esternocostal:** constituída pelo átrio direito e ventrículo direito.
- **Face diafragmática:** constituída pelos ventrículos direito e esquerdo.
- **Face pulmonar:** formada pelo átrio esquerdo.

Comentário: o coração é um órgão formado basicamente por três tipos de tecido. O mais externo é o epicárdio, seguido pelo miocárdio e, mais internamente, pelo endocárdio. *Possui quatro cavidades, que são os átrios direito e esquerdo e os ventrículos direito e esquerdo.* O átrio direito recebe as veias cava superior e inferior contendo o sangue venoso que retorna da circulação sistêmica. Do átrio direito, o sangue passa para o ventrículo direito, de onde sai pelas artérias pulmonares direita e esquerda, resultantes do tronco pulmonar, indo ao pulmão onde irá ocorrer a hematose ou troca de gases. O fluxo retrógrado de sangue entre o átrio direito e o ventrículo direito é impedido pela válvula tricúspide. A válvula mitral, por sua vez, impede o retorno de sangue do ventrículo esquerdo para o átrio esquerdo. Existem ainda as válvulas semilunares: aórtica e pulmonar. Entre a aorta e o ventrículo esquerdo, o fluxo de sangue retrógrado é impedido pela válvula aórtica. Entre o ventrículo direito e a artéria pulmonar, a válvula pulmonar é que impede o retorno de sangue ao ventrículo direito.

Atente aqui, candidato, que a resposta certa da questão não é a 100% correta. Pela breve revisão poderíamos afirmar que essa questão estaria sem resposta, visto que na letra A onde é citado que as *artérias são as vias por onde o sangue oxigenado é levado*, é uma afirmação errônea. Isso porque a aorta leva o sangue oxigenado para a circulação sistêmica. Contudo, a artéria pulmonar leva o sangue venoso e não arterial, como exemplificado na questão. Por análise criteriosa poderíamos anular essa questão, mas aqui a organizadora considerou a mais correta. Fique atento, pois esse exemplo pode aparecer em muitas provas!

Comentário: o coração possui quatro câmaras: dois átrios e dois ventrículos. Os átrios (as câmaras superiores) recebem sangue; os ventrículos (as câmaras inferiores) bombeiam o sangue para fora do coração. *Na face anterior de cada átrio existe uma estrutura enrugada, em forma de saco, chamada de aurícula (semelhante à orelha do cão).* O átrio direito é separado do esquerdo por uma fina divisória de nome septo interatrial; o ventrículo direito é separado do esquerdo pelo septo interventricular.

Comentário: tema bastante comum, o Canal de Guyon é o túnel no qual passam o nervo e a artéria ulnar.

Anatomia e Fisiologia 41

Limites:
- **Superior:** ligamento volar do carpo e inserções tendinosas do flexor cubital do carpo.
- **Lateral:** gancho do hamato.
- **Medial:** osso pisiforme e ligamento piso-hamato.

72 C

Comentário: tema revisado em questões anteriores. Aqui o foco da questão é a fileira carpal proximal (rádio → ulna):

Sentido	Ossos
Rádio → Ulna	Escafóide, Semilunar, Piramidal e Pisiforme
Ulna → Rádio	Pisiforme, Piramidal, Semilunar e Escafoide.

73 A

Comentário: o mediastino está situado entre a pleura pulmonar esquerda e direita, na linha média do plano sagital no tórax. Estende-se anteriormente do esterno à coluna vertebral, posteriormente. *Contém todas as estruturas do tórax (coração, timo, traqueia, esôfago, brônquios e os grandes vasos linfáticos e sanguíneos), exceto os pulmões.* Também é conhecido como o espaço interpleural.

Divisão anatômica	Estruturas
Mediastino superior	Contém a parte recurvada da aorta, tronco braquiocefálico, a porção torácica da artéria carótida comum esquerda e artéria subclávia esquerda, a veia braquiocefálica e a metade superior da veia cava superior, o nervo vago, nervo frênico e os nervos laríngeos recorrentes, a traqueia, o esôfago, ducto torácico, o remanescente do Timo e alguns linfonodos.
Mediastino anterior	Contém uma pequena quantidade de tecido areolar frouxo, alguns linfáticos que ascendem da superfície convexa do fígado, 2 ou 3 linfonodos mediastinais e pequenos ramos mediastinais da artéria mamária interna.
Mediastino médio	Contém o coração envolvido por sua serosa, a aorta ascendente, a metade inferior da veia cava superior com a veia ázigos se unindo a ela, a bifurcação da traqueia e os 2 brônquios, a artéria pulmonar e os seus 2 ramos, as veias pulmonares direita e esquerda, os nervos frênicos e alguns linfonodos brônquicos.
Mediastino posterior	Contém a porção torácica da aorta descendente, as veias ázigos e as duas hemiázigos, os nervos vagos e esplâncnicos, o esôfago, o ducto torácico e alguns linfonodos

74 D

Comentário: a coluna cervical apresenta características distintas, possuem um corpo pequeno, exceto a primeira e a segunda vértebra. Em geral apresentam *processo espinhal* *bífido e horizontalizado* e seus processos transversos possuem forames transversos (passagem de artérias e veias vertebrais). Possui o *núcleo pulposo do disco situado na parte anterior do próprio disco*, o que permite um movimento de deslizamento para a frente e para trás. Apresentam disco cervical com uma espessura maior na frente, sendo este gerador da curvatura lordótica com convexidade anterior, e o anel fibroso aparece nitidamente mais amplo na parte posterior para oferecer proteção às raízes nervosas, aos vasos sanguíneos e à medula espinhal. *As vértebras planas e paralelas são as lombares!*

75 B

Comentário: o tecido muscular é formado por miofibrilas, as quais, por sua vez, formam a fibra muscular que é envolvida por uma membrana chamada endomísio. O conjunto de fibras forma o fascículo que é envolvido pelo perimísio. Os fascículos vão formar o músculo esquelético no qual será revestido por uma membrana chamada de epimísio, camada mais externa.

76 D

Comentário: o surfactante pulmonar é um líquido que *reduz de forma significativa a tensão superficial dentro do alvéolo pulmonar,* prevenindo o colapso durante a expiração. Consiste em 80% de fosfolipídeos, 8% de lipídeos e 12% de proteínas. O surfactante é produzido no pneumócito tipo II. As consequências clínicas da ausência de surfactante pulmonar funcional podem ser observadas em varias condições. *O surfactante não é produzido pelos pulmões fetais até aproximadamente o quarto mês de gestação, e ele pode não ser totalmente funcional até o sétimo mês ou mais*. Neonatos prematuros que não possuem surfactante pulmonar funcional apresentam grande dificuldade para insuflar os pulmões, especialmente nas primeiras respirações. Mesmo quando seus alvéolos são insuflados artificialmente, a tendência ao colapso espontâneo é grande porque seus alvéolos são muito menos estáveis sem surfactante pulmonar. Por essa razão, a ausência de surfactante funcional em um neonato prematuro pode ser um fator importante na síndrome da angústia respiratória neonatal. O surfactante pulmonar também pode ser importante na manutenção da estabilidade das vias aéreas pequenas.

77 A

Comentário: questões sobre volumes e capacidades costumam ser cobradas em provas. Sempre revise esse assunto.
- **Capacidade inspiratória (VRI + VC):** quantidade de ar que pode ser inspirada após expiração normal.
- **Capacidade funcional residual (VRE + VR):** quantidade de ar que permanece nos pulmões após expiração normal.
- **Capacidade vital (VRE + VC + VRI):** quantidade máxima de ar que pode ser expirada completamente.
- **Capacidade pulmonar total (VRE + VR + VRI + VC):** volume máximo que os pulmões podem alcançar.

Comentário: uma questão muito bem elaborada sobre volumes e capacidades pulmonares e merece atenção quanto às definições. As capacidades serão o somatório de dois ou mais volumes pulmonares. Vejamos:

CPT (VR+VC+VRI+VRE).
CRF (VR+VRE).
CI (VC+VRI).
CV (VC+VRI+VRE).

Vamos analisar o somatório de cada capacidade de acordo com o enunciado da questão:

CPT: 400 + 2.800 + 1.200 + 1.400 = 5.800 mL ou 5,8 litros.
CI: 400 + 2.800 = 3.200 mL ou 3,2 litros.
CRF: 1.400 + 1.200 = 2.600 mL ou 2,6 litros.
CV: 400 + 1.400 + 2.800 = 4.600 mL ou 4,6 litros.

Comentário: questão de anatomia que exige muita atenção. Perceba que a artéria femoral passa por baixo do ligamento inguinal em seu ponto médio, e o nervo femoral se localiza lateralmente à artéria femoral e não é palpável. Já a veia femoral fica situada medialmente à artéria, sendo local de punção.

Comentário: a difusão através dos tecidos é descrita pela Lei de Fick, *a qual afirma que a velocidade de transferência de um gás através de uma lâmina de tecido é proporcional à área da lâmina do tecido e à diferença de pressão parcial entre os dois lados e, inversamente, proporcional à sua espessura.*

- ↑ Velocidade de transferência de gás ↑ área de um tecido e à diferença de pressão parcial nos dois lados (diretamente proporcional).
- ↓ Velocidade de transferência de gás ↑ espessura da membrana (inversamente proporcional).

Referências Bibliográficas
- Blandine CG. Anatomia para o Movimento. São Paulo: Manole; 1991.
- Dângelo JG, Fattini CA. Anatomia Humana Sistêmica e Segmentar. 2. ed. São Paulo: Atheneu; 2001.
- Gray H. Anatomia. 29. ed. Rio de Janeiro: Guanabara Koogan S.A; 1988.
- Guyton AC, Hall JE. Tratado de Fisiologia Médica. 11 ed. Rio de Janeiro: Elsevier; 2006.
- Lippert LS. Cinesiologia Clínica e Anatomia. 4. ed. Rio de Janeiro: Guanabara Koogan; 2010.
- Machado A. Neuroanatomia Funcional. 2. ed. Rio de Janeiro/São Paulo: Atheneu; 1991.
- Moore KL. Anatomia orientada para a clínica. 7. ed. Rio de Janeiro: Guanabara Koogan; 2014.
- Netter FH. Atlas de Anatomia Humana. 2. ed. Porto Alegre: Artmed; 2000.
- Sobotta J. Atlas de Anatomia Humana. 21. ed. Rio de Janeiro: Guanabara Koogan; 2000.
- Tortora GJ, Grabowski SR. Princípios de Anatomia e Fisiologia. 9. ed. Rio de Janeiro: Guanabara Koogan; 2002.

2 Neuroanatomia

José Décio Fernandes de Araújo

1. **(ACEP, Quixadá-CE, 2010)** O sistema nervoso central origina-se do tubo neural, que na sua extremidade cranial apresenta três dilatações denominadas vesículas primordiais. Por sua vez, denominadas prosencéfalo, mesencéfalo e rombencéfalo. Estas vesículas sofrem transformações, originando as partes mais importantes do sistema nervoso central. Sobre o assunto assinale a alternativa CORRETA.
   A) O mielencéfalo origina o bulbo.
   B) O metencéfalo origina o cérebro.
   C) O telencéfalo e diencéfalo originam o cerebelo.
   D) O mesencéfalo origina a ponte.

2. **(Polícia Militar-RJ, 2010)** São estruturas neuroanatômicas que constituem o cérebro:
   A) Córtex cerebral, núcleos da base e diencéfalo.
   B) Mesencéfalo, diencéfalo e núcleo fastigial.
   C) Córtex cerebral, diencéfalo e mesencéfalo.
   D) Diencéfalo, núcleos da base e mesencéfalo.

3. **(Polícia Militar-RJ, 2010)** São células responsáveis pela formação da bainha de mielina:
   A) Astrócitos e oligodentrócitos.
   B) Astrócitos e células de Schwann.
   C) Oligodentrócitos e células de Schwann.
   D) Células de Schwann e micróglias.

4. **(IADES, ESBERH, UFTM-MG, 2013)** A transmissão de um impulso elétrico, proveniente de um potencial de ação de uma fibra nervosa, chega à fenda sináptica e libera um neurotransmissor, que se liga a um receptor na membrana pós-sináptica e desencadeia um potencial de ação na fibra muscular, promovendo a contração dessa fibra. O neurotransmissor liberado na fenda sináptica é:
   A) Adrenalina.
   B) Noradrenalina.
   C) Endorfina.
   D) Serotonina.
   E) Acetilcolina.

5. **(IADES, ESBERH, UFTM-MG, 2013)** Quando ocorre a chegada do potencial de ação na junção neuromuscular, há abertura dos canais de cálcio, o que permite que os íons Ca^+ se difundam

até o terminal axonal. Das vesículas sinápticas é liberada a acetilcolina, que se difunde através da fenda sináptica para combinar sítios receptores existentes na placa terminal motora. Isso altera a permeabilidade da membrana com a abertura dos canais de

A) Sódio e potássio, causando a despolarização e repolarização.

B) Cloro e sódio, causando a repolarização e despolarização.

C) Sódio e potássio, causando a repolarização e despolarização.

D) Sódio e cloro, causando a despolarização e repolarização.

E) Potássio e cloro, causando a despolarização e repolarização.

6. (INSTITUTO AOCP, EBSERH, UFMT-MT, 2014) O potencial de repouso de uma membrana nervosa depende, sobretudo, do gradiente de concentração de:

A) Sódio.

B) Potássio.

C) Cálcio.

D) Cloreto.

E) Bicarbonato.

7. (FUNCAB, Secretaria de Estado da Saúde-RO, 2010) A medula espinhal é envolvida por 3 capas chamadas de meninges. Todas as meninges envolvem as raízes nervosas que saem da medula e têm continuidade no tecido conectivo que envolve os nervos periféricos.

Acerca da anatomia das meninges pode-se afirmar que a(o):

A) Pia-máter não é vascularizada.

B) Pia-máter é ricamente vascularizada e está aderida à medula e às raízes nervosas.

C) Aracnoide está aderida à medula e às raízes nervosas.

D) Dura-máter envolve a pia-máter.

E) Espaço epidural localiza-se entre a pia-máter e a aracnoide.

8. (FCPC/UFC, Pedra Branca-CE, 2015) Sobre a anatomia do sistema nervoso central marque somente a afirmação correta.

A) O mesencéfalo é a grande massa encefálica situada posteriormente à ponte e ao bulbo e inferiormente à parte posterior do cérebro.

B) A ponte é a subdivisão mais caudal do tronco encefálico.

C) O diencéfalo é formado pelo epitálamo, tálamo e hipotálamo.

D) O sulco central separa os lobos parietais dos lobos occipitais.

9. (ESUCRI, Associação dos Municípios do Extremo-Sul Catarinense-SC, 2010) As meninges fornecem proteção para o encéfalo e a medula espinhal, estruturas estas que se encontram dispostas, denominando-se, respectivamente, da parte externa para a interna:

A) Aracnoide, pia-máter e dura-máter.

B) Pia-máter, dura-máter e aracnoide.

C) Dura-máter, aracnoide-máter e pia-máter.

D) Camada endosteal, dura-máter e aracnoide.

E) Dura-máter, camada meníngea e pia-máter.

10. (AOCP, Ortigueira-PR, 2012) A motricidade involuntária está ligada em uma das vias seguintes. Assinale a alternativa correta:
    A) Piramidal.
    B) Extrapiramidal.
    C) Espinotalámicas.
    D) Espinocorticais anteriores.
    E) Espinocorticais posteriores.

11. (INSTITUTO AOCP, EBSERH, UFES-ES, 2014) Assinale a alternativa que apresenta a(s) via(s) descendente(s) mais importante(s) para o controle dos movimentos motores finos que se originam no córtex.
    A) Trato reticuloespinhal pontíno.
    B) Trato reticuloespinhal bulbar.
    C) Tratos vestibuloespinhal lateral e medial.
    D) Trato corticoespinhal (piramidal).
    E) Tratos rubroespinhal e tectoespinhal.

12. (INSTITUTO AOCP, EBSERH, UFES-ES, 2014) Assinale a alternativa que apresenta a região que está relacionada à incapacidade de realizar movimentos alternados rápidos (disdiadococinesia).
    A) Córtex pré-motor.
    B) Córtex motor.
    C) Cerebelo.
    D) Substância negra.
    E) Bulbo.

13. (COMPROV/UFCG, Hospital Universitário Alcides Carneiro-PB, 2014) Paciente, 70 anos, apresenta tremores, dismetria e macha ebriosa. Esse quadro se refere a uma lesão de:
    A) Cerebelo.
    B) Bulbo.
    C) Mesencéfalo.
    D) Gânglios da base.
    E) Ponte.

14. (COMPROV/UFCG, Hospital Universitário Alcides Carneiro-PB, 2009) Qual das alternativas sobre a medula oblonga é FALSA?
    A) Ela contém núcleos de alguns dos nervos cranianos.
    B) Ela contém o centro apnêustico.
    C) Ela contém o centro vasomotor.
    D) Ela contém tratos de fibras ascendentes e descendentes.
    E) As alternativas anteriores são falsas.

15. (ALTERNATIVE CONCURSOS, União do Oeste-SC, 2016) Para atuação na Fisioterapia em Neurologia é de extrema importância o conhecimento anatômico e fisiológico do sistema nervoso central. Analise as afirmações seguintes e assinale a alternativa CORRETA:

I. O telencéfalo é dividido em dois hemisférios cerebrais pela fissura longitudinal do cérebro cujo assoalho é formado por uma larga faixa de fibras comissurais, denominada corpo caloso, principal meio de união entre os dois hemisférios cerebrais.
II. A medula espinhal se aloja no interior da coluna vertebral em seu canal vertebral e se estende desde o forame magno até o nível da 1ª ou 2ª vértebra lombar no adulto.
III. O tronco encefálico é formado pelo diencéfalo, ponte e bulbo.
IV. A medula espinhal apresenta três meninges: a dura-máter, a aracnoide e a pia-máter. O espaço subaracnóideo contém líquido cefalorraquidiano.
V. A área visual primária está localizada no córtex do lobo temporal.
A) Apenas uma alternativa está correta.
B) Apenas duas alternativas estão corretas.
C) Apenas três alternativas estão corretas.
D) Apenas quatro alternativas estão corretas.
E) Todas as alternativas estão corretas.

16. (UNIMONTES, Itacarambi-MG, 2014) O trato espinotalâmico anterior é uma via de transmissão do seguinte sinal:
A) Movimentos voluntários.
B) Inibição da atividade dos músculos extensores.
C) Percepção grosseira de tato e pressão.
D) Rigidez e paralisia flácida.

17. (LEGALLECONCURSOS, Joaçaba-SC, 2015) O tipo de sensibilidade que as vias espinotalâmica e espinocerebelar conduzem são:
A) Propriocepção consciente; tato e temperatura
B) Propriocepção consciente; propriocepção inconsciente
C) Tato; propriocepção consciente
D) Dor e temperatura; tato
E) Dor e temperatura, propriocepção inconsciente

18. (AMEOSC, Bandeirantes-SC, 2016) É a menor parte do tronco encefálico. Interpõe-se entre a ponte e o diencéfalo. É atravessado por um estreito canal, o aqueduto cerebral, que une o III ao IV ventrículo:
A) Mesencéfalo.
B) Bulbo.
C) Telencéfalo.
D) Cerebelo.

19. (PROSPERITY, Alvorada do Sul-PR, 2013) Segundo as vias ascendentes da medula espinhal é correto afirmar que:
A) As via ascendentes são formadas por fibras que se originam no córtex cerebral ou em várias áreas do tronco encefálico e terminam fazendo sinapse com os neurônios medulares.
B) A via ascendente se divide em dois grupos: vias piramidais e vias extrapiramidais.
C) As fibras que formam as vias ascendentes da medula se relacionam direta ou indiretamente com as fibras que penetram pela raiz dorsal, trazendo impulsos aferentes de várias partes do corpo.

D) As vias ascendentes compreendem dois tratos: corticoespinhal anterior e corticoespinhal lateral.

20. (IMPARH, Seleção Pública Fortaleza-CE, 2016) As estruturas do sistema nervoso que estão separadas pela foice do cérebro na fissura longitudinal e que são divididas cada uma em quatro lobos denominam-se:
    A) Giros cerebelares.
    B) Mesencéfalo e bulbo.
    C) Hemisférios cerebrais.
    D) Polos cerebrais.

21. (FUNTEF, Arapoti-PR, 2016) De acordo com a organização do sistema nervoso, assinale verdadeiro (V) ou falso (F):
    ( ) O sistema nervoso central (SNC) constitui-se do encéfalo e da medula espinhal. Ele está completamente envolvido por estruturas ósseas: o encéfalo, na cavidade craniana, e a medula espinhal, no canal da coluna vertebral.
    ( ) O encéfalo apresenta três órgãos principais: o cérebro, o cerebelo e o tronco encefálico, sendo o mais importante o cérebro que é dividido em duas partes simétricas: o hemisfério direito e o hemisfério esquerdo.
    ( ) O cerebelo está situado na parte anterior e acima do cérebro e sua função é coordenar os movimentos precisos do corpo, além de manter o equilíbrio.
    ( ) O sistema nervoso periférico é formado por nervos (cranianos e raquidianos) que se originam no encéfalo e na medula espinhal com a função de conectar o sistema nervoso central ao resto do corpo.
    ( ) Os nervos cranianos distribuem-se em 31 pares, que saem do encéfalo. Já os raquidianos são 12 pares e saem da medula espinhal. Marque a alternativa que apresenta a sequência correta das respostas.
    A) V, V, F, V, F.
    B) V, F, V, F, F.
    C) F, V, V, F, V.
    D) V, V, V, V, F.
    E) V, F, F, V, V.

22. (FAEPESUL, Nova Veneza-SC, 2016) Sobre os nervos do sistema nervoso central complete a afirmativa abaixo com as informações propostas na sequência. "Nervos _____, cuja função primária é controlar o movimento dos músculos. Nervos _____, levam impulsos das terminações nervosas sensoriais à coluna vertebral e ao cérebro. Nervos _____ que possuem fibras motoras e sensoriais." Referente aos itens acima, a sequência CORRETA está na alternativa:
    A) Mistos; sensoriais ou aferentes; motores ou eferentes.
    B) Sensoriais ou aferentes; motores ou eferentes; mistos.
    C) Motores ou eferentes; sensoriais ou aferentes; mistos.
    D) Mistos; motores ou eferentes; sensoriais ou aferentes.
    E) Sensoriais ou aferentes; mistos; motores ou eferentes.

23. (FGV, Secretaria de Estado da Saúde-AM, 2014) O sistema nervoso central possui diversas áreas onde são realizadas variadas e complexas funções do corpo humano. Relacione, a seguir, algumas dessas áreas às suas respectivas funções.

1. Tálamo.
2. Medula oblonga.
3. Hipotálamo.
4. Mesencéfalo.

( ) Controla a liberação de hormônios do sistema endócrino.
( ) Controla as funções autonômicas, como o vômito.
( ) Auxilia a coordenação dos movimentos oculares.
( ) Influencia os movimentos do corpo que estão relacionados à ansiedade e à dor.

Assinale a opção que indica a sequência correta de cima para baixo.
A) 3, 2, 4, 1.
B) 2, 3, 4, 1.
C) 3, 4, 1, 2.
D) 4, 1, 2, 3.
E) 2, 1, 4, 3.

24. (INTEGRI, Caconde-SP, 2013) As principais funções do cerebelo são:
A) Manutenção do equilíbrio e da postura.
B) Controle do tônus muscular e controle dos movimentos voluntários.
C) Aprendizagem motora.
D) Todas as alternativas acima estão corretas.

25. (INSTITUTO AOCP, EBSERH, UFMG-MG, 2014) Assinale a alternativa que indica a área que contém os centros de controle da pressão sanguínea e da respiração.
A) Hipocampo.
B) Tálamo.
C) Diencéfalo.
D) Cerebelo.
E) Bulbo.

26. (GERCON, Equador-RN, 2016) São considerados sinais característicos da lesão cerebelar que traduzem o papel desempenhado pelo cerebelo no controle dos movimentos:
A) Ataxia e hipertonia muscular.
B) Desequilíbrio e marcha ceifante.
C) Disdiadococinesia e hipotonia muscular.
D) Hiper-reflexia e disartria.
E) Hipertonia muscular e tremor.

27. (FUNDATEC, Ibirapuitã-RS, 2016) Relacione a Coluna 1 de acordo com a Coluna 2 no que diz respeito às patologias cerebelares.

Coluna 1
1. Astenia.
2. Disartria.
3. Disdiadococinesia.

4. Dismetria.
5. Nistagmo.

Coluna 2

( ) Distúrbio do componente motor da articulação da fala.
( ) É o comprometimento da habilidade de realizar movimentos alternantes rápidos.
( ) Movimento dos olhos que ocorre de forma rítmica, rápida, oscilatória, de trás para a frente.
( ) Fraqueza muscular generalizada associada às lesões cerebelares.
( ) Inabilidade de julgar a distância ou a amplitude de movimento.

A ordem correta de preenchimento dos parênteses, de cima para baixo, é:
A) 2, 3, 5, 1, 4.
B) 2, 5, 1, 4, 3.
C) 1, 2, 3, 5, 4.
D) 3, 1, 2, 4, 5.
E) 4, 3, 5, 2, 1.

28. (ITAME, Santa Terezinha-GO, 2016) Condição que afeta as articulações proximais de um dos membros superiores, com amplos movimentos, rápidos e impetuosos, podendo ser rápidos ou com breves intervalos e até violentos a ponto de machucar o paciente ou as pessoas próximas. Não se alteram ao fechamento dos olhos e estão ausentes no sono. Pode ser acompanhado de hipertonia e hiper-reflexia no membro afetado. Resulta de lesão na região do núcleo subtalâmico, interrompendo suas conexões.
    A) Hemibalismo.
    B) Coreoatetose.
    C) Opistótono.
    D) Mioquimia facial.

29. (DIRECT, Caconde-SP, 2014) Com relação aos pares cranianos, assinale a alternativa INCORRETA:
    A) Incapacidade de mover o olho lateralmente com preservação dos outros movimentos oculares sugere lesão do nervo abducente.
    B) Os pares cranianos, a seguir relacionados, contêm fibras destinadas à inervação da língua: o trigêmeo, o facial, o glossofaríngeo e o hipoglosso.
    C) A lesão do nervo oculomotor pode resultar em ptose palpebral, miose e estrabismo convergente.
    D) O nervo trigêmeo, V par craniano, é um nervo com fibras sensitivas motoras.

30. (GESTÃOCONCURSOS, Itabirito-MG, 2016) A paralisia do nervo facial pode ocorrer por causas traumáticas, inflamatórias ou pode ser idiopática. Nesses casos, os seguintes músculos poderão ser acometidos, EXCETO:
    A) Masseter.
    B) Bucinador.
    C) Orbicular da boca.
    D) Orbicular do olho.

31. (FUNTEF, Arapoti-PR, 2016) É considerado um nervo misto, no qual o componente sensitivo é consideravelmente maior. Possui uma raiz sensitiva e uma motora, sendo que a raiz sensitiva é formada pelos prolongamentos centrais dos neurônios sensitivos, e a raiz motora é constituída de fibras que acompanham o nervo mandibular, distribuindo-se aos músculos mastigatórios. Trata-se do nervo:
A) Troclear.
B) Hipoglosso.
C) Trigêmeo.
D) Óptico.
E) Abducente.

32. (INGAGESTÃO, Lavras da Mangabeira-CE, 2014) Sobre os nervos cranianos marque a opção que só possui fibras nervosas sensitivas:
A) I nervo olfatório, II nervo óptico, VIII nervo vestibulococlear.
B) II nervo olfatório, I nervo olfatório, III nervo oculomotor.
C) VII nervo facial, V nervo trigêmeo, X nervo vago
D) III nervo oculomotor, IV nervo troclear, XI acessório.

33. (CORPO DE SAÚDE, Marinha, 2010) Assinale a opção que apresenta um músculo que não é inervado pelo oculomotor (III nervo craniano).
A) Reto superior.
B) Reto inferior.
C) Reto medial.
D) Oblíquo inferior.
E) Obliquo superior.

34. (INSTITUTO AOCP, EBSERH, UFPA-PA, 2016) Sobre os nervos cranianos assinale a alternativa CORRETA.
A) O quinto par de nervos cranianos é o trigêmeo. Sua parte sensorial é responsável pela sensibilidade da face e da articulação temporomandibular.
B) Os núcleos dos nervos cranianos são compostos por 15 pares.
C) O primeiro par de nervo craniano é o troclear.
D) O sexto par de nervos cranianos é o óptico, que possui origem na pontinha e controla o movimento lateral dos olhos.
E) O nervo acessório é responsável pela inervação dos músculos intrínsecos e extrínsecos da língua.

35. (FUNCAB, Secretaria Estadual de Saúde-AC, 2013) Os nervos cranianos que são responsáveis pela inervação dos músculos da mastigação e mímica facial são:
A) VI e VII.
B) VIII e IX.
C) VII e IV.
D) V e VII.
E) IV e IX.

36. (IFCE, Técnico Administrativo, 2016) O nervo facial, um dos doze nervos cranianos, é muito importante, pois apresenta funções motoras, sensitivas e autônomas. Dentro dos componentes do nervo facial, temos a porção sensorial geral ou aferente somático geral que tem como uma das funções:
   A) Inervar a região cutânea da concha auricular.
   B) Inervar os dois terços anteriores da língua para a gustação.
   C) Inervar o palato mole.
   D) Estimular a glândula lacrimal.
   E) Inervar o músculo estapédio.

37. (INSTITUTO AOCP, EBSERH, UFCG-PB, 2017) Paciente do sexo feminino, 38 anos e gestante (idade gestacional de 28 semanas), realiza consulta fisioterápica para tratamento de paralisia facial. Sabendo da atuação do fisioterapeuta nessa afecção, assinale a alternativa que apresenta a inervação correta do músculo bucinador.
   A) Ramo auricular inferior do nervo facial.
   B) Ramos mandibulares do nervo facial.
   C) Ramos bucais do nervo facial.
   D) Ramos temporais do nervo facial.
   E) Ramo zigomático do nervo facial.

38. (INSTITUTO CIDADES, Hospital Regional Norte-CE, 2012) No nervo quando lesionado causa a conhecida mão caída:
   A) Nervo radial.
   B) Nervo ulnar.
   C) Nervo mediano.
   D) Nervo acessório.

39. (CESGRANRIO, Salvador-BA, 2011) A mão é uma das regiões onde várias condições patológicas podem se manifestar. As paralisias dos nervos mediano, ulnar e radial promovem, respectivamente, as seguintes lesões:
   A) Mão Caída, Mão de Bispo e Mão de Macaco.
   B) Mão de Macaco, Mão de Bispo e Mão Caída.
   C) Mão de Bispo, Mão de Macaco e Mão Caída.
   D) Mão de Macaco, Mão Caída e Mão de Bispo.
   E) Mão Caída, Mão de Macaco e Mão de Bispo.

40. (CESGRANRIO, UFRJ, 2016) O nervo isquiático é o nervo mais calibroso do corpo humano e raramente sofre lesões completas. Entretanto, é exposto a esse perigo durante as cirurgias da articulação do quadril. Esse nervo:
   A) É proveniente do plexo lombar.
   B) Sai pelo forame infrapiriforme.
   C) Segue até o trígono femoral.
   D) Divide-se em nervo tibial anteriormente e fibular lateralmente.
   E) Possui como ramo sensitivo terminal o nervo safeno.

41. (VUNESP, Cubatão-SP, 2012) As lesões do plexo braquial podem ser denominadas segundo seu grau de acometimento e prognóstico. Assinale a alternativa que corresponde à neurotmese.
A) Lesão nervosa total com ruptura do endoneuro, epineuro e perineuro; é irrecuperável.
B) Lesão axonal da sua bainha de mielina, preservando o epineuro; é recuperável.
C) Lesão leve sem ruptura axonal; reversível.
D) Lesão axonal total preservando o endoneuro; é irrecuperável.
E) Lesão nervosa total preservando somente a bainha de mielina; é reversível.

42. (INSTITUTO CIDADES, Santa Rita-PB, 2010) A maioria das lesões dos nervos periféricos é produzida por estiramento, laceração ou tração, sendo pouco frequente a secção completa do nervo. Quanto aos tipos de lesões, a Neuropraxia caracteriza-se por:
A) Ocorre uma alteração da mielina sem perda da continuidade do nervo. Não ocorre degeneração deste. O mecanismo pode ser uma contusão ou compressão. O comprometimento é motor, considerando-se a parte sensitiva e as reações autônomas.
B) É uma lesão mais grave. Mesmo que não perca a continuidade anatômica do nervo, este apresenta interrupções tanto na mielina como no axônio. Além do comprometimento motor, encontram-se alteradas a sensibilidade e as reações autônomas.
C) Nesta lesão perde-se a continuidade anatômica, geralmente produzida por secção ou arrancamento do nervo. Estão comprometidos bainha e axônio. A intervenção cirúrgica na maioria dos casos é necessária.
D) Nenhuma das respostas anteriores.

43. (CETREDE, Icó-CE, 2014) _____ é a mais leve lesão neural, definida como o bloqueio transitório da condução nervosa causado comumente por pressão mecânica direta, isquêmica devida a comprometimento vascular, alterações metabólicas, doenças e toxinas que desmielinizam o nervo.
Marque a opção que completa CORRETAMENTE a lacuna:
A) Neuropraxia.
B) Axoniotmese.
C) Neurotmese.
D) Miastenia.
E) Disfagia.

44. (NEOEXITUS, Jaguaribara-CE, 2012) Segundo os tipos de lesão dos nervos periféricos marque a única opção CORRETA:
A) Na neuropraxia ocorre apenas um dano discreto do nervo com perda transitória da condutividade nas suas fibras motoras.
B) Na neurotmese não ocorrem secção do nervo e nem degeneração walleriana
C) Na neuropraxia ocorre a degeneração walleriana.
D) Na axoniotmese ocorre uma danificação dos axônios, levando a um dano estrutural do nervo.
E) A degeneração walleriana só acomete o axônio, não atingindo a bainha de mielina.

45. (IDECAN, São Gonçalo do Rio Abaixo-MG, 2017) O tratamento adequado de qualquer lesão ou patologia depende do diagnóstico, e o diagnóstico correto deve ser sempre precedido de uma boa propedêutica. A propedêutica da coluna vertebral se inicia pela história clínica, por meio da obtenção de dados para a determinação do diagnóstico funcional. O exame neurológico da região cervical é dividido por níveis de C5 a T1. Com relação à avaliação desses níveis neurológicos, analise as afirmativas.

I. No nível de C4-C5, raiz C5, tem-se como área sensitiva a face lateral do braço. No aspecto motor, a raiz de C5 inerva os músculos deltoide e bíceps braquial, podendo esse último ser misto com C6. O reflexo em C5 é o bicipital.

II. No nível de C5-C6, raiz C6, é proporcionada a sensibilidade lateral do antebraço, do polegar, do indicador e da metade do dedo médio. O grupo muscular representativo é dos extensores do punho e o reflexo é o braquiorradial.

III. O nível de C6-C7, raiz C7, possui como área sensitiva o dedo médio; como motor, a raiz de C7 é responsável pelo tríceps e pelos flexores de punho. O reflexo é o tricipital.

IV. O nível de C7-T1, raiz de C8, inerva o dedo anular, o mínimo e a face medial do antebraço. Tem como área motora os flexores dos dedos e os músculos intrínsecos da mão. Não há reflexo nesse nível. A raiz T1 é responsável pelo último nível do membro superior, sendo sua área sensitiva a face medial do braço e motora dos abdutores dos dedos; nesse nível, também, não há reflexos. Estão corretas as afirmativas

A) I, II, III e IV.
B) I e II, apenas.
C) II e III, apenas.
D) I, II e IV, apenas.

46. (INSTITUTO AOCP, Instituto Nacional de Educação de Surdos-RJ, 2012) Assinale o nível neurológico correto ao verificar o reflexo patelar.
A) T12.
B) L1.
C) S1 e S2.
D) L5 e S1.
E) L4.

47. (CONPASS, Caaporã-PB, 2016) No exame físico das tetraplegias e paraplegias devem ser avaliadas as áreas de sensibilidade preservada. Marque a alternativa onde a representação do dermátomo está CORRETA.
A) T7 – Cicatriz umbilical.
B) T12 – Região perianal.
C) T4 – Linha mamilar.
D) S4/S5 – Prega inguinal.
E) T1 – Ápice da axila.

48. (FUNCAB, Santa Maria-ES, 2016) Correlacione adequadamente as raízes nervosas da coluna I, com os respectivos movimentos na coluna II:

Coluna I
1. L2.
2. L3.
3. L4.
4. L5.
5. S1.

Coluna II

( ) Extensor longo dos dedos.

( ) Flexores plantares do tornozelo.

( ) Dorsiflexores do tornozelo.

( ) Extensores do joelho.

( ) Flexores do quadril.

A sequência correta é:

A) 4,3,2,1,5.

B) 5,2,3,1,4.

C) 1,3,5,2,4.

D) 4,5,3,2,1.

E) 5,4,1,3,2.

49. (UNIMONTES, Augusto de Lima-MG, 2016) Para um fisioterapeuta avaliar um paciente portador de traumatismo raquimedular (TRM), ele precisa conhecer adequadamente os níveis medulares correspondentes às suas funções motoras e sensitivas. Sobre esses níveis marque a alternativa CORRETA.

A) O nível T1 corresponde à ação dos músculos flexores do quadril.

B) O nível C5 corresponde à ação dos músculos extensores do cotovelo.

C) O nível L4 corresponde à sensibilidade no maléolo medial.

D) O nível S2 corresponde à sensibilidade do hálux.

50. (INSTITUTO MACHADO DE ASSIS, Esperantina-PI, 2016) A inervação sensitiva do membro superior é delineada em dermátomos, área da pele que é inervada por fibras nervosas que se originam de um único gânglio nervoso dorsal, por níveis neurológicos. Assim, a sensibilidade da face medial do braço é suprida pela raiz nervosa de:

A) C5.

B) T1.

C) T4.

D) C4.

51. (CONSULTEC, Ilhéus-BA, 2016) Sensibilidade na face lateral do braço, motricidade deltoide e flexores do cotovelo, reflexos bicipitais. Diante das alterações, a raiz acometida é a:

A) C4.

B) C5.

C) C6.

D) C7.

E) C8.

52. (IFCE, Técnico Administrativo, 2016) A manifestação mais simples da função do fuso muscular é o reflexo de estiramento muscular, que pode ser dividido em reflexo de estiramento dinâmico e reflexo de estiramento estático. O estudo de um reflexo explora sua via aferente, sua via eferente e o estado funcional do segmento medular ou da região do tronco

cerebral ao nível dos quais ele se integra. O reflexo que tem como resposta a contração do músculo braquiorradial, com flexão e ligeira supinação do antebraço, é:

A) Tricipital.
B) Estilorradial.
C) Radiopronador.
D) Bicipital.
E) Cubitopronador.

53. (IBFC, EBSERH, UFF-RJ, 2016) Assinale a alternativa que completa correta e respectivamente as lacunas. A medula está localizada no interior da coluna vertebral. Cada um dos _____ pares de nervos espinhais se origina na medula espinhal por meio de _____ raízes nervosas espinhais. A raiz ventral composta por fibras _____ e a raiz dorsal composta por fibras _____.

A) 20; 2; motoras; sensitivas.
B) 34; 4; sensitivas; motoras.
C) 31; 2; motoras; sensitivas.
D) 24; 2; sensitivas; motoras.
E) 31; 4; motoras; sensitivas.

54. (CETREDE, Trairi-CE, 2016) Sobre os 12 pares de nervos cranianos marque (V) para as afirmativas VERDADEIRAS e (F) para as FALSAS.

( ) O nervo olfatório é um nervo exclusivamente motor, cujas fibras conduzem impulsos olfatórios, sendo classificados como aferentes viscerais especiais.

( ) O nervo troclear é motor e penetra na órbita pela fissura orbital superior, distribuindo-se aos músculos extrínsecos do bulbo ocular.

( ) O nervo trigêmeo é um nervo misto, sendo o componente sensitivo consideravelmente maior.

( ) O nervo vestibulococlear é um nervo exclusivamente motor que penetra na ponte na porção lateral do sulco bulbo-pontino, entre a emergência do VII par e o flóculo do cerebelo.

( ) O nervo hipoglosso é exclusivamente sensitivo e emerge do sulco lateral anterior do bulbo sob a forma de filamentos radiculares que se unem para formar o tronco do nervo.

Marque a alternativa que apresente a sequência CORRETA:

A) V, F, F, V, F.
B) V, V, F, V, V.
C) F, F, V, F, V.
D) F, V, V, F, F.
E) F, V, F, V, V.

Gabarito

Comentário: origem embriológica do sistema nervoso costuma cair em provas e requer uma boa revisão do assunto. Esse sistema apresenta três derivações iniciais:

Derivações	Divisão	Divisão
Prosencéfalo	Telencéfalo	Cérebro
	Diencéfalo	
Mesencéfalo	Mesencéfalo	Mesencéfalo
Rombencéfalo	Metencéfalo	Cerebelo e ponte
	Mielencéfalo	Bulbo

Comentário: caro candidato, diversas questões de concurso são resolvidas por eliminação. Se formos revisar um pouco da Neuroanatomia, veremos que o tronco encefálico é formado por: *mesencéfalo, ponte e bulbo*. Portanto, eliminamos com essa breve revisão as letras B, C e D, que mencionam que o mesencéfalo é parte do cérebro. Como sabemos, essa estrutura pertence ao tronco encefálico. O diencéfalo e o telencéfalo formam o cérebro, que corresponde ao prosencéfalo. O cérebro é a parte mais desenvolvida do encéfalo e ocupa cerca de 80% da cavidade craniana. O diencéfalo é uma estrutura ímpar que só é vista na porção mais inferior de cérebro. Do diencéfalo compreendem as seguintes partes: tálamo, hipotálamo, epitálamo e subtálamo, todas relacionadas com o III ventrículo. Compõem ainda o cérebro o córtex cerebral e os núcleos da base.

Comentário: bainha de mielina é uma estrutura formada por uma membrana lipídica rica em glicofosfolipídeos e colesterol, e recobre os axônios, facilitando a rápida comunicação entre os neurônios. A bainha de mielina nos axônios do sistema nervoso periférico (SNP) é constituída pelos neurolemócitos, também denominados células de Schwann, e no SNC é constituída pelos oligodendrócitos.

> **Dica:**
> - **Mielina no SNP:** Células de Schwann.
> - **Mielina no SNC:** Oligodendrócitos.

Comentário: um potencial de ação é uma onda de descarga elétrica que percorre a membrana de uma célula. Potenciais de ação são essenciais para a vida animal, porque transportam rapidamente informações entre os tecidos e dentro deles. Eles podem ser gerados por muitos tipos de células, mas são utilizados mais intensamente pelo sistema nervoso para comunicação entre neurônios e para transmitir informação dos neurônios para outro tecido do organismo, como os músculos ou as glândulas. A fisiologia da contração muscular ocorre por várias etapas e do estímulo da contração muscular até a sua execução observe o resumo a seguir:

Um potencial de ação trafega ao longo de um nervo motor até suas terminações nas fibras musculares. Ao chegar nessa terminação, o nervo secreta uma pequena quantidade de substância neurotransmissora, a *acetilcolina*, que irá atuar sobre uma área localizada na membrana da fibra muscular, abrindo numerosos canais acetilcolina-dependentes dentro de moléculas proteicas na membrana da fibra muscular. Com a abertura desses canais ocorre um grande influxo de íons de sódio para dentro da membrana da fibra muscular no ponto terminal neural, o que desencadeia potencial de ação na fibra muscular. Esse potencial de ação cursa ao longo da membrana da fibra muscular da mesma forma como o potencial de ação cursa pelas membranas neurais. Após isso, esse potencial acarreta a despolarização na membrana da fibra muscular, promovendo no retículo sarcoplasmático liberação de grande quantidade de íons de cálcio para as miofibrilas. Esses íons provocam grandes forças atrativas entre os filamentos de actina e miosina, fazendo com que deslizem entre si, acarretando a contração muscular. Após fração de segundos, os íons de cálcio são bombeados de volta para o retículo sarcoplasmático, onde permanecem armazenados até que um novo potencial de ação chegue. Essa remoção desses íons marca o fim da contração.

Comentário: o potencial de repouso é o potencial normal de uma membrana. Diz-se que a membrana está polarizada quando está em repouso por apresentar maior quantidade de cargas negativas em seu interior. Na etapa de *despolarização*, a membrana fica subitamente *permeável aos íons de sódio* que provocam uma alteração no potencial normal da porção interna da membrana, o qual está em torno de –90 mV. O potencial varia rapidamente no sentido da positividade. Na etapa de *repolarização*, os canais de sódio se fecham rapidamente em poucos décimos de milissegundos e os *canais de potássio se abrem mais que o normal*, eliminando potássio para fora da célula, fazendo assim retornar o estado de negatividade em seu interior. O agente necessário para a produção da despolarização e repolarização da membrana neural é o canal de sódio voltagem-dependente.

Comentário: as membranas celulares apresentam diferenças de concentração entre o meio interno e externo. Essa diferença de concentração constitui a física básica dos potenciais de membrana. *A difusão de íons de potássio pela membrana contribui em maior escala que o sódio para a formação do potencial de repouso normal da membrana*, uma vez que os íons de potássio são muito mais permeáveis que os íons de sódio.

Comentário: o sistema nervoso é envolto por membranas conjuntivas denominadas meninges que são classificadas como três: *dura-máter, aracnoide* e *pia-máter*.
- **Dura-máter:** externa, mais resistente e altamente inervada. Formada por tecido conjuntivo muito rico em fibras colágenas, contendo nervos e vasos.

- **Aracnóide:** formato em teia de aranha, membrana muito delgada, justaposta à dura-máter. A aracnoide separa-se da pia-máter pelo espaço subaracnóideo que contém líquor, havendo grande comunicação entre os espaços subaracnóideos do encéfalo e da medula.
- **Pia-máter:** a mais interna das meninges e extremamente vascularizada, aderindo intimamente à superfície do encéfalo e da medula. A pia-máter acompanha os vasos que penetram no tecido nervoso a partir do espaço subaracnóideo, formando a parede externa dos espaços perivasculares.

8 C

Comentário: questão bem elaborada sobre Neuroanatomia. Muita atenção na análise das alternativas. Na letra A apresenta a descrição anatômica do cerebelo, que fica localizado na parte posterior do tronco encefálico e inferiormente ao cérebro. Podemos observar na letra B que a subdivisão mais caudal do tronco encefálico se chama bulbo. Ponte é a zona intermediária do tronco encefálico. Letra C é nossa opção correta. O diencéfalo é formado pelo epitálamo, tálamo, hipotálamo e *subtálamo*. Essa última parte não foi citada na alternativa, mas não a torna incorreta. Letra D incorreta, pois sabemos que o sulco central separa o lobo frontal dos lobos parietais. Por sua vez, o lobo occipital é separado do parietal pelo sulco parieto-occipital. Outro sulco importante é sulco lateral, que separa lobo temporal dos lobos frontal e parietal.

9 C

Comentário: questões sobre meninges são comuns em provas. Atenção ao enunciado da questão sobre a ordem: externa para interna ou vice-versa. Na referida questão foi solicitado da parte externa para a interna, segue a ordem: *dura-máter (externa), aracnoide (entre as duas) e pia-máter (interna)*.

10 B

Comentário: muita atenção quanto a *motricidade involuntária*, esta *expressa a função do sistema extra-piramidal*, que é responsável pelos movimentos gestuais e cujo comprometimento se relaciona a doenças desse sistema, por exemplo a doença de Parkinson.

11 D

Comentário: questão que apresenta em seu enunciado mencionando sobre movimentos finos estará relacionado com o trato corticoespinhal. Este é essencial para o controle fino independente dos movimentos dos dedos e essa via representa a base de nossa capacidade de controlar movimentos precisos e independentes dos dedos.

12 C

Comentário: *a incapacidade de realizar movimentos alternados e rápidos é decorrente de lesão do cerebelo*. Basicamente as disfunções cerebelares são caracterizadas pelos seguintes sinais: ataxia, dismetria, assinergia, disdiadococinesia, tremor intencional, marcha ebriosa ou cerebelar, hipotonia, astenia, fenômeno de rebote e nistagmo.

Comentário: atente para os sinais descritos no enunciado da questão. Sempre recomendo aos meus alunos grifarem esses termos essenciais, como nesse caso: *tremores, dismetria e marcha ebriosa, que descrevem quadro de lesão cerebelar.*

Comentário: o bulbo ou medula oblonga tem a forma de um cone, cuja extremidade menor continua caudalmente com a medula espinhal. Essa estrutura apresenta núcleos dos seguintes nervos cranianos: glossofaríngeo, vago, acessório e hipoglosso, além de uma parte no nervo trigêmeo. Controla as *funções autônomas, compostas pelo centro respiratório, vasomotor e do vômito*, assim como exerce controle sobre *a respiração, o ritmo dos batimentos cardíacos e certos atos reflexos. O centro apnêustico se localiza na porção inferior da ponte, e o centro pneumotáxico se localiza na porção superior da ponte.*

Comentário: iremos analisar não só uma questão sobre estruturas do nosso sistema nervoso, como também cada item:

I (V) O telencéfalo é dividido em 2 hemisférios cerebrais pela fissura longitudinal do cérebro cujo assoalho é formado por uma larga faixa de fibras comissurais, denominada corpo caloso, principal meio de união entre os dois hemisférios cerebrais.

II (V) A medula espinhal se aloja no interior da coluna vertebral em seu canal vertebral e se estende desde o forame magno até o nível da 1ª ou 2ª vértebra lombar no adulto.

III (F) O tronco encefálico é formado pelo *mesencéfalo, ponte e bulbo*.

IV (V) A medula espinhal apresenta três meninges: *a dura-máter, a aracnoide e a pia-máter*. O espaço subaracnóideo contém líquido cefalorraquidiano.

V (F) A área visual primária está localizada no córtex do *lobo occipital*.

Comentário: os tratos da medula se dividem em ascendentes e descendentes:

Tratos da medula espinhal	
Ascendente	*Descendente*
Espinotalâmico anterior e lateral Espinocerebelar anterior e posterior Fascículo grácil e cuneiforme	Corticoespinhal anterior e lateral Tectoespinhal Vestibuloespinhal Rubroespinhal Reticuloespinhal

O espinotalâmico anterior exerce função sobre tato (percepção grosseira) e pressão!

Comentário: questões sobre os tratos da medula são muito recorrentes em bancas de concurso. Procure sempre revisar esse assunto. A via espinotalâmica, em especial a lateral, apresenta função de dor e temperatura e o trato espinocerebelar apresenta função de propriocepção inconsciente.

Comentário: caro candidato, atenção aos detalhes observados no enunciado das questões de concurso, visto que alguns termos ajudam na obtenção da resposta. Nesse caso foi citado que tal estrutura fica entre a ponte e o diencéfalo, ou seja, abaixo do nosso cérebro e acima da ponte, estrutura denominada mesencéfalo, o qual é responsável por algumas funções, como visão, audição, movimentos dos olhos e do corpo.

Comentário: *as vias ascendentes da medula são: espinotalâmico anterior e lateral, espinocerebelar anterior e posterior, fascículo grácil e cuneiforme.* As fibras que formam as vias ascendentes da medula se relacionam direta ou indiretamente com as fibras que penetram pela raiz dorsal, trazendo impulsos aferentes de várias partes do corpo. Essas fibras são divididas em vias ascendentes do funículo posterior, anterior e lateral. No funículo anterior se localiza o trato espinotalâmico anterior. No funículo posterior existem dois fascículos: grácil (medialmente) e cuneiforme (lateralmente), já no funículo lateral existem os tratos espinotalâmico lateral, espinocerebelar posterior e espinocerebelar anterior.

Comentário: os dois hemisférios cerebrais são incompletamente separados pela fissura longitudinal do cérebro, cujo assoalho é formado por uma larga faixa de fibras comissurais, denominada corpo caloso, principal meio de união entre os dois hemisférios. Cada hemisfério possui quatro lobos: frontal, occipital, parietal e temporal.

Comentário: caro candidato, muita atenção aos detalhes sobre sistema nervoso. As bancas costumam trocar funções a fim de induzir você ao erro. Atenção na análise das alternativas:

(V) O sistema nervoso central (SNC) constitui-se do encéfalo e da medula espinhal. Ele está completamente envolvido por estruturas ósseas: o encéfalo na cavidade craniana e a medula espinhal no canal da coluna vertebral.

> **Dica:** ao resolver questões de V ou F, se tiver certeza de determinado item, procure eliminar as alternativas. Ajuda na busca pela resposta certa!

(V) O encéfalo apresenta três órgãos principais: o cérebro, o cerebelo e o tronco encefálico; sendo o mais importante, o cérebro é dividido em duas partes simétricas: o hemisfério direito e o hemisfério esquerdo. *Esses hemisférios são divididos pelo corpo caloso.*

Neuroanatomia 63

(F) O cerebelo está situado na parte *anterior* e *acima* do cérebro e sua função é coordenar os movimentos precisos do corpo, além de manter o equilíbrio. *O cerebelo está situado na parte posterior e abaixo do cérebro.*

Atenção! Caso você tivesse certeza dos 3 primeiros quesitos, já acertaria a questão como sendo item A, visto que é a única alternativa compatível.

(V) O sistema nervoso periférico é formado por nervos (cranianos e raquidianos), que se originam no encéfalo e na medula espinhal com a função de conectar o sistema nervoso central ao resto do corpo.

(F) Os nervos cranianos se distribuem em 31 pares que saem do encéfalo; já os raquidianos são 12 pares que saem da medula espinhal. Marque a alternativa que apresenta a sequência correta das respostas. *Aqui a banca inverteu a descrição dos nervos: 31 pares são raquidianos e 12 são cranianos.*

Comentário: questão de fácil resolução sobre nervos. Vejamos que os nervos que controlam os músculos são chamados de *motores* ou *eferentes*. Nervos que levam à informação sensorial são chamados de nervos *sensitivos* ou *aferentes* e, por fim, nervos com fibras motoras e sensitivas são denominados *mistos*.

Comentário: questão bem elaborada sobre algumas estruturas e suas funções. Revise a seguir as principais funções de tais estruturas:

- **Bulbo ou medula oblonga:** controla as funções autonômicas, composto pelo centro respiratório, vasomotor, espirro, soluço e do vômito. Contém núcleo dos nervos cranianos trigêmeo (V), glossofaríngeo (IX), vago (X), acessório (XI) e hipoglosso (XII). *Atenção, caro candidato, caso você tivesse certeza da função do BULBO, acertaria essa questão de imediato, já que na ordem de enumeração apenas o item A encaixa com o quesito 2. Portanto, atenção com essas questões!*

- **Mesencéfalo:** apresenta núcleo da raiz mesencefálica do nervo trigêmeo (V), oculomotor (III) e troclear (IV). Responsável por algumas funções, como visão, audição, movimentos dos olhos e do corpo.

- **Tálamo:** local de transmissão de quase todos os influxos sensoriais para o córtex cerebral; dentre eles, ansiedade e dor. Contribui para a função motora, transmitindo informações do cerebelo e núcleos da base para as áreas motoras do córtex cerebral.

- **Hipotálamo:** regula os padrões emocionais e comportamentais, ritmos circadianos, temperatura corporal, comportamento alimentar e ingestão de líquidos. Ajuda a manter estado de vigília e regula a liberação de alguns hormônios do sistema endócrino, em especial da hipófise.

Comentário: o cerebelo, que está situado na parte posterior e abaixo do cérebro, coordena os movimentos precisos do corpo, além de manter o equilíbrio. Contribui na regulação do tônus muscular, aprendizagem motora, além de exercer função na cognição e no processamento da linguagem.

Comentário: muita atenção com essa questão, visto que requer um bom conhecimento da neuroanatomia do tronco encefálico. O bulbo contém o centro cardiovascular, que regula o batimento cardíaco e a pressão arterial, além do centro respiratório, que controla a respiração. A ponte exerce função de regulação da respiração por meio da área pneumotáxica juntamente com a área de ritmicidade bulbar.

Comentário: candidato, as questões sobre patologias cerebelares são frequentes. Preste atenção à sintomatologia: *ataxia, dismetria, assinergia, disdiadococinesia, tremor intencional, marcha ebriosa ou cerebelar, hipotonia, astenia, fenômeno de rebote e nistagmo.*

Comentário: como podemos observar, concursos adoram esse assunto sobre patologias cerebelares. Vejamos as definições dos referidos sinais:

(2) Distúrbio do componente motor da articulação da fala → DISARTRIA. *Lembre-se de ir eliminando as alternativas em caso de certeza!*

(3) É o comprometimento da habilidade de realizar movimentos alternantes rápidos → DISDIADOCOCINESIA. *Com apenas dois quesitos preenchidos já teríamos nossa resposta: letra A!*

(5) Movimento dos olhos que ocorre de forma rítmica, rápida, oscilatória, de trás para a frente → NISTAGMO.

(1) Fraqueza muscular generalizada associada às lesões cerebelares → ASTENIA.

(4) Inabilidade de julgar a distância ou a amplitude de movimento → DISMETRIA.

Comentário: atenção quanto às lesões dos núcleos da base, pois cada área pode gerar um tipo de lesão:

- Lesão no globo pálido causa movimentos repitantes espontâneos denominados atetose.
- Lesão no núcleo subtalâmico origina hemibalismo.
- Lesão no putâmen desencadeia coreia.
- Lesão na substância negra acarreta doença de Parkinson.

Comentário: questão muito bem elaborada, caro candidato. Atenção para os detalhes que serão descritos a seguir:

- **Letra A:** o nervo abducente (VI par) exerce função de inervação sobre músculo reto lateral do globo ocular. Este ao sofrer lesão acarreta incapacidade de mover lateralmente o olho e consequentemente provoca estrabismo do tipo CONVERGENTE.
- **Letra B:** a língua recebe inervação sensitiva de três pares de nervos cranianos: trigêmeo (V) 2/3 anteriores, facial (VII) 2/3 anteriores e (IX) glossofaríngeo 1/3 posterior. Já a motricidade da língua é responsabilidade do hipoglosso. Portanto, os quatro pares de nervos descritos nesse quesito exercem ação na língua.

- **Letra C:** o nervo oculomotor (III) inerva músculos intrínsecos e extrínsecos dos olhos, exceto o oblíquo superior (troclear) e o reto lateral (abducente). Caso o III par de nervo craniano venha a sofrer lesão, irá acarretar ptose palpebral, midríase e estrabismo DIVERGENTE. Observe que a dilatação da pupila (midríase) ocorre por perda da função do músculo constritor da pupila, este inervado pelo III par. Já o estrabismo divergente acontece pela perda de função do reto medial também inervado pelo III par. Consequentemente, o globo ocular se desvia lateralmente por ação do reto lateral (abducente). Portanto, item incorreto da questão.
- **Letra D:** o nervo trigêmeo (V) é misto, apresenta parte sensitiva e parte motora. De forma geral seu componente motor inerva os músculos da mastigação, e a parte sensitiva exerce ação sobre a sensibilidade da face.

Comentário: nervo facial (VII) é classificado como misto. Sua parte motora inerva os músculos da mímica facial, estilohióideo, digástrico ventre posterior, além das glândulas submandibular, sublingual e lacrimal. Seu componente sensitivo é responsável pela gustação de 2/3 anteriores da língua e palato mole. Podemos observar que das alternativas o músculo masseter faz parte dos músculos da mastigação que são inervados pelo trigêmeo (V).

Comentário: questão frequente em provas e não cabe ao candidato errar uma questão desse nível. Detalhe aqui no enunciado da questão quando menciona nervo MISTO. Se analisarmos as alternativas, veremos o seguinte:
- Troclear → MOTOR
- Hipoglosso → MOTOR
- Trigêmeo → MISTO
- Óptico → SENSITIVO
- Abducente → MOTOR

Portanto, a alternativa correta é a letra C, nervo trigêmeo!

Comentário: caro candidato, inicialmente no estudo dos nervos cranianos é essencial ter conhecimento sobre a ordem numérica. Vamos revisar:

I	II	III	IV	V	VI
Olfatório sensitivo	Óptico sensitivo	Oculomotor motor	Troclear motor	Trigêmeo misto	Abducente motor
VII	**VIII**	**IX**	**X**	**XI**	**XII**
Facial misto	Vestibulococlear sensitivo	Glossofaríngeo misto	Vago misto	Acessório motor	Hipoglosso motor

De acordo com nossa breve revisão podemos afirmar que são nervos sensitivos: I (olfatório), II (óptico) e VIII (vestibulococlear).

Comentário: assunto revisado em questões anteriores. Portanto, os músculos citados nas alternativas são inervados pelo III par com exceção do oblíquo superior que é inervado pelo troclear (IV).

Comentário: como podemos observar no decorrer das questões, os nervos cranianos caem em provas de concurso por todo o país. Por isso, é essencial revisar esse assunto. Analisando as alternativas podemos detalhar:
- **Letra A – correta:** o quinto par de nervos cranianos é o trigêmeo. Sua parte sensorial é responsável pela sensibilidade da face e da articulação temporomandibular.
- **Letra B – incorreta:** os núcleos dos nervos cranianos são compostos por *12 pares*.
- **Letra C – incorreta:** o primeiro par de nervo craniano é *olfatório*.
- **Letra D – incorreta:** o sexto par de nervos cranianos é o *abducente*, que possui origem na ponte e controla o movimento lateral dos olhos.
- **Letra E – incorreta:** o nervo *hipoglosso* é responsável pela inervação dos músculos intrínsecos e extrínsecos da língua.

Comentário: aqui, caro candidato, a questão requer conhecimento sobre a ordem dos nervos cranianos por meio dos numerais romanos. Portanto, revise bem essa ordem numérica:

I	II	III	IV	V	VI
Olfatório sensitivo	Óptico sensitivo	Oculomotor motor	Troclear motor	Trigêmeo misto	Abducente motor
VII	**VIII**	**IX**	**X**	**XI**	**XII**
Facial misto	Vestibulococlear sensitivo	Glossofaríngeo misto	Vago misto	Acessório motor	Hipoglosso motor

Seguindo esse esquema podemos afirmar que o V par inerva os músculos da mastigação, e o VII par inerva músculos da mímica facial. É essencial saber a ordem dos números romanos!

Comentário: caro candidato, essa questão requer um minucioso conhecimento de neuroanatomia do nervo facial. Pode parecer fácil essa questão, porém o detalhe aqui é sobre porção sensorial geral ou aferente somático geral do nervo facial. Podemos dividir as funções sensoriais do VII par desta forma:
- **Aferente visceral especial:** gustação de 2/3 anteriores da língua.
- **Aferente visceral geral:** parte posterior das fossas nasais e face superior do palato mole.
- **Aferente somático geral ou porção sensorial geral:** parte do pavilhão auditivo (região da concha auricular) e meato acústico externo. Muita atenção quanto aos componentes funcionais aferentes do nervo facial, cerca de 90% dos candidatos erraram essa questão nesse concurso.
- **Raiz motora:** musculatura da mímica facial, o estapédio, o estilo-hioide e o ventre posterior do digástrico. Além disso, o VII par fornece fibras parassimpáticas que são implicadas na secreção das glândulas lacrimais, salivares, submandibulares e sublinguais.

Comentário: acometimento do nervo facial é bastante cobrado em provas e requer do candidato um bom conhecimento da neuroanatomia dos nervos cranianos. O nervo facial apresenta origem aparente na ponte, emerge da parte lateral do sulco bulbo-pontino, considerado nervo misto com 70% das fibras motoras e 30% não motoras.

No decorrer do seu trajeto penetra no osso temporal por meio do meato acústico interno e depois segue pelo forame estilomastóideo. Assim, se distribui-se através de seus ramos aos músculos da mímica facial, estilóideo e ventre posterior do músculo digástrico. Após sair do crânio, o nervo facial se divide nos ramos *bucal, zigomático, temporal, cervical e mandibular*.

- **Ramo bucal:** *supre parte do músculo orbicular dos olhos, nasal, risório e zigomático*. Além de inervar outros músculos do nariz e lábio superior, é chamado de músculo piramidal nasal, dilatador do nariz, orbicular oris e *bucinador*.
- **Zigomático:** parte inferior e lateral do orbicular dos olhos e alguns músculos do nariz e lábio superior. *Além de inervar parte do músculo quadrado superior dos lábios, nasal, risório e zigomático*.
- **Temporal:** inerva o frontal e o músculo enrugador, a parte superior do orbicular dos olhos, os músculos auricular superior e anterior, e os músculos intrínsecos da superfície lateral do ouvido.
- **Cervical:** inerva o platisma.
- **Mandibular:** supre os músculos do lábio inferior e queixo, chamado parte inferior do orbicular da boca (quadrado inferior dos lábios, mentual e triangular).

Comentário: iremos abordar as lesões nervosas, sempre presentes em questões de concurso. Vejamos:

- **Nervo radial:** originado dos ramos do quinto ao oitavo nervos cervicais e primeiro nervo torácico (C5–T1). Inerva os músculos tríceps braquial, braquiorradial, extensor radial longo e curto do carpo, supinador e todos os músculos da região posterior do antebraço. *A lesão do nervo radial é conhecida como punho em flexão ou mão caída*.
- **Nervo ulnar:** originado dos ramos ventrais do oitavo nervo cervical e primeiro nervo torácico (C8–T1). Inerva flexor ulnar do carpo, flexor profundo dos dedos, adutor do polegar, abdutor do V dedo, oponente do V dedo, flexor curto do V dedo, interósseo dorsal e palmar, lumbricais do 4º e 5º dedo. As lesões do nervo ulnar provocam uma paralisia e hipotrofia da maioria dos músculos intrínsecos da mão e da região hipotenar, gerando *mão em garra*. A perda sensitiva ocorre, em geral, no dedo mínimo e metade ulnar e volar do dedo anular.
- **Nervo mediano:** originada dos ramos ventrais de C5–C7. Inerva os músculos da região anterior do antebraço e curtos do polegar, assim como a pele do lado lateral da mão. Lesão do nervo mediano provoca uma paralisia e hipotrofia de alguns músculos da eminência tenar e uma perda da sensibilidade ao nível de polegar, dedos indicador, médio e metade radial e volar do anular. *Lesão do nervo mediano, a mão é denominada mão semiesca ou de macaco, por causa do aspecto plano da eminência tenar e pela ausência de oponência*.

39 B

Comentário: muita atenção para esse tema, candidato. As manifestações e seus respectivos nervos lesionados costumam cair com frequência em concursos. Diante da questão, vamos referenciar o nervo mediano, ulnar e radial:

- **Lesão do mediano:** *mão simiesca ou de macaco.* Atenção, uma lesão combinada do nervo mediano e ulnar no punho resulta em uma mão em garra completa com achatamento tenar e hipotenar, adução e flexão do polegar. Essa postura é conhecida como mão simiesca em virtude da semelhança com a mão de um macaco. Geralmente as provas costumam cobrar mão simiesca como lesão apenas do nervo mediano!
- **Lesão do ulnar:** *mão em garra ou bênção do bispo ou ainda bênção do papa.*
- **Lesão do radial:** *mão caída ou mão em gota.*

Comentário: o isquiático é considerado o maior nervo do corpo humano. Consiste principalmente em fibras nervosas provenientes do plexo lombossacral, que se originam dos ramos ventrais dos nervos espinhais de L4 à S3 (tema de prova). Quando esse sai da pelve por meio do forame isquiático maior, cruza normalmente *pelo espaço infrapiriforme*, segue até o terço distal da coxa, onde se divide em dois ramos: o nervo tibial (posterior) e o nervo fibular comum (anterior e lateral) que irão proporcionar inervação para músculos da perna.

Comentário: as lesões nervosas periféricas são classificadas em três tipos: *neuropraxia (leve), axoniotmese (moderada) e neurotmese (grave).* Aqui, candidato, basta você ter um bom senso ao analisar as alternativas, já que sabemos que a *NEUROTMESE* é a mais grave das lesões nervosas periféricas. Então, tenha ciência de que todas as estruturas anatômicas do nervo foram lesionadas. *Portanto, lesão nervosa total com ruptura do endoneuro, epineuro e perineuro, sendo sua recuperação apenas de forma cirúrgica.*

Comentário: as lesões nervosas periféricas são divididas em três grupos de acordo com sua gravidade.
- **Neuropraxia:** ocorre uma alteração da mielina sem perda da continuidade do nervo. Não ocorre degeneração dele. O mecanismo pode ser uma contusão ou compressão. O comprometimento é motor, considerando-se a sensação e as reações autônomas. Pode-se recuperar a função em dois meses.
- **Axoniotmese:** é uma lesão mais grave que a neuropraxia. Mesmo que não se perca a continuidade anatômica do nervo, ele apresenta interrupções tanto na mielina como no axônio. Além do comprometimento motor, encontramos alteradas a sensibilidade e as reações autônomas. A recuperação da função pode demorar mais de 1 ano.
- **Neurotmese:** Nessa lesão se perde a continuidade anatômica, geralmente produzida por secção ou arrancamento do nervo. Estão comprometidos a bainha e o axônio. Para que se produza a recuperação é necessária uma reparação cirúrgica (sutura, enxertos). De todas as formas, é possível que não se recupere totalmente a força e que a sensibilidade permaneça um pouco alterada. Habitualmente mantemos o tratamento fisioterápico até um máximo de dois anos depois da intervenção.

Comentário: de acordo com Seddon, as lesões nervosas periféricas são classificadas em:
- **Neuropraxia:** *lesão leve* com perda motora e sensitiva, sem alteração estrutural causada geralmente por uma contusão ou compressão, assim como distúrbios metabólicos e patologias desmielinizantes.

- **Axoniotmese:** é comumente vista em lesões por esmagamento, estiramento ou por percussão. *Há perda de continuidade axonal e subsequente degeneração walleriana do segmento distal.* Nesse tipo de lesão não ocorre perda de Schwann, e a recuperação irá depender do grau de desorganização do nervo e também da distância do órgão terminal.

- **Neurotmese:** *separação completa do nervo*, com desorganização do axônio causada por uma fibrose tecidual com consequente interrupção do crescimento axonal. A recuperação espontânea é pobre sem intervenção cirúrgica.

Comentário: diante das distintas definições anteriores vamos analisar a questão. *A neuropraxia consiste na lesão nervosa na qual a continuidade do nervo permanece, porém com algum grau de comprometimento da mielina, causando um bloqueio transitório na condução nervosa das fibras motoras.* Portanto, o item A apresenta a resposta certa. Veja que a letra B aparece errada ao definir a neurotmese sem secção nervosa e nem degeneração walleriana, visto que esse tipo de lesão é a mais grave com rompimento total do nervo, sendo necessário reparo cirúrgico para sua recuperação. Item C errado, já que sabemos que a degeneração walleriana ocorre na axoniotmese. A alternativa D está equivocada ao afirmar que na axoniotmese ocorrem danos estruturais no axônio. A disfunção estrutural do axônio, bem como da bainha de mielina é característica da neurotmese. Na axoniotmese predominam os danos funcionais ao axônio e, por fim, a letra E incorreta, pois a degeneração walleriana acomete tanto o axônio como a bainha de mielina.

Comentário: questão muito bem elaborada sobre os nervos do plexo braquial. Vamos analisar item por item:

(V) I. No nível de C4-C5, raiz *C5*, tem-se como área sensitiva a face lateral do braço. No aspecto motor, a raiz de C5 *inerva os músculos deltoide e bíceps braquial*, podendo esse último ser misto com C6. *O reflexo em C5 é o bicipital.*

(V) II. No nível de C5-C6, raiz *C6*, é proporcionada a *sensibilidade lateral do antebraço, do polegar, do indicador e da metade do dedo médio*. O *grupo muscular representativo é dos extensores do punho e o reflexo é o braquiorradial.*

(V) III. O nível de C6-C7, raiz *C7*, possui como área sensitiva o dedo médio; como *motor*, a raiz de C7 é responsável pelo *tríceps e pelos flexores de punho*. O *reflexo é o tricipital.*

(V) IV. O nível de C7-T1, raiz de *C8, inerva o dedo anular, o mínimo e a face medial do antebraço*. Tem como área motora *os flexores dos dedos e os músculos intrínsecos da mão. Não há reflexo nesse nível.* A raiz T1 é responsável pelo último nível do membro superior, sendo sua área sensitiva a face medial do braço e motora dos abdutores dos dedos; nesse nível, também, *não há reflexos*. Portanto, aqui temos uma questão que aborda uma excelente revisão descritiva dos nervos do plexo braquial. Sugiro a você, candidato, que anote essas alternativas no seu material de estudo, visto que servirá de fonte de estudo devido a ótima descrição.

Comentário: sempre são recorrentes em provas os reflexos. Portanto, atenção aos que costumam ser cobrados:

C5 (Bicipital)
C6 (Braquirroadial ou estilorradial)
C7 (Tricipital)
L2 (Adutor)
L4 (Patelar)
S1 (Aquileu)
S2 (Isquiotibiais). Diante da breve revisão podemos afirmar que reflexo patelar corresponde à raiz de L4.

Comentário: dermátomos são áreas relacionadas com a inervação cutânea dos nervos periféricos. Vamos revisar os principais que costumam ser cobrados em concursos: T2 → axila, T4 → mamilos, T6 → apêndice xifoide, T10 → umbigo, T12 → ligamento inguinal, L1 → virilha. Agora vamos corrigir cada item da questão:

T10 – Cicatriz umbilical.
S4/S5 – Região perianal.
T4 – Linha mamilar (correto)
T12 – Prega inguinal.
T2 – Ápice da axila.

48 E

Comentário: atenção quando as questões cobrarem reflexos, dermátomos e miótomos, que são termos distintos e podem confundir na hora da prova. Na referida questão iremos comentar sobre miótomos e suas respectivas raízes nervosas; porém, iremos revisar seguindo a tabela abaixo:

Raiz	Miótomo	Raiz	Miótomo
C1-C2	Flexão de pescoço	L2	Flexão de quadril
C3	Flexão lateral do pescoço	L3	Extensão de joelho
C4	Elevação escapular	L4	Dorsiflexão do tornozelo
C5	Abdução do ombro	L5	Extensão do hálux e dos dedos
C6	Flexão de cotovelo e extensão de punho	S1	Plantiflexão do tornozelo, eversão do pé e extensão do quadril
C7	Extensão de cotovelo e flexão de punho	S2	Flexão de joelho
C8	Extensão e desvio ulnar do polegar		
T1	Abdução do quinto dedo		

Qual nível mais alto das raízes? L2. Essa corresponde aos flexores de quadril, portanto, com apenas um quesito já teríamos nossa resposta como sendo o item E, visto que é a única que corresponde ao item assinalado. Então veja que a própria questão facilita sua resposta. De acordo com a tabela podemos enumerar os quesitos da nossa questão. Vejamos:

(5) extensor longo dos dedos → *L5*
(4) flexores plantares do tornozelo → *S1*
(1) dorsiflexores do tornozelo → *L4*
(3) extensores do joelho → *L3*
(2) flexores do quadril → *L2*

Comentário: vamos revisar mais uma questão sobre miótomos e dermátomos, corrigindo cada alternativa de acordo com a imagem a seguir:

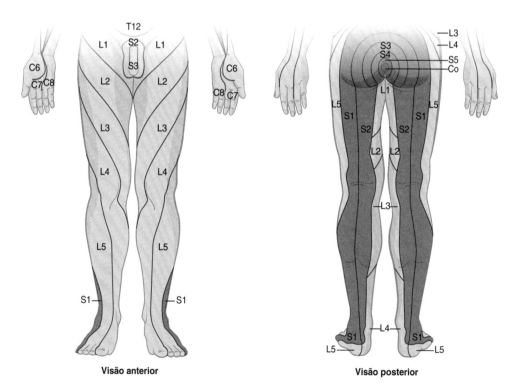

- O nível **T2** corresponde à ação dos músculos flexores do quadril.
- O nível **C7** corresponde à ação dos músculos extensores do cotovelo.
- *O nível **L4** corresponde à sensibilidade no maléolo medial.*
- O nível **L4** corresponde à sensibilidade do hálux.

Comentário: dermátomos são frequentes em provas e merece atenção especial do candidato. Se analisarmos bem, essa inervação segue um padrão sequencial de baixo para cima do nosso corpo. Vamos analisar as alternativas:

C5: face lateral e superior do ombro.
T1: face medial do braço.
T4: região dos mamilos
C4: borda superior da articulação acromioclavicular.

Comentário: questão semelhante de algumas comentadas. Atente aos detalhes:
- *Sensibilidade da face lateral do braço.*
- *Miótomo de deltoide.*
- *Reflexo bicipital*, diante desses detalhes pode-se afirmar que se trata da raiz nervosa de **C5**.

Comentário: o reflexo que estimula contração do músculo braquiorradial é chamado de *estilorradial*, raiz nervosa de **C6**, tricipital raiz de **C7** e bicipital raiz de **C5**.

Comentário: questão aparentemente simples, mas que merece atenção para não ocorrer erros. Os nervos espinhais são aqueles que fazem conexão com a medula espinal e são responsáveis pela inervação do tronco, dos membros superiores e partes da cabeça. São ao todo *31 pares*, cada nervo espinhal é formado pela união de duas raízes nervosas: *ventral (fibras motoras) e dorsal (fibras sensitivas).*

Comentário: nervos cranianos fazem conexão com o encéfalo. Os 12 pares de nervos cranianos recebem uma nomenclatura específica, sendo numerados em algarismos romanos de acordo com a sua origem aparente no crânio. Vamos analisar os quesitos a seguir:

(F) O nervo olfatório é um nervo exclusivamente *motor*, cujas fibras conduzem impulsos olfatórios, sendo classificados como aferentes viscerais especiais.

I par de nervo craniano olfatório é um nervo exclusivamente sensitivo!

(V) O nervo troclear é motor e penetra na órbita pela fissura orbital superior, distribuindo-se aos músculos extrínsecos do bulbo ocular.

III. Nervo Oculomotor, IV. Nervo Troclear e VI. Nervo Abducente são nervos motores que penetram na órbita pela fissura orbital superior.

(V) O nervo trigêmeo é um nervo misto, sendo o componente sensitivo consideravelmente maior.

V par é responsável pela sensibilidade da face e inervação dos músculos da mastigação.

(F) O nervo vestibulococlear é um nervo exclusivamente motor, que penetra na ponte na porção lateral do sulco bulbo-pontino, entre a emergência do VII par e o flóculo do cerebelo.

Pegadinha da banca, apenas um detalhe torna o item falso. VIII, Nervo Vestibulococlear é exclusivamente SENSITIVO e não motor.

(F) O nervo hipoglosso é exclusivamente sensitivo e emerge do sulco lateral anterior do bulbo sob a forma de filamentos radiculares que se unem para formar o tronco do nervo.

Hipoglosso é XII par sendo exclusivamente motor e responsável pela motricidade da língua.

Referências Bibliográficas

- Eric K, James S, Thomas MJ, Steven S, A.J H. Princípios de Neurociências. 5. ed. Porto Alegre: Artmed; 2014
- Ferreira AS. Lesões nervosas periféricas. São Paulo: Santos Livraria; 1999
- Guyton AC, Hall JE. Tratado de Fisiologia Médica. 11. ed. Rio de Janeiro: Elsevier; 2006.
- Krebs C, Weiberg J, Akesson E. Neurociências Ilustrada. Porto Alegre: Artmed; 2012.
- Lent R. Cem Bilhões de Neurônios. 2. ed. São Paulo: Atheneu; 2010.
- Machado ABM, Haertel LM. Neuroanatomia funcional. 3.ed. São Paulo: Atheneu; 2006.
- O'Sullivan S, Schmitz, TJ. Fisioterapia – Avaliação e Tratamento. 4. ed. São Paulo: Manole; 2004.
- Standring S. Gray´S Anatomia. 40. ed. Rio de Janeiro: Elsevier; 2010
- Stokes M. Neurologia para fisioterapeutas. São Paulo: Premier; 2000.

3 Biomecânica e Cinesiologia

José Décio Fernandes de Araújo

1. **(LEGALLE CONCURSOS, Nova Esperança-RS, 2015)** Quais destas sentenças não estão corretas:
   I. Os planos cardiais são divididos em três planos imaginários principais: plano frontal, plano sagital e plano horizontal.
   II. Os movimentos que ocorrem no plano frontal são definidos como abdução e adução.
   III. No plano sagital os movimentos articulares que ocorrem são definidos como flexão, extensão e hiperextensão.
   IV. Uma combinação de várias articulações unindo segmentos sucessivos a uma cadeia cinemática. Sucessivamente, os segmentos mais distais podem ter graus de liberdade mais altos que os proximais.
   V. Um aumento no comprimento do braço da força ou uma diminuição no comprimento do braço do peso resulta em maior vantagem mecânica, facilitando a tarefa a ser realizada. Assim, o sistema de alavancas de primeira é frequentemente usado para manter posturas e equilíbrio.
   A) II, III e V.
   B) I, II e III.
   C) II e V.
   D) IV.
   E) Nenhuma das respostas anteriores.

2. **(INSTITUTO CIDADES, Hospital Regional Norte-CE, 2012)** De acordo com seus conhecimentos sobre anatomia do corpo humano, marque a opção que apresenta a origem e inserção correta do músculo grácil.
   A) **Origem:** púbis (ramo inferior próximo da sínfise) e inserção: tíbia (superfície medial da diáfise abaixo do côndilo tibial).
   B) **Origem:** púbis (no ângulo onde a crista se encontra com a sínfise) inserção: fêmur (terço médio da linha áspera).
   C) **Origem:** osso ilíaco (superfície externa entre as linhas glúteas anterior e posterior) inserção: fêmur (trocânter maior, crista oblíqua na superfície lateral).
   D) **Origem:** osso ilíaco (crista ilíaca; parte anterior do lábio externo; espinha ilíaca ântero-superior) inserção: trato ilio-tibial.

3. **(CETREDE, Carnaubal-CE, 2015)** A Osteocinemática descreve o movimento dos ossos em relação aos três planos cardeais (principais) do corpo: sagital, frontal e horizontal. Identifique em qual representação no contexto de um indivíduo em posição anatômica o plano está descrito.
   A) O plano sagital segue paralelamente à sutura coronária do crânio, dividindo o corpo em secções anterior e posterior.

B) O plano horizontal segue paralelamente ao horizonte e divide o corpo em secções superior e inferior.
C) O plano frontal corre paralelamente à sutura sagital do crânio, dividindo o corpo em secções direita e esquerda.
D) O plano transversal segue paralelamente à sutura coronária do crânio, dividindo o corpo em secções anterior e posterior.
E) O plano sagital segue paralelamente ao horizonte e divide o corpo em secções superior e inferior.

4. (INSTITUTO AOCP, EBSERH, UFSCAR-SP, 2015) Assinale a alternativa correta.
   A) O plano que divide o corpo humano em duas partes iguais (direito e esquerdo) é denominado sagital mediano.
   B) O plano frontal são todos os planos que dividem o corpo horizontalmente, dividindo o corpo em duas metades diferentes: superior e inferior.
   C) O plano transversal são todos os planos verticais com trajeto paralelo à sutura coronal do crânio, dividindo o corpo em anterior e posterior.
   D) O termo lateral deve ser utilizado para referir-se a estruturas mais próximas do plano sagital mediano.
   E) O termo distal refere-se a estruturas mais próximas da raiz do membro ou de seu ponto de inserção.

5. (IOBV, Maracajá-SC, 2015) Sobre os planos anatômicos de movimentação, qual condiz com o plano de perfil?
   A) Plano frontal.
   B) Plano transversal.
   C) Plano sagital.
   D) Plano longitudinal.

6. (INSTITUTO CIDADES, Tangara-MT, 2011) Qual dos músculos abaixo é responsável pelo aumento da lordose lombar?
   A) Músculo reto abdominal.
   B) Músculo trapézio.
   C) Músculo psoas maior.
   D) Músculo tensor da fáscia lata.

7. (COMPROV/UFCG, Hospital Universitário Alcides Carneiro-PB, 2014) A articulação do ombro é a que possui maior amplitude articular em nosso corpo. Com relação a essa articulação, podemos determinar como INCORRETA:
   A) O ligamento glenoumeral limita a rotação externa e impede a subluxação do sentido posterior.
   B) A importância para a estabilização da articulação do ombro compete aos músculos que formam o manguito rotador.
   C) Os músculos que compõem o manguito rotador são o redondo menor, subescapular, supraespinhal e infraespinhal.
   D) Quando os tendões do manguito rotador são comprimidos nos movimentos entre a cabeça do úmero e o teto da cavidade glenoide, o indivíduo pode apresentar dor que se manifesta com a abdução do ombro.

E) A falta de tratamento da síndrome do impacto poderá acarretar como consequência bursites, tendinites e tendopatias.

8. (INSTITUTO CIDADES, Hospital Regional do Cariri-CE, 2010) Quando há um movimento além de sua amplitude normal, caracteriza-se uma entorse. Quais dos itens abaixo não contribuem para a estabilização da articulação.
   A) Cápsula articular.
   B) Ligamentos.
   C) Músculos que atravessam a articulação.
   D) Cartilagem articular.

9. (INSTITUTO MACHADO DE ASSIS, Buriti dos Lopes-PI, 2016) Na engenharia, diversas máquinas são usadas para mudar a magnitude ou direção de uma força. As quatro máquinas simples são a alavanca, a polia, a roda e o eixo, sendo elas também encontradas no corpo humano. Sobre as bioalavancas, assinale a alternativa INCORRETA:
   A) A ação dos músculos flexores plantares quando uma pessoa fica nas pontas dos pés é exemplo de uma alavanca de segunda classe.
   B) No corpo, o sistema de alavanca de primeira classe é frequentemente usado para manter posturas ou equilíbrios.
   C) A alavanca de terceira classe é facilmente encontrada no corpo humano, apresentando como vantagem a força.
   D) Exemplo de alavanca de primeira classe seria a cabeça movendo-se para cima e para baixo, onde a cabeça é equilibrada pela força dos músculos extensores.

10. (CETREDE, Carnaubal-CE, 2015) No corpo, as forças internas e externas produzem torques por meio de um sistema de alavancas ósseas. Analise as situações e identifique a afirmativa CORRETA:
    A) A cabeça mantida em equilíbrio pela ação dos músculos extensores da cabeça e do pescoço que controlam a postura no plano sagital é um exemplo de alavanca de primeira classe.
    B) Ficar na ponta dos pés pelos músculos da panturrilha, tendo como eixo de rotação dessa ação as articulações metatarsofalangeanas, é um exemplo de alavanca de terceira classe.
    C) Os músculos flexores do cotovelo promovem uma alavanca de segunda classe.
    D) Ficar na ponta dos pés pelos músculos da panturrilha, tendo como eixo de rotação dessa ação as articulações metatarsofalangeanas, é um exemplo de alavanca de primeira classe.
    E) Os músculos flexores do cotovelo promovem uma alavanca de primeira classe.

11. (INSTITUTO CIDADES, Hospital Regional Norte-CE, 2012) O músculo redondo menor é um importante músculo para a movimentação da articulação do ombro. Sendo assim, é importante sabermos sua função principal. Qual das opções abaixo apresenta a função principal do músculo redondo menor?
    A) Faz rotação interna e adução do ombro.
    B) Possui a função de estabilização do úmero na fossa glenoide e faz rotação interna.
    C) Estabiliza a articulação do ombro mantendo o úmero na fossa glenoideana e faz rotação externa do ombro.
    D) Faz rotação externa, porém não apresenta a função de estabilização.

12. **(CETREDE, Carnaubal-CE, 2015)** Durante a reabilitação de um pós-operatório de luxação recidivante de ombro de um paciente, o fisioterapeuta estabeleceu a conduta de fortalecimento dos músculos rotadores do ombro e estabilização da cintura escapular. Com base nos conhecimentos cinesiológicos, identifique a opção INCORRETA:
    A) Subescapular realiza rotação interna do ombro.
    B) Infraespinhoso e redondo menor fazem rotação externa do ombro.
    C) Os romboides realizam adução escapular.
    D) A articulação glenoumeral é classificada como trocoide.
    E) O serrátil anterior realiza uma protrusão escapular.

13. **(INSTITUTO MACHADO DE ASSIS, Buriti dos Lopes-PI, 2016)** Os músculos do tríplice sural são biarticulares, localizados na parte posterior da coxa. Eles estendem o quadril e flexionam a perna. Há tensão suficiente para realizar um desses movimentos, mas não os dois simultaneamente. Essa condição é denominada:
    A) Insuficiência passiva.
    B) Encurtamento muscular.
    C) Insuficiência ativa.
    D) Hipertonia muscular.

14. **(INSTITUTO CIDADES, Hospital Regional do Cariri-CE, 2010)** A união de tendões musculares na região ântero-medial da perna forma a pata de ganso. Assinale a alternativa que compõe os músculos correspondentes à pata de ganso.
    A) Músculo grácil, músculo sartório e músculo semitendíneo.
    B) Músculo sartório, músculo semimembranoso e músculo semitendíneo.
    C) Músculo grácil, músculo sartório e músculo bíceps femoral.
    D) Músculo semitendíneo, músculo reto femoral e músculo grácil.

15. **(FCPC/UFC, Pedra Branca-CE, 2015)** No tocante à definição dos movimentos artrocinemáticos fundamentais, marque somente o item que está correto.
    A) No rolamento, um ponto único em uma face articular faz contato com múltiplos pontos na outra face articular.
    B) No deslizamento, um ponto único em uma face articular faz contato com múltiplos pontos na outra face articular.
    C) Na rotação, múltiplos pontos ao longo de uma face articular rolante fazem contato com múltiplos pontos na outra face articular.
    D) No deslizamento, múltiplos pontos ao longo de uma face articular rolante fazem contato com múltiplos pontos na outra face articular.

16. **(INSTITUTO CIDADES, Hospital Regional Norte-CE, 2012)** Quais das alternativas seguintes NÃO se referem aos distúrbios da marcha:
    A) Tendem em geral a ser instáveis, irregulares e titubeantes, com desvios de uma linha de progressão à frente demarcada no solo.
    B) Possuem uma resistência constante, uniforme e sentida pelo examinador à medida que o membro é movido através da amplitude de movimento.
    C) Envolvem padrões de ambulatório que costumam demonstrar uma ampla base de apoio.
    D) Trata-se de um dos sinais clínicos de manifestações de lesões cerebelares.

17. (INSTITUTO MACHADO DE ASSIS, Buriti dos Lopes-PI, 2016) A articulação do ombro é uma articulação _____ com movimento em todos os 3 planos e em torno de todos os eixos. Flexão, extensão e hiperextensão ocorrem no _____ em torno do _____. A flexão vai de _____ e a extensão é o retorno à posição anatômica. Há aproximadamente _____ de hiperextensão possíveis a partir da posição anatômica. Complete as lacunas com a alternativa correta:
A) Enartrose, plano sagital, eixo frontal, 0 a 180°, 45°.
B) Elipsoide, plano frontal, eixo sagital, 0 a 180°, 35°.
C) Esferoide, plano sagital, eixo frontal, 0 a 180°, 35°.
D) Esferoide, plano frontal, eixo sagital, 0 a 120°, 45°.

18. (CETREDE, Carnaubal-CE, 2015) Em um tratamento postural de uma adolescente, o fisioterapeuta identificou os joelhos voltados para a linha média do corpo, devido a uma série de encurtamentos musculares. Conforme a avaliação descrita, qual alteração postural foi identificada?
A) Joelhos valgos.
B) Joelhos varos.
C) Joelhos recurvartum.
D) Displasia do joelho.
E) Acondroplasia.

19. (INSTITUTO CIDADES, Hospital Regional Norte-CE, 2012) De acordo com os seus conhecimentos sobre terminologia da marcha, marque a opção INCORRETA:
A) A fase de apoio constitui 40% do ciclo da marcha, enquanto a fase de balanço constitui 60% desse mesmo ciclo.
B) O ciclo da marcha começa quando o calcanhar do membro de referência faz contato com a superfície do solo e termina quando o calcanhar do mesmo membro faz contato com o solo novamente.
C) A fase de apoio é definida como o intervalo no qual o pé do membro de referência se acha em contato com o solo.
D) A fase de balanço é o segmento da marcha no qual o membro de referência não faz contato com o solo.

20. (COMPROV/UFCG, Hospital Universitário Alcides Carneiro-PB, 2014) Os desvios dos eixos dos joelhos podem ser classificados em valgo e em varo. Sobre esses desvios podemos afirmar que:
A) O joelho valgo se dá quando o ângulo entre a diáfise do fêmur e a tíbia for maior que 175 graus.
B) A articulação do joelho, no valgo, recebe um aumento da pressão sobre a metade interna do platô tibial.
D) No joelho varo o ângulo entre a diáfise do fêmur e a tíbia é menor que 175 graus
D) Os eixos anatômicos entre o fêmur e a tíbia formam, ao nível do joelho, um ângulo fechado para dentro de aproximadamente 175 graus.
E) A configuração dos côndilos femorais neutraliza o valgismo fisiológico.

21. (CETREDE, Paracuru-CE, 2015) Uma paciente de 23 anos de idade com diagnóstico clínico de dor patelo-femoral se encontra em reabilitação em um serviço de fisioterapia. Durante sua avaliação, o profissional fisioterapeuta correlacionou seus achados com a medição do *ângulo Q*. Dessa forma, com relação a esse caso, identifique a afirmativa INCORRETA:
   A) O ângulo Q achado de 23° está abaixo do normal.
   B) A pelve alargada da paciente tem relação com a alteração do valor fisiológico do ângulo Q.
   C) O aumento do ângulo Q favorece o desvio lateral da patela.
   D) O joelho valgo da paciente favorece a alteração do ângulo Q.
   E) O ângulo Q aumentado favorece o desgaste da cartilagem presente na paciente.

22. (METTAC&C, Duas Estradas-PB, 2012) Única articulação verdadeira entre a clavícula e a extremidade superior do esqueleto axial:
   A) Acromioclavicular.
   B) Esternoclavicular.
   C) Glenoumeral.
   D) Escapulotorácica.
   E) Esternocosta.

23. (GESTÃOCONCURSOS, Uberaba-MG, 2016) Os movimentos artrocinemáticos são necessários para o funcionamento articular normal e podem ser demonstrados passivamente, mas não podem ser realizados isolada e voluntariamente pelo indivíduo. Considerando-se os movimentos artrocinemáticos, é CORRETO afirmar que:
   A) O giro se dá quando novos pontos em uma superfície entram em contato com os novos pontos da superfície oposta.
   B) Rolamento é uma rotação ao redor de um eixo mecânico estacionário.
   C) Um exemplo de deslizamento ocorre durante a adução de ombro, quando a cabeça umeral desliza inferiormente na cavidade glenoide da escápula, impedindo, dessa forma, a impactação do úmero com o acrômio nos últimos graus de adução do ombro.
   D) Deslizamento ocorre quando um ponto de uma superfície em movimento entra em contato com novos pontos da superfície oposta.

24. (COMPROV/UFCG, Hospital Universitário Alcides Carneiro-PB, 2014) Na análise da biomecânica dos movimentos da escápula podemos afirmar como opção correta:
   A) A elevação é realizada pelos músculos trapézio (porção superior), romboides e elevador da escápula.
   B) A abdução é realizada pelo serrátil anterior e trapézio (porção inferior)
   C) A adução é realizada pelo trapézio (porção superior), romboides e serrátil.
   D) A adução é realizada pelos romboides e elevador da escápula.
   E) A elevação é realizada pelo serrátil anterior, elevador da escápula e trapézio (porção inferior)

25. (FADURPE, Arapiraca-AL, 2013) Paciente, tenista, que apresenta sinal de *lift of test* positivo, acompanhado de dor à palpação na região glútea lateral. Os seus exercícios devem ter por objetivo a recuperação funcional dos músculos:
   A) Subescapular e piriforme.
   B) Deltoide e bíceps femoral.

C) Bíceps braquial, porção longa e bíceps femoral.
D) Romboides e elevador da escápula.
E) Infraespinhoso e piriforme.

26. **(NEOEXITUS, Itapajé-CE, 2013)** O músculo é composto de tecidos conjuntivos contráteis e não contráteis. Os elementos contráteis dos músculos dão a ele características de contratilidade e resistência. O tecido conjuntivo não contrátil dentro e ao redor do músculo tem as mesmas propriedades de todos os tecidos conjuntivos, incluindo a habilidade de resistir às forças de deformação. Com relação a essas estruturas, marque a opção CORRETA:

A) O endomísio é a bainha de fáscia que envolve toda a camada externa do músculo.
B) Na fibra muscular cada sarcômero é composto de estruturas ainda menores, chamadas de miofibrilas.
C) O fuso muscular é um receptor onde sua principal função é receber informações de variação de temperatura.
D) O órgão tendinoso de Golgi (OTG) é um órgão sensitivo localizado perto das junções musculotendíneas das fibras musculares extrafusais e sua função é monitorar mudanças na tensão das unidades musculotendíneas.
E) O tecido conjuntivo é composto de três tipos de fibra: colágeno, elastina e reticulina, e não contém substância fundamental amorfa não fibrosa.

27. **(IDIB, Limoeiro do Norte-CE, 2016)** Jogadores de futebol estão acostumados com lesões musculares. Um dos principais músculos acometidos por quem pratica essa modalidade esportiva é o músculo semitendinoso. O tratamento dessa estrutura se torna fácil quando conhecemos sua origem e inserção. Tal informação está corretamente descrita no item:

A) **Origem:** ísquio (tuberosidade, face medial e inferior) e inserção: tíbia (diáfise na parte proximal e medial e fáscia profunda da perna).
B) **Origem:** espinha isquiática (superfície glútea) e inserção: fêmur (trocânter maior).
C) **Origem:** ilíaco (espinha ilíaca ântero-superior) e inserção: tíbia (superfície medial da diáfise distal ao côndilo tibial).
D) **Origem:** ísquio (tuberosidade, borda superior externa) e inserção: fêmur (tubérculo quadrado na parte posterior).

28. **(CONRIO, Indiana-SP, 2014)** "A angulação medial da perna em relação à coxa, na qual o fêmur é anormalmente vertical e o ângulo Q é pequeno, é uma deformidade que acarreta sustentação desigual do peso...". Tal afirmativa se refere a qual deformidade?

A) Genuvalgo.
B) Recurvatum de joelho.
C) Patela alta.
D) Genuvaro.

29. **(FCPC/UFC, Pedra Branca-CE, 2015)** O grupo muscular mais superficial do antebraço é composto por quatro músculos que são fixados na região proximal por um tendão comum dos flexores ao epicôndilo medial do úmero. São eles:

A) Flexor profundo dos dedos, flexor radial do carpo, flexor longo do polegar e flexor superficial dos dedos.

B) Flexor profundo dos dedos, flexor ulnar do carpo, flexor longo do polegar e pronador quadrado.

C) Flexor superficial dos dedos, pronador redondo, flexor radial do carpo e palmar longo.

D) Pronador redondo, flexor radial do carpo, palmar longo e flexor ulnar do carpo.

30. (PRÓ-MUNICÍPIO, Iguatu-CE, 2012) O músculo piriforme que se origina na face pélvica passa sob a incisura isquiática maior do osso do quadril, que forma um tipo de ponte sobre ele e termina na face proximal do trocânter maior, tomando o sacro como ponto fixo. Qual a ação desse músculo?
A) Anteversão da pelve.
B) Rotação medial.
C) Rotação lateral.
D) Flexão.
E) Abdução do quadril.

31. (PRÓ-MUNICÍPIO, Iguatu-CE, 2012) Os músculos subescapular, latíssimo do dorso, peitoral maior, redondo maior e parte anterior do deltoide são responsáveis pela ação muscular sobre a articulação escapuloumeral durante o movimento:
A) Adução.
B) Abdução.
C) Rotação lateral.
D) Flexão.
E) Rotação medial.

32. (INSTITUTO AOCP, EBSERH, UFJF-MG, 2015) Qual é a ação do músculo escaleno anterior?
A) Elevação da primeira costela e inclinação homolateral do pescoço.
B) Elevação da primeira costela e inclinação contralateral do pescoço.
C) Flexão da cabeça.
D) Extensão da cabeça.
E) Depressão do osso hioide.

33. (IBFC, Hospital Metropolitano Doutor Célio de Castro-MG, 2015) Músculo que liga a décima segunda costela à crista ilíaca, inserindo-se no caminho sobre as apófises transversas das vértebras lombares. Sua contração abaixa a décima segunda costela, caracterizando-o como um músculo acessório da expiração. O texto se refere ao músculo:
A) Triangular do tórax inferior.
B) Serrátil posterior inferior.
C) Quadrado lombar.
D) Isquiococcígeo.

34. (FGV, Secretaria de Estado de Saúde-AM, 2014) A coluna vertebral possui um conjunto de ligamentos que apresentam funções diferenciadas.
Correlacione, a seguir, os ligamentos com as suas respectivas funções.
1. Ligamento amarelo
2. Ligamento intertransversário

3. Ligamento longitudinal anterior
4. Ligamento longitudinal posterior
( ) Limita a flexão lateral contralateral
( ) Limita a flexão
( ) Aumenta a estabilidade vertical da coluna vertebral
( ) Limita a lordose excessiva da região lombar
Assinale a opção que indica a sequência correta de cima para baixo.
A) 1, 2, 3, 4.
B) 2, 3, 4, 1.
C) 3, 4, 1, 2.
D) 4, 1, 2, 3.
E) 2, 1, 4, 3.

35. (CONPASS, Quixaba-PE, 2013) O ângulo Q (quadricipital) é bastante discutido na literatura como uma causa biomecânica de grande relevância ao aparecimento da síndrome da dor patelofemoral (SDPF). Sobre o ângulo Q, assinale a alternativa CORRETA:
   A) O ângulo Q é formado pela interseção de uma linha oriunda da cicatriz umbilical ao centro da patela e outra linha vinda do maléolo medial do tornozelo.
   B) O ângulo Q é formado pela interseção de uma linha oriunda da cicatriz umbilical ao centro da patela e outra linha vinda do maléolo lateral do tornozelo.
   C) A interseção de uma linha imaginária oriunda da Espinha Ilíaca Póstero-Superior (EIPS) ao centro da patela e outra linha vindo da tuberosidade da tíbia formam esse ângulo.
   D) A interseção de uma linha imaginária oriunda da Espinha Ilíaca Ântero-Superior (EIAS) ao centro da patela e outra linha vindo da tuberosidade da tíbia formam esse ângulo.
   E) O ângulo Q é representado pela incisura interespinhosa da tíbia e a incisura intercondiliana do fêmur, sendo esse ângulo maior nas mulheres em virtude do quadril ginecoide que favorece o geno valgo.

36. (CETREDE, Icó-CE, 2014) Qual a origem e a inserção, respectivamente, do músculo fibular longo?
   A) 2/3 proximal da fíbula/base do 5º metatársico.
   B) 2/3 distal da fíbula/1º metatarsal e cuneiforme medial.
   C) 1/3 distal da face anterior da fíbula/falanges distais do 5º dedo.
   D) 2/3 distal da fíbula/falanges distais do 5º dedo.
   E) 2/3 proximal da fíbula/1º metatarsal e cuneiforme medial.

37. (NEOEXITUS, Jaguaribara-CE, 2012) No nosso corpo existem varias articulações, classificadas de acordo com a mobilidade em fixa, pouco móvel ou muito móvel. Classifique as articulações associando a Coluna B com a Coluna A.
   Coluna A
   I. Anfiartrose.
   II. Sinartrose.
   III. Diartrose.

Coluna B

( ) Articulação do joelho.

( ) Articulação intervertebral.

( ) Articulação do ombro.

( ) Suturas do crânio.

( ) Sínfise púbica.

Marque a única opção que apresenta a sequência CORRETA:

A) III, II, III, I, II.

B) II, I, II, III, I.

C) III, I, III, II, I.

D) I, II, I, III, II.

E) II, III, II, I, III.

38. (NUBES, Major Vieira-SC, 2015) Com relação à cinesiologia da articulação do quadril, assinale a alternativa INCORRETA:

A) Na parte anterior, esta cápsula é mais densa e se apresenta reforçada por três ligamentos, iliofemoral, pubofemoral e isquiofemoral, que cruzam em espiral, limitando principalmente a hiperextensão.

B) Outro ligamento presente nessa articulação é o ligamento redondo ou ligamento da cabeça do fêmur, que atravessa a incisura do acetábulo e se fixa à cabeça do fêmur.

C) É uma articulação sinovial, classificada como esferoide do tipo bola e soquete. É tetra-axial apesar de apresentar grande amplitude de movimento. Apresenta considerável estabilidade estrutural.

D) O quadril é uma articulação que apresenta diferença entre os gêneros, sendo mais alta e estreita nos homens do que nas mulheres. Outra diferença é a cabeça do fêmur que geralmente é menor nas mulheres.

39. (INDEC, Boa Esperança do Sul-SP, 2011) Sobre a lesão que um paciente apresenta quando não consegue realizar a dorsiflexão nem a eversão do pé, é CORRETO afirmar que foi lesionado:

A) O músculo tibial anterior.

B) O nervo fibular superficial.

C) O nervo fibular profundo.

D) O nervo fibular comum.

40. (UFPI, Fundação Municipal de Saúde-PI, 2011) O complexo articular do ombro é frequentemente fonte de lesões ocasionadas por hipermobilidade da articulação glenoumeral. A estabilidade da articulação glenoumeral, importante para o bom funcionamento do cíngulo do membro superior, é dada por estabilizadores estáticos como a cápsula articular, o lábio glenoidal e os ligamentos gleno-umerais, como também por estabilizadores dinâmicos. Dos músculos abaixo relacionados, qual NÃO tem importância crucial na estabilidade dinâmica da articulação glenoumeral?

A) Serrátil anterior.

B) Supraespinhoso.

C) Deltoide.

D) Subescapular.
E) Redondo menor.

41. (FUNTEF, Cambé-PR, 2015) Conforme a anatomia humana, os músculos possuem sua origem, inserção e ação/função. Sobre esse assunto relacione corretamente as colunas.

1) Masseter
2) Romboide maior
3) Ancôneo
4) Sartório
5) Bíceps femoral

( ) **Origem:** epicôndilo lateral do úmero; ação: extensão do cotovelo.
( ) **Origem:** espinha ilíaca ântero-superior; ação: flexão, rotação e abdução do quadril.
( ) **Origem:** processos espinhos de T2 a T5; ação: retração e elevação da escápula.
( ) **Origem:** tuberosidade isquiática e linha áspera do fêmur; ação: extensão, adução e rotação lateral da coxa e flexão e rotação lateral da perna.
( ) **Origem:** arco zigomático; função: elevação da mandíbula.

Marque a alternativa que apresenta a sequência correta das respostas.

A) 1, 2, 3, 4, 5.
B) 3, 4, 2, 5, 1
C) 3, 5, 2, 4, 1.
D) 5, 4, 1, 3, 2.
E) 2, 4, 1, 5, 3.

42. (URCA, Senador Pompeu-CE, 2014) Uma criança com quadro de deformidade em anteroversão do colo do fêmur recebeu indicação de tratamento conservador, embasado no fortalecimento de grupos musculares específicos. Considerando esse caso clínico, o fisioterapeuta, com base no resultado obtido pela avaliação musculoesquelética do paciente em questão, deve elaborar para esse paciente um plano de exercícios terapêuticos para fortalecer o(s) músculo(s):

A) Flexores de quadril.
B) Inversores de tornozelo.
C) Rotadores laterais de quadril.
D) Rotadores mediais de quadril.

43. (UFAL, Macéio-AL, 2012) Paciente de 25 anos sofreu acidente de moto e fraturou a cabeça da fíbula. Constatou-se uma lesão do neurônio motor inferior, especificamente do nervo fibular comum. Perante isso, qual das afirmativas abaixo corresponde às manifestações cinético-funcionais deste paciente?

A) Paresia ou plegia dos músculos posteriores da coxa.
B) Paresia ou plegia dos músculos anteriores e laterais da perna.
C) Paresia ou plegia de músculos posteriores da perna e planta do pé.
D) Paresia ou plegia dos músculos da primeira camada do pé.
E) Paresia ou plegia dos músculos da segunda camada do pé.

44. (UFC, Técnico Administrativo, 2013) Pelo fato de a escápula poder movimentar-se tanto no plano sagital quanto no frontal em relação ao tronco, os músculos que se inserem nela podem realizar duas funções: a de contrair-se para estabilizar a região do ombro e podem facilitar os movimentos da extremidade superior. São músculos que têm a sua inserção distal na escápula:
A) Romboides e deltoide.
B) Infraespinhal e tríceps.
C) Serrátil anterior e peitoral menor.
D) Bíceps braquial e feixes do trapézio.
E) Coracobraquial e elevador da escápula.

45. (INSTITUTO MACHADO DE ASSIS, Buriti dos Lopes-PI, 2016) Os músculos esqueléticos são compostos de fibras musculares que quando organizadas em feixes paralelos são nomeadas em fitáceos, fusiformes, romboides ou triangulares. Assinale a alternativa que apresente exemplos de músculos fitáceos.
A) Sartório, reto do abdome, esternocleidomastóideo.
B) Reto do abdômen, braquiorradial, semimembranáceo.
C) Braquial, reto do abdômen, semimembranáceo.
D) Reto do abdômen, flexor longo do polegar, sartório.

46. (CONPASS, Queimadas-PB, 2015) Os planos e eixos anatômicos norteiam os movimentos corporais. Dessa forma, os movimentos de abdução e adução do ombro acontecem em qual plano e em qual eixo:
A) Plano sagital/eixo ântero-posterior.
B) Plano horizontal/eixo longitudinal.
C) Plano frontal/eixo látero-lateral.
D) Plano frontal/eixo ântero-posterior.
E) Plano sagital/eixo látero-lateral.

47. (IDHTEC, Ouricuri-PE, 2016) Classificam-se como Sincondroses Pós-Cranianas:
A) Esfeno-etmoidal.
B) Esfeno-petrosa.
C) Epifisiocorporal.
D) Intraoccipital anterior.
E) Intraoccipital posterior.

48. (VUNESP, Arujá-SP, 2015) A coluna vertebral é suportada por um extenso conjunto de ligamentos. O ligamento amarelo é um desses ligamentos. Sua localização e sua função são:
A) Entre a face anterior de uma lâmina e a face posterior da lâmina inferior; limitação da extensão.
B) Entre os processos espinhosos adjacentes de C7 ao sacro; limitação da flexão.
C) Por todo o comprimento das faces posteriores de todos os corpos vertebrais; limitação da flexão.
D) Entre a face anterior de uma lâmina e a face posterior da lâmina inferior; limitação da flexão.
E) Entre processos transversos adjacentes; limitação da inclinação.

Biomecânica e Cinesiologia 87

49. (NUBES, Major Vieira-SC, 2015) Diartroses ou articulações sinoviais são articulações livremente móveis, classificadas quanto à arquitetura anatômica e à função. Pivô ou trocoide é um tipo de diartrose que é uniaxial e permite rotação, como por exemplo:
A) Atlanto-occipital.
B) Intercarpiana.
C) Radiocarpiana.
D) Escapuloumeral.

50. (FUNDEP, São Joaquim de Bicas-MG, 2016) Numere a COLUNA II de acordo com a COLUNA I, relacionando os ligamentos da articulação do joelho com sua respectiva ação.
Coluna I
1. Ligamento cruzado anterior.
2. Ligamento cruzado posterior.
3. Ligamento colateral lateral.
4. Ligamento colateral medial.
5. Ligamento patelar.

Coluna II
( ) Opõe resistência às forças varas.
( ) Transfere força do quadríceps para a tíbia.
( ) Opõe resistência ao movimento posterior da tíbia.
( ) Opõe resistência às forças valgas.
( ) Impede o deslocamento anterior da tíbia.
Assinale a sequência CORRETA.
A) 3, 1, 5, 2, 4.
B) 3, 5, 2, 4, 1.
C) 4, 1, 5, 3, 2.
D) 4, 5, 2, 3, 1.

51. (CETREDE, Mombaça-CE, 2015) Numa avaliação postural de um paciente do sexo masculino de 13 anos de idade foi constatada a presença de escápula alada do lado direito, gerando uma discinesia na cintura escapular. Durante o tratamento, o fisioterapeuta terá uma atenção maior em qual musculatura?
A) Trapézio superior.
B) Elevador da escápula.
C) Subescapular.
D) Serrátil anterior.
E) Redondo menor.

52. (INSTITUTO CIDADES, Hospital Regional do Sertão Central-CE, 2014) Marque a opção que apresenta a origem e inserção do músculo adutor longo.
A) **Origem:** púbis (ramo inferior).
   Inserção: fêmur (1/3 proximal do lado medial e da linha áspera e linha pectínea distal.
B) **Origem:** osso ilíaco (superfície externa entre as linhas glúteas anterior e posterior).
   Inserção: fêmur (trocânter maior, crista oblíqua na superfície lateral).

C) **Origem:** osso ilíaco (superfície externa entre as linhas glúteas anterior e inferior; grande chanfradura ciática).

Inserção: fêmur (trocânter maior, borda anterior).

D) **Origem:** púbis (anterior, no ângulo onde a crista encontra a sínfise).

Inserção: fêmur (por uma aponeurose no 1/3 médio na linha áspera em seu lábio medial).

53. (ACPI, Gaúcha do Norte-MT, 2015) Considerando um paciente encaminhado para a reabilitação com sequela de fratura do olécrano; quais músculos deverão ser bem fortalecidos para evitar possível dificuldade no movimento de extensão e do encaixe do cotovelo:
    A) Tríceps braquial e ancôneo.
    B) Bíceps braquial e peitoral menor.
    C) Tríceps braquial e peitoral maior.
    D) Tríceps braquial e peitoral menor.

54. (UNESPAR, Maringá-PR, 2015) Assinale a alternativa que apresenta o nervo do músculo e o músculo que produz a eversão do pé, auxilia na flexão plantar da junta do tornozelo e deprime a cabeça do primeiro metatarsal.
    A) Nervo fibular superficial (L4, L5 e S1)/ músculo fibular longo.
    B) Nervo fibular profundo (L4, L5 e S1)/ músculo fibular curto.
    C) Nervo fibular profundo (L4, L5 e S1)/ músculo tibial anterior.
    D) Nervo tibial (L4, L5 e S1)/ músculo tibial posterior.

55. (FUNCEPE, Itaitinga-CE, 2015) A inervação do músculo tríceps braquial é feito a pelo nervo denominado:
    A) Ulnar.
    B) Radial.
    C) Axilar.
    D) Mediano.
    E) Musculocutâneo.

56. (INSTITUTO AOCP, EBSERH, UFSCAR-SP, 2015) O músculo gastrocnêmio é inervado pelo:
    A) Nervo fibular.
    B) Nervo femoral.
    C) Nervo obturatório.
    D) Nervo tibial.
    E) Nervo do glúteo superior.

57. (INSTITUTO MACHADO DE ASSIS, Governador Edison Lobão-PI, 2015) Músculo da mastigação que apresenta o feixe anterior com origem na borda inferior interna da mandíbula e o posterior na mastoide, tendo a ação de levantar o osso hioide e auxiliar o pterigoide lateral na abertura da boca:
    A) Masseter.
    B) Digástrico.
    C) Temporal.
    D) Pterigóideo lateral

58. (UNESPAR, Fundação Estatal de Atenção Especializada em Saúde-PR, 2015) Assinale a alternativa que NÃO corresponde à articulação do cotovelo:

A) A articulação do cotovelo abrange três articulações distintas: a umeroulnar, a umerorradial e a radioulnar proximal.

B) É a articulação mais móvel do corpo.

C) Os movimentos no complexo do cotovelo, produzidos por ação muscular, incluem flexão e extensão do cotovelo e pronação e supinação do antebraço.

D) O nervo mediano cruza o cotovelo medialmente e passa pelas duas cabeças do pronador redondo.

59. (CURSIVA, Serra Alta-SC, 2016) O conhecimento anatômico é indispensável para a indicação e realização de exercícios. Observe a figura a seguir, analise as afirmativas que seguem e após assinale a alternativa correta:

I. O reto abdominal está contraído para realizar a flexão anterior.

II. O oblíquo externo do lado direito está ativado unilateralmente para realizar a flexão anterior do tronco.

III. O oblíquo interno do lado direito está ativado unilateralmente para realizar a flexão anterior do tronco.

IV. Os oblíquos internos devem estar ativados bilateralmente para realizar a flexão anterior de tronco.

V. Os oblíquos externos devem estar ativados bilateralmente para realizar a flexão anterior de tronco.

A) Somente I está correta

B) Somente I e IV estão corretas

C) As sentenças I e III estão corretas

D) As alternativas II e III estão incorretas

60. (IDIB, Limoeiro do Norte-CE, 2016) O gastrocnêmio é um importante músculo para a marcha. Em uma lesão, qual nervo afetaria o seu funcionamento normal?

A) Nervo tibial.

B) Nervo fibular superficial.

C) Nervo fibular profundo.

D) Nervo plantar lateral.

61. (INSTITUTO AOCP, EBSERH, UFSCAR-SP, 2015) O diafragma é um músculo estriado esquelético que, além de ser o principal responsável pela respiração, separa a cavidade torácica da abdominal. Sobre o diafragma, assinale a alternativa correta:

A) Durante a fase inspiratória, o músculo diafragma se eleva (sentido cranial), comprimindo a cavidade torácica.

B) Durante a fase expiratória, o músculo diafragma se rebaixa (sentido caudal), comprimindo a cavidade abdominal.

C) Este músculo é inervado pelo nervo torácico, que se origina do 5º (quinto) nervo cervical.

D) O diafragma possui 3 (três) hiatos: o hiato da veia cava inferior, o hiato aórtico e o hiato esofágico.

E) A contração das fibras musculares diafragmáticas ocorre somente na fase expiratória.

62. (OBJETIVA, Chapada-RS, 2015) Com relação à biomecânica da articulação femoropatelar, assinalar a alternativa que preenche as lacunas abaixo CORRETAMENTE:

Em exercícios de agachamento (cadeia cinética _____), a força do quadríceps é relativamente _____ quando o joelho estende e _____ regularmente com a flexão do joelho.

A) Aberta – mínima – aumenta
B) Aberta – alta – diminui
C) Fechada – alta – diminui
D) Fechada – mínima – aumenta

63. (CONPASS, Bonito de Santa Fé-PB, 2015) Os ossos do pé formam arcos de sustentação e distribuição do peso corporal, sendo o arco longitudinal medial composto pelos ossos:

A) Calcâneo, cuboide, 3º, 4º e 5º metatarsos.
B) Cuneiformes, cuboide e base dos cinco metatarsos.
C) Cuneiformes medial, intermédio e lateral.
D) Calcâneo, tálus, navicular, 1º e 2º metatarsos.
E) Tálus, cuboide e cuneiforme medial.

64. (IOBV, Pouso Redondo-SC, 2015) Com relação aos exercícios isométricos, está INCORRETO:

A) Os exercícios isométricos têm a vantagem de serem fáceis de realizar para a maior parte dos músculos, requerendo pouco tempo e apresentando pouca sensibilidade muscular.
B) Os exercícios isométricos são usados na fase inicial da reabilitação sem perigo de aumentar a irritação da articulação, visto que esta se mantém imóvel.
C) Suas vantagens são: aumentam a força muscular estática; contribuem para evitar a atrofia; ajudam a diminuir o edema; previnem a dissociação nervosa graças às contrações musculares, as quais estimulam o sistema mecanorreceptor de tecidos vizinhos; podem ser realizados em qualquer lugar; dispensam equipamentos especiais; podem ser realizados durante breves períodos de tempo.
D) É uma forma de exercício que ocorre quando o músculo relaxa com uma mudança apreciável no comprimento muscular e com movimento articular visível.

65. (FAUEL, Mandaguari-PR, 2015) De acordo com os tipos de contração muscular, é incorreto afirmar que:

A) Na contração concêntrica, o músculo diminui de comprimento enquanto a tensão aumenta de modo a superar ou movimentar a carga.
B) Na contração excêntrica, a carga é maior do que a força muscular produzida, e o músculo alonga enquanto produz tensão.
C) A contração econcêntrica, que combina a contração concêntrica controlada e a excêntrica concomitante de um mesmo músculo sobre duas articulações distintas.
D) A contração isométrica ocorre quando o músculo contrai para produzir tensão e há alteração do seu comprimento.

66. (HEETSHL, Cruz Vermelha Brasileira-RS, 2015) Exercício isocinético é:

A) Forma de exercício dinâmico com controle de velocidade de encurtamento ou alongamento muscular.
B) Forma de exercício dinâmico contra resistência à medida que ocorre alongamento ou encurtamento muscular na amplitude de movimento existente.

C) Forma de exercício ativo com contração muscular dinâmica ou estática e resistência de uma força externa.

D) Forma de exercício onde ocorre contração muscular sem alteração no comprimento do músculo ou movimento articular.

E) Forma de exercício onde ocorre contração muscular com alteração do comprimento do músculo ou movimento articular.

67. (CETREDE, Paracuru-CE, 2015) Qual o músculo, quando isolado, é responsável pela ação de flexão, inclinação homolateral e rotação contralateral da cabeça?

A) Trapézio.
B) Elevador da escápula.
C) Esternocleidomatóideo.
D) Escalenos.
E) Esplênios.

68. (FCPC/UFC, Boa Viagem-CE, 2015) Músculo longo, em forma de correia, que se localiza medialmente à coxa, é o mais superficial do grupo adutor e o mais fraco, além de ser o único deste grupo que cruza a articulação do joelho e a articulação do quadril, unindo dois outros músculos biarticulares (sartório e semitendíneo). Trata-se do:

A) Grácil.
B) Obturador externo.
C) Adutor magno.
D) Adutor curto.

69. (IOBV, Bela Vista-SC, 2015) Para que o deslizamento profundo no músculo bíceps braquial tenha eficácia, há necessidade de se conhecerem sua origem e inserção, pois o objetivo de uma das regras fundamentais dessa manobra é iniciá-la abaixo de determinada expansão óssea e terminá-la acima de outras expansões, as quais são, respectivamente:

A) Tubérculos maior e menor/do processo coronoide e processo estiloide.
B) Tuberosidade radial/do processo coracoide e tubérculo supraglenoidal.
C) Tubérculo supraglenoidal/da tuberosidade da ulna.
D) Processo coronoide/dos tubérculos maior e menor.

70. (LEGALLE CONCURSOS, Nova Esperança-RS, 2015) Com relação ao complexo do ombro, todas as sentenças estão corretas, exceto:

A) A abdução do braço envolve as articulações escapulotorácica e glenoumeral na razão de 1:2 (um para dois).
B) Para cada três graus de abdução, dois graus ocorrem na articulação glenoumeral e um grau ocorre por conta da articulação escapulotorácica.
C) A articulação glenoumeral é uma articulação sinovial e possui três graus de movimento.
D) Os romboides que conectam a escápula com a coluna vertebral ficam embaixo do trapézio. A porção superior é conhecida como romboide maior, e a porção inferior como romboide menor.
E) O Manguito Rotador é formado pelos tendões dos seguintes músculos: supraespinhal, infraespinhal, subescaspular e redondo menor.

Gabarito

1 F

Comentário: vamos iniciar comentando sobre os planos de movimento que são: *frontal*, *sagital* e *horizontal*. Cada plano possui seu eixo correspondente, respectivamente: ântero--posterior, látero-lateral e longitudinal. Portanto item I verdadeiro. Itens II e III verdadeiro, abdução e adução de quadril são executados no plano frontal, flexão e extensão no plano sagital e as rotações no plano horizontal. Item IV verdadeiro, conjunto de articulações sucessivas constitui uma cadeia cinética, podendo ser de dois tipos: aberta e fechada. Porém, atenção quando ele menciona que *segmentos mais distais podem ter graus de liberdade mais altos que os proximais*. Nem sempre esse fato acontece, como podemos observar no membro superior no qual o punho apresenta 2 graus de liberdade, diferente do ombro que apresenta 3. Atenção quanto a essa afirmação. Por fim, item V verdadeiro. Se em uma alavanca aumentarmos o braço de força, mais fácil e mais vantagem mecânica teremos. Contudo, o braço de resistência precisa ser reduzido para obter vantagem mecânica durante o movimento articular. As alavancas apresentam a seguinte VM = BF/BR:
- **1ª classe:** VM = 1.
- **2ª classe:** VM > 1.
- **3ª classe:** VM < 1.

2 A

Comentário: essa questão aborda um tema muito recorrente em provas a que devemos atentar e sempre revisar origem e inserção muscular. Observe o esquema a seguir:
- **Grácil:** *Origem* → Corpo e ramo inferior do osso púbis; *Inserção* → Parte superior da face medial da diáfise da tíbia (Pata de Ganso).
- **Adutor longo:** *Origem* → Corpo do púbis, abaixo da crista púbica; *Inserção* → Terço médio da linha áspera do fêmur.
- **Glúteo médio:** *Origem* → Face externa do ílio entre as linhas glúteas anterior e posterior; *Inserção* → Face lateral do trocânter maior do fêmur.
- **Tensor da fáscia lata:** *Origem* → Espinha ilíaca ântero-superior, parte anterior do lábio externo da crista ilíaca; *Inserção* → Trato iliotibial que se fixa ao côndilo lateral da tíbia.

Vejamos que cada item da questão se refere à origem e inserção de músculos da região do quadril.

3 B

Comentário: o corpo é dividido em planos e eixos de movimento. Podemos observar nesta tabela a divisão:

Plano	Divisão	Eixo	Movimento
Sagital	Lateral direita Lateral esquerda	Látero-lateral	Flexão e extensão
Frontal	Ânterior-posterior	Ântero-posterior	Adução e abdução
Transversal ou horizontal	Superior (cranial) Inferior (caudal)	Céfalo-caudal Longitudinal	Rotações

Biomecânica e Cinesiologia **93**

Comentário: questões sobre planos e eixos costumam cair com frequência em provas e o candidato não pode perder uma questão desse assunto. Vamos revisar os planos: *plano frontal* divide o corpo em parte anterior e posterior; movimentos que ocorrem são adução e abdução, desvio radial e desvio ulnar; *plano sagital mediano* divide o corpo em metades direita e esquerda; flexão e extensão ocorrem nesse plano de movimento; *plano horizontal* divide o corpo em parte superior e inferior; as rotações são realizadas nesse plano. Atente para alguns termos utilizados em biomecânica:

- **Medial:** mais próximo do plano sagital.
- **Lateral:** mais afastado do plano sagital.
- **Distal:** afastado da raiz do membro. Longe do ponto de inserção ou do tronco.
- **Proximal:** próximo da raiz do membro. Na direção do tronco.

Comentário: como visto em questões anteriores, os planos de movimento são três:

- **Frontal:** eixo ântero-posterior (abdução e adução)
- **Sagital:** eixo látero-lateral (flexão e extensão)
- **Transversal:** eixo longitudinal (rotações). Desses, o plano de perfil é o sagital, aquele no qual podemos observar o paciente numa visão lateral.

Comentário: questão clássica sobre alterações posturais decorrentes do encurtamento muscular, ela se refere ao músculo envolvido no aumento da lordose lombar. Vejamos o *iliopsoas, músculo que consiste em duas partes: ilíaco que possui fixação proximal na fossa do ilíaco e o psoas maior com fixação proximal nos corpos vertebrais, discos intervertebrais e processos transversos de T12-L5, ambos se fixam distalmente no trocânter menor do fêmur*. Sua ação é flexão e rotação lateral do quadril. Sua ação na lombar é exercida por atuação combinada dos músculos de ambos os lados que atuam realizando elevação do tronco e flexionando a pelve sobre o fêmur. Diante do exposto podemos afirmar que um encurtamento do psoas maior irá acarretar aumento da curvatura da coluna lombar, favorecendo aumento da lordose lombar.

Comentário: *o ombro é uma articulação tipo esferoide, possuindo movimentos nos três planos: sagital, frontal e transverso*. Fazem parte dessa articulação os ossos: úmero, escápula e clavícula. Quatro articulações: esternoclavicular, acromioclavicular, glenoumeral e escapulotorácica, além de ligamentos que dão estabilidade e dezesseis músculos envolvidos neste complexo articular. A estabilidade do ombro pode ser dividida em duas categorias: *dinâmica (músculos do manguitor rotador – subescapular, infraespinhal, supraespinhal e redondo menor) e estática (ligamentos e capsular articular)*. A cápsula articular do ombro é frouxa e delgada e, em si, oferece pouca resistência ou estabilidade. Sua estabilidade decorre dos ligamentos glenoumerais: superior, médio e inferior.

- **Ligamento GU superior:** impedir subluxação para baixo.
- **Ligamento GU médio:** limitar a rotação externa.
- **Ligamento GU inferior:** impedir a luxação anterior do ombro.

Letra A incorreta devido ao fator limitante para subluxação no sentido posterior ser exercido pelo músculo subescapular.

Existem diversas doenças que causam a bursite e a tendinite, porém a mais comum é conhecida como Síndrome do Impacto do Ombro. Ela surge de alterações no osso chamado acrômio, considerado o "teto" do ombro, que fica logo acima dos tendões e da bursa (tecido que reveste os tendões). Alguns indivíduos podem desenvolver um "esporão" no acrômio ou possuir esse osso em forma curva ou em gancho e, durante alguns movimentos, pode ocorrer um atrito nos tendões e na bursa. *Com a evolução da doença, a bursa e os tendões (conhecidos como tendões do manguito rotador) podem sofrer um processo inflamatório*, que vai gerar a dor no ombro. Se não tratadas, as alterações podem evoluir para problemas ainda mais graves. Surgem dessa maneira as lesões dos tendões, mais comuns nos indivíduos acima de 50 anos de idade ou em pacientes que apresentavam uma tendinite grave e sofreram um trauma.

Comentário: podemos observar que as estruturas que contribuem para a estabilidade articular são divididas em estáticas (ligamentos e cápsula articular) e dinâmicas (musculatura esquelética). *Cartilagem articular exerce função de proteção do osso subjacente e melhorar a biomecânica articular, não sendo estrutura relacionada à estabilidade articular.*

Comentário: candidato, muitas provas vêm cobrando esse assunto de alavancas. Iremos analisar as alternativas. Um exemplo clássico de alavanca de 2ª classe é na articulação do tornozelo quando ficamos em pé pela ação dos flexores plantares, portanto item A correto. Letra B correta, já que as alavancas de 1ª classe apresentam função principal na manutenção do equilíbrio e postura. Podemos citar como exemplo cabeça mantida em equilíbrio pela ação dos músculos extensores da cabeça e do pescoço que controlam a postura. Letra C é incorreta, visto que as alavancas de 3ª classe são as mais comuns no corpo humano, porém elas não apresentam vantagem de força, mas de amplitude de movimento. Letra D correta, como mencionado anteriormente sobre exemplo desse tipo de alavanca.

Comentário: alavanca é uma estrutura rígida que se desloca ao redor de um ponto de apoio (eixo ou fulcro), quando uma força é aplicada. Existem 3 tipos:

- **Alavancas de primeiro grau – interfixa:** o apoio fica entre a resistência e a potência. Alavancas de Equilíbrio. Por exemplo, cabeça mantida em equilíbrio pela ação dos músculos extensores da cabeça e do pescoço que controlam a postura.
- **Alavancas de segunda grau – inter-resistente:** a resistência se encontra entre o ponto de apoio e a potência. São alavancas de força. Por exemplo, ficar na ponta dos pés pelos músculos da panturrilha, tendo como eixo de rotação dessa ação as articulações metatarsofalangeanas.

Biomecânica e Cinesiologia **95**

- **Alavancas de terceiro grau – interpotentes:** a potência está entre o apoio e a resistência. São as mais comuns no corpo humano. Exemplo: flexão do antebraço sobre o braço, na flexão da perna sobre a coxa, na flexão da coxa sobre a pelve.

Comentário: *o redondo menor é um dos músculos que juntamente com o supraespinhal, subescapular e infraespinhal compõe o manguito rotador, conjunto de músculos responsáveis pela estabilização dinâmica da cabeça do úmero na cavidade glenoide durante a biomecânica do ombro.* Redondo menor é um músculo pequeno que se une ao grande dorsal entre a escápula e o úmero, possui origem na parte superior da borda lateral da escápula e inserção no tubérculo maior do úmero e exerce *ação de rotação externa do ombro*, além de auxiliar a manter a cabeça do úmero na cavidade glenoide.

Comentário: essa questão aborda um assunto pertinente e essencial em qualquer concurso: as ações musculares. Nessa questão em especial podemos analisar cada item da seguinte maneira: *item A está correto*, o subescapular é o principal rotador interno do ombro, assim como o redondo maior, peitoral maior, grande dorsal e deltoide anterior que também executam esse movimento. *Item B correto*, os principais rotadores externos do ombro são infraespinhoso e redondo menor. Na *letra C podemos afirmar correta*, já que a ação muscular dos romboides é aduzir a escápula, sendo esse movimento realizado também pelo trapézio, principalmente fibras médias e elevador da escápula. Encontramos a *incorreta letra D*, pois classifica a articulação do ombro de forma errada ao afirmar que ela é sinovial do tipo trocoide, quando na verdade ela é sinovial do tipo esferoide. Por fim, a *alternativa E está certa* ao afirmar que o serrátil anterior realiza a protrusão escapular.

13 C

Comentário: insuficiência ativa e passiva: um músculo uniarticular se comporta de forma diferente de um músculo bi ou ultiarticular no que diz respeito a sua excursão. A insuficiência ativa e a passiva só ocorrem em músculos bi ou multiarticulares

- **Insuficiência ativa:** ocorre quando um músculo atinge um ponto em que não pode ser mais encurtado.

    Exemplo: os isquiotibiais são extensores do quadril e flexores do joelho. Ao realizarem uma dessas ações, conseguem atingir o máximo da sua excursão, mas as duas ações realizadas ao mesmo tempo os tornam limitados.

- **Insuficiência passiva:** ocorre quando um músculo não pode mais ser alongado sem danificar suas fibras.

    Exemplo: quando fletimos o quadril com o joelho estendido, os isquiotibiais ficam em insuficiência passiva

Comentário: *pata de ganso é uma estrutura do joelho composta pela união de 3 tendões musculares: sartório, grácil e semitendinoso.* Observem que o tendão dos isquiotibiais que

compõem essa estrutura é do músculo *semitendinoso*. Muitos podem confundir com o Semimembranoso, o qual, por sua vez, possui inserção na parte posterior do côndilo medial da tíbia, não sendo integrante da pata de ganso.

15 B

Comentário: os movimentos artrocinemáticos descrevem aqueles realizados entre as superfícies articulares. Qualquer disfunção artrocinemática afeta diretamente o movimento osteocinemático, ou seja, caso ocorra um déficit no deslizamento inferior da cabeça do úmero, a abdução do ombro será comprometida. Os movimentos entre as superfícies articulares básicos são:

- **Rolamento:** novos pontos de uma superfície encontram novos pontos na superfície oposta.
- **Deslizamento:** o mesmo ponto em uma superfície fique em contato com novos pontos na superfície oposta
- **Rotação:** o mesmo ponto sobre a superfície que se move cria o arco de um círculo à medida que o osso gira.

16 B

Comentário: observamos na questão sobre distúrbios da marcha que a alternativa B apresenta a definição sobre tônus muscular, na qual é definida clinicamente como uma resistência constante encontrada quando uma articulação é movida passivamente. Vejamos as alterações do tônus muscular: ↑ *do tônus: hipertonia (rigidez e espasticidade)*, ↓ *do tônus: hipotonia*.

- **Espasticidade:** definida como a resistência dependente da velocidade, ao estiramento passivo de um músculo com reflexos tendinosos aumentados. Conhecida como hipertonia elástica. Presente nas síndromes piramidais.
- **Rigidez:** é reconhecida como uma maior resistência a movimentos passivos com velocidade mais lenta. Conhecida como hipertonia plástica. Presente nas síndromes extrapiramidais.
- **Hipotonia:** definida com resistência diminuída durante o movimento passivo da articulação, sendo presente nas lesões de neurônio motor inferior.

17 A

Comentário: analisando a articulação do ombro podemos afirmar que se trata de uma articulação diartrodial ou sinovial, do tipo esferoide ou também denominada *enartrose (cuidado com esse termo, pouco utilizado em provas)* com 3 graus de liberdade. Os movimentos do ombro são realizados nos 3 planos de movimento:

- **Frontal (eixo ântero-posterior ou sagital):** adução e abdução.
- **Sagital (eixo látero-lateral ou frontal):** flexão, extensão e hiperextensão.
- **Horizontal (eixo longitudinal ou céfalo-caudal):** rotação interna e externa.

A respeito da ADM do ombro podemos afirmar os seguintes parâmetros:

Flexão (0–180°); Hiperextensão (0–45°); Adução (0–40°); Abdução (0–180°); Rotação interna (0–90°); Rotação externa (0–90°).

Biomecânica e Cinesiologia **97**

Comentário: um tema não muito cobrado em provas, mas que requer uma revisão das principais deformidades que podem acometer os joelhos.

- **Joelho valgo:** é aquela em que a articulação ou extremidade distal do osso se aproxima da linha média. Está, em geral, presente ao nascimento e pode se estender até os dois anos e meio de idade, quando comumente os joelhos passam a assumir posição contrária, em valgo.
- **Joelho varo:** é aquela em que a articulação ou extremidade distal do osso se afasta da linha média. Está presente, em geral, a partir dos dois anos e meio de idade, quando surge também o aplanamento dos arcos longitudinais internos dos pés e pés planos.
- **Joelho recurvatum:** caracteriza-se pela hiperextensão do joelho mantendo sempre contato entre as superfícies articulares cartilaginosas, diferenciando da subluxação congênita do joelho.
- **Joelho flexum:** caracteriza-se pela deformidade em flexão do joelho. É normal no desenvolvimento estrutural da criança e geralmente associado à flexão do quadril.

Comentário: o ciclo da marcha é dividido em 2 fases – de apoio e de balanço – e dois períodos de apoio duplo. Em uma marcha normal, a *fase de apoio constitui 60%* e a *fase de balanço 40%*. Contato do calcanhar, apoio plantar, apoio médio, saída do calcanhar e saída dos dedos compõem a *fase de apoio da marcha*. Já a *fase de balanço* consiste em balanço inicial ou aceleração, balanço médio e balanço terminal ou desaceleração.

- **Comprimento do passo:** distância entre a batida de calcanhar de um membro e o toque do calcanhar do outro membro.
- **Ciclo da marcha ou comprimento da passada:** distância entre o ponto onde o calcanhar de um membro contata o solo e o ponto em que esse mesmo calcanhar volta a tocar o solo.
- **Cadência:** é a quantidade de passos por minuto.
- **Fase de apoio:** definida como o intervalo no qual o pé do membro de referência se acha em contato com o solo.
- **Fase de balanço:** segmento da marcha no qual o membro de referência não entra em contato com o solo.

Comentário: os desvios posturais de forma geral costumam ser frequentes em concursos. Os mais incidentes são desvios da coluna vertebral e dos joelhos. Sobre os desvios da articulação do joelho podemos destacar o valgo e varo. O eixo do fêmur forma um ângulo obtuso com o eixo da perna, formando um valgo fisiológico de 170 graus na mulher e 175 graus no homem. Quando esse ângulo se inverte, trata-se de um *genu varo*, deslocando o centro do joelho para lateral (representado pela fossa interespinhosa da tíbia e da fossa intercondiliana do fêmur), ângulo maior que 175 graus. Por outro lado, quando o ângulo for menor que 175 graus, correspondem ao genu valgo, deslocando o centro do joelho para medial. Com relação às áreas de pressão nos desvios dos joelhos podemos afirmar que no joelho *VARO* a pressão é maior no compartimento interno do platô tibial. Já no joelho *VALGO* a pressão fica aumentada no compartimento externo do platô tibial. A formação anatômica dos côndilos femorais proporciona uma neutralização do valgo fisiológico do joelho pela congruência articular decorrente da articulação com os meniscos do joelho. Quando ocorre alguma disfunção nesse alinhamento, poderão ocorrer os desvios posturais dos joelhos, tais como: valgo ou varo.

> **Dica:** Varo – ângulo >175 graus; Valgo – ângulo < 175 graus.

Comentário: o ângulo Q do joelho é formado pela intersecção entre a linha que liga a espinha ilíaca ântero-superior até o centro da patela e outra que liga o centro da patela até a tuberosidade da tíbia. *O aumento do ângulo Q leva a um desvio lateral da patela. Já quando ocorre uma diminuição desse ângulo, teremos um desvio medial da patela.*

Os valores considerados como normais do ângulo Q são de aproximadamente 12° para os homens e de 15° para as mulheres. Essa diferença de valores se dá pela estrutura anatômica da pelve feminina que é mais larga, proporcionando que a articulação do quadril se mova mais lateralmente do que a linha média, favorecendo aumento no ângulo valgo do quadril com relação ao joelho. Ângulos superiores a 20° têm uma incidência mais alta de anormalidades da articulação patelo-femoral, tais como a condromalácia patelar que vem a ser uma consequência da instabilidade.

> **Dica:** ↑ ângulo: desvio lateral/↓ ângulo: desvio medial.

Comentário: questão de fácil resolução sobre articulações. A articulação esternoclavicular é uma articulação sinovial selar que une a clavícula ao esterno. Faz-se entre a face articular esternal da clavícula, a face articular clavicular do esterno e a cartilagem da primeira costela. Apresenta um disco intra-articular achatado que se interpõe entre as superfícies articulares do esterno e da clavícula. É o único ponto de união entre o membro superior e o tronco.

Comentário: os movimentos artrocinemáticos são essenciais no estudo da biomecânica articular. Podemos descrever três:

- **Rolamento:** novos pontos de uma superfície encontram novos pontos na superfície oposta.
- **Deslizamento:** o mesmo ponto em uma superfície fica em contato com novos pontos na superfície oposta.
- **Rotação:** o mesmo ponto sobre a superfície que se move cria o arco de um círculo à medida que o osso gira.

Comentário: questões sobre cinesiologia são recorrentes em provas e merecem atenção, assim como uma boa revisão das ações musculares. Vamos revisar os principais músculos que atuam na escápula:

Biomecânica e Cinesiologia **99**

Movimentos	Músculos envolvidos
Elevação	Trapézio superior, elevador da escápula e romboides
Depressão	Peitoral menor e trapézio inferior
Adução	Trapézio transverso e romboides
Abdução	Serrátil anterior e peitoral menor
Báscula medial	Romboides e elevador da escápula
Báscula lateral	Serrátil, fibras inferiores, trapézio superior e inferior

25 A

Comentário: Questão bem elaborada por esta banca. Aqui podemos observar um teste muito comum em provas, mas pouco conhecido dos concurseiros por este nome: *lift of test*.

- *Lift of test* **também é chamado teste de retirada ou teste de Guerber:** avalia a integridade do músculo subescapular. O paciente não consegue afastar a mão, colocada sobre o dorso, em nível de L3, quando o tendão subescapular se encontra rompido.
- A dor na parte lateral da região glútea indica possível disfunção do músculo piriforme, o qual se origina ao longo da superfície anterior do sacro e segue póstero-lateralmente através do sulco isquiático para se inserir sobre o trocânter maior do fêmur. *A síndrome do piriforme (SP) é uma importante causa de dor na região glútea* que pode frequentemente ser acompanhada de ciatalgia. Portanto, nessa questão cabe recuperar os músculos subescapular e piriforme.

26 D

Comentário: questão sobre fisiologia muscular, muito cobrada em provas e que requer atenção durante a prova. A unidade estrutural do músculo esquelético é a fibra muscular, que consiste em muitas miofibrilas revestidas de uma membrana chamada de *sarcolema*. O sarcolema é conectado com as linhas Z por proteínas ricas em vinculina e distrofina. A *miofibrila é composta de vários sarcômeros* que contêm filamentos de *actina, miosina, titina e nebulina*. Cada fibra muscular é envolvida por um tecido conjuntivo chamado de *endomísio*. As fibras musculares são organizadas em feixes, chamados fascículos, que são envolvidos por uma bainha de tecido conjuntivo conhecido como perimísio. O músculo é composto por vários fascículos envolvidos por uma fáscia de tecido conjuntivo fibroso chamado *epimísio*. Podemos observar o erro no item A, no qual o correto revestimento externo do musculo se dá pelo epimísio. Já na letra B constatamos que a fibra muscular é composta por várias miofibrilas, e elas são compostas de vários sarcômeros. A letra C está equivocada, visto que a função de perceber a variação de temperatura é dos termorreceptores. Vejamos o esquema a seguir:

Receptor muscular	Função
Fuso muscular	Eles monitoram as mudanças do comprimento muscular, assim como a velocidade dessas mudanças. Ficam paralelas às fibras musculares.
OTG	Monitorar a tensão dentro do músculo, localizado nas inserções tendinosas proximais e distais dos músculos. Proteção muscular.

Vejamos por fim o item E, que apresenta erro quando exclui a substância amorfa do tecido conjuntivo, porém sabemos que o tecido conjuntivo é formado por uma substância estrutural amorfa (SFA), e por outra porção fibrosa. Além das fibras de natureza proteica, como:

- **Colágeno:** fibras mais frequentes do tecido conjuntivo, formada pela proteína colágeno de alta resistência (coloração esbranquiçada);
- **Elásticas:** fibras formadas fundamentalmente pela proteína elastina, possuindo considerável elasticidade (coloração amarelada);
- **Reticulares:** fibras com reduzida espessura, formada pela proteína chamada reticulina, análoga ao colágeno.

Comentário: caro candidato, estudar origem e inserção muscular é imprescindível nas provas de concurso. Portanto, procure revisar sempre esse tema. Aqui a questão faz menção cinesiológica e/ou anatômica do músculo semitendinoso, um dos músculos do Jarrete ou isquiotibiais. Analisando a anatomia desse músculo podemos eliminar de cara duas alternativas: B e C. Sabemos que sua *origem é na tuberosidade isquiática*, descendo pela parte póstero-medial da coxa até sua *inserção na parte ântero-medial proximal da tíbia*, mas precisamente na *pata de ganso*. Veja o resumo:

SEMITENDINOSO
- **Inserção proximal:** tuberosidade isquiática
- **Inserção distal:** superfície medial da tuberosidade da tíbia (pata de ganso)
- **Inervação:** nervo isquiático (L5–S2)
- **Ação:** extensão do quadril, flexão e rotação medial do joelho.

Comentário: atenção ao que é enunciado da questão para não confundir. Caro candidato, siga esta *dica:*

> **Dica:** ↑ *ângulo* – angulação lateral da perna – joelho valgo/↓ *ângulo* – angulação medial da perna – joelho varo.

O fêmur está posicionado diagonalmente na coxa, enquanto a tíbia é quase vertical na perna, criando um ângulo no joelho entre os eixos longitudinais dos ossos. Esse ângulo é denominado ângulo Q. Se houver pressão excessiva sobre a face medial da articulação do joelho, resultará em artrose. Um ângulo lateral da perna em relação à coxa é denominado genuvalgo, uma angulação medial da perna em relação à coxa, no qual o fêmur é anormalmente vertical e o ângulo Q é pequeno, é uma deformidade denominada genuvaro.

Comentário: o antebraço é formado por 20 músculos, que podem ser organizados em 3 grupos principais, consoante a sua localização:

Biomecânica e Cinesiologia **101**

- **Grupo anterior:** inclui 8 músculos, agrupados em:

  Camada superficial – pronador redondo, flexor ulnar do carpo, palmar longo, flexor radial do carpo e flexor superficial dos dedos.

  Camada profunda – flexor profundo dos dedos, flexor longo do polegar e pronador quadrado.

- **Grupo lateral:** inclui 4 músculos: braquiorradial, extensor radial longo do carpo, extensor radial curto do carpo e supinador.

- **Grupo posterior:** inclui 8 músculos, agrupados em:

  Camada superficial – extensor dos dedos, extensor do dedo mínimo, extensor ulnar do carpo e ancôneo.

  Camada profunda – abdutor longo do polegar, extensor curto do polegar, extensor longo do polegar e extensor do indicador.

> **Obs.:** essa classificação apresenta variações entre autores. Por exemplo, o músculo flexor superficial dos dedos é apresentado em uma camada própria, chamada de camada intermediária. Outra variante é a classificação dos músculos do grupo lateral no grupo da musculatura anterior do antebraço.

30 C

Comentário: piriforme é um músculo plano e achatado, possui formato piramidal. Fica situado entre o músculo glúteo mínimo e o músculo gêmeo superior. *Apresenta origem na superfície pélvica do sacro e margem da incisura isquiática maior com inserção no trocânter maior do fêmur, sendo sua inervação pelo nervo isquiático e exerce ação de abdução e rotação lateral do quadril tendo como ponto fixo o sacro, com o ponto fixo no fêmur o piriforme atuando bilateralmente. Atua realizando uma retroversão pélvica, mas precisamente impedindo a anterioridade pélvica.*

31 E

Comentário: questões sobre ações musculares são exageradamente cobradas em provas. Portanto caro concurseiro, revise esse assunto. Atente para os músculos que atuam no complexo do ombro a partir do quadro a seguir.

Movimentos	Músculos envolvidos
Flexão	Peitoral maior (Fibras claviculares), Deltoide anterior (Principais) Coracobraquial, Bíceps braquial (Secundários)
Extensão	Grande dorsal, Redondo maior (Principais) Tríceps cabeça longa, Deltoide posterior (Secundários)
Adução	Grande dorsal, Redondo maior, Peitoral maior (Principais) Deltoide posterior, Tríceps cabeça longa (Secundários)
Abdução	Deltóide, Supraespinhal Subescapular* (Segundo Kapandji)
Rotação medial	Subescapular, Redondo maior, Grande dorsal, Peitoral maior (Principais) Deltoide anterior (Secundário)
Rotação lateral	Infraespinhoso, Redondo menor (Principais) Deltoide posterior (Secundário)

Comentário: aqui podemos observar mais uma questão sobre ação muscular. Vamos revisar os músculos escalenos:

Escalenos	Origem	Inserção	Ação
Anterior	Tubérculos anteriores dos processos transversos da 3ª à 6ª vértebras cervicais	Face superior da 1ª costela (tubérculo do escaleno anterior)	Elevação da primeira costela e inclinação homolateral do pescoço. Ação inspiratória
Médio	Tubérculos anteriores dos processos transversos da 2ª à 7ª vértebras cervicais	Face superior da 1ª costela	Elevação da primeira costela e inclinação homolateral do pescoço. Ação inspiratória
Posterior	Tubérculos posteriores dos processos transversos da 5ª à 7ª vértebras cervicais	Borda superior da 2ª costela	Elevação da segunda costela e inclinação homolateral do pescoço. Ação inspiratória

Comentário: diante da descrição da questão podemos afirmar que se trata do músculo quadrado lombar, que é quadrilátero e também bastante espesso. Está situado na parede posterior do abdômen, e algumas vísceras, como colón e rim, o tocam em sua face anterior. Exerce ação de flexionar a última costela, ajudando na expiração, flexão lateral da coluna vertebral lombar e a caixa torácica.

34 E

Comentário: A coluna vertebral é composta por diversos ligamentos, os quais são estruturas fibrosas cuja função está relacionada à estabilidade intrínseca das vértebras na sua posição natural.

- **Ligamento longitudinal anterior:** extenso e resistente feixe de fibras longitudinais que se estendem ao longo das faces anteriores dos corpos das vértebras do áxis (C2) até o sacro, o qual limita principalmente o movimento de extensão. Assim, evita lordose lombar excessiva.

- **Ligamento longitudinal posterior:** localizado no canal vertebral, nas faces posteriores dos corpos vertebrais de áxis (C2) até o sacro. Exerce função de limitar a flexão de tronco e inclinação lateral. *Os ligamentos longitudinais aumentam a estabilidade da coluna vertebral*, principalmente na flexão e na extensão (limitando o movimento) e protegem os discos intervertebrais.

- **Ligamentos amarelos:** são ligamentos que unem as lâminas das vértebras adjacentes no canal vertebral de axis (C2) até o primeiro segmento do sacro. Limita a flexão da coluna e auxilia o retorno da mesma para a posição ereta, gera proteção de lesão discal, pois possui certa elasticidade que serve para preservar a postura.

- **Ligamentos intertransversários:** estão interpostos entre os processos transversos, os quais limitam a flexão ou inclinação lateral da coluna.

Biomecânica e Cinesiologia **103**

Comentário: o ângulo Q está intimamente relacionado ao surgimento da síndrome da dor patelofemoral (SDPF). O posicionamento da patela e o alinhamento do membro inferior no plano frontal são determinados medindo-se o ângulo Q, o qual é *formado por uma linha da espinha ilíaca ântero-superior até o centro da patela e outra linha do centro da patela descendo até a tuberosidade da tíbia.*

Comentário: questão muito frequente em concursos sobre anatomia muscular, principalmente no tocante a sua origem e inserção. Nessa questão é referenciado o músculo fibular longo:
- **Origem:** cabeça e 2/3 proximal da face lateral da fíbula.
- **Inserção:** base do 1º osso metatársico e osso cuneiforme medial.
- **Ação:** eversão do pé e auxilia na flexão plantar
- **Inervação:** nervo fibular superficial (L5, S1, S2).

Comentário: questões sobre classificação das articulações são bem comuns em provas e exigem atenção, visto que são de fácil resolução. Vamos à explicação dessa questão!

> **BIZU**
> - **S**inartrose: essas são articulações *SEM* nenhum movimento, sendo praticamente imóveis, tais como: suturas do crânio, tibiofibular distal e rádio-ulnar distal.
> - **A**nfiartrose: são aquelas que permitem *ALGUM* grau de mobilidade da articulação. Por exemplo: sínfise púbica, articulçao intervertebral, primeira esterno-costal.
> - **D**iartrose: articulações ditas sinoviais que permitem mobilidade *DEMAIS*, ou seja, tem maior mobilidade quando comparadas aos outros tipos de articulação.
> Diante do resumo podemos concluir que:
> - **Sinartrose:** suturas do crânio.
> - **Anfiartrose:** articulação intervertebral e sínfise púbica.
> - **Diartrose:** articulação do joelho e ombro.

38 C

Comentário: quadril é uma articulação sinovial do tipo esférica ou esferoide, formada pela cabeça do fêmur e a cavidade do acetábulo. Considerada a mais estável do corpo pelo grande complexo muscular e maior congruência articular, apresenta movimento nos 3 planos, sendo assim triaxial.

Os ligamentos que formam essa articulação são:
- **Cápsula articular:** a cápsula articular é forte e espessa e envolve toda a articulação coxofemoral. É mais espessa nas regiões proximal e anterior da articulação, onde se requer maior resistência. Posteriormente e distalmente é delgada e frouxa.
- **Ligamento iliofemoral:** é um feixe bastante resistente, situado anteriormente à articulação. Está intimamente unido à cápsula e serve para reforçá-la.
- **Ligamento pubofemoral:** insere-se na crista obturatória e no ramo superior da pube; distalmente se funde com a cápsula e com a face profunda do feixe vertical do ligamento iliofemoral.

- **Ligamento isquiofemoral:** consiste em um feixe triangular de fibras resistentes que nasce no isquiodistal e posteriormente no acetábulo e se funde com as fibras circulares da cápsula.
- **Ligamento da cabeça do fêmur:** é um feixe triangular, um tanto achatado, inserindo-se no ápice da fóvea da cabeça do fêmur e na incisura da cavidade do acetábulo. Tem pequena função como ligamento e algumas vezes está ausente.
- **Orla acetabular:** é uma borda fibrocartilagínea inserida na margem do acetábulo, tornando assim mais profunda essa cavidade. Ao mesmo tempo protege e nivela as desigualdades de sua superfície, formando assim um círculo completo que circunda a cabeça do fêmur e auxilia na contenção desta em seu lugar.
- **Ligamento transverso do acetábulo:** é uma parte da borda acetabular, diferindo dessa por não ter fibras cartilagíneas entre suas fibras. Consiste em fortes fibras achatadas que cruzam a incisura acetabular. As principais diferenças do quadril entre homens e mulheres estão no fato de no homem ser mais estreita e vertical, porém nas mulheres o quadril é mais largo e a cabeça do fêmur geralmente é menor.

Comentário: questão muito boa sobre raciocínio clínico. Primeiramente vamos analisar a cinesiologia do pé. O nervo fibular comum ao passar pela cabeça da fíbula se ramifica em 2 ramos: *profundo* e *superficial*. *O ramo profundo inerva os músculos dorsoflexores (tibial anterior, extensor longo do hálux e extensor longo dos dedos), a parte superficial inerva os fibulares, que são responsáveis pela eversão do pé*. Portanto, caro candidato, se o paciente em questão não consegue realizar a dorsiflexão e nem eversão do pé temos lesão do nervo como um todo, ou seja, o nervo fibular comum foi afetado.

Se a questão mencionasse incapacidade de eversão, teríamos lesão do nervo fibular superficial. Em caso de incapacidade de dorsiflexão, o nervo fibular profundo estaria acometido. Por isso, atenção na cinesiologia!

Comentário: a estabilidade da articulação glenoumeral é representada pelos chamados estabilizadores estáticos (forças de adesão/coesão, pressão negativa, superfície articular, cápsula articular, lábio glenoide, ligamentos glenoumeral superior, médio e inferior, ligamento coracoacromial, ligamento acromioclavicular, ligamento coracoumeral e proprioceptores) e *estabilizadores dinâmicos (manguito rotador, cabeça longa do bíceps e deltoide) que atuam continuamente para permitir ao ombro o mais alto grau de mobilidade*.

Manguito (supraespinhal, infraespinhal, subescapular e redondo menor). Dentre as alternativas o serrátil anterior é o músculo que apresenta menor importância na biomecânica da glenoumeral.

Comentário: questões sobre cinesiologia são essenciais nos concursos. Vamos analisar os referidos músculos da questão:

Músculo	Origem	Inserção	Ação
Masseter	Arco zigomático	Ângulo e ramo da mandíbula Fascículo profundo: ramo e processo coronoide da mandíbula	Elevação (oclusão) da mandíbula
Romboide maior	Processos espinhos de T2 a T5	Borda medial da escápula	Retração, elevação da escápula e báscula medial.
Ancôneo	Epicôndilo lateral do úmero	Olécrano da ulna e 1/4 proximal da face posterior da diáfise da ulna	Extensão do cotovelo
Sartório	Espinha ilíaca ântero-superior	Superfície medial da tuberosidade da tíbia (pata de ganso)	Flexão, abdução e rotação lateral da coxa e flexão e rotação medial do joelho
Bíceps femoral	Cabeça longa: tuberosidade isquiática e ligamento sacrotuberoso Cabeça curta: lábio lateral da linha áspera	Cabeça da fíbula e côndilo lateral da tíbia	Extensão do quadril, flexão do joelho e rotação lateral do joelho

42 C

Comentário: Anteversão e retroversão femoral são condições congênitas do quadril, nas quais o osso da coxa tem seu eixo alterado em relação ao considerado normal. Elas podem ser bilaterais ou unilaterais. *Na anteversão o osso da coxa está girado para dentro, enquanto na retroversão o osso da coxa está girado para fora*. Portanto, analisando o paciente da questão podemos afirmar que na anteroversão iremos enfatizar o fortalecimento dos rotadores laterais a fim de girar o quadril externamente. Caso fosse retroversão, o enfoque seria fortalecer os rotadores mediais do quadril.

Dica: anteversão – quadril em rotação interna – fortalecer rotadores laterais/retroversão – quadril em rotação externa – fortalecer rotadores mediais.

43 B

Comentário: mais uma questão de raciocínio clinico sobre cinesiologia. Antes comentei sobre o nervo fibular comum e suas ramificações. Retomando o assunto podemos afirmar que este nervo apresenta dois ramos: um profundo, que inerva os músculos anteriores da perna, e outro, superficial, que é responsável pela parte muscular lateral da perna. Portanto, no caso da questão sobre a lesão do nervo fibular comum é acarretada perda funcional (plegia ou paresia) dos músculos anteriores e laterais da perna.

Comentário: questão um pouco confusa da banca UFC. Analisando as alternativas, poderia de cara eliminar as letras A e B, visto que tríceps e deltoide têm inserções distais no úmero, assim como bíceps e coracobraquial apresentam inserções distais, respectivamente, no rádio e úmero, eliminando as letras D e E. Diante desse ponto de vista ficou a letra C como a mais correta. Veja que o peitoral menor apresenta inserção proximal na 3ª, 4ª e 5ª costela e inserção distal no coracoide. Já o serrátil anterior apresenta inserção proximal na face anterior das oito primeiras costelas e inserção distal no bordo medial da escápula.

Comentário: a nomenclatura dos músculos costuma ser um assunto bem explorado em provas. Analisando as alternativas, podemos observar que os músculos em forma *fitáceos ou longos são*: sartório, reto abdominal, esternocleidomastóideo, braquiorradial. O semimembranoso é classificado como sendo unipenado, assim como o tibial posterior, extensor longo dos dedos do pé e flexor longo do polegar. Bíceps braquial e braquial são considerados fusiformes. Analisando cada alternativa, podemos verificar:

A) Sartório, reto abdominal e esternocleidomastóideo (fitáceos ou longos).
B) Reto abdominal e braquiorradial (fitáceos ou longos), semimembranoso (unipenado).
C) Braquial (fusiforme), reto abdominal (fitáceo ou longo), semimembranoso (unipenado).
D) Reto abdominal (fitáceo ou longo), flexor longo do polegar (unipenado), sartório (fitáceo ou longo).

Comentário: questão sempre repetida em provas. Observe o quadro abaixo:

Plano	Eixo	Movimentos
Frontal	Ântero-posterior ou sagital	Adução e abdução
Sagital	Látero-lateral ou coronal	Flexão e extensão
Transverso	Céfalo-caudal ou longitudinal	Rotações

Comentário: Articulações ou junturas são as uniões funcionais entre os diferentes ossos do esqueleto. São divididas nos seguintes grupos de acordo com sua estrutura e mobilidade:

- *Articulações Fibrosas (Sinartroses) ou imóveis.*
- *Articulações Cartilagíneas (Anfiartroses) ou com movimentos limitados.*
- *Articulações Sinoviais (Diartroses) ou articulações de movimentos amplos.*

As sincondroses fazem parte dos Anfiartroses. Nesse tipo os ossos são unidos por cartilagem pelo fato de pequenos movimentos serem possíveis nessas articulações. Existem dois tipos de articulação cartilagínea: sincondroses e sínfise.

Biomecânica e Cinesiologia **107**

- **Sincondrose craniana:** esfeno-etmoidal, esfeno-petrosa, intraoccipital anterior e intraoccipital posterior.
- **Sincondrose pós-craniana:** epifisiodiafisárias, epifisiocorporal, intraepifisária, esternais, manúbrio-esternal, xifoesternal e sacrais.

> **Dica:** *as sincondroses cranianas são nomeadas a partir de 2 ossos do crânio: osso esfenoide e occipital. Por eliminação poderíamos achar a resposta eliminando as alternativas em que aparecem esses dois ossos do crânio*, restando apenas a letra C como sendo do tipo pós-craniana.

Comentário: a função dos ligamentos é limitar o movimento e proteger as estruturas articulares. Os ligamentos só limitam os movimentos no final da ADM, mas são ricos em mecanorreceptores e participam da coordenação do movimento e postura. *Dentre os ligamentos da coluna vertebral, o amarelo ou flavum serve de parede posterior para o canal vertebral. Sua função é limitar o movimento de flexão anterior e auxiliar na extensão de volta à posição anatômica.* Cada ligamento amarelo se estende entre a face anterior da lâmina da vértebra superior e a face posterior da lâmina da vértebra inferior.

Comentário: analisando as alternativas da referida questão podemos observar que todas são sinoviais. Assim, o subtipo pode ser classificado como:
- **Atlanto-occipital:** condilar ou elipsoide.
- **Intercarpiana:** plana.
- **Radiocarpiana:** condilar ou elipsoide.
- **Escapuloumeral:** esferoide.

Diante do que se pede na questão podemos afirmar que ela é NULA, visto que não apresenta nenhuma articulação sinovial do tipo trocoide ou pivô.

50 B

Comentário: questão sobre biomecânica do joelho é um tema que requer bom conhecimento sobre as funções ligamentares. Vejamos:
- **Ligamento cruzado anterior:** impede a translação anterior da tíbia em relação ao fêmur
- **Ligamento cruzado posterior:** impede a translação posterior da tíbia em relação ao fêmur.
- **Ligamento colateral medial:** evita o movimento em valgo do joelho.
- **Ligamento colateral lateral:** evita o movimento em varo do joelho.
- **Ligamento patelar:** funciona como uma polia para exercer transferência de força do quadríceps para a tíbia. Vamos correlacionar essa revisão com a coluna II:
  (3) Opõe resistência às forças varas.
  (5) Transfere força do quadríceps para a tíbia.

(2) Opõe resistência ao movimento posterior da tíbia.
(4) Opõe resistência às forças valgas.
(1) Impede o deslocamento anterior da tíbia.

51 D

Comentário: esse tema é muito cobrado em provas, principalmente em relação ao nervo acometido e o músculo afetado pela lesão nervosa. Para esse tipo de questão precisamos saber de 3 pontos principais:

- **Nervo acometido:** torácico longo
- **Músculo afetado:** serrátil anterior
- **Deformidade:** escápula alada

O nervo torácico longo é formado direto a partir das raízes de C5, C6 e C7 e inerva parte da musculatura interescapulovertebral. Dentre eles o músculo serrátil anterior, que mantém a escápula junto ao tórax. A disfunção desse músculo leva à deformidade chamada de escápula.

52 D

Comentário: muita atenção pessoal em questões sobre origem e inserção. Cabe sempre revisar esses termos para os concursos. De forma geral vamos revisar não somente o adutor longo, mas todos os músculos da parte medial da coxa responsáveis pela adução de quadril. Observem:

Músculo	Origem	Inserção	Ação	Inervação
Pectíneo	Eminência ílopectínea, tubérculo púbico e ramo superior do púbis	Linha pectínea do fêmur	Flexão do quadril e adução da coxa	Nervo femoral
Adutor curto	Ramo inferior do púbis	Linha áspera	Adução da coxa	Nervo obturatório
Adutor longo	*Superfície anterior do púbis e sínfise púbica*	*1/3 médio da linha áspera*	*Adução da coxa*	*Nervo obturatório*
Adutor magno	Tuberosidade isquiática, ramo do púbis e do ísquio	Linha áspera e tubérculo adutório	Adução da coxa	Nervo e nervo isquiático
Grácil	Sínfise púbica e ramo inferior do púbis	Superfície medial da tuberosidade da tíbia (pata de ganso)	Adução da coxa, flexão e rotação medial do joelho	Nervo obturatório

Comentário: os músculos posteriores do braço exercem ação de extensão de cotovelo. São eles: tríceps braquial e ancôneo.

Músculo	Origem	Inserção	Ação
Tríceps braquial	*Porção longa:* tubérculo infraglenoidal *Porção medial:* 1/2 distal da face posterior do úmero (abaixo do sulco radial) *Porção lateral:* 1/2 proximal da face posterior do úmero (acima do sulco radial)	Olécrano	Extensão do cotovelo
Ancôneo	Epicôndilo lateral do úmero	Olécrano da ulna e 1/4 proximal da face posterior da diáfise da ulna	Extensão do cotovelo

Comentário: o grupo eversor do pé é composto pelos músculos fibulares longo, curto e terceiro. Vamos revisar esse grupo muscular:

Músculo	Origem	Inserção	Ação	Inervação
Fibular curto	2/3 distais da face lateral da fíbula	Base do 5º metatarsal	Flexão plantar e eversão do pé	Nervo fibular superficial (L4–S1)
Fibular longo	Cabeça, 2/3 proximais da superfície lateral da fíbula e côndilo lateral da tíbia	1º metatarsal e cuneiforme medial	Flexão plantar, eversão do pé e depressão do 1º metatarsal	Nervo fibular superficial (L4–S1)
Fibular terceiro	1/3 distal da face anterior da fíbula	Base do 5º metatarsal	Eversão do pé	Nervo fibular profundo (L5–S1)

55 B

Comentário: questão de fácil resolução, a maior parte dos músculos posteriores do membro superior é inervada pelo nervo radial, tais como: extensores de ombro, cotovelo e punho.

56 D

Comentário: o músculo gastrocnêmio apresenta duas cabeças: medial e lateral. Elas partem, respectivamente, do côndilo medial e lateral do fêmur para seguirem pela parte posterior da perna até sua inserção no calcâneo. Sua ação é flexão do joelho e flexão plantar do tornozelo. Recebe *inervação do nervo tibial*.

Comentário: os músculos da mastigação são: masseter, temporal, pterigoide lateral, pterigoide medial, digástrico, infra-hioides e supra-hioides. O digástrico é um músculo que possui dois ventres: um anterior e posterior. Ventre anterior parte da fossa digástrica da mandíbula e se insere no corpo do osso hióide, o posterior sai do processo mastoide com inserção no corpo do hioide. Esse músculo realiza ação de elevar o hioide, além de ser um auxiliar no movimento de abertura da boca.

Comentário: a articulação do cotovelo é um gínglimo ou articulação em dobradiça. Possui três articulações: umeroulnar, entre a tróclea do úmero e a incisura troclear da ulna; umerorradial, entre o capítulo do úmero e a cabeça do rádio, e *radio-ulnar* proximal, entre a cabeça do rádio e a incisura radial da ulna. *Os movimentos do complexo do cotovelo ocorrem em duas partes – flexão e extensão – na umeroulnar e umerorradial, pronação e supinação da radio-ulnar proximal*. Os principais nervos que cruzam o cotovelo são 3:

- **Nervo mediano:** cruza o cotovelo medialmente e passa pelas duas cabeças do pronador redondo, local potencialmente propenso a compressões.
- **Nervo ulnar:** passa ao longo da região medial do braço e, posteriormente, do epicôndilo medial, pelo túnel cubital, um possível local de compressão.
- **Nervo radial:** desce pelo braço lateralmente. Ele se divide nas ramificações superficial (sensorial) e profunda (motora ou interóssea posterior). Das alternativas podemos afirmar que o ombro é a articulação mais móvel do sistema do corpo. Portanto, letra C errada nessa questão.

Comentário: os músculos abdominais têm como principal função proteger as vísceras e promover uma pressão interna que auxilia em diversas necessidades fisiológicas. *Os principais são: reto abdominal, transverso do abdômen; oblíquo interno e externo*. Existe um pequeno detalhe para assimilar a ação dos oblíquos. Observe o esquema abaixo:

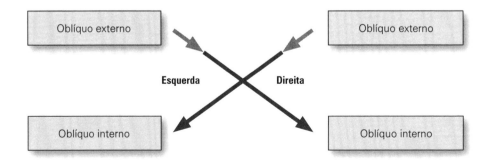

Observe que a direção da seta representa a contração dos oblíquos. Nesse caso, se tivermos uma rotação do tronco para a direita, teremos ação do oblíquo interno direito e oblíquo externo esquerdo de acordo com o esquema. Caso seja movimento

Biomecânica e Cinesiologia **111**

de rotação para a esquerda, o movimento será função do oblíquo interno esquerdo e oblíquo externo direito. Revise no quadro a seguir:

Músculo	Origem	Inserção	Ação	Inervação
Reto abdominal	Face externa e inferior da 5ª à 7ª cartilagens costais e processo xifoide	Corpo do púbis e sínfise púbica	Aumento da pressão intra-abdominal (expiração, vômito, defecação, micção e no parto) **Fixo no tórax:** Retroversão da pelve **Fixo na pelve:** Flexão do tronco (+ ou – 30°)	5 últimos nervos intercostais
Transverso	Face interna das últimas 6 cartilagens costais, fáscia toracolombar, crista ilíaca e ligamento inguinal	Linha alba e crista do púbis	Aumento da pressão intra-abdominal e estabilização da coluna lombar	5 últimos intercostais, nervo ílio-hipogástrico e ílio-inguinal
Oblíquo externo	Face externa das 7 últimas costelas	1/2 anterior da crista ilíaca, EIAS, tubérculo do púbis e linha alba	**Unilateral:** rotação com tórax girando para o lado oposto **Bilateral:** flexão do tronco e aumento da pressão intra-abdominal	4 últimos nervos intercostais, nervo ílio-hipogástrico e ílio-inguinal
Oblíquo interno	3 últimas cartilagens costais, crista do púbis e linha alba	Crista ilíaca, EIAS e ligamento inguinal	**Unilateral:** rotação com tórax girando para o mesmo lado **Bilateral:** flexão do tronco e aumento da pressão intra-abdominal	4 últimos nervos intercostais, nervo ílio-hipogástrico e ílio-inguinal

60 A

Comentário: Os gastrocnêmios são músculos localizados na parte posterior da perna. Eles constituem o tríceps sural juntamente com o sóleo. Esses músculos são denominados biarticulares, pois exercem ação muscular no joelho (flexor) e tornozelo (flexor plantar). Atente quanto a sua origem, inserção e inervação:

- **Inserção proximal lateral:** face lateral do côndilo lateral do fêmur, medial: face poplítea do fêmur acima do côndilo medial do fêmur.
- **Inserção distal:** face posterior do calcâneo através do tendão calcâneo.
- **Inervação:** nervo tibial.

> **Dica:**
> **Nervo tibial inerva:** gastrocnêmios, sóleo, tibial posterior, plantar, poplíteo, flexor longo dos dedos, flexor longo do hálux.
> **Nervo fibular superficial:** fibular curto e longo.
> **Nervo fibular profundo:** tibial anterior, extensor curto dos dedos, extensor curto do hálux, extensor longo dos dedos, extensor longo do hálux e fibular terceiro.
> **Nervo plantar lateral:** abdutor do dedo mínimo, quadrado plantar, lumbricais, adutor do hálux, flexor curto de dedo mínimo, interósseos dorsais e plantares.

Comentário: O diafragma é uma lâmina músculo-fibrosa curvada que separa a cavidade torácica da cavidade abdominal. Sua face superior convexa está voltada para o tórax, e sua face inferior côncava está voltada em direção ao abdômen. *Com uma inspiração máxima, a cúpula descerá em torno de 10 cm*, e em uma radiografia simples de tórax a cúpula direita coincide com a extremidade da sexta costela. Embora seja uma lâmina contínua, o músculo pode ser considerado em três partes – esternal, costal e lombar – que são baseadas nas regiões de inserção periférica. Algumas estruturas passam entre o tórax e o abdômen através de aberturas no diafragma. *Existem três grandes aberturas chamadas de hiatos – aórtico, esofágico e para a veia cava inferior – e várias aberturas menores*. Sua inervação se dá pelo nervo frênico C3–C5.

A inspiração acontece pela contração da musculatura do diafragma e dos músculos intercostais. O diafragma abaixa, aumentando o diâmetro craniocaudal e elevando o volume da caixa torácica. Já na expiração ocorre um relaxamento da musculatura do diafragma. O diafragma se eleva, diminuindo o volume da caixa torácica, o que força a saída do ar dos pulmões.

Comentário: a função do mecanismo da articulação patelo-femoral é influenciada vigorosamente por estabilizadores tanto dinâmicos (estruturas contráteis) quanto estáticos (estruturas não contráteis) da articulação. Essa estabilidade se baseia na interação entre a geometria óssea, as contenções ligamentares e retinaculares e os músculos.

Durante exercícios de cadeia cinética aberta, a quantidade de força exigida do quadríceps para estender o joelho aumenta com o movimento de extensão do joelho.

Estudos feitos demonstraram que a força do quadríceps aumenta em 60% nos últimos 15° de extensão do joelho. Além desse aumento de força, também foi constatado que a área de contato patelo-femoral era diminuída. Essa combinação do quadríceps aumentando a força e diminuindo a área de contato durante a extensão do joelho resulta em um maior estresse de contato patelo-femoral comparado com maiores ângulos de flexão do joelho onde a força do quadríceps não é grande, mas a área de contato é maior. Já durante exercícios de cadeia cinética fechada, a força do quadríceps é relativamente mínima quando o joelho está estendido.

Comentário: os ossos do pé formam três arcos: longitudinal medial, longitudinal lateral e o transversal, além de ser dividido estruturalmente em três partes: antepé, mediopé e retropé.

- **Retropé:** formado pelos ossos tálus e calcâneo.

- **Mediopé:** formado pelos ossos navicular, cuboide e cuneiformes medial, intermédio e lateral.
- **Antepé:** constituído pelos metatarsos e falanges.
- **Arco longitudinal medial:** *formado pelos ossos calcâneo, tálus, navicular, I e II metatarsos.*
- **Arco longitudinal lateral:** formado pelos ossos calcâneo, cuboide, III, IV e V metatarsos.
- **Arco transversal:** constituído pelos ossos cuneiformes (medial, intermédio e lateral), cubide e base dos cinco ossos metatarsais.

64 D

Comentário: os exercícios isométricos (estáticos) são alternativos e apresentam a vantagem de serem de fácil execução e exigirem pouco tempo de aplicabilidade. *Essa técnica consiste em contrações estáticas em determinado ângulo articular ou em vários ângulos articulares, trabalhando com eficiência os músculos, ajudando a tonificá-los. Nos exercícios isométricos (estáticos) acontece a contração muscular. No entanto, não existe o encurtamento dos músculos e do ângulo articular, causando uma compressão muscular e ocorrendo o aumento da pressão arterial periférica. São ideais na fase inicial de reabilitação, pois evitam maior estresse articular devido ao componente imóvel da contração.*

Definição de contração isométrica: o exercício isométrico é uma forma estática de exercício no qual o músculo contrai e produz força sem uma mudança apreciável em seu comprimento muscular e de movimento articular visível. Portanto, item D errado da questão.

65 D

Comentário: tipos de contração são muito cobrados em concursos. Atente quanto às definições e características a seguir:

Concêntrico	Excêntrico	Isométrico	Isocinético
Um encurtamento do músculo durante a contração é chamado de uma contração concêntrica (dinâmica positiva) ou de encurtamento	Quando um músculo se alonga durante a contração, ela é chamada de uma contração excêntrica (dinâmica negativa) ou de alongamento	Quando um músculo se contrai e produz força sem alteração macroscópica no ângulo da articulação, a contração é dita isométrica	Exercício dinâmico com controle de velocidade
Força muscular > resistência Aceleração do movimento Aumento do diâmetro muscular Diminui comprimento Aproxima origem e inserção Diminui ângulo articular	Força muscular < resistência Desaceleração do movimento Diminui o diâmetro muscular Aumenta comprimento Distancia origem e inserção Aumenta o ângulo articular	Existe tensão Tensão dissipada em calor Não existe movimento articular Utilizado mais em reabilitação Contraindicado em problemas cardiovasculares Contrações estáticas	Utilizado em aparelhos especiais Mantém a mesma tensão durante todo o movimento

Comentário: seguindo a tabela anterior, podemos definir o exercício isocinético como: dinâmico com controle de velocidade, encurtamento ou de alongamento.

Comentário: pessoal, agora vamos analisar uma questão que é muito cobrada em qualquer prova de concurso: função muscular. Ainda ressalto que é essencial o estudo da origem e inserção muscular, já que são bastante recorrentes em provas! **Legenda: O** (origem); **I** (inserção); **A** (ação); **IN** (inervação), conforme o quadro a seguir:

Trapézio	**O:** protuberância occipital externa, linha nucal superior, ligamento da nuca, processos espinhosos C7–T12. **I:** espinha da escápula e acrômio, terço lateral da clavícula. **A:** eleva, retrai e roda a escápula, as fibras superiores elevam, as médias retraem e as inferiores abaixam; fibras superior e inferior fazem rotação superior da escápula. **IN:** raiz espinhal do nervo acessório (XI par craniano) e nervos cervicais – ramos ventrais (C3–C4).
Elevador da escápula	**O:** tubérculo posterior dos processos transversos das vértebras C1–C4. **I:** parte superior da borda medial da escápula. **A:** eleva a escápula e roda sua cavidade glenoide para baixo através da rotação da escápula. **IN:** nervo dorsal da escápula (C5) e ramo ventral de (C3 e C4) nervos cervicais.
Esternocleido-mastóideo	**O:** face anterior do manúbrio do esterno, face superior do terço medial da clavícula. **I:** processo mastóideo e linha nucal superior. **A:** podem estender a cabeça se for estendida primeiro pelos pós vertebrais; flexão da cabeça, unilateralmente: flexão, inclinação homolateral e rotação com a face virada para o lado oposto. **IN:** nervo acessório (XI par craniano).
Escalenos	**O:** processos transversos das vértebras cervicais EA (3ª à 6ª), EM (2ª à 7ª), EP (2ª à 7ª). **I:** EA e EM (face superior da 1ª costela), EP (face superior da 2ª costela). **A:** elevação da 1ª e 2ª costelas e inclinação homolateral do pescoço. **IN:** ramos ventrais dos nervos espinhais cervicais.
Esplênios (cabeça)	**O:** metade inferior do ligamento da nuca e processos espinhosos cervicais inferiores e torácicos T1–T6. **I:** face lateral do processo mastoide e no terço lateral da linha nucal superior. **A:** inclinação lateral e rotação de cabeça e pescoço para o mesmo lado. **IN:** ramos dorsais dos nervos cervicais inferiores.

Comentário: questões sobre músculos são sempre recorrentes em provas. Cabe ao candidato revisar de forma detalhada origem e inserção, visto que é assunto quase certo em provas de concurso. Analisando a questão, o enunciado descreve um músculo biarticular, já que cruza duas articulações: joelho e quadril. Podemos a partir dessa informação observar que dentre as alternativas apenas o grácil tem esse componente biarticular; sendo assim a resposta da referida questão.

Músculo	Origem	Inserção	Ação	Inervação
Grácil	Sínfise púbica e ramo inferior do púbis	Superfície medial da tuberosidade da tíbia (pata de ganso)	Adução da coxa, flexão e rotação medial do joelho	Nervo obturatório (L2–L3)

Comentário: mais uma vez, origem e inserção em questões de concurso. Vamos revisar o músculo bíceps braquial.

Músculo	Origem	Inserção	Ação	Inervação
Bíceps braquial	**Porção longa:** tubérculo supraglenoidal **Porção curta:** processo coracoide	Tuberosidade radial	Flexão de cotovelo/ombro e supinação do antebraço	Nervo musculocutâneo (C5 e C6)

Comentário: o complexo do ombro envolve diversas estruturas anatômicas e biomecânicas, iremos analisar cada item dessa questão. *O ritmo escapulotorácico descreve a mecânica articular entre glenoumeral e articulação escapulotorácica nos movimentos do ombro. De acordo com esse ritmo, a cada 2 graus de movimento na GU ocorre 1 grau na ET, relação de 2:1 ou 1:2 se for 1 grau para ET e 2 graus para GU; portanto as letras A e B estão corretas*. O ombro é uma articulação esferoide, sinovial, multiaxial com três graus de liberdade, portanto item C correto. Item D apresenta um detalhe que o torna incorreto: a porção superior dos romboides é a menor e a porção inferior a maior. No quesito da banca aparece invertido. Por fim, letra E correta, os músculos do manguito rotador são: infraespinhal, supraespinhal, subescapular e redondo menor.

Referências Bibliográficas

- Blandine CG. Anatomia para o Movimento. São Paulo: Manole; 1991.
- Dutton M. Fisioterapia ortopédica: exame, avaliação e intervenção. 2. ed. Porto Alegre: Artmed; 2010.
- Hall SJ. Biomecânica Básica. 5. ed. Barueri: Manole; 2009.
- Lippert LS. Cinesiologia Clínica e Anatomia. 4. ed. Rio de Janeiro: Guanabara Koogan; 2010.
- Marques A. Cadeias musculares: um programa para ensinar avaliação fisioterapêutica global. São Paulo: Manole; 2000.
- Neumann DA. Cinesiologia do aparelho musculoesquelético: fundamentos para reabilitação física. 2. ed. Rio de Janeiro: Guanabara Koogan; 2011.
- Smith L, Weiss E, Lehmkuhl L. Cinesiologia Clínica de Brunnstrom. 5. ed. São Paulo: Manole; 1997.
- Tortora GJ, Grabowski SR. Princípios de Anatomia e Fisiologia. 9. ed. Rio de Janeiro: Guanabara Koogan; 2002.

4 Cinesioterapia

José Décio Fernandes de Araújo

1. **(UNISUL, Gravataí-SC, 2015)** Todo exercício visa aumentar o condicionamento físico de uma parte ou de todo o corpo. O exercício pode ser feito sem qualquer auxílio externo ou podem ser empregados vários dispositivos mecânicos para auxiliar um paciente. Qualquer que seja o método usado, é essencial que estes exercícios tenham ritmo e continuidade. O que é INCORRETO afirmar quando falamos em exercícios:
   A) O exercício é realizado de 3 formas: exercício ativo, exercício passivo e exercício contra resistência.
   B) Quando o paciente é capaz de mover os músculos por si mesmo, sem qualquer ajuda do terapeuta, é chamado de exercício passivo.
   C) Exercício passivo: exercício que é mecanicamente induzido e não recebe ajuda e nem resistência do paciente.
   D) Quando o paciente é capaz de mover os músculos por si mesmo, sem qualquer ajuda do terapeuta, é chamado de exercício ativo.
   E) No exercício contra resistência, é definido quando o paciente é capaz de aceitar uma resistência contra o seu exercício ativo.

2. **(IVIN, Piracuruca – PI, 2010)** Mobilização passiva é movimento dentro da amplitude de movimento livre, que é produzido inteiramente por uma força externa. Não há contração muscular voluntária. Marque a alternativa que NÃO expressa um objetivo da mobilização passiva executada pelo fisioterapeuta:
   A) Evitar o encurtamento de um músculo ou grupo muscular.
   B) Aumentar a potência muscular.
   C) Aumentar a lubrificação articular.
   D) Aumentar a ADM.
   E) Prevenir o desenvolvimento de aderências.

3. **(FAFIPA, Campo Magro-PR, 2016)** Sobre a mobilização assinale a alternativa CORRETA:
   A) São movimentos bruscos que estiram os tecidos.
   B) Ocorre diminuição do fluxo arterial, venoso e linfático.
   C) Estimula músculos, grupos musculares e previne a rigidez articular.
   D) Sempre forçar a articulação e ultrapassar o limiar de dor.

4. **(FUNDATEC, Ibiaçá-RS 2016)** Na inspeção de um paciente, o que pode ser observado em uma visão lateral durante a avaliação?
   A) Desvio lateral, obliquidade pélvica e varismo de joelhos.
   B) Cifose, lordose e anteriorização da cabeça.

C) Alinhamento das cristas ilíacas, pregas glúteas e cifose.
D) Discrepância de membros, lordose e valgismo de joelhos.
E) Alinhamento da cintura escapular, obliquidade pélvica e lordose.

5. **(IMPARH, Seleção Pública Fortaleza-CE, 2012)** Sobre amplitude de movimento, marque a opção falsa:
   A) Amplitude de movimento é o movimento completo realizado em uma articulação.
   B) A distância que um músculo é capaz de encurtar após ter sido alongado ao máximo é chamada de excursão funcional.
   C) A mobilização passiva contínua é utilizada para prevenir aderências e reduzir a formação de contraturas musculares, porém aumenta a dor pós-operatória.
   D) A amplitude de movimento ativa não é capaz de aumentar a força e potência de um músculo forte.

6. **(INSTITUTO AOCP, EBSERH, UFES-ES, 2014)** Assinale a indicação para a mobilização articular.
   A) Neoplasias.
   B) Doença óssea.
   C) Fratura instável.
   D) Distúrbio vascular.
   E) Articulações dolorosas, rígidas ou hipomóveis.

7. **(INSTITUTO AOCP, EBSERH, UFPEL-RS, 2015)** Os exercícios terapêuticos são utilizados pelo fisioterapeuta nas mais variadas disfunções. As sobrecargas e forças são colocadas no sistema corporal de modo controlado, progressivo e apropriado, com a finalidade de melhorar a função global do paciente nas demandas das atividades da vida diária. Entre as metas do exercício terapêutico está a prevenção de disfunção. Assinale a alternativa que corresponde a outra meta do exercício terapêutico.
   A) Instabilidade articular.
   B) Diminuição da flexibilidade.
   C) Melhora ou manutenção da força.
   D) Aumento da fadiga.
   E) Desenvolvimento psicológico

8. **(IMPARH, Seleção Pública Fortaleza-CE, 2014)** Avalia-se o quanto um paciente é independente para a realização das atividades de vida diária através da:
   A) Goniometria.
   B) Escala Kendall.
   C) Escala de Medida de Independência Funcional (MIF).
   D) Escala de Silmann-Andersen.

9. **(UEPB, Sapê-PB, 2016)** A avaliação em fisioterapia conta com métodos e técnicas adequados a serem seguidos de forma pormenorizada a fim de garantir o diagnóstico cinético-funcional correto e o êxito no tratamento. Assinale a alternativa INCORRETA acerca da avaliação cinético-funcional:
   A) O exame físico deve consistir na avaliação geral das condições físicas com especial atenção para os exames neurológicos e do aparelho locomotor.

B) O exame físico tem por objetivo identificar sinais diretos e indiretos resultantes ou associados às doenças e às incapacidades.

C) O doente deve ser avaliado apenas no interior do consultório, ao despir-se, ao mudar de decúbito, ao caminhar, devendo-se aferir e comprovar os déficits e comprometimentos dos movimentos, da destreza e da saúde mental.

D) O aspecto geral do doente, a fácies, postura estática e dinâmica, estado nutricional, humor, psiquismo e estados mentais como ansiedade devem ser valorizados.

E) Os sinais vitais (pressão arterial, frequência cardíaca e de pulso, frequência e padrão respiratório e temperatura) são elementos importantes para contribuir para o diagnóstico e o estabelecimento de limites das intervenções e suas repercussões.

10. (IMPARH, Seleção Pública Fortaleza-CE, 2014) A um paciente sentado, com os membros inferiores estendidos no mesmo nível, pedimos para que toque com as mãos as pontas dos artelhos. Caso não toque, medimos a distância entre a ponta dos dedos da mão e os artelhos. Nessa situação, é avaliada a flexibilidade dos músculos do(a):

A) Cadeia anterior.
B) Quadríceps.
C) Manguito rotador.
D) Cadeia posterior.

11. (OBJETIVA, Caxias do Sul-RS, 2015) Com relação às escalas de avaliação funcional e escalas de deficiência, numerar a 2ª coluna de acordo com a 1ª e, após, assinalar a alternativa que apresenta a sequência CORRETA:

(1) Testes de deficiência no equilíbrio.
(2) Avaliações sobre equilíbrio funcional.
(3) Avaliações sobre equilíbrio e mobilidade.

( ) Teste de equilíbrio de Berg.
( ) Teste *Get Up and Go* (levantar e ir).
( ) Teste de Romberg.

A) 1, 2, 3.
B) 3, 2, 1.
C) 2, 3, 1.
D) 2, 1, 3.

12. (IMPARH, Seleção Pública Fortaleza-CE, 2012) De acordo com a mobilização articular, marque a opção falsa:

A) Movimentos oscilatórios de pequena amplitude são usados para estimular os mecanorreceptores que podem inibir a transmissão de estímulos nociceptivos no nível de medula espinhal ou tronco cerebral.

B) Técnicas de mobilização intra-articular leve ajudam a manter a troca de nutrientes e assim prevenir os efeitos dolorosos e degenerativos da estase articular.

C) É indicada para reduzir dor, inflamação e infecção e aumentar amplitude de movimento.

D) A mobilização articular mantém a extensibilidade e a força de tensão nos tecidos articulares e periarticulares.

13. (CONSUPLAN, Juatuba-MG, 2015) Na propedêutica ortopédica para o exame físico do quadril e pelve assinale a alternativa correta.
    A) O limite normal para a flexão do quadril é de 90°.
    B) Usar o teste de Thomas para avaliar a contratura em extensão do quadril.
    C) A gravidade da contratura em extensão pode ser determinada avaliando o ângulo entre a mesa e a perna do paciente.
    D) A contratura fixa em flexão se caracteriza pela incapacidade em estender a perna retificada sem curvar a coluna torácica.

14. (IMPARH, Seleção Pública Fortaleza-CE, 2012) São contraindicações do alongamento muscular, exceto:
    A) Quando um bloqueio ósseo limita a mobilidade articular.
    B) Após fratura recente.
    C) Sempre que houver processo inflamatório ou infeccioso agudo dentro ou ao redor das articulações.
    D) Paciente com osteoporose.

15. (IOBV, Maracajá-SC, 2015) O alongamento passivo ocorre quando:
    A) O próprio paciente realiza a manobra de alongamento.
    B) O paciente está relaxado e uma força externa é aplicada para alongar um tecido encurtado.
    C) O músculo tem a capacidade de relaxar e ceder à força de um alongamento. São exercícios elaborados para aumentar a amplitude de movimento.
    D) Há uma diminuição acentuada no comprimento de tecidos moles ou é um bloqueio articular levando à perda de amplitude de movimento.

16. (IMPARH, Seleção Pública Fortaleza-CE, 2012) Sobre as indicações para os exercícios resistidos, marque a opção falsa:
    A) Aumentar a força muscular.
    B) Aumentar a fadiga muscular.
    C) Aumentar a potência muscular.
    D) Aumentar a resistência muscular à fadiga.

17. (FCPC/UFC, Pedra Branca-CE, 2015) No tocante à definição dos movimentos artrocinemáticos fundamentais, marque somente o item que está correto.
    A) No rolamento, um ponto único em uma face articular faz contato com múltiplos pontos na outra face articular.
    B) No deslizamento, um ponto único em uma face articular faz contato com múltiplos pontos na outra face articular.
    C) Na rotação, múltiplos pontos ao longo de uma face articular rolante fazem contato com múltiplos pontos na outra face articular.
    D) No deslizamento, múltiplos pontos ao longo de uma face articular rolante fazem contato com múltiplos pontos na outra face articular.

18. (NEOEXITUS, Forquilha-CE, 2013) De acordo com a teoria convexo-côncava de mobilidade articular com os movimentos do úmero, a cabeça convexa rola na mesma direção e desliza na

direção oposta da cavidade glenoidal. Dessa forma, qual dos movimentos do úmero está associado ao movimento artrocinemático de maneira CORRETA?

A) **Flexão:** rolamento posterior e deslizamento anterior.

B) **Adução horizontal:** rolamento posterior e deslizamento anterior.

C) **Extensão:** rolamento anterior e deslizamento posterior.

D) **Rotação externa:** rolamento anterior e deslizamento posterior.

E) **Abdução:** rolamento superior e deslizamento inferior.

19. (CORPO DE SAÚDE, Marinha, 2010) Com relação às técnicas de mobilização articular, assinale a opção correta:

A) Deslizamento umeral posterior aumenta a extensão e a rotação externa.

B) Utiliza o movimento osteocinemático.

C) O movimento em pequena amplitude, chamado grau I, está indicado quando existe dor.

D) O deslizamento tibial posterior é indicado para aumentar a amplitude de extensão do joelho.

E) O deslizamento posterior do tálus é indicado para aumentar a amplitude de flexão plantar do tornozelo.

20. (CETREDE, Mombaça-CE, 2015) "Exercícios de cadeia fechada envolvem movimentos nos quais o corpo se move sobre um segmento distal que está fixado ou estabilizado sobre uma superfície de apoio." Segundo este conceito, qual exercício a seguir representa uma cadeia fechada?

A) Extensão do joelho na cadeira extensora.

B) Agachamento com as costas apoiadas numa bola suíça encostada na parede.

C) Flexão ativa de joelho em decúbito ventral.

D) Abdução de quadril em decúbito lateral com membros inferiores amarrados com faixa elástica na altura dos joelhos.

E) Flexão e extensão de ombros na polia.

21. (IFCE, Técnico Administrativo, 2016) O conceito de cadeia cinética teve origem em 1955, quando Steindler utilizou teorias de engenharia mecânica de cinemática fechada e conceitos de cadeia para descrever a cinesiologia humana. No conceito de cadeia, segmentos rígidos sobrepostos são conectados em uma série de articulações móveis. Esse sistema permite um movimento previsível de uma articulação com base no movimento das outras articulações e é considerado uma cadeia cinética fechada (CCF). A reabilitação da força muscular e da coordenação neuromuscular precisa levar em conta a posição e a função de toda a cadeia cinética. É característica às atividades de CCF:

A) Independência do movimento articular.

B) Movimento que ocorre distalmente ao eixo da articulação.

C) Maiores forças de separação e de rotação.

D) Recrutamento das contrações musculares que são predominantemente excêntricas.

E) Estabilização proporcionada por meio externo.

22. (NEOEXITUS, Jaguaribara-CE, 2012) A goniometria é uma técnica que avalia o grau de amplitude articular. Sobre sua utilização e parâmetros referenciais marque a única opção CORRETA:

A) O pivô do goniômetro deve ser ajustado junto ao segmento que realiza o movimento.

B) No goniômetro existem duas hastes: fixa e móvel.

C) A unidade de medida do goniômetro é o centímetro (cm).
D) A amplitude articular do joelho varia de 0° a 90°.
E) O goniômetro não mensura amplitudes de movimento no plano transverso.

23. (CETREDE, Pacatuba-CE, 2014) Um paciente de 23 anos fez cirurgia de reconstrução de Ligamento Cruzado Anterior (LCA), ficando imobilizado por certo período. Ao iniciar a fisioterapia, o profissional avaliou a presença de bloqueio para o movimento de flexão de joelho. Com base nos conhecimentos da artrocinemática e respeitando a regra do côncavo vs. convexo, identifique a afirmativa CORRETA. Para ajudar a ganhar o movimento de flexão de joelho, o fisioterapeuta deverá realizar movimentos de deslizamento:
A) Posterior da tíbia que é convexa em relação ao fêmur.
B) Anterior da tíbia que é côncava em relação ao fêmur.
C) Anterior do fêmur que é côncavo em relação à tíbia.
D) Posterior da tíbia que é côncava em relação ao fêmur.
E) Posterior do fêmur que é côncavo em relação à tíbia.

24. (ALTERNATIVE CONCURSOS, União do Oeste-SC, 2016) Para graduar a força muscular durante a avaliação fisioterapêutica, normalmente se utiliza o teste muscular manual, tendo como base muitas vezes a metodologia de Kendall. A Medical Research Council preconiza a graduação de 0 a 5. De acordo com essa graduação analise as afirmativas abaixo e assinale a alternativa INCORRETA:
A) Contração com movimento ativo contra grau moderado de resistência é classificada em grau 4.
B) Ausência de contração muscular é classificada em grau 0.
C) Contração com movimento ativo, onde o movimento vence a ação da gravidade, é classificada em grau 2.
D) Contração com movimento ativo contra grau forte de resistência, sendo a força classificada como normal, é classificada em grau 5.
E) Contração sem movimento, esboço de contração isométrica, é classificada em grau 1.

25. (CONPASS, Dona Inês-PB, 2016) A avaliação da amplitude de movimento em diversas articulações é realizada pela goniometria. Sobre esse método de avaliação, assinale a alternativa CORRETA:
A) O movimento de flexão do ombro ocorre no plano frontal, e o eixo do goniômetro é posicionado ao nível da articulação glenoumeral.
B) O cotovelo é uma articulação do tipo gínglimo, onde os movimentos de flexão e extensão podem variar de 0 a 145 graus, respectivamente.
C) O eixo do goniômetro é a interseção do braço móvel e o braço fixo, e deve coincidir com o eixo da articulação a ser testada.
D) Os movimentos de pronação e supinação do antebraço ocorrem na articulação rádio-ulnar distal, tendo suas ADMs iguais em 90 graus.
E) O movimento de dorsiflexão do tornozelo ocorre no plano sagital, onde o eixo do goniômetro é posicionado sobre o maléolo lateral.

26. (IMPARH, Instituto Dr. José Frota-CE, 2016) No teste muscular manual utilizado para avaliar a força, o grau bom é considerado para o movimento por meio da amplitude completa:
A) Contra a gravidade, capaz de manter-se contra uma resistência máxima.
B) Contra a gravidade, capaz de manter-se contra uma resistência moderada.

C) Contra a gravidade.

D) Em posição de gravidade minimizada.

27. (IFCE, Técnico Administrativo, 2016) Dentro do alinhamento postural, as curvas normais da coluna vertebral consistem em uma curva convexa anteriormente na região cervical, uma curva convexa posteriormente na região do dorso e uma curva convexa anteriormente na região lombar. O alinhamento segmentar da postura cifótico-lordótica, vista na posição lateral, apresenta cabeça na posição

A) neutra, coluna cervical hiperestendida, escápulas aladas, pelve com inclinação anterior, coluna lombar fletida, tornozelo com discreta dorsiflexão.

B) para a frente, coluna cervical hiperestendida, escápulas abduzidas, coluna lombar hiperestendida, pelves em inclinação anterior e tornozelo com discreta flexão plantar.

C) para a frente, coluna cervical retificada, escápulas abduzidas, coluna lombar hiperestendida, pelves em inclinação posterior e tornozelo em flexão plantar.

D) neutra, coluna cervical hiperestendida, escápulas abduzidas, pelve com inclinação posterior, coluna lombar fletida e tornozelo com discreta inversão.

E) para a frente, coluna cervical hiperestendida, escápulas abduzidas, coluna lombar hiperestendida, pelves em inclinação posterior e tornozelo em dorsiflexão com eversão.

28. (IFCE, Técnico Administrativo, 2016) Em avaliações posturais, os padrões de dominância interferem diretamente nos desvios de postura. Em uma visão dorsal de ombros e escápulas, os padrões posturais observados a seguir se relacionam corretamente com a descrição de:

A) Ombros elevados e escápulas aduzidas: a parte ascendente do músculo trapézio e outros músculos elevadores do ombro estão contraídos.

B) Escápulas abduzidas e discretamente elevadas: esta posição é o resultado final inevitável de "manter" os ombros para trás na prática militar.

C) Escápulas abduzidas e ombros para frente: a discreta proeminência e a leve abdução não devem causar preocupação em uma criança de 8 anos de idade.

D) Escápulas aduzidas e levemente aladas: posição típica de muitas garotas jovens durante o início do desenvolvimento das mamas.

E) Ombros elevados e escápulas em boa posição: exercícios que fortalecem o músculo trapézio, especialmente a parte ascendente, podem ser realizados para melhorar ainda mais a postura.

29. (INSTITUTO MACHADO DE ASSIS, Esperantina-PI, 2016) A velocidade da marcha irá determinar a contribuição de cada segmento do corpo: uma velocidade de caminhada normal envolve principalmente as extremidades inferiores, os braços e o tronco proporcionam estabilidade e equilíbrio, e o ciclo normal da marcha se faz em duas fases: fase de acomodação de posição, que representa 60% do ciclo da marcha; e fase de oscilação, que representa os 40% restantes. A fase de oscilação é representada por

A) Impulso, oscilação intermediária e apoio de calcanhar.

B) Aceleração, oscilação intermediária e desaceleração.

C) Aceleração, impulso e desaceleração.

D) Impulso, acomodação intermediária e apoio de calcanhar.

30. **(CONPASS, Dona Inês-PB, 2016)** A marcha humana pode ser vista como o deslocamento do centro de gravidade do corpo através do espaço com o menor consumo de energia possível. Sobre a marcha humana normal assinale a alternativa INCORRETA:
    A) Em toda a fase de oscilação (balanceio) da marcha o indivíduo se encontra em apoio unipodal.
    B) A subfase de contato inicial (choque do calcanhar) é possível graças à ação do músculo tibial anterior.
    C) A debilidade do músculo tibial anterior pode ocasionar a marcha do tipo escarvante.
    D) Toda a fase de suporte da marcha é realizada com o indivíduo em apoio bipodal, sendo esta fase responsável por 70% do ciclo da marcha.
    E) A ativação do músculo glúteo médio se faz necessária para estabilizar a pelve durante a fase de oscilação (balanceio) da marcha

31. **(CAIP/USCS, Fundação Municipal Anne Sullivan-SP, 2014)** O teste de Faber feito no quadril é considerado positivo quando indica que pode haver as seguintes alterações, exceto:
    A) espasmo do iliopsoas.
    B) comprometimento da articulação sacroilíaca.
    C) espasticidade adutora.
    D) comprometimento da articulação do quadril.

32. **(IBFC, Hospital Metropolitano Dr. Célio de Castro-MG, 2015)** Leia atentamente a seguinte sequência de eventos: inspiração profunda; fechamento da glote, com manutenção da posição abaixada do diafragma; contração abdominal sobre todo o contorno da cintura e sobre o assoalho pélvico, empurrando a massa visceral abdominal em direção à coluna vertebral. O texto se refere ao emprego de uma técnica que tem como objetivo principal a proteção da coluna vertebral, principalmente da porção lombar, em situações de risco de sobrecargas excessivas; por exemplo, quando se eleva um objeto pesado que se encontra ao nível do chão. Essa técnica é denominada:
    A) Manobra de Adams.
    B) Manobra de Thomas.
    C) Manobra de Trendelenburg.
    D) Manobra de Valsalva.

33. **(CETREDE, Carnaubal-CE, 2015)** Um paciente de 37 anos, apresentando diagnóstico de lombalgia, deu início ao tratamento fisioterapêutico. Durante a avaliação, o fisioterapeuta identificou comprometimento dos músculos posteriores da coluna. Com isso, o profissional deverá realizar, para desconsiderar um comprometimento da raiz nervosa da coluna e classificar a lombalgia como apenas mecânica, o teste de:
    A) Aplay.
    B) Lasegue.
    C) Tinel.
    D) Phalen.
    E) Thompson.

34. **(CAIP/USCS, Fundação Municipal Anne Sullivan-SP, 2014)** Complete a lacuna abaixo assinalando a alternativa correta. O teste de Galeazzi ou Allis pode ser usado para avaliar luxação congênita

unilateral do quadril ou _____ e ser executado em crianças de 3 a 18 meses de idade.
A) Luxação de joelho.
B) Legg Perthes.
C) Espasticidade de adutores.
D) Displasia desenvolvimental.

35. (IDHTEC, Macarapana-PE, 2015) São testes específicos das lesões específicas do joelho, EXCETO:
A) Teste de Neer.
B) Gaveta anterior e posterior.
C) Colaterais.
D) Lachmann.
E) Mac Murray.

36. (NUBES, Major Vieira-SC, 2015) Para avaliar a integridade deve ser utilizado o teste de Lachman na prática clínica?
A) Cruzado superior.
B) Cruzado anterior.
C) Cruzado posterior.
D) Transverso posterior.

37. (UNIMONTES, Itacarambi-MG, 2014) O diagnóstico de luxação congênita do quadril pode ser confirmado com o teste de:
A) Ober.
B) Ortolani.
C) Thomas.
D) Trendelenburg.

38. (COMPANYLEARNING, Balneário Barra do Sul-SC, 2014) O teste usado para detectar artrite no quadril é:
A) Teste de McMurray.
B) Teste de Perkin.
C) Teste de Patrick.
D) Teste de Helfet.

39. (CAIP/USCS, Fundação Municipal Anne Sullivan-SP, 2014) Correlacione os testes ligamentares realizados na articulação do joelho corretamente.
1) Instabilidade anterior uniplanar.
2) Instabilidade posterior uniplanar.
3) Instabilidade lateral uniplanar.
4) Instabilidade rotatória póstero-lateral.

(A) Teste da gaveta.
(B) Estresse em varo a 0° e 30°.
(C) Teste de Lachman.
(D) Teste de Jacob.

A correlação se estabelece em:
A) 1C, 2D, 3A, 4B.
B) 1A, 2C, 3D, 4B.
C) 1C, 2A, 3B, 4D.
D) 1A, 2D, 3B, 4C.

40. (UNICENTRO, Nossa Senhora das Graças-PR, 2015) A hérnia de disco é uma patologia frequente na coluna lombar e acomete estruturas articulares alterando o funcionamento biomecânico da região e das propriedades naturais dos tecidos adjacentes. O diagnóstico pode ser feito clinicamente, levando em conta as características dos sintomas e o resultado do exame neurológico. Testes específicos são muito utilizados para se chegar à confirmação do diagnóstico. A respeito disso, assinale a alternativa que contém o teste específico utilizado para confirmação das hérnias discais:

A) Teste de Allen.
B) Teste de Trendelenburg.
C) Teste de Lasègue.
D) Teste de Thomas.
E) Teste de Apley.

41. (CETAP, Belém-PA, 2013) Marque a alternativa que não possui um teste ortopédico utilizado para síndrome do impacto do ombro:

A) Teste de Hawkins-Kennedy.
B) Teste do impacto de Neer.
C) Teste de Ó Brien.
D) Teste de Yocum.
E) Teste para impacto posterior interno.

42. (COMPANYLEARNING, Balneário Barra do Sul-SC, 2014) Com relação à marcha de Trendelenburg, em pacientes, a cinesioterapia usará para sua correção a ativação de qual músculo:

A) Glúteo médio.
B) Quadríceps.
C) Glúteo máximo.
D) Semimembranoso.

43. (MSCONCURSOS, Esteio-RS, 2015) Os testes ortopédicos ajudam o fisioterapeuta a diagnosticar várias patologias. Assinale a alternativa que contém somente testes ortopédicos que auxiliam no diagnóstico de patologias de ombro:

A) Neer, Jobe e Yocun.
B) Phalen, Spurling e Adson.
C) Adson, Lasegue e Thomaz.
D) Thomaz, Phalen e Lasegue.
E) Aplley, Thompson, Spurling.

44. (CETREDE, Paracuru-CE, 2015) Durante uma avaliação de um paciente com Síndrome do Desfiladeiro, o fisioterapeuta posicionou o paciente sentado com a cabeça voltada para o lado afetado. Pediu para o paciente estender a cabeça, respirar profundamente e reter a inspiração. Neste momento, o profissional palpou o pulso radial. Identifique a alternativa que especifica o teste específico que o fisioterapeuta estava realizando.

A) Manobra de Valsalva.
B) Manobra de Adson.
C) Teste de Jobe.

D) Teste de Phalen.
E) Teste de Trendelenburg.

45. (URCA, Cedro-CE, 2014) A avaliação fisioterapêutica é fundamental e indispensável no processo de recuperação de uma lesão ou patologia. Alguns dos recursos largamente utilizados são os testes específicos indicados para o diagnóstico cinesiofuncional. Identifique as afirmativas a seguir como verdadeiras (V) ou falsas (F):

( ) São testes para a avaliação da coluna cervical: valsalva, compressão e tração.
( ) O Teste de Gaenslen avalia a articulação sacroilíaca.
( ) O Teste de Phalen é considerado positivo e piora os sintomas da Síndrome do Túnel do Carpo auxiliando no diagnóstico desta patologia.
( ) O Teste de Gaveta anterior é realizado inicialmente para diagnosticar a lesão no Ligamento Cruzado Anterior.

Assinale a alternativa que apresenta a sequência correta de cima para baixo:
A) V, F, V, F.
B) V, F, F, V.
C) V, V, V, F.
D) V, V, V, V.

46. (FUNDATEC, Monte Belo-RS, 2015) Dentre os testes ortopédicos realizados para avaliação do paciente, estão:
1. _____, usado para detectar ruptura de menisco.
2. _____, procedimento que se destina a avaliar a força do glúteo médio.
3. _____, que permite avaliar através da pressão intratecal alguma patologia da coluna (p. ex., hérnia discal).
4. _____, que tem a função de verificar se o tendão do bíceps encontra-se no interior do sulco bicipital.

Assinale a alternativa que preenche, correta e respectivamente, as lacunas do trecho acima.
A) Yergason – Trendelenburg – Teste de Valsalva – McMurray.
B) Trendelenburg – Mcmurray – Teste de Valsalva – Yergason.
C) McMurray – Trendelenburg – Teste de Valsalva – Yergason.
D) McMurray – Trendelenburg – Yergason – Teste de Valsalva.
E) Teste de Valsalva – Trendelenburg – Yergason – McMurray.

47. (CONPASS, Extremoz-RN, 2013) Sobre os testes especiais utilizados no diagnóstico das lesões do joelho, assinale a alternativa CORRETA:
A) O Teste de McMurray é muito utilizado na prática clínica para diagnosticar as lesões isoladas dos ligamentos cruzados.
B) O teste de estresse ligamentar em varo é útil no diagnóstico de lesão do ligamento colateral medial.
C) O teste de estresse ligamentar em valgo é útil no diagnóstico de lesão do ligamento colateral lateral.
D) Lesões do LCP (ligamento cruzado posterior) podem ser encontradas no teste de Lachman.
E) Lesões do LCA (ligamento cruzado anterior) podem ser encontradas no teste de gaveta anterior.

48. (LEGALLE CONCURSOS, Nova Esperança-RS, 2015) Paciente chega à clínica referindo dor sobre o epicôndilo lateral que se irradia ao longo dos músculos extensores. A dor teve início gradual e se tornou intensa e persistente, impedindo a realização de atividades diárias comuns. Apresenta ainda dor à palpação local no epicôndilo lateral, dor à extensão, dor à extensão resistida do punho ou dedo médio e dor à supinação resistida. Ao avaliar seus pacientes, quais testes irritativos você deve fazer?
A) Teste de Cozen e Teste Mill.
B) Teste de Apley.
C) Teste de Lachman e Teste de Jobe.
D) Teste de Neer e de McMurray.
E) Teste de Speed.

49. (ACPI, Gaúcha do Norte-MT, 2015) Um paciente com o cotovelo estendido eleva o membro superior até a linha da escápula, mantendo o polegar apontado para baixo, enquanto o examinador faz a contrarresistência e avalia especificamente o supraespinhoso. Defina o teste:
A) Teste irritativo de Jobe.
B) Teste de Hawkins.
C) Teste de sinal do braço caído.
D) Crepitação.

50. (MSCONCURSOS, Esteio-RS, 2015) Qual dos seguintes testes ortopédicos é utilizado no auxílio do fisioterapeuta quanto ao diagnóstico de epicondilite lateral?
A) Mill.
B) Teste de Finkelstein.
C) Underburg.
D) Kernig.
E) Hoover.

51. (ALTERNATIVECONCURSOS, Esperança do Sul-SC) Este teste é utilizado para o diagnóstico da instabilidade do quadril. Consiste em colocar a criança em decúbito dorsal, segurando os membros inferiores pelos joelhos e fletindo os quadris em 90 graus; o polegar é colocado na face medial da coxa e os dedos indicador e médio sobre o trocânter maior. A partir dessa posição faz-se a abdução simultaneamente para os dois quadris ou fixa-se um lado e testa-se o outro. Quando existe a instabilidade, sentimos um ressalto (Clic) durante a realização dessa manobra. Essa manobra refere-se a que teste:
A) Fabere.
B) Pivot Shift.
C) Lachman.
D) Ortolani.
E) Tompson.

52. (CONPASS, Floresta-PE, 2015) O exame físico é uma etapa fundamental da avaliação realizada pelo fisioterapeuta, pois é através dela que será construído o diagnóstico cinético funcional. Sobre os testes especiais realizados durante o exame físico, assinale a alternativa INCORRETA:
A) No Sinal de Apreensão o fisioterapeuta realiza o movimento de abdução com rotação externa do ombro e cotovelo fletido a 90°. Se o paciente apresentar alteração na expressão da face, o teste é positivo para instabilidade da cápsula anterior.

B) O teste de Phalen é utilizado para observar se existe compressão do nervo mediano, sugestivo para Síndrome do Túnel do Carpo. Durante o teste o paciente realiza a flexão de punho apoiando a região dorsal das mãos com o cotovelo fletido a 90° e braços elevados.

C) O teste de Neer é indicado para verificar compressão das estruturas subacromiais e é realizado através de uma rotação externa do ombro contra uma resistência manual. Se o paciente referir dor durante o movimento, o teste é positivo.

D) No teste de Trendelenburg o paciente é instruído a flexionar uma perna de cada vez, onde, se não for capaz de ficar de pé sobre uma perna, porque a pelve oposta cai ou deixa de elevar-se, o teste será considerado positivo, indicando fraqueza do músculo Glúteo Médio.

E) O teste de Gaveta Anterior é realizado com o paciente em posição supina com quadril e joelho fletidos e os pés apoiados na maca. O fisioterapeuta senta sobre o pé do paciente para estabilizar, coloca as mãos na região posterior do joelho e puxa a tíbia anteriormente. Se a tíbia se deslocar anteriormente, indica possível lesão de LCA.

53. (FUNTEF, Cambé-PR, 2015) O teste de Thompson quando positivo indica:
A) Existência de estenose venosa profunda na parte inferior da perna.
B) Rupturas no tendão de Aquiles.
C) Instabilidade ligamentar do tornozelo.
D) Lesões no ligamento deltoide.
E) Lesões no ligamento calcâneo fibular.

54. (INSTITUTO AOCP, EBSERH, UFJF-MG, 2015) O teste de Milgram pode ser realizado pelo profissional fisioterapeuta na avaliação de coluna lombar. Com relação a esse teste, assinale a alternativa INCORRETA:
A) O teste de Milgram é realizado com o paciente em decúbito dorsal.
B) Com os membros inferiores estendidos, solicita-se que o paciente realize uma flexão bilateral de quadril de aproximadamente 10°.
C) O teste é positivo se durante sua realização o paciente referir dor em coluna lombar.
D) Caso o paciente não consiga sustentar os membros inferiores elevados, o sinal é de fraqueza de abdominais e o indivíduo não realizará o teste adequadamente.
E) O paciente deve permanecer com os membros inferiores elevados durante 5 segundos.

55. (UNIMONTES, Capitão Enéas-MG, 2015) O fisioterapeuta conta com o auxílio de vários testes passivos ou ativos para realizar um exame funcional adequado. Entre eles, o teste de compressão de Apley. Esse teste, quando está positivo, caracteriza:
A) Lesão ligamentar.
B) Ruptura do menisco.
C) Derrame articular.
D) Luxação patelar.

56. (INSTITUTO AOCP, EBSERH, UFJF-MG, 2015) Sinal clínico avaliado por meio da pressão digital realizada sobre a pele por pelo menos 5 segundos. Utilizado para avaliar a presença de edema. Se positivo, a depressão causada pela pressão na região não se desfaz imediatamente após a descompressão. Assinale a alternativa referente ao teste descrito no enunciado.
A) Sinal de Cacifo.
B) Sinal de Romberg.

C) Sinal de Payr.
D) Sinal de Clarke.
E) Sinal de Babinsk.

57. (CONPASS, Bonito de Santa Fé-PB, 2015) A Tenossinovite de Quervain é diagnosticada pelo teste que revela tumefação e dor localizada sobre o compartimento sinovial na região distal do rádio. A qual teste se refere o enunciado:
A) Teste de Phalen.
B) Teste de Tinel.
C) Teste de Allen.
D) Teste de Finkelstein.
E) Teste de Apley.

58. (INSTITUTO AOCP, EBSERH, UFJF-MG, 2015) Teste utilizado para avaliar possível frouxidão do ligamento cruzado posterior de joelho, realizado com paciente em decúbito dorsal, quadris e joelhos em flexão de 90°, com pés suspensos, e, se positivo, o terapeuta observa um degrau de deslocamento posterior da tíbia. O enunciado se refere a qual teste?
A) Teste de Gaveta Anterior.
B) Teste de Godfrey.
C) Teste de Dreyer.
D) Teste de Apley.
E) Teste de Thompson.

59. (IADES, EBSERH, UFPI-PI, 2012) De acordo com o manual fotográfico de testes ortopédicos e Neurológicos, cujo autor é Joseph Cipriano (1999), assinale a alternativa correta que relaciona o nome do teste ortopédico procedimento e o fundamento descritos a seguir: "Procedimento: com o paciente sentado, instruí-lo para tocar no ombro oposto e trazer o cotovelo à parede torácica. Fundamento: incapacidade de tocar o ombro oposto por causa de dor indica uma luxação anterior da cabeça umeral para fora da cavidade glenoide."
A) Teste de Dugas.
B) Teste de Fulcro.
C) Teste de Rockwood.
D) Teste de Yergason.
E) Teste do ligamento umeral transverso.

60. (AOCP, Marilena-PR, 2016) É um teste realizado com o paciente sentado, em posição de índio, para avaliação de menisco, realizando-se uma pressão em região medial de joelho. Sua positividade sugere lesão de menisco medial. A qual teste o enunciado se refere?
A) Teste de Waldron.
B) Apley de compressão.
C) Teste de Childress.
D) Teste de Godfrey.
E) Sinal de Payr

Gabarito

Comentário: essa questão vem abordando os tipos de exercícios efetuados dentro da prática clínica. Podemos assim enumerar em quatro:

- **Passivo:** exercício realizado por uma força externa sem nenhum esboço de contração muscular por parte do paciente.
- **Ativo:** exercício no qual é realizado inteiramente pelo esforço muscular do paciente.
- **Ativo-assistido:** tipo de movimento ativo no qual a assistência é feita por uma força externa, manual ou mecânica.
- **Resistido:** caracterizado pela realização de contrações musculares contra alguma forma de resistência, manual ou mecânica.

Comentário: a mobilização passiva é tipo de exercício realizado sem restrições, sendo produzida por uma força externa. Ele *não é indicado para prevenir atrofia muscular, aumentar força ou resistência à fadiga*, sendo benéfico em regiões que apresentam inflamação aguda. Seus principais objetivos são:

- Manter a mobilidade da articulação e do tecido periarticular.
- Minimizar os efeitos da formação de contraturas e aderências.
- Evitar encurtamento muscular e manter sua elasticidade.
- Manter e/ou aumentar a ADM.
- Auxiliar na circulação e na dinâmica vascular
- Promover a produção de líquido sinovial e nutrição da cartilagem
- Auxiliar no processo de regeneração de uma lesão.
- Ajudar a manter a percepção articular de movimento do paciente.

Comentário: a mobilização apresenta papel primordial na dinâmica articular, favorecendo a nutrição da cartilagem, evitando o encurtamento muscular, mantém a elasticidade do tecido muscular, previne a rigidez articular pelo fato de estimular a lubrificação da articulação com o movimento. Dentre as opções da questão podemos afirmar que a letra C é mais coerente sobre este assunto.

Comentário: a avaliação consiste em observar o paciente por três posições: anterior, posterior e lateral ou perfil. Atenta-se para a postura, simetria corpórea, atitudes e capacidade de movimentação. Deve-se tomar distância suficiente para se ter visão global do indivíduo. Observando a pessoa na *visão lateral* devemos nos ater *à posição da cabeça (anteriorizada ou retificada), curvaturas da coluna vertebral (cifoses e lordoses), alinhamento dos membros superiores com o tronco, alinhamento da pelve com joelhos e*

tornozelos. Numa visão anterior é necessário observar a região do peitoral, altura dos ombros, o posicionamento da cicatriz umbilical, o nivelamento das espinhas ilíacas ântero-superiores, a altura dos joelhos, a orientação da patela e o posicionamento, forma e apoio dos pés, presença de varismo ou valgismo de joelhos. Por fim, na *observação posterior* temos que observar o alinhamento da coluna. Se apresenta desvio lateral, atentar para o ângulo formado pela lateral do tronco e face interna do braço, de um dos lados em relação ao outro. Causas mais frequentes de inclinação do tronco são escoliose, encurtamento de membros inferiores e atitudes antálgicas. Os ombros devem ser simétricos e estar à mesma altura, ficando a cabeça posicionada centralmente na cintura escapular. Atente para o alinhamento das escápulas, da pelve, alinhamento dos joelhos e tornozelos. Diante do resumo vamos analisar as alternativas:

- Desvio lateral → visão posterior, obliquidade pélvica → visão posterior e varismo de joelhos → visão anterior.
- Cifose, lordose e anteriorização da cabeça → visão lateral.
- Alinhamento das cristas ilíacas e pregas glúteas → visão posterior e cifose → visão lateral.
- Discrepância de membros e valgismo de joelhos → anterior e lordose → visão lateral.
- Alinhamento da cintura escapular e obliquidade pélvica → visão posterior e lordose → visão lateral.

Comentário: ADM – amplitude de movimento é uma técnica básica usada para exame e início do tratamento em um programa de intervenção cinesioterapêutica. Ela consiste no movimento completo realizado por uma articulação. *Em nossa área de atuação, essa técnica é administrada para manter a mobilidade das articulações e dos tecidos moles de modo a minimizar a perda da flexibilidade dos tecidos e evitar formação de contraturas.* Podemos observar a opção falsa no item C, quando ela menciona que a mobilização passiva contínua é utilizada para aumentar a dor pós-operatória. Veja que esse tipo de ADM é muito utilizado na prática clínica para amenizar os quadros de dor no pós-operatório. Sobre a excursão funcional podemos conceituar como sendo a distância que o músculo é capaz de se encurtar após ter sido alongado ao máximo. A amplitude de movimento ativa não é capaz de aumentar força e potência de um músculo forte, porém pode ser utilizada para iniciar ganho de força de músculos fracos. O tipo de exercício para força e potência de um músculo forte é o resistido.

Comentário: a mobilização é uma técnica manual que visa restaurar o movimento artrocinemático de deslizamento e "alongar" o tecido conjuntivo envolto que possua contraturas ou aderências, combatendo, assim, a hipomobilidade. Atua também na articulação dolorosa. As contraindicações são: *hipermobilidade, derrame articular, inflamação (artrite), câncer, fraturas não consolidadas, pós-operatório, doença óssea e problemas vasculares*.

Comentário: o exercício terapêutico pode ser definido como o uso apropriado dos movimentos do corpo com a finalidade de tratamento. Implica, portanto, uma sistematização científica desses movimentos para uso terapêutico e num conhecimento profundo do sistema muscular e osteoarticular. As metas do exercício terapêutico são: *melhora ou manutenção da força muscular*, resistência muscular à fadiga, resistência cardiovascular, estabilidade articular, equilíbrio, mobilidade, flexibilidade, relaxamento e propriocepção.

8 C

Comentário: Os instrumentos mais conhecidos para avaliar a capacidade funcional são: índice de Katz, índice de Kenny, índice de Barthel, *Medida de Independência Funcional (MIF)* e escala de atividades instrumentais de vida diária (AIVD) de Lawton.

Medida de Independência Funcional (MIF) tem como objetivo primordial avaliar de forma quantitativa a carga de cuidados demandada por uma pessoa para a realização de uma série de tarefas motoras e cognitivas de vida diária. *Entre as atividades avaliadas estão: autocuidado, transferências, locomoção, controle esfincteriano, comunicação e cognição social, que inclui memória, interação social e resolução de problemas.* Cada uma dessas atividades é avaliada e recebe uma pontuação que parte de 1 (dependência total) a 7 (independência completa). Assim, a pontuação total varia de 18 a 126. Estão descritos dois domínios na MIF: o motor e o cognitivo.

- **Goniometria:** avalia a amplitude de movimento articular por meio do goniômetro.
- **Escala de Kendall:** escala de graduação de força muscular.
- **Silverman-Andersen (nome correto):** é um método clínico útil para quantificar o grau de desconforto respiratório e estimar a gravidade do comprometimento pulmonar. São conferidas notas de 0 a 2 para cada parâmetro. A somatória das notas inferior a 5 indica dificuldade respiratória leve, e quando é igual a 10 corresponde ao grau máximo de dispneia. São avaliados quatro parâmetros: retração intercostal superior e inferior, retração xifoide, batimento da asa do nariz e gemido expiratório.

9 C

Comentário: atenção com esse tipo de questão. Cabe aqui o bom senso na leitura das alternativas para encontrar a resposta incorreta.. Letras A e B, corretíssimas, pois sabemos que durante o exame físico observamos em especial as condições locomotoras e neurológicas do paciente, não deixando de lado outros componentes da avaliação, como a cardiorrespiratória. Assim como atentar para alterações diretas e indiretas de determinada enfermidade. *Tudo deve ser observado no paciente ao entrar na sala de avaliação, desde o seu modo de locomoção até seu estado geral. Todos os itens da letra C devem ser levados em consideração nesse processo, porém essa alternativa se encontra incorreta ao mencionar que devemos avaliar o paciente apenas no interior do consultório. Sabemos que, na prática clínica, avaliar os mais distintos ambientes do paciente é essencial para tomada de decisões quanto ao plano de tratamento.* Letras D e E estão corretas em sua descrição. Quando verificadas pelo examinador, podem ajudar no processo de elaboração do plano terapêutico.

10 D

Comentário: questão de fácil resolução. Pela descrição do enunciado pode-se afirmar que se trata do teste de flexão anterior do tronco, o qual avalia a flexibilidade da cadeia muscular posterior.

Comentário: questões sobre escalas de avaliação vêm sendo cada vez mais constantes em provas. Vamos revisar cada uma.

- **Teste de equilíbrio de Berg:** Também chamada Balance Scale, compreende uma escala de 14 tarefas relacionadas ao dia a dia, que envolvem o *equilíbrio estático e dinâmico*, tais como alcançar, girar, transferir-se, permanecer em pé e levantar-se.
- **Teste Get Up and Go:** avalia a capacidade para se levantar, o equilíbrio, a postura, a base da marcha (larga ou curta), a ignição da marcha (se há hesitação ou congelamento), a velocidade, o tamanho do passo, a continuidade, a simetria, o balanço do tronco e dos membros, os movimentos involuntários e a habilidade para retornar. Didaticamente é dividido em dois componentes: *equilíbrio e locomoção*.
- **Teste de Romberg:** mais conhecido em concursos, consiste na *avaliação da disfunção do equilíbrio*.

Comentário: a mobilização articular consiste no movimento passivo realizado pelo terapeuta com velocidade baixa o suficiente para que o paciente possa interromper o movimento. A técnica pode ser aplicada com um movimento oscilatório ou alongamento mantido de modo a diminuir a dor ou aumentar a mobilidade. As indicações da mobilização articular são: dor, defesa muscular e espasmo. Estas podem ser tratadas com as técnicas de mobilização intra-articular leve para estimular efeitos neurofisiológicos e mecânicos.

- **Efeitos neurofisiológicos:** movimentos oscilatórios de pequena amplitude são usados para estimular os mecanorreceptores que podem inibir a transmissão de estímulos nociceptivos no nível de medula espinhal ou tronco cerebral.
- **Efeitos mecânicos:** movimentos de tração ou deslizamento de pequena amplitude nas articulações são usados para promover a movimentação do líquido sinovial, que é o veículo transportador de nutrientes para porções avasculares de cartilagem articular. *Técnicas de mobilização intra-articular leve ajudam a manter a troca de nutrientes e assim prevenir os efeitos dolorosos e degenerativos da estase quando uma articulação está edemaciada ou dolorida e não pode ser movida ao longo da amplitude de movimento.* Dentre os efeitos dessa técnica podemos citar: estimular a atividade biológica movimentando o líquido sinovial que traz nutrientes para a cartilagem avascular das superfícies articulares e fibrocartilagens; manter extensibilidade e força de tensão nos tecidos articulares e periarticulares; impulsos sensoriais relativos à posição estática e sendo de velocidade, mudanças na velocidade do movimento, sendo de direção do movimento, regulação do tônus e estímulo proprioceptivo.

Comentário: questão sobre propedêutica do quadril um tanto imprecisa nas suas alternativas. Podemos observar que a amplitude articular de flexão do quadril com o joelho fletido é de 0°–125°, no movimento de extensão a ADM varia de 0–10°.

O teste de Thomas é utilizado para avaliar contratura dos flexores do quadril, em especial do iliopsoas. Nesse teste, a gravidade da contratura em flexão pode ser determinada avaliando-se o ângulo entre a mesa e a coxa do paciente. Por eliminação teríamos a alternativa D como correta, porém, o item pode causar certa confusão para o candidato na sua descrição. Quando ocorre contratura em flexão de quadril, atente que a perna fica retificada sem poder realizar extensão e sem curvar a coluna torácica. Caso ocorra a extensão o paciente vai compensar com a flexão da região torácica para estender a perna em flexão fixa.

Comentário: uma questão de nível fácil, as contraindicações do alongamento são:

- *Quando um bloqueio ósseo limita a mobilidade articular.*
- *Após fratura recente.*
- *Sempre que houver evidência de um processo inflamatório ou infeccioso agudo (calor e edema) dentro ou ao redor de articulações.*
- Sempre que houver uma dor aguda, cortante, com movimento articular ou com alongamento muscular.
- Quando for observado hematoma ou outra indicação de trauma nos tecidos.
- Quando as contraturas ou tecidos moles encurtados estiverem provendo aumento na estabilidade articular em substituição à estabilidade estrutural normal ou força muscular.
- Quando as contraturas ou tecidos moles encurtados forem a base de habilidades funcionais, particularmente em pacientes com paralisia ou fraqueza muscular intensa.
- Paciente com osteoporose não é contraindicado ao alongamento, porém, é necessária certa precaução devido à doença.

Comentário: O alongamento muscular são exercícios físicos para manter ou desenvolver a flexibilidade. Existem basicamente cinco métodos de alongamento para desenvolver a flexibilidade: *o alongamento passivo, o ativo, estático, balístico e a facilitação neuromuscular proprioceptiva (FNP).* O alongamento passivo é aquele executado com paciente em relaxamento. Aplica-se uma força externa a fim de alongar os tecidos encurtados. O ativo é o próprio paciente que realiza a manobra de alongamento. Alongamento estático é realizado até o ponto mais distante e sua manutenção. Ele é um dos métodos mais seguros para ampliar a flexibilidade. Balístico, envolve movimentos pendulares, saltos, movimentos insistidos e rítmicos. Essa técnica é o método mais controverso, porque pode causar irritabilidade e lesão. FNP é uma técnica que impede a contração dos músculos alongados pela inibição dos fusos e pela ativação do fuso tendinoso de Golgi. O método de contração e relaxamento consiste em contração isométrica por 3 a 7 segundos, realizada de extensão muscular.

16 B

Comentário: exercício resistido pode ser definido como contrações musculares realizadas contra resistências graduais e progressivas. A resistência mais comum são os pesos, mas também é possível utilizar resistência hidráulica, eletromagnética, molas, elásticos e outras. O treinamento de força muscular, realizado por meio de exercícios resistidos, é a forma mais eficaz quando se objetivam o aumento na massa muscular e a melhora da força muscular, além de melhorar a potência muscular e resistência à fadiga.

Comentário: na artrocinemática constatamos 3 tipos de movimento intra-articular: *rolamento, deslizamento e giro*. Sem essa mecânica articular não seria possível realizar os macro-movimentos. Quando um paciente apresentar alguma disfunção nesse movimento, consequentemente o macromovimento estará comprometido. Vejamos a definição desses movimentos intra-articulares:

Movimentos entre as superfícies articulares básicos:
- **Rolamento:** múltiplos pontos de uma superfície encontram novos pontos na superfície oposta.
- **Deslizamento:** que o mesmo ponto em uma superfície fique em contato com múltiplos pontos na superfície oposta.
- **Rotação:** o mesmo ponto sobre a superfície que se move cria o arco de um círculo à medida que o osso gira.

Comentário: agora vamos revisar um assunto que é sempre pedido em provas da lei do côncavo-convexo. Ela descreve a direção do movimento entre as superfícies articulares, sendo dependente da superfície que esteja em movimento.
- **Superfície convexa:** rolamento e deslizamento em direções opostas.
- **Superfície côncava:** rolamento e deslizamento na mesma direção.
- **Atenção:** o rolamento sempre acompanha o movimento osteocinemático independentemente da superfície articular que esteja em movimento.

Vamos analisar cada item da nossa questão e observar que a superfície em movimento é convexa; no caso, o úmero!
- **Flexão:** rolamento anterior e deslizamento posterior.
- **Adução horizontal:** rolamento anterior e deslizamento posterior.
- **Extensão:** rolamento posterior e deslizamento anterior.
- **Rotação externa:** rolamento posterior e deslizamento anterior.
- **Abdução:** rolamento superior e deslizamento inferior.

19 B

Comentário: questão muito bem elaborada pela banca da Marinha. Vamos analisar cada item. Lembrando a lei do côncavo convexo (*superfície convexa: rolamento e deslizamento em direções opostas; superfície côncava: rolamento e deslizamento na mesma direção*), no deslizamento umeral posterior iremos favorecer o movimento de flexão e rotação interna, Item A errado. Na mobilização articular podemos observar uma graduação, *graus I e II proporcionam analgesia, III e IV aumento da amplitude de mo-*

vimento, e grau V, manipulação brusca. Portanto, letra B correta. No item C o deslizamento tibial posterior é indicado para aumentar o movimento de flexão de joelho e não extensão. Para favorecer a extensão deve-se realizar o deslizamento tibial anterior. O deslizamento posterior do tálus favorece o ganho de ADM para dorso-flexão. Para flexão plantar deve-se realizar o deslizamento anterior do tálus. Portanto, itens D e E incorretos.

Comentário: existem dos tipos de exercício em cadeia cinética, aberta e fechada.

- **CCA:** Não sustentam o peso corporal, com movimento ocorrendo em uma única articulação. O segmento distal é livre para se mover, e a resistência é normalmente aplicada no segmento distal.
- **CCF:** Sustentam o peso corporal. É necessário movimento em várias articulações para que se complete o movimento, o segmento distal é normalmente fixo a uma superfície sustentadora, e a resistência pode ser aplicada tanto distal quanto proximalmente. Analisando cada alternativa podemos observar que:

Extensão do joelho na cadeira extensora → CCA.

Agachamento com as costas apoiadas numa bola suíça encostada na parede → CCF.

Flexão ativa de joelho em decúbito ventral → CCA.

Abdução de quadril em decúbito lateral com membros inferiores amarrados com faixa elástica na altura dos joelhos → CCA

Flexão e extensão de ombros na polia → CCA.

Comentário: questões sobre cadeia cinética vêm sendo muito cobradas em provas. Cabe ao candidato saber de forma concisa as principais diferenças entre aberta e fechada. Observe o quadro abaixo:

CCA	CCF
Segmento distal se move no espaço. Movimento articular independente. Movimentos dos segmentos corporais apenas distais à articulação. Ativação muscular isolada. Realizados em posições sem apoio. Aumento de cisalhamento articular (atrito articular). Resistência no segmento distal. Normalmente necessita de estabilização externa (manual ou equipamento). Ação muscular predominantemente concêntrica.	Segmento distal permanece em contato com a superfície de apoio. Movimento articular interdependente. Movimento do segmento do corpo pode ocorrer distal e/ou proximal à articulação. Ativação muscular ocorre em múltiplos grupos musculares. Realizados em posição com apoio de peso. Resistência aplicada em múltiplos segmentos que se movem. Estabilização interna por meio de ação muscular, compressão articular e controle postural. Ação muscular predominantemente excêntrica.

Comentário: A goniometria é o método utilizado para medir os ângulos articulares do corpo em todos os planos de movimento, sendo realizada por meio do goniômetro universal. Este é composto por duas hastes: um móvel e uma fixa, o braço estacionário é alinhado com o segmento corporal fixo, e o braço móvel, com o segmento corporal móvel.

Unidade de medida: GRAUS

Analisando cada alternativa observamos que a letra A está errada, visto que junto ao segmento em movimento devemos ajustar a haste móvel do goniômetro. Letra C, equivocada em citar a medida em cm, sabemos que ela é medida em graus de movimento. Item D, incorreto, pois a amplitude articular do joelho é 0°-135 ou 0°-140°(-varia de acordo com alguns autores). Por fim, item E errado no que diz respeito à mensuração a ser realizada apenas no plano transverso.

Comentário: questão sobre lei do côncavo-convexo. Primeiramente, vamos analisar a anatomia óssea para podermos saber a direção do deslizamento, lembrando que o deslizamento depende de qual superfície articular está se movendo. Paciente apresenta restrição para flexão de joelho. Nesse movimento a superfície em movimento será côncava e, quando ela se move, a direção do deslizamento será na mesma direção do movimento do osso, ou seja, na flexão de joelho o deslizamento terá que ser posterior da tíbia em relação ao fêmur, pois a tíbia é CÔNCAVA.

24 C

Comentário: a escala de força muscular ou escala de Kendall, também chamada de Medical Research Council avalia a força muscular de 0 a 5:
- **Grau 0** = Ausência de contração muscular (visual ou à palpação);
- **Grau 1** = Contração visível ou palpável, porém incapaz de movimentar o segmento ao longo da Amplitude de Movimento (ADM);
- **Grau 2** = Força suficiente para movimentar o segmento ao longo de toda a ADM em um arco sem efeito da gravidade;
- **Grau 3** = Completa a ADM contra a gravidade
- **Grau 4** = Completa a ADM contra a resistência moderada
- **Grau 5** = Completa a ADM contra a resistência intensa. Diante dessa breve revisão vamos analisar os itens da questão:

   A) Contração com movimento ativo contra grau moderado de resistência é classificada em grau 4 **(V)**.

   B) Ausência de contração muscular é classificada em grau 0 **(V)**.

   C) *Contração com movimento ativo, onde o movimento vence a ação da gravidade, é classificada em grau 2.* **(F)** *o correto seria grau 3 dessa alternativa.*

   D) Contração com movimento ativo contra grau forte de resistência, sendo a força classificada como normal, é classificada em grau 5 **(V)**.

   E) Contração sem movimento; esboço de contração isométrica, é classificada em grau 1 **(V)**.

25 C

Comentário: a amplitude de movimento é definida como o deslocamento angular de uma articulação. Sobre esse tema vamos analisar a questão. Letra A errada, o movimento de flexão de ombro acontece no plano sagital e o eixo do goniômetro deve ser ajustado próximo ao acrômio de acordo com o *Manual de Goniometria*. O erro da letra B está nos graus relacionados aos movimentos de flexão e extensão do cotovelo. Respectivamente, seria 145° e 0°, ou seja, flexão (145°) e extensão seria o retorno do movimento (0°). *Alternativa C é a correta da questão, visto que o eixo do goniômetro corresponde à interseção do braço móvel e o braço fixo e deve coincidir com o eixo da articulação a ser testada.* Letra D apresenta um simples detalhe que a torna incorreta. Os movimentos de pronação e supinação do antebraço ocorrem na articulação rádio-ulnar proximal. A Letra E em minha opinião não seria considerara errada, porém se formos consultar o *Manual de Goniometria* podemos observar que o eixo para mensurar a dorsiflexão é na articulação do tornozelo junto ao maléolo lateral; porém, a banca considerou errado o item E.

26 B

Comentário: no teste de força muscular podemos observar 5 graduações. Vamos relembrar:

Grau de força	
5	**Normal:** completa ADM contra a resistência máxima.
4	**Bom:** completa ADM contra a resistência moderada a forte.
3	**Regular:** completa ADM contra a gravidade.
2	**Fraca:** força suficiente para movimentar o segmento ao longo de toda a ADM em um arco sem efeito da gravidade.
1	**Mínima:** contração visível ou palpável.
0	**Ausente:** ausência de contração muscular (visual ou à palpação).

Analisando cada item dessa questão podemos afirmar:

A) Grau 5 (normal)
B) Grau 4 (bom)
C) Grau 3 (regular)
D) Grau 2 (fraca)

27 B

Comentário: a postura correta consiste no alinhamento do corpo com eficiência fisiológica e biomecânica, o que minimiza os estresses e as sobrecargas sofridas ao sistema de apoio pelos efeitos da gravidade. O alinhamento esquelético ideal utilizado como padrão consiste com princípios científicos válidos, envolve uma quantidade mínima de esforço e sobrecarga e conduz à eficiência máxima do corpo. No caso da referida questão, a postura cifótico-lordótica da cabeça pode ser analisada na imagem a seguir:

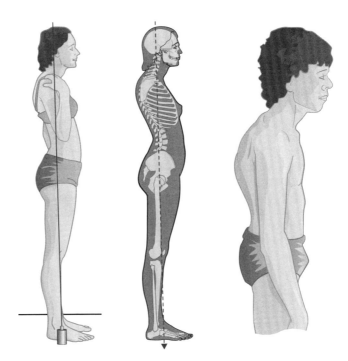

Alterações

- Cabeça para a frente.
- Cervical hiperestendida ou hiperlordose.
- Escápulas abduzidas.
- Aumento da cifose torácica.
- Hiperlordose lombar.
- Anteversão pélvica.
- Leve flexão plantar (encurtamento da cadeia posterior).

Comentário: caro candidato, muita atenção em questões sobre avaliação postural. É preciso ter uma boa noção sobre cadeias musculares. Numa visão dorsal de ombros e escápulas poderemos observar algumas alterações decorrentes de encurtamentos musculares. Vamos analisar as alternativas.

A *Letra A descreve a posição de ombros elevados e escápulas aduzidas decorrentes do encurtamento da parte ascendente do músculo trapézio e outros músculos elevadores do ombro, sendo a afirmativa correta da questão.* Trapézio superior e elevador da escápula quando retraídos favorecem a elevação dos ombros. Já a adução escapular é contribuição do trapézio como um todo, mas principalmente de sua porção transversa com auxílio dos romboides. Esses quando contraídos favorecem a adução das escápulas. Muita atenção com Cinesiologia. Podemos observar o erro na letra B. Quando menciona a postura militar, ela é provocada por contração do trapézio parte transversa e romboides; portanto, com escápulas aduzidas e não escápulas abduzidas. Letra C, incorreta. Devemos nos ater à postura de escápulas abduzidas e ombros para frente em uma criança com 8 anos, visto que isso pode ser uma disfunção postural prejudicial ao crescimento da criança. A escápula alada se apresenta abduzida e não aduzida como menciona a letra D. Portanto, alternativa incorreta. Por fim, a letra E se apresenta incorreta pelo fato de afirmar que exercícios de fortalecimento da parte ascendente do trapézio irão ser úteis na postura de ombros elevados. Sabemos que essa postura decorre do encurtamento desse músculo, e seu fortalecimento irá favorecer ainda essa postura anormal.

Comentário: o ciclo da marcha é dividido em duas fases – fase de apoio e balanço – e dois períodos de apoio duplo. Em uma marcha normal, *a fase de apoio constitui 60% e a fase de balanço, 40%*. Contato do calcanhar, apoio plantar, apoio médio, saída do calcanhar e saída dos dedos compõem a fase de apoio da marcha. Já a fase de balanço consiste em balanço inicial ou aceleração, balanço médio e balanço terminal ou desaceleração.

Comentário: marcha humana é dividida em duas etapas: fase de apoio e oscilação. Em toda a *fase de oscilação (40% da marcha)* a pessoa realiza apoio de peso unipodal, ou seja, apenas um membro inferior. Essa fase consiste em aceleração, oscilação intermediária e desaceleração. *A fase de apoio (60% da marcha)* é composta por contato do calcanhar, apoio plantar, apoio médio, apoio final e impulso. Um fato essencial da marcha consiste no toque do calcanhar. Esse momento é possível graças à contração excêntrica do tibial anterior. Isso favorece a melhor descarga de peso durante essa fase. Caso esse músculo seja afetado, temos a marcha escarvante. Durante a fase de balanço o músculo glúteo médio se faz necessário para estabilizar a pelve durante a fase de oscilação (balanceio) da marcha. A questão incorreta se encontra na letra D, pois sabemos que a fase de apoio consiste em 60% da marcha.

Comentário: O teste de Faber ou Patrick é muito cobrado em provas. Esse teste consiste na avaliação da articulação do quadril, em especial a disfunção sacroilíaca. Vamos à descrição do teste:

O paciente se encontra deitado de barriga para cima. O membro inferior a testar é colocado com o joelho fletido e o tornozelo sobre o joelho oposto. O quadril é colocado *em flexão, abdução e rotação externa (FABER)*. O examinador aplica uma força contra o joelho da perna dobrada em direção à maca. Um teste positivo ocorre quando é reproduzida a dor na virilha e/ou na região glútea/quadril. Diante das alternativas podemos afirmar a exceção na letra A, visto que o teste de Thomas é que avalia iliopsoas.

> **Dica:** quando aparecer em provas a palavra EXCETO, grife ou circule esta palavra para que você não marque de forma errada na hora da prova!

Comentário: atenção, caro candidato, ao enunciado da questão. Pela descrição, a única opção que pode ser correta é o teste de Valsalva. Esse teste aumenta a pressão intratecal em toda a coluna. A dor local secundária à pressão aumentada pode indicar uma lesão expansiva (p. ex., defeito discal, massa, osteófito) no canal ou forame cervical. Os demais testes avaliam:

- **Adams:** presença de escoliose.
- **Thomas:** encurtamento do músculo iliopsoas.
- **Trendelenburg:** disfunção dos abdutores de quadril.

Comentário: podemos aqui observar que das alternativas apenas o teste de Lasegue avalia algum comprometimento vertebral, em especial de raiz nervosa. As outras opções avaliam outras áreas ou articulações. Vejamos:

- **Aplay:** na verdade é Apley. A banca colocou erradamente para confundir. *Um detalhe importante: esse teste pode ser utilizado para quatro objetivos: hérnia cervical, lesão meniscal, lesão dos ligamentos colaterais do joelho e disfunção do manguito rotador (Teste de coceira de Apley); portanto, muita atenção com esse teste.*
- **Tinel:** correto é sinal de Tinel, este detecta nervos irritados.
- **Phalen:** avalia compressão do nervo mediano (síndrome do túnel carpal).
- **Thompson:** detecta ruptura do tendão do calcâneo.

Comentário: a Displasia do Desenvolvimento do Quadril (DDQ) é um termo genérico utilizado para descrever um amplo espectro de anormalidades do quadril. O teste de Galeazzi ou de Allis é realizado com a criança deitada e com os joelhos fletidos. Eles não estarão na mesma altura, denotando já a diferença de comprimento entre os membros inferiores. Evidentemente esse sinal será mais claro nos casos unilaterais. Outros testes pra DQD são Ortolani e Barlow, muito frequentes em provas de concurso.

35 A

Comentário: questão de fácil resolução. Dentre as alternativas podemos afirmar que o teste de Neer auxilia no diagnóstico da síndrome do impacto do ombro e não as lesões específicas do joelho. Porém, atenção nessa questão com o item C. Existem os testes para ligamentos colaterais do joelho, estresse em valgo (ligamento colateral medial) e estresse em varo (ligamento colateral lateral).

- **Gaveta anterior:** lesão do LCA.
- **Gaveta posterior:** lesão do LCP.
- **LaChAman:** avalia LCA (o próprio nome diz a função desse teste).
- **McMurray:** avalia a lesão de meniscos (**Dica:** M = Menisco).

Cinesioterapia **143**

Comentário: esse teste sempre é cobrado em provas de diversas bancas.

> **Dica: LaChAman:** avalia LCA (o próprio nome diz a função desse teste).

Comentário: no processo de avaliação da luxação congênita do quadril podemos utilizar testes auxiliares no diagnóstico. Dentre eles: Teste de Galeazzi, Ortolani e Barlow. Portanto, nessa questão Ortolani é o teste para LCQ.

- **Teste de Ortolani:** o lactente é posicionado em decúbito dorsal com os quadris fletidos a 90° e joelhos totalmente fletidos. O examinador segura as pernas dos lactentes de modo que seus polegares se posicionem na parte medial das coxas e dos dedos e na parte lateral das coxas do lactente. As coxas são abduzidas delicadamente, e o examinador aplica uma força leve nos trocânteres maiores com os dedos de cada mão. A resposta positiva será quando o examinador sentir uma resistência a cerca de 30° de abdução e, se houver deslocamento, sentirá um estalido na redução.
- **Ober:** encurtamento do trato iliotibial.
- **Thomas:** encurtamento do músculo iliopsoas.
- **Trendelenburg:** Disfunção dos abdutores de quadril.

Comentário: um dos testes utilizados para artrite no quadril ou disfunção sacroilíaca é o teste de Patrick ou Faber, que consiste em posicionar o quadril em flexão, abdução e rotação externa. Em seguida o terapeuta aplica uma força contra o joelho da perna dobrada em direção à mesa. A resposta positiva ocorre quando é reproduzida a dor na virilha e/ou na região glútea/quadril.

- **McMurray:** avalia meniscos.
- **Perkin:** avalia condromalácia patelar.
- **Helfet:** avalia ruptura de meniscos.

Comentário: sobre os testes ligamentares descritos na questão atente para a execução dos testes e observe que o teste de gaveta pode ser anterior ou posterior. Porém, nessa questão, eles consideram gaveta sendo utilizada para instabilidade posterior uniplanar. Portanto, o nome correto seria *teste de gaveta posterior*. Vamos associar:

1) Instabilidade anterior uniplanar.   (C) Lachman (LCA)
2) Instabilidade posterior uniplanar.   (A) Gaveta
3) Instabilidade lateral uniplanar.   (B) Estresse em varo (ligamento colateral lateral)
4) Instabilidade rotatória póstero-lateral.   (D) Jacob.

Observem a descrição dos testes relacionados no quadro a seguir:

Lachman ou Richey Test	Gaveta	Estresse em varo	Jacob ou Pivo-Shif reverso
No teste de Lachmann o paciente em decúbito dorsal com joelho a ser testado flexionado a 30°. Para testar o LCA. O terapeuta segura firmemente com uma mão a coxa do paciente e com a outra mão traciona a tíbia superiormente em sentido anterior.	Paciente em decúbito dorsal com os joelhos flexionados a 90°. O terapeuta deverá sentar em cima do pé do paciente a fim de estabilizar a tíbia e abraçar com as mãos a tíbia do paciente, colocando seus polegares na interlinha articular. Realizar uma tração anterior para testar o ligamento cruzado anterior e, após, realizar uma força antagônica para testar o ligamento cruzado posterior.	Paciente deitado em decúbito dorsal. O terapeuta mantém a mão no lado medial do joelho e com a outra mão localizada na altura do tornozelo exerce uma ação no sentido medial tentando abrir a interlinha articular do joelho. O teste deverá ser efetuado a 0° e a 30° para melhor verificar a frouxidão ou lesão ligamentar.	Paciente em decúbito dorsal com o joelho a ser testado flexionado a 80° e o pé apoiado na cintura do terapeuta e com a tíbia em rotação externa. O terapeuta flexiona o joelho do paciente passivamente até 80° com a tíbia rodada externamente e a coxa em adução e rotação interna. Em pacientes com instabilidade rotatória póstero-lateral, essa posição provocará a subluxação posterior do platô tibial lateral em relação ao côndilo femoral lateral.

Comentário: caro candidato, vamos analisar mais uma questão sobre avaliação da coluna vertebral. Vejamos os itens da questão:
- **Allen:** avaliação do fluxo sanguíneo arterial na mão.
- **Trendelenburg:** disfunção dos abdutores de quadril.
- **Lasegue:** avalia dor lombar associada à ciatalgia, seja compressiva ou inflamatória.
- **Thomas:** encurtamento do músculo iliopsoas.
- **Apley:** esse teste pode ser utilizado para quatro objetivos: *hérnia cervical, lesão meniscal, lesão dos ligamentos colaterais do joelho e disfunção do manguito rotador (Teste de coceira de Apley)*. Portanto, muita atenção com esse teste.

Comentário: questão sobre testes para síndrome do impacto vem sendo cada vez mais cobrada em provas. Dentre as alternativas, apenas o teste de Ó Brien não é utilizado para essa patologia. Vejamos sua descrição:
- **Teste de O'Brien:** o paciente fica de pé ou sentado com o ombro afetado em flexão de 90 graus, 30 a 45 graus de adução horizontal e rotação medial máxima. O examinador fica de pé, com uma das mãos segurando o punho do paciente. Em seguida, o paciente faz adução horizontal e flexiona o ombro afetado contra a resistência

Cinesioterapia 145

manual exercida pelo examinador. O teste é repetido com o braço do paciente em rotação lateral. Será considerado positivo em caso de aparecimento de dor e/ou estalido percebido na posição de rotação medial, mas não na posição lateral. Esses achados são *indicativos de lesão superior ântero-posterior do labrum (lábio glenoidal)*.

Comentário: questão batida em provas. Sabemos que a marcha ou teste de Trendelenburg avalia disfunção dos abdutores de quadril, em especial o glúteo médio.

Comentário: muita atenção aos nomes de testes que as bancas requerem em provas, principalmente quando relacionadas a determinada articulação. No caso dessa questão, articulação do ombro. Vamos analisar cada item:
- **Neer:** *síndrome do impacto (Ombro).*
- **Jobe:** *tendinite do supraespinhal (Ombro).*
- **Yocun:** *tendinite do supraespinhal e/ou síndrome do impacto (Ombro).*
- **Phalen:** compressão do nervo mediano no punho.
- **Spurling:** compressão de raiz nervosa na cervical.
- **Adson:** síndrome do desfiladeiro torácico.
- **Lasegue:** dor lombar associada à ciatalgia.
- **Thomaz, na verdade é Thomas:** encurtamento do músculo iliopsoas.
- **Apley:** esse teste pode ser utilizado para quatro objetivos: *hérnia cervical, lesão meniscal, lesão dos ligamentos colaterais do joelho e disfunção do manguito rotador (Teste de coceira de Apley).*
- **Thompson:** ruptura do tendão do calcâneo.

Comentário: caro candidato, atenção no enunciado de questões sobre testes. Procure destacar o termo essencial da questão. Aqui podemos destacar o termo *síndrome do desfiladeiro torácico* citado na referida questão. Portanto, analisando as alternativas, apenas a *manobra de Adson* avalia essa patologia. Vamos relembrar os objetivos das demais alternativas!
- **Valsalva:** esse teste aumenta a pressão intratecal em toda a coluna.
- **Jobe:** avalia tendinite da supraespinhal.
- **Phalen:** detecta síndrome do túnel carpal.
- **Trendelenburg:** avalia a disfunção dos abdutores de quadril (glúteo médio).

Comentário: avaliação fisioterapêutica é um tema cobrado com ênfase em testes. Vamos analisar os itens da questão:

(V) São testes para a avaliação da coluna cervical: valsalva, compressão e tração.

(V) Teste de Gaenslen avalia a articulação sacroilíaca.

(V) Teste de Phalen é considerado positivo e piora os sintomas da Síndrome do Túnel do Carpo auxiliando no diagnóstico desta patologia.

(V) Teste de Gaveta anterior é realizado inicialmente para diagnosticar a lesão no Ligamento Cruzado Anterior.

Portanto, observar que todas as alternativas estão corretas.

- **Teste de Gaenslen:** ele é usado para avaliar disfunção sacroilíaca. O avaliador deverá se posicionar ao lado da maca e solicitar ao paciente que deixe o membro inferior pendendo para fora da maca. Será positivo caso o paciente apresente dor na região posterior da articulação sacroilíaca durante o movimento do membro pendente.

Comentário: analisando mais uma questão sobre testes. Avalia-se a ruptura de menisco pelo teste de McMurray. Avaliação de força muscular do glúteo médio é o teste de Trendelenburg. Por sua vez, a manobra de Valsalva permite avaliar através da pressão intratecal alguma patologia da coluna e o teste de Yergason verifica a instabilidade do tendão bicipital no interior do sulco bicipital. Portanto, temos a seguinte ordem:

- **McMurray:** ruptura de meniscos.
- **Trendelenburg:** avalia a força do glúteo médio.
- **Valsalva:** avalia através da pressão intratecal alguma patologia da coluna.
- **Yergason:** verifica a instabilidade do tendão bicipital.

Comentário: candidato, geralmente nas provas costumam cobrar muitos testes sobre ombro e joelho, vamos analisar os referenciados sobre joelho.

- **McMurray:** ruptura de meniscos.
- **Estresse ligamentar em varo:** disfunção do ligamento colateral lateral.
- **Estresse ligamentar em valgo:** disfunção do ligamento colateral medial.
- **Lachman:** avalia LCA (o próprio nome diz a função desse teste).
- **Gaveta anterior:** avalia LCA.
- **Gaveta posterior:** avalia LCP.

Comentário: a *epicondilite lateral é uma afecção degenerativa que compromete os tendões extensores originários do epicôndilo lateral*. O teste clínico específico para a epicondilite lateral tem o objetivo de reproduzir a dor experimentada pelo paciente. *O teste clássico, conhecido como de Cozen*, é realizado com o cotovelo em 90° de flexão e com o antebraço em pronação. Pede-se ao paciente que realize a extensão ativa do punho contra a resistência que será imposta pelo examinador. O teste será positivo quando o paciente referir dor no epicôndilo lateral, origem da musculatura extensora do punho e dedos. *O teste alternativo ou variação, conhecido como de Mill*, é realizado com o paciente com a mão fechada, o punho em dorsiflexão e o cotovelo em extensão. O examinador, então, forçará o punho

em flexão e o paciente é orientado a resistir ao movimento. Em caso positivo, o paciente sentirá dor no epicôndilo lateral.
- **Apley:** esse teste pode ser utilizado para quatro objetivos: *hérnia cervical, lesão meniscal, lesão dos ligamentos colaterais do joelho e disfunção do manguito rotador (Teste de coceira de Apley).*
- **Lachman:** avalia LCA (o próprio nome diz a função desse teste).
- **Jobe:** detecta tendinite da supraespinhal.
- **Neer:** avalia síndrome do impacto.
- **McMurray:** ruptura de meniscos.
- **Speed:** detecta tendinite bicipital.

Comentário: muita atenção com questões que trazem em seu enunciado a descrição do teste. Leia com atenção. Diante da descrição podemos afirmar que se trata do Teste de Jobe ou ainda conhecido como *Lata Vazia*. De acordo com a descrição observe ainda que a questão menciona *polegar apontado para baixo*. Este trecho pode ser confirmado na descrição do teste no enunciado.

Comentário: os dois testes ortopédicos voltados para diagnóstico da epicondilite lateral são: *Cozen (clássico)* e *Mill (variação).*
- **Finkelstein:** avalia presença da Doença de Quervain.
- **Underburg (pouco cobrado em provas):** é realizado com o paciente em pé, braços estendidos com abdução de 20° e supinação das mãos. Paciente com os olhos fechados realiza uma extensão da cabeça e marcha em seguida. O paciente deve olhar para um dos lados se relatar tontura, vertigem, turvação visual ou náusea, pois há possibilidade de *compressão da artéria basilar ou artéria vertebral.*
- **Kernig:** avalia irritação de raízes nervosas.
- **Hoover:** auxilia a determinar se o paciente está simulando ao afirmar que não pode elevar a perna.

Comentário: dica importante ao resolver questões que descrevem testes é observar qual a finalidade do teste descrito no enunciado. Aqui a questão menciona *diagnóstico da instabilidade do quadril*. Diante desse termo podemos concluir que dentre as alternativas apenas o *Teste de Ortolani avalia luxação congênita de quadril.* Ele aparece bem descrito no enunciado da questão.
- **Fabere:** o nome correto é FABER ou Patrick. Teste para disfunção sacroilíaca.
- **Pivot shift:** lesão do LCA.
- **Lachman:** avalia LCA (o próprio nome diz a função desse teste).
- **Tompson:** a escrita correta é Thompson, que avalia a ruptura do tendão do calcâneo.

Comentário: muita atenção com questões sobre descrição de testes. Apenas um detalhe pode induzir ao erro. Podemos observar erro na descrição do teste de Neer, o qual é realizado com o paciente sentado. Em seguida, o avaliador segura o punho do paciente e move passivamente o ombro em flexão. O movimento do ombro em flexão empurra o tubérculo maior do úmero contra a borda ântero-inferior do acrômio. A dor no ombro e um olhar de apreensão na face do paciente indicam um sinal positivo. As demais descrições estão corretas.

> **Dica:** atente que a descrição de alguns testes cobrados em provas pode ser distinta entre os autores. Recomendo ao candidato a leitura de livros variados no assunto, tais como Joseph J. Cipriano (*Manual de testes ortopédicos e neurológicos*) e David Magge (*Avaliação musculoesquelética*).

Comentário: o teste de Thompson é utilizado para avaliar possível ruptura do tendão do calcâneo. Instruir o paciente em prono a flexionar o joelho. Apertar os músculos da panturrilha contra a tíbia e a fíbula. Quando os músculos da panturrilha são apertados, os músculos gastrocnêmio e sóleo se contraem mecanicamente. Se o tendão do calcâneo estiver rompido, a contração dos músculos gastrocnêmio e sóleo não fará a flexão plantar do pé. Este será o achado positivo do teste.

Comentário: o teste de Milgram é muito utilizado durante avaliação da coluna lombar a fim de investigar disfunção discal.
- **Teste de Milgram:** paciente em decúbito dorsal. Instruí-lo a flexionar os membros inferiores estendidos de forma bilateral a cerca de 10 graus da maca. *O paciente deve ser capaz de executar esse teste por, pelo menos, 30 segundos sem dor lombar.* Se a dor estiver presente, suspeitar de uma lesão expansiva dentro ou fora do canal vertebral. Protrusão discal habitualmente produz um teste positivo. Os pacientes com músculos abdominais fracos podem não ser capazes de executar esse teste. Observe a pegadinha da questão no item E. A banca apenas mudou o tempo de duração do teste de 5s. Muita atenção com esses valores que visam à marcação incorreta da questão.

Comentário: como observamos em questões anteriores, o teste de Apley tem várias finalidades. Porém, caso apareça em prova descrito *teste de compressão de Apley ou teste de trituração de Apley* associe a avaliação de rupturas meniscais.
- **Teste de compressão de Apley:** com o paciente em prono flexionar a perna a 90°. Estabilizar a coxa do paciente com o seu joelho. Segurar o tornozelo do paciente e fazer pressão para baixo enquanto roda interna e externamente a perna. Positivo caso o paciente sinta dor ou crepitação em um dos lados do joelho indicando possível lesão meniscal naquele lado.

Comentário: questão de fácil resolução, apenas o *Sinal de Cacifo ou Sinal de Godet* avalia a presença de edema tecidual.

- **Cacifo, sinal de cacifo ou sinal de Godet:** é um sinal clínico avaliado por meio da pressão digital sobre a pele por pelo menos 5 segundos, a fim de se evidenciar edema. É considerado positivo se a depressão formada não se desfizer imediatamente após a descompressão. Pode tanto estar relacionado a edemas localizados, mais comumente em membros inferiores, como também a estados de edema generalizado, denominados anasarca. O edema pode ser quantificado a partir desse sinal, em função do tempo de retorno da pele após a compressão e da profundidade do cacifo formado.
- **Romberg:** avalia equilíbrio.
- **Payr:** lesão meniscal.
- **Clarke:** condromalácia patelar.
- **Babinsk:** indica lesão piramidal.

Comentário: questão muito frequente em provas, a doença de Quervain caracteriza por ser a inflamação da bainha do *abdutor longo e extensor curto do polegar (atenção)*, no primeiro compartimento dorsal do punho, acometendo mais frequentemente as mulheres na faixa etária entre 30 e 50 anos. O teste de Finkelstein auxilia no diagnóstico, sendo realizado com paciente sentado ou em pé. Em seguida, é solicitado que o paciente feche a mão com o polegar flexionado na superfície palmar da mão e forçando o punho em desvio ulnar. A dor distal ao processo estiloide do rádio indica tenossinovite estenosante.

- **Phalen:** avalia compressão do nervo mediano (Síndrome do túnel carpal).
- **Tinel:** detecta nervos irritados.
- **Allen:** avaliação do fluxo sanguíneo arterial na mão.
- ***Apley:** detalhe importante, esse teste pode ser utilizado para quatro objetivos: *hérnia cervical, lesão meniscal, lesão dos ligamentos colaterais do joelho e disfunção do manguito rotador (Teste de coceira de Apley)*, portanto muita atenção com esse teste.

Comentário: atenção à descrição do teste e seu objetivo. Podemos observar que o enunciado descreve o teste de Godfrey, que avalia lesão do LCP e pode ser observado na figura a seguir:

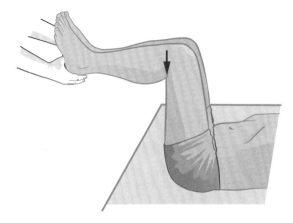

- **Gaveta anterior:** lesão do LCA.
- **Dreyer:** detecta fratura de patela.
- **Apley:** teste pode ser utilizado para quatro objetivos: *hérnia cervical, lesão meniscal, lesão dos ligamentos colaterais do joelho e disfunção do manguito rotador (Teste de coceira de Apley)*.
- **Thompson:** avalia ruptura do tendão do calcâneo.

Comentário: muita atenção com esse teste que não costuma cair muito em provas.
- **Teste de Dugas:** com o paciente sentado, orientá-lo a tocar o ombro oposto e trazer o cotovelo até a parede torácica. A inabilidade de tocar o ombro oposto por causa da dor indica uma luxação anterior da cabeça umeral para fora da cavidade glenoide. Essa luxação geralmente é causada pela rotação externa forçada quando o braço está abduzido. Quando o úmero é luxado anteriormente, um sinal característico é o acrômio proeminente.
- **Fulcro:** luxação recidivante do ombro.
- **Rockwood:** luxação recidivante do ombro.
- **Yergason:** instabilidade do tendão bicipital no sulco.

> **Obs.:** o teste do ligamento umeral transverso não existe na literatura. Esse ligamento pode ser avaliado na execução do teste Yergason caso esteja rompido.

Comentário: sempre que aparecer em prova um teste que descreva *posição de índio* estará se fazendo relação ao sinal de Payr.
- **Sinal ou teste de Payr:** paciente em decúbito dorsal com o joelho a ser testado flexionado cruzando a perna na posição de índio. O terapeuta realiza uma pressão com uma das mão na região medial de joelho e com a outra palpa a interlinha articular medial. Positivo em caso de dor na interlinha articular medial indicando sinal positivo para lesões envolvendo o menisco medial na sua porção mediana ou posterior.
- **Waldron:** presença de condromalácia patelar.
- **Apley de compressão:** ruptura de meniscos.
- **Childress:** lesão meniscal.
- **Godfrey:** lesão do LCP.

Referências Bibliográficas
- Alencar TAMD, Matias KFS. Princípios fisiológicos do aquecimento e alongamento muscular na atividade esportiva. Rev Bras Med Esporte. 2010; 16(3): 230-234.
- Cipriano JJ. Manual Fotográfico de Testes Ortopédicos e Neurológicos. 5. ed. Porto Alegre: Artmed Manole; 2012.
- Denys-Struyf G. Cadeias Musculares e Articulares. São Paulo: Summus; 1995.
- Hoppenfeld S. Propedêutica ortopédica: coluna e extremidades. São Paulo: Atheneu; 2008.
- Kendall FP, Mccreary EK, Provance P G. Músculos, Provas e Funções. 4 ed. São Paulo: Manole; 1995.
- Kisner C, Colby LA. Exercícios terapêuticos: fundamentos e técnicas. 6. ed. São Paulo: Manole; 2016.

- Magee, DJ. Avaliação musculoesquelética. 5. ed. Barueri: Manole; 2010
- Marques AP. Manual de goniometria. 2. ed. Barueri: Manole; 2003.
- Rocco JR. Semiologia Médica. Rio de Janeiro: Elsevier; 2010.
- Riberto M, Miyazaki MH, Jucá SSH, Sakamoto H, Pinto PPN, Battistella LR. Validação da Versão Brasileira da Medida de Independência Funcional. Acta Fisiátr. 2004; 11(2): 72-76.
- Sizínio H. Ortopedia e Traumatologia: princípios e prática. 5. ed. Porto Alegre: Artmed; 2017.

5 | Eletrotermofototerapia e Hidroterapia

José Pinheiro Batista Medeiros

1. (UFG, Goianésia-GO, 2014) A eletroterapia é importante ferramenta no tratamento de afecções ortopédicas, traumáticas e neurológicas. São exemplos de correntes de baixa frequência:
   A) Estimulação elétrica transcutânea e funcional.
   B) Corrente interferencial e ultrassom.
   C) Micro-ondas e ondas curtas.
   D) Correntes diadinâmicas e micro-ondas.

2. (UFG, Goianésia-GO, 2014) No tratamento da psoríase, como recurso terapêutico apropriado, o fisioterapeuta deve utilizar:
   A) Crioterapia.
   B) Radiação infravermelha.
   C) Raios ultravioleta.
   D) Ultrassom.

3. (UFG, Goianésia-GO, 2014) O uso de crioterapia como ferramenta terapêutica estará mal indicado se o paciente apresentar:
   A) Contratura muscular.
   B) Processo inflamatório agudo.
   C) Contusão grave.
   D) Doença vascular periférica.

4. (GR-CONSULTORIA, Ibicuitinga-CE, 2015) São efeitos terapêuticos e fisiológicos da hipertermoterapia superficial:
   A) Diminuição da permeabilidade celular.
   B) Aumento da viscosidade dos fluidos.
   C) Vasodilatação local.
   D) Diminuição do retorno venoso e linfático.

5. (GR-CONSULTORIA, Ibicuitinga-CE, 2015) O ultrassom é um agente terapêutico usado há bastante tempo no tratamento de diversas condições. Sobre esse tratamento, assinale o item CORRETO:
   A) A área de radiação efetiva (ERA) do cabeçote é um parâmetro importante; a ERA é sempre maior do que a área geométrica do cabeçote.
   B) Se for necessário introduzir uma determinada energia sônica no paciente, a intensidade dentro de cada pulso tem que ser progressivamente diminuída, na medida em que se aumenta a distância entre os pulsos.

C) O modo pulsátil do feixe ultrassônico tem a vantagem de suprimir o acúmulo de energia calórica, produzido em maior quantidade no ultrassom contínuo.

D) A onda do ultrassom tem natureza longitudinal, isto é, a direção de oscilação difere da direção da propagação.

6. **(GR-CONSULTORIA, Ibicuitinga-CE, 2015)** A respeito da termoterapia em fisioterapia, assinale o item CORRETO:

A) Quando se usa o forno de Bier e se dispõe de um termostato, deve ser ajustado de forma que a temperatura fique em torno de 60°C.

B) A parte do corpo tratada não pode ser coberta, e o forno deverá estar sem nenhuma cobertura por cima.

C) Com a aplicação de frio na região a ser tratada, ocorrem dois efeitos concomitantemente: diminuição da velocidade enzimática e diminuição do fluxo sanguíneo local.

D) A aplicação das ondas curtas e das micro-ondas pode ser feita em locais do corpo onde foram feitas osteossínteses com implantes metálicos, pois em virtude da grande permeância oferecida pelos metais o efeito é imediato.

7. **(INSTITUTO AOCP, Jaboatão dos Guararapes-PE, 2015)** A eletroterapia é amplamente utilizada na prática clínica fisioterapêutica, devendo o profissional ter conhecimento de suas indicações, efeitos e das contraindicações do instrumento a ser aplicado no paciente. Quanto ao TENS (Estimulação Elétrica Nervosa Transcutânea), assinale a alternativa correta:

A) É um tratamento da eletroterapia amplamente utilizado que não possui contraindicações.

B) Tem como principal indicação a cicatrização de feridas abertas.

C) Pode ser aplicado em pacientes grávidas, durante todo o período gestacional.

D) É contraindicado para pacientes que fazem a utilização de próteses.

E) Os eletrodos não podem estar posicionados sobre a pele danificada, onde há diminuição da sensibilidade.

8. **(CEPS, Técnico Administrativo-UFPA, 2017)** Na aplicação da hidroterapia na reabilitação de indivíduos com doença de Parkinson, dentre as propriedades que podem trazer benefícios adicionais à abordagem das disfunções neurodegenerativas associadas à doença encontram-se:

A) A sustentação oferecida pela água, pela propriedade física do empuxo, promove maior tempo para elaboração da resposta motora e ajustes posturais, que estão deficitários devido à bradicinesia.

B) A sustentação oferecida pela água, pela propriedade física da tensão superficial, promove maior tempo para elaboração da resposta motora e ajustes posturais, que estão deficitários devido à discinesia.

C) A sustentação oferecida pela água, pela propriedade física da viscosidade, promove menor tempo para elaboração da resposta motora e ajustes posturais, que estão deficitários devido à bradicinesia.

D) A sustentação oferecida pela água, pela propriedade física do empuxo, promove menor tempo para elaboração da resposta motora e ajustes posturais, que estão deficitários devido à ataxia.

E) A sustentação oferecida pela água, pela propriedade física da tensão superficial, promove maior tempo para elaboração da resposta motora e ajustes posturais, que estão deficitários devido à hipotonia.

9. **(VUNESP, São José dos Campos-SP, 2015)** O uso da crioterapia é indicado em doenças reumatoides, principalmente nos casos de artrites muito intensas que não respondem ao calor. Em que situação(ões) o gelo é contraindicado nas artrites?
   A) Rigidez matinal.
   B) Edema nas articulações distais.
   C) *Pannus* e crioglobulina.
   D) Deformidades e fenômeno de Raynaud.
   E) Fenômeno de Raynaud e crioglobulina.

10. **(VUNESP, São José dos Campos-SP, 2015)** A osteoartrite é a doença osteoarticular crônica mais prevalente na população idosa. Assinale a alternativa que indica o recurso fisioterapêutico que apresenta evidências de eficácia no controle da dor de pacientes com osteoartrite de joelho.
    A) Calor superficial.
    B) Gelo.
    C) Ultrassom.
    D) TENS.
    E) Massagem.

11. **(INSTITUTO AOCP, Fundação Saúde do Município de Uberlândia-MG, 2015)** A eletroterapia faz parte dos recursos utilizados pelo fisioterapeuta a fim de alcançar diversos objetivos, como promover analgesia. Dentre os tipos de eletroestimulação, um dos mais usados na prática clínica é a Estimulação Elétrica Nervosa Transcutânea (TENS). A TENS é uma corrente de:
    A) Média frequência.
    B) Alta frequência.
    C) Baixa frequência.
    D) Térmica superficial.
    E) Térmica profunda.

12. **(INSTITUTO AOCP, Fundação Saúde do Município de Uberlândia-MG, 2015)** As correntes diadinâmicas são correntes monofásicas pulsáteis de baixa frequência, que vão de 50 a 100Hz. Esse tipo de corrente é indicado em
    A) Casos de feridas abertas.
    B) Casos de lesões dermatológicas.
    C) Casos de mialgias.
    D) Casos de alteração de sensibilidade.
    E) Pacientes com marca-passo.

13. **(ALTERNATIVE CONCURSOS, Nova Itaberaba-SC, 2015)** Com relação à diatermia de ondas curtas, é INCORRETO:
    A) produz campos elétricos e campos magnéticos com correntes de alta frequência oscilantes e são estes campos alternados que produzem o campo eletromagnético gerando os efeitos fisiológicos e os benefícios terapêuticos.
    B) usa ondas de rádio eletromagnéticas para aquecer os tecidos por condução.

C) a energia eletromagnética é convertida em energia térmica pela indução de correntes circulantes no tecido isolante.

D) também pode ser pulsado, isto é, permite que sejam emitidos disparos de energia eletromagnética a intervalos pré-programados de tempo minimizando o efeito térmico.

E) consiste em um circuito gerador de onda senoidal que produz uma corrente com frequência e um circuito ressonante que pode ser sintonizado exatamente na mesma frequência.

14. (UFG, Técnico Administrativo, 2015) Ao escolher a técnica eletrotermoterápica, que se baseia na teoria das comportas, e eleger a modalidade convencional para tratar a dor aguda, o fisioterapeuta deve utilizar:
    A) Frequência de pulso alta.
    B) Frequência de pulso baixa.
    C) Modo subaquático.
    D) Modo direto (gel).

15. (UFG, Técnico Administrativo, 2015) Paciente que apresenta cervicalgia não deve utilizar a TENS para tratamento da dor caso apresente:
    A) Gravidez.
    B) Epilepsia.
    C) Tumor na mão.
    D) Tecido desvitalizado.

16. (IDHTEC, Barra de Guarabira-PE, 2016) Quanto à crioterapia, é INCORRETO afirmar:
    A) Lesões agudas são mais bem tratadas com crioterapia juntamente com repouso, compressão e elevação (RICE).
    B) O espasmo muscular diminui com bolsas frias e alongamento.
    C) A crioterapia no tratamento da espasticidade tem o objetivo principal de reduzir a tensão visco-elástica mioarticular e facilitar a função neuromuscular.
    D) O gelo reduz a atividade do fuso muscular porque eleva seu limiar de disparo, fazendo com que a estimulação aferente diminua.
    E) A intensidade da crioterapia para reduzir dor e espasmo muscular é de 12 a 35 minutos.

17. (IDHTEC, Ouricuri-PE, 2016) Assinale a alternativa incorreta sobre Termoterapia:
    A) Termoterapia é o tratamento das doenças articulares pela aplicação do calor, tanto superficialmente como profundamente. Este tratamento deve ser realizado em centro especializado com acompanhamento de fisioterapeuta, prevenindo a ocorrência de queimaduras ou outras lesões na pele.
    B) O infravermelho nunca pode ser usado em associação a esse tratamento.
    C) Quando feita com a manta térmica, ela normalmente atua promovendo a sudorese, o que é benéfico para a retenção de líquidos e também para a eliminação das toxinas do corpo.
    D) De modo geral, o calor é usado para facilitar a entrada no corpo de cosméticos ou enzimas aplicadas na pele. Portanto, os benefícios vão variar de acordo com o objetivo, que podem ser para combater celulite, promover redução de medidas, entre outras finalidades.
    E) O calor pode ajudar na quebra das gorduras.

18. **(IDHTEC, Ouricuri-PE, 2016)** Sobre a Fototerapia considere V para afirmativa verdadeira e F para falsa.
    ( ) Trata-se de um método invasivo.
    ( ) A Fototerapia tem demonstrado efeitos positivos na diminuição da dor e da inflamação.
    ( ) O *laser* se diferencia da luz convencional por apresentar características, como coerência, colimação e monocromaticidade.
    ( ) O Led (Luz Emitida por Diodo) apresenta colimação e coerência espacial e temporal como o laser, pois possui uma cavidade óptica.
    A sequência correta, de cima para baixo, é:
    A) F, V, V, F.
    B) V, F, F, V.
    C) V, F, F, F.
    D) F, V, F, V.
    E) F, F, V, V.

19. **(IDHTEC, Ouricuri-PE, 2016)** É a resistência de um fluido em deslocamento e também se refere à magnitude do atrito interno do líquido relacionado à força de coesão molecular. A coesão molecular pode ser considerada como a atração das moléculas entre si. Quando as camadas do líquido são postas em movimento, essa atração cria resistência ao movimento e é detectada como atrito.
    A) Viscosidade.
    B) Empuxo.
    C) Tensão superficial.
    D) Fricção.
    E) Pressão hidrostática.

20. **(IDHTEC, Ouricuri-PE, 2016)** Assinale a alternativa incorreta sobre Hidrocinesioterapia.
    A) As propriedades hidrodinâmicas e termodinâmicas da água auxiliam o terapeuta no ganho da amplitude articular.
    B) Ao imergir na piscina, o efeito de flutuação fará com que o paciente perceba uma diminuição da sobrecarga corporal.
    C) A pressão hidrostática influencia no ganho da amplitude auxiliando na geração de edemas, retendo a articulação.
    D) A diminuição da sobrecarga na articulação resulta numa diminuição da força compressiva articular, aliviando a dor.
    E) O alívio da dor somado com o efeito termodinâmico da água relaxa os músculos que envolvem a articulação, aumenta o aporte de sangue circulante, remove os produtos imprestáveis do metabolismo e auxilia na movimentação articular, melhorando a produção de líquido sinovial e facilitando os movimentos proferidos pela articulação.

21. **(IDHTEC, Ouricuri-PE, 2016)** Com relação à integração sensório-motora da Hidroterapia, analise as afirmativas a seguir.
    I. Na reabilitação aquática, os vários sentidos do corpo são estimulados, promovendo uma integração sensório-motora de grande valor terapêutico, principalmente nas lesões de origem nervosa.

II. Na água, os sentidos do tato, visão e propriocepção são estimulados, pois a pressão da água exerce uma força sobre os mecanorreceptores da pele – Meissner e Merkel –, que vão de maneira superficial ou profunda estimular o corpúsculo.

III. Os corpúsculos do Krause e Ruffini, localizados também na pele, respondem ao estímulo do calor e frio, respectivamente, estando controlados pelo hipotálamo anterior e posterior.

IV. As estimulações destes mecanorreceptores produzem informações sensoriais que vão informar as condições de pressão e temperatura para que o organismo reaja frente às mudanças ocorridas.

A) Apenas as afirmativas I, II e III estão corretas.
B) Apenas as afirmativas II, III e IV estão corretas.
C) Apenas as afirmativas I, II e IV estão corretas.
D) Apenas as afirmativas III e IV estão corretas.
E) As afirmativas I, II, III e IV estão corretas.

22. (FCC, TRT 23ª Região-MT, 2016) Um trabalhador apresenta tendinite na cabeça longa do bíceps. Durante a avaliação, o fisioterapeuta observou que, além da dor, o paciente apresentava um leve edema no local. Para este caso clínico, a melhor programação da aplicação do ultrassom terapêutico é:

A) US pulsado, intensidade de 1,5 W/cm², utilização de medicação anti-inflamatória na forma de creme.
B) US contínuo, intensidade de 0,5 W/cm², utilização de medicação anti-inflamatória na forma de gel.
C) US contínuo, intensidade de 0,5 W/cm², utilização de medicação anti-inflamatória na forma de creme.
D) US pulsado, intensidade de 1,5 W/cm², utilização de medicação anti-inflamatória na forma de gel.
E) US pulsado, intensidade de 0,5 W/cm², utilização de medicação anti-inflamatória na forma de gel.

23. (RIOSAÚDE, Rio de Janeiro-RJ, 2015) A corrente difásica apresenta impulsos seguidos, sem intervalos, com frequência de:

A) 150 Hz.
B) 100 Hz.
C) 80 Hz.
D) 50 Hz.

24. (BIORIO, Mangaratiba-RJ, 2016) Quanto às propriedades do infravermelho, existem biologicamente três faixas significativas que diferem no grau de absorção pelos tecidos e nos seus efeitos teciduais. As radiações infravermelhas com o comprimento de onda muito longo têm pouca penetração, com muita facilidade de produzirem queimaduras. Com relação ao exposto, abaixo temos os efeitos terapêuticos dessa modalidade de tratamento, EXCETO:

A) Analgesia.
B) Aumento da velocidade de condução nervosa.

C) Contração muscular.
D) Diminuição do espasmo muscular.
E) Redução da rigidez articular.

25. (BIORIO, Mangaratiba-RJ, 2016) Relacionado aos princípios físicos da água, temos: densidade relativa, flutuação, viscosidade, tensão superficial, pressão hidrostática e refração. Definido como: é a quantidade de atração molecular de um meio. Quanto maior a atração molecular, maior a resistência. De acordo com o enunciado acima, marque a opção CORRETA:
    A) Densidade relativa.
    B) Flutuação.
    C) Viscosidade.
    D) Tensão superficial.
    E) Pressão hidrostática.

26. (BIORIO, Mangaratiba-RJ, 2016) As correntes elétricas disponíveis para fins terapêuticos são as correntes direta e alternada. A corrente galvânica contínua ou direta é o emprego de uma intensidade de corrente constante em valor e em direção. Os efeitos fisiológicos deste tipo de corrente podem ser: Marque a opção CORRETA:
    I. Produção de calor excessivo: 3°C a 6°C.
    II. Vasomotores: vasoconstrição e vasodilatação.
    III. Eletrólise: dissociação eletrolítica.
    IV. Aumento da catabolismo.
    V. Aumento do aporte de O_2.
    A) I, II e III.
    B) II, III e V.
    C) III, IV e V.
    D) I, III e IV.
    E) II, IV e V.

27. (BIORIO, Mangaratiba-RJ, 2016) A crioterapia tem como objetivo principal reduzir a temperatura tecidual pela retirada de energia calórica, reduzindo, assim, o metabolismo local e a necessidade de consumo de oxigênio pelos tecidos. Das técnicas de aplicação temos: criocinética, crioinibição, crioestimulação e criomassagem. Das afirmativas abaixo, qual é a que se refere à criocinética:
    A) Consiste no uso do frio para promover o resfriamento local a ser tratado e permitir o exercício progressivo sem dor.
    B) O agente escolhido permanecerá por mais de 10 minutos no local. O resfriamento proporcionará inibição do metabolismo e diminuição do fluxo sanguíneo no local.
    C) O uso do resfriamento associado a movimentos rápidos da unidade neuromuscular favorecerá o aumento da atividade do fuso neuromuscular.
    D) É a associação do uso do frio com a massagem terapêutica, podendo ser utilizada para relaxamento muscular e estimulação dos tecidos celular subcutâneo.
    E) Os movimentos circulares e profundos é que vão produzir o alívio da dor no local acometido.

28. (CETAP, São João de Pirabas-PA, 2016) Sobre a utilização da eletroterapia por TENS, assinale a alternativa incorreta:

A) Os eletrodos podem ser colocados sobre ou ao redor da área dolorosa.

B) Podem ser colocados eletrodos sobre os dermátomos específicos, miótomos ou dermátomos que correspondem a área dolorosa.

C) A colocação dos eletrodos sobre nervos periféricos se torna mais complicada, pois os mesmos estão localizados superficialmente.

D) Eletrodos podem ser colocados em pontos-gatilho.

E) Podem ser colocados perto de um seguimento da medula espinhal que inerva a área dolorosa.

29. (CONPASS, Dona Inês-PB, 2016) A hidroterapia utiliza-se das propriedades físicas da água para finalidades terapêuticas. Sobre este importante recurso fisioterápico assinale a alternativa CORRETA:

A) Movimentos realizados a favor do empuxo. Na piscina terapêutica são indicados para aumento de força muscular.

B) O empuxo "é a pressão que um líquido exerce igualmente sobre todas as áreas da superfície de um corpo imerso em repouso".

C) A pressão hidrostática é menor quanto mais profunda for a piscina terapêutica.

D) "É a força de empuxo que empurra o indivíduo para o centro da terra".

E) O empuxo é a força, experimentada para cima, que atua em sentido oposto à força da gravidade (Princípio de Arquimedes).

30. (FACET-CONCURSOS, Sobrado-PB, 2016) A hidroterapia é considerada um dos recursos mais antigos da fisioterapia, podendo ser compreendida como o uso da água com propósitos terapêuticos. Dentro deste contexto, analise as assertivas e assinale a alternativa INCORRETA:

A) A pressão hidrostática é definida como a força exercida por unidade de área, igualmente sobre toda área da superfície de um corpo imerso em repouso, que aumenta com a profundidade e é inversamente relacionada à densidade do líquido.

B) O Princípio de Arquimedes determina que um corpo imerso em um líquido sofra um impulso para cima igual ao peso do mesmo volume de líquido que desloca.

C) O fator de flutuação pode ser modificado por meio de ajustes na porção do corpo submersa. Desta forma, com imersão até o processo xifoide, a maioria dos humanos descarrega aproximadamente 75% do peso corporal, e com a imersão até a cicatriz umbilical descarrega cerca de 50% do peso.

D) Feridas infectadas, infecções de pele, sintomas agudos de trombose venosa profunda e doença cardiovascular grave são algumas das contraindicações ao tratamento em imersão.

E) O deslocamento de qualquer segmento gera mudanças na postura do corpo imerso, sendo um importante recurso de mobilização que pode ser aprendido pelo paciente com o objetivo de obter independência na água.

31. (FACET-CONCURSOS, Sobrado-PB, 2016) A eletroterapia é considerada um importante recurso terapêutico quando utilizada de forma adequada para o tratamento das diferentes disfunções dos tecidos biológicos. Sendo assim, considere as assertivas abaixo e assinale a alternativa CORRETA:

A) Cronaxia é a intensidade mínima de corrente eletromagnética capaz de levar o músculo à contração.

B) A estimulação elétrica de alta voltagem é definida como uma corrente pulsada monofásica de pico duplo, apresentando duração de pulso que varia de 5 a 100µs, amplitude de pico elevada e uma alta voltagem, normalmente superior a 100V.

C) Reobase é o tempo fisiológico mínimo característico da excitabilidade de cada órgão ou tecido.

D) A Corrente Russa é uma corrente elétrica de alta frequência, monofásica e contínua, utilizada com o intuito de aumentar o trofismo e a força muscular.

E) A iontoforese pode ser descrita como a introdução de íons de medicamentos a partir da pele e das mucosas para o interior dos tecidos, através da corrente alternada.

32. (FACET-CONCURSOS, Sobrado-PB, 2016) Acerca da laserterapia assinale a alternativa INCORRETA:

A) A laserterapia exerce um importante efeito sobre o processo ulcerativo, resultando na redução do tempo de cicatrização.

B) A exposição ao *laser* por um período superior a 25 minutos pode ocasionar efeitos adversos.

C) A laserterapia apresenta como principais características a colimação e a policromaticidade.

D) O aumento da síntese de colágeno e da permeabilidade da membrana são alguns dos efeitos fisiológicos do *laser*.

E) A utilização do *laser* é contraindicada em casos de tumor maligno, sobre abdômen gravídico e elevada hipersensibilidade.

33. (FACET-CONCURSOS, Sobrado-PB, 2016) São indicações para o tratamento com Ondas Curtas, EXCETO:

A) Tenossinovite.

B) Neoplasia.

C) Periostite.

D) Lombalgia.

34. (FUNCAB, Anápolis-GO, 2016) A Estimulação Elétrica Nervosa Transcutânea é um recurso eletroterapêutico descritos por Melzack e Wall para, sobretudo aliviar a dor. Sobre isso estão corretas as afirmações a seguir, EXCETO:

A) Não devem ser aplicados nas hérnias de disco e pós operatório de cirurgias cardíacas.

B) Baixa frequência e alta intensidade produzem contrações musculares e são apropriadas para dores crônicas.

C) A abertura e fechamento da comporta são dependentes da atividade das fibras de grande e pequeno diâmetro.

D) Sua aplicação está contraindicada nos pacientes portadores de marcapassos cardíacos.

E) Alta frequência e baixa intensidade estimulam as fibras nervosas aferentes e são efetivas na dor aguda.

35. (FGV, Secretaria de Estado da Saúde-AM, 2014) Com relação às reações fisiológicas desencadeadas pela imersão de um paciente em uma piscina terapêutica durante o repouso, analise as afirmativas a seguir:

I. A taquicardia é um efeito cardiovascular esperado.
II. A diurese é aumentada.
III. O sangue é desviado para áreas vitais.

Assinale:

A) Se somente a afirmativa I estiver correta.
B) Se somente a afirmativa II estiver correta.
C) Se somente a afirmativa III estiver correta.
D) Se somente as afirmativas I e II estiverem corretas.
E) Se somente as afirmativas II e III estiverem corretas.

36. (GSA-CONCURSOS, FUNDAÇÃO ABC, Complexo Hospitalar São Bernardo do Campo-SP, 2016) A corrente elétrica que não faz analgesia e utiliza eletrodos extracavitários e superficiais para aplicar no corpo é denominada:

A) FES (Estimulação Elétrica Funcional).
B) TENS (Estimulação Elétrica Nervosa Transcutânea).
C) Corrente interferencial vetorial.
D) Correntes diadinâmicas de Bernard.

37. (GSA-CONCURSOS FUNDAÇÃO ABC, Complexo Hospitalar São Bernardo do Campo-SP, 2016) Complete as lacunas abaixo assinalando a alternativa correta. A estimulação elétrica funcional (FES) pode ser utilizada nas lesões medulares incompletas como forma de tratamento, promovendo *feedback* e aumento de força muscular. O recrutamento muscular dessa técnica é invertido, provocando primeiramente contração de unidades motoras _____, por causa de seu _____ limiar de despolarização por um campo elétrico externo.

A) Rápidas – baixo.
B) Lentas – baixo.
C) Rápidas – alto.
D) Lentas – alto.

38. (GSA-CONCURSOS, FUNDAÇÃO ABC, Complexo Hospitalar São Bernardo do Campo-SP, 2016) Correlacione corretamente as características dos diferentes tipos de aplicação de TENS utilizados para analgesia.

1) TENS acupuntura.   A) Alta frequência, baixa intensidade.
2) TENS convencional.   B) Alta frequência, alta intensidade.
3) TENS breve intenso.   C) Baixa frequência, alta intensidade.

A correlação correta se estabelece em:

A) 1C, 2A, 3B.
B) 1A, 2B, 3C.
C) 1B, 2A, 3C.
D) 1C, 2B, 3A.

39. (GSA-CONCURSOS, FUNDAÇÃO ABC, Complexo Hospitalar São Bernardo do Campo-SP, 2016) Assinale (V) verdadeiro ou (F) falso nas afirmações a seguir sobre o uso de correntes elétricas no tratamento fisioterapêutico de diferentes afecções:

( ) A escolha do tamanho dos eletrodos independe do tamanho do músculo a ser tratado e da intensidade de contração a ser desencadeada.

( ) Na técnica de estimulação de pontos motores, um eletrodo deve ser colocado sobre o ventre muscular e o outro (considerado dispersivo) em algum lugar sobre a mesma parte do corpo.

( ) O eletrodo dispersivo deve ser mais largo que o outro, possibilitando que a densidade de corrente através dele seja mais baixa, não desencadeando respostas motoras ou sensoriais.

( ) Não há necessidade de preparar ou limpar a pele para receber o tratamento com correntes elétricas, pois não há como reduzir essa resistência em sua interface.

A sequência correta se estabelece em:

A) F, V, F, F.
B) V, F, V, F.
C) V, V, F, F.
D) F, V, V, F.

40. (GSA-CONCURSOS, FUNDAÇÃO ABC, Complexo Hospitalar São Bernardo do Campo-SP, 2016) A aplicação de crioterapia para alívio da dor é utilizada em decorrência da inibição da condução nervosa promovida pela técnica. Os tipos de fibras mais responsivas ao frio são as:

A) Mielinizadas de grande diâmetro.
B) Não mielinizadas de pequeno diâmetro.
C) Não mielinizadas de grande diâmetro.
D) Mielinizadas de pequeno diâmetro.

41. (INSTITUTO MACHADO DE ASSIS, São José do Peixe-PI, 2016) Na fisioterapia, um importante instrumento utilizado é o ultrassom terapêutico que tem ação estimulante sobre o reparo tecidual quando usado de forma não térmica. Qual mecanismo representa adequadamente essa ação?

A) Fuga de líquidos abaixo do cabeçote, estimulando a redução de edema via endosmose.
B) Aumento da permeabilidade da membrana aos íons de cálcio para agir como segundo mensageiro.
C) Diminuição do fluxo sanguíneo arterial para reduzir a concentração de oxigênio nas fases iniciais do reparo.
D) Aumento da extensibilidade do colágeno, principalmente o de tipo II, favorecendo o remodelamento tecidual.

42. (INSTITUTO MACHADO DE ASSIS, Buriti dos Lopes-PI, 2016) O conhecimento da hidrodinâmica e dos benefícios terapêuticos da imersão em água aquecida tornará possível a seleção da posição do paciente, a profundidade da imersão e os equipamentos ideais para o protocolo terapêutico. Sobre a fisioterapia aquática assinale a resposta INCORRETA:

A) O Princípio de Arquimedes relaciona-se com o empuxo caracterizado pela força, experimentada para cima, que atua em sentido oposto à força da gravidade.
B) Exercícios na água realizados a favor do empuxo são indicados para ganho de força muscular.
C) Paciente idoso com diagnóstico de artrose nos joelhos deve ser posicionado em uma região de profundidade, onde o nível da água se assemelhe ao nível do processo xifoide para menor descarga de peso.

D) O Princípio de Pascal está relacionado à pressão hidrostática afirmando que a pressão de um fluido é exercida de forma igual em qualquer nível em uma direção horizontal.

43. (IOPLAN, Seara SC, 2016) Com relação às afirmativas que seguem, assinale "V" para as alternativas verdadeiras e "F" para as alternativas falsas:
    I. ( ) O ultrassom de forma pulsada deve ser usado em quadros crônicos, pois possui efeitos térmicos.
    II. ( ) O ondas curtas contínuo deve ser utilizado em quadros de inflamação aguda, assim como o micro-ondas e o ultrassom.
    III. ( ) A aplicação da crioterapia nos tecidos envolve a transferência de energia térmica.
    IV. ( ) São apenas 5 as fases da inflamação: dor, rubor, calor, tumor e perda de função.
    V. ( ) A histamina é um vasodilatador e a serotonina é vasoconstritor no sistema circulatório.
    Assinale a alternativa correta:
    A) F, F, F, F, V.
    B) V, F, V, F, V.
    C) F, F, V, F, V.
    D) V, V, V, F, F.

44. (IOPLAN, Seara-SC, 2016) A respeito da hidroterapia, assinale a alternativa incorreta:
    A) Há efeito no tônus muscular (diminuição do tônus) e aumento de amplitude de movimento.
    B) Diminui o fortalecimento muscular, aumenta o relaxamento e os estímulos proprioceptivos.
    C) Diminuição da descarga de peso, estimula a marcha e o ortostatismo.
    D) Diminuição dos estímulos proprioceptivos e diminuição da sensação dolorosa.

45. (CETREDE, Itapipoca-CE, 2016) O ultrassom terapêutico é utilizado no tratamento de tecidos moles há mais de seis décadas, sendo, atualmente, um recurso muito utilizado na prática fisioterápica. Sobre esse recurso identifique a afirmativa CORRETA:
    A) O ultrassom terapêutico freia a reparação muscular após contusão, promovendo a diminuição significativa de células satélites para o sítio da lesão.
    B) O ultrassom terapêutico induz mudanças fisiológicas, como ativação de fibroblasto, colágeno e diminuição de células inflamatórias por aceleração do metabolismo celular e, quando aplicado de maneira adequada, pode reduzir a dor.
    C) O ultrassom terapêutico é uma modalidade de energia sonora longitudinal, de pouca penetração (superficial), que, ao ser transmitida aos tecidos biológicos, é capaz de produzir alterações celulares apenas por efeitos térmicos.
    D) A aplicação do ultrassom terapêutico dá-se apenas de maneira direta. Para isso é necessária a utilização de um meio acoplador, podendo ser vaselina, óleo ou gel.
    E) A aplicação pode ser de forma estacionária ou não, sendo que a primeira é a mais segura, pois a segunda pode levar a uma elevação muito rápida da temperatura, ocasionando queimaduras.

46. (NUBES, Santa Cecília-SC, 2016) Podemos classificar a eletroterapia em agentes eletromagnéticos, ultrassom e correntes de baixa frequência. São exemplos de correntes de baixa frequência, EXCETO:

A) Estimulação elétrica neuromuscular e muscular.
B) Diatermia por micro-ondas.
C) Estimulação nervosa elétrica transcutânea – TENS.
D) Terapia interferencial.

47. (NUBES, Santa Cecília-SC, 2016) Os métodos de condução apresentam vários benefícios, como alívio da dor, redução do edema, aumento da extensibilidade do colágeno, diminuição do espasmo muscular, melhora da contratilidade muscular. O calor apresenta maior utilidade para diversas condições de saúde, exceto:
A) O alívio da dor, relaxamento muscular.
B) Reparo dos tecidos, aumento de fluxo sanguíneo.
C) Aumento da extensibilidade do colágeno.
D) Redução do sangramento e do edema.

48. (FGV, Assembleia Legislativa-MT, 2013) Existem várias abordagens terapêuticas para a hidroterapia. A que se utiliza das propriedades físicas da água, como a flutuação e a turbulência, para realizar exercícios de relaxamento, de estabilização e de resistência progressiva, é denominada:
A) Watsu.
B) Bad Ragaz.
C) Halliwick.
D) Ai Chi.
E) Zen shiatsu.

49. (FGV, Assembleia Legislativa-MT, 2013) A modalidade termoterapêutica que desencadeia um exercício vascular, por meio de um ciclo de vasodilatação seguido de vasoconstrição da área tratada, é denominada:
A) Diatermia profunda.
B) TENS.
C) Fototerapia.
D) Banho de contraste.
E) Crioterapia.

50. (FUNRIO, Analista-INSS, 2014) Marque a opção que não contém contraindicação para a laserterapia de baixa intensidade He-Ne:
A) Úlceras crônicas com baixa perfusão.
B) Dor artrítica.
C) Região abdominal e pélvica durante a gestação.
D) Áreas com hemorragias.
E) Região com neoplasia maligna.

51. (FUNRIO, Analista-INSS, 2014) Podemos afirmar que a exposição ao ultrassom de baixa frequência (44 a 48 KHz) com relação ao ultrassom mais usual (1 a 3MHz) resulta em:
A) Efeitos placebo.
B) Acentuados efeitos deletérios.

C) Penetração menos profunda.
D) Acentuados efeitos mecânicos.
E) Penetração mais profunda.

52. **(FUNRIO, Analista-INSS, 2013)** O método hidroterapêutico que incorpora as técnicas de facilitação neuromuscular proprioceptiva (FNP) denomina-se:
A) Halliwick.
B) Ruoti
C) Watsu
D) Anéis de Bad Ragaz
E) Kabat modificado

53. **(UFRN, Técnico Administrativo, 2014)** A crioterapia é um recurso bastante utilizado no controle de lesões musculoesqueléticas agudas e crônicas. Quando aplicada ao corpo humano, a crioterapia desencadeia inúmeras respostas fisiológicas. As afirmativas a seguir dizem respeito ao emprego desse recurso terapêutico.
I. A utilização da crioterapia leva a uma vasoconstrição com consequente diminuição do fluxo sanguíneo, não devendo ser utilizada no espasmo muscular.
II. O principal efeito da utilização da crioterapia em lesões agudas é a redução da necessidade de O_2 pelos tecidos.
III. A crioterapia reduz a dor por combinação de processos, nos quais um deles é o aumento da velocidade da condução nervosa com consequente interferência da transmissão desses impulsos para o cérebro.
IV. A utilização da crioterapia inibe a liberação de histamina, um poderoso vasodilatador que acarreta um aumento no fluxo sanguíneo com consequente aumento do edema.
Com relação aos efeitos da crioterapia, estão corretas as afirmativas:
A) I e III.
B) II e IV.
C) I e IV.
D) II e III.

54. **(UFRN, Técnico Administrativo, 2014)** Atualmente, a fisioterapia dispõe de vários recursos que auxiliam o processo de reparo tecidual, acelerando e melhorando a cicatrização. Dentre eles, destacam-se o uso do ultrassom terapêutico. Com relação ao uso desse recurso, é correto afirmar:
A) A utilização do ultrassom na fase proliferativa pode promover aumento da síntese de colágeno, bem como a formação de um colágeno com maior força tênsil.
B) O ultrassom é um aparelho que tem efeitos positivos nas fases de inflamação e proliferação; entretanto, não consegue melhorar a extensibilidade do colágeno maduro, como é encontrado na fase de remodelamento.
C) Usualmente existem duas frequências de trabalho no ultrassom: 1MHz, adequada para o tratamento de estruturas mais superficiais, e 3 MHz, adequada para o tratamento de tecidos profundos.
D) A formação e rompimento de bolhas de ar dentro dos tecidos (cavitação transitória) é um dos efeitos desejáveis do ultrassom, pois aumenta a permeabilidade da membrana, e acelera o estágio agudo do reparo tecidual.

55. (UFRN, Técnico Administrativo, 2014) A eletroestimulação nervosa transcutânea (TENS) é um recurso empregado em várias especialidades da fisioterapia. Constitui-se de corrente analgésica bifásica assimétrica, despolarizada. Além da teoria da comporta da dor, acredita-se que, dependendo da frequência e da intensidade da TENS, esta seja capaz de ativar o sistema descendente de supressão da dor com liberação de encefalinas. Para ativação desse sistema supressor e liberação de opioides endógenos utiliza-se:

A) TENS de baixa frequência e alta intensidade.
B) TENS de alta frequência e alta intensidade.
C) TENS de alta frequência e baixa intensidade.
D) TENS de baixa frequência e baixa intensidade.

56. (UFRJ, Técnico Administrativo, 2014) A hidroterapia conquistou e consolidou seu espaço no conjunto das ações fisioterapêuticas, devido à variedade e à eficácia de seus procedimentos. Sobre este recurso fisioterapêutico, pode-se afirmar que:

I. A flutuação pode ser utilizada como resistência ao exercício terapêutico.
II. A viscosidade pode aumentar devido ao aumento da velocidade do movimento.
III. A submersão em água aquecida por si só já provoca alterações cardiovasculares.

Assinale a alternativa que apresenta a(s) afirmativa(s) correta(s).

A) I.
B) II.
C) III.
D) I, II e III.
E) I e II.

57. (FCC, TRT-13ª Região-PB, 2014) Um paciente apresenta tendinite na cabeça longa do bíceps braquial. NÃO é um procedimento indicado para tratamento desta patologia na fase aguda:

A) Ondas curtas.
B) TENS.
C) Corrente interferencial.
D) Laserterapia.
E) Gelo.

58. (FCC, TRT-13ª Região-PB, 2014) Um paciente que apresenta cervicalgia NÃO deve utilizar a TENS para o tratamento da dor, se a situação clínica também apresentar:

A) Epilepsia.
B) Gravidez.
C) Tumor na mão.
D) Tecido desvitalizado.
E) Epífise fechada.

59. (CETREDE, Icó-CE, 2014) Para um paciente com diagnóstico clínico de artrite reumatoide, em tratamento fisioterapêutico, foi prescrito o uso de calor superficial com o intuito de aliviar a dor e relaxar a musculatura. Dentre os recursos a seguir, identifique o único que é classificado como calor superficial.

A) Ultrassom terapêutico.
B) *Laser* terapêutico.
C) FES.
D) Corrente heteródina.
E) Parafina.

60. (URCA, Cedro-CE, 2014) A facilitação neuromuscular proprioceptiva foi adaptada à hidroterapia através do seguinte método hidrocinesioterapêutico:
A) Bad Ragaz.
B) Felden Krais.
C) Katz.
D) Halliwick.

61. (URCA, Cedro-CE, 2014) A eletroterapia caracteriza-se pelo uso da eletricidade para fins terapêuticos. Existem inúmeras correntes terapêuticas utilizadas na prática clínica diária do fisioterapeuta. Acerca da eletroterapia, assinale a alternativa CORRETA:
A) As correntes diadinâmicas, por serem correntes de média frequência, apresentam maior profundidade de penetração em relação às correntes galvânica tradicional e farádica.
B) Ao estipularmos uma frequência de tratamento baixa, estaremos objetivando o controle da dor pela liberação de opioides endógenos. Por outro lado, se elegermos uma frequência de tratamento alta, estaremos buscando o controle da dor pela teoria das comportas.
C) A corrente interferencial vetorial, por ser de média frequência, tem uma maior impedância à passagem da corrente pelos tecidos do que a TENS.
D) A corrente pulsada de alta voltagem seria um exemplo de corrente de média frequência.

62. (IMPARH, Fortaleza-CE, 2014) Apesar de inicialmente ser desenvolvida para o trabalho de fortalecimento muscular a eletroestimulação neuromuscular (EENM) também tem sido aplicada para os mais diferentes objetivos. A EENM mostrou ser um importante recurso terapêutico na área de reabilitação física. É considerado contraindicação da EENM:
A) Na modulação da espasticidade.
B) No ganho de amplitude muscular ativa ou passiva.
C) Na minimização dos efeitos do imobilismo.
D) Na lesão de neurônio motor inferior.

63. (INEPAS, Viçosa do Ceará-CE, 2012) São contraindicações absolutas das ondas curtas:
A) Endopróteses e inflamação aguda.
B) Gravidez e inflamação aguda.
C) Marca-passo e gravidez.
D) Marca-passo e inflamação aguda.
E) Inflamação crônica e endopróteses.

64. (INEPAS, Viçosa do Ceará-CE, 2012) Qual é a indicação mais adequada na reagudização da dor articular na gonartrose?
A) TENS convencional.
B) Banho de parafina.

C) Banho galvânico.
D) Banho térmico.
E) Radiação ionizante.

65. (CONSULPLAN, Prova de Especialidades-COFFITO, 2013) A eletrotermofototerapia é um recurso fisioterapêutico importante na fisioterapia esportiva. Nas fases iniciais do trauma agudo ou no pós-operatório imediato, os recursos eletrotermofototerapêuticos têm um grande valor por acelerar e favorecer a cicatrização tecidual. Mas somente o uso desse recurso não pode ser caracterizado como fisioterapia, segundo a Associação Americana de Fisioterapia (APTA), sendo necessário evoluir com exercícios para restabelecer a função do atleta/paciente. Sobre o ultrassom assinale a alternativa INCORRETA:
   A) A ERA do ultrassom é a área de radiação efetiva, ou seja, a área do transdutor da qual é radiada a energia do ultrassom.
   B) São contraindicações ao uso do ultrassom: tumor maligno, gravidez, tecidos do sistema nervoso central, cimento articular, componentes plásticos, marca-passo, tromboflebite, olhos e órgãos reprodutores.
   C) Os efeitos térmicos do ultrassom são: aceleração do metabolismo, redução ou controle da dor e espasmo muscular, alteração da velocidade de condução do nervo, aumento da circulação e da extensibilidade de tecidos moles.
   D) A reflexão da onda mecânica do ultrassom é o redirecionamento de uma onda em uma interface. Quando ocorre a reflexão, a onda de ultrassom entra no tecido em um ângulo e continua através do tecido em um ângulo diferente.
   E) Os efeitos não térmicos do ultrassom são: aumento dos níveis de cálcio intracelular, aumento da permeabilidade da pele e da membrana celular, aumento da degradação dos mastócitos, promoção da expansividade dos macrófagos, aumento da síntese de proteínas pelos fibroblastos e de células tendinosas.

66. (IDECAN, Fiscal CREFITO-8-PR, 2013) Analise os diagnósticos a seguir.
   1. Jovem com Guillain-Barré em fase hospitalar – enfermaria.
   2. Idoso com mononeuropatia do nervo sural e marca-passo cardíaco.
   3. Jovem com traumatismo cranioencefálico com quadro de espasticidade.
   4. Mulher com 10 semanas de gestação e lombalgia aguda.
   5. Adulto hipertenso grave controlado sob medicação.
   6. Mulher com linfedema em membro inferior pós-cirurgia vascular.
   Em quais pacientes seria contraindicado o uso da Estimulação Elétrica Funcional (FES)?
   A) 2 e 4.
   B) 1, 2 e 6.
   C) 1, 3 e 5.
   D) 2, 4 e 5.
   E) 2, 5 e 6.

67. (UNOESC, São Miguel do Oeste–SC, 2014) O ultrassom terapêutico (UST) é um recurso comumente aplicado nos distúrbios do sistema musculoesquelético, como na aceleração do reparo tecidual de lesões musculares. Com relação ao ultrassom, assinale:
   I. Quando utilizados em frequências mais altas (3 MHz), há maior absorção nos tecidos superficiais.

II. Para serem tidos como alvo tecidos mais profundos é indicada frequência mais alta (3 MHz).

III. Vários métodos estão disponíveis para a aplicação do UST. Entre eles, o direto ou deslizamento, o subaquático e o redutor de cabeçote. Para a escolha do método direto é necessária a utilização de um meio acoplador, sendo o mais utilizado o gel.

IV. Pode ser aplicado por dois métodos conhecidos como contínuo e pulsado. No modo contínuo o efeito térmico é menos pronunciado e o efeito mecânico é superior, possibilitando tratamentos onde não é desejável o efeito predominantemente térmico. Como exemplo, o tratamento para a dor.

Com relação a essas afirmações, assinale a alternativa correta:

A) I e II estão corretas.
B) II está correta.
C) II e IV estão incorretas.
D) II, III e IV estão incorretas.

68. **(IDHTEC, Vicente Ferrer-PE, 2012)** São benefícios da água aquecida na hidroterapia, EXCETO:
    A) Aumento de frequência respiratória e cardíaca.
    B) Aumento da circulação periférica, o que leva a um maior suprimento de sangue para o músculo.
    C) Aumenta a quantidade de sangue, retorno ao coração, o que diminui a pressão arterial.
    D) Aumento da sensibilidade dos terminais nervosos.
    E) Diminui a atuação da força de gravidade, o que facilita o movimento articular.

69. **(IDHTEC, Vicente Ferrer-PE, 2012)** É o uso da corrente galvânica com o objetivo de promover o deslocamento de líquido de uma região para outra no tecido, facilitando a drenagem de edema. O uso desta corrente para facilitar a drenagem está apoiado nas teorias de Cohen e da osmose. Esta é a definição de:
    A) Eletrólise capilar.
    B) Analgesia.
    C) Eletroendosmose.
    D) Condutividade elétrica.
    E) Galvanização.

70. **(IDHTEC, Vicente Ferrer-PE, 2012)** É uma indicação para o Forno de Bier:
    A) Aumentar a circulação local superficial.
    B) Aumentar a sensibilidade térmica.
    C) Tratar tumores benignos.
    D) Tratar problemas vasculares como varizes.
    E) Tratar edemas agudos.

71. **(IDHTEC, Vicente Ferrer-PE, 2012)** Referente à reabilitação em doentes com dor crônica é INCORRETO afirmar:
    A) A termoterapia pode ser realizada por adição ou subtração.
    B) A hidroterapia com turbilhão reduz o edema, dessensibiliza cicatrizes operatórias, causa analgesia e facilita a cinesioterapia em casos de dor articular, musculotendínea e distrofia simpático-reflexa, além de ser excelente para redução de edemas.

C) As banheiras de hidromassagem são excelentes em casos de dor muscular e articular generalizada.

D) Para se induzir calor na profundidade de até 2 a 3 cm utilizam-se o ultrassom, as ondas curtas e os micro-ondas. Esses métodos não são recomendados em doentes com câncer, pois, potencialmente, podem disseminar células neoplásicas.

E) Medicamentos anti-inflamatórios não hormonais e corticosteroides apresentados como líquidos, géis ou pomadas para uso tópico podem ter sua penetração tegumentar facilitada pela técnica de fonoforese induzida pelo ultrassom.

72. (BIORIO, Fundação Saúde-RJ, 2014) A flutuação e a viscosidade são propriedades físicas da água que podem proporcionar efeitos opostos, porém desejáveis em um programa de hidrocinesioterapia. Com relação ao tema, é correto afirmar que:

A) A turbulência ocorre quando o movimento vai perdendo sua velocidade no final de sua amplitude de deslocamento.

B) A flutuação favorece os movimentos realizados na direção vertical no sentido da superfície para o fundo da piscina.

C) A resistência oferecida pela viscosidade pode aumentar com o aumento da superfície de contato ao se deslocar.

D) A flutuação age de forma muito discreta nas atividades realizadas na superfície, desde que sejam feitas com certa velocidade.

E) Num fluxo turbilhonar, a resistência ofertada pela viscosidade é diminuída mesmo que a temperatura da água aumente.

73. (IBFC, EBSERH, FURG-RS, 2016) Em termoterapia, entre as formas de transferência de energia não estão:

A) Compulsão.
B) Condução.
C) Convecção.
D) Conversão.
E) Radiação.

74. (IBFC, EBSERH, HUB-DF, 2013) A estimulação elétrica com corrente galvânica e farádica é capaz de provocar reações térmicas e químicas abaixo dos eletrodos. Trata-se de correntes:

A) Não polarizadas.
B) Polarizadas.
C) Retangulares.
D) Sinusoidais.

75. (NEOEXITUS, Capistrano-CE, 2013) A corrente galvânica é uma corrente com fluxo constante de elétrons em uma só direção. Ela provoca uma série de efeitos no corpo humano que podem ter ações em vários tipos de tratamento. Com relação às características dos polos, identifique a afirmativa CORRETA:

A) O polo positivo provoca vasodilatação.
B) O polo negativo promove uma reação ácida.
C) O polo positivo aumenta a irritabilidade.

D) O polo negativo hidrata os tecidos.
E) O polo positivo libera hidrogênio.

76. (NEOEXITUS, Jucás-CE, 2014) As correntes diadinâmicas sao compostas por várias formas de corrente, todas elas surgidas de uma corrente alternada sinusoidal bifásica rítmica. Sobre as correntes diadinâmicas, enumere a Coluna B pela Coluna A.

Coluna A.
I. Difásica fixa.
II. Monofásica fixa.
III. Curtos períodos.
IV. Longos períodos.
V. Ritmo sincopado.

Coluna B.
( ) Forma de corrente monofásica com duração aproximada de 5 segundos, mesclados com uma segunda forma de monofásica, cuja fase está deslocada em uma semionda durante 10 segundos, variando sua amplitude entre zero e seu valor máximo. Ao atingir seu valor máximo, representa uma onda difásica.
( ) É uma corrente retificada em dupla fase, resultando em uma corrente de 100 Hz com impulsos positivos de 10 ms de duração, sem intervalos de tempo (sem repouso) entre eles.
( ) Trata-se de uma corrente modulada, combinando as formas monofásica e difásica que se alternam sem pausa a intervalos de 1 segundo.
( ) Forma de corrente monofásica de 50 Hz durante 1 segundo de fluxo e intervalos com a mesma duração, proporcionando, assim, contrações rítmicas para eletroginástica.
( ) Utiliza-se o circuito de uma só fase, resultando uma corrente de 50 Hz com impulsos positivos sinusoidais de 10 ms e repousos de 10 ms.

Marque a opção que apresenta a sequência CORRETA:
A) IV, III, I, V, II.
B) III, I, IV, II, V.
C) IV, I, III, V, II.
D) I, V, III, II, IV.
E) II, I, III, IV, V.

77. (IADES, EBSERH, UFRN-RN, 2014) Assinale a alternativa correta com relação às formas de transferência de calor do turbilhão, das lâmpadas infravermelhas e da diatermia por ondas curtas, respectivamente:
A) Condução, condução e radiação.
B) Convecção, radiação e conversão.
C) Radiação, condução e convecção.
D) Convecção, radiação e condução.
E) Condução, convecção e conversão.

78. (CORPO DE SAÚDE, Marinha, 2015) A hidroterapia é um recurso da fisioterapia que utiliza as propriedades da água na prevenção e no tratamento de diversas patologias. Com relação às

leis físicas aplicadas à água coloque F (Falso) ou V (Verdadeiro) nas afirmativas seguintes e assinale a a opção correta:

( ) A flutuação é uma força oposta à força da gravidade, pois trata-se de um empuxo para cima.

( ) Um corpo imerso na água sofre ação de uma força impulsionada para cima igual ao peso do fluxo deslocado.

( ) Densidade relativa é igual a volume por unidade de massa.

( ) Quanto maior a área do flutuador, maior será a resistência oferecida no deslocamento do membro.

A) F, V, F, V.
B) V, V, V, F.
C) F, F, F, V.
D) V, V, F, F.
E) V, V, F, V.

79. (CORPO DE SAÚDE, Marinha, 2015) Na aplicação do ultrassom terapêutico, é muito importante determinar os parâmetros de modulação, pois nem todas as lesões são tratadas com a mesma dose, tempo e modo de aplicação. Com relação à aplicação do ultrassom terapêutico, é correto afirmar que:

A) A absorção é diretamente proporcional à frequência da onda mecânica.
B) O feixe ultrassônico com frequência de 1 Mhz é mais absorvido que o de 3 Mhz.
C) O modo pulsado é mais superficial que o modo contínuo.
D) Quanto maior a frequência, maior a penetração.
E) Quanto menor a dose, maior a penetração.

80. (CORPO DE SAÚDE, Marinha, 2015) Os lasers terapêuticos mais usados são o de Hélio-Neônio e o de emissão infravermelha. O comprimento de onda determinará se o *laser* é de baixa ou de alta potência. Sobre o *laser* de emissão infravermelha é correto afirmar que:

A) Emite uma luz visível e vermelha.
B) Sua potência está aproximadamente entre 7 Mw e 50 Mw.
C) Seu comprimento de onda está aproximadamente entre 770 e 1.300 nm.
D) São construídos pelos cristais de Ga-As e de He-Ne.
E) São construídos somente pelos cristais de He-Ne.

81. (AOCP, EBSERH, UFC-CE, 2014) Assinale a alternativa a seguir que NÃO corresponde às contraindicações do tratamento de hidroterapia.

A) Pacientes com cateteres e sondas.
B) Micoses e infecções genitais.
C) Feridas abertas ou não cicatrizadas.
D) Disfunções urinárias e intestinais.
E) Reabilitação de fraturas, próteses e artroplastia.

82. (AOCP, EBSERH, UFC-CE, 2014) Uma senhora de 75 anos de idade tem osteoporose na coluna lombar e osteófitos na coluna cervical. Estas alterações estão impossibilitando-a de realizar suas

atividades de vida diária, pois está com restrições de ADM em consequência da dor que sente. O médico prescreveu a hidroterapia e, para tratarmos da referida senhora, pensando nos efeitos físicos da água, assinale qual a melhor alternativa para se obter analgesia.

A) Empuxo.
B) Flutuação.
C) Pressão hidrostática.
D) Calor.
E) Refração.

83. (LUDUS, Sucupira do Norte-MA, 2014) Sobre o uso da Crioterapia na musculatura espástica, analise as proposições abaixo e assinale a alternativa ERRADA:

A) A crioterapia no tratamento da espasticidade tem o objetivo principal de reduzir a tensão visco-elástica mioarticular e facilitar a função neuromuscular.
B) A crioterapia deve ser considerada como um método coadjuvante a outras terapias no tratamento da espasticidade, não devendo ser aplicada de forma isolada.
C) O uso da crioterapia nos músculos espásticos reduz a hipertonicidade e facilita o manuseio do paciente, tornando possível a realização da cinesioterapia e possibilitando o treino funcional e a prevenção do desenvolvimento de deformidades articulares.
D) O frio é eficiente na diminuição da espasticidade pela redução ou modificação do mecanismo do reflexo de estiramento altamente sensível no músculo.
E) O frio diminui a hipertonia nos músculos espásticos, e essa redução é mantida por um período de 3 a 5 horas.

Eletrotermofototerapia e Hidroterapia **175**

Gabarito

Comentário: segue quadro com os tipos de correntes e suas frequências utilizadas:

Frequências	Faixa utilizada	Tipos de correntes
Baixa frequência	1 a 1.000 Hz; utilizada na prática clínica a faixa de 1 a 200 Hz	Galvânica, farádica, diadinâmicas, TENS e FES
Média frequência	1.000 a 10.000 Hz; utilizada na prática clínica de 2.000 a 4.000 Hz	Interferencial e corrente russa
Alta frequência	10.000 Hz a 100.000 Hz	Ondas curtas, micro-ondas e ultrassom.

Dica importante: as correntes de baixa frequência têm condições de eletroestimular o conjunto neuromúsculo com finalidades de produzir uma contração visível ou uma sensação de formigamento sem contração.

Exemplos:

- **Frequências de 1 a 10 Hz:** produzem contração muscular com o uso da TENS em caso de dor crônica;
- **Frequências entre 80 e 250 Hz:** produzem sensação de vibração com o uso da TENS em caso de dor aguda.

Comentário: a psoríase é uma doença de pele que acomete 1% a 3% da população. É caracterizada por lesões avermelhadas ou róseas e acompanhada por escamações secas e esbranquiçadas. É a maior indicação para fototerapia *(raios ultravioleta)*, tanto com sol como com fontes artificiais. A produção artificial do ultravioleta é feita através de lâmpadas especialmente fabricadas para bronzeamento artificial. A dose de ultravioleta que produzirá em poucas horas um eritema mínimo na pele é chamada de Dose de Eritema Mínimo, e sua determinação é feita através do teste de Saidman (utiliza-se um cartão com várias aberturas para determinação do tempo mínimo de exposição necessária para a produção do chamado eritema 1). Atenção, pois o teste de Saidman já foi questão de concurso.

Comentário: o uso da crioterapia não está indicado caso o paciente apresente *doença vascular periférica, letra D*. Portanto, vamos lá, candidato, iniciar um tema que é questão certa em concursos. A crioterapia deve ser aplicada com cautela em indivíduos com hipersensibilidade ao frio, circulação defeituosa, doenças termorregulatórias, crioglobulinemia *(caracterizada pela presença de uma proteína sanguínea anormal, que forma um gel quando exposta a baixas temperaturas)* e Fenômeno de Raynaud. O frio pode causar um aumento na pressão sistólica e diastólica transitório. Um monitoramento cauteloso deve ser feito no uso da crioterapia em pacientes hipertensos.

> **Dica importante:** quando estamos estudando, costumamos não dar tanta atenção às contraindicações dos métodos terapêuticos; entretanto, atualmente às bancas têm cobrado bastante esse conhecimento, portanto é importante estudar tanto as indicações como as contraindicações.

Comentário: um dos efeitos consagrados da hipertermoterapia superficial é a vasodilatação local. Logo, o *gabarito é a letra C*. Seguem os efeitos fisiológicos e terapêuticos e os recursos utilizados na hipertermoterapia superficial:
- **Efeitos fisiológicos:** produção de calor local, vasodilatação, aumento do fluxo sanguíneo, do débito cardíaco, da frequência cardíaca, da frequência respiratória, aumento do metabolismo, da viscosidade do tecido e da produção de colágeno, aumento da temperatura corpórea, aumento da atividade das glândulas sudoríparas, e do consumo de oxigênio, aumento da atividade enzimática, e da excreção de metabólitos, aumento da fagocitose, diminuição da atividade do fuso muscular (relaxamento), diminuição da viscosidade intracelular e diminuição da pressão sanguínea.
- **Efeitos terapêuticos:** alívio da dor, relaxamento muscular, aumento do fluxo sanguíneo local, vasodilatação local (hiperemia), reparo dos tecidos, redução da rigidez articular, melhora do retorno venoso e linfático e diminuição do espasmo muscular.
- **Recursos utilizados na fisioterapia:** forno de Bier, banho de parafina, compressas quentes e infravermelho. Sendo que alguns estão entrando em desuso, embora sempre estejam presentes em questões de concursos.

Comentário: questão que exige de você, candidato, um nível mais elevado de conhecimento sobre o ultrassom. Portanto, iremos comentar cada alternativa.
- **Alternativa A – incorreta,** já que a ERA é sempre menor *(e não maior)* do que a área geométrica do cabeçote;
- **Alternativa B – incorreta,** pois se for necessário introduzir uma determinada energia sônica no paciente, a intensidade dentro de cada pulso tem que ser progressivamente aumentada *(e não diminuída)* na medida em que você aumenta a distância entre os pulsos;
- **Alternativa C – correta,** pois o modo pulsátil do feixe ultrassônico tem a vantagem de suprimir o acúmulo de energia calórica (ação mecânica/não térmica), já o ultrassom contínuo produz efeitos térmicos no tecido;
- **Alternativa D – incorreta,** visto que a onda do ultrassom tem natureza longitudinal, isto é, a direção da oscilação é a mesma que a da propagação.

Comentário: o Forno de Bier é um equipamento gerador de calor superficial que dispõe de termostato (em alguns casos somente tecla liga/desliga). A duração do tratamento é de 20 a 30 minutos e o aquecimento deve ficar entre 40° e 45°, nunca acima desse valor para evitar queimaduras. Quando se deseja produzir um calor seco, a parte do corpo pode ficar descoberta e quando se quer produzir calor úmido deve-se colocar uma toalha úmida. *A alternativa C é a opção correta*, pois a crioterapia remove o calor do paciente, provocando uma diminuição do fluxo sanguíneo e da velocidade de condução nervosa, aumenta o limiar de dor *(isso mesmo, aumenta e não diminui o limiar de dor)*, altera a força muscular, diminui a atividade enzimática, diminui a espasticidade e facilita a contração muscular. A alternativa D está incorreta, pois apresenta uma contraindicação (osteossínteses com implantes metálicos) para aplicação do ondas curtas e do micro-ondas.

Comentário: a TENS é uma corrente de estimulação elétrica de *baixa frequência* utilizada para o tratamento de dor e exerce sua função analgésica ativando mecanismos de controle internos do sistema nervoso pela teoria das comportas de Melzack e Wall. *Tem como contraindicações:* dor não diagnosticada, marca-passo, gestação (evitar a aplicação durante os três primeiros meses), epilepsia e problemas cognitivos. A TENS não deve ser aplicado sobre o seio carotídeo *(podendo exacerbar reflexos vago-vagais)*, sobre a pele danificada, internamente na boca ou sobre as pálpebras. Não é indicado para cicatrização de feridas abertas. Portanto, a *alternativa E* é a única que traz o enunciado correto.

Comentário: questão que mescla o conhecimento de hidroterapia com a doença neurodegenerativa de Parkinson; portanto, muita atenção. Lembre-se de que a tríade do Parkinson é o *tremor de repouso, rigidez (hipertonia) e bradicinesia (lentidão nos movimentos e ajustes posturais)*. E nessa questão a alternativa que melhor representa o benefício da hidroterapia aplicada a pacientes com Parkinson é a letra A.

- **A justificativa é a seguinte:** o empuxo representa a força resultante exercida pelo fluido sobre um corpo. Como tem sentido oposto a força produzida pelo peso corporal, causa o efeito de leveza dentro da piscina, promovendo, assim, maior tempo para elaboração da resposta motora e ajustes posturais por parte do paciente.

Comentário: o benefício da crioterapia no tratamento de uma articulação com reação inflamatória está na vasoconstrição com redução de edema, alívio da dor e uma redução na atividade da colagenase. Os portadores de Artrite Reumatoide com fator reumatoide negativo e ausência de crioglobulinas podem ser altamente beneficiados com a crioterapia na fase aguda. O tempo estimado de aplicação varia em torno de trinta minutos. Porém, existem algumas contraindicações como: crioglobulinemia e fenômeno de Raynaud.

> **Dica importante:** o calor profundo ou superficial é contraindicado na fase aguda da artrite, uma vez que a elevação da temperatura intra-articular leva ao aumento da atividade enzimática (colagenase) responsável pela degeneração articular.

Comentário: todos os cinco recursos citados são utilizados no tratamento da osteoartrite de joelho. Entretanto, apesar do uso rotineiro, a banca pede o recurso que apresenta evidência na literatura de eficácia do controle da dor. Fiz uma busca por artigos e evidências e encontrei o artigo: *Estudo da estimulação elétrica nervosa transcutânea (TENS), nível sensório, para efeito de analgesia em pacientes com osteoartrose de joelho.* Esse estudo demonstrou que o TENS, nível sensório, aplicado em pacientes com osteoartrite de joelho contribui para diminuição da dor e melhora funcional; portanto, *gabarito letra D*.

> **Dica importante:** algumas bancas como a FCC, CESPE, FUNCAB, FGV e VUNESP costumam se basear em bibliografias específicas. Portanto, antes de realizar um concurso dessas bancas é importante resolver muitas das suas provas anteriores para se familiarizar com o conteúdo.

Comentário: como explanado em questão anterior, a TENS é uma corrente elétrica de *baixa frequência* com forma de onda tipicamente bifásica, simétrica ou assimétrica, que pode ser transmitida através da pele intacta. Sendo uma corrente elétrica bifásica, ela pode ser aplicada por longos períodos, uma vez que essa forma de onda diminui a possibilidade de ocorrerem alterações químicas no local de colocação dos eletrodos. Ela emprega pulsos com ampla faixa de frequência que podem variar de 1Hz a mais de 100Hz, e largura de pulsos também variáveis, que podem ser breves ou não, dependendo do protocolo de estimulação que se queira usar.

Comentário: em uma breve análise dessa questão constatamos que a alternativa mais coerente com as indicações das correntes diadinâmicas é a *letra C*. As Correntes Diadinâmicas de Bernard são correntes polarizadas senoidais e monofásicas, apresentam um amplo efeito analgésico em lesões de tecidos moles e em desordens sistêmicas. Seus efeitos gerais são redução da dor, diminuição da inflamação e do edema, reeducação muscular e fortalecimento e aumento da circulação local devido a sua intensa capacidade de hiperemia.

> **Dica importante:** O eletrodo com grande nível de elétrons é o *negativo ou cátodo (reação alcalina)*. O eletrodo com baixo nível de elétrons é o *positivo ou ânodo (reação ácida)*. A aplicação da corrente deve ser feita com eletrodos metálicos, preferencialmente de alumínio, de tamanhos adequados.

Segue quadro abaixo com as características das correntes diadinâmicas:

Correntes diadinâmicas	Objetivos
Difásica	Analgesia rápida e temporária, pois eleva o limiar de excitação das fibras nervosas sensitivas, além de promover melhora dos transtornos circulatórios
Monofásica	Eletroestimulação muscular e melhora circulatória local
Curtos períodos	Aumento de circulação local ou segmentar
Longos períodos	Mialgias e neuralgias
Ritmo sincopado	Provoca contrações rítmicas das fibras musculares, melhorando a hipotonia muscular, porém, é extremamente desagradável

Eletrotermofototerapia e Hidroterapia **179**

Comentário: prezado candidato, perceba que a questão pede para assinalar a alternativa incorreta. Então preste muita atenção nesses detalhes para não incorrer no erro. Portanto, esse método aquece o tecido por conversão e não por condução. Sendo assim, a *alternativa B está incorreta*. Então vamos lá conhecer um pouco mais sobre esse equipamento: Embora o uso do Ondas Curtas não seja tão rotineiro nos consultórios de fisioterapia, esse aparelho costuma trazer muitos benefícios no tratamento de patologias ortopédicas e também cai muito em concursos.

- **Diatermia:** é a aplicação de energia elétrica de *alta frequência* com finalidades terapêuticas a fim de aumentar a temperatura nos tecidos corporais em até 40 a 45°C.
- **Ondas curtas:** são as radiações eletromagnéticas cujo valor no espectro eletromagnético variam, quanto à frequência, de 10 a 100 MHZ; conhecidas como ondas de radiofrequência, a faixa de ondas mais curtas é utilizada na diatermia terapêutica (27,12 MHz).
- **Diatermia por ondas curtas** pode ser aplicada por modo contínuo ou por modo pulsado. Embora o modo contínuo quase sempre resulte na produção de calor pelos tecidos, isso pode não ocorrer se a aplicação for por meio do modo pulsado.

Comentários: a questão se refere ao TENS, que age através da teoria das comportas. Portanto, as frequências utilizadas são as seguintes:

- **Frequências de pulso baixas de 1 Hz a 10 Hz:** produzem contração muscular com o uso da TENS em caso de dor crônica;
- **Frequências de pulso altas entre 80 Hz e 250 Hz:** produzem sensação de vibração com o uso da TENS em caso de dor aguda.

Comentário: prezado candidato, fique bem atento a esse assunto, pois com frequência é cobrado em provas. As principais contraindicações do uso da TENS são: portadores de marca-passos cardíacos sob o útero gravídico, pacientes com distúrbios do ritmo cardíaco, dor não diagnosticada, *epilepsia* e problemas cognitivos. Os eletrodos nunca devem ser colocados sobre feridas abertas ou áreas com sensibilidade anormal. Também não é recomendado o uso da TENS na parte da frente do pescoço para não provocar um espasmo da laringe, não devendo ser aplicado sobre o seio carotídeo *(podendo exacerbar reflexos vago-vagais)*, internamente na boca ou sobre as pálpebras.

16 E

Comentário: a redução do espasmo muscular associado à crioterapia ocorre por bloqueio do ciclo espasmo-isquemia-dor. A diminuição da transmissão do impulso nervoso reduz o nível de percepção da dor e o espasmo muscular. Evidências afirmam que o tempo necessário da crioterapia para a redução da dor e do espasmo muscular é de *12 a 15 minutos*, pois por mais de 30 minutos pode iniciar um processo de ulceração e/ou paralisia do nervo. Portanto, *o item E está errado*.

Comentário: a alternativa que traz a proposição *incorreta é a letra B*, já que o infravermelho é um excelente recurso de termoterapia. Os recursos da termoterapia são classificados em *superficiais:* lâmpadas infravermelhas, compressas e bolsas quentes, banhos de parafina, turbilhões ou imersão aquecida; e *profundos:* diatermia por micro-ondas, diatermia por ondas curtas e ultrassom. A termoterapia tem indicações no aumento da elasticidade, analgesia e sedação dos nervos, redução do tônus e espasmo muscular e aumento da velocidade de condução nervosa. *Contraindicações:* traumatismos agudos, circulação insuficiente, regulação térmica insuficiente, áreas anestésicas e neoplasias.

Segue um quadro com as modalidades de transferência de calor *(fique atento, pois cai muito em concursos).*

Modo de Transferência	Modalidade
Condução	• Crioterapia em gelo • Crioterapia por bolsa de gel • Compressas quentes • Banho de parafina
Convecção	• Turbilhão (fluidoterapia) • Hidroterapia (calor superficial) • Ar umidificado • Forno de Bier • Crioterapia por Spray
Conversão ou radiação	• Calor irradiado (infravermelho e ultravioleta) • Laser • Micro-ondas • Ondas curtas (calor profundo) • Ultrassom

Comentário: vamos lá à análise das assertivas:

- **Primeira assertiva é falsa,** pois a Fototerapia é um método não invasivo que consiste na utilização da luz para fins terapêuticos.
- **Segunda assertiva é verdadeira,** já que um dos objetivos terapêuticos desse método é a redução da inflamação e dor.
- **Terceira assertiva é verdadeira,** posto que o *laser* é uma radiação eletromagnética não ionizante, monocromática e suas características são *coerência, colimação e monocromaticidade*.
- **Quarta assertiva é falsa,** pois traz uma característica do *laser* e não do Led; no Led (Luz Emitida por Diodo) não existe cavidade óptica, desprovendo a luz de coerência e colimação, embora produza uma banda de espectro eletromagnético próxima à do *laser*.

> **Dica importante:** no *laser* Hélio-Neônio (HeNe) a radiação é visível (vermelho), comprimento de onda 632,8 nm (lesões superficiais) e no *laser* Arsenieto de Gálio (AsGa) a radiação é invisível (infravermelho), comprimento de onda 904 nm (lesões profundas).

Comentário: essa questão traz conceitos importantes de Hidroterapia. Portanto, caro candidato, fique atento. O gabarito é a *assertiva A*. Portanto, segue a definição dos termos para melhor entendimento:

- **Viscosidade:** descreve a resistência interna do material para fluir e deve ser entendida como a medida do atrito do fluido. Dessa forma, quando se diz *a água é fina*, significa que esse material tem uma baixa viscosidade, enquanto o óleo, que é *grosso*, possui uma alta viscosidade.
- **Empuxo:** a força de flutuabilidade age na direção oposta à força da gravidade e é responsável pela sensação de ausência de peso na água. Sendo assim, o resultado do efeito do empuxo é a flutuação.
- **Tensão superficial:** força exercida entre as moléculas da superfície de um líquido. Nessa variável a camada superficial de um líquido se comporta como uma membrana elástica.
- **Fricção:** é a resistência causada pela textura da superfície do corpo durante seu movimento na água.
- **Pressão hidrostática:** em uma piscina durante o repouso do corpo em uma determinada profundidade, o fluido exercerá uma pressão hidrostática em todas as superfícies corporais submersas.

Comentário: perceba, candidato, que a questão pede a alternativa incorreta, sendo a *letra C*, já que a pressão hidrostática ajuda a diminuir o edema e melhora a ADM. A hidrocinesioterapia é um recurso fisioterapêutico que utiliza os efeitos fisiológicos decorrentes da imersão em água aquecida entre 32° e 34°C, fazendo com que as atividades motoras possam ser facilitadas, resistidas ou ofereçam suporte ao corpo ou seus segmentos. *Pressão hidrostática:* ajuda na estabilização das articulações enfraquecidas; ajuda a diminuir o edema e melhorar a circulação; incrementa a circulação periférica; melhora a condição da pele que foi afetada por uma imobilização e acelera a cura ao implementar a nutrição na área lesada. Portanto, a alternativa C é a única que traz o conceito incorreto.

21 C

Comentário: Os itens I, II e IV estão corretos. O item III apresenta inconsistência, trazendo uma pegadinha e fazendo um trocadilho com os receptores *Krause (frio)* e *Ruffini (calor)*. Segue a frase com as devidas correções. *"Os corpúsculos de Krause e Ruffini, localizados também na pele, respondem ao estímulo do frio e calor, respectivamente, estando controlados pelo hipotálamo anterior e posterior."*

Quadro com a função dos receptores de superfície e as sensações percebidas:

Receptores de superfície	Sensação percebida
Receptores de Krause	Frio
Receptores de Ruffini	Calor
Discos de Merkel	Tato e pressão
Receptores de Vater-Pacini	Pressão
Receptores de Meissner	Tato
Terminações nervosas livres	Principalmente dor

Comentário: vamos lá à análise desta questão. Inicialmente por critério de exclusão, já podemos eliminar a *alternativa A e C*, pois o medicamento anti-inflamatório usado deve ser na forma de gel e não de creme. Também eliminamos a *alternativa B*, pois nesse caso não se usa o modo contínuo (efeito térmico), já que pode exacerbar o quadro álgico. Na *alternativa D*, o erro está em utilizar uma intensidade muito alta, também podendo exacerbar a dor e piorar a sintomatologia do paciente. A *alternativa E é a única que traz os parâmetros corretos*, modo pulsado e intensidade de 0,5 W/cm².

A dosimetria do US é dividida em:

- **Fase aguda:** – 0,5 a 0,8 W/cm² – intensidade baixa
- **Fase subaguda:** – 1,0 a 1,2 W/cm² – intensidade média
- **Fase crônica:** – 1,2 a 3 W/cm² – intensidade alta

Comentário: esse é um assunto chato de estudar. Entretanto, quando estamos estudando para concursos públicos, não podemos escolher o que queremos estudar, qualquer parte da disciplina pode cair. Então vamos lá conhecer os parâmetros dessas benditas correntes diadinâmicas de Bernard, que são correntes alternadas senoidais de baixa frequência (50 a 100 Hz). São utilizadas para proporcionar um efeito analgésico, redução de edema e cicatrização tecidual. As correntes diadinâmicas duplicam os índices de reabsorção tecidual devido a sua intensa capacidade de hiperemia.

- **Difásica Fixa (DF):** corrente alternada de *100 Hz* em ondas completas retificadas *(gabarito da questão letra B)*.
- **Monofásica Fixa (MF):** corrente alternada de 50 Hz em semiondas retificadas.
- **Modulada em Curto Período (CP):** forma de corrente MF e DF de conexão alternada (50 Hz a 100 Hz).
- **Modulada em Longo Período (LP):** forma de corrente MF mesclada com uma segunda forma de corrente MF, cuja fase está desenvolvida em semionda, variando sua amplitude entre zero e o valor máximo.
- **Ritmo Sincopado (RS):** forma de corrente MF com pausas.

Comentário: a fototerapia abrange as ações da luz com finalidade terapêutica, onde estão as formas de radiação que empregam ondas eletromagnéticas, como a radiação infravermelha. Tem por efeito terapêutico a analgesia, o aumento da microcirculação e da velocidade de condução do nervo, a redução dos hematomas e espasmos musculares, a redução da rigidez articular e aumento do metabolismo celular, a síntese de elastina e colágeno, o aumento da imunidade e a reparação e regeneração tecidual. O aquecimento proporcionado pela radiação infravermelha aumenta o suprimento sanguíneo local e a liberação de oxigênio pela mioglobina e hemoglobina para os músculos, acelera o metabolismo das fibras musculares e diminui a resistência intramuscular. Portanto, caro candidato, a contração muscular não é objetivo do tratamento com infravermelho. *Logo, o gabarito é a letra C.*

Comentário: à primeira vista parece um assunto complicado, mas tente compreender a função de cada uma dessas variáveis na hidroterapia que tudo se torna mais fácil. A definição dada na questão se refere à *Viscosidade*, que é a força de atrito entre as moléculas da água, que causam resistência a seu fluxo. As características dessa variável são: o movimento de um corpo na água desalinha o fluxo linear do líquido, provocando a turbulência, que interfere na resistência ao deslocamento desse corpo na água; a resistência oferecida dependerá da velocidade, da forma e da área do corpo em movimento; a turbulência pode ser usada como meio de fortalecimento muscular, treino de capacidade aeróbia e aumento da resistência muscular.

- **Densidade relativa:** é a relação entre a densidade de um objeto e a densidade da água, ou seja, é a propriedade de um objeto, imerso em água, que determina se ele flutuará ou não. Se a densidade relativa do objeto for maior que 1, afundará; se for menor que 1, o objeto flutuará abaixo do nível da água;
- **Flutuação:** atua no suporte às articulações enfraquecidas e é capaz de proporcionar assistência e, progressivamente, resistência ao movimento na água. *Os outros termos citados nesta questão foram definidos em questão anterior neste capítulo.*

Comentário: os itens II, III, V são efeitos fisiológicos da corrente galvânica. Sendo assim, o *gabarito é a letra B*. A corrente galvânica, contínua ou direta, é empregada com fins terapêuticos. O termo "contínua" significa que a intensidade de corrente é constante em valor e em direção. *Seus efeitos fisiológicos são:* Produção de calor: 1°C a 3°C (leve aquecimento tecidual); Vasomotores: vasoconstricção e vasodilatação com aumento de 300% a 500% do fluxo; Eletrólise: dissociação eletrolítica; Aumento do metabolismo e aumento do aporte de O_2.

Atenção: os efeitos acontecem estritamente na área de acoplamento dos eletrodos.

Comentário: pela primeira vez vejo uma questão sobre essas técnicas, derivadas da crioterapia. Portanto, fique atento, uma vez que essas bancas mais renomadas estão, cada vez mais, elaborando questões sobre técnicas modernas e conteúdos atuais. Segue a análise das alternativas:

- **A alternativa A é a proposição correta,** pois descreve o procedimento de *Criocinética (crio de gelo e cinética de movimento)*, que consiste no uso do frio para promover o resfriamento do local a ser tratado e permitir o exercício progressivo sem dor. É utilizada nas fases subaguda e crônica da inflamação para produzir o efeito analgésico e facilitar o início precoce dos exercícios terapêuticos;
- **A alternativa B** descreve a técnica de *Crioinibição*.
- **A alternativa C** descreve a técnica de *Crioestimulação*.
- **A alternativa D** define a *Criomassagem*.
- **A alternativa E** não se refere ao uso do gelo e sim à massagem por fricção.

Comentário: nessa questão sobre o uso da TENS verificamos que a *alternativa C está incorreta*, visto que os nervos periféricos se localizam profundamente.

As indicações para o uso da TENS podem ser categorizadas em duas áreas principais: alívio da dor aguda e tratamento da dor crônica. Os eletrodos para aplicação da TENS são de borracha de silicone impregnada com carbono, maleáveis e de fácil aplicação. É preciso utilizar um gel condutor, a fim de diminuir a resistência oferecida pela pele, bem como limpar a área antes da colocação dos eletrodos. A colocação dos eletrodos pode seguir os seguintes critérios: cercando o ponto de dor, Bilateral, Cruzados, Proximal, Distal, Trajeto nervoso, Sobre o tronco nervoso, Dermátomos ou Miótomos, Ponto motor, Ponto de acupuntura e Pontos-gatilho *(são muitos em! Portanto, procure se aprofundar nesses critérios através de leituras em artigos ou livros, além de videoaulas)*.

Comentário: para facilitar o entendimento segue o comentário das alternativas.
- **Alternativa A (incorreta),** pois os movimentos realizados contra o empuxo é que aumentam a força muscular.
- **Alternativa B (incorreta),** já que a definição dada é de Pressão Hidrostática e não de empuxo.
- **Alternativa C (incorreta),** pois, quanto mais profunda for a piscina, maior será a pressão hidrostática.
- **Alternativa D (incorreta),** já que é a força gravitacional que empurra o indivíduo para o centro da terra e não a força de empuxo.
- **Alternativa E (correta),** pois o Empuxo é uma força vertical de baixo para cima com intensidade igual ao peso do volume de água deslocado pelo corpo em imersão e é oposta à força da gravidade. *Os efeitos do Empuxo são:* diminuição da pressão intra-articular, principalmente das articulações de suporte, como quadril, joelho e coluna vertebral; redução da atividade dos músculos antigravitacionais, diminuindo a tensão e o espasmo muscular; auxílio da postura ortostática em pacientes cujos músculos e ou articulações não suportam o seu peso corporal; oferece resistência ou assistência ao movimento, quando os objetivos são o fortalecimento, a resistência muscular e as amplitudes de movimento.

Comentário: nessa questão a *alternativa A está incorreta*, pois a pressão hidrostática aumenta com a profundidade e está diretamente relacionada à densidade do fluido, ou seja, quanto mais denso for o fluido, maior será a pressão hidrostática. As demais alternativas estão corretas. Com relação às *contraindicações da hidroterapia, são as seguintes:* febre, ferida aberta, erupção cutânea contagiosa, doença infecciosa, doença cardiovascular grave, história de convulsões não controladas, uso de bolsa ou cateter de colostomia, menstruação sem proteção interna; tubos de traqueostomia, gastrostomia e/ou nasogástricos, hipotensão ou hipertensão grave e resistência gravemente limitada.

Comentário: vamos à análise das alternativas:

- **Alternativa A (incorreta),** pois traz na realidade o conceito de Reobase e não de cronaxia.
- **Alternativa B (correta),** pois a Estimulação Elétrica de Alta Voltagem (galvânica pulsada de alta voltagem) possibilita uma estimulação agradável capaz de atingir as fibras nervosas sensoriais, motoras e também aquelas responsáveis pela condução de impulsos nociceptivos.
- **Alternativa C (incorreta),** pois traz o conceito de Cronaxia.
- **Alternativa D (incorreta),** visto que a Corrente Russa é uma corrente elétrica de média frequência, bifásica, retangular, alternada, utilizada para estimulação muscular esquelética com objetivo de aumento do trofismo e força muscular.
- **Alternativa E (incorreta),** pois a iontoforese é uma técnica de tratamento que permite a introdução, a partir da pele e das mucosas, de íons medicamentosos para o interior dos tecidos, através de uma corrente contínua (e não alternada).

> **Dica importante:**
> - **Corrente contínua (polarizada):** cargas se movem sempre em uma mesma direção. Promove mudanças eletroquímicas sob os eletrodos. Promove efeito bioestimulante sobre células não excitáveis. Utilizada para iontoforese.
> - **Corrente alternada (despolarizada):** há a inversão da polaridade em intervalos regulares de tempo. Ideal para atividade excitomotora.

Comentário: atenção, candidato, pois a maior parte das questões de concursos sobre *laser* se refere as suas três características que são o MCC: *monocromaticidade*, *colimação* e *coerência*. Portanto, a *assertiva C é a opção incorreta*, já que a policromaticidade não é característica do laser, sendo as demais alternativas corretas. A justificativa da *letra B* é a seguinte: não se deve expor o paciente ao *laser* por mais de 25 minutos, pois pode apresentar distúrbios, como sonolência, vertigem, palidez, náuseas. Nos idosos, a aplicação acima de 20 minutos pode causar alteração na pressão arterial, frequência cardíaca, temperatura, surgimento de sudorese, sonolência, náusea e palidez. Portanto, se houver o aparecimento de um desses sintomas, o tempo de aplicação deve ser reduzido. *As principais contraindicações para o uso do laser são:* feixe de *laser* não deve ser apontado sobre os olhos (lesão na retina), tumores, infecções bacterianas, portadores de marca-passos, problemas cardíacos, hipertireoidismo, grávidas, sobre glândulas, placas epifisárias e áreas de hipersensibilidade.

Comentário: questão muito fácil, já que a neoplasia é uma contraindicação absoluta ao uso do Ondas Curtas. Como venho afirmando, fique atento às contraindicações dos vários métodos de tratamento, pois são alvos rotineiros de questões. Segue abaixo um quadro com as principais indicações e contraindicações desse aparelho.

Indicações	Contraindicações
Analgesia	Marca-passos
Acelera a cicatrização de tecidos	Neoplasias
Reabsorção de hematomas e edemas	Gestação
Estimula a circulação sanguínea	Osteossínteses
Relaxamento muscular	Artroplastias
Aumento da extensibilidade do colágeno e da amplitude de movimento	Tuberculose
	Processos infecciosos
Entorses subagudas ou crônicas	Sensação térmica comprometida
Periostite	Trombose venosa profunda
Distensão muscular	Febre
Tendinite	Áreas isquêmicas
Tenossinovite	Cardiopatas descompensados
Lombalgia	Período menstrual
Lombociatalgia	Tecidos expostos à radioterapia
	Região precordial
	Gônadas
	Epífises de crescimento ósseo e Hemorragia

34 A

Comentário: atenção candidato, você já deve ter notado que questões sobre TENS são rotineiras e caem muito em provas. Portanto revisem a fundo esse aparelho, suas indicações e contraindicações. Segue a análise das afirmações:

- A TENS é um recurso eletroterapêutico não invasivo utilizado no tratamento da dor aguda e crônica. É baseado na *Teoria de Comporta da Dor*, descrita por Melzack e Wall, e se baseia na redução da dor a partir da estimulação periférica de fibras *aferentes de grande diâmetro mielinizadas* (fibras Aβ) que inibem a entrada de estímulos pelas fibras *aferentes de pequeno diâmetro não mielinizada* (fibras Aδ e fibras C) no corno dorsal da medula espinhal na substância gelatinosa. Portanto, *alternativa C correta*.
- A utilização da TENS em baixas frequências de 1 a 10Hz produz contração muscular e é usada para caso de dor crônica. Altas frequências entre 80 e 250Hz produzem sensação de vibração com o uso em caso de dor aguda. Logo, *alternativas B e E corretas*.
- **Alternativa D (correta)**, visto que a TENS está contraindicado em pacientes com marca-passos;
- **A alternativa A (incorreta)**, já que, a TENS pode ser aplicado nas dores decorrentes de hérnias discais, embora seja contraindicado sua aplicação nos pós-operatórios de cirurgias cardíacas.

35 E

Comentário: *somente os itens II e III estão corretos*. Para melhor compreensão dos diversos efeitos fisiológicos da hidroterapia, segue abaixo quadro explicativo com as principais respostas do corpo à imersão em água aquecida:

Respostas cardiovasculares	Respostas respiratórias	Respostas renais
Aumento do retorno venoso e linfático	Aumento do volume central	Aumento da diurese
Aumento do débito cardíaco e volume cardíaco	Compressão da caixa torácica e abdômen	Aumento da excreção de sódio
Bradicardias	Aumento do trabalho respiratório e capacidade vital	Aumento da excreção de potássio
Vasoconstrição periférica e desvio do sangue para áreas vitais	Aumento do VO$_2$ máximo	–

36 A

Comentário: o enunciado da questão faz referência ao FES, que faz parte das correntes elétricas de baixa frequência, com objetivo de promover contração muscular induzida, não tendo efeitos analgésicos. Nos pacientes imobilizados o FES pode ajudar a retardar e tratar as hipotrofias por desuso, a manter ou ganhar a amplitude de movimento articular e combater as contraturas, reduzindo, assim, o tempo de recuperação funcional do indivíduo. Nos hemiplégicos e lesados medulares, um programa de estimulação elétrica neuromuscular diário pode ajudar a minimizar a degeneração neuronal e muscular, contribuindo com a facilitação neuromuscular ou auxiliando no controle da espasticidade.

Segue quadro com as diferenças entre a contração muscular voluntária e a induzida pelo FES:

Contração muscular voluntária	Contração muscular através do FES
Trabalha predominantemente fibras lentas (tipo I)	Trabalha predominantemente fibras rápidas (tipo II) devido à sua disposição periférica
Recrutamento assincrônico	Recrutamento sincrônico
Treinamento leva a efeitos sistêmicos	Pouco ou nenhum efeito sistêmico secundário
Fadiga ocorre após maior tempo	Fadiga se instala mais rapidamente

37 A

Comentário: nessa técnica há inicialmente a contração de unidades motoras *rápidas*, por causa do seu *baixo* limiar de despolarização. Portanto, *gabarito letra A*.

Nos pacientes com lesão do neurônio motor superior em utilização do FES observa-se o chamado *recrutamento inverso*, ou seja, as fibras nervosas de grosso calibre são acionadas primeiro, recrutando um maior número de fibras musculares tipo II. O FES trabalha predominantemente *fibras rápidas (tipo II)*, devido à sua disposição periférica, pois as unidades motoras de diâmetros largos, constituídos pelas fibras de rápida contração, são muitas vezes localizadas superficialmente no músculo;

portanto, mais próximas do eletrodo. Devido aos seus axônios de diâmetro largo e *baixo limiar de ativação*, as unidades motoras mais largas, normalmente inativas, são recrutadas primeiro e podem experimentar uma mudança mais profunda em seu uso.

Comentário: a alternativa que traz a correlação correta é a *letra A*.

Abaixo segue um quadro com os parâmetros dos diversos tipos de correntes do TENS, que por sinal é bem solicitado em provas de concursos:

Modalidades de TENS	Frequência (Hz)	Largura de pulso – microssegundo (µs)	Intensidade de pulsos – miliampère (mA)
Convencional: alta frequência – recrutamento de fibras de grande diâmetro (dor aguda). As sensações são parestesia sem contração.	80 a 150	40 a 75	12 a 20
Acupuntura: baixa velocidade (dor crônica), recruta tanto fibras motoras, quanto sensitivas. As sensações são contrações musculares rítmicas.	1 a 4	150 a 300	30 a 80
Breve e intenso: alívio da dor imediata, a intensidade e a frequência são altas. As sensações são fasciculações arrítmicas.	80 a 150	100 a 250	30 a 80
Burst: dores subagudas ou estimulação muscular. São formas de rajadas de pulso. As sensações são contrações musculares rítmicas acompanhadas de parestesias.	2 – modulada por 70 a 150	150 a 300	30 a 80

Comentário: vamos lá verificar qual a sequência correta:

- **1º item é falso,** pois a escolha do tamanho do eletrodo depende do tamanho do músculo a ser estimulado e da intensidade de contração a ser desencadeada.
- **2º item é verdadeiro,** pois nessa técnica um eletrodo primário pode ser colocado sobre o "ponto motor" de um músculo, e o segundo, eletrodo dispersivo ou indiferente, precisa ser colocado em algum lugar sobre aquela parte do corpo, em uma localização conveniente perto do músculo que está sendo tratado.
- **3º item é verdadeiro,** pois o segundo eletrodo deve ser mais largo, de modo que a densidade de corrente através dele seja mais baixa e, portanto, pouco provável de desencadear respostas motoras ou sensoriais;
- **4º item é falso,** já que a limpeza da pele é fundamental para facilitar o bom contato entre o eletrodo e a pele e assim reduzir a resistência elétrica da interface.

Eletrotermofototerapia e Hidroterapia

Comentário: a crioterapia é tema certo em provas de concursos. Essa terapêutica diminui a velocidade de transmissão dos nervos motores e sensoriais. A crioterapia exerce seu maior efeito nas fibras *Mielinizadas de Pequeno Diâmetro, gabarito letra D*, e o menor efeito nas fibras *Não Mielinizadas de Grande Diâmetro*. Fibras A-delta, que são mielinizadas de pequeno diâmetro e transmissoras da dor, demonstram a maior queda na velocidade de condução em resposta ao resfriamento.

Aproveite para revisar a classificação das fibras nervosas no quadro abaixo *(assunto que costuma cair em provas)*:

Tipos de fibras	Classificação geral das fibras nervosas
Fibras A	São grossas, mielinizadas, com alta velocidade de condução e são subdivididas em α (alfa), β (beta), γ (gama) e δ (delta) (em ordem decrescente de espessura)
Fibras B	São fibras eferentes pré-ganglionares do Sistema Nervoso Autônomo e não são portanto encontradas nas raízes dorsais
Fibras C	São fibras amielínicas, de baixa velocidade de condução
Fibras A-α	Sensibilidade tátil e proprioceptiva
Fibras A-β e fibras A-γ	Sensibilidade tátil e térmica
Fibras A-δ e C	Sensibilidade dolorosa

Comentário: questão igual a uma presente no ENADE de 2013, demonstrando a importância de estudar por provas anteriores. Perceba que a questão fala do ultrassom usado de forma não térmica, ou seja, ultrassom pulsado.

- **Afirmação A é incorreta,** visto que não descreve uma ação do ultrassom terapêutico.
- **Afirmação B é correta,** pois o micromassageamento (cavitação) do tecido epitelial produz uma mudança na permeabilidade da membrana e estimula o segundo mensageiro (cálcio) através da célula, causando efeitos físicos não térmicos desejáveis, como o aumento da permeabilidade celular, da síntese proteica, do fluxo de íons de cálcio e da passagem de metabólitos através da membrana celular.
- **Afirmação C é incorreta,** visto que o ultrassom aumenta, *e não diminui*, o fluxo sanguíneo e aporte de O_2.
- **Afirmação D é incorreta,** pois descreve uma ação do ultrassom contínuo *(efeitos térmicos)* e não do ultrassom pulsado *(efeitos não térmicos)*.

Comentário: vamos lá analisar mais uma questão sobre hidroterapia:
- **Assertiva A é correta,** pois o empuxo atua em sentido oposto à força da gravidade.
- **Assertiva B é incorreta,** já que os exercícios de fortalecimento devem ser realizados contra a força de empuxo, *e não a favor*, para gerar resistência.

- **Assertiva C é correta,** pois o fator de flutuação pode ser alterado terapeuticamente por meio do ajuste da quantidade do corpo humano imersa. Caso o efeito desejado seja a retirada parcial da carga, a profundidade de imersão é reduzida: com imersão até o processo xifoide, é descarregado em torno de 75% do peso corporal e com imersão até a cicatriz umbilical em torno de 50%.
- **Assertiva D é correta,** visto que a Lei de Pascal afirma que a pressão de um fluido é exercida de forma igual em qualquer nível em uma direção horizontal. Assim, durante o repouso em certa profundidade, o fluido exercerá uma pressão em todas as superfícies de um corpo submerso.

Comentário: já falamos sobre as questões de TENS que são bem frequentes em provas. Agora, outra *dica importante* é o ultrassom, que também é um recurso muito cobrado em concursos.
- **Afirmativa I é falsa,** pois o ultrassom pulsado produz energia não térmica ou mecânica, e o ultrassom contínuo energia térmica. A utilização em processos agudos ou crônicos depende muito do quadro clínico, mas de modo geral as bancas costumam cobrar o ultrassom contínuo em lesões crônicas e pulsado em lesões agudas;
- **Afirmativa II é falsa:** o ultrassom, ondas curtas e micro-ondas contínuo devem ser utilizados em lesões crônicas e pulsado (menor emissão de energia) em lesões agudas;
- **Afirmativa III é verdadeira:** a aplicação da crioterapia envolve a transferência de energia térmica por condução;
- **Afirmativa IV é falsa:** visto que *dor, rubor, calor, tumor e perda de função* são sinais cardinais da inflamação; as fases da inflamação são: *irritativa, vascular, exsudativa, degenerativo-necrótica* e *produtiva-reparativa*.
- **Afirmativa V é verdadeira,** a histamina é vasodilatador envolvido em processos bioquímicos de respostas imunológicas e a serotonina tem como resposta clássica a vasoconstrição.

44 B

Comentário: Vamos lá, concursando, analisar mais uma questão de hidroterapia. Nessa questão a *alternativa incorreta é a letra B*, pois a hidroterapia aumenta o fortalecimento muscular, aumenta o relaxamento e diminui os estímulos proprioceptivos *(isso mesmo, diminui)*.
- **Efeitos terapêuticos da Hidroterapia:** Previne deformidades e atrofias; Diminui o impacto e a descarga de peso sobre as articulações; Melhora a flexibilidade, a coordenação motora global e a agilidade; Diminuição do tônus; Reeducação dos músculos paralisados; Facilitação do ortostatismo e da marcha; Fortalecimento muscular e aumento de ADM; Estímulo ao equilíbrio, a noção de esquema corporal, a propriocepção e a noção espacial; Facilitação das reações de endireitamento e equilíbrio; Diminui os estímulos proprioceptivos à medida que aumenta a profundidade *(esta característica se deve ao fato de o empuxo diminuir o* input *dos receptores articulares)*. Portanto, a alternativa B está falsa, já que a piscina aumenta o fortalecimento muscular e diminui os estímulos proprioceptivos.

> **Dica importante:** Lembre-se sempre de ler artigos atualizados sobre o tema, pois eles podem ajudá-lo muito nas provas de concursos.

45 B

Comentário: nessa questão a *alternativa B é a opção correta*, pois traz a resposta mais coerente sobre o uso do ultrassom na fisioterapia. Para complementação desse comentário sugiro a leitura do artigo: *Ultrassom Terapêutico na Cicatrização Tecidual, 2008*, de onde foi elaborada essa questão. Trata-se de uma excelente revisão da literatura sobre esse aparelho. Os autores desse artigo concluíram que o ultrassom pulsátil foi a modalidade mais escolhida pelos pesquisadores. Os efeitos benéficos são significativos, sobretudo em baixa intensidade, o que minimiza o risco de lesões teciduais e a formação de cavitações, as quais podem ocorrer com intensidades elevadas associadas ao uso da terapia contínua. Portanto, como conclusão geral, percebemos que o ultrassom pulsado deve ser inicialmente a modalidade de escolha.

46 B

Comentário: a única alternativa que não traz uma corrente de baixa frequência é a *letra B, diatermia por micro-ondas (corrente de alta frequência)*. O micro-ondas é uma forma de tratamento em que se usa uma corrente de *alta frequência (2.450 MHz)*, com comprimento de onda eletromagnética de 12,25 cm com fins terapêuticos. A diatermia por micro-ondas, embora mais profunda do que o aquecimento superficial, não é tão profunda quanto as ondas curtas ou o aquecimento por ultrassom. O grau de penetração das micro-ondas é proporcional ao seu comprimento de onda e, assim, inversamente proporcional à sua frequência. À medida que o comprimento de onda aumenta, a penetração aumenta e ocorre absorção nos tecidos mais profundos. Existem dois comprimentos de onda disponíveis para uso fisioterapêutico: 122,5 mm (2.450 MHz) e 327 mm (915 MHz). O primeiro produz aquecimento mais superficial devido ao seu menor grau de penetração. O micro-ondas é mais bem usado para tratar áreas com baixo conteúdo de gordura subcutânea, podendo funcionar em modo contínuo ou pulsado.

47 D

Comentário: de cara, percebemos que a *alternativa D está incorreta*, visto que o calor aumenta o sangramento e o edema. Segue quadro abaixo com os principais efeitos fisiológicos do frio e do calor. *Tema amplamente cobrado em concursos*.

Efeitos Fisiológicos	Frio	Calor
Dor	Diminui	Diminui
Espasmo muscular	Diminui	Diminui
Fluxo sanguíneo	Diminui	Aumenta
Formação de edema	Diminui	Aumenta
Velocidade de condução nervosa	Diminui	Aumenta
Metabolismo	Diminui	Aumenta
Extensibilidade do colágeno	Diminui	Aumenta
Rigidez articular	Aumenta	Diminui
Espasticidade	Diminui	Diminui

Comentário: vamos lá conhecer um pouco sobre as várias abordagens terapêuticas da hidroterapia:

- **Watsu:** nesse método o paciente não executa nenhum movimento, deixando se flutuar nos braços do terapeuta, que, suavemente, o imerge a cada inspiração. Os pacientes com fibromialgia têm dificuldade de fazer exercícios, e com o Watsu podem ser induzidos a realizá-los sem dores.
- **Bad Ragaz:** é uma integração do trabalho de Kabat à hidroterapia. São utilizados os princípios físicos da água para desenvolver um programa de facilitação e resistência para executar padrões específicos de movimento com objetivos exclusivamente terapêuticos de reabilitação *(gabarito da questão)*.
- **Halliwick:** é uma abordagem para ensinar todas as pessoas, em particular as com deficiência, a participarem de atividades aquáticas, moverem-se com independência na água e nadar; utiliza um programa de 10 pontos.
- **Ai chi:** programa de exercícios em grupo executado com respiração profunda e combinada com os movimentos lentos, amplos, circulares e constantes.
- **Zen shiatsu:** não é uma técnica utilizada na hidroterapia.

Comentário: o enunciado dessa questão traz a definição de *Banho de Contraste*, que é uma modalidade ainda muito utilizada para o tratamento de lesões musculoesqueléticas. É uma técnica que promove alternância entre dilatação e constrição dos vasos sanguíneos por meio do uso intercalado de modalidades de calor e frio. É indicado para lesões articulares, em que há formação evidente do edema (objetivos vasomotores). Por realizar uma espécie de drenagem do edema, essa técnica é usada nas lesões das articulações distais do corpo, como tornozelo e punho.

Comentário: a alternativa que preenche os requisitos pedidos pela questão é a *letra A*, haja vista que esse recurso melhora a perfusão das úlceras crônicas. Uma observação importante é que a *dor artrítica crônica* pode ser indicação para o *laser*, embora a banca não tenha deixado claro esse aspecto: *se é dor artrítica crônica ou aguda*.

- **Contraindicações para uso do *laser*:** feixe de *laser* não deve ser apontado sobre os olhos (lesão na retina), tumores (neoplasias), infecções bacterianas, portadores de marca-passos, problemas cardíacos, hipertireoidismo, grávidas, sobre glândulas, áreas com hemorragia (podendo exacerbar a hemorragia) placas epifisárias e áreas de hipersensibilidade.

> **Dica importante:** para minimizar os riscos de lesão na retina, aconselha-se que paciente e terapeuta utilizem óculos de proteção durante a aplicação.

Comentário: questão bem interessante e que trata de um assunto ainda em pesquisa. Desde o início da década de 1990 tem havido um interesse no uso do ultrassom terapêutico de baixa frequência no tratamento de uma variedade de lesões de tecidos moles. Tipicamente, essa modalidade opera a uma frequência em torno de *44 KHz a 48 KHz*, que é significativamente mais baixa do que a faixa usual de terapia de 1MHz a 3 MHz. Um benefício do uso de uma frequência tão baixa é que a profundidade de penetração é grandemente aumentada e os riscos de ondas estacionadas é minimizado.

> **Dica importante:** quanto maior a frequência (p. ex.: 3 MHz), maior a quantidade de energia absorvida pelo tecido e menor a penetração devido ao fenômeno de atenuação, e quanto menor a frequência (p. ex.: 44 KHz a 48 KHz e 1 MHz), maior a penetração. Portanto, *gabarito letra E*.

52 D

Comentário: trata-se do método Bad Ragaz, que foi criado em 1967 por dois fisioterapeutas que modificaram e uniram duas técnicas: a FNP e os exercícios criados por Knupfer na Alemanha. No tratamento com o Bad Ragaz, o paciente é posicionado na água em decúbito dorsal com auxílio de flutuadores ou *anéis* no pescoço, pelve e tornozelos. Por esse fato, a técnica também é mencionada como *anéis de Bad Ragaz*. A maioria das técnicas usadas no tratamento com Bad Ragaz foram incorporadas ao método FNP, porém sofreram pequenas modificações para adequá-las ao ambiente aquático.

53 B

Comentário: mais uma questão sobre crioterapia. Esse assunto é consagrado em concursos. Portanto, sempre revise as indicações, contraindicações e efeitos fisiológicos do gelo.

- **Item I é incorreto,** visto que a crioterapia pode ser utilizada no espasmo muscular.
- **Item II é correto,** pois a crioterapia reduz o metabolismo com consequente redução da necessidade da O_2 pelos tecidos.
- **Item III é incorreto,** já que um dos resultados da aplicação do gelo é a redução da velocidade de transmissão do impulso nervoso com consequente diminuição do quadro álgico.
- **Item IV é correto,** pois além dos efeitos indiretos *(dor e espasmo)* o gelo reduz a produção dos mediadores da inflamação *(bradicinina e histamina)*.

> **Dica importante:** outros efeitos fisiológicos e terapêuticos que as bancas costumam cobrar sobre a crioterapia são: diminuição da atividade e permeabilidade celular; aumento da rigidez tecidual devido ao aumento da rigidez do colágeno; aumento da viscosidade do líquido sinovial; redução da atividade das enzimas que degradam a cartilagem *(daí o gelo na agudização da artrite e osteoartose)*; diminuição da ativação dos fusos musculares e diminuição da espasticidade e clônus.

54 A

Comentário: vamos lá comentar cada alternativa e analisar qual o gabarito da questão:
- **Alternativa A é correta,** pois o ultrassom (US) aumenta o fluxo sanguíneo local, a liberação dos mediadores da inflamação, a migração de leucócitos, a angiogênese, a síntese de colágeno e a formação do tecido cicatricial; *Alternativa B é*

incorreta, visto que o US é fundamental para incremento da extensibilidade do colágeno em cicatrizes hipertróficas, melhorando o aspecto da cicatriz.
- **Alternativa C é incorreta:** pois o US de 1 MHz é utilizado para o tratamento de estruturas profundas e o US de 3 MHz no tratamento de estruturas superficiais.
- **Alternativa D é incorreta:** sendo que a cavitação transitória ocorre quando as bolhas entram em colapso, liberando grande quantidade de energia, sendo esse efeito indesejável para os tecidos. A cavitação transitória pode ser evitada por meio da movimentação contínua do cabeçote.

55 A

Comentário: a resposta da questão é a *letra A*, uma vez que com a *TENS de baixa frequência e alta intensidade* há a liberação de opioides endógenos. Essa banca da UFRN traz questões muito bem elaboradas, portanto aconselho que selecionem várias provas e resolvam.

Segue um quadro abaixo com os parâmetros da TENS e suas respectivas respostas fisiológicas:

Parâmetros	Tipos de TENS	Respostas
Alta frequência e baixa intensidade	TENS convencional	Estimulam as fibras grossas mielínicas A-beta, fechando a comporta (Teoria das Comportas) para a transmissão dos impulsos nociceptivos
Baixa frequência e alta intensidade	TENS acupuntura e Burst	Liberação de opioides endógenos

56 D

Comentário: questão bem simples. Então vamos lá analisar os itens:
- **Item I é correto,** visto que a flutuação é utilizada como resistência ao movimento, sobrecarga natural, estímulo à circulação periférica, fortalecimento da musculatura respiratória e facilitação do retorno venoso.
- **Item II é correto,** pois a viscosidade aumenta com o aumento da taxa de cisalhamento, ou seja, quanto maior o movimento de um corpo na água, maior será a viscosidade.
- **Item III é correto,** pois as alterações cardiovasculares são progressivas e ocorrem com a simples imersão, mesmo antes de o indivíduo iniciar os exercícios.

57 A

Comentário: a banca FCC é famosa por realizar concursos de tribunais e do judiciário com cargo de analista judiciário na área de fisioterapia. As questões dessa banca são sempre difíceis, pois vale o que está escrito e, por isso, é uma prova que costuma ser considerada *de decoreba*. Há, inclusive, questões polêmicas e que fazem jus a recursos. Entretanto, eles costumam seguir uma bibliografia específica e não abrem mão desse artifício. Com relação a essa questão, usando o critério de exclusão, chegamos à *alternativa A*, pois a Diatermia por Ondas Curtas, mesmo pulsada, poderia exacerbar a condição apresentada.

Comentário: as contraindicações para uso da TENS são: marca-passos, pacientes com cardiopatias ou disritmias, primeiros três meses de gestação, abdômen durante a gestação, boca, seio carotídeo, feridas abertas nas proximidades dos olhos e *epilepsia*. Os eletrodos nunca devem ser colocados sobre feridas ou áreas com sensibilidade anormal. Também não é recomendado o uso de TENS na parte da frente do pescoço para não provocar um espasmo da laringe.

> **Dica importante:** a TENS pode ser usada na gravidez, desde que não seja nos primeiros três meses de gestação ou sobre o abdômen.

Comentário: dentre os recursos citados o *Banho de Parafina* é uma forma de transferência de *calor superficial*, em que se usa a parafina derretida misturada com óleo mineral a uma temperatura entre 52°C e 54°C, com fins terapêuticos. Nessa modalidade, o terapeuta insere o membro do paciente na parafina quente. Dessa forma, a temperatura da parafina, que é mais alta do que a temperatura corporal, é transferida para o membro tratado.

Comentário: atenção, estudante, percebemos que o método Bad Ragaz é muito utilizado na hidroterapia. Por conseguinte bastante cobrado em provas. Portanto, fique atento.

- **Características do Bad Ragaz:** o terapeuta como ponto fixo de estabilidade, o paciente sustentado por flutuadores e a resistência em grande parte aplicada pela água e em menor parcela pelo terapeuta. O Bad Ragaz permite ao paciente determinar a quantidade de resistência pela velocidade do movimento. A maioria das técnicas usadas atualmente no tratamento com Bad Ragaz foram incorporadas do método FNP/Kabat.
- **Felden Krais (alternativa B) e Katz (alternativa C):** não são métodos utilizados na hidroterapia.

Comentário: novamente se deparamos com uma questão sobre o uso das correntes na fisioterapia, vamos à análise das alternativas:

- **Afirmativa A é incorreta,** pois as Correntes Diadinâmicas são de baixa frequência.
- **Afirmativa B é correta,** utilizando *Baixa Intensidade* e *Alta Frequência* na TENS convencional estaremos estimulando as fibras grossas mielínicas A-beta e fechando a comporta para a transmissão dos impulsos nociceptivos. Utilizando a *Alta Intensidade* e *Baixa Frequência* na TENS acupuntura e Burst estaremos causando liberação de peptídeos opioides endógenos.

- **Afirmativa C é incorreta,** pois a corrente interferencial possui efeito mais prolongado do que a TENS e estimula tecidos mais profundos. Isso ocorre porque o interferencial é uma corrente de média frequência, sofrendo menor impedância dos tecidos.
- **Afirmativa D é incorreta,** já que a Corrente Pulsada de Alta Voltagem é monofásica, unidirecional e de baixa frequência (0 Hz a 200 Hz) e tem como principal objetivo promover cicatrização de feridas.

Comentário: todas as alternativas são indicações para a EENM, com exceção da *letra D (doenças que acometem o Neurônio Motor Inferior e Placa Motora são contraindicações para uso da EENM)*. A EENM consiste na aplicação de uma corrente elétrica, que pode ser de baixa ou média frequência, através de eletrodos sobre a pele, com vistas a estimular um determinado músculo. Essa forma de estimulação elétrica é usada comumente com intensidades suficientemente altas para produzir contração muscular e pode ser aplicada ao músculo durante o movimento ou sem que esteja ocorrendo movimento funcional.

Comentário: esse critério depende muito da experiência do aplicador com o aparelho e do conhecimento teórico do assunto, pois em alguns pacientes e em patologias específicas uma contraindicação relativa pode se tornar absoluta. No geral, as bancas costumam cobrar essas contraindicações descritas abaixo para o OndasCurtas:

- **Contraindicações absolutas:** período gestacional, marca-passos, aparelhos auditivos, tuberculose, febre, olhos e testículos, tumores malignos, sensação térmica comprometida, epífises de crescimento ósseo, endopróteses e implantes metálicos.
- **Contraindicações relativas:** doenças infecciosas e inflamações agudas ou crônicas e osteoporose.

Comentário: diante das alternativas apresentadas a TENS convencional é a opção aceitável, já que os outros métodos citados poderiam exacerbar o quadro álgico agudo. A TENS nível convencional aplicado em pacientes com gonartrose contribui para diminuição da dor e melhora da funcionalidade. O nível sensório (convencional) é definido como a estimulação em/ou acima do limiar sensitivo, e abaixo do limiar motor e é primeiramente indicado para dor aguda e subaguda, mas também tem utilidade em condições crônicas.

- **Banho galvânico:** modalidade de utilização da corrente galvânica, com o eletrodo inserido em uma cuba com água e o membro a ser tratado em imersão.
- **Banho de parafina:** forma de transferência de calor superficial, em que se usa a parafina derretida misturada com óleo mineral a uma temperatura entre 52°C e 54°C com fins terapêuticos.

> **Dica importante:** as radiações utilizadas na fisioterapia são compostas por radiações não ionizantes *(que não causam alteração na molécula de DNA)*.

Comentário: nessa questão a alternativa D está incorreta, já que define *Refração* e não *Reflexão*. As outras proposições definem corretamente os efeitos do ultrassom.

Seguem no quadro os conceitos utilizados no ultrassom e suas respectivas definições:

Termo	Conceito
Rarefação	É a diminuição da densidade de um material com a passagem das ondas de ultrassom por ele
Reflexão	É o redirecionamento de um feixe para longe da superfície em um ângulo igual e oposto ao ângulo de incidência. No corpo, muita reflexão, cerca de 35% ocorrem nas interfaces tecido mole-osso
Refração	É o redirecionamento de uma onda em uma interface. Quando ocorre a reflexão, a onda de ultrassom entra no tecido em um ângulo e continua através do tecido em um ângulo diferente

Comentário: o FES tem como base a produção da contração através da estimulação elétrica, que despolariza o motoneurônio, produzindo uma resposta sincrônica em todas as unidades motoras do músculo.

- **As contraindicações são:** usuários de marca-passo cardíaco; cardiopatas graves; utilização sobre vasos sanguíneos trombóticos ou embolíticos; vasos vulneráveis à hemorragia; área abdominal de gestantes; três primeiros meses de gestação; sobre seios carotídeos; indivíduos com dermatite e sobre pele danificada; tecidos neoplásicos; estado febril e infecções em geral. Portanto, os itens *2 (paciente com marca-passo cardíaco)*, *4 (mulher com 10 semanas de gestação)* e *5 (hipertenso grave-cardiopatia grave)* são contraindicações para o uso do FES.

Comentário: questão que traz conceitos muito importantes sobre ultrassom. Então vamos lá comentar todos os itens:

- **Item I é correto,** visto que a energia de 3 MHz é absorvida nos tecidos mais superficiais *(1 a 2 cm)*, sendo utilizado para tratar as condições mais superficiais.
- **Item II é incorreto,** pois para serem tidos como alvo tecidos mais profundos é indicada frequência mais baixa *(1 MHz)*.
- **Item III é correto,** para maiores detalhes consulte o artigo de onde foi elaborada essa questão: *Ultrassom Terapêutico na Cicatrização Tecidual, 2008*.
- **Item IV é incorreto,** pois no modo contínuo o efeito térmico é mais pronunciado e não o mecânico. No modo pulsado o efeito mecânico é mais pronunciado.

Comentário: nessa questão a *alternativa incorreta é a letra D*, já que a hidroterapia em água aquecida diminui a sensibilidade dos terminais nervosos.

Segue quadro resumido sobre os benefícios da hidroterapia em piscina aquecida:

Benefícios da hidroterapia	Indicações terapêuticas	Contraindicações
Redução da dor	Contraturas musculares	Infecções cutâneas
Relaxamento muscular	Alterações posturais	Alterações renais ou esfincterianas
Aumento da FC	Limitações de ADM	Cardiopatias agudas
Redução da PA	Fraqueza muscular	Sensibilidade ao cloro
Aumento do suprimento de sangue para os músculos	Dores incapacitantes e desordens vasomotoras	Hipertensão ou hipotensão não controladas
Aumento do metabolismo muscular	Alterações cardiorrespiratórias	Febre
Aumento da circulação periférica	Lesões articulares e musculares	Úlceras
Redução do estresse e ansiedade	Alteração do tônus muscular	Labirintite aguda
Melhora do retorno venoso	Dificuldade de controle motor	Processos infecciosos ou inflamatórios
Aumento da taxa metabólica	Desordens de equilíbrio	Histórico de convulsões não controladas
Aumento do filtrado glomerular	Alterações da marcha	Sintomas de Trombose Venosa Profunda

Comentário: a questão descreve o processo de *Eletroendosmose*. Sua técnica de aplicação é a seguinte: com a utilização de eletrodos especiais (esponjoso embebido em água), colocamos o eletrodo positivo em cima do edema e o eletrodo negativo em uma região bastante vascularizada e mais proximal. O eletrodo deve ser de preferência maior ou igual à área a ser drenada. A intensidade da corrente é aquela suficiente para promover um formigamento na pele do paciente (não ultrapassando 3 mA) e deve durar em torno de 10 a 15 minutos.

A *Galvanização* é o uso da corrente galvânica, utilizando exclusivamente os efeitos polares por ela promovidos. Técnica utilizada com maior frequência na Fisioterapia estética. *Efeitos:* estimulação da circulação e da formação de novos vasos sanguíneos; remoção ativa de edema; trofismo muscular e efeitos analgésicos.

Comentário: o Forno de Bier é um dos dispositivos mais antigos da hipertermoterapia e atualmente está caindo em desuso, embora algumas bancas insistam em elaborar questões sobre esse equipamento. Sendo assim, é sempre bom revisar. A temperatura de tratamento com o Forno de Bier dependerá de alguns fatores, como: normoestesia térmica, sensibilidade do paciente ao calor e área a ser tratada. Uma temperatura de aplicação confiável fica em torno de 45°C a 60°C, o que produzirá nos tecidos a elevação da temperatura em torno de 40°C a 45°C.

Indicações terapêuticas: aumento da flexibilidade, diminuição da dor, rigidez matinal e espasmo muscular, aumento da vascularização local, aumento do metabolismo e aumento do aporte de oxigênio.

71 B

Comentário: questão que aborda vários conhecimentos vistos neste capítulo. Dentre as alternativas a única que está *incorreta é a letra B*, já que a hidroterapia com turbilhão dessensibiliza cicatrizes operatórias, causa analgesia e facilita a cinesioterapia em casos de dor articular, musculotendínea e distrofia simpático-reflexa, podendo, *entretanto, agravar o edema, pois o membro deve permanecer em postura pendente durante sua execução*.

> **Dica importante:** para complementação do conhecimento sobre o tratamento da dor crônica, sugiro a leitura do artigo: *Medicina Física e Reabilitação em Doentes com Dor Crônica, 2001*.

72 C

Comentário: vamos lá, irei comentar todas as assertivas, já que se trata de uma questão mais complexa de hidrocinesioterpia:

- **Assertiva A é incorreta,** pois o grau de turbulência dependerá da velocidade do movimento, quanto maior o movimento maior a turbulência.
- **Assertiva B é incorreta,** visto que a flutuação favorece os movimentos realizados do fundo para a superfície e não o contrário.
- **Assertiva C é correta,** pois a viscosidade é o tipo de atrito *(fricção)* que ocorre entre as moléculas de um líquido que oferece resistência ao movimento debaixo da água em qualquer direção, provocando uma turbulência maior ou menor de acordo com a velocidade com que executamos o movimento. Quanto mais rápido o movimento, maior será a intensidade do esforço, e também quanto maior a superfície de contato, maior a resistência oferecida ao movimento.
- **Assertivas D e E são incorretas,** pois há uma contradição dos argumentos utilizados pela banca.

73 A

Comentário: questão fácil, pois *compulsão* não é uma forma de transferência de energia. Esse termo foi colocado apenas para confundir o candidato.

- **Condução:** a energia térmica é transferida de uma região mais quente para outra mais fria através do contato direto de suas superfícies de contato. *Por exemplo, bolsas quentes, banho de parafina e crioterapia*.
- **Convecção:** a energia térmica é transferida através da circulação de líquidos e gases entre o equipamento que está liberando a energia térmica e o corpo que está recebendo. *Por exemplo, Forno de Bier, hidroterapia e sauna/fluidoterapia*.

- **Conversão:** é a transformação de energia (mecânica, sonora, eletromagnética) em energia térmica, pela passagem nos tecidos do corpo. *Por exemplo, ondas curtas e ultrassom.*
- **Radiação:** na radiação o processo de transferência de calor se dá através de ondas eletromagnéticas (entre dois corpos de temperaturas diferentes), chamadas ondas de calor ou calor radiante. *Por exemplo, calor irradiado (infravermelho e ultravioleta), laser e micro-ondas.*

Comentário: tema bem interessante e de fácil compreensão. As correntes contínuas e polarizadas são correntes mais antigas da fisioterapia e as correntes alternadas despolarizadas são correntes mais recentes com menos efeitos colaterais.
- **Corrente polarizada (contínua):** o fluxo é contínuo seguindo apenas uma direção (unidirecional) de partículas carregadas, sendo capaz de promover mudanças eletroquímicas sobre os eletrodos. É o caso da corrente galvânica.
- **Corrente despolarizada (alternada):** a corrente flui primeiro em uma direção e depois em outra (fluxo contínuo bidirecional). É uma inversão da polaridade em intervalos regulares de tempo. É ideal para atividade excitomotora. A chance de formação de compostos químicos é mínima; portanto, o tempo de terapia é indeterminado.

Segue quadro com as principais correntes polarizadas e despolarizadas:

Polarizadas	Despolarizadas
Farádica	FES
Galvânica	TENS
Diadinâmicas de Bernard	Russa
Corrente de Alta Voltagem	Interferencial
Microcorrente	Corrente Aussie

Comentário: muita atenção nessa questão, já que as bancas ainda costumam cobrar esse tema com uma certa frequência. Veja no quadro adiante que a única alternativa *correta é a letra D*.

A *Corrente Galvânica* possui a propriedade de determinar efeito térmico, químico, efeitos fisiológicos e de formar um campo magnético. É uma corrente contínua, ou seja, que mantém sempre a mesma intensidade, tanto em valor quanto em direção, e unidirecional, cujo funcionamento depende da presença de dois eletrodos (positivo e negativo) e do contato com o paciente. Atualmente seu uso é mais intenso no campo da estética.

Segue um quadro abaixo com os principais efeitos fisiológicos:

Ânodo = polo positivo (+)	Cátodo = polo negativo (−)
Sedativo	Estimulante – irritante
Vasoconstritor	Vasodilatador
Solidificação de proteínas	Liquefação de proteínas
Desidratante	Hidratante
Reação ácida	Liberação de hidrogênio

Eletrotermofototerapia e Hidroterapia 201

Comentário: nessa questão a *alternativa C* traz a sequência correta das definições. Novamente uma questão que trata das correntes diadinâmicas, também chamadas de correntes de Bernard *(vamos explorar bastante esse tema para que não haja dúvidas)*, são correntes monofásicas pulsáteis desenvolvidas na França no início dos anos 50. São de baixa frequência oscilando entre 50 Hz e 100 Hz. As correntes diadinâmicas promovem respostas excitatórias, mas em função de sua longa duração de fase são muito desconfortáveis. Hoje em dia esse tipo de corrente foi substituído por correntes mais confortáveis para o paciente como o TENS, FES e Corrente de Alta Voltagem.

77 B

Comentário: tema bastante lembrado pelas bancas. Portanto, revise bem:

- **Turbilhão:** tratamento das extremidades (perna e braços), sendo seu grande diferencial a mobilidade que ele dá ao paciente para movimentar os membros. Esse equipamento emite um jato de água quente que atinge a região lesionada, promovendo analgesia. *Transferência de energia através de convecção*.
- **Lâmpadas infravermelhas:** agente térmico superficial usado para alívio da dor e rigidez, para aumentar a mobilidade articular e favorecer a regeneração de lesões de tecidos moles. *Transferência de energia através de radiação*.
- **Diatermia por ondas curtas:** radiação não ionizante da porção de frequência de rádio do espectro eletromagnético, sendo utilizada para produzir calor nos tecidos corporais situados profundamente. A banda de ondas de rádio frequência é de 27,12 MHz. *Transferência de energia por conversão*.

78 E

Comentário: o terceiro item é o único falso, pois a *densidade relativa* é definida como uma quantidade de massa por unidade de volume, e não o contrário como está na afirmação.

- **Densidade relativa:** determina a capacidade de flutuar de um corpo. A densidade da água é igual a 1, já a do corpo humano é de 0,93. Por isso, ele flutua. Quando mais gordura um ser humano tiver, mais facilidade de flutuar ele possui, devido à gravidade específica da gordura. Por isso, indivíduos obesos tendem a flutuar com mais facilidade do que os indivíduos magros *(pode ser questão de concurso)*. Entretanto, cada pessoa tem sua própria densidade; a densidade relativa do corpo humano varia com a idade, 0,86 para crianças, aumentando para 0,97 em adolescentes e adultos jovens e decrescendo novamente nos adultos e idosos, devido ao depósito de tecido adiposo.

Comentário: questões sobre Ultrassom, TENS e Crioterapia são os temas mais abordados pelas bancas nessa disciplina. Portanto, vale a pena fazer uma revisão antes da prova. Segue a análise das alternativas:

- **Alternativa A é correta,** já que o coeficiente de absorção é diretamente proporcional à frequência do ultrassom.

- **Alternativa B é incorreta:** visto que a absorção depende da frequência do ultrassom, sendo maior no ultrassom de 3 MHz e menor no de 1 MHz.
- **Alternativa C é incorreta,** pois os dois modos, contínuo e pulsado, penetram profundamente, o que diferencia um do outro é que o pulsado emite energia mecânica e o contínuo, energia térmica. A frequência que é indicada para tecidos superficiais é a de 3 MHz sendo absorvidas mais intensamente.
- **Alternativa D é incorreta,** pois quanto maior a frequência (p. ex.: 3 MHz), maior a absorção e menor a penetração, e quanto menor a frequência (p. ex.: 1 MHz), menor absorção e maior penetração no tecido.
- **Alternativa E é incorreta,** pois a dosimetria é o produto da intensidade do estímulo pela duração do tratamento e quanto maior a dose, maior a penetração.

Comentário: questão difícil requerendo do candidato um conhecimento mais profundo sobre o *laser*. Portanto, iremos aproveitar para revisar o assunto.

Vamos lá às alternativas:
- **Alternativa A é incorreta,** visto que o *laser* de emissão infravermelha emite uma luz invisível e infravermelha.
- **Alternativa B é incorreta,** pois a potência do *laser* Ga-As é de 15 mW a 30 mW e não 7 Mw a 50 Mw.
- **Alternativa C é correta,** pois os lasers com emissão infravermelha emitem comprimentos de onda entre 770 nm e 1300 nm.
- **Alternativa D é incorreta,** pois apenas o *laser* As-Ga emite radiação infravermelha.
- **Alternativa E é incorreta,** já que a questão refere-se ao *laser* de As-Ga e não He-Ne.
- **Breve explicação:** o *laser* é um tipo de radiação eletromagnética não ionizante, monocromática. Suas ondas propagam-se com a mesma fase no espaço e no tempo. Sua direcionalidade permite a obtenção de alta densidade de energia concentrada em pequenos pontos. Promove alterações físicas e biológicas que resultam em efeitos bioestimulantes.

Segue quadro com as características dos *lasers* terapêuticos usados na fisioterapia:

Tipos de *lasers*	Tipo de radiação	Comprimento de onda (λ)	Forma de emissão	Potência (intensidade)
Hélio-Neônio *(He-Ne)*	Visível vermelho	632,8 nm	Contínua ou pulsada	2 a 10 mW
Arsenieto de Gálio *(As-Ga)*	Invisível infravermelho	904 nm	Somente pulsada	15 a 30 mW
Arsenieto de Gálio e Alumínio *(GaAlAs)*	Invisível infravermelho	830 nm	Contínua ou pulsada	30 mW
Alumínio, Gálio, Índio e Fósforo *(AlGaInP)*	Visível vermelho	660 nm	Contínua ou pulsada	15 a 30 mW

Eletrotermofototerapia e Hidroterapia **203**

> **Dica importante:** os *lasers He-Ne* e *As-Ga* são os mais utilizados na prática clínica e os mais cobrados em questões de concursos.

Comentário: como explicado em questão anterior nesse capítulo, todas as alternativas dessa questão consistem em contraindicações para o tratamento em piscina aquecida, exceto a *alternativa E*, que traz uma indicação.

Comentário: o *calor*, em piscina aquecida, é a melhor forma para se obter analgesia. A temperatura escolhida para o tratamento em piscina terapêutica irá influenciar de maneira significativa nas respostas fisiológicas do corpo em imersão. Há muita discussão em relação à temperatura ideal na hidroterapia, *embora o mais aceito esteja entre 32ºC e 34ºC (a banca FCC em questão anterior considerou como temperatura ideal entre 33ºC e 37ºC, sendo um tema bem divergente)*. Nessa temperatura, o corpo estará recebendo calor da água e aquecendo as estruturas mais internas de forma confortável e natural. Em hidroterapia, a água é considerada como quente quando acima de 34ºC; é considerada água termoneutra entre 31ºC e 33ºC e fria entre 28ºC e 30ºC.

Comentário: o gabarito da questão é a *alternativa E*, já que, segundo a literatura pesquisada para a elaboração dessa questão, o frio diminui a hipertonia nos músculos espásticos, porém essa redução não é mantida por muito tempo. Esse efeito permanece após sua aplicação por cerca de *30 minutos* a *2 horas*, podendo ser utilizado como meio facilitador da cinesioterapia, uma vez que diminui a ação muscular e promove o seu relaxamento.

> **Dica importante:** para a complementação do conhecimento sobre esse assunto sugiro a leitura dos dois artigos pesquisados para elaboração dessa questão: *Crioterapia e cinesioterapia no membro superior espástico no acidente vascular cerebral, 2010* e *Recursos Fisioterapêuticos (Crioterapia e Termoterapia) na espasticidade: revisão de literatura, 2009*.

Referências Bibliográficas
- Agne JE. Eletroterapia, teoria e prática. 2. ed. Santa Maria: Orium; 2004.
- Agne JE. Eu sei eletroterapia. 2. ed. Santa Maria: Pallotti; 2009.
- Biasoli MC, Machado CMS. Hidroterapia: técnicas e aplicabilidades nas disfunções reumatológicas. Temas de reumatologia clínica. 2006; 7(3):78-87.
- Campion MR. Hidroterapia: Princípios e Prática. São Paulo: Manole; 2000.
- Cohen M, Parreira P, Baratella TV. Fisioterapia Aquática. São Paulo: Manole; 2010.
- Correia ACS, Silva JDS, Silva LVC, Oliveira DA, Cabral ED. Crioterapia e cinesioterapia no membro superior espástico no acidente vascular cerebral. Fisioter. Mov. 2010; 23(4):555-563.
- Felice TD, Santana LR. Recursos Fisioterapêuticos (Crioterapia e Termoterapia) na espasticidade: revisão de literatura. Rev. Neurocienc. 2009; 17(1):57-62.
- Guirro E, Guirro R. Fisioterapia Dermato-Funcional: Fundamentos – Recursos – Patologias. 3. ed. São Paulo: Manole; 2002.
- Kitchen S. Eletroterapia: prática baseada em evidências. 11. ed. São Paulo: Manole; 2003.

- Machado CM. Eletrotermoterapia prática. 4. ed. Santa Maria: Orium; 2008.
- Morgan CR, Santos FS. Estudo da estimulação elétrica nervosa transcutânea (TENS) nível sensório para efeito de analgesia em pacientes com osteoartrose de joelho. Fisioter. Mov. 2011; 24(4):637-646.
- Olsson DC, Martins VM, Pippi NL, Mazzanti A, Tognoli GK. Ultra-som terapêutico na cicatrização tecidual. Ciência Rural. 2008; 38(4):1200-1207.
- Silva JB, Branco FR. Fisioterapia aquática funcional. São Paulo: Artes Médicas; 2011.
- Yeng LT, Stump P, Kaziyama HHS, Teixeira MJ, Imamura M, Greve JMD. Medicina física e reabilitação em doentes com dor crônica. Rev. Med. 2001; 80(ed. esp. pt.2):245-55.

6 | Amputações, Próteses e Órteses

José Pinheiro Batista Medeiros

1. (CESPE, Secretaria de Estado da Saúde-ES, 2013) Para um paciente com sessenta e nove anos de idade, com diagnóstico de metatarsalgia à direita, o tratamento ortótico adequado é o uso de palmilha com:
   A) Barra retrometatarsiana.
   B) Cunha lateral de 1,5cm.
   C) Cunha medial de 1,5cm.
   D) Apoio do arco longitudinal.
   E) Elevação de calcâneo de 1,5 cm.

2. (CESPE, Secretaria de Estado da Saúde-ES, 2013) O modelo de prótese exoesquelética, com encaixe do tipo KBM, é indicado para amputações do tipo:
   A) Transmetatarsiana.
   B) Transfemoral de terço médio.
   C) Transfemoral de terço inferior.
   D) Desarticulação de joelho.
   E) Transtibial de terço médio.

3. (CESPE, Secretaria de Estado da Saúde-ES, 2013) Um paciente com amputação de membro inferior, do tipo desarticulação de quadril, tem como indicação protética para treino de marcha uma prótese do tipo:
   A) Cesto pélvico ou canadense.
   B) Cat-can ou contenção isquiática.
   C) KBM.
   D) Quadrilátero ou apoio isquiático.
   E) PTS.

4. (FAFIPA, Universidade Federal da Fronteira Sul-SC, 2014) Assinale a alternativa CORRETA de acordo com as seguintes afirmações:
   I. Na marcha de três pontos com muletas, o paciente deve fazer um discreto apoio da ponta de pé.
   II. A marcha de quatro pontos é uma marcha recíproca e lenta.
   III. As muletas canadenses são melhores que as muletas axilares para os pacientes com maior desequilíbrio.
   IV. A marcha de oscilação é quando são levadas as duas muletas à frente, em seguida os membros inferiores são levados até as muletas.

V. A marcha de dois pontos com muletas é aquela em que são lançadas as duas muletas à frente em seguida um membro inferior, depois o outro.

A) Somente a alternativa I está correta.

B) Somente a alternativa II está correta.

C) Somente a alternativa IV está correta.

D) As alternativas I e II estão corretas.

E) As alternativas II e IV estão corretas.

5. (IADES, EBSERH, UFRN-RN, 2014) O encaixe do tipo PTS das próteses para amputações transtibiais tem como característica a indicação:

A) Para cotos muito curtos.

B) Facilidade para vestir a prótese.

C) Tendência ao *recurvatum* de joelho ao final da fase de apoio.

D) Flexão livre do joelho.

E) Pouca estabilidade mediolateral.

6. (IADES, EBSERH, UFBA-BA, 2014) É correto afirmar que a órtese de coluna ideal para realizar correções na escoliose torácica, com almofadas corretoras nas curvas mais pronunciadas, é o colete:

A) Milwaukee.

B) Minerva.

C) Jewit.

D) Putti.

E) Knight.

7. (ÁPICE, Mari-PB, 2014) Assinale a alternativa correta no que se refere à biomecânica das órteses.

A) Controlar e adequar as forças que incidem sobre uma articulação ou segmento corpóreo não é relevante na prescrição da órtese.

B) A aplicação indevida dessas forças pode anular a função de uma órtese.

C) Nas órteses para ortostatismo e deambulação não se considera o vetor de reação ao solo.

D) Aplicando-se uma órtese que realinhe essa força de reação ao solo, a repercussão para as articulações do membro inferior é mínima.

E) Quando existem deficiências de força muscular ou ligamentar, as órteses não promovem auxílio para reequilibrar essas forças.

8. (ÁPICE, Mari-PB, 2014) Nas amputações de membros inferiores é incorreto afirmar que:

A) Na amputação de Lisfranc, normalmente, o coto evolui para equinovaro.

B) No nível de Chopart, ocorre deformidade em equino, resultante da perda da inserção dos flexores dorsais do pé.

C) Cotos muito curtos de coxa podem evoluir com deformidades em flexo-abdução.

D) Para avaliar a força muscular usamos a escala de Ashworth.

E) Para pesquisar o neuroma doloroso usamos a percussão da extremidade do coto (Tinel positivo).

9. **(COMPERVE/UFRN, Assu-RN, 2014)** Paciente de 12 anos, do sexo masculino, com escoliose toracolombar tem indicação de uso de órtese de acordo com o ângulo de Cobb e sinal de Risser. Nesse caso, é correto afirmar que a órtese mais indicada para realizar correções na escoliose torácica, com almofadas corretoras nas curvas mais pronunciadas, é o colete de:
   A) Knight.
   B) Minerva.
   C) Putti.
   D) Milwaukee.

10. **(COMPERVE/UFRN, São Paulo do Potengi-RN, 2014)** Órtese é um dispositivo aplicado externamente ao segmento corpóreo e utilizada para modificar as características estruturais ou funcionais dos sistemas esquelético e neuromuscular. Com relação à órtese, é correto afirmar:
    A) O suspensório de Pavlik é uma órtese indicada para pacientes com displasias coxofemorais.
    B) A mola de Codivilla é indicada para pacientes com sequela de AVE com espasticidade grau III.
    C) O colete de Putty é uma órtese indicada para pacientes que apresentam escolioses torácicas ou toracolombares.
    D) As órteses cervicais com halo craniano são indicadas para pacientes com hérnia de disco cervical.

11. **(INSTITUTO AOCP, EBSERH, UFES-ES, 2014)** As órteses utilizadas no tratamento da escoliose têm como objetivo prevenir a evolução das curvaturas e reduzir a necessidade de correções cirúrgicas. São exemplos dessas órteses, EXCETO:
    A) Órtese mecânica convencional sem cinto pélvico (KAFO).
    B) Colete de Boston.
    C) Colete de Charleston.
    D) Colete de Saint-Etienne.
    E) Colete de Milwaukee.

12. **(CONSULPAM, Martinópolole-CE, 2015)** O papel do fisioterapeuta é participar do tratamento do usuário de uma órtese em que momento(s)?
    A) Apenas antes da prescrição.
    B) Somente na prescrição.
    C) Somente após a entrega.
    D) Antes da prescrição, na prescrição, após a entrega e durante o treinamento para facilitar o uso e o cuidado apropriados desta.

13. **(INSTITUTO AOCP, EBSERH Nacional, 2015)** Apesar de todos os avanços nas áreas biomédicas, a amputação continua sendo utilizada como opção terapêutica em situações traumáticas e de doenças. A desarticulação dos metatarsos com os ossos cuboide e cuneiforme é conhecida como amputação de:
    A) Chopart.
    B) Lisfranc.
    C) Syme.
    D) Pirogoff.
    E) Boyd.

14. (FUNTEF-PR, São Jerônimo da Serra-PR, 2015) A amputação de _____ a desarticulação entre o metatarso e os ossos cuboide e _____, podendo ocorrer deformidade em flexão plantar. A alternativa que preenche correta e respectivamente as lacunas é:

A) Chopart e calcâneo.
B) Syme e tíbia.
C) Pirogoff e cuneiformes.
D) Transtibial e tíbia.
E) Lisfranc e cuneiformes.

15. (INSTITUTO AOCP, EBSERH Nacional, 2015) As bengalas são usadas com maior frequência para o aumento do equilíbrio e para o alívio completo ou parcial da sustentação do peso sobre o membro inferior. As bengalas são muito usadas por idosos, pois o objetivo para elas serem prescritas é

A) Diminuir a base de apoio.
B) Aumentar a carga sobre o membro afetado.
C) Diminuir a base de suporte.
D) Aumentar a base de apoio.
E) Diminuir a informação sensorial.

16. (INSTITUTO MACHADO DE ASSIS, Belém do Piauí-PI, 2015) Diversos fatores podem afetar a marcha do paciente, e cada necessidade específica na marcha requer um tipo adequado de auxiliar. Portanto:

I. As bengalas devem ser usadas pelo membro superior do mesmo lado (ipsilateral) ao membro inferior afetado, pois amplia a base de sustentação de peso.
II. No caso dos andadores, o apoio de mão do andador deve ficar na linha do trocânter maior e o cotovelo deve ficar flexionado a cerca de 20° a 30°.
III. A altura ideal das bengalas é ao nível do punho do paciente em pé.
IV. No uso de muletas, o paciente deve ser orientado a utilizar sempre duas muletas, uma em cada MS, a apoiá-la nas axilas e sempre que necessário subir escadas. O mais indicado é usar as duas muletas subindo primeiro o membro sadio e depois o membro afetado, dispensando o uso do corrimão.

Podemos dizer que:

A) Todos os itens estão corretos, exceto o item IV.
B) Somente os itens II e III estão corretos.
C) Somente o item III está correto.
D) Apenas os itens I e III estão corretos.

17. (INEP, ENADE, 2013) Um jovem de 19 anos de idade sofreu traumatismo raquimedular decorrente de acidente automobilístico com lesão completa em nível de T12. Após a alta hospitalar, iniciou tratamento fisioterapêutico em um centro de reabilitação e evoluiu com quadro de paraplegia. Que tipo de dispositivo ortótico o paciente poderá utilizar para atingir a deambulação terapêutica?

A) Órtese tornozelo-pé (AFO).
B) Órtese joelho-tornozelo-pé (KAFO).
C) Órtese de joelho de lona extensora (KO).

D) Órtese tutor longo com cinto pélvico (HKAFO).

E) Órtese de joelho de lona extensora (KO) com tornozelo e pé (AFO).

18. **(INSTITUTO AOCP, Jaboatão dos Guararapes-PE, 2015)** Prótese é toda peça ou aparelho destinado a substituir parte do corpo que foi perdida, e há diversos tipos específicos para a região acometida. Quanto à prótese do tipo coxofemoral canadense, assinale a alternativa correta.

   A) Esta prótese é utilizada em pacientes que realizaram amputações logo abaixo da cabeça do fêmur.

   B) Esta prótese é utilizada quando a amputação foi realizada abaixo do joelho.

   C) Esta prótese é destinada à amputação de antepé.

   D) Esta prótese é utilizada na complementação de amputação parcial ou total de dedos e partes da mão.

   E) Esta prótese é utilizada em amputações realizadas em região de antebraço.

19. **(IDECAN, Baependi-MG, 2015)** A prótese é uma peça de substituição de uma parte do corpo. O fisioterapeuta se ocupa principalmente das próteses de membros, ou seja, pernas e braços artificiais e do tratamento de portadores de amputação de membro superior e inferior. O fisioterapeuta, ainda, participa do tratamento de pacientes amputados em diversos estágios fundamentais neste processo. Com relação a esse processo, NÃO corresponde à atuação do fisioterapeuta:

   A) Avaliação protética.

   B) Confecção protética.

   C) Prescrição da prótese.

   D) Atuação no pós-operatório/pré-protético.

20. **(INSTITUTO AOCP, EBSERH Nacional, 2015)** Uma mulher de 29 anos faz uso de tipoia devido a uma lesão no cotovelo. Contudo, sem histórico de fratura, recomendou-se que a mulher tirasse a tipoia na primeira semana. Sabe-se que o uso de tipoia é indicado para:

   A) Imobilizar o membro lesionado.

   B) Levar ao aumento da mobilidade.

   C) Aumentar a funcionalidade do membro.

   D) Melhorar a função muscular.

   E) Melhorar a mobilidade articular.

21. **(INSTITUTO AOCP, EBSERH Nacional, 2015)** Em um pós-operatório de quadril devido a uma osteoartrose, a reabilitação na fase inicial baseia-se na independência funcional para, posteriormente, o paciente conseguir desenvolver suas Atividades de Vida Diária (AVD). Neste caso, sugere-se

   A) Tutor curto.

   B) Enfaixamento para imobilização.

   C) Bolsa com água quente.

   D) Órtese para imobilização.

   E) Muletas para locomoção.

22. **(FCC, TRT 5ª Região-BA, 2013)** Marco Antônio, 24 anos, sofreu um trauma raquimedular devido ao mergulho em água rasa. Após a fase de choque medular, verificou-se que o nível neu-

rológico de Marco Antônio é L2. O tipo de órtese que o fisioterapeuta deverá indicar para Marco Antônio e o tipo de deambulação são:

A) KAFO e deambulação comunitária.
B) AFO e deambulação terapêutica ou domiciliar.
C) RGO e deambulação terapêutica ou domiciliar.
D) KAFO e deambulação terapêutica ou domiciliar.
E) AFO e deambulação comunitária.

23. (CESPE, Tribunal de Justiça-RO, 2012) Na avaliação do pé insensível de um paciente diabético, o fisioterapeuta, visando à prescrição de uma palmilha de descompressão em áreas de maior descarga de peso, deve solicitar exame de:

A) Baropodometria.
B) Plantigrafia impressa.
C) Fotogrametria.
D) Bioestesiometria
E) Podoscopia.

24. (BIORIO, Mangaratiba-RJ, 2016) Para a prescrição de uma órtese é necessária uma avaliação cuidadosa das condições físicas e psicológicas dos pacientes para que o resultado seja eficaz. Qual é a contraindicação funcional para o uso de uma órtese?

A) Músculos íntegros
B) Indivíduo magro
C) Deformidades ósseas
D) Integridade óssea
E) Motivação

25. (BIORIO, Mangaratiba-RJ, 2016) As órteses são equipamentos terapêuticos que auxiliam a função do aparelho locomotor nos programas de recuperação físico funcional, prevenindo e corrigindo deformidades. Quais são os aspectos que as órteses podem apresentar.

A) Provisório e definitivo.
B) Adaptativo e complementar.
C) Alinhamento e definitivo.
D) Proteção, prevenção e alinhamento.
E) Definitivo, protetivo e alinhamento.

26. (URCA, Senador Pompeu-CE, 2014) Assinale a alternativa INCORRETA sobre os cuidados pós-operatórios na protetização imediata de membros inferiores e o treinamento da marcha.

A) É recomendável, nesse estágio inicial, treinar marcha com o paciente.
B) O treinamento com a protetização imediata inicia-se com descarga parcial sobre o membro amputado.
C) Como ficar em pé, equilibrar-se e realizar marcha limitada, o paciente estará realizando exercícios para tronco e membros superiores.
D) A marcha será conseguida progressivamente com muletas, andadores ou barras paralelas.

27. **(INSTITUTO AOCP, EBSERH, UFGD-MS, 2014)** Os objetivos da fisioterapia preventiva aplicada a pacientes amputados são, EXCETO:

A) Prevenir complicações pós-cirúrgicas.
B) Prevenir deformidades.
C) Diminuir a força dos músculos que controlam o coto.
D) Diminuir o edema do coto.
E) Melhorar o equilíbrio e as transferências.

28. **(CORPO DE SAÚDE, Aeronáutica, 2011)** As órteses são equipamentos terapêuticos de auxílio funcional. Para membros inferiores, o fisioterapeuta dispõe de diversos tipos de órteses. Por exemplo, quando se quer a abdução permanente de quadril, prescrevemos para os pacientes as órteses de _____. Para o tratamento de luxação de quadril, utilizamos em nosso paciente _____. A órtese de _____ leva a uma compressão muscular do foco de fratura resultando em consolidação mais rápida e _____ permite a flexão plantar ativa. Assinale a alternativa que completa correta e respectivamente as lacunas.

A) Suspensório de Pavlik – Denis-Browne – Sarmiento – Mola de Codivilla.
B) Suspensório de Pavlik – Sarmiento – Mola de Codivilla – Denis-Browne.
C) Denis-Browne – Suspensório de Pavlik – Mola de Codivilla – Sarmiento.
D) Denis-Browne – Suspensório de Pavlik – Sarmiento – Mola de Codivilla.

29. **(IDIB, Russas-CE, 2017)** Sabemos que grande parte das deformidades no coto são ocasionadas por posturas viciosas do próprio paciente no leito e, também, pela força de grandes e potentes músculos. Uma amputação transfemoral ao nível de 1/3 proximal terá como sequela a postura viciosa:

A) Flexão e adução.
B) Extensão e abdução.
C) Flexão e abdução.
D) Adução, apenas.

30. **(GR-CONSULTORIA, Ibicuitinga-CE, 2015)** Pacientes que sofreram fraturas em tornozelos, perna e afins podem fazer uso de dispositivos para auxiliar a deambulação. Sobre o uso desses itens, assinale o item CORRETO:

A) A extremidade superior da muleta deve estar entre 5 e 10 cm acima da axila, com o paciente estando em pé.
B) As manoplas das muletas devem estar no mesmo nível da parte superior do quadril com os cotovelos levemente flexionados, quando as mãos seguram nas manoplas.
C) Ao andar, o corpo do paciente deve se inclinar para trás, colocando as muletas, aproximadamente, 30 cm para trás.
D) O passo deve ser iniciado como se fosse pisar com a perna sadia e deve terminar com a perna lesada.

31. **(VUNESP, Sorocaba-SP, 2010)** Assinale a alternativa correta com relação ao uso da prótese imediata para amputações dos membros inferiores.

A) Melhor facilidade para o enfaixamento.
B) Menor risco de infecção.

C) Melhor controle da incisão.
D) Deambulação precoce.
E) Liberação imediata para casa.

32. (VUNESP, Sorocaba-SP, 2010) No pós-operatório de amputação de membros inferiores é correto afirmar que:
    A) O paciente é orientado a ficar em repouso absoluto, mexendo o menos possível no coto.
    B) A elevação dos membros inferiores é indicada por meio da elevação dos pés da cama.
    C) A elevação do coto é indicada por meio da colocação de travesseiros.
    D) O início da fisioterapia para o coto deve ser o mais rápido possível entrando imediatamente com exercícios resistidos.
    E) O paciente é orientado a não olhar nem manipular o coto a fim de não traumatizá-lo.

33. (IDIB, Russas-CE, 2017) O termo "nível de amputação" descreve o local em que uma parte do corpo foi amputada. Além de outros fatores, o nível de amputação é usado para a escolha da prótese adequada para cada caso. Na reabilitação de uma amputação transtibial é correto afirmar:
    A) Imediatamente após a cirurgia, os cuidados com a ferida operatória e posicionamento correto do membro amputado são fundamentais, principalmente pensando na prevenção de contraturas em extensão do joelho.
    B) Amputados unilaterais deverão iniciar marcha com um par de bengalas/muletas axilares ou andador, tão logo seja possível, logo após a cirurgia de amputação.
    C) Parte-se do princípio de que todos os amputados necessitam de reabilitação e de protetização. Assim é possível afirmar que a reabilitação sempre vem seguida de protetização.
    D) Vinte e quatro a 48 horas após a cirurgia, dependendo do perfil do caso, incluindo a causa da amputação, será possível iniciar cinesioterapia leve, com exercícios isométricos, e de mobilidade articular leve, ativamente, conforme tolerância e intensidade da dor referida.

34. (INSTITUTO CIDADES, Hospital Regional Norte-CE, 2012) De acordo com os seus conhecimentos sobre órteses para escoliose, marque a opção em que apresenta características da órtese de Milwaukee.
    A) Geralmente não vai tão alto, sua base é um módulo plástico produzido em massa que o ortesista altera de modo a suprir as necessidades de cada paciente.
    B) Consiste em um colete toracolombossacro destinado a conduzir o tronco a um alinhamento mais reto.
    C) Consiste em uma estrutura formada por uma cinta pélvica, duas barras posteriores, uma barra anterior e um anel superior, além de diversos coxins que são presos à órtese por tiras a fim de aplicar forças corretivas.
    D) É um acessório não invasivo que tem uma parte posterior de plástico rígido, a qual vai da cabeça até o meio do tronco.

35. (INSTITUTO CIDADES, Hospital Regional do Cariri-CE, 2010) Com base na participação do fisioterapeuta em pacientes amputados, marque a opção INCORRETA sobre a responsabilidade do fisioterapeuta.
    A) Avaliar a prótese.
    B) Contribuir para a prescrição da prótese.

C) Facilitar a aceitação do dispositivo.

D) Não possui tratamento fisioterápico em amputados.

36. (MSCONCURSOS, Piraúba-MG, 2017) A Fascite Plantar é uma inflamação da fáscia plantar do pé que pode ou não estar acompanhada por osteófito conhecido como esporão de calcâneo. Tem incidência maior em adultos acima de 40 anos, com algum sobrepeso, que passam muitas horas em pé, podendo ter relação com calçados inadequados. Sobre o tratamento da fascite plantar é correto afirmar, exceto:

    A) Terapias anti-inflamatórias, como ultrassom, *laser* de baixa potência e correntes analgésicas podem ser associadas com associação de mobilizações manuais.

    B) O alongamento da fáscia plantar deve ser diário e enfatizado.

    C) Órteses noturnas para manter o alongamento da fáscia plantar podem e devem ser utilizadas.

    D) Palmilhas ortopédicas são contraindicadas nos tratamentos de fascite plantar.

37. (FCPC/UFC, Quixeramobim-CE, 2014) Um programa de reabilitação para pacientes com amputação deve ser focado em habilidades de mobilidade funcional, cuidados com o membro residual e com a perna intacta. Sobre estes tratamentos é certo asseverar:

    A) Uma pressão firme e uniforme contra todos os tecidos moles deve ser dada, por meio de bandagens, com o objetivo de promover o desenvolvimento de edema pós-cirúrgico.

    B) A pessoa mais jovem e ativa que sofreu amputação perde muita força muscular, fica relativamente sedentária e, após a cirurgia, precisa de incentivo para desenvolver força, coordenação e resistência cardiopulmonar adequadas para poder deambular mais tarde.

    C) O curativo pós-cirúrgico, a intensidade da dor pós-operatória e a cicatrização da incisão determinam quando é possível iniciar os exercícios resistidos para o membro comprometido.

    D) A maioria dos que tiveram amputação unilateral tem muita dificuldade de se adaptar à alteração de equilíbrio resultante da perda de um membro. Portanto, as atividades de equilíbrio em posição sentada e em pé só devem ser incluídas no programa pós-cirúrgico bem mais tarde.

38. (FCPC/UFC, Pedra Branca-CE, 2014) No paciente com amputação, o procedimento que tem como objetivos conificar, eliminar edema de desuso e promover a estimulação tátil do coto denomina-se:

    A) Condicionamento físico.

    B) Termoterapia.

    C) Enfaixamento elástico.

    D) Ultrassom.

39. (INSTITUTO AOCP, EBSERH, UFCG-PB, 2017) Paciente, sexo masculino, 59 anos de idade, após um AVE (acidente vascular encefálico) apresenta uma marcha com hiperextensão de joelho durante a fase de médio apoio do membro inferior afetado. Qual tipo de órtese é o mais recomendado para esse paciente?

    A) Órtese joelho-tornozelo-pé (KAFO).

    B) Órtese de reciprocação Walkabout.

    C) Órtese longa com cinto pélvico sem trava.

D) Órtese tornozelo-pé (AFO).
E) Órtese de reciprocação Parawalker.

40. **(MSCONCURSOS, Prova de Especialidades-COFFITO, 2016)** Logo após uma cirurgia de amputação de membros inferiores, o paciente é submetido a uma série de cuidados para conseguirmos iniciar o mais brevemente possível a protetização. Para tal finalidade, a fisioterapia se utiliza de diversos recursos terapêuticos. Sobre esses recursos é correto afirmar que:
    A) O objetivo da terapia de compressão é reduzir o edema do membro residual e otimizar suas condições para a adaptação de uma prótese.
    B) A protetização inicial é feita com encaixes e componentes não adaptáveis para baratear os custos para o paciente.
    C) É necessário o coto manter a mesma circunferência por pelo menos 6 meses antes de iniciar a moldagem do encaixe da prótese.
    D) O objetivo da terapia de compressão é reduzir o movimento do membro residual e otimizar suas condições para uma cicatrização ideal.
    E) A fisioterapia pós-operatória só é iniciada após a confecção da prótese.

41. **(UFPR, Balsa Nova-PR, 2011)** Doenças vasculares, nervosas, tumores e traumatismos podem ser causas de amputações de membros inferiores. Elas acometem indivíduos de todas as faixas etárias e interferem na execução das atividades de vida diárias, nas atividades laborais e na qualidade de vida. Com relação ao tema, identifique as afirmativas a seguir como verdadeiras (V) ou falsas (F):
    ( ) O fisioterapeuta deve avaliar a altura e as condições do coto de amputação, a presença de necrose tecidual, neuroma e a adequada vascularização local para viabilizar a prescrição da prótese.
    ( ) No período pré-operatório são prescritos exercícios que visem reduzir a imobilidade no leito, evitando redução da amplitude de movimento nas articulações adjacentes à amputação.
    ( ) O uso de dispositivos auxiliares da marcha é evitado após o emprego da prótese, pois eles não melhoram o equilíbrio e acentuam as alterações posturais que ocorrem a partir das adaptações musculoesqueléticas do amputado frente à prótese.
    ( ) Boas condições nutricionais do paciente favorecem o suprimento da demanda energética necessária para a utilização da prótese.
    Assinale a alternativa que apresenta a sequência correta de cima para baixo.
    A) V, V, V, F.
    B) F, V, F, V.
    C) V, F, V, F.
    D) V, V, F, V.
    E) F, F, V, V.

42. **(UFPR, Balsa Nova-PR, 2011)** Com base na importância da conduta fisioterapêutica após a colocação de prótese, assinale a alternativa INCORRETA.
    A) Devido à amputação, a imagem corporal não pode ser restabelecida.
    B) Técnicas manuais podem reduzir os quadros álgicos provenientes da hipersensibilidade do coto, reduzir aderências cicatriciais e a sensação fantasma.

C) A reintegração do amputado às atividades da vida diária e laborais requer adaptações dos espaços para permitir fácil acesso e menor risco de acidentes.

D) O fortalecimento de grupos musculares de articulações adjacentes à amputação é fundamental para favorecer a movimentação e diminuir o risco de aderências.

E) A pele do membro residual deve ser adequadamente limpa e seca, e a presença de edema e/ou escoriações deve ser avaliada constantemente.

43. (UFPR, Balsa Nova-PR, 2011) As órteses são dispositivos exoesqueléticos que visam à manutenção do posicionamento e à proteção dos tecidos lesionados de um segmento corporal. Sobre esse tema, considere as seguintes afirmativas:

1. As órteses não possuem a função de imobilizar ou limitar a movimentação de uma ou mais articulações.
2. As órteses estáticas ou passivas são indicadas para prevenir o aparecimento de deformidades decorrentes de posicionamento inadequado, espasticidade e predominância de um grupo muscular sobre outro.
3. As órteses dinâmicas ou ativas podem acentuar deformidades por não limitarem a movimentação articular.
4. Não é possível realizar exercícios isométricos concomitantemente ao uso de órteses.

Assinale a alternativa correta.

A) Somente a afirmativa 1 é verdadeira.
B) Somente a afirmativa 2 é verdadeira.
C) Somente as afirmativas 1, 2 e 4 são verdadeiras.
D) Somente as afirmativas 1 e 3 são verdadeiras.
E) Somente as afirmativas 2 e 4 são verdadeiras.

44. (FUNIVERSA, Secretaria de Planejamento, Orçamento e Gestão-DF, 2010) Em um paciente com uma amputação transfemoral, de terço superior da perna direita, atendido em seu domicílio, as medidas de prevenção, para evitar postura viciosa do coto de amputação, quando o paciente se encontrar em decúbito dorsal, são:

A) Travesseiro de tamanho médio entre o membro normal e o coto de amputação, conservando o membro amputado em ligeira abdução.
B) O coto de amputação em rotação externa de quadril e ligeira flexão com apoio de toalha enrolada sob o coto de amputação.
C) O coto de amputação em rotação externa de quadril com apoio sob região posterior e interna da coxa amputada.
D) Um travesseiro de tamanho médio sob o coto de amputação, enquanto outro travesseiro apoia o coto lateralmente, levando-o para adução além da linha média.
E) Travesseiro de tamanho médio na face lateral do coto de amputação, retendo o coto em posição neutra para todos os movimentos de quadril.

45. (FUNIVERSA, Secretaria de Educação-AP, 2012) Para um paciente com torcicolo leve por espasmo muscular causado por um estiramento excessivo, após uma postura inadequada do pescoço, um dos recursos de tratamento é o uso de um colar cervical. Com base nessa situação, o tipo de colar cervical adequado para o tratamento desse paciente é o:

A) Halo Veste.
B) Cervical de espuma.

C) Philadelphia.
D) De Thomas com apoio mentoniano.
E) Minerva.

46. (FUNIVERSA, Secretaria de Educação-AP, 2012) Paciente com polineurite diabética possui lesão grave no nervo fibular profundo na perna esquerda e consequente paralisia muscular relacionada a essa inervação, apresentando, por isso, sérios riscos de entorse do tornozelo. Com relação à órtese, usada para a estabilização articular da marcha e para evitar a deformidade por desequilíbrio muscular, o modelo a ser indicado é o(a):
A) tutor curto (órtese tornozelo/pé) com tornozelo fixo em 90°, em polipropileno, fixada por velcros.
B) Tutor longo (órtese joelho/tornozelo/pé) em polipropileno, fixada por velcros.
C) Tirante tibiotársico.
D) Órtese de Codeville
E) Órtese de reação ao solo.

47. (UFRN, Técnico Administrativo, 2014) A osteoartrite é uma das afecções mais comuns tratadas pelos fisioterapeutas, sendo conceituada como uma doença degenerativa crônica e progressiva, de etiologia multifatorial, com perda progressiva e reparação inadequada da cartilagem articular e remodelagem do osso subcondral. Com relação à osteoartrite, é correto afirmar:
A) Na osteoartrite de joelho pode ser prescrita bandagem medializadora da patela, devido a maior incidência da osteoartrite na região lateral da articulação tibiofemoral com consequente instabilidade patelar.
B) Na osteoartrite, a dor deve-se ao dano na cartilagem, que é extremamente inervada, mas pouco vascularizada, o que dificulta a retirada dos catabólitos.
C) A rizoartrose acomete a primeira metatarsofangeana, sendo mais comum em mulheres, e associa-se frequentemente ao hálux valgo (joanete).
D) Na coxartrose, pode ser prescrito, para diminuição da descarga de peso, o uso de dispositivo auxiliar da marcha, como a bengala, a qual deve ser utilizada do lado contralateral ao membro afetado.

48. (UFRN, Técnico Administrativo, 2014) Adulto de 58 anos de idade, diabético há 5 anos, sedentário e obeso sofreu, há 4 meses, amputação cirúrgica de Lisfranc por causa vascular em membro inferior direito. Esse nível de amputação corresponde à:
A) Desarticulação entre os ossos navicular e cuboide com o tálus e o calcâneo, respectivamente.
B) Desarticulação tibiotársica.
C) Desarticulação dos metatarsos com os ossos cuboide e cuneiforme.
D) Desarticulação da metatarsofalangeana do hálux.

49. (ESP, Consórcio Público Policlínica-CE, 2012) A amputação de membro inferior apresenta índice maior de prevalência quando comparado à de membro superior, sendo os traumas os responsáveis pela maior parte em adultos jovens e adolescentes. O usuário de prótese deve ganhar experiência na execução de uma ampla variedade de habilidades de mobilidade funcional. O fisioterapeuta é integrante, juntamente com outros profissionais

da saúde, da equipe responsável pela promoção do bem-estar do paciente (O'Sullivan, 2004). Considerando o enunciado, assinale a alternativa correta:

A) Na fase de pré-protetização, no pós-cirúrgico, se faz necessário o repouso do membro até a cicatrização total da incisão cirúrgica, haja vista o risco de retardar a reparação tecidual.

B) A orientação postural e o enfaixamento do coto consistem em medidas preparatórias à fase de protetização precoce, favorecendo assim a uma melhor adaptação da prótese.

C) A cinesioterapia resistida bilateral com vistas ao fortalecimento do membro amputado, através do método de Klein, se faz desnecessária, considerando a precocidade da intervenção.

D) A possibilidade de uso de prótese temporária ao longo da fase de protetização é considerada medida desnecessária devido à realização de exercícios terapêuticos.

50. (IDECAN, EBSERH, UFAL-AL, 2014) Uma amputação causa uma mudança profunda no estilo de vida de um indivíduo. Ocorrem alterações na funcionalidade, aparência física e socialização, e o amputado precisa se adaptar e organizar-se física e psicologicamente. O tratamento fisioterapêutico deverá considerar o indivíduo globalmente, respeitando sua individualidade. De acordo com o tratamento fisioterapêutico, na fase pré-protética, marque a alternativa INCORRETA:

A) O enfaixamento compressivo tem como objetivo a conificação do coto, redução do edema e de quadros dolorosos.

B) Durante o treinamento protético, as metas terapêuticas independem do estado físico do indivíduo e de sua experiência pré-protética.

C) Os pacientes, pela falta do membro amputado, perdem a aferência sensitiva da pele e proprioceptiva de articulações, tendões e músculos.

D) O paciente deve ser orientado com relação ao posicionamento correto nos diferentes decúbitos, sentado e em pé. A mudança de decúbito deve ser enfatizada várias vezes ao dia.

E) Durante as sessões de fisioterapia, o paciente é estimulado a sentir a posição do seu corpo, perceber as assimetrias e procurar corrigi-las. Podem ser utilizados estímulos táteis, visuais e proprioceptivos.

51. (FUNCEPE, Itaitinga-CE, 2015) A prótese do tipo KBM é utilizada na amputação:

A) Lisfranc.
B) Chopard.
C) Da perna.
D) Com desarticulação do joelho.
E) Transmetatarsiana.

52. (UFRJ, Técnico Administrativo, 2014) Em uma amputação, o tipo de prótese prescrita varia de acordo com o nível de amputação. A prótese de Syme é prescrita no seguinte nível de amputação:

A) Desarticulação do tornozelo na qual a tíbia e a fíbula são transectadas abaixo de suas superfícies articulares.

B) Desarticulação do tornozelo na qual a tíbia e a fíbula são transectadas acima de suas superfícies articulares.

C) Desarticulação do joelho na qual o fêmur é transectado no nível dos côndilos.

D) Desarticulação do joelho na qual todo o fêmur mantém sua estrutura intacta.

E) Desarticulação do tornozelo na qual a tíbia e a fíbula mantêm sua estrutura intacta.

53. (UFRJ, Técnico Administrativo, 2014) Pacientes que sofreram traumatismo raquimedular podem ser beneficiados com o uso de órtese do tipo joelho-tornozelo-pé (OJTP), bilateral para treino de marcha. A prescrição de tal órtese, entre outras análises feitas durante a avaliação, deverá levar em consideração o:
    A) Nível de lesão medular abaixo de T8, amplitude articular de movimento completa de quadris, joelhos e tornozelos.
    B) Nível de lesão medular abaixo de T10, amplitude articular de movimento completa de quadris, joelhos e tornozelos.
    C) Nível de lesão medular abaixo de T2, amplitude articular de movimento completa de quadris, joelhos e tornozelos.
    D) Nível de lesão medular abaixo de L5, amplitude articular de movimento completa de quadris, joelhos e tornozelos.
    E) Nível de lesão medular abaixo de T12, amplitude articular de movimento completa de quadris, joelhos e tornozelos.

54. (FUNIVERSA, Secretaria de Educação-AP, 2012) Nas amputações de membros inferiores, o sucesso da recuperação da marcha funcional depende em boa parte do nível da amputação realizada e da indicação correta dos componentes da prótese. Com base nessa afirmação, assinale a alternativa correta.
    A) A prótese PTB com suspensão por correia suprapatelar é indicada nas amputações transtibiais de um terço superior que apresentam instabilidade dos ligamentos colaterais do joelho.
    B) A prótese de contenção isquiática é indicada em casos de cotos femorais curtos.
    C) Na desarticulação do joelho é contraindicado o apoio terminal de carga sobre o coto.
    D) A prótese canadense com cesto pélvico é indicada para amputação transfemoral de um terço médio.
    E) A amputação de Chopart é a ideal entre as realizadas no médio pé, pois evita a deformidade em equino do tornozelo.

55. (FUNIVERSA, Secretaria de Educação-AP, 2012) Considerando um paciente com 68 anos de idade, diabético, com nível de amputação de 1/3 superior da coxa, assinale a alternativa correta acerca do soquete ideal a ser indicado para a confecção protética.
    A) KBM com suspensão por correia quadricipital.
    B) CAT CAN com suspensão por sucção.
    C) Quadrilátero com suspensão por cesto pélvico.
    D) Quadrilátero com suspensão por sucção.
    E) CAT CAN com suspensão por cinto pélvico

56. (Universidade Patativa do Assaré, Cedro-PE, 2011) No pós-operatório imediato na amputação de terço médio da coxa, a fisioterapia atua para preparar o coto para uso de prótese, exceto quando:
    A) Existir gotejamento sanguíneo
    B) O paciente for criança

C) O paciente for obeso

D) O paciente for idoso

E) O paciente for do sexo feminino

57. (Universidade Patativa do Assaré, Cedro-PE, 2011) Com relação às afirmações abaixo, marque a alternativa correta:

I. Podemos indicar o uso de bengala quando o paciente não pode fazer descarga de peso em um dos membros.

II. O ajuste do apoio de mão de uma muleta axilar é na altura do trocânter maior.

III. O paciente amputado unilateral deve fazer uso do dispositivo auxiliar da marcha do mesmo lado da amputação.

A) I está correta.

B) I e III estão corretas.

C) II e III estão corretas.

D) II está correta.

E) I, II e III estão corretas.

58. (Universidade Patativa do Assaré, Cedro-PE, 2011) Com relação às afirmações abaixo, marque a alternativa correta:

I. As muletas canadenses possuem barra axilar e apoio de mão.

II. Na marcha de sustentação parcial, o membro afetado pode ser colocado no chão.

III. No caso de lesão unilateral, o dispositivo auxiliar da marcha deve ser utilizado no lado contra lateral à lesão.

A) I e II estão corretas

B) I e III estão corretas

C) II e III estão corretas

D) I, II e III estão corretas

E) I, II e III são falsas

59. (Universidade Patativa do Assaré, Cedro-PE, 2011) Para as afirmações abaixo marque a alternativa correta:

A) As órteses de tronco são utilizadas somente na área de traumatologia.

B) Controlar o movimento do tornozelo, limitando ou auxiliando é o objetivo de uma AFO.

C) O colar de Thomas é ideal para a remoção de pacientes acidentados.

D) A retirada de uma órtese de tronco deve ser de forma brusca.

E) O calçado ortopédico serve de base para todas as órteses de MMII.

60. (CORPO DE SAÚDE, Marinha, 2012) Nas amputações transfemorais, que músculos devem ser fortalecidos, preferencialmente, a fim de evitar a instalação de contraturas e posturas viciosas que impedirão uma boa protetização?

A) Extensores e abdutores de quadril.

B) Abdutores e flexores de quadril.

C) Adutores e flexores de quadril.

D) Rotadores externos e abdutores de quadril.

E) Adutores e extensores de quadril.

61. (BIORIO, Mangaratiba-RJ, 2016) A prótese é um dispositivo utilizado para substituir um segmento quando ocorre a amputação deste ou em casos de má formação congênita. Quais são os tipos de próteses para os membros superiores.

A) Estéticas, inativas, transversas e unilateral.

B) Estéticas, ativas, bilateral e híbridas.

C) Ativas, transversas, mioelétricas e unilateral.

D) Estéticas, inativas, mielétricas e bilateral.

E) Estéticas, ativas, mioelétricas e híbridas.

62. (BIORIO, Mangaratiba-RJ, 2016) Nas amputações de braço, os níveis médio e distal são considerados bons para o controle. Qual a indicação considerada para o tipo de prótese estética.

A) Pacientes que dispensam ou não se adaptam a próteses.

B) Quando não há possibilidade de colocação de uma prótese mioelétrica.

C) Pacientes com disponibilidade de potenciais musculares suficientemente fortes para o acionamento da mão ou gancho mioelétrico.

D) Quando há disponibilidade de potenciais musculares para o acionamento dos componentes elétricos.

E) Pacientes que apresentam distúrbios psicológicos.

63. (IDECAN, São Gonçalo do Rio Abaixo-MG, 2017) Uma órtese é um aparelho externo "vestido" pelo paciente para a restrição ou promoção do movimento ou para a redução da carga sobre um segmento corporal. O termo mais antigo, *aparelho*, pode ser usado como sinônimo. Uma tala tem a conotação de uma órtese planejada para uso temporário. Levando-se em consideração a prescrição e o treinamento de órteses e próteses, marque V para as afirmativas verdadeiras e F para as falsas.

( ) Os fisioterapeutas participam do tratamento do usuário de uma órtese antes da receita ortótica, durante a prescrição ortótica, por ocasião da entrega da órtese e durante o treinamento para a facilitação do uso apropriado e cuidados com a órtese.

( ) A adequação das necessidades biomecânicas do paciente à órtese apropriada não requer cuidadosa avaliação física.

( ) As órteses para membro inferior beneficiam indivíduos com uma ampla variedade de desordens musculoesqueléticas. O diagnóstico é mais importante na formulação da prescrição, comparativamente à consideração da incapacidade do paciente.

( ) O fisioterapeuta deve registrar a extensão de qualquer perda sensitiva, porque esta informação dirigirá as avaliações posteriores da adequação da órtese.

A sequência está correta em:

A) V, V, V, V.

B) F, F, V, V.

C) V, F, F, V.

D) V, F, V, F.

64. (IBFC, EBSERH, UNIRIO-RJ, 2017) Assinale a alternativa que completa, correta e respectivamente, as lacunas. Na marcha de amputados, a etiologia da amputação é significativa na indicação de prótese. A etiologia _____ determina gasto energético significativamente _____ em comparação com os de etiologia _____.

A) Traumática; maior; vascular.
B) Vascular; menor; traumática.
C) Traumática; igual; vascular.
D) Vascular; maior; traumática.
E) Vascular; igual; congênita.

Gabarito

Comentário: a *metatarsalgia* é uma inflamação originada de uma sobrecarga nas cabeças dos metatarsos com quadro de dor, edema e até fratura por estresse. Normalmente, acomete o segundo e terceiro metatarsos. A indicação de uma *barra retrometatarsiana* (também chamada de *barra retrocapital*) é retirar a pressão das cabeças dos metatarsianos e levantar a frente do calçado. É uma pequena *almofada metatarsal* arredondada que pode ser colocada atrás da área dolorida para amortecer a pressão, age como alavanca natural que protege e evita o contato da superfície com todos os metatarsos. É usada para apoio no arco transverso anterior, minimiza e redistribui as sobrecargas das pressões nos metatarsos no antepé.

> **Dica:** antepé: parte da frente (*anterior*) do pé. Retropé: parte de trás (*posterior*) do pé.

Comentário: questões sobre próteses transtibiais são as mais frequentes em concursos: portanto, faça uma boa revisão. São três os tipos de próteses transtibiais:
- **KBM (Alemã, 1970):** atualmente é a prótese transtibial usada com maior frequência e a descarga de peso é feita sobre o tendão patelar, a patela encontra-se totalmente livre; portanto, a KBM é usada na amputação transtibial de terço médio (*gabarito da questão*).
- **PTB (Americana, 1956):** prótese transtibial onde a descarga de peso é feita sobre o tendão patelar e a suspensão da prótese é feita através de correia *supracondiliana*.
- **PTS (Francesa, 1958):** prótese transtibial, e diferente dos outros pelo envolvimento total da patela, esta exerce pressão sobre o quadríceps e é indicada para cotos extremamente curtos.

Comentário: de cara já eliminamos as *letra C e E*, pois são próteses para amputações transtibiais. *Cat-can* ou *contenção isquiática* e *quadrilátero* ou *apoio isquiático* são utilizadas para amputações transfemorais, sendo a prótese *Cat-can* (*contenção isquiática*) o sistema de encaixe mais utilizado atualmente para amputações transfemorais por oferecer melhores benefícios. *Cesto Pélvico ou Canadense* é utilizado em desarticulações de quadril, o encaixe é no formato de um cesto pélvico anatômico que envolve as cristas ilíacas e, embora seja um nível alto de amputação, é possível conseguir ótimos resultados funcionais com esse tipo de prótese.

Comentário: na primeira análise da questão, já percebemos um brinde da banca, pois as afirmações III e V não são colocadas nas alternativas (*embora sejam afirmações erradas*).

Os padrões de marcha mais comuns podem ser classificados pelo número de pontos de contato no solo.
- **Marcha de 2 pontos:** muleta esquerda, e pé direito juntos. Então, muleta direita e pé esquerdo juntos. É um dos tipos mais usados, pois permite velocidade e pouca sustentação de peso no membro afetado.

Amputações, Próteses e Órteses **223**

- **Marcha de 3 pontos:** as muletas são um ponto, o membro inferior envolvido é o segundo e o sadio é o terceiro ponto. Nesse tipo de marcha a sustentação de peso é maior que a de dois pontos e a velocidade é menor.
- **Marcha de 4 pontos:** o primeiro ponto é a muleta do lado acometido, o segundo é o membro inferior sadio, o terceiro é o membro inferior acometido e o quarto é a muleta do lado não acometido. Esse tipo de marcha não é eficaz, mas melhora efetivamente a estabilidade ou o equilíbrio.
- **Marcha de oscilação ou mergulho:** ambas as muletas são lançadas à frente; então, enquanto é descarregado o peso todo nos braços, são levadas as pernas à frente, ao mesmo tempo por entre as muletas. É o padrão de marcha mais rápido.

Portanto, as afirmações II e IV são corretas e as afirmações I, III e V são incorretas.

Comentário: a *PTS (Prothese Tibiale Supracondylien)* é o tipo de prótese mais adequada para *cotos transtibiais curtos*, pois exerce pressão sobre o quadríceps. Por englobar toda a patela e ter as bordas laterais elevadas, está bem indicada para pacientes com amputação que apresentem também instabilidade no joelho, por lesão do Ligamento Cruzado Anterior e dos ligamentos colaterais. Proporciona estabilidade para a articulação, que por qualquer motivo não pode submeter-se ao tratamento cirúrgico. É normal que protetizado com a prótese PTS permaneça pequeno grau de flexão do joelho que não impede marcha completamente funcional.

Comentário: questão fácil, já que a órtese mais conhecida (e também muito cobrada em concursos), além de ser utilizada com mais frequência para a coluna em casos de escoliose, é o *colete de Milwaukee, letra A*.

Segue abaixo um quadro com a função das órteses citadas nas alternativas:

Tipo de colete	Função
Colete de Milwaukee	Promove a correção e estabilidade dos componentes articulares da coluna vertebral a fim de bloquear e reduzir a progressão das alterações posturais. Indicado *em escolioses de 20° a 40°*, e ou escolioses com angulação *de 40° a 60°* caso o paciente não aceite a realização da cirurgia ou tenha impossibilidade de realizá-la; em hipercifoses posturais, doença de Scheuermann e hiperlordoses.
Colete de Minerva	Limita a flexo-extensão cervical com apoio no mento, occipício e tórax, estabilizados por quatro barras, tendo como objetivo a imobilização da cabeça, coluna cervical e articulação cérvico-torácica.
Colete de Jewit; *(o termo correto é Jewett)*	Permite que a coluna lombar permaneça em lordose, sendo utilizado para controle da flexão. *Indicações:* Postura cifótica, osteocondrites, osteoporose, osteoartrite vertebral, fraturas pequenas de vértebra torácica ou lombar sem comprometimento neurológico.
Colete ou Cinta de Putti	Dor dorso-lombar, no período pós-operatório na coluna vertebral dorsal inferior ou lombar, em hérnia discal sintomática, em osteoporose grave principalmente quando há achatamento de corpos vertebrais.
Colete de Knight	Realiza imobilização provisória da coluna toracolombar, em casos de fraqueza muscular da musculatura do tronco e membros inferiores, auxiliando no ortostatismo e deambulação.

Comentário: candidato, fique atento às questões sobre órteses, pois são bem frequentes e muitas delas exigem conhecimentos básicos e interpretação do conteúdo. Órteses são dispositivos aplicados externamente ao corpo para tratar problemas resultantes de lesões, problemas congênitos ou processo de envelhecimento. *As órteses têm objetivos diversos:* como estabilizar ou imobilizar uma articulação, impedir ou corrigir deformidade, proteger contra lesão, assistir a função, *controlar e adequar as forças que agem sobre uma articulação (equilibrando as forças e deficiências ligamentares e musculares).* Portanto, prescrição, aplicação e treinamento inadequado para o uso de uma órtese podem anular sua função. Sendo, assim, a alternativa incorreta é a *letra B.*

Comentário: candidato, vamos analisar as alternativas sobre amputações de membros inferiores:
- **Alternativa A é correta:** pois a amputação de Lisfranc ou tarsometatársica geralmente evolui para equinovaro.
- **Alternativa B é correta:** pois a amputação de Chopart (mediotarsiana) evolui para equinovaro grave.
- **Alternativa C é correta:** já que em amputações transfemorais de cotos curtos os pacientes podem evoluir para deformidade em flexão e abdução. Lembre-se de que esse assunto é muito explorado pelas bancas.
- **Alternativa D é incorreta:** já que a escala de Ashworth avalia o tônus muscular (*e não força muscular*). Essa escala é muito utilizada para avaliação do grau de espasticidade.
- **Alternativa E é correta:** pois o sinal de Tinel positivo pode indicar a presença de neuroma, dificultando a protetização precoce e a reabilitação.

Comentário: questão de nível fácil, pois dentre as alternativas apenas o *colete de Milwaukee* é o único utilizado na correção de escoliose. Este colete é utilizado em pacientes com escoliose ainda não estruturada e que esteja em fase de crescimento. É tipo Cérvico-Tóracolombossacro (CTLS) (*fique atento a essa nomenclatura*), ou seja, vai do pescoço até a pelve. Funciona através de tração na coluna e pressão de coxins em pontos estratégicos da curva. *Indicações:* Correção de deformidades como escolioses, hipercifoses e lordoses.

Comentário: a afirmativa que traz a proposição correta é a *letra A*. Vejamos os comentários:
- **Suspensório de Pavlik (letra A):** é uma órtese indicada para pacientes com displasias coxofemorais que proporciona a simultânea flexão e abdução da articulação coxofemoral pelas tiras que se unem, diminuindo a necessidade de redução cirúrgica.
- **Mola de Codivilla (letra B):** é usada em lesões periféricas, paralisias flácidas, fraqueza da musculatura dorsiflexora e inversora (lesão do nervo fibular, distrofia muscular) e não em espasticidade grau III.

- **Colete de Putty (letra C):** é uma órtese lombossacra e não tem função de correção de escolioses.
- **Halo Cervical ou Craniano (letra D):** é usado em imobilização da coluna cervical, fraturas cervicais altas, fraturas cervicais com ou sem luxação, pós-operatório de artrodese cervical, *e não é comumente utilizado em hérnias cervicais*.

Comentário: a única órtese não utilizada para o tratamento da escoliose é a *KAFO* (*Knee Ankle Foot Orthoses*), que é uma *órtese* para joelho, tornozelo e pé. É usada para marcha e equilíbrio do tônus muscular de MMII, equilibrando as forças musculares. Segue as órteses citadas utilizadas para tratamento da escoliose:

- **Colete de Boston:** é prescrito para escoliose. Funciona aplicando pressão em três pontos estratégicos da curva.
- **Colete de Milwaukee:** foi o primeiro a ser desenvolvido para tratamento da escoliose. Vai do pescoço até a pelve e funciona pela tração na coluna e pressão de coxins em pontos estratégicos da curva.
- **Colete de Charleston:** é noturno, normalmente prescrito para curvas entre 20° e 40°. Como traciona a correção da curva não pode ser utilizado durante o dia, apenas à noite.
- **Colete Saint-Etienne:** trata-se de uma órtese elástica para correção da escoliose.

Comentário: questão muito fácil, pois o fisioterapeuta amparado no seu amplo campo de atuação pode participar de todas as etapas do processo de protetização, desde a preparação do paciente para receber a prótese até o treinamento para utilizá-la (inclusive na prescrição).

13 B

Comentário: assunto muito relevante, pois os níveis de amputação do tornozelo e pé são recorrentes em provas.

- **Amputação de Chopart:** desarticulação entre os ossos navicular e cuboide com o tálus e o calcâneo; amputação do retropé; curto braço de alavanca; equino importante; diminuição da área de apoio; nível não funcional; descarga de peso distal.
- **Amputação de Lisfranc ou Tarsometatarsiana:** desarticulação dos metatarsos com os ossos cuboide e cuneiforme; deformidade equinovaro; dificulta a protetização; descarga de peso distal limitada, embora seja considerado um bom nível de amputação (*gabarito da questão*).
- **Amputação de Syme:** desarticulação tibiotársica, secção óssea logo abaixo dos maléolos conservando a sindesmose tibiofibular. A sutura dos músculos, tecido subcutâneo e pele é feita na região anterior ao nível distal da tíbia; ideal para descarga distal; marcha precoce sem prótese.
- **Amputação de Pirogoff:** similar à Syme, porém é tecnicamente mais difícil e mais demorada; artrodese entre a tíbia e o calcâneo. O calcâneo é seccionado verti-

calmente, eliminando sua parte anterior e realizando com a parte posterior uma rotação superior a 90° até ocorrer um encontro entre as superfícies do calcâneo e da tíbia. Encontramos um espaço menor entre o coto e o solo quando comparado com a Syme; descarga de peso distal.

- **Amputação de Boyd:** similar à amputação de Pirogoff com uma artrodese do calcâneo seccionado com a superfície distal tibiofibular. Osteotomia do calcâneo é realizada horizontalmente e fixada à tíbia e à fíbula após um deslocamento. Descarga de peso distal; discrepância nos comprimentos dos membros continua presente.

Comentário: como vimos anteriormente, a amputação de *Lisfranc* é a desarticulação dos metatarsos com os ossos *cuboide* e *cuneiforme*; pode ocorrer deformidade em flexão plantar (equinovaro); resulta na perda significativa do comprimento da parte anterior do pé. Portanto, é importante preservar as inserções tendinosas dos músculos fibular curto, fibular longo e tibial anterior para manter o equilíbrio muscular do pé residual. Foi descrita por Lisfranc em 1815.

Comentário: questão fácil, pois cobra conhecimentos básicos do candidato. As *Bengalas* podem eliminar até 20% do peso corporal. São usadas normalmente em pacientes idosos para aumentar a base de apoio, a segurança na marcha e o equilíbrio. Devem ser ajustadas de forma que o apoio da mão fique na altura do trocânter maior para permitir 30° de flexão de cotovelo. Devem sempre ser usadas pela mão oposta ao lado fraturado ou membro mais fraco e avançadas simultaneamente com o membro fraturado.

16 B

Comentário: questões sobre instrumentos auxiliares de apoio também são sempre muito exploradas pelas bancas. Portanto, merece uma boa revisão antes da prova.

- **Item I é incorreto,** uma vez que a bengala deve ser usada pela mão CONTRALATERAL ao lado acometido.
- **Item II é correto,** visto que os andadores devem ser ajustados para que o apoio da mão fique à altura do trocânter maior, permitindo 30° de flexão de cotovelo;
- **Item III é correto,** pois a parte mais alta da bengala deve estar na altura do punho do paciente com o braço estendido.
- **Item IV é incorreto,** pois, para subir degraus ou escadas com muletas o paciente segura o corrimão da escada com uma das mãos e apoia as duas muletas com a outra. Portanto, o *uso do corrimão é indispensável*; ao subir escadas o paciente deve subir o degrau *primeiro com o membro não afetado* e para descer primeiro utiliza o membro acometido.

> **Dica importante:** o uso inadequado de muletas axilares pode levar a lesões no nervo radial por compressão direta sobre a axila. Por isso, é recomendado utilizar as muletas axilares 2 a 3 cm abaixo da axila.

Amputações, Próteses e Órteses **227**

17 D

Comentário: atenção, pois a maioria das questões de concurso sobre órteses para deambulação utiliza nomenclatura em inglês e descrição em português (*não é legal, mas é assim que eles usam. Então, temos que nos familiarizar com os termos*). Portanto, indivíduos com lesão em T10–T12 podem ter marcha terapêutica com uso de *HKAFO* com andador ou muletas, embora o uso requeira alto gasto de energia, podendo sobrecarregar os membros superiores, causando lesões, e pode não oferecer nenhuma vantagem funcional. Seguem abaixo os tipos de órteses e sua função:

- **THKAFO (Trunk Hip Knee Ankle Foot Orthoses):** *Órtese* para tronco, quadril, joelho, tornozelo e pé.
- **HKAFO (Hip Knee Ankle Foot Orthoses):** *Órtese* para quadril, joelho, tornozelo e pé.
- **KAFO (Knee Ankle Foot Orthoses):** *Órtese* para joelho, tornozelo e pé.
- **KO (Knee Orthoses):** *Órtese* para joelho.
- **AFO (Ankle Foot Orthoses):** *Órtese* para tornozelo e pé.
- **FO (Foot Orthoses):** *Órtese* para pé.

18 A

Comentário: a *Prótese Coxofemoral Canadense* é utilizada em desarticulações de quadril. O encaixe é no formato de um cesto pélvico anatômico que envolve as cristas ilíacas e, embora seja um nível alto de amputação, é possível conseguir ótimos resultados funcionais com esse tipo de prótese, podendo ser utilizada também em casos de coto transfemoral muito curto e hemipelvectomia.

19 B

Comentário: questão que exige do candidato um pouco de conhecimento sobre a disciplina de próteses e órteses, mas que por eliminação já dá para acertar, pois o fisioterapeuta tem atuação sólida nessa área e pode realizar a avaliação protética, atuar no pré e pós-operatório, preparando o paciente para receber a prótese, além de prescrever a prótese, já que essa função não é exclusiva do médico ortopedista. A função de confecção fica a cargo do técnico em próteses e órteses ou terapeuta ocupacional.

20 A

Comentário: a *tipoia* tem a função de sustentação e imobilização do membro superior em casos de sequelas de luxações, sequelas de AVE, uso no pós-operatório, sustentação do aparelho gessado e lesões musculares ou articulares. É importante que você, candidato, tenha muita cuidado, pois, apesar de a questão ser fácil, a falta de atenção pode induzi-lo ao erro.

21 E

Comentário: questão de nível fácil, sendo que apenas por exclusão podemos chegar à resposta. É justamente na fase inicial de um pós-operatório de quadril que o paciente é orientado a deambular com auxílio de dispositivos auxiliares de marcha; no caso, *muletas* ou andadores para locomoção.

Comentário: neste nível (L2), podemos observar a presença do movimento de levantar a coxa. No entanto, isso não é suficiente para a locomoção de pé. Qualquer tentativa de marcha necessita de dispositivos auxiliares e representa um altíssimo gasto energético com uma baixa performance, ou seja, não é uma marcha funcional. Entretanto, o paciente poderá adquirir marcha domiciliar ou terapêutica com auxílio de KAFO = *Órtese para joelho, tornozelo e pé.*

Comentário: questão bem interessante sobre o exame da pisada, sendo o exame ideal para o paciente citado a *Baropodometria, letra A*. Seguem sua descrição e a dos demais:

- **Baropodometria:** Lembrar de Baro (pressão) é o estudo da pisada, mensuração e análise das pressões estáticas e dinâmicas exercidas pelos pés. É útil na detecção de áreas de risco do pé e também na confecção de palmilhas;
- **Plantigrafia:** exame de análise da impressão plantar que tem por objetivo estudar o tipo de pé (plano, cavo, normal);
- **Fotogrametria:** avaliação postural por imagem fotográfica. São traçados ângulos a partir de marcadores fixados à pele em vários pontos anatômicos para avaliação postural;
- **Bioestesiometria:** teste de percepção de vibração avaliado através de um bioestesiômetro;
- **Podoscopia:** processo de identificação por meio das impressões plantares (usado em algumas maternidades para identificação de recém-nascidos).

Comentário: questão bem simples, uma vez que as *deformidades ósseas* são uma contraindicação funcional para uso de órteses. É fundamental saber quando uma órtese não trará benefício ao paciente. Portanto, os seguintes fatores contraindicam ou desfavorecem o uso de órteses: indivíduos com deficiência mental grave, pacientes que procuram tratamento muito tarde, já com retrações musculares importantes e padrões motores anormais, e pacientes com *deformidades ósseas instaladas* são um público que não irá se beneficiar do uso de órteses.

25 D

Comentário: são três os aspectos que as órteses podem apresentar, e uma órtese individualmente pode apresentar mais de um aspecto.

- **Proteção:** apoio ou proteção de um segmento contra lesão ou dor. Por exemplo, tira subpatelar e joelheiras.
- **Prevenção:** prevenção de contraturas e deformidades. Por exemplo, palmilhas para pés diabéticos e órteses para coluna (prevenção de deformidades e alinhamento).
- **Alinhamento:** correção de uma deformidade ou manutenção de um segmento corporal. Por exemplo, Colete de Milwaukee, tala dinâmica (queimados).

26 A

Comentário: questão bem interessante, pois leva o candidato a interpretar os conhecimentos adquiridos nesta disciplina. É interessante salientar que o treinamento da marcha é um processo lento e que exige muito gasto energético e força de vontade por parte do paciente. No estágio inicial do pós-operatório não é recomendado iniciar esse treinamento, haja vista as condições do membro residual. Portanto, a *assertiva A está incorreta* e as demais assertivas estão de acordo com o preconizado pela literatura. É importante salientar que a protetização imediata é aquela adaptada ao coto de amputação, imediatamente após o encerramento do ato cirúrgico, na mesa de cirurgia, e com todas as características técnicas de uma prótese normal.

27 C

Comentário: questão especialmente elaborada para o candidato não zerar o conteúdo de amputações, visto que diminuir a força dos músculos que controlam o coto seria um verdadeiro atentado contra o paciente; portanto, *gabarito C*. Os demais itens são todos objetivos da fisioterapia preventiva.

28 D

Comentário: bem, a sequência correta é a apresentada na *alternativa D*. Então vamos conhecer um pouco sobre essas órteses:

- **Denis Browne:** é usada para tratamento do pé torto congênito. São botas ortopédicas com uma barra ligando as duas e mantendo os pés em um ângulo de 75° e abdução de quadril;
- **Suspensório de Pavlik:** é empregado na luxação congênita de quadril e posiciona o quadril em flexão-abdução, além de permitir uma movimentação ativa do quadril;
- **Sarmiento:** é utilizada para imobilizar a área fraturada. Substitui a tala gessada, possui peso reduzido e é feita de polipropileno e velcro;
- **Mola de Codivilla:** é indicada para paralisia do músculo tibial anterior (pé caído). É uma órtese composta por uma haste flexível, unida a um aro posterior na panturrilha e é indicada para lesões periféricas ou paralisias flácidas.

29 C

Comentário: O coto de um amputado transfemoral tende a apresentar uma deformidade *em flexão e abdução do quadril*, sendo que, quanto mais proximal o nível da amputação, maior a tendência a deformidades. As contraturas são comuns em amputados e, para que isso não ocorra, é necessário o posicionamento do paciente já no leito, logo após a cirurgia, e o membro amputado não deve ficar numa posição em que os músculos se encontrem encurtados. O tratamento proposto deve priorizar a orientação postural, e a cinesioterapia deve ser recomendada a todos os pacientes o mais cedo possível. No amputado transfemoral, quando em posição supina, deve-se procurar manter o coto aduzido e encostado no leito e, em posição prona, manter a adução. É contraindicado colocar travesseiro entre as coxas ou embaixo do coto de amputação em decúbito dorsal.

Comentário: os dispositivos auxiliares de deambulação é um assunto já bastante debatido e que mostra sua importância em provas. Sendo assim, a alternativa que tem a definição correta é a *letra B*, pois as manoplas (local onde coloca as mãos) das muletas devem estar no mesmo nível da parte superior do seu quadril. Os cotovelos devem estar levemente flexionados quando as mãos seguram as manoplas, além de usar as mãos para absorver o peso para não deixar que as muletas pressionem as axilas. *Com relação à alternativa D, que está incorreta, lembre-se de que a marcha deve ser iniciada com a perna lesada e terminar com a sadia.*

Comentário: a alternativa que se encaixa perfeitamente em um dos objetivos da protetização imediata é a *letra D (deambulação precoce)*. A deambulação deve ser orientada pelo fisioterapeuta e tem como objetivos a melhora do equilíbrio, da propriocepção, da imagem corporal e consequentemente da melhor aceitação e adaptação à prótese.

Comentário: vamos lá comentar cada alternativa:

- Na *Alternativa A* o erro consiste em afirmar que o paciente é orientado a ficar em repouso absoluto, sendo que o correto a fazer é a mobilização precoce do coto de amputação que é fundamental para evitar retrações musculares e posturas inadequadas.
- A *Alternativa B* é o gabarito da questão, pois a redução da pressão hidrostática, com a elevação do membro, diminui o edema no coto e favorece o enfaixamento e a protetização.
- Com relação à *Alternativa C*, em hipótese alguma devem ser colocados travesseiros ou rolos embaixo do coto. *Lembre-se disso, pois pode cair na prova.*
- *Alternativa D*, a fisioterapia deve ser iniciada progressiva e inicialmente com exercícios passivos e não com exercícios resistidos;
- E por último, diferente do que se afirma na *Alternativa E*, o paciente deve ficar ciente de sua nova imagem corporal, pois isso favorece o processo de reabilitação e a aceitação do novo membro.

Comentário: vamos analisar as alternativas:

- **Alternativa A é incorreta,** o enunciado da alternativa estaria correto se a banca não tivesse trocado a contratura do joelho, que deve ser em flexão.
- **Alternativa B é incorreta,** já que a sequência correta seria iniciar em barras paralelas, andadores, muletas axilares, muletas canadenses e, por fim, bengalas, a partir de 24 a 48 horas após a cirurgia de amputação e *não logo após a cirurgia de amputação*.
- **Alternativa C é incorreta,** uma vez que todos os amputados necessitam de reabilitação e nem todos de protetização. Assim é certo afirmar que reabilitação sempre

e protetização quando possível, o que significa dizer que reabilitação de amputados não é sinônimo de Protetização de amputados.
- **Alternativa D é correta,** essa alternativa traz o enunciado correto de quando iniciar a fisioterapia. Há, entretanto, casos como, por exemplo, em amputados politraumatizados com dor intensa devida à lesão no joelho ou a fraturas no fêmur, em que os procedimentos cinesioterápicos devem ser iniciados mais tardiamente.

Comentário: vejam só, concursandos, mais uma questão que fala sobre o Colete de Milwaukee. Portanto, fique atento à descrição. O Colete de Milwaukee foi o primeiro tipo de colete a ser desenvolvido. É tipo Cérvico-Toracolombossacro (CTLS), ou seja, vai do pescoço até a pelve e funciona através de tração na coluna e pressão de coxins em pontos estratégicos da curva. Esse aparelho permite, através de *almofadas*, corrigir as deformidades das *escápulas*, *costelas* e *ombros*. Seus apoios são na espinha ilíaca, no *queixo* e occipital. Sendo assim, a *alternativa C* traz o enunciado correto sobre o Colete de Milwaukee.

Comentário: o tratamento fisioterapêutico é essencial e indispensável à reabilitação do paciente amputado. O fisioterapeuta estimula a protetização precoce, a prevenção de contraturas, ensina ao paciente o uso correto do enfaixamento elástico, realiza exercícios desde o pré ao pós-operatório e está presente no treinamento do paciente na marcha com prótese, ou seja, o fisioterapeuta é um profissional prioritário na reabilitação do amputado. Portanto, a *letra D* traz o enunciado incorreto.

Comentário: a alternativa que traz a proposição *incorreta é a letra D*, haja vista que as palmilhas ortopédicas são indicadas para tratamento da fascite plantar. Atualmente as palmilhas de silicone são as mais utilizadas, pois são mais confortáveis e amortecem o impacto do pé com o solo.

> **Dica:** *órteses noturnas* são equipamentos confeccionados (*espécie de tala para tornozelo*) para promover o alongamento da fáscia plantar e tendão de Aquiles, posicionando o tornozelo de modo confortável, mantendo-o na posição de dorsiflexão suave no ângulo de 90°. O alongamento suave ajuda a reduzir a contratura muscular e estimula a fáscia plantar e o tendão a voltar ao seu tamanho natural aproveitando o período prolongado de sono durante a noite.

Comentário: a única alternativa que traz a proposição correta é a *letra C*, pois a implementação dos exercícios resistidos depende do quadro clínico do paciente. Inicialmente a fisioterapia começa com mobilizações passivas, objetivando a prevenção de contraturas musculares, e somente após a estabilidade do coto de amputação é que são iniciados os exercícios resistidos para posterior protetização e deambulação.

Comentário: esse procedimento descrito na questão é chamado de *Enfaixamento Elástico*; portanto *gabarito letra C*. O *Enfaixamento Elástico* é uma técnica realizada após a remoção dos pontos cirúrgicos do coto de amputação. São utilizadas faixas elásticas compressivas para envolver todo o coto, sendo que a pressão da faixa elástica deve ser maior na extremidade do coto e menor na parte proximal. Traz benefícios como melhora da circulação, diminuição do edema, além de a protetização ser mais rápida. Lembre-se de que *o edema no coto é uma das complicações mais comuns após uma amputação de MMII*.

Comentário: a órtese mais recomendada para esse paciente é a órtese tornozelo-pé/antiequina, AFO, que é capaz de estabilizar melhor a articulação do tornozelo, dando propriocepção ao membro hemiparético e consequente melhora na postura e padrão de marcha.

Descrição das outras órteses citadas:

- **KAFO:** são indicadas para pacientes que apresentam controle pélvico, porém, ausência total ou parcial do controle sobre as articulações do joelho, pé e tornozelo, dificultando ou impossibilitando o ortostatismo e a marcha.
- **Órtese de reciprocação Walkabout:** indicada para paraplegia baixa. É composta por duas KAFOs unidas medialmente por mecanismo de reciprocação, facilitando o direcionamento dos passos, sem ocorrerem rotações e desvios laterais. Possui ponto de fixação na região posterior de calcâneo, coxa e anterior ao joelho.
- **Órtese longa com cinto pélvico sem trava:** indicada para pacientes que apresentam controle pélvico parcial, ou seja, conseguem realizar uma marcha, porém, apresentam durante a deambulação desvios laterais e/ou rotacionais dos membros inferiores, dificultando o direcionamento das passadas e, consequentemente, aumentando a insegurança e o gasto energético.
- **Órtese de reciprocação Parawalker:** indicada para facilitar as atividades motoras, trocas posturais e colocação, retirada, manutenção da posição de pé sem necessidade de apoio e marcha com baixo gasto energético. A marcha geralmente é realizada com o uso de bengalas ou andadores.

Comentário: a alternativa com o enunciado *correto é a letra A*, pois a terapia de compressão com faixas elásticas (enfaixamento compressivo) é fundamental para melhorar a circulação, diminuir o edema, especialmente no coxim terminal, além de mantê-lo em forma cônica ou cilíndrica para uma possível protetização. Lembre-se, candidato, de que o edema no coto é das complicações mais comuns e que interfere na reabilitação do paciente amputado em todos os níveis, desde a funcionalidade para pequenas atividades até o desenvolvimento da marcha. Portanto, a terapia de compressão do coto com enfaixamentos elásticos deve ser iniciada logo após o pós-operatório com a liberação do cirurgião. O enfaixamento deve ser realizado em "oito" de distal para proximal com maior pressão distal. O coto pode ser enfaixado com ataduras elásticas, ou crepom, feitas para apoiar e sustentar os tecidos em cicatrização, para reduzir o edema e produzir o formato cilíndrico desejado para o uso da prótese.

41 D

Comentário: vamos lá à análise dos itens:
- **Item I é correto,** pois o fisioterapeuta é um membro efetivo na equipe de reabilitação e deve estar atento às condições gerais do coto de amputação para viabilizar a protetização;
- **Item II é correto,** visto que o tratamento do amputado não se dá apenas no pós-operatório e sim desde o pré-operatório até a completa reabilitação do paciente;
- **Item III é incorreto,** já que os dispositivos auxiliares de marcha são essenciais no período de adaptação à prótese e melhoram o equilíbrio e a base de sustentação;
- **Item IV é correto,** pois o paciente necessita estar em perfeitas condições físicas e nutricionais, já que o uso da prótese, em especial na fase inicial, demanda um alto gasto energético.

42 A

Comentário: questão interessante, portanto, fique atento. Após a amputação, o indivíduo tem dificuldade em aceitar psicologicamente o coto, sendo que a deficiência física altera sua imagem corporal, e para que a reintegração corporal seja produtiva e positiva o paciente deve aceitar sua perda física, condição necessária para a protetização precoce e sucesso na reabilitação. A reeducação postural também possibilitará a reformulação da imagem do esquema corporal, melhorando o alinhamento da postura, tornando, assim, os movimentos mais coordenados e funcionais. Portanto, ao contrário do que afirma a *opção A*, é sim possível restabelecer a imagem corporal com técnicas adequadas e força de vontade do paciente.

43 B

Comentário: nessa questão, somente o *item 2 é verdadeiro*, os demais trazem proposições falsas.
- *Órteses Estáticas* ou *Passivas* não possuem partes móveis, impossibilitando o movimento articular, são utilizadas para imobilizar ou estabilizar as articulações e possuem funções estéticas na substituição de membros.
- *Órteses Dinâmicas* promovem ou iniciam o movimento passivo em uma direção e são utilizadas para aplicar uma força de deformação através da tração intermitente a uma articulação, *mantendo sempre equilíbrio articular e muscular*.

44 B

Comentário: questão muito importante, haja vista que as bancas adoram fazer pegadinhas e induzir o candidato ao erro sobre esse tema. Nessa questão, a única alternativa que preenche corretamente o proposto pela literatura sobre a prevenção de deformidades das amputações transfemorais é a *letra E*, uma vez que nesse nível de amputação há uma tendência de encurtamento *de flexores, abdutores e rotadores externos de quadril (isso cai demais em concursos)*, chamada de postura de abandono do membro residual. Por isso, é importante manter o membro na posição neutra. Esse tema de postura viciosa/deformidades/contraturas do coto é muito relevante. Por isso, fique atento e revise sempre.

Comentário: o tipo de colar cervical mais adequado para o tratamento do torcicolo leve é o *colar cervical de espuma, letra B*, pois mantém a coluna cervical em posição neutra e anatômica, proporcionando leve imobilização e auxiliando no tratamento do estiramento muscular.

Descrição dos outros colares citados:

- **Halo Vest ou West** é utilizado para fraturas cervicais altas, fraturas cervicais com ou sem luxação, pós-operatório de artrodese cervical;
- **Philadelphia** é mais restritivo que os colares comuns e indicado para cervicalgia com irradiação, fratura, pós-operatórios e traumatismos;
- **Thomas com apoio mentoniano** é mais estável que o macio, proporciona maior suporte para a cabeça devido ao apoio mentoniano limitando a flexão cervical;
- **Minerva** limita a flexo-extensão cervical com apoio no mento, occipício e tórax, estabilizados por quatro barras, tendo como objetivo a imobilização da cabeça, coluna cervical e articulação cérvico-torácica.

Comentário: esse paciente se beneficiará de um *tutor curto (AFO Rígido)*, opção A, pois oferece maior controle da deformidade e é indicado para instabilidade mediolateral do tornozelo, lesão de nervo fibular e lesão de ciático poplíteo externo.

- **Opção B é incorreta,** pois a lesão é de tornozelo, não há problema de joelho.
- **Opção C é incorreta,** pois o estabilizador ou tirante Tibiotársico é uma espécie de tornozeleira com tirantes ajustáveis e posicionados em "oito" na articulação. Portanto, é dinâmica.
- **Opção D é incorreta,** sendo que a órtese de Codeville também não se encaixa nesse objetivo.
- **Opção E é incorreta,** já que a órtese de reação ao solo é indicada para permitir a flexão plantar e reduzir a flexão do joelho durante a fase de apoio na marcha de pacientes com paralisia cerebral (marcha em agachamento).

Comentário: questão que merece de você, concursando, atenção redobrada. Portanto, vamos lá à análise das alternativas:

- **A alternativa A está incorreta,** pois a osteoartrite acomete mais frequentemente a região medial do joelho, local de maior descarga de peso.
- **A alternativa B se contradiz,** pois a cartilagem articular não possui inervação, não permitindo a geração de dor quando há um desgaste. A dor da lesão da cartilagem articular surge com a exposição óssea ou derrame articular, pois distende a cápsula articular e provoca um desconforto, com limitação de movimentos, mas só aparece quando a cartilagem articular já foi profundamente danificada e atingiu a *parte* óssea subcondral, que é inervada.
- **A alternativa C também está errada,** uma vez que a *Rizartrose* é uma doença degenerativa que acomete a articulação Trapézio-Metacarpiana do polegar, ou seja, é a artrose da base do polegar;
- E finalmente, a **alternativa D é a mais coerente,** pois lembre-se de que a *bengala sempre deve ser utilizada no lado contralateral ao lado acometido*.

48 C

Comentário: lembre-se, candidato, de que em questões de amputações em provas de concursos as amputações transtibiais e de tornozelo/pé são maioria absoluta; portanto, fique atento. A amputação de *Lisfranc ou desarticulação tarsometatársica* é a desarticulação *dos metatarsos com os ossos cuboide e cuneiforme*. Tem etiologia predominantemente vascular e apresenta como desvantagens a tendência à deformidade em varo e flexão plantar (equinovaro), dificuldade de protetização, limitada descarga de peso distal, além das constantes revisões cirúrgicas.

49 B

Comentário: vamos lá, concursando, comentar item por item:

- **Item A é incorreto,** pois, quanto mais rápido inicia-se o processo de mobilização do membro amputado, melhor se dão a protetização precoce e a prevenção de contraturas;
- **Item B é correto,** pois o enfaixamento e as orientações posturais são cruciais para a rápida adaptação à prótese;
- **Item C é incorreto,** já que a cinesioterapia resistida é fundamental para melhorar o condicionamento do paciente e a promoção da deambulação precoce;
- **Item D – incorreto,** já que a prótese temporária é uma excelente estratégia para a reabilitação e posterior protetização definitiva.

50 B

Comentário: questão que requer do candidato interpretação dos conhecimentos obtidos sobre amputações. A única alternativa que apresenta inconsistência é a *letra B, pois o treinamento de reabilitação com a prótese depende do estado físico do paciente*, já que pacientes idosos que não apresentam boa condição cardiovascular e musculoesquelética possuem dificuldades para se adaptar à prótese quando comparados a pacientes jovens e com boa condição física.

51 C

Comentário: tema amplamente debatido em questões anteriores. A prótese KBM é utilizada na amputação da perna. *KBM* é uma prótese transtibial alemã de 1970, e na atualidade é usada com maior frequência, pois não necessita de correia suprapatelar (supracondiliana), e seu mecanismo de suspensão está relacionado a um melhor *abraçamento* sobre os côndilos femorais, deixando a patela completamente livre. Na presença de instabilidade mediolateral do joelho por lesão dos ligamentos colaterais, é a melhor indicação, proporcionando estabilidade articular, em virtude de as bordas laterais serem elevadas sobre os côndilos femorais.

52 B

Comentário: a amputação de Syme é realizada com a desarticulação tibiotársica com uma secção óssea logo abaixo dos maléolos (a tíbia e a fíbula são transectadas acima de suas superfícies articulares). No ano de 1843, James Syme, professor de cirurgia da

University of Edinburgh, descreveu sucintamente sua operação como *desarticulação da articulação do tornozelo, com preservação de um retalho do calcanhar, para permitir a sustentação de peso na extremidade do coto*. Essa amputação permite a esses pacientes um retorno muito mais rápido à condição de sustentação de peso.

> **Vantagens:** com treinamento mínimo o paciente consegue se adaptar à prótese e poupa mais energia do que o nível transtibial.

Comentários: atenção, candidato, essa é uma questão que mescla o conteúdo de órteses com níveis funcionais das lesões medulares. Então fique atento. A única alternativa que está correta, de acordo com a literatura, é a *letra D*, uma vez que L5 é nível Lombar Baixo e são indivíduos com poucas deficiências motoras em membros inferiores, sendo beneficiados, portanto, com uma órtese Joelho-Tornozelo-Pé também chamada de KAFO.

Comentário: vamos lá, candidato, verificar a alternativa correta.
- **Alternativa A é incorreta,** uma vez que a PTB não é ideal para cotos curtos e instabilidade do joelho, sendo a mais indicada nesse caso a PTS ou KBM.
- **Item B é correto,** pois a prótese de *Contenção Isquiática ou CAT CAN* é a mais utilizada na atualidade e pode ser indicada para cotos femorais curtos, já que oferece estabilidade.
- **Item C é incorreto,** já que *a desarticulação de joelho* é uma ótima opção para descarga distal de peso, proporcionando maior propriocepção ao paciente.
- **Item D é incorreto,** pois a Prótese Canadense é utilizada em desarticulações de quadril e transfemoral de terço curto e não transfemoral de terço médio.
- **Item E é incorreto,** pois a *amputação de Chopart* evolui para equino grave além de ser uma amputação não funcional.

Comentário: nesse caso, já que o coto é curto e o paciente é idoso, o soquete ideal é o encaixe CAT-CAN (Contenção Isquiática) com suspensão por cinto pélvico, para dá uma maior segurança e estabilidade na marcha do paciente. Atualmente o encaixe CAT-CAN é indicado para a maioria dos pacientes, visto que fica bem adaptado e a descarga de peso é distribuída entre o ísquio e a musculatura da região glútea. Esse tipo de encaixe permite maior conforto, melhor função e oferece os melhores benefícios.

Comentário: questão de nível fácil e que apenas por critério de exclusão podemos chegar ao gabarito. Nesta questão a única alternativa que contraindica a preparação do coto para receber a prótese é a *letra A*, (*existir gotejamento sanguíneo*), uma vez que

Amputações, Próteses e Órteses **237**

não é recomendado realizar nenhum procedimento fisioterápico caso exista algum trauma circulatório local mal resolvido visando à prevenção de outras complicações.

Comentário: olha aí, temos mais uma questão sobre instrumentos auxiliares de apoio. Sendo assim, revise bem esse tema.
- **Item I é errado,** pois, quando há restrição total da sustentação do peso, o paciente utilizará muletas axilares e não bengala.
- **Item II é correto,** pois realmente as muletas devem ser ajustadas de forma que o apoio da mão fique na altura do trocânter maior para permitir 30° de flexão de cotovelo.
- **Item III é incorreta,** pois lembre-se, que o dispositivo para locomoção deverá ser utilizado no lado contralateral à lesão (cai muito em provas).

Comentário: questão tranquila diante do que foi explicado em comentários anteriores.
- **Item I é incorreto,** pois descreve as muletas axilares e não as canadenses.
- **Item II é correto,** visto que, na sustentação parcial de peso o pé comprometido toca o solo, e o paciente é instruído a colocar uma porcentagem do peso corporal sobre o membro;
- **Item III é correto,** pois, como já foi bem explanado, o dispositivo auxiliar de marcha ficará sempre do lado contralateral ao membro afetado.

Comentário: vejamos a análise e justificativa das alternativas.
- **Alternativa A é incorreta,** pois as órteses de tronco também são utilizadas em ortopedia. *São objetivos das órteses de tronco:* diminuição da mobilidade de um segmento vertebral, recuperação de lesões ósseas e ligamentares, redução da dor e prevenção de deformidades progressivas na coluna.
- **Alternativa B é correta,** pois a AFO é indicada para manter a articulação do tornozelo em posição funcional. Ela pode ter o tornozelo fixo em 90° ou articulado, permitindo o paciente fazer o movimento de dorsiflexão.
- **Alternativa C é incorreta,** pois o colar de Thomas ou Schantz é indicado para cervicalgia com irradiação, traumatismos leves, artroses, artrites, torcicolos e doenças degenerativas.
- **Alternativas C e D são incorretas.**

Comentário: atenção, candidato, tenha maior cuidado nesse tipo de questão, pois geralmente as bancas fazem pegadinhas e trocam os grupos musculares induzindo o candidato ao erro. Devemos estar atentos ao sinergismo muscular, visto que um paciente com amputação transfemoral pode apresentar posturas viciosas do membro amputado, *como flexão, abdução e rotação externa de quadril*, devido à diminuição do braço de alavanca do membro e do desequilíbrio muscular. Portanto, devemos enfatizar o fortalecimento dos *extensores, adutores e rotadores internos do quadril*, objetivando a sinergia e diminuindo as contraturas articulares.

Comentário: questões sobre próteses ou amputações de membros superiores (MMSS) são incomuns em concursos, mas vale sempre a pena revisar.

Os quatro tipos de próteses para MMSS disponíveis no mercado são:
- **Estéticas ou passivas:** são próteses não funcionais, restabelecem o aspecto externo sem proporcionar funções ativas, favorecendo o aspecto estético.
- **Ativas:** são acionadas pelo próprio paciente. As funções da prótese realizam-se mediante o movimento do segmento residual do membro através da tração de tirantes.
- **Próteses mioelétricas:** fonte de energia externa (energia extracorpórea). Respondem aos sinais do respectivo músculo do usuário.
- **Híbridas:** ativa + mioelétrica (fonte interna + externa).

Comentário: pacientes que renunciam ao aspecto funcional das próteses ativas ou mioelétricas geralmente preferem a utilização de uma prótese estética, pois possui conforto, preserva a estética do membro e o peso é reduzido. Portanto, a *alternativa A* é a resposta da questão, lembrando que, quando há potenciais musculares, o uso de uma prótese mioelétrica é o mais indicado.

Comentário: para iniciar os comentários dessa questão é bom lembrar a definição de órtese: dispositivo externo aplicado ao corpo para modificar os aspectos funcionais ou estruturais do sistema neuromusculoesquelético para obtenção de alguma vantagem mecânica ou ortopédica. Destina-se a alinhar, prevenir ou corrigir deformidades ou melhorar a função das partes móveis do corpo.

Segue a análise das proposições:
- **Item I é verdadeiro,** pois, como já comentamos em questões anteriores, o fisioterapeuta é parte fundamental na reabilitação do paciente que utiliza uma órtese ou prótese.
- **Item II é falso,** já que a avaliação física do paciente é indispensável para o tratamento ortótico.
- **Item III é falso,** pois a incapacidade do paciente é determinante no tipo de órtese que ele vai utilizar, portanto a avaliação da incapacidade é mais importante que o próprio diagnóstico.
- **Item IV é verdadeiro,** pois o fisioterapeuta tem o papel de identificar e registrar qualquer alteração sensitiva ou vascular para melhor adequação da órtese.

Comentário: essa é uma questão que exige uma interpretação sobre o conteúdo de amputações e próteses. Um paciente que tem uma amputação de origem vascular (representa cerca de 75% das amputações de membros inferiores) possivelmente é um paciente sedentário ou idoso com uma capacidade funcional diminuída. Portanto, esse paciente tem um gasto energético maior, no uso da prótese, em comparação com os amputados de origem traumática, que geralmente são adultos jovens em plena idade ativa. Portanto, a alternativa que completa corretamente as lacunas é a *letra D*.

Referências Bibliográficas

- Baraúna MA, Duarte F, Sanchez HM, Canto RST, Malusá S, Campelo-Silva CD, et al. Avaliação do equilíbrio estático em indivíduos amputados de membros inferiores através da biofotogrametria computadorizada. Rev. bras. fisioter. 2006; 10(1): 83-90.
- Bocolini F. Reabilitação: amputados, amputações e próteses. 2. ed. São Paulo: Robe; 2000.
- Carvalho JA. Amputações de membros inferiores: em busca da plena reabilitação. 2. Ed. São Paulo: Manole; 2003.
- Carvalho JA. Órteses: um recurso terapêutico complementar. 2. ed. São Paulo. Manole; 2013.
- Chamlian TR. Uso de próteses em amputados de membros inferiores por doença arterial periférica. Einstein. 2014; 12(4): 440-6.
- Chamlian TR, Melo ACO. Avaliação funcional em pacientes amputados de membros inferiores. Acta Fisiatr. 2008; 15(1): 49-58.
- Dutton M. Fisioterapia Ortopédica: exame avaliação e intervenção. 2. ed. Porto Alegre: Artmed; 2010.
- O'Sullivan SB, Schmitz TJ. Fisioterapia: avaliação e tratamento. 5. ed. São Paulo: Manole; 2010.
- Prentice WE, Voight ML. Técnicas em Reabilitação Musculoesquelética. Porto Alegre: Artmed; 2007.
- Wibelinger LM. Fisioterapia em reumatologia. 2. ed. Rio de Janeiro: Revinter; 2009.

7 | Fisioterapia em Traumato-Ortopedia e Reumatologia

José Décio Fernandes de Araújo

1. (GESTÃO CONCURSO, Itabirito-MG, 2016) Analise as afirmativas a seguir quanto à disfunção conhecida como escápula alada:
   1. É consequência da lesão do nervo torácico longo, levando à paralisia do músculo serrátil anterior.
   2. É visível quando o indivíduo apoia-se sobre a mão ou pressiona o membro superior contra a parede.
   3. Na observação do movimento ativo de elevação do braço, a margem medial da escápula afasta-se acentuadamente da parede torácica posterior.

   Estão CORRETAS as afirmativas:
   A) 2, apenas.
   B) 1, 2, apenas.
   C) 1, 3, apenas.
   D) 1, 2 e 3.

2. (UNICENTRO, Godoy Moreira-PR, 2016) Jovem, 25 anos, jogador de voleibol, com 20 horas semanais de treino, é encaminhada para tratamento fisioterapêutico referindo dor em ombro. Ao exame físico apresenta positividade para os testes de O'Brien, Speed e Yergason e a dor à palpação na face anterior do ombro. Assinale a alternativa que corresponde à indicação correta da patologia e intervenção fisioterapêutica recomendada:
   A) Hérnia discal cervical com compressão do plexo braquial. O programa de reabilitação deve incluir termoterapia, exercícios de relaxamento muscular e correção postural.
   B) Tendinopatia de bíceps braquial. O programa de reabilitação deve incluir recursos eletrotermofototerapêuticos, terapia manual e exercícios de fortalecimento e alongamento.
   C) Síndrome do desfiladeiro torácico. O programa de reabilitação deve incluir técnicas específicas de cinesioterapia, relaxamento da região cérvico-escapular e modificação dos hábitos posturais, visando eliminar atividades repetitivas que possam causar compressão dinâmica.
   D) Capsulite adesiva. O programa de reabilitação incluirá crioterapia durante 30 minutos, duas a três vezes ao dia, neuroestimulação elétrica transcutânea (TENS), onde ambos servem para diminuição da dor e mobilizações com exercícios pendulares e exercícios de mobilização passiva suave do ombro, iniciados pelo fisioterapeuta e depois repetidos em casa, duas a três vezes por dia, pelo próprio paciente.
   E) Lesão do manguito rotador. O programa de reabilitação deve incluir mobilização na articulação glenoumeral, crioterapia, fortalecimento e alongamento dos músculos do Manguito Rotador supervisionado 3 vezes por semana durante 4 semanas com massagem profunda tecidual do músculo supra-espinhoso, mobilização neural do nervo

radial, mobilização da escápula, facilitação neuromuscular proprioceptiva e técnicas de estabilização rítmica e relaxamento.

3. **(CETREDE, Mombaça-CE, 2015)** Numa avaliação postural de um paciente do sexo masculino de 13 anos de idade foi constatada a presença de escápula alada do lado direito, gerando uma discinesia na cintura escapular. Durante o tratamento, o fisioterapeuta terá uma atenção maior em qual musculatura?
   A) Trapézio superior.
   B) Elevador da escápula.
   C) Subescapular.
   D) Serrátil anterior.
   E) Redondo menor.

4. **(ACEP, Quixadá-CE, 2010)** A respeito do tratamento fisioterápico nas luxações de ombro assinale a alternativa CORRETA:
   A) Numa das fases do tratamento fisioterápico recomendam-se exercícios de adução horizontal além da linha média para melhor fortalecimento muscular.
   B) Dependendo do paciente, deve-se começar com exercícios passivos ou ativos livres e progredir para os exercícios resistidos e com carga.
   C) Exercícios pendulares e movimentos rotacionais são importantes no início do tratamento.
   D) Recursos mecanoterápicos que podem ser utilizados na reabilitação desses pacientes são: o dúplex, escada de dedos, polia e rolo de punho.

5. **(CESPE, Secretaria de Estado da Saúde-ES, 2013)** A respeito da fratura de Colles, assinale a opção correta.
   A) O mecanismo para ocorrência dessa fratura é a queda com a mão espalmada.
   B) A incidência é maior em crianças.
   C) Causa redução na força de abdução do membro superior.
   D) O objetivo fisioterapêutico associado a essa fratura é restaurar a amplitude de movimento do ombro.
   E) É conhecida como fratura da metáfise distal da ulna.

6. **(IMPARH, Seleção Pública Fortaleza-CE, 2012)** A distrofia simpática reflexa é uma afecção séria que pode manifestar-se no paciente com instabilidade do sistema nervoso autônomo, inclusive após traumatismos relativamente pouco graves. Caracteriza-se pela tríade de sintomas neurovegetativos, sensitivos e motores. Sobre os objetivos do seu tratamento marque a opção FALSA:
   A) Redução ou eliminação do edema e das dores.
   B) Interrupção do círculo vicioso consistindo em dor, ativação do simpático e acoplamento simpático nociceptivo.
   C) Prevenção de alterações tróficas.
   D) Promoção de hiperemia com medidas terapêuticas.

7. **(UNIFAL, Técnico Administrativo, 2013)** Um paciente de 17 anos, jogador de handebol, comparece à clínica de Fisioterapia com dores na região lateral do tornozelo esquerdo que iniciaram há cerca de uma semana. Ao exame físico é constatado edema extenso no aspecto lateral da

articulação, ao redor do maléolo lateral, bem como equimose local. A sustentação de peso sobre o membro esquerdo é possível, porém com relato de dor 6/10 em uma escala visual analógica. Por esse motivo, paciente tem deambulado com uso de muletas. Apresenta dor à palpação das regiões correspondentes aos ligamentos talofibular anterior e calcaneofibular, com positividade para os testes de gaveta anterior e de inclinação (*tilt*) talar. Relata dor durante a inversão forçada do tornozelo, mas não à dorsiflexão e flexão plantar do tornozelo, nem às rotações do pé. Sinal de Tinel negativo sobre o túnel do tarso. Diante dos dados obtidos na anamnese e exame físico pode-se inferir que o caso provavelmente envolve uma:

A) Entorse alta de tornozelo ou entorse sindesmótica. Neste caso, o tratamento deve ser cirúrgico e o paciente deve ser encaminhado para médico especialista.

B) Síndrome do túnel do tarso, não envolvendo lesão sobre o tecido ligamentar. Neste caso, o tratamento deve ser cirúrgico e o paciente deve ser encaminhado para médico especialista.

C) Entorse lateral de tornozelo em grau II. Neste caso, o tratamento conservador pode ser resolutivo em torno de 2-6semanas, e a conduta inicial deverá propor o controle da dor e do edema, bem como a resolução da equimose local, evoluindo para sustentação parcial de peso.

D) Entorse lateral de tornozelo em grau III. Neste caso, o tratamento conservador pode ser resolutivo em torno de 4-6 semanas, e a conduta inicial deverá propor o controle da dor e do edema, bem como a resolução da equimose local, evoluindo para progressão em caminhadas.

E) Entorse lateral de tornozelo em grau I. Neste caso, o tratamento conservador pode ser resolutivo em torno de 1 a 2 semanas, e a conduta inicial deverá propor o controle da dor e do edema, bem como a resolução da equimose local, evoluindo para sustentação parcial de peso.

8. (CURSIVA, Serra Alta-SC, 2016) Você recebeu um paciente com fratura em um dos ossos do carpo, porém ele não apresentava nenhum exame radiológico. Ele caiu e foi se proteger com a mão, apoiando a região hipotênar (considerando a posição anatômica). Considerando o jeito que o paciente caiu e a posição da mão, o provável osso fraturado é:

A) Escafoide.
B) Piramidal.
C) Pisiforme.
D) Semilunar.

9. (OBJETIVA, Arroio do Tigre-PB, 2016) As fraturas dos ossos do carpo são comuns nos mecanismos de lesões como queda com punho em hiperextensão, trauma direto ou até mesmo queda sobre a mão em flexão dorsal. O segundo tipo mais frequente de fratura de osso do carpo é o que não apresenta problemas de necrose avascular, pois esse osso possui boa vascularização. O osso referido é o:

A) Capitato.
B) Piramidal.
C) Trapezoide.
D) Escafoide.

10. (GSA CONCURSOS, FUNDAÇÃO ABC, Complexo Hospitalar São Bernardo do Campo-SP, 2016) No tratamento das fraturas nos idosos, sempre que possível a opção preferencial deve ser interven-

ção menos agressiva, que permita reabilitação precoce e evite períodos de imobilização prolongados. No pós-operatório imediato (POI) durante o tratamento fisioterapêutico de fratura de colo de fêmur não devem ser indicados:

A) Exercícios de fortalecimento de tronco leves.
B) Exercícios de alongamentos globais leves.
C) Exercícios respiratórios.
D) Treinos de marcha com bengala do lado contralateral.

11. (IMPARH, Previdência Municipal de Fortaleza-CE, 2012) Um paciente procurou atendimento fisioterápico uma semana após uma queda com o pé torcido sob o peso do corpo. Ele descreveu que, a partir desse episódio, sentia dor forte na região lateral. A região lateral e dorso do pé ficaram imediatamente após o trauma edemaciados e ele não conseguia andar ou suportar o peso total do corpo sobre o pé. No dia seguinte ao trauma, ele procurou um médico e foi diagnosticado com ruptura completa do ligamento lateral do tornozelo, sendo logo realizada cirurgia de reparação, seguida de imobilização com gesso abaixo do joelho. Quais os objetivos do tratamento fisioterápico enquanto o gesso é mantido?

A) Estimular a cicatrização, minimizar a formação de aderências, manter a força dos músculos relacionados com o ligamento e manter a função.
B) Reeducar a propriocepção, trabalhar a marcha e mobilizar o ligamento a partir das estruturas subjacentes.
C) Restaurar a flexibilidade do paciente, treinar a marcha e o equilíbrio.
D) Repouso absoluto, controle do edema e treinar a marcha.

12. (CESPE, Secretaria de Estado da Saúde-ES, 2013) Acerca da síndrome conhecida como ombro congelado e da sua abordagem fisioterápica assinale a opção correta.

A) Os exercícios de Codman não devem ser aplicados, pois não produzem efeitos na aderência entre cápsula e úmero e proporcionam desconforto ao paciente.
B) Essa síndrome também é denominada capsulite adesiva; nela, a restrição de amplitude e a dor ao realizar movimento são causadas pela adesão da cápsula articular ao úmero.
C) Na avaliação fisioterapêutica, a realização de rotação interna do ombro e de rotação contra resistência é fundamental para o diagnóstico dessa síndrome.
D) A utilização da termoterapia, por meio do calor, é totalmente contraindicada, pois aumenta o metabolismo e o fluxo sanguíneo local.
E) O treino funcional fisioterapêutico tem o estrito objetivo de aliviar a dor, uma vez que não acelera a restauração da amplitude de movimento.

13. (URCA, Cedro-CE, 2015) A síndrome isquêmica de Volkmann é, na maioria dos casos, complicação de:

A) Fratura supracondiliana umeral.
B) Fratura de Colles.
C) Luxação escapuloumeral.
D) Luxação coxofemoral.

14. (INSTITUTO EXCELÊNCIA, Pirapozinho-SP, 2016) É uma síndrome caracterizada por dor na região frontal do joelho, que se agrava durante atividades que aumentam as forças compressivas na

articulação femoropatelar, tais como caminhada, corrida, saltos, agachamentos, subida ou descida de escadas e longos períodos na posição sentada. Esse texto faz referência à chamada:

A) Síndrome de Legg-Calvé-Perthes.
B) Síndrome do piriforme.
C) Síndrome da dor femoropatelar.
D) Nenhuma das alternativas.

15. (CORPO DE SAÚDE, Marinha, 2014) A lesão de Monteggia consiste na fratura do antebraço associada à luxação do:
A) Rádio e da ulnar proximal.
B) Terço proximal do rádio.
C) Terço proximal da ulna.
D) Terço distal da ulna.
E) Rádio e da ulna distal.

16. (UFMT, Rondonópolis-MT, 2016) Sobre a artrite reumatoide, analise as afirmativas.
I. É caracterizada por monoartrite periférica, que leva à deformidade por destruição óssea e cartilaginosa.
II. É uma doença inflamatória crônica, de caráter autoimune, que afeta mais mulheres do que homens.
III. A deformidade em pescoço de cisne é caracterizada por flexão da articulação interfalangeana proximal e hiperextensão da distal.
IV. Estão incluídos nos critérios necessários para o diagnóstico da artrite reumatoide a rigidez articular matinal e a presença de fator reumatoide sérico.

Estão corretas as afirmativas

A) II e IV, apenas.
B) III e IV, apenas.
C) I, II e III, apenas.
D) I, II, III e IV

17. (CONPASS, Dona Inês-PB, 2016) Osteoartrite é a "perda progressiva da cartilagem articular e alterações reativas às margens das juntas e do osso subcondral". Sobre osteoartrite assinale a alternativa CORRETA:

A) "Bicos de papagaio" são frequentes em espondiloartrose, onde nos exames de imagem são denominados sindesmófitos.
B) Rizartrose é a osteoartrite encontrada na articulação metacarpofalangeana do 2º dedo da mão.
C) O uso de calor profundo é um excelente recurso termoterápico no tratamento da osteoartrite, pois estimula as colagenases.
D) Em pacientes com osteoartrite das mãos deve-se enfatizar a realização de atividades de preensão de força.
E) Os nódulos de Herberden e Bouchard são encontrados nas osteoartrites de mãos, especificamente nas interfalangeanas distais e proximais, respectivamente.

18. (UNIMONTES, Augusto de Lima-MG, 2016) Quando a porção central do tendão extensor comum dos dedos se afasta de sua inserção na base da falange média, a articulação interfalangeana proximal torna-se marcadamente fletida, e a distal estendida. Essa deformidade é denominada:
   A) Boutonniere.
   B) Dedo em macete.
   C) Mão em garra.
   D) Pescoço de cisne.

19. (IDIB, Limoeiro do Norte-CE, 2016) Habitualmente dura vários meses. O hematoma de fratura apresenta a existência de condroblastos e fibroblastos, que depositam a matriz para o calo. No início do processo, forma-se um calo mole, composto principalmente de tecido fibroso, cartilagem e osso que com o passar do tempo aumenta e converte-se em um calo duro de osso aumentando a estabilidade da fratura. Tal definição refere-se à fase:
   A) Inflamatória.
   B) De remodelação.
   C) Reparativa.
   D) De hematoma.

20. (FUNDELTA, Dirceu-PI, 2012) Fratura da extremidade distal do rádio com deslocamento dorsal do fragmento e luxação do carpo:
   A) Fratura de Colles.
   B) Fratura de Barton.
   C) Fratura de Smith.
   D) Fratura de Bennet.

21. (INSTITUTO AOCP, EBSERH, UFCE-CE, 2014) A fratura de 1/3 superior da ulna, associada à luxação da cabeça do rádio, é denominada fratura luxação de
   A) Benett.
   B) Galliazi.
   C) Norton.
   D) Monteggia.
   E) Barton.

22. (CORPO DE SAÚDE, Marinha, 2010) A lesão caracterizada por uma fratura do rádio associada à luxação da articulação rádio-ulnar distal recebe o nome de fratura de:
   A) Colles.
   B) Smith.
   C) Monteggia.
   D) Galeazzi.
   E) Chauffer.

23. (UNIMONTES, Augusto de Lima-MG, 2016) As metas de um programa de reabilitação para artroplastia total do quadril são aliviar a dor, desenvolver novamente uma função musculoesquelética confortável e técnicas de proteção articular que evitam sobrecarga da articulação

protética. O manejo pós-operatório da artroplastia total do quadril consiste nos seguintes procedimentos, EXCETO:

A) Realizar exercícios isométricos para ganho de força muscular, na fase inicial da reabilitação, mesmo na presença de dor.

B) Encaminhar o paciente para reabilitação no terceiro ou quinto dia pós-operatório.

C) Realizar exercícios de amplitude de movimentos ativo-assistidos do quadril, protegendo a flexão ou rotação interna e adução excessivas.

D) Restringir a flexão de quadril para até 90° por três meses.

24. (INSTITUTO MACHADO DE ASSIS, Anisio de Abreu-PI, 2016) São consideradas orientações gerais e metas para o treinamento do estágio agudo de lesões no tecido mole, EXCETO:

A) Controle do edema e do espasmo muscular, utilizando oscilações articulares leves, grau I.

B) Redução do derrame articular com o uso de tala ou gesso, se os sintomas estiverem presentes.

C) Manutenção da força muscular e amplitude de movimento com exercícios isotônicos livres e ativos resistidos.

D) Controle da dor com crioterapia, compressão, elevação, repouso e imobilização.

25. (IDECAN, Araponga-MG, 2015) O uso apropriado do exercício fisioterapêutico no tratamento de distúrbios osteomioarticulares depende da identificação da estrutura envolvida, do reconhecimento do seu estágio de recuperação e da determinação das limitações funcionais ou das incapacidades. Com relação às lesões de tecidos moles, marque V para as afirmativas verdadeiras e F para as falsas.

( ) **Distensão:** alongamento excessivo, esforço exagerado, uso repetitivo do tecido mole. Tende a ser menos grave que uma entorse. Ocorre em virtude de um trauma leve ou trauma não habitual de grau mínimo repetido. Esse termo é usado frequentemente com relação a algum grau específico de comprometimento da unidade musculotendínea.

( ) **Tenovaginite:** é a degeneração do tendão devido a traumas repetitivos.

( ) **Contusão:** lesão devido a um golpe direto, levando à ruptura capilar, sangramento, edema e uma resposta inflamatória.

( ) **Hemartrose:** sangramento dentro e fora da articulação geralmente devido a trauma grave.

A sequência está correta em:

A) V, F, V, F.
B) F, F, F, V.
C) F, F, V, F.
D) F, V, F, F.

26. (CONPASS, Caaporã-PB, 2016) Um paciente é diagnosticado com Artrite Reumatoide quando apresenta 4 dos 7 critérios definidos pelo Colégio Americano de Reumatologia. Qual das opções abaixo NÃO é um desses critérios?

A) Artrite simétrica.
B) Positividade do fator reumatoide.
C) Achados radiográficos típicos.
D) Rigidez matinal por no mínimo 60 minutos.
E) Atrofia nos músculos das mãos.

27. (UFRN, Técnico Administrativo, 2015) A artrite reumatoide é uma poliartrite inflamatória simétrica, iniciando classicamente na periferia, sendo as articulações das mãos as primeiras a mostrarem os sinais da doença. O caráter crônico e destrutivo da doença pode levar a importantes deformidades que ocorrem em um padrão característico, correspondente à articulação envolvida. Com relação às deformidades encontradas nas mãos de pacientes com artrite reumatoide, é correto afirmar:

   A) Na deformidade dedo em pescoço de cisne ocorre flexão da interfalangeana distal com hiperextensão da interfalangeana proximal.

   B) Na deformidade dedo em botoeira, ocorre a flexão da interfalangeana distal e proximal.

   C) Na deformidade dedo em martelo, ocorre a hiperextensão da interfalangeana distal com flexão da interfalangeana proximal.

   D) Na deformidade botoeira do polegar, ocorre hiperextensão da metacarpofalangeana e flexão da interfalangeana.

28. (UFRN, Técnico Administrativo, 2015) A síndrome do túnel do carpo é uma afecção frequente e corresponde à compressão do nervo mediano na sua passagem pelo carpo. Com relação à síndrome do túnel do carpo, é correto afirmar:

   A) Na compressão do nervo mediano no túnel do carpo, o paciente sente dor e parestesia na região do quarto e do quinto dedos.

   B) Na síndrome do túnel do carpo, em caso grave, o paciente pode apresentar, além de dor e parestesia, hipotrofia na região tenar da mão.

   C) O teste de Tinel é positivo quando o paciente sente dor no punho após um minuto de flexão de ambos os punhos com as regiões dorsais se tocando.

   D) O uso de tala noturna em semiflexão de punho é indicada como parte do tratamento conservador, pois alivia a pressão no interior do túnel.

29. (CONPASS, Caaporã-PB, 2016) "É uma doença inflamatória crônica que acomete preferencialmente a coluna vertebral, podendo evoluir com rigidez e limitação funcional. Geralmente acomete adultos jovens, do sexo masculino e HLA-B27 positivos". O texto trata de:

   A) Espondilite anquilosante.
   B) Lúpus eritematoso sistêmico.
   C) Esclerodermia.
   D) Artrite gotosa.
   E) Artrite reumatoide.

30. (IFCE, Técnico Administrativo, 2016) As espondiloartropatias soronegativas formam um grupo de doenças que se desenvolvem em indivíduos geneticamente predispostos e são iniciadas por fatores ambientais, em especial agentes infecciosos. Elas incluem a espondilite anquilosante, a artrite reativa, a artrite psoriática e a artrite associada à doença inflamatória intestinal. O exame que ajuda a diagnosticar a referida patologia é:

   A) Prova do látex.
   B) Proteína C reativa.
   C) HLA-B27.
   D) Fração C3 e C4.
   E) IgA.

31. (FURB, Blumenau-SC, 2016) A espondilite anquilosante é uma doença reumática inflamatória que afeta predominantemente as articulações sacroilíacas e a coluna vertebral. Sobre as artropatias inflamatórias, analise as afirmativas abaixo e identifique a(s) correta(s):

I. O quadro clínico típico da EA (Espondilite Anquilosante) é lombalgia ou sacralgia associada à rigidez matinal prolongada que alivia com o exercício e agrava com o repouso.

II. O LES (Lúpus Eritematoso Sistêmico) apresenta lesão cutânea rash malar, miosite, pericardite, entre outras manifestações clínicas.

III. A artrite reumatoide se manifesta habitualmente por um quadro de início insidioso de poliartrite assimétrica que atinge inicialmente os joelhos, cotovelos e ombros.

IV. A síndrome de Reiter tem acometimento simétrico, e as articulações mais acometidas são as axiais.

Assinale a alternativa correta:

A) Apenas as afirmativas I e III estão corretas.
B) As afirmativas I, II, III e IV estão corretas.
C) Apenas a afirmativa III está correta.
D) Apenas as afirmativas I e II estão corretas.
E) Apenas a afirmativa I está correta.

32. (INSTITUTO MACHADO DE ASSIS, Esperantina-PI, 2016) Dentre as condições dolorosas crônicas que acometem o sistema musculoesquelético destacam-se a fibromialgia e a dor miofascial. A síndrome miofascial e a fibromialgia são doenças muito comumente encontradas no dia a dia das pessoas, inclusive nos trabalhadores. Sobre elas afirma-se que:

I. Compressões isquêmicas nos pontos-gatilho não beneficiam os sintomas dessas doenças.

II. Pacientes fibromiálgicos apresentam deficiência de serotonina e se beneficiam do condicionamento físico.

III. Os trigger e tender point's ativos e encontrados na síndrome miofascial são regionais, enquanto na fibromialgia são difusos.

IV. Depressão, estresse, irritabilidade e alterações neuropsíquicas são encontradas na síndrome miofascial. Está correto o que se afirma apenas em:

A) II, III, IV.
B) II, III.
C) III, IV.
D) I, III, IV.

33. (UFRN, Técnico Administrativo, 2015) A fibromialgia é uma doença reumática caracterizada por dor difusa e crônica, embora apresente uma complexidade de manifestações clínicas, como fadiga, distúrbio do humor, cefaleia tensional, entre outras. Com relação à fibromialgia, é correto afirmar:

A) A fibromialgia cursa com rigidez matinal de longa duração, da mesma forma que outras doenças reumáticas inflamatórias.

B) Na fibromialgia, tem-se verificado diminuição de serotonina, um neurotransmissor que tem papel na modulação da dor.

C) No quadro clínico, comumente são observadas artrite e deformidades como desvio ulnar dos dedos.

D) Na avaliação dos *tender points* são investigados 11 pontos, que devem ser palpados com pressão de 4 kg/f, geralmente investigados manualmente com a polpa do polegar.

34. (COMPERVE/UFRN, São Rafael-RN, 2016) Paciente LDF, 32 anos de idade, do sexo feminino, com diagnóstico de artrite reumatoide há três anos foi encaminhada para tratamento fisioterápico. A doença encontra-se bem controlada. Entretanto, devido ao caráter crônico e destrutivo característico dessa patologia, foi verificada na avaliação fisioterapêutica: hipotrofia dos músculos interósseos dorsais das mãos, punhos em semiflexão e dedos (II ao V) em botoeira. Ao final da avaliação, foram traçados diversos objetivos, dentre os quais estão: aumentar a amplitude do movimento de punhos e dedos e aumentar a força e trofismos dos interósseos dorsais. De acordo com esses objetivos, deve ser instituído no tratamento desta paciente:
    A) Exercícios resistidos de abdução de dedos; mobilização intra-articular dos punhos e interfalangeana distal; alongamento dos extensores de punhos e alongamento dos extensores de dedos.
    B) Exercícios resistidos de adução de dedos; mobilização intra-articular dos punhos e interfalangeana distal; alongamento dos extensores de punhos e alongamento dos extensores de dedos.
    C) Exercícios resistidos de abdução de dedos; mobilização intra-articular dos punhos e interfalangeana proximal; alongamento dos flexores de punhos e alongamento dos flexores de dedos.
    D) Exercícios resistidos de adução de dedos; mobilização intra-articular dos punhos e interfalangeana proximal; alongamento dos flexores de punhos e alongamento dos flexores de dedos.

35. (COMPERVE/UFRN, São Rafael-RN, 2016) Sabe-se que, na prática clínica, tanto o valgo quanto o varo acentuados poderão trazer, no futuro, consequências para a função articular dos joelhos, levando à osteoartrite por causa da sobrecarga que esses desvios proporcionam. Uma das condutas do tratamento conservador é a prescrição de palmilhas. Nesse contexto, pode-se afirmar que:
    A) O valgo aumenta a sobrecarga no compartimento lateral do joelho, sendo adequada a prescrição de uma palmilha com elevação do bordo lateral do pé.
    B) O varo aumenta a sobrecarga no compartimento medial do joelho, sendo adequada a prescrição de uma palmilha com elevação do bordo lateral do pé.
    C) O valgo aumenta a sobrecarga no compartimento medial do joelho, sendo adequada a prescrição de uma palmilha com elevação do bordo medial do pé.
    D) O varo aumenta a sobrecarga no compartimento lateral do joelho, sendo adequada a prescrição de uma palmilha com elevação do bordo medial do pé.

36. (IFCE, Técnico Administrativo, 2016) A ampla categoria de distúrbios do manguito rotador inclui, como diagnósticos médicos, a síndrome de impacto subacromial, rupturas do lábio glenoidal/manguito rotador, dor na região posterior do ombro e hipermobilidade/instabilidade glenoumeral. Os distúrbios primários do manguito rotador podem ser classificados em três estágios progressivos de patologia. O estágio II caracteriza-se por:
    A) Edema e tendinite.
    B) Fibrose e edema.
    C) Fibrose e tendinite.

D) Degeneração do tendão e fibrose.

E) Ruptura do tendão e hemorragia.

37. (INSTITUTO MACHADO DE ASSIS, Esperantina-PI, 2016) Paciente do sexo feminino apresenta um espessamento do nervo interdigital que passa entre os dedos do pé, causando dormência e dor na ponta do pé. De acordo com essa fisiopatologia, qual o provável diagnóstico clínico?

A) Hálux valgo.

B) Neuroma de Morton.

C) Esporão de calcâneo.

D) Fasceíte plantar.

38. (ASSCON, Teutônia-RS, 2016) É uma necrose avascular do osso semilunar do carpo. Indique a alternativa correta.

A) Doença de Kienböck.

B) Doença de Parkinson.

C) Doença de Paget.

D) Nenhuma das alternativas está correta.

39. (ALTERNATIVECONCURSOS, Esperança do Sul-SC, 2015) A Doença de Preiser se caracteriza por necrose do osso:

A) Semilunar.

B) Piramidal

C) Escafoide.

D) Capitato.

E) Hamato.

40. (UEPB, Sapê-PB, 2016) A Fibromialgia caracteriza-se por sintomas dolorosos difusos e múltiplos e quadro clínico diverso. Sobre essa síndrome analise as afirmações que seguem:

I. O Colégio Americano de Reumatologia na década de 1990 definiu os critérios para o diagnóstico da Fibromialgia e os mesmos são considerados até os dias atuais.

II. Segundo os critérios para classificação da Fibromialgia, o paciente deve referir um histórico de dor generalizada no corpo por um período de, pelo menos, três meses.

III. O critério diagnóstico define que deve haver dor à palpação digital em ao menos 11 dos 18 pontos dolorosos propostos.

IV. Os achados radiológicos nesta síndrome são bastante evidentes, incluindo a presença de desgaste articular generalizado, principalmente nos territórios onde a dor é mais evidente.

V. A hidrocinesioterapia em piscina aquecida tem sido considerada um bom recurso no tratamento da fibromialgia por possibilitar o alongamento muscular, a manutenção ou aumento do trofismo muscular e proporcionar benefícios no condicionamento cardiorrespiratório.

Estão CORRETAS apenas:

A) I, II, III, V.

B) I, II, III, IV.

C) II, IV, V.
D) I, III, IV.
E) II, III, V.

41. **(INSTITUTO EXCELÊNCIA, Aguaí-SP, 2016)** Assinale a opção que completa corretamente o enunciado proposto. Mulher, 25 anos, secretária, foi encaminhada para fisioterapia com diagnóstico clínico de tenossinovite estenosante de Quervain. Durante avaliação fisioterapêutica foi constatada dor nos tendões do _____ e _____ através do teste de _____.

    A) Adutor longo e flexor curto do polegar – Hoffman.
    B) Flexor longo do polegar e extensor longo do polegar – Froment.
    C) Abdutor longo e extensor curto do polegar – Finkelstein.
    D) Nenhuma das alternativas anteriores.

42. **(VUNESP, Arujá-SP, 2015)** Um paciente submeteu-se à artroplastia total de joelho. Durante o período de internação na enfermaria, o paciente pode realizar treino de marcha:

    A) a partir do 5º dia pós-operatório, com carga total e uso de imobilizador.
    B) a partir do 5º dia pós-operatório, conforme ordem médica, com uso de imobilizador, quando for adequado.
    C) com a carga tolerada pelo paciente ou conforme ordem médica, com uso de imobilizador, quando for adequado.
    D) com a carga total ou conforme ordem médica, com uso de imobilizador, quando for adequado.
    E) apenas após sua alta hospitalar.

43. **(CETREDE, Barroquinha-CE, 2015)** A deformidade do _____ caracteriza-se pelo desvio _____ do grande dedo do pé e do desvio _____ do 1º metatársico. Identifique os vocábulos que preencham CORRETA e respectivamente as lacunas.

    A) Hálux/lateral/medial.
    B) Hálux/medial/lateral.
    C) Varismo/lateral/medial.
    D) Varismo/medial/lateral.
    E) Pé caído/lateral/medial.

44. **(ITAME, Santa Terezinha-GO, 2016)** Paciente com queixa de alteração de sensibilidade no 4° e 5° dedo, presença de dor e hipoestesia. Alterações de força e dificuldades de mobilidade na mão com força de preensão e pinça diminuídas. O quadro clínico é sugestivo de:

    A) Síndrome do Canal de Guyon
    B) Síndrome do desfiladeiro torácico
    C) Síndrome do Túnel do Carpo
    D) Síndrome do Túnel Cubital

45. **(INSTITUTO MACHADO DE ASSIS, São José do Peixe-PI, 2016)** A compressão do nervo mediano ao nível do punho é uma patologia comum dos membros superiores tratada pela fisioterapia. Analise as alternativas e marque aquela correspondente a essa patologia recorrente:

A) Mão em Garra.
B) Dedo em Gatilho.
C) Atrofia de Sudeck.
D) Síndrome do Túnel do Carpo.

46. (GESTÃOCONCURSOS, Arantina-MG, 2016) Na região do cotovelo existe uma diversidade de locais onde os nervos periféricos podem ser comprimidos. Na Síndrome do Túnel Cubital pode haver os seguintes achados clínicos: dor ou parestesias relacionados ao quarto e quinto dedos, incapacidade progressiva de separar os dedos, sinal de Tinel positivo no cotovelo, perda de força de preensão, dentre outros. Esses achados se correlacionam com a compressão do seguinte nervo:
A) Mediano.
B) Radial.
C) Ulnar.
D) Interósseo posterior.

47. (IOBV, Bela Vista-SC, 2015) Em termos musculosesqueléticos, refere-se à lesão que indica ter ocorrido ruptura nas fibras musculares, na junção musculotendínea ou na inserção óssea de uma unidade musculotendinosa. Essa ruptura pode ser causada por trauma direto, estiramento, repetida ação de cargas ou uma laceração. Falamos de:
A) Contratura.
B) Contusão.
C) Distensão.
D) Entorse.

48. (FUNTEF, Arapoti-PR, 2016) Paciente de 30 anos chega à clínica de fisioterapia queixando-se de dor. Nos seus exames, nota-se uma inflamação na região do epicôndilo lateral do úmero com comprometimento dos músculos extensores do punho e dos dedos. O fisioterapeuta realiza o teste de Cozen e este é considerado positivo, pois o paciente apresentou muita dor na face lateral do cotovelo. Qual patologia esse quadro sugere?
A) Epicondilite medial.
B) Epicondilite lateral.
C) Tenossinovite.
D) Espondilolistese.
E) Artrite.

49. (IADES, EBSERH, UFRN-RN, 2014) A doença de Larsen-Johanson pode ser descrita como:
A) Apofisite da tuberosidade do calcâneo.
B) Dobra no revestimento sinovial do joelho.
C) Apofisite na inserção do tendão patelar na tuberosidade da tíbia.
D) Dor na linha articular sobre a lateral do côndilo femoral quando o joelho está 30° de flexão.
E) Dor e edema no polo inferior da patelar.

50. (INSTITUTO MACHADO DE ASSIS, Belém do Piauí-PI, 2015) A Fascite Plantar é uma inflamação crônica da aponeurose plantar onde o paciente refere dor local causada principalmente por fatores mecânicos e podemos afirmar:

A) A dor local aumenta com o repouso.

B) Dentre as causas da fascite plantar podemos destacar os arcos altos, os pés planos, pronação exagerada do pé e o retesamento dos músculos da panturrilha.

C) O tratamento da fascite plantar é cirúrgico, atuando o fisioterapeuta apenas no pós-operatório desses casos.

D) A fascite plantar também é chamada de esporão de calcâneo e ocorre com maior incidência na população jovem, do sexo masculino, entre 20 e 35 anos de idade, magros e que trabalham carregando ou levantando muito peso.

51. (GERACT, Sombrio-SC, 2016) São características de uma consolidação óssea secundária, EXCETO:
    A) Novo osso desenvolve-se através das extremidades ósseas comprimidas.
    B) Exige mineralização e substituição por osso de uma matriz cartilaginosa.
    C) Ocorre com aplicação de gesso, imobilizadores, fixadores externos e hastes intramedulares.
    D) Calo aumenta a estabilidade no local da fratura por aumentar a espessura óssea.
    E) Todas alternativas estão corretas.

52. (CONPASS, Dona Inês-PB, 2016) A Artrite reumatoide juvenil refere-se a um grupo de doenças caracterizadas por artrite crônica que ocorrem em crianças e adolescentes até os 16 anos. Sobre a mesma, assinale a alternativa INCORRETA:
    A) A Artrite reumatoide juvenil não é uma doença infectocontagiosa e os pacientes podem frequentar normalmente creches, escolas, clubes e piscina.
    B) Os três tipos mais comuns de Artrite reumatoide juvenil são a oligoarticular, a poliarticular e a Artrite reumatoide juvenil sistêmica.
    C) O objetivo do tratamento da Artrite reumatoide juvenil é controlar a dor, evitar deformidades, promover o crescimento adequado da criança e o seu bem-estar.
    D) A causa exata da Artrite reumatoide juvenil é decorrente de infecção viral ou bacteriana.
    E) A fisioterapia tem como objetivo reabilitar o paciente para a realização das AVDs, através do fortalecimento e alongamento dos músculos e aumento da amplitude de movimento articular.

53. (AOCP, Marilena-PR, 2016) Sobre as lesões do complexo ligamentar lateral de tornozelo, assinale a alternativa correta.
    A) É considerada grau 1 a lesão parcial dos ligamentos, gerando edema e positividade no teste de gaveta anterior.
    B) O principal objetivo de tratamento inicial na lesão grau 4 é o ganho de força muscular de tornozelo.
    C) Na lesão de grau 1 é necessário realizar imobilização de 3 a 4 semanas do tornozelo.
    D) No grau 3 ocorre a perda completa da função do tornozelo.
    E) No grau 4 ocorre uma ruptura completa de talofibular anterior e calcaneofibular.

54. (OBJETIVA, Arroio do Tigre-RS, 2016) Sobre o pé torto congênito (PTC) assinalar a alternativa CORRETA:
    A) O PTC é uma deformidade congênita onde o pé possui características como varismo de calcâneo, varismo e supinação de antepé e equinismo de retropé. O Método de Ponseti é o tratamento conservador com melhor técnica atualmente. A órtese de Dennis-Brown é indicada para tal patologia.

A) O PTC é uma deformidade adquirida onde o pé possui características como varismo de calcâneo, varismo e supinação de antepé e equinismo de retropé. O Método de Ortolani é o tratamento conservador com melhor técnica atualmente. A órtese de Dennis-Brown raramente é indicada para tal patologia.

C) O PTC é uma deformidade congênita onde o pé possui características como calcâneo valgo, valgismo e pronação de antepé e equinismo de retropé. O Método de Ponseti é o tratamento conservador com melhor técnica atualmente. O aparelho de Pavlik é indicado para tal patologia.

D) O PTC é uma deformidade congênita onde o pé possui características calcaneovalgas, valgismo e pronação de antepé e equinismo de retropé. A Manobra de Barlow é o tratamento conservador com melhor técnica atualmente. O aparelho de Pavlik é indicado para tal patologia.

55. (IESES, Biguaçu-SC, 2015) Aponte, dentre os citados, os exercícios indicados para diminuir a dor e restaurar a amplitude de movimento do ombro após uma lesão ou cirurgia:
A) Exercícios de Buerger Allen.
B) Exercícios de DeLorme.
C) Exercícios de Codman.
D) Exercícios de Frenkel.

56. (CONPASS, Carpinha-PE, 2016) Quando o ligamento cruzado anterior é seccionado completamente, ocorre:
A) Luxação posterior da tíbia sobre o fêmur.
B) Fratura do colo do fêmur.
C) Luxação anterior da tíbia sobre o fêmur.
D) Fratura da fíbula.
E) Luxação da articulação tibiofibular proximal.

57. (INSTITUTO MACHADO DE ASSIS, Buriti dos Lopes-PI, 2016) Sobre tendinites, epicondilites, tenossinovites e doença de de Quervain, analise as afirmativas a seguir em verdadeiro ou falso. Posteriormente, assinale a alternativa CORRETA.
( ) Na tendinite do supraespinhoso, o paciente geralmente apresenta resposta dolorosa ou fraqueza durante a abdução resistida do ombro.
( ) O teste de Lippman e o teste de Speed são indicados para avaliar a presença de tendinite bicipital.
( ) A epicondilite medial é caracterizada por uma inflamação dos tendões flexores comuns nas proximidades do cotovelo, também é conhecida como "cotovelo de tenista".
( ) A tenossinovite de de Quervain é caracterizada pela presença de dor lateral sobre o punho durante o estiramento dos tendões do abdutor longo do polegar e do extensor curto do polegar. Logo, o teste de Phalen é indicado para investigar o diagnóstico dessa doença.
( ) A epicondilite lateral é caracterizada por uma inflamação na musculatura extensora do punho e da mão, com origem ao nível do epicôndilo lateral e ao redor dele, também denominada "cotovelo de golfista".
Assinale a alternativa correta.
A) V, F, V, V, V.
B) V, V, F, F, F.
C) V, V, F, V, F.
D) V, V, V, F, V.

58. (EXATUS, Campina do Simão-PR, 2016) Considerando primeira fase da reabilitação no pós-operatório da Síndrome do Túnel do Carpo, assinale a alternativa correta:
    A) Essa fase é conhecida como Fase da Proliferação.
    B) Nessa fase, o paciente deve ser orientado a evitar elevar a mão acima do coração.
    C) A segunda parte dessa fase da reabilitação começa antes da remoção da sutura.
    D) O terapeuta deve iniciar a dessensibilização da cicatriz quando a incisão estiver fechada.

59. (UNESPAR, Campo Magro-PR, 2016) Sobre a espondilolistese assinale a alternativa CORRETA:
    A) É o deslocamento de um corpo vertebral em relação àquele imediatamente abaixo.
    B) Ocorre curvatura lateral da coluna vertebral no plano frontal.
    C) Aumento da fragilidade óssea.
    D) É uma cifose torácica aumentada.

60. (FCPC/UFC Boa Viagem-CE, 2015) No que concerne à fisioterapia para o tratamento pós-cirúrgico de um paciente com lesão do ligamento cruzado anterior do joelho é correto afirmar:
    A) No pós-operatório imediato, a flexão passiva é indicada e encorajada até 150°.
    B) O exercício ativo deve ser realizado somente na fase ambulatorial, uma semana após a cirurgia.
    C) A mobilização patelar deve ser feita no sentido craniocaudal e látero-lateral, ajudando no ganho de flexão do joelho.
    D) O treino de marcha deve ser realizado no primeiro dia pós-operatório sem o imobilizador e com descarga total de peso no membro operado.

62. (UNICENTRO, Consórcio Intermunicipal de Saúde Guarapuava-PR, 2016) Após a Lesão Imediata do Ligamento Cruzado Anterior em atletas, devemos dar atenção especial à hemartrose e ao processo inflamatório local que acontecerá nessa articulação. Qual é a conduta imediata adotada pelo fisioterapeuta nesse momento?
    A) O atleta deve receber muletas e ser instruído em como andar apoiando seu peso parcialmente sem causar dor, e o programa anti-inflamatório deve ser instituído utilizando gelo, compressão do local e elevação do membro.
    B) O atleta não deve receber muletas e sim somente ser instruído em como andar descarregando seu peso parcialmente sem causar dor, e o programa antiinflamatório deve ser instituído utilizando gelo, compressão do local e elevação do membro.
    C) O atleta deve receber muletas e ser instruído em como andar apoiando seu peso parcialmente sem causar dor, e o programa anti-inflamatório deve ser instituído utilizando somente o gelo.
    D) O atleta deve receber muletas e ser instruído em como andar apoiando seu peso parcialmente sem causar dor, e o programa anti-inflamatório deve ser instituído utilizando somente a compressão do local e a elevação do membro.
    E) O atleta deve receber muletas e ser instruído em como andar apoiando seu peso parcialmente sem causar dor.

63. (CETREDE, Carnaubal-CE, 2015) Análise a afirmativa a seguir:
    _____ constitui uma doença osteomuscular, comum em adolescentes, caracterizada por uma patologia inflamatória que ocorre na cartilagem e no osso da tíbia,

devido ao esforço excessivo sobre o tendão patelar. Marque a alternativa que completa corretamente a lacuna.

A) Crohn.
B) Raynaud
C) Osgood-Schlatter.
D) Legg-calvé-perthes.
E) Lyme.

64. (CONPASS, Bonito de Santa Fé-PB, 2015) A síndrome de Reiter é uma poliartrite periférica soronegativa com duração mais longa do que um mês e que acomete preferencialmente indivíduos adultos do sexo masculino. Sobre as características desta síndrome, assinale a alternativa CORRETA:

A) Ocorre apenas em pessoas na 3ª idade.
B) Apresenta alterações do comportamento e tremor ao movimento.
C) É uma doença que afeta as articulações provocando artrites assimétricas.
D) Artrite pauciarticular comumente envolvendo a extremidade superior.
E) Apresenta a tríade de conjuntivite, entesite e uretrite sempre associadas.

65. (OBJETIVA, Bossoroca-RS, 2015) Com relação às lesões traumáticas nos tecidos moles da articulação do tornozelo, analisar os itens abaixo:

I. Torções com graus I e II não devem provocar instabilidade intensa e devem ser tratadas conservadoramente. O tornozelo geralmente é imobilizado em posição neutra ou leve dorsiflexão e eversão.

II. Uma fratura transversa do maléolo lateral ou uma fratura com avulsão da base do quinto metatársico costuma ocorrer concomitantemente com lesões graves em eversão do pé.

III. A ruptura do tendão de Aquiles costuma ocorrer como resultado de uma contração concêntrica forçada dos músculos gastrocnêmio e sóleo (bíceps sural), frequentemente em adultos mais velhos.

IV. Nos estágios iniciais de apoio de peso após remoção de gesso, no período pós-operatório, o paciente deve utilizar um calço com 1 a 2 cm sob o calcanhar para diminuir a sobrecarga sobre o tendão de Aquiles.

Estão CORRETOS:

A) Somente os itens I e III.
B) Somente os itens II e III.
C) Somente os itens I e IV.
D) Somente os itens II e IV.

66. (ATECEL, Equador-RN, 2015) A artrite reumatoide (AR) é uma doença crônica, inflamatória e que afeta o tecido conjuntivo. Seu surgimento e progressão variam desde sintomas articulares leves até deformidade progressiva. Sobre tal enfermidade marque a sequência correta:

( ) Com a inflamação sinovial há efusão e edema das articulações, o que causa dor e limitação dos movimentos.

( ) Rigidez matinal nas articulações e em torno delas, durante pelo menos uma hora antes da melhora máxima, é considerada como um dos critérios para o diagnóstico da AR.

( ) Como a osteoporose e frouxidão ligamentar podem surgir como efeitos secundários dos medicamentos esteroides, os exercícios não devem causar sobrecarga excessiva aos ossos e às articulações.

( ) As técnicas de alongamento são realizadas na presença de edema articular com o intuito de aumentar a mobilidade.

( ) O posicionamento estático prolongado é considerado como princípio de proteção articular no estágio ativo da doença.

A) V, V, V, F, F.
B) V, F, F, V, V.
C) F, V, F, V, V.
D) V, V, F, V, F.
E) F, F, V, F, V.

67. (OBJETIVA, Erechim-RS, 2016) Sobre a síndrome do túnel do carpo, marcar C para as afirmativas certas, E para as erradas e, após, assinalar a alternativa que apresenta a sequência CORRETA:

( ) A flexão de punho provoca a compressão do nervo mediano no túnel do carpo.

( ) O território sensorial acometido é o dedo mínimo e a metade medial do dedo anular.

( ) Percussão sobre o nervo (sinal de Phalen) provoca a sensação parestésica e a flexão ou hiperextensão do punho (sinal de Tinel) provoca o aparecimento de dor.

A) C, C, E.
B) E, C, C.
C) C, E, E.
D) E, C, E.

68. (MASTER CONSULTORIA, Cacimbinhas-AL, 2015) Uma pessoa desenvolveu síndrome de túnel do carpo, sendo que já está diagnosticada e classificada em grau II. Nesse caso podem os sintomas a seguir fazer parte do rol dessa classificação EXCETO:

A) E tolerável e permite o desempenho da atividade profissional, mas já com reconhecida redução da produtividade nos períodos de exacerbação. A dor torna-se mais localizada e pode estar acompanhada de formigamento e calor, além de leves distúrbios de sensibilidade.

B) O sinal patognomônico dessa fase é cianose severa no leito ungueal dos dedos anelar e mínimo.

C) A recuperação nessa fase é mais demorada mesmo com o repouso, e a dor pode aparecer ocasionalmente quando fora do trabalho durante as atividades domésticas.

D) Pode ser observada, por vezes, pequena nodulação acompanhando a bainha dos tendões envolvidos.

E) A palpação da massa muscular pode revelar hipertonia e dolorimento.

69. (NUCEPE/UESPI, Fundação Hospitalar de Teresina-PI, 2016) Paciente do sexo feminino, 78 anos de idade, aposentada, sofreu fratura do rádio distal direito, estável, como consequência de queda da própria altura. Foi realizado tratamento conservador com redução fechada e imobilização por 8 semanas. Após retirada da imobilização, procurou o serviço de fisioterapia com queixas de dor, diminuição da amplitude de movimento, parestesia e déficit de força muscular.

Baseado no caso clínico, assinale a alternativa que contenha as afirmações INCORRETAS:

I) É necessário verificar se há compressão do nervo ulnar, complicação comum nesse tipo de fratura.

II) Em caso de Síndrome de Dor Complexa Regional, as manifestações clínicas incluem alterações sensitivas, autonômicas e tróficas.

III) As primeiras condutas fisioterapêuticas devem ser massagem retrógrada, TENS, calor superficial e pompage articular.

IV) Deve-se iniciar com exercícios de pinça fina e fortalecimento da musculatura do punho com cargas leves.

A) I e II.
B) II e IV.
C) I e IV.
D) Apenas IV.
E) I e III

70. (ACPI, Câmara Municipal De Gaúcha Do Norte-MT, 2015) Considerando um paciente, G. L., com 54 anos, acamado com quadro clínico de pós-fratura de diáfise de fêmur, o fisioterapeuta, por meio de um programa de reabilitação no leito, deve evitar quais complicações:

A) Artrose de joelho e pneumonia bacteriana.
B) Artrite reumatoide de joelho e artrose de joelho.
C) Pneumopatia e tromboflebite.
D) Derrame pleural e bronquite.

71. (MAKIYAMA, Franco da Rocha-SP, 2016) É a condição de dor difusa crônica que se associa a uma série de sintomas somáticos, como distúrbios do sono, fadiga, disfunção cognitiva (p. ex., memória, atenção), depressão e ansiedade. Afeta 5% da população mundial, sendo mais frequente entre mulheres de meia-idade. Mesmo sem aumentar mortalidade, essa doença costuma implicar perdas substanciais para o paciente, a família e, em escala maior, a sociedade.

Esse texto faz referência a que síndrome dolorosa musculoesquelética?

A) Miofascial.
B) Fibromialgia.
C) Guillain-Barré.
D) Wilson.

72. (FUNTEF, Cambé-PR, 2014) A definição correta para a fratura de Smith é:

A) o deslocamento da vertebra C2 sobre a C3.
B) a fratura da ulna, acompanhada de luxação da articulação rádio-ulnar proximal.
C) a fratura da extremidade distal do rádio, deslocando o fragmento anteriormente.
D) a fratura da extremidade distal do rádio, deslocando o fragmento posteriormente.
E) a fratura do colo do quinto metacarpo.

73. (IADES, EBSERH, UFPI-PI, 2012) A paciente GND, com idade de 80 anos, teve uma queda com o punho em extensão e fraturou. Assinale a alternativa que relaciona o nome da fratura, tipo de fratura e de queda.

A) Fratura rádio distal com deslocamento do fragmento dorsal – fratura de *Smith*.
B) Fratura rádio distal com deslocamento do fragmento dorsal – fratura de *Colles*.
C) Fratura rádio distal com deslocamento do fragmento ventral – fratura de *Smith*.
D) Fratura rádio distal com deslocamento do fragmento ventral – fratura de *Colles*.
E) Fratura rádio distal com deslocamento do fragmento ventral – fratura de *Colle-Smith*.

74. (INSTITUTO CIDADES, Santa Rita-PB, 2010) Esta afecção é produzida quando há uma retração da cápsula da articulação do ombro e constitui o processo final para o qual pode evoluir qualquer lesão de partes moles do ombro. A dor é inflamatória, contínua, noturna e não cede ao repouso. Há limitação dos movimentos passivos e ativos particularmente para abdução e rotação externa. Tais características são típicas da:
    A) Capsulite Retrátil.
    B) Tendinite da Porção Longa do Bíceps.
    C) Periartrite Escapuloumeral.
    D) Bursite Subacromiodeltóidea.

75. (IOBV, Canoinhas-SC, 2015) "A osteoartrose é uma doença articular crônico-degenerativa que se evidencia pelo desgaste da cartilagem articular. Clinicamente, a osteoartrose caracteriza-se por dor, rigidez matinal, crepitação óssea, atrofia muscular e quanto aos aspectos radiológicos são observados estreitamento do espaço intra-articular, formações de osteófitos, esclerose do osso subcondral e formações císticas. É uma afecção bastante comum e se apresenta entre 44% e 70% dos indivíduos acima de 50 anos de idade; na faixa etária acima de 75 anos, esse número eleva-se a 85%. Além disso, representa uma das principais queixas da consulta médica e é responsável por um número exorbitante de absenteísmo e aposentadorias por invalidez" (Areas, et al., 2013). Sendo assim, nos quadros de osteoartrose, os exercícios de contração excêntrica devem ser prescritos em que fase:
    A) Fase aguda.
    B) Fase final do programa de reabilitação.
    C) Quando os exercícios isométricos estão contraindicados.
    D) Somente na fase aguda após correções cirúrgicas.

76. (MÁXIMA AUDITORIA, Fronteira-MG, 2016) Sobre as doenças da coluna vertebral, marque a opção CORRETA:
    A) A espondilose é identificada como alterações degenerativas inespecíficas da coluna, caracterizadas por degeneração dos discos intervertebrais e das articulações facetárias.
    B) Espondilólise é identificada como uma doença que causa aumento volumétrico da vértebra.
    C) Anquilose é identificada como uma doença que provoca uma diminuição do tecido ósseo vertebral.
    D) Espondilolistese é uma doença facilmente identificada por acometer somente a região torácica.

77. (CETREDE, Carnaubal-CE, 2015) Uma secretária de 27 anos relata passar grande parte do dia na posição sentada, sente desconforto na região glútea e por vezes dormência nas pernas. Nos exames de imagem foram descartados distúrbios na região da coluna lombar. Com base no diagnóstico de síndrome do piriforme, identifique a opção INCORRETA:

A) A inserção deste músculo dá-se no trocânter maior do fêmur.

B) Se o músculo piriforme estiver tenso além do normal ou apresentar espasmos, o nervo ciático poderá se inflamar.

C) Os desconfortos podem aumentar quando a coxa é movimentada para fora; por exemplo, quando a pessoa está sentada e cruza as pernas.

D) A principal ação deste músculo é rotação interna do quadril.

E) Na avaliação desta patologia, provavelmente, encontraremos o teste de Pace positivo.

78. (INSTITUTO AOCP, EBSERH, UFPA-PA, 2016) Sobre a pubalgia, assinale a alternativa que descreve a "trilogia infeliz" dessa afecção:

A) Abdutores fracos, hipertrofia de musculatura abdominal e hiperlordose lombar.

B) Adutores fortes, fraqueza de musculatura abdominal e hiperlordose lombar.

C) Adutores fortes, abdutores fracos e retificação lombar.

D) Abdutores fracos, fraqueza de musculatura abdominal e retificação lombar.

E) Abdutores fortes, hipertrofia de musculatura abdominal e hiperlordose lombar.

79. (INSTITUTO CIDADES, Santa Rita-PB, 2010) A luxação escapuloumeral é uma lesão que ocorre em adultos jovens, de forma espontânea ou por acidente de trânsito ou desportivo, e em adultos de idade avançada como consequência da degeneração dos tecidos moles periarticulares. O mecanismo de produção da luxação anterior escapuloumeral ocorre quando:

A) O mecanismo de produção mais frequente é a rotação externa forçada do ombro, porém também pode ser produzida por um golpe direto na parte posterior do mesmo.

B) É produzida por um impacto direto na parte superior da articulação e muitas vezes está associada a fraturas do colo cirúrgico do úmero.

C) Geralmente se deve a um impacto direto na parte anterior do ombro ou a uma queda sobre o braço em extensão e rotação interna.

D) Pode ser produzida por um impacto direto no ombro que o desloca para frente, ocasionando, assim, ruptura dos ligamentos acromioclaviculares e coracoclaviculares.

80. (NEOEXITUS, Jucás-CE, 2014) Tendo como base a classificação de Neer para doença de manguito rotador, marque a opção CORRETA que completa a afirmativa a seguir, no estágio:

A) III, ocorre apenas um leve edema.

B) I, ocorre formação de esporões ósseos.

C) II, ocorre tendinite/bursite e fibrose.

D) I, ocorre ruptura de tendão e fibrose.

E) III, ocorre edema sem fibrose.

Gabarito

Comentário: questões sobre escápula alada costumam cair com frequência em provas e você precisa ficar atento a três pontos essenciais:

Músculo afetado	Nervo acometido	Disfunção
Serrátil anterior	Torácico longo	Escápula alada

Quando ocorre lesão do nervo torácico longo, o músculo afetado é o serrátil anterior. Ele perde sua capacidade de posicionar a escápula, ocorrendo sua mobilização póstero-lateral, proeminência da borda medial e rotação de seu ângulo inferior, sinal conhecido como "escápula alada". Analisando os quesitos podemos afirmar:

(V) 1. É consequência da *lesão do nervo torácico longo*, levando à *paralisia do músculo serrátil anterior*.

Como podemos observar acima, a lesão deste nervo acomete o músculo Serrátil anterior (muito cobrado em concursos).

(V) 2. É visível quando o indivíduo apoia-se sobre a mão ou pressiona o membro superior contra a parede.

Essa descrição demonstra o teste para avaliar a disfunção do serrátil anterior. Esse exame será positivo se, durante a execução desse movimento, a metade medial da escápula ficar evidente.

(V) 3. Na observação do movimento ativo de elevação do braço, a margem medial da escápula se afasta acentuadamente da parede torácica posterior. Movimento anormal observado na lesão do serrátil anterior. Diante da nossa revisão afirmamos que todos os itens estão corretos.

Comentário: caro candidato, observe o tamanho dessa questão quanto ao texto. Você deve pensar: que questão difícil? Porém, lembre-se de marcar pontos essenciais no enunciado, tais como:

- **Testes ortopédicos:** *O'Brien, Speed* e *Yergason*, destes os mais conhecidos são Speed e Yergason. Vejamos:
- **Speed:** usado para avaliar tendinite bicipital.
- **Yergason:** usado para detectar tendinite bicipital. Então, candidato, apenas com os testes pode-se afirmar que nossa resposta correta é *letra B*, visto que das alternativas é a única que menciona essa patologia, assim como sabemos que os testes descritos no enunciado detectam a tendinite bicipital. Atenção aos termos essenciais que podem ajudá-lo na busca da resposta correta.

Comentário: observe mais uma questão com a abordagem sobre *escápula alada*. Sabemos que essa deformidade decorre de lesão do *nervo torácico longo* e consequentemente acarreta disfunção do músculo *serrátil anterior*.

Comentário: a luxação do ombro é um problema clínico comum, sendo *mais evidente à luxação anterior*, porém pode acontecer esse tipo de lesão nas direções posterior e inferior. *O mecanismo de lesão consiste em movimentos nos quais o úmero é abduzido e rodado externamente*. As luxações são classificadas conforme a direção (anterior, posterior, inferior e multidirecional), o grau (subluxação, luxação e microtrauma), a frequência (aguda, recorrente e crônica) e a etiologia (traumática, atraumática, microtraumática, congênita e neuromuscular). A maior parte dos casos são as luxações anteriores diferenciadas em duas formas:

- **TUBS** (*traumatic, unidirecional, Bankart lesion, surgery*): significa traumático, unidirecional, lesão de Bankart e tratamento cirúrgico.
- **AMBRI** (*atraumatic, multidirecional, bilateral, rehabilitation, inferior capsular shift*): refere-se a atraumático, multidirecional, bilateral, reabilitação e inferior.

Analisando as alternativas podemos afirmar que *letra A é incorreta*, pois, dependendo do tipo de luxação, a adução horizontal além da linha média é evitada para prevenir possível recidiva da lesão, principalmente nos casos de luxação posterior. Letra B apresenta uma conduta coerente nesse tipo de lesão, iniciando por movimentos passivos ou ativos livres na fase inicial e numa fase final de tratamento progredindo para os exercícios resistidos e com carga. Exercícios pendulares são preconizados na fase intermediária, a fim de promover ganho de ADM, e movimentos rotacionais são importantes na fase final de tratamento, em especial no fortalecimento e treino proprioceptivo, sempre respeitando o limite articular e tipo de luxação. Portanto, *letra C incorreta*. *Letra D* menciona alguns recursos de mecanoterapia, tais como: o dúplex, escada de dedos, polia e rolo de punho. Esses não são recomendados no tratamento da instabilidade do ombro, por isso item D incorreto.

5 A

Comentário: fratura Colles é um tema muito frequente em provas. Muita atenção à sua definição e mecanismo de lesão.

- **Fratura de Colles:** *fratura da extremidade distal do rádio com deslocamento dorsal ou posterior do fragmento*, sendo o punho em extensão ou mão espalmada seu mecanismo lesional ao cair e apresenta um aspecto típico de dorso de garfo. Essa é mais comum em idosos.
- **Fratura de Smith:** *fratura da extremidade distal do rádio com deslocamento volar ou anterior do fragmento*. Seu mecanismo de lesão consiste em cair sobre a mão em flexão.

Comentário: *a distrofia simpática reflexa também é conhecida como algoneurodistrofia, causalgia, síndrome ombro-mão, atrofia de Sudeck ou síndrome de dor regional complexa tipo I*. Geralmente os sinais e sintomas se manifestam na extremidade do membro acometido. *A dor é associada como dor neuropática (queimação, disestesia, parestesia e hiperalgesia ao frio)* e sinais clínicos de disfunção autonômica (cianose, edema, frio, alteração de transpiração e pilificação local). Como desordens vasomotoras, a *sudorese ou anidrose estão presentes na região acometida*. O edema varia de intensidade, desde leve até intenso, além da presença de alterações tróficas da pele. Diante da breve revisão e analisando as alternativas podemos excluir a *letra D*, visto que não é uma medida de tratamento promover hiperemia na DSR.

Comentário: candidato, é uma questão muito extensa para você analisar de forma detalhada, porém, antes de destacarmos os pontos essenciais, vamos revisar sobre entorse de tornozelo. O mecanismo desse tipo de lesão consiste no traumatismo ou movimento excessivo do tornozelo em inversão, sendo o ligamento talofibular anterior e calcaneofibular as estruturas mais frequentemente acometidas. A sintomatologia da entorse depende do grau da lesão. Vamos revisar:

- **Grau 1:** lesão leve, geralmente acomete apenas o ligamento talofibular anterior. Edema de pequena extensão, dor localizada sobre o ligamento TFA, sem restrição de marcha e sem instabilidade articular. Testes ortopédicos negativos.

    Tratamento conservador com utilização do *PRICE* – proteção (*protection*), repouso (*rest*), gelo (*ice*), compressão (*compression*) e elevação (*elevation*).

- **Grau 2:** lesão moderada com acometimento dos ligamentos ligamento talofibular anterior e calcaneofibular, dor à palpação nesses ligamentos, presença de edema moderado com equimose, marcha dificultada com apoio de muletas para amenizar a descarga de peso sobre o membro afetado. Geralmente os testes ortopédicos são positivos.

    Tratamento conservador semelhante ao grau 1, porém com medidas terapêuticas mais intensas para o quadro apresentado.

- **Grau 3:** lesão grave com laceração dos ligamentos do compartimento lateral do tornozelo (TFA e CF, possivelmente o TFP), edema acentuado com incapacidade funcional e intenso quadro álgico. Nesse tipo de entorse o paciente não consegue andar e nem realizar sustentação de peso no membro afetado. Apresenta testes ortopédicos sempre positivos.

    A literatura afirma que todas as entorses podem ser tratadas por meio do tratamento conversador, em alguns casos o tratamento precisa ser cirúrgico para reparar a ruptura ligamentar, após este período inicia-se um intenso tratamento de reabilitação funcional do paciente.

    Diante da breve explanação do assunto vamos destacar pontos essenciais do enunciado da questão. Observe:

    *Edema extenso no aspecto lateral da articulação, ao redor do maléolo lateral, bem como equimose local.

    *Sustentação de peso sobre o membro esquerdo é possível.

    *Paciente tem deambulado com uso de muletas.

    *Dor à palpação das regiões correspondentes aos ligamentos talofibular anterior e calcaneofibular.

    *Positividade para os testes de gaveta anterior e de inclinação (tilt) talar. Analisando a sintomatologia descrita no enunciado da questão podemos afirmar que se trata de uma *entorse grau 2*. Portanto, apenas *letra C* apresenta correlação para a resposta.

Comentário: observe o mecanismo da lesão descrita no enunciado da questão: *paciente caiu e foi se proteger com a mão, apoiando a região hipotênar*. Revisando a anatomia do punho podemos constatar que o primeiro osso a ser impactado nesse movimento na região hipotênar é o *pisiforme*, por sua posição anatômica.

Fraturas do semilunar são extremamente raras e com difícil diagnóstico, salvo quando estão associados à doença de Kienbock. *O escafoide é o osso mais frequentemente fraturado dos ossos do carpo, seguido pelo piramidal.*

Comentário: os ossos do carpo são divididos em duas fileiras: proximal e distal. A fileira distal é composta pelo trapézio, trapezoide, capitato e hamato. Já a fileira proximal consiste no pisiforme, piramidal, semilunar e escafoide. *A fratura mais incidente nos ossos do carpo é do escafoide*, que ocorre por queda com a mão espalmada e com punho em desvio radial. *O segundo tipo mais frequente de fratura no carpo é do osso piramidal*, que apresenta uma boa vascularização e não apresenta problemas de necrose avascular. Seu mecanismo de lesão consiste na queda com o punho em hiperextensão e desvio ulnar. Sugiro ao candidato a leitura do livro *Ortopedia e Traumatologia – Princípios e Prática, 5ª ed*.

Comentário: as fraturas de colo de fêmur vêm aumentando no decorrer dos anos. Elas acometem com mais frequência na população idosa pelo processo de envelhecimento, que gera diversas alterações fisiológicas, tais como: redução no ritmo da marcha, diminuição da acuidade visual, sarcopenia, osteoporose, perda das reações de equilíbrio e protetoras, dentre outras que predispõem a queda nessa população. Essas fraturas são tratadas geralmente de forma cirúrgica por meio da artroplastia de quadril, que consiste num procedimento para substituição da articulação do quadril, total ou parcial. Ao se analisar a questão podemos observar que a banca considerou o *treino de marcha com bengala do lado contralateral* a conduta não indicada na fase de POI. Essa conduta deverá ser introduzida quando o paciente alcançar ADM e força muscular considerável do membro afetado para assim poder realizar o treino de marcha com auxilio de algum dispositivo.

Contudo, vale salientar que diversos estudos defendem a descarga de peso precoce no pós-operatório imediato. Esse evento auxilia a reduzir complicações nessa fase.

11 A

Comentário: o paciente apresenta pela descrição dos sintomas uma ruptura total dos ligamentos laterais do tornozelo, sendo classificado como *entorse grau 3*. Após tratamento cirúrgico, ele permanece com imobilização por gesso. Sabemos que nessa fase o objetivo da fisioterapia é manter ADM das articulações adjacentes à área afetada (joelho e quadril), prevenir a formação de aderências, controle do edema, além de manter força muscular do membro afetado por meio de exercícios isométricos, assim que o nível de dor do paciente permita tal conduta. Portanto, esses objetivos visam à manutenção da função.

Caro candidato, você pode achar a resposta dessa questão usando o bom senso. Se esse paciente apresenta imobilização do tornozelo com gesso, não iremos trabalhar nessa respectiva fase o treino de marcha. Sabendo disso podemos eliminar três alternativas: B, C e D. Conclui-se que a melhor conduta solicitada no enunciado está descrita na *letra A*.

Comentário: a síndrome do ombro congelado é também conhecida como *capsulite adesiva* ou *doença de Duplay* (expressões pouco cobradas em provas, fique atento), sendo mais frequente em pessoas do *sexo feminino* entre *45* e *55* anos de idade. Sua fisiopatologia consiste num processo inflamatório inicial com formação de aderências em torno da cápsula articular do ombro.

Essa patologia pode ainda ser classificada como primária e secundária.

- **Primária:** etiologia idiopática de forma progressiva e dolorosa do ombro afetando os movimentos ativos e passivos dessa articulação, em especial da rotação externa, sendo a forma comum.
- **Secundária:** etiologia traumática ou decorrente de algum processo patológico, tipo paciente que sofreu AVE, pode evoluir com esse tipo de ombro congelado.

As fases da capsulite adesiva ou ombro congelado costumam ser cobradas em concursos. Atenção:

- **Fase congelante ou inflamatória:** existe um aumento gradual da dor no ombro ao repouso com a presença de dor aguda nos extremos de movimento. Dor piora à noite e pode ser exacerbada quando o paciente se deita sobre o ombro acometido.
- **Fase adesiva ou congelamento:** a dor começa a ceder, porém inicia-se uma progressiva perda de flexão da glenoumeral, abdução, rotação interna e externa.
- **Fase de resolução ou descongelamento:** caracterizada por uma melhora progressiva dos movimentos e funcionalidade do ombro. Diante da revisão vamos analisar as alternativas da referida questão a fim de buscar a resposta correta. Os exercícios de Codman são muito utilizados nesse tipo de patologia, seu principal intuito é ajudar no alivio da dor através de movimentações oscilatórias com leve tração e fornecer mobilidade precoce às estruturas articulares, em especial à cápsula articular (*letra A incorreta*). Podemos observar que a *letra B é correta*, visto que apresenta a definição e biomecânica patológica da síndrome do ombro congelado ou capsulite adesiva. Nessa enfermidade é essencial que seja realizada a avaliação dos movimentos do ombro em todos os planos de movimento. Essa conduta poderá auxiliar no diagnóstico cinético-funcional dessa lesão (*letra C incorreta*). O tratamento por meio do calor na capsulite adesiva é benéfico para reduzir as aderências da cápsula, assim como aumentar o metabolismo e o fluxo sanguíneo local (*letra D incorreta*). Por fim, *letra E incorreta*. Sabemos que o restabelecimento dos movimentos consiste em exercícios funcionais a fim de aumentar a ADM dessa articulação afetada na capsulite adesiva.

Comentário: essa condição está descrita em cerca de 0,5% dos casos de *fratura supracondiliana do úmero em criança*. Consiste numa *lesão vascular da artéria braquial* com consequente isquemia dos músculos do antebraço. Essa lesão acarreta uma postura do membro afetado em flexão fixa da articulação do cotovelo, pronação do antebraço, flexão da articulação do punho e extensão das articulações metacarpofalângicas.

Comentário: de acordo com a descrição da questão podemos afirmar que se trata da *síndrome da dor femoropatelar*. Esta apresenta um padrão de *dor na região anterior do joelho com agravamento da sintomatologia decorrente de certas atividades, tais como corrida, caminhada, saltos, subida e descida de escadas, agachamentos e longos períodos na posição sentada*. De acordo com a literatura, as causas da SDFP são multifatoriais e ainda não apresentam causa definida, porém muitos autores defendem que o seu surgimento está relacionado com alterações biomecânicas e estruturais dos membros inferiores, tais como anteversão do colo femoral, aumento da adução e rotação medial do quadril, além de desequilíbrios musculares no quadril e joelho. *Detalhe importante dessa patologia consiste na maior prevalência em indivíduos fisicamente ativos, apesar de acometer pessoas consideradas sedentárias*. Esse fato é possivelmente relacionado ao uso excessivo, chamado *overuse* do membro inferior.

- **Doença de Legg-Calvé-Perthes:** é uma patologia ortopédica infantil definida pela *necrose avascular da cabeça do fêmur*, em particular do núcleo epifisário femoral superior. Essa deformidade da cabeça do fêmur ocorre na infância devido à obstrução transitória da circulação nesta área do fêmur e ainda não é possível determinar a causa que explique esse acometimento durante esse período. Incidência maior no sexo masculino, numa proporção de 4:1. Quadro clínico apresenta *dor, marcha claudicante e limitação de movimentos, especialmente para abdução, flexão e rotação medial do quadril afetado*.

- **Síndrome do piriforme:** patologia que se caracteriza por dor na região glútea geralmente associada ao quadro de ciatalgia. Descrita como uma compressão do nervo isquiático acarretando quadro de dor, ela se propaga da região glútea até a área correspondente à distribuição desse nervo. Vale ressaltar que ela apresenta em sua sintomatologia alterações sensitivas, motoras e tróficas relacionadas ao nervo isquiático.

Comentário: as fraturas do antebraço são cobradas de forma exagerada em provas. Portanto, caro candidato, muita atenção na definição dessas fraturas.

- **Fratura de Monteggia:** fratura da ulna proximal com luxação da cabeça do rádio. Atente que a *alternativa B* menciona luxação do terço proximal do rádio, ou seja, cabeça do rádio, portanto item correto. Cuidado com pegadinhas em prova, caro concurseiro!
- **Fratura de Galeazzi:** fratura do rádio associada à luxação da articulação da rádio-ulnar distal.

> **Dica fatal:** lembre-se de Rádio Gazeta → fratura do rádio → fratura de GALEAZZI.

Comentário: *artrite reumatoide* é um tema bem explorado em concursos. Portanto, muita atenção quanto às principais características dessa enfermidade reumatológica.

- **Definição:** é uma *doença autoimune* de etiologia desconhecida, caracterizada por um padrão *bilateral* e *simétrico* de envolvimento poliarticular/poliartrite, que leva à deformidade e à destruição das articulações por erosão do osso e cartilagem.

Acomete preferencialmente pequenas e grandes articulações, com maior frequência das mãos e pés, sendo predominantemente maior em mulheres na faixa etária de 30 a 50 anos.

> **Dica:** AR → poliartrite simétrica.

Diante da breve revisão de conteúdo sobre AR, iremos analisar cada item da questão:

(F) I. É caracterizada por *monoartrite* periférica, que leva à deformidade por destruição óssea e cartilaginosa.

AR é uma poliartrite simétrica, nunca se esqueçam desse padrão, pois é muito cobrado em provas.

(V) II. É uma doença inflamatória crônica, de caráter autoimune, que afeta mais mulheres do que homens.

(F) III. A deformidade em pescoço de cisne é caraterizada por flexão da articulação interfalangeana proximal e hiperextensão da distal.

Esse padrão de deformidade é denominado dedo em botoeira.

Dedo em pescoço de cisne é caracterizado por flexão da articulação metacarpofalangeana, hiperextensão da articulação interfalangeana proximal e flexão da distal. Atenção com essas deformidades em concursos!

(V) IV. Estão incluídos nos critérios necessários para o diagnóstico da artrite reumatoide a rigidez articular matinal e a presença de fator reumatoide sérico. Além de outros citados pelo colégio americano de reumatologia:

1. *Rigidez matinal.*
2. *Artrite de três ou mais aéreas articulares.*
3. *Artrite das articulações das mãos.*
4. *Artrite simétrica.*
5. *Nódulos reumatoides (Heberden e Bouchard).*
6. *Fator reumatoide sérico em quantidades anormais.*
7. *Alterações radiográficas.*

Os critérios de 1 a 4 devem estar presentes por no mínimo 6 meses e para classificar como AR o paciente precisa apresentar pelo menos 4 dos 7 critérios supracitados.

Comentário: *Osteoartrite* é uma doença reumática degenerativa que atinge as articulações sinoviais e caracteriza-se por apresentar alterações na cartilagem articular. Etiologia desconhecida, mas com provável causa relacionada ao excesso de uso e sobrecarga articular. Apresenta a *dor como primeiro sintoma*, que geralmente aumenta com prática de atividade física. Em alguns casos, a articulação pode estar rígida depois de dormir ou de qualquer outra forma de inatividade, porém a rigidez costuma regredir após 30 minutos de atividade da articulação afetada.

- **Resumo do quadro clínico:** *dor, rigidez matinal, crepitação, edema e eventualmente instabilidade.*
- **Achados radiográficos:** ↓ *do espaço articular, esclerose subcondral e osteófitos marginais.* Estes são chamados bicos de papagaio quando acometem a coluna vertebral.

- **Sindesmófitos:** é uma ossificação dos ligamentos longitudinais da coluna vertebral, acarretando uma fusão de um corpo vertebral ao outro (*letra A incorreta*).
- **Rizartrose:** é a osteoartrite encontrada na articulação trapezometacarpiana do polegar (*letra B incorreta*).

O calor profundo é contraindicado em casos de artrites e/ou sinovites secundárias à OA, visto que causa elevação da atividade enzimática chamada de colagenase, gerando maior colapso da cartilagem e de outros tecidos articulares (*letra C incorreta*).

Em pacientes com osteoartrite das mãos não é tão recomendado realizar exercícios de preensão de força, principalmente na fase aguda da doença (*letra D incorreta*).

Os nódulos de Herberden e Bouchard são encontrados nas osteoartrites de mãos, especificamente nas interfalangeanas distais e proximais, respectivamente (*letra E correta*).

Para lembrar em quais articulações são encontrados os nódulos segue uma dica:

Dica: HD (Herbeden-IFD) e **BP** (Bouchard-IFP)

Comentário: deformidades das mãos costumam ser bem exploradas em provas. Atenção ao padrão descrito a seguir:
- **Dedo em botoeira ou boutonniere:** articulação interfalangeana proximal torna-se marcadamente fletida, e a distal estendida.
- **Mão em garra:** corresponde à deformidade decorrente de lesão do nervo ulnar.
- **Dedo em pescoço de cisne:** caracterizado por *flexão da articulação metacarpofalangeana, hiperextensão da articulação interfalangeana proximal e flexão da distal*.

Não existe na literatura a expressão *dedo em macete*!

Comentário: a respeito das fases de consolidação das fraturas temos cinco:
1) **Fase do hematoma ou inflamatória:** quando um osso é fraturado, o sangue vaza pelos vasos rotos e forma um hematoma entre as áreas da superfície saturada e ao seu redor.
2) **Fase da proliferação subperiostal e endostal:** proliferação de células da superfície profunda do periósteo próximo à fratura. Tais células são as precursoras dos osteoblastos, que deverão sedimentar a substância intercelular.
3) **Fase reparativa:** nessa fase o hematoma é invadido por condroblastos e fibroblastos que formaram inicialmente o calo mole. Em seguida, os osteoblastos realizam mineralização desse calo mole, convertendo-o num calo duro.
4) **Fase da consolidação:** o osso primário que forma o calo primário transforma-se gradualmente pela ação dos osteoblastos em um osso mais amadurecido, com estrutura lamelar típica.
5) **Fase da remodelação:** consiste em atividades osteoblásticas e osteoclásticas que resultam na substituição do osso reticular desorganizado por osso organizado e maduro. Nessa fase é habitual que não seja mais visualizada a fratura.

Comentário: muita atenção com esse tipo de fratura quanto a sua definição. Existem alguns tipos de fratura da extremidade distal do rádio. Contudo, aquela que vem associada com luxação do carpo é denominada *fratura de Barton* ou *fratura palmar de Barton*. Esta é causada comumente por queda sobre a mão hiperestendida. O mecanismo da lesão provoca uma impactação do osso semilunar contra a margem dorsal ou palmar da superfície articular do rádio. O osso semilunar atua como uma alavanca acarretando a fratura. Em seguida o carpo é luxado juntamente com o fragmento dessa lesão.

- **Fratura de Colles:** fratura distal do rádio com deslocamento dorsal do fragmento.
- **Fratura de Smith:** fratura distal do rádio com deslocamento palmar do fragmento.
- **Fratura de Bennet:** fratura da base do polegar decorrente da tração pelo ligamento oblíquo palmar intracapsular no primeiro metacarpo.

Comentário: tipos de fratura é um assunto bastante explorado em concursos. Portanto, atenção nos detalhes das fraturas dos ossos do antebraço.

> **Dica fatal:** lembre-se de Rádio Gazeta → fratura do rádio → fratura de GALEAZZI. *A outra fratura do antebraço que lesiona a ulna é chamada Monteggia*; portanto, é definida como aparece no enunciado da questão: *fratura de 1/3 superior da ulna, associada à luxação da cabeça do rádio*.

- **Fratura de Bennet:** fratura da base do polegar decorrente da tração pelo ligamento oblíquo palmar intracapsular no primeiro metacarpo.
- **Fratura de Galeazzi:** fratura do rádio associada à luxação da articulação da rádio-ulnar distal.
- **Norton:** *não é nenhum tipo de fratura*.
- **Fratura de Barton:** fratura da extremidade distal do rádio com deslocamento dorsal do fragmento e luxação do carpo.

Comentário: fique atento à dica anterior: *Rádio Gazeta → fratura do rádio → fratura de GALEAZZI*. Portanto, essa fratura pode ser definida como fratura do terço distal do rádio associada à luxação da rádio-ulnar distal; contudo, lembre-se da dica do professor!

- **Fratura de Colles:** fratura distal do rádio com deslocamento dorsal do fragmento.
- **Fratura de Smith:** fratura distal do rádio com deslocamento palmar do fragmento.
- **Fratura de Monteggia:** fratura de 1/3 superior da ulna, associada à luxação da cabeça do rádio.
- **Fratura de Chauffer:** fratura da apófise estiloide radial.

Comentário: caro candidato, muitas questões direcionam sua própria resposta por meio do bom senso clínico. Nessa questão em especial podemos observar de cara *erro* na *Letra A*, que menciona *realizar exercícios isométricos para ganho de força muscular, na fase*

inicial da reabilitação, mesmo na presença de dor. Sabemos que dentre os objetivos da Fisioterapia nessa fase estão: restaurar a função, *diminuir a dor* e obter um controle muscular que possibilite ao indivíduo retornar aos níveis de funcionamento prévios ou melhorados. Portanto utilizar exercícios isométricos com esses pacientes na presença de dor não é indicado. Ideal nessa fase também proteger a articulação evitando movimentos excessivos de flexão acima de 90° e adução além da linha média, visto que esses componentes de movimento favorecem a luxação da prótese.

As demais alternativas da questão estão corretas.

24 C

Comentário: as lesões dos tecidos moles decorrem de três mecanismos: trauma sem corte aparente, lesão por esmagamento e trauma penetrante. Os principais sintomas dessa lesão são *dor, edema e inflamação*, que aparecem concomitantemente com a maior parte das lesões de tecidos moles, e a Fisioterapia dispõe de diversos recursos para tratamento desses sintomas. Dentre eles podemos citar: modalidades físicas e eletroterapêuticas, exercícios leves de ADM e técnicas manuais gradativas. *Atenção às principais metas na fase inicial das lesões agudas: reduzir a dor e edema, controle da inflamação e proteger as estruturas danificadas*. Ao analisarmos as alternativas, podemos observar que *letra A* é correta, visto que a oscilação articular grau I será possível dependendo da extensão da lesão. *Letra B* apresenta equívoco ao citar função da tala ou gesso reduzir edema. Sabemos que esse meio de imobilização favorece o repouso da articulação e ainda nos casos de fraturas ou luxações atua no processo de estabilização a fim de auxiliar na cicatrização. Aqui a banca considerou correta essa alternativa, porém considero errada. *Manutenção da força muscular e amplitude de movimento com exercícios isotônicos livres e ativos resistidos* seriam uma conduta mais tardia do tratamento e não no estágio agudo da lesão de tecido mole. Portanto, letra C incorreta. Por fim, *letra D* menciona um recurso a ser utilizado para controle da dor, assim como do edema.

25 A

Comentário: existem alguns termos relacionados à lesão dos tecidos moles com que você precisa estar familiarizado. Vamos analisar os quesitos:

- (V) **Distensão:** alongamento excessivo, esforço exagerado, uso repetitivo do tecido mole. Tende a ser menos grave que uma entorse. Ocorre em virtude de um trauma leve ou trauma não habitual de grau mínimo repetido.

  Esse termo é usado frequentemente com relação a algum grau específico de comprometimento da unidade musculotendínea.

- (F) **Tenovaginite:** é a degeneração do tendão devido a traumas repetitivos.

  Esse conceito se refere à Tendinose.

  Tenovaginite é definida como sendo um distúrbio inflamatório nos tecidos que circundam o tendão, como a bainha tendínea.

- (V) **Contusão:** lesão devido a um golpe direto, levando à ruptura capilar, sangramento, edema e uma resposta inflamatória.

(F) **Hemartrose:** sangramento dentro e fora da articulação, geralmente devido a trauma grave.

Consiste na presença de sangue no interior da articulação.

Comentário: *artrite reumatoide* é definida como uma desordem sistêmica crônica de causa desconhecida. Esta produz uma sinovite inflamatória persistente, acarretando a destruição das superfícies articulares e do osso subcondral.

De acordo com o *Colégio Americano de Reumatologia* os critérios para diagnosticar AR são:

1. **Rigidez matinal (letra D)**.
2. *Artrite de três ou mais aéreas articulares.*
3. *Artrite das articulações das mãos.*
4. **Artrite simétrica (letra A)**.
5. *Nódulos reumatoides (Heberden e Bouchard).*
6. **Fator reumatoide sérico em quantidades anormais (letra B)**.

   Cerca de 80% dos pacientes apresentam fator reumatoide positivo, embora não seja conclusivo. Esse teste é bastante útil no diagnóstico de AR.
7. **Alterações radiográficas (letra C)**.

Comentário: deformidade em pescoço de Cisne é tema batido em provas, lembre-se do componente estrutural dessa lesão:

- **Dedo em pescoço de cisne:** é caracterizado por *flexão da articulação metacarpofalangeana, hiperextensão da articulação interfalangeana proximal e flexão da interfalangeana distal.*
- **Dedo em botoeira:** é caracterizada por flexão da articulação interfalangeana proximal e hiperextensão da distal.
- **Dedo em martelo:** é caracterizado por uma flexão da articulação interfalangeana proximal, sendo a causa decorrente da ruptura do mecanismo extensor.
- **Dedo em botoeira do polegar:** é caracterizado por flexão da articulação interfalangeana proximal e hiperextensão da distal.

Comentário: síndrome do túnel do carpo é uma síndrome caracterizada pela *compressão do nervo mediano* em sua passagem pelo canal ou túnel do carpo, estrutura anatômica que se localiza entre a mão e o antebraço. Através desse túnel rígido, além desse nervo, passam os tendões dos músculos flexores do carpo que são revestidos pelo tecido sinovial. Qualquer situação que aumente a pressão dentro do canal provoca compressão do nervo mediano e a síndrome do túnel do carpo. Sua sintomatologia aparenta tipicamente dormência e formigamento nas mãos, principalmente nas extremidades dos *dedos indicador, médio e anular (letra A incorreta)*, assim como hipotrofia da região tenar da mão em casos mais graves. Vale ainda frisar que na maioria dos casos de STC acontece de forma bilateral. Uma característica muito importante a ser considerada é a prevalência dos sintomas noturnos. O teste diagnóstico mais utilizado na STC é de *Phalen*, que é executado solicitando ao paciente que faça flexão dos punhos com as regiões dorsais se tocando, permanecendo por até 1 min. Será positivo caso o paciente refira dor e/ou dormência, bem como não consiga manter a posição pelo tempo previsto (*letra C incorreta*). O uso de tala noturna em semiflexão de punho é totalmente contraindicado, pois irá aumentar a pressão no interior do túnel (*letra D incorreta*).

29 A

Comentário: definições de patologias costumam cair com frequência em provas. Portanto, estude fazendo resumos das principais enfermidades quanto ao seu conceito.

É uma *doença inflamatória crônica* que acomete preferencialmente a *coluna vertebral*, podendo evoluir com rigidez e limitação funcional. Geralmente *acomete adultos jovens, do sexo masculino e HLA-B27 positivos*. Essa definição faz menção à Espondilite Anquilosante e observe que destaquei termos essenciais que caracterizam essa patologia.

Atenção com alguns termos relacionados à EA: *HLA-B27, coluna em bambu, postura de esquiador e sintoma inicial sacroileíte*.

30 C

Comentário: lembre-se da dica citada na questão anterior: *EA → HLA-B27, coluna em bambu, postura de esquiador e sintoma inicial sacroileíte*.

- **Prova do látex e a reação de Waaler-Rose:** artrite reumatoide.
- **Proteína C reativa:** avalia o nível de inflamação no corpo.
- **Fração C3 e C4:** determinar disfunção ou anormalidades do sistema complemento (sistema de defesa do corpo).

31 D

Comentário: a espondilite anquilosante (EA) representa um grupo de doenças inflamatórias conhecidas como espondiloartropatias, que apresentam características epidemiológicas, clínicas, anatomopatológicas, radiológicas e imunogenéticas comuns. Dentro desse espectro de doenças podemos incluir: *EA, artrite reativa (antigamente denominada Síndrome de Reiter), artrite psoriásica, espondiloartrite relacionada à doença inflamatória intestinal e a espondiloartrite indiferenciada*.

EA é uma doença de caráter *inflamatório*, *crônico* e *progressivo* que afeta primariamente as articulações sacroilíacas e o esqueleto axial (coluna vertebral). *Quadro clínico* típico apresenta *lombalgia* ou *sacralgia de ritmo inflamatório associada à rigidez matinal prolongada, aliviando com a prática de exercício e agravando no repouso (item I correto)*. Geralmente essa sintomatologia é de inicio insidioso. Vale ainda salientar a limitação de mobilidade na coluna lombar e/ou cervical e limitação da expansão torácica. O aparecimento dessa enfermidade tem relação na faixa etária dos 20 a 40 anos de idade, acometendo principalmente indivíduos do gênero masculino, na razão de 3:1.

Dica: *EA → HLA-B27, coluna em bambu, postura de esquiador e sintoma inicial sacroileíte*.

- **Lúpus Eritematoso Sistêmico (LES):** é definido como uma doença de caráter autoimune, etiologia desconhecida, podendo afetar diversos órgãos e sistemas: a pele, as articulações, os rins dentre outros. *Apresenta três formas: discoide, sistêmica e induzida por drogas.* A sintomatologia do LES é muito diversificada, podendo ocorrer em qualquer fase da doença, caracterizado por comprometimento do estado geral, compreendendo manifestações musculoesqueléticas e manifestações cutâneas. A *manifestação cutânea aguda é a mais conhecida no LES e sua forma localizada é descrita como rash malar ou rash* em "asa de borboleta", notadamente simétrica, poupando o sulco nasolabial. Outras manifestações associadas aos pacientes com LES são: sensibilidade ao sol (fotossensibilidade), alopecia (queda de cabelo), artrites e *miosites*, glomerulonefrite, enxaquecas, irritabilidade, depressão, *pericardite*, dor nas costas decorrente da inflamação das pleuras (pleurite), febre alta, perda de apetite, vasculite, anemia, leucopenia e linfopenia, fenômeno de Raynaud pode surgir no decorrer da doença, convulsões, psicoses, dentre outras manifestações sistêmicas (*Item II correto*).
- **Artrite reumatoide:** é uma doença inflamatória crônica que se manifesta habitualmente por um quadro de início insidioso de *poliartrite simétrica* que atinge inicialmente os punhos, as articulações MCF e IFP das mãos e MTF e IFP dos pés. Num momento posterior irá afetar os joelhos, cotovelos, ombros, ATM, coxofemorais e coluna cervical (*item III incorreto*).
- **Síndrome de Reiter:** é doença reumatológica do grupo das espondiloartropatias de etiologia desconhecida que se caracteriza por *oligoartrite assimétrica em articulações periféricas*, podendo iniciar com uma *monoartrite*, principalmente em joelhos, tornozelos e calcanhares (*item IV incorreto*).
- **Tema de prova:** *(Tríade da SR: artrite, uretrite e conjuntivite).*

32 B

Comentário: tema pouco explorado em provas de concurso. Contudo, merece uma boa revisão do assunto. *A síndrome da dor miofascial (SDM) é uma desordem regional neuromuscular* caracterizada pela presença de locais sensíveis nas bandas musculares contraídas, aparecimento de dor em queimação, às vezes em pontadas, dor e redução da força muscular, limitação da amplitude de movimento e, em alguns casos, pode aparecer quadro de fadiga muscular, produzindo dor referida em áreas distantes ou adjacentes. Essa enfermidade é uma das causas mais comuns de dores musculoesqueléticas, acometendo músculos, tecido conectivo e fáscias, sendo incidentes em pessoas na faixa etária entre 31 e 50 anos. O ponto-gatilho na DSM é caracterizado como sendo áreas pequenas e sensíveis no músculo espontaneamente ou por compressão, causando dor para uma região distante, conhecida como dor referida.

A fibromialgia (FM) é considerada uma doença crônica de difícil tratamento, afetando principalmente mulheres entre 40 e 60 anos. A doença é caracterizada por *dores musculares difusas*, aparecimento de pontos dolorosos chamados de *tender points, distúrbios do sono, rigidez e fadiga, alterações psicológicas e baixa tolerância ao esforço físico.* Afeta principalmente mulheres na faixa etária produtiva; no entanto, pode acometer crianças, adolescentes e idosos. Seu diagnóstico é puramente clínico, visto que não há alterações laboratoriais nem achados radiológicos significativos. Diante da breve explanação vamos analisar os itens da questão:

(F) I. Compressões isquêmicas nos pontos-gatilho *não* beneficiam os sintomas dessas doenças.

A literatura preconiza as compressões ou digitopressão nos PG a fim de aliviar os sintomas dessas patologias.

(V) II. Pacientes fibromiálgicos apresentam deficiência de serotonina e se beneficiam do condicionamento físico.

(V) III. Os *trigger* e *tender point's* ativos e encontrados na síndrome miofascial são regionais, enquanto na fibromialgia são difusos.

(F) IV. Depressão, estresse, irritabilidade e alterações neuropsíquicas são encontradas na *síndrome miofascial*.

Esses sintomas estão presentes com frequência no paciente com fibromialgia.

33 B

Comentário: fibromialgia costuma ser abordada em muitas bancas de concurso. Vamos fazer uma breve revisão dessa patologia. Definida com sendo uma síndrome clínica dolorosa, caracterizada por *dores musculares generalizadas, distúrbios do sono, rigidez articular, fadiga muscular, alterações psicológicas e baixa tolerância ao esforço físico.*

O Colégio Americano de Reumatologia definiu os seguintes critérios classificatórios da FM:

- Presença na história clínica de dor generalizada, afetando o esqueleto axial e periférico, acima e abaixo da cintura, com duração superior a três meses.
- No exame físico, dor à palpação com força aplicada de 4 kg/cm² em pelo menos 11 dos seguintes 18 *tender points* (9 pares).

A fisiopatologia da FM ainda segue desconhecida e obscura. Algumas teorias afirmam que fator primário relacionado seria uma alteração em algum mecanismo central de controle da dor, o qual poderia resultar de uma *disfunção de neurotransmissores*, tais como: *serotonina, encefalina, norepinefrina e outros*. Atenção redobrada no que diz respeito à coexistência de fibromialgia em 12% dos pacientes com artrite reumatoide. Sendo assim, a artrite não é um sinal característico de pacientes com FM.

Além da dor difusa presente na FM e do achado físico de múltiplos pontos sensíveis, a maior parte desses pacientes apresenta *fadiga, rigidez muscular, dor após esforço físico e anormalidades do sono*. Pode também haver sintomas de depressão, ansiedade.

34 C

Comentário: casos clínicos costumam cair com frequência em provas de concurso. Por isso é essencial destacar pontos importantes no enunciado da questão. Podemos observar no caso apresentado:

*Hipotrofia dos interósseos dorsais da mão e punhos em semiflexão e dedos (II ao V) em botoeira. Em primeiro lugar vamos relembrar a função dessa musculatura: *interósseos dorsais realizam abdução dos dedos (afastam os dedos)*. Então, para realizar fortalecimento dessa musculatura a conduta será enfatizar os exercícios resistidos para abdução dos dedos, visto que esse movimento é função dos interósseos dorsais da mão. Partindo desse pressuposto, podemos eliminar os *itens B e D*, que citam *exercícios resistidos de adução de dedos*. Segundo ponto da questão é melhorar *a postura dos*

punhos em semiflexão e dedos (II ao V) em botoeira. Nesse caso a melhor conduta a ser feita é o *alongamento dos flexores de punhos e alongamento dos flexores de dedos*, desse modo elimine *item A*, que menciona *alongamento dos extensores de punhos e alongamento dos extensores de dedos*. Por fim, iremos analisar o *dedo em botoeira* que *consiste na flexão da interfalangeana proximal associado com hiperextensão da interfalangeana distal*. Portanto, *mobilização intra-articular dos punhos e interfalangeana proximal é a conduta mais adequada*. Sendo assim, concluímos como correto *letra C*.

35 B

Comentário: muita atenção com essa questão, visto que envolve um bom conhecimento de biomecânica e órteses.

- **Joelho varo:** *aumenta as cargas no compartimento medial do joelho* e redução relativa de carga no componente lateral. Está associado à coxa valga e pés cavos com supinação excessiva. *Recomendada prescrição de palmilha com elevação do bordo lateral do pé*.

- **Joelho valgo:** *aumenta as cargas no compartimento lateral do joelho* e redução relativa de carga no componente medial. Está associado à coxa vara e pés planos com pronação excessiva. *Recomendada prescrição de palmilha com elevação do bordo medial do pé*.

36 C

Comentário: tema recorrente em provas sobre o manguito rotador. Fique atento a esse assunto. O manguito rotador é constituído por quatro músculos: SUBESCAPULAR, SUPRAESPINHOSO, INFRAESPINHOSO E REDONDO MENOR. Esse complexo muscular íntegro favorece a formação de um espaço articular fechado, sendo essencial na nutrição da cartilagem e consequentemente na prevenção de processos degenerativos. Dentre as causas mais frequentes de lesão do MR estão: síndrome do impacto, alterações degenerativas e traumatismos. Essas lesões foram classificadas por NEER em três estágios progressivos:

- **Grau I – edema e hemorragia reversíveis:** acomete pacientes jovens devido ao uso excessivo do Membro Superior (MS) no esporte e/ou no trabalho. O tratamento conservador é o mais adequado nesse estágio.

- **Grau II – fibrose e tendinite do manguito rotador:** acometimento de forma crônica em pacientes na faixa etária entre 25 e 45 anos. Nesse estágio o tratamento conservador pode ser suficiente apenas nos primeiros episódios dolorosos e os sintomas são intermitentes.

- **Grau III – ruptura completa do manguito:** presença de alterações ósseas típicas ao exame radiográfico simples. Acomete geralmente pacientes acima de 40 a 50 anos e nesse caso é necessário procedimento cirúrgico a fim de reconstruir o manguito rotador.

37 B

Comentário: caro candidato, muita atenção com algumas bancas de concursos, pois muitas estão surpreendendo cada vez mais na elaboração de suas questões. Incrivelmente essa questão foi elaborada a partir de uma página do Facebook chamada *Pés Sem Dor* que cita a definição do *Neuroma de Morton* → *é um espessamento do nervo*

Fisioterapia em Traumato-Ortopedia e Reumatologia **277**

interdigital que passa entre os dedos do pé, normalmente entre o terceiro e o quarto dedos, causando dormência e dor na ponta do pé (nos metatarsos). Observe que é o enunciado da questão feita a partir dessa página da rede social.

> **Dica:** nervo interdigital associe com *Neuroma de Morton*.

Comentário: assunto pouco comum em concursos, caro candidato. Portanto, fique atento à definição. A perda no suprimento sanguíneo para o *osso semilunar* caracterizando um quadro de necrose avascular desse osso é denominado *doença de Kienböck*. Etiologia desconhecida que geralmente resulta de queda e apresenta a seguinte sintomatologia: punho doloroso, com surgimento de edema, ADM limitada, redução da força de preensão da mão, alteração de sensibilidade diretamente na região do osso e dificuldade em virar a mão.

Comentário: *Doença de Preiser* é uma enfermidade que consiste em uma necrose avascular do *osso escafoide*, que é o mais fraturado dos ossos do carpo. A lesão é causada comumente por uma força sobre a mão estendida, acarretando compressão do osso escafoide entre o rádio e a fileira distal dos ossos do carpo.

Comentário: fibromialgia sempre é cobrada em provas. Vamos analisar os itens a seguir:

(V) I. O Colégio Americano de Reumatologia na década de 1990 definiu os critérios para o diagnóstico da Fibromialgia e os mesmos são considerados até os dias atuais.
A literatura preconiza os critérios dessa instituição para diagnóstico atualmente.

(V) II. Segundo os critérios para classificação da Fibromialgia, o paciente deve referir um histórico de dor generalizada no corpo por um período de, pelo menos, três meses.
De acordo com o Colégio Americano de Reumatologia, a combinação de dor difusa bilateral associada à presença de pelo menos 11 de 18 pontos dolorosos previamente especificados, por pelo menos três meses de duração caracterizam a Fibromialgia.

(V) III. O critério diagnóstico define que deve haver dor à palpação digital em ao menos 11 dos 18 pontos dolorosos propostos. *Pelo CAR o paciente com Fibromialgia deve apresentar dor à palpação em pelo menos 11 dos 18 tender points.*

(F) IV. Os achados radiológicos nessa síndrome são bastante evidentes, incluindo a presença de desgaste articular generalizado, principalmente nos territórios onde a dor é mais evidente.
O diagnóstico da FM é puramente clínico, sem dados relevantes no exame radiológico. Atenção, candidato, sabendo que esse item é F, você acertaria essa questão assinalando o item A, visto que as demais alternativas possuem esse item IV como verdadeiro.

(V) V. A hidrocinesioterapia em piscina aquecida tem sido considerada um bom recurso no tratamento da fibromialgia por possibilitar o alongamento muscular, a manutenção ou aumento do trofismo muscular e proporcionar benefícios no condicionamento cardiorrespiratório.

Literatura confirma esses e outros benefícios da hidroterapia nesses pacientes.

Comentário: tenossinovite estenosante de Quervain consiste na inflamação dos tendões do *ABDUTOR LONGO DO POLEGAR E EXTENSOR CURTO DO POLEGAR* no primeiro compartimento dorsal do punho. O quadro clínico apresenta dor sobre a região radial do punho, sensibilidade dolorosa na estiloide radial, e o teste propedêutico de *Finkelstein* é utilizado para fins diagnósticos. As principais causas estão no uso excessivo ou associado à artrite reumatoide ou gestação.

> **Dica:** *Tenossinovite estenosante de Quervain → abdutor longo e extensor curto do polegar → teste de Finkelstein.*

Comentário: candidato, atenção no enunciado em relação à fase em que se encontra o paciente descrito, no caso *período de internação*. Artroplastia total de joelho é uma cirurgia ortopédica frequentemente utilizada para: *reduzir a dor, corrigir deformidades e instabilidades, além de melhorar a função nas doenças degenerativas do joelho*. No período de internação hospitalar, a atenção do fisioterapeuta está voltada basicamente para a restauração da ADM associado com treino de marcha e transferências. Diante desse fato podemos utilizar o bom senso clínico nessa questão no que diz respeito à marcha no *item C*: realizar treino de marcha *com a carga tolerada pelo paciente ou conforme ordem médica, com uso de imobilizador, quando for adequado*.

Comentário: o *Hálux valgo* ou *Joanete* é uma das deformidades mais comuns dos pés dos adultos. Ela consiste no *desvio lateral do primeiro dedo ou grande dedo do pé associado a um desvio medial do primeiro metatarso*. Essa deformidade é caracterizada por um ângulo maior que 9° entre o primeiro e o segundo metatarsianos; um ângulo em valgo maior que 15 graus da primeira articulação metatarsofalangeana e uma subluxação lateral dos sesamoides em graus variados. Foi observada essa disfunção quase exclusivamente em pessoas que usam calçados por longos períodos e as mulheres apresentam maior incidência se comparadas aos homens, na proporção de 9:1. *As causas mais comuns são: calçados apertados, primeiro metatarso varo, pé plano, pronação anterior do pé, hiperlassidão articular e hereditariedade*.

Comentário: atenção aos detalhes dessa questão no enunciado. Vejamos:

*Alteração de sensibilidade no 4º e 5º dedo, presença de dor e hipoestesia: trajeto anatômico do nervo *ULNAR* que quando sofre compressão ao nível da mão é deno-

minado de *Síndrome do Canal de Guyon*. Compressão do nervo ULNAR ao nível do cotovelo é chamada de *Síndrome do Túnel Cubital*. Atenção!

Comentário: questão batida em questão batida em provas concurseiros. A compressão do nervo mediano no punho é a denominada *Síndrome do Túnel do Carpo*.

> **Dica:** *síndrome do túnel carpal → compressão do nervo mediano → Teste de Phalen.*

- **Mão em garra:** lesão do nervo ulnar.
- **Dedo em gatilho:** resulta de uma tenossinovite localizada superficialmente aos tendões dos flexores profundos dos dedos, na região da bainha fibrosa. Pode ser associado com artrite reumatoide e diabetes.
- **Atrofia de Sudeck:** conhecida como *síndrome ombro-mão, distrofia simpático-reflexa e síndrome da dor regional crônica*. Condição dolorosa decorrente de um trauma acarretando um quadro clínico de dor, edema, fraqueza muscular, rigidez articular, alterações sudomotoras e distróficas como: crescimento anormal dos pelos, unhas e pele brilhante.

Comentário: a *síndrome do túnel cubital* é a segunda neuropatia compressiva em frequência, acarreta compressão do nervo ulnar no canal cubital do cotovelo. Essa neuropatia se manifesta como disfunção e hipotrofia dos músculos intrínsecos da mão e hipoestesia no território do nervo ulnar.

> **Dica:** *síndrome do túnel cubital → cotovelo → arcada de Struthers → nervo ulnar.*

Comentário: as lesões de tecidos moles podem acometer estruturas da pele, músculos, tendões, ligamentos ou ainda os revestimentos que cobrem certas articulações.
- **Distensão:** lesão que ocorre secundariamente ao uso excessivo ou trauma direto, podendo ocorrer em qualquer parte dentro do músculo, porém o local mais comum é na junção musculo-tendínea distal. Os músculos biarticulares e compostos por fibras de contração rápida são mais suscetíveis a esse tipo de lesão.
- **Contusão:** lesão devido a um golpe direto, levando à ruptura capilar, sangramento, edema e uma resposta inflamatória.
- **Entorse:** lesão ligamentar de uma articulação, geralmente decorrente de traumas ou movimentos bruscos.
- **Contratura:** é uma condição clínica na qual ocorre uma redução funcional do músculo sem interferir na sua ação de contração.

Comentário: questão de fácil resolução. Paciente apresenta: *inflamação na região do epicôndilo lateral do úmero, comprometimento dos músculos extensores do punho e teste*

de Cozen, que confirmam o diagnóstico de *Epicondilite lateral do úmero*. Essa é uma condição clínica decorrente de microtraumatismos repetitivos nos tendões dos extensores de punho que apresentam fixação proximal no epicôndilo lateral do úmero.

> **Dica:** *Epicondilite lateral do úmero → cotovelo de tenista → extensores de punho → teste de Cozen e Mill.*

Comentário: patologia pouco cobrada em concursos e talvez seja desconhecida pela maior parte dos concurseiros. Doença de Larsen-Johanson é similar à doença de Osgood-Schlatter, porém o acometimento é no polo inferior da patela que acarreta quadro de dor, edema e sensibilidade pontual. Causada geralmente por estiramento excessivo e repetido do tendão patelar.

> **Dica:** *Larsen-Johanson → polo inferior da patela/Osgood-Schlatter → tuberosidade anterior da tíbia.*

Comentário: a *fascite plantar* é uma enfermidade bastante comum, sendo caracterizada por dor na inserção plantar do tubérculo medial do calcâneo, e sua sintomatologia é mais acentuada durante as primeiras horas da manhã ao caminhar. Afeta mais mulheres que homens, sendo frequente em pessoas obesas. Sua *etiologia* está relacionada a causas biomecânicas, tais como: encurtamento do tendão do calcâneo, pé plano, retesamento da fáscia plantar, uso excessivo de salto alto, pé plano com pronação excessiva, além da gravidez que pode favorecer seu aparecimento (*letra B correta*). A FP está associada em torno de 50% dos casos de esporão de calcâneo, porém o esporão não é a causa da dor na fascite plantar. Atenção que as caminhadas e os longos períodos em pé exacerbam os sintomas, e o repouso alivia a sintomatologia (*letra A incorreta*). A maioria dos pacientes, cerca de 95% dos casos respondem bem ao tratamento conservador. Já o procedimento cirúrgico é raramente utilizado e consiste na liberação da fáscia plantar (*letra C incorreta*).

*Fascite plantar e esporão de calcâneo são patologias distintas (*letra D incorreta*).

Comentário: a fratura consiste na perda da continuidade óssea, e sua reparação pode ser efetuada por dois tipos de consolidação óssea: *primária* e *secundária*.

- **Primária:** ocorre o processo de consolidação pelo contato direto e íntimo dos fragmentos ósseos, *sem formação de calo ósseo*. Fixação realizada por meio de placas de compressão.

    Novo osso desenvolve-se através das extremidades ósseas comprimidas (letra A).

- **Secundária:** consolidação óssea realizada a partir da *ponte de calo ósseo de um fragmento ósseo para outro*. Formação do calo ósseo fornece estabilidade na

Fisioterapia em Traumato-Ortopedia e Reumatologia **281**

fratura e os meios mais comuns desse tipo de consolidação são: gesso, imobilizadores, fixadores externos e hastes intramedulares.

52 D

Comentário: geralmente em concursos observamos questões voltadas para Artrite Reumatóide no adulto, porém atenção para Artrite reumatoide juvenil. A *Artrite Idiopática Juvenil* também é chamada de *Artrite Reumatoide Juvenil*, doença inflamatória crônica que acomete as articulações e outros órgãos, como a pele, os olhos e o coração. A principal manifestação clínica dessa patologia é a artrite, que se caracteriza por dor, edema e aumento de temperatura de uma ou mais articulações. *A causa exata da AIJ não é conhecida*. Uma hipótese pode estar relacionada com crianças predispostas após estresse psicológico, alteração hormonal, trauma articular, infecção viral ou bacteriana (*letra D incorreta*). O diagnóstico da AIJ é clínico e se baseia na presença de artrite em uma ou mais articulações com duração acima de seis semanas. Nenhum exame é relevante no diagnóstico. Existem três tipos mais comuns: *AIJ oligoarticular*, *AIJ poliarticular* e *AIJ sistêmica*. O objetivo do tratamento consiste no controle da dor, prevenir deformidades, promover o crescimento adequado da criança e o seu bem-estar. Além disso, o tratamento fisioterápico atua para manutenção e recuperação da mobilidade das articulações acometidas e deve ser iniciado assim que possível. Reabilitar o paciente para a realização das suas atividades diárias, por meio do fortalecimento da musculatura, alongar os tendões e aumentar a amplitude de movimento articular são objetivos primordiais do Fisioterapeuta, que pode ainda dar orientações aos familiares das crianças com AIJ no tocante à utilização de adaptações para uso em tarefas diárias, tais como alimentação, escrita, etc., e na realização de exercícios no ambiente domiciliar.

53 D

Comentário: esse tipo de lesão ocorre com frequência, sendo comum na articulação do tornozelo e decorrente de práticas esportivas. *O mecanismo mais comum de entorse de tornozelo consiste no movimento de inversão e flexão plantar*, sendo responsável por cerca de 85% dos casos de entorse lateral e o *ligamento talofibular anterior é mais lesionado* nesse tipo de lesão, fato que ocorre por conta do ligamento talofibular anterior ser menos elástico que o complexo ligamentar lateral do tornozelo. As entorses são classificadas em três graus: I, II e III.

- **Grau I:** lesão leve, consiste no estiramento do ligamento sem ruptura macroscópica, leve edema ou sensibilidade, perda mínima ou sem perda funcional e sem instabilidade articular mecânica. Pacientes com esse grau geralmente retornam logo à prática esportiva quando ocorre redução dos sintomas.
- **Grau II:** lesão moderada, com edema difuso e presença de equimose. Acarreta incapacidade funcional importante, o que impede sua deambulação normal. Geralmente deambula com ajuda de dispositivo de marcha. Lesão do ligamento talofibular anterior e calcaneofibular. Geralmente os testes ortopédicos são positivos. Tempo de repouso em torno de 3 a 14 dias.
- **Grau III:** lesão grave com dor intensa, edema acentuado e uma equimose extensa. Os ligamentos laterais do tornozelo estão rompidos gerando *perda da função ou incapacidade funcional* e ainda impossibilidade para deambular. Apresenta testes

ortopédicos sempre positivos e necessitam de até seis semanas para retornar à prática de esportes.

Observe o quadro a seguir sobre graduação da entorse de West Point:

Critério	Grau I	Grau II	Grau III
Sensibilidade	LTFA	LTFA e LCF	Todos os ligamentos
Edema e equimose	Leve, local	Moderado, local	Extenso e difuso
Sustentação de peso	Total ou parcial	Dificuldade com muletas	Impossibilitado
Dano ligamentar	Estiramento	Ruptura parcial	Ruptura completa
Instabilidade	Nenhuma	Nenhuma ou leve	Definida

*Observe que não existe entorse grau 4; portanto, elimine as alternativas E e B; por fim, A e C correspondem à entorse de grau II.

Comentário: atenção com essa patologia congênita quanto à definição e suas características, visto que é bem cobrada em provas. Pé torto congênito (PTC) consiste na principal malformação musculoesquelética ao nascimento e apresenta um padrão de *varismo de calcâneo, varismo e supinação de antepé, adução do médio e antepé, além do equinismo de retropé*. Pela definição de PTC podemos eliminar itens C e D, já que mencionam calcaneovalgo, valgismo e pronação de antepé. PTC pode ser uni ou bilateral com maior acometimento em crianças do sexo masculino, etiologia desconhecida, mas com componente genético bem evidenciado aos casos. Atualmente o *Método de Ponseti* é o mais recomendado nos dias atuais pela elevada taxa de sucesso. Ele consiste em quatro etapas:

Correção do cavo a partir da dorsiflexão do primeiro raio;

Correção da adução através da abdução do pé;

Correção da deformidade do varo por meio da supinação do médio pé;

Correção do equino através da dorsiflexão do pé ou ainda realizando uma tenotomia percutânea do tendão do calcâneo.

Órtese de Dennis-Brown é recomendada para PTC e consiste em uma barra que pode ser fixa ou expansível. As botas são conectadas à barra com um mecanismo que permite sua rotação fácil e estabilizam o pé na postura de correção.

Manobras de Ortolani e Barlow são utilizadas para diagnóstico da luxação congênita de quadril, e o aparelho de Pavlik e a fralda de Frejka são indicados para esses pacientes.

Comentário: tipos de exercícios utilizados na cinesioterapia não costumam ser cobrados com frequência em concursos. Portanto, atenção na breve revisão.

- **Exercícios de Buerger Allen:** utilizados com mais frequência por enfermeiros e são prescritos para estimular circulação colateral dos membros inferiores.
- **Exercícios de DeLorme:** programa de treinamento de força dos mais antigos que consiste em realizar 3 séries de 10 repetições, com resistência progressiva carac-

terizada pela realização de uma série inicial de 50%, 75% e 100%, todas em 10 repetições máximas.

- **Exercícios de Codman:** também conhecidos com exercícios de pêndulo, eles são utilizados com frequência após lesões e cirurgias de ombro com intuito de diminuir a dor, aumentar fluxo de nutrientes intra-articulares, fornecer mobilização graus I e II a fim de melhorar a mobilidade articular do ombro.
- **Exercícios de Frenkel:** são exercícios para coordenação motora, sendo bastante utilizados em pacientes neurológicos.

Comentário: o *ligamento cruzado anterior* é uma estrutura localizada na articulação do joelho e exerce função de limitar a translação anterior da tíbia em relação ao fêmur. Possui dois feixes: ânteromedial, que fica tenso na flexão, e um feixe postero-lateral, tensionado na extensão. A lesão desse ligamento ocorre de diversas formas. As mais comuns são quando envolve desaceleração e rotação durante atividades de corrida ou parada brusca, exemplo clássico no futebol. Outra forma comum de lesão do LCA consiste no movimento de hiperextensão e/ou valgo no joelho decorrente de golpe direto, e quando ocorre ruptura do LCA irá acarretar luxação anterior da tíbia pela insuficiência do ligamento rompido.

57 B

Comentário: uma dica importante para concursos é resolver questões de provas anteriores. Isso pode ser confirmado nessa questão que foi adaptada da prova do município de Quixadá-CE em 2010. Vejamos a correção:

- **(V)** Na tendinite do supraespinhoso, o paciente geralmente apresenta resposta dolorosa ou fraqueza durante a abdução resistida do ombro.

  Supraespinhoso é o principal abdutor do ombro e em caso de lesão o paciente irá referir dor e/ou fraqueza para esse movimento.

- **(V)** O teste de Lippman e o teste de Speed são indicados para avaliar a presença de tendinite bicipital.

  Testes clássicos para tendinite bicipital.

- **(F)** A epicondilite medial é caracterizada por uma inflamação dos tendões flexores comuns nas proximidades do cotovelo, também conhecida como "cotovelo de tenista".

  Epicondilite medial é conhecida como cotovelo de golfista. Atenção!

- **(F)** A tenossinovite de Quervain é caracterizada pela presença de dor lateral sobre o punho durante o estiramento dos tendões do abdutor longo do polegar e do extensor curto do polegar. Logo, o teste de Phalen é indicado para investigar o diagnóstico dessa doença.

  Descrição da patologia correta, porém o teste a ser realizado seria de Finkelstein.

- **(F)** A epicondilite lateral é caracterizada por uma inflamação na musculatura extensora do punho e da mão, com origem ao nível do epicôndilo lateral e ao redor dele, também com a denominação "cotovelo de golfista".

  Epicondilite lateral é conhecida também como cotovelo de tenista. Observe que a organizadora trocou os termos para induzir ao erro.

Comentário: a *síndrome do túnel carpal* é a mais frequente das neuropatias compressivas do membro superior, com acometimento do *nervo mediano* ao passar pelo punho. A reabilitação pós-operatória da STC é dividida em três fases: *inicial* ou *de proteção*, *intermediária* ou *de imobilização ativa* e *tardia* ou *de retorno às atividades*.

- **Fase inicial:** consiste na primeira semana de pós-operatório. Nessa fase, os objetivos são reduzir a dor e edema, manter ADM ativa das articulações adjacentes, exceto o punho. Nesse momento, pode-se imobilizar o punho com tala gessada ou apenas deixar em repouso na posição neutra para evitar irritação do nervo, sendo também recomendada elevação da mão acima do coração por pelo menos três dias a fim de ajudar na redução do edema inflamatório.

- **Fase intermediária:** consiste na segunda semana de pós-operatório ou ainda pode corresponder à retirada da imobilização ou remoção dos pontos cirúrgicos. Nessa fase, o paciente será encaminhado para processo de reabilitação mais intensivo a fim de avaliar o processo de cicatrização, edema na mão, mobilidade articular, aderências e sensibilidade.

- **Fase tardia:** começa quando as complicações no pós-operatório estão sanadas ou controladas. Nessa fase, o trabalho será voltado para restabelecer a funcionalidade da mão operada, bem como orientar o paciente para seu retorno gradual às atividades diárias.

Comentário: a *espondilolistese* ocorre com maior frequência na coluna lombar, principalmente entre os níveis L5–S1, e *consiste no deslizamento anterior de uma vértebra em relação à outra*. Outro termo relacionado a alterações na vértebra se chama espondilólise, que é definida como sendo um defeito na descontinuidade óssea do segmento intervertebral, região da lâmina entre os processos articulares superiores e inferiores.

A) É o deslocamento de um corpo vertebral em relação aquele imediatamente abaixo → *Espondilolistese*.

B) Ocorre curvatura lateral da coluna vertebral no plano frontal → *Escoliose*.

C) Aumento da fragilidade óssea → *Associado à Osteoporose*.

D) É uma cifose torácica aumentada → *Hipercifose*.

Comentário: as lesões do LCA são frequentes atualmente, mais precisamente no ambiente desportivo. Cerca de 50% das lesões ligamentares são relacionadas ao LCA. Portanto, é imprescindível conhecer com propriedade a biomecânica e os protocolos de reabilitação, porém vale frisar que existem diversos protocolos estabelecidos para tratamento dessa lesão. No pós-operatório imediato, alguns autores recomendam iniciar o tratamento já no 1º dia de pós-operatório por meio de *mobilização passiva da patela*. *Essa conduta melhora a biomecânica articular do joelho, assim como auxilia no ganho de ADM para flexão de joelho*. Deve-se realizar ADM de 0° a 90°, *realizar marcha com ajuda de muletas e sem apoio do membro operado*. Por fim, uso da crioterapia para reduzir edema pós-operatório. *A partir do 4º dia até o 14º dia de cirurgia* o paciente é orientado a realizar ADM até seu limite tolerável, iniciar exercícios isométricos de joelho sem carga, exercícios isotônicos para quadril e tornozelo com carga gradativa, além de poder *executar movimentos ativos de flexão e extensão de joelho*. A partir da 3ª semana iniciam-se ADM até 120°, treino e descarga parcial de peso, leves alongamentos, fortalecimento isométrico de joelho e isotônico de quadril. No decorrer do tratamento evolui a conduta para treino de propriocepção com apoio unipodal e marcha com apoio. Chegando à fase final de tratamento com 4 a 6 meses da cirurgia, começa o retorno gradual as atividades esportivas com reforço muscular global dos músculos, corrida com mudança de direção, avaliação isocinética, treino intensivo de propriocepção e posteriormente treino de condicionamento físico.

61 C

Comentário: tema abordado em questões anteriores. Portanto, a partir da observação das alternativas podemos afirmar que o *item C* é incorreto, já que sabemos que o *inicio da sintomatologia da EA começa pela região sacroilíaca*. Esse é o primeiro sinal a surgir no paciente com espondilite anquilosante. As demais alternativas estão corretas.

62 A

Comentário: observe, candidato, uma questão que envolve raciocínio clínico em cima do caso apresentado. Paciente sofreu lesão do LCA com possível instalação de *hemartrose e processo inflamatório local*. Portanto, diante desse quadro é recomendado uso de dispositivo de marcha como as muletas. Elas serão utilizadas a fim de aliviar a carga sobre o membro afetado (carga parcial) sem causar quadro doloroso. Nessa fase inicial da lesão é instruído um programa de proteção utilizando *anti-inflamatório* para reduzir o processo inflamatório e condutas para hemartrose, tais como: *gelo, compressão do local e elevação do membro*. Conclui-se que o item A apresenta a conduta mais correta para o caso apresentado na referida questão.

63 C

Comentário: essa questão aborda o conceito de determinada patologia ortopédica. Esse assunto é recorrente em diversas bancas e merece atenção quanto às principais características.

Essa síndrome descrita primeiramente por Osgood em 1903 se apresenta durante a adolescência em forma de uma tumefação em torno do tubérculo tibial e do tendão patelar. Osgood-Schlatter se caracteriza por ser uma patologia inflamatória que ocorre na cartilagem e no osso da tíbia devido ao esforço excessivo sobre tendão patelar. Predominantemente acomete mais o sexo masculino da faixa etária dos 10 aos 15 anos, praticantes de esportes especialmente os que incluem chutes, saltos e corridas.

64 C

Comentário: a *Sindrome de Reiter* é doença reumatológica do grupo das espondiloartropatias de etiologia desconhecida que se caracteriza por *oligoartrite assimétrica em articulações periféricas*, podendo iniciar com uma *monoartrite*, principalmente em joelhos, tornozelos e calcanhares. Apresenta a tríade *conjuntivite, entesite e uretrite nem sempre de* *forma concomitantemente*. O sexo masculino é mais afetado que o feminino, numa proporção de 8:1 e a faixa de maior incidência está entre 15 e 35 anos, embora existam relatos de ocorrência na infância e terceira idade.

65 C

Comentário: as lesões ligamentares dos tornozelos são frequentes nos consultórios e clínicas de reabilitação. Fique atento aos detalhes a seguir.

(V) I. Torções com graus I e II não devem provocar instabilidade intensa e devem ser tratadas conservadoramente. O tornozelo geralmente é imobilizado em posição neutra ou leve dorsiflexão e eversão.

A literatura afirma que existe alguma instabilidade no grau II de entorse de tornozelo, porém de forma branda e não intensa. Seu mecanismo de imobilização na maioria dos casos consiste em manter o tornozelo na posição neutra ou com leve dorsiflexão e eversão a fim de reduzir a tensão no complexo ligamentar lateral.

(F) II. Uma fratura transversa do maléolo lateral ou uma fratura com avulsão da base do quinto metatársico costuma ocorrer concomitantemente com lesões graves em eversão do pé.

Atenção, os principais mecanismos que ocasionam fratura com avulsão da base do quinto metatarso são: fratura decorrente de entorse de tornozelo, fratura de Jones e fratura por estresse. Observe que o pé supinado ao ser submetido a uma força de rotação externa ou adução aplicada no tornozelo irá acarretar, respectivamente, fratura da fíbula distal oblíqua e fratura da fíbula distal transversa.

(F) III. A ruptura do tendão de Aquiles costuma ocorrer como resultado de uma contração concêntrica forçada dos músculos gastrocnêmio e sóleo (bíceps sural), frequentemente em adultos mais velhos.

Detalhe nesse quesito está relacionado com a contração excêntrica forçada, que costuma provocar a ruptura tendinosa.

(V) IV. Nos estágios iniciais de apoio de peso após remoção de gesso, no período pós-operatório, o paciente deve utilizar um calço com 1 a 2 centímetros sob o calcanhar para diminuir a sobrecarga sobre o tendão de Aquiles.

Essa conduta visa deixar o tornozelo em leve flexão plantar a fim de aliviar a tensão no tendão lesionado.

66 A

Comentário: a artrite reumatoide é definida como uma doença de caráter autoimune, etiologia desconhecida. Apresenta característica marcante de *poliartrite periférica, simétrica*, acarreta deformidade e destruição das articulações por erosão do osso e cartilagem. Geralmente afeta mulheres duas vezes mais do que os homens e sua incidência aumenta com o avançar da idade. De acordo com Colégio Americano de Reumatologia os critérios diagnósticos para AR são:

- Rigidez matinal: rigidez articular durante pelo menos 1 hora.
- Artrite de três ou mais áreas: pelo menos três áreas articulares com edema de partes moles ou derrame articular, observado pelo médico.
- Artrite de articulações das mãos (punho, interfalangeanas proximais e metacarpo falangeano).

- Artrite simétrica.
- Nódulos reumatoides.
- Fator reumatoide sérico.
- Alterações radiográficas: erosões ou descalcificações localizadas em radiografias de mãos e punhos.

Os critérios de 1 a 4 devem estar presentes por pelo menos seis semanas. Vamos analisar os quesitos a seguir:

(V) Com a inflamação sinovial há efusão e edema das articulações, o que causa dor e limitação dos movimentos.

(V) Rigidez matinal nas articulações e em torno delas, durante pelo menos uma hora antes da melhora máxima, é considerada um dos critérios para o diagnóstico da AR.

(V) Como a osteoporose e frouxidão ligamentar podem surgir como efeitos secundários dos medicamentos esteroides, os exercícios não devem causar sobrecarga excessiva aos ossos e às articulações.

A literatura recomenda ter cautela na prescrição dos exercícios para pacientes com AR a fim de evitar sobrecarga articular.

(F) As técnicas de alongamento são realizadas na presença de edema articular com o intuito de aumentar a mobilidade.

Em casos de edema articular é contraindicado realizar alongamento.

(F) O posicionamento estático prolongado é considerado como princípio de proteção articular no estágio ativo da doença.

Essa conduta é prejudicial ao paciente com AR principalmente quando se trata do tempo de imobilização prolongada que pode acarretar prejuízos funcionais e prejudicar o processo de tratamento desses pacientes. Porém, vale salientar que curtos períodos de posicionamento estático ou de repouso favorecem o alívio dos sintomas na AR, principalmente na fase aguda da doença.

67 C

Comentário: questão de fácil resolução sobre STC. Observe:

(C) A flexão de punho provoca a compressão do nervo mediano no túnel do carpo.

Esse movimento estreita o canal por onde passa o nervo mediano.

(E) O território sensorial acometido é o dedo mínimo e a metade medial do dedo anular (*nervo ulnar*).

Território de inervação sensitiva do mediano consiste na face palmar do polegar, segundo, terceiro e quarto (metade lateral) dedos da mão.

(E) Percussão sobre o nervo (sinal de Phalen) provoca a sensação parestésica, e a flexão ou hiperextensão do punho (sinal de Tinel) provoca o aparecimento de dor.

Observe que a banca trocou a finalidade dos testes nesse quesito: percussão sobre o nervo (sinal de Tinel) e flexão ou hiperextensão do punho que provoca aparecimento de dor é o Teste de Phalen.

Comentário: a STC é amplamente descrita na literatura e bastante explorada em provas. Iremos observar que essa síndrome compressiva está inserida dentro do contexto da LER-DORT segundo a Norma Técnica para Avaliação da Incapacidade do Ministério da Previdência Social. Portanto, classificada em quatro estágios ou fases evolutivas:

- **Grau I:** paciente refere *sensação de peso e desconforto no membro afetado*. A dor espontânea é localizada nos membros superiores ou cintura escapular, às vezes com pontadas que aparecem ocasionalmente durante a jornada de trabalho e *não interferem na sua produtividade*. *A dor pode se manifestar durante o exame clínico*, quando comprimida a massa muscular envolvida e apresenta um *bom prognóstico*.

- **Grau II:** aqui o paciente relata que a dor é mais persistente e intensa, surge durante a jornada de trabalho intermitentemente. *É tolerável e permite o desempenho da atividade profissional, contudo já é notável certa redução da produtividade nos períodos de exacerbação. O quadro álgico se torna mais localizada e pode estar acompanhada de formigamento e calor, além de leves distúrbios de sensibilidade (letra A). A recuperação é mais demorada mesmo com o repouso, e a dor pode aparecer, ocasionalmente, quando fora do trabalho durante as atividades domésticas (letra B)*. Os sinais clínicos ainda ausentes. Pode ser observada, por vezes, pequena nodulação acompanhando a bainha dos tendões envolvidos *(letra D)*. *A palpação da massa muscular pode revelar hipertonia e dolorimento (Letra E)* com *prognóstico favorável*.

- **Grau III:** nessa graduação *a dor é mais persistente e forte com irradiação mais definida*. O repouso em geral somente ameniza a intensidade da dor, nem sempre a fazendo desaparecer por completo. *Frequente a redução de força muscular e parestesias*. Há sensível queda da produtividade e os trabalhos domésticos são limitados ao mínimo e muitas vezes não são executados. Os sinais clínicos estão presentes com edema frequente a recorrente, a hipertonia muscular é constante, as alterações da sensibilidade estão quase sempre presentes e acompanhadas por manifestações vagas, como palidez e hiperemia e sudorese na mão. *A mobilização ou palpação do grupo muscular acometido provoca dor forte*. Nos quadros com comprometimento neurológico compressivo a eletroneuromiografia pode estar alterada. Nessa etapa o retorno à atividade produtiva é problemática. *Prognóstico reservado*.

- **Grau IV:** *dor forte continua, por muitas vezes insuportável, levando o paciente a intenso sofrimento*. Os movimentos acentuam consideravelmente a dor, que em geral se estendem a todo o membro afetado. Os quadros de dor ocorrem mesmo quando o membro está imobilizado. *A perda de força e a perda do controle dos movimentos se fazem constantes*. O edema é persistente e podem aparecer deformidades, possivelmente por processos fibróticos, reduzindo a circulação linfática de retorno. *As atrofias, principalmente dos dedos, são comuns e atribuídas ao desuso do membro*. A capacidade de trabalho é anulada e a invalidez se caracteriza pela impossibilidade de um trabalho produtivo regular. Nesse estágio são comuns as alterações psicológicas com quadros de depressão, ansiedade e angústia associado a um prognóstico sombrio.

Comentário: a questão do caso clínico merece atenção redobrada para não cair em pegadinhas. Observe que a questão pede os itens INCORRETOS:

(F) I. É necessário verificar se há compressão do nervo ulnar, complicação comum nesse tipo de fratura.

O nervo mediano é geralmente afetado nesse tipo de fratura.

(V) II. Em caso de Síndrome de Dor Complexa Regional, as manifestações clínicas incluem alterações sensitivas, autonômicas e tróficas.

Descrição correta das manifestações da síndrome ombro-mão como também é conhecida.

(V) III. As primeiras condutas fisioterapêuticas devem ser massagem retrógrada, TENS, calor superficial e pompage articular.

Paciente apresenta: dor, diminuição da amplitude de movimento, parestesia e déficit de força muscular. Conduta correta para a sintomatologia do paciente da questão com intuito de reduzir a dor e parestesia, além de melhorar a mobilidade articular e ganho de ADM.

(F) IV. Deve-se iniciar com exercícios de pinça fina e fortalecimento da musculatura do punho com cargas leves.

Conduta inicial aparece descrita no item III. Exercícios de pinça fina e fortalecimento da musculatura do punho serão recomendados após redução do quadro álgico e ganho e ADM, ou seja, fase final de tratamento.

Comentário: pacientes que são submetidos à cirurgia de fêmur e permanecem longos períodos no leito estão mais suscetíveis a complicações. Dentre elas podemos destacar: *pneumonia*, úlcera de decúbito, trombose venosa profunda, tromboembolismo pulmonar, *tromboflebites*, infecção, anemia, hipovolemia e desequilíbrio hidroeletrolítico.

Comentário: cuidado com questões que abordam a definição de certa patologia. Alguns termos essenciais são importantes para associar com a enfermidade. Vejamos o quadro:

Características	Patologia
Dor difusa crônica e não inflamatória Síndrome dolorosa musculoesquelética Etiologia desconhecida Afeta frequentemente mulheres de meia idade Distúrbios do sono, fadiga, disfunção cognitiva, depressão e ansiedade Sono não reparador Diagnóstico é puramente clínico Presença de *tender points* em pelo menos 11 de 18 pontos Não existem exames que auxiliem no diagnóstico	**FIBROMIALGIA**

- **A síndrome da dor miofascial (SDM):** é uma desordem regional neuromuscular caracterizada pela presença de locais sensíveis nas bandas musculares contraídas, aparecimento de dor em queimação, às vezes em pontadas, dor e redução da força muscular, limitação da amplitude de movimento e, em alguns casos, pode aparecer quadro de fadiga muscular, produzindo dor referida em áreas distantes ou adjacentes.
- **Síndrome de Guillain-Barré:** é uma polineuropatia periférica aguda que cursa com inflamação aguda adquirida levando à desmielinização dos nervos periféricos, consequentemente à fraqueza motora e alterações sensoriais. Inicialmente a sintomatologia começa por sensação de parestesias nas extremidades distais dos membros inferiores e, em seguida, superiores, ocasionando paralisia flácida.

- **Síndrome de Wilson:** doença de caráter genético autossômico recessivo que acarreta provoca alterações no metabolismo do cobre. Essa alteração provoca deposição em diversos locais do corpo, principalmente fígado, cérebro e córnea e rins. Considerada uma doença rara, iniciando entre 11 e 25 anos de idade. As principais manifestações são neurológicas, hepáticas, psiquiátricas e oculares.

72 C

Comentário: observe mais uma questão sobre tipos de fratura e perceba que esse assunto cai frequentemente em concursos. *Fratura de Smith* é definida com *fratura distal do rádio decorrente de queda sobre o punho em flexão provocando deslocamento do fragmento ventral ou anteriormente*.

- **Fratura do enforcado:** fratura das estruturas posteriores de C2 associada geralmente com deslocamento da vértebra C2 sobre a C3 (*letra A*).
- **Fratura de Monteggia:** a fratura da ulna, acompanhada de luxação da articulação rádio-ulnar proximal (*letra B*).
- **Fratura de Colles:** fratura da extremidade distal do rádio, deslocando o fragmento posteriormente (*letra D*).
- **Fratura do Boxeador:** fratura do colo do quinto metacarpo (*letra E*).

73 B

Comentário: observe o mecanismo de lesão descrito no enunciado da questão para identificar o tipo de fratura. Na fratura de Smith o paciente sofre uma queda sobre o punho em flexão provocando fratura distal do rádio com deslocamento do fragmento na direção ventral. Já na fratura de Colles o paciente cai sobre o punho em extensão acarretando fratura distal do rádio com deslocamento do fragmento dorsal.

> **Dica:** *Colles → punho em extensão → fragmento dorsal ou posterior/Smith → punho em flexão → fragmento ventral ou anterior.*

74 A

Comentário: atente às principais características citadas no enunciado da questão. *A Capsulite Adesiva (CA) ou Ombro Congelado são expressões usadas para denominar a rigidez articular fibrosa da articulação glenoumeral*. Muitas vezes relacionada ao desuso do ombro e à restrição dolorosa aos movimentos passivos e ativos da articulação, principalmente abdução e rotação externa. O quadro clínico da CA se caracteriza por dor mal localizada no ombro de início espontâneo, sem qualquer história de trauma, fazendo com que o paciente perca rapidamente o movimento do ombro. Mesmo em repouso, essa dor se encontra muito intensa, principalmente à noite. Ocorre um processo inflamatório dentro da articulação, levando ao encurtamento de todos os ligamentos, à formação de aderências e ao aumento na espessura da cápsula.

A evolução clínica possui três fases: a *primeira fase, conhecida como dolorosa*, o sintoma apresenta início gradual e a dor se encontra mal localizada no ombro. A *segunda fase ou fase de rigidez* é caracterizada pela dificuldade de usar o membro superior longe do corpo, mesmo para funções simples, como vestir-se e pentear-se. Persiste uma dor leve e contínua, que piora com movimentos abruptos. A *terceira fase ou fase do descongelamento* é apontada pelo retorno gradual dos movimentos.

Comentário: muita atenção em provas sobre Osteartrose. Essa patologia costuma ser muito cobrada em concursos. *Seus principais sintomas são dor, rigidez matinal, crepitação óssea e atrofia muscular. Já as principais alterações radiológicas são redução do espaço articular, esclerose subcondral e presença de osteófitos*. Na literatura são descritos dois tipo de OA: considerando a etiologia, ela pode ser classificada como *primária, sem causa conhecida*, ou como *secundária, quando é desencadeada por fatores conhecidos e determinados*. No tratamento da OA os exercícios físicos exercem papel importante na reabilitação, assim como na prevenção de diversas patologias crônico-degenerativas. Dentre as principais indicações para uso dos exercícios físicos podemos citar: dor e rigidez articular, redução da mobilidade articular, desalinhamento articular, fadiga e fraqueza muscular, alterações na marcha e equilíbrio desses pacientes. *Na fase inicial do tratamento dessa patologia é recomendado utilizar exercícios isométricos a fim de aliviar quadro de dor, bem como prevenir a atrofia muscular decorrente da imobilidade*. Durante a *fase mais avançada* ou *final de tratamento*, quando o paciente adquirir certa estabilidade articular e um grau de força satisfatório *serão enfatizados os exercícios isotônicos (concêntricos e excêntricos) objetivando manutenção e/ou ganho de força muscular e consequentemente melhora da marcha e equilíbrio*.

76 A

Comentário: as doenças da coluna vertebral são muito diversificadas. Preste atenção para alguns termos relacionados às enfermidades dessa região.

- **Espondilose:** consiste num defeito ósseo focal da vértebra na região das articulações facetárias que estão situadas entre as facetas articulares superior e inferior. Tipicamente essa disfunção aparece com mais frequência entre L4 e L5, sendo raro acometimento acima de L2.
- **Espondilolistese:** definida como um deslizamento anterior de uma vértebra em relação à outra. Local mais comum na região lombar entre L5–S1.
- **Anquilose:** desordem relacionada à adesão fibrosa de uma articulação com consequente limitação de movimentos.

77 D

Comentário: *o músculo piriforme se origina ao longo da superfície anterior do sacro e segue póstero-lateralmente através do sulco isquiático para se inserir sobre o trocânter maior do fêmur, de forma a passar sobre o nervo na maioria dos casos. Possui função primária de rotação externa do quadril, na posição neutra, e abdução do quadril, com o mesmo flexionado em cadeia cinética aberta*. Em cadeia cinética fechada age como extensor e rotador externo do quadril.

A hipertrofia do músculo piriforme estaria relacionada ao aparecimento da SP, através do mesmo mecanismo lesional denotado com seu espasmo. A compressão do nervo isquiático pode também ser gerada como complicação da posição sentada e cruzando as pernas, uma vez que a pressão prolongada do peso levaria a uma irradiação, inflamação e espasmo do músculo piriforme.

O exame físico pode demonstrar dor e parestesia na região glútea e no trajeto do nervo isquiático, sendo exacerbada pela flexão do quadril combinada com a sua rotação externa e abdução ativa (sinal de Pace e Nagle), bem como por meio do sinal de Freiberg, que consiste na rotação interna do quadril, trazendo o joelho para fora com o paciente em decúbito dorsal. Diante do exposto podemos afirmar que a *letra D* é incorreta ao afirmar que o piriforme realiza rotação interna do quadril, sendo que ele é rotador externo.

78 B

Comentário: a pubalgia ou dor inguinal ou osteíte púbica é uma síndrome inflamatória dolorosa que envolve os ossos do púbis, sínfise e músculos que atuam no púbis, apresenta etiologia variada e incidência em atletas. Geralmente essa síndrome é ocasionada por forte contração dos músculos abdominais ou dos adutores de quadril, apresentando quadro de dor em distintas regiões, tais como virilha, região púbica, parte inferior do abdômen, períneo, região dos testículos e inguinal. *A tríade ou trilogia infeliz da Pubalgia (Tema de prova)* consiste em:

- Adutores fortes.
- Abdominais fracos.
- Hiperlordose lombar.

As bancas da EBSERH adoram esse tema para questões. Fique atento!

79 A

Comentário: abordando um tema pouco comum em provas, mas que geralmente causa algumas divergências. A instabilidade da articulação glenoumeral é uma afecção extremamente frequente e mais sujeita à luxação, sendo ombros instáveis divididos em duas categorias – TUBS e AMBRI –, considerando se uma lesão foi ou não a causa da instabilidade. TUBS significa traumático, unidirecional, Bankart (para lesão de Bankart) e tratamento cirúrgico. AMBRI significa atraumático, multidirecional, bilateral, reabilitação e inferior. *A forma mais frequente de instabilidade é a anterior.* A queixa mais comum em pacientes com esse tipo de instabilidade é que o ombro se desloca quando o braço está numa *posição de abdução* e *rotação externa*. A patologia subjacente nos casos de TUBS é a laceração do lábio glenoidal, permitindo que a cabeça do úmero deslize anteriormente.

- **Luxação escapuloumeral anterior:** *ocorre por trauma direto e violento em direção póstero-anterior sobre o ombro ou por mecanismo de queda ao solo, acompanhado de movimento rotacional.* Existe a perda da relação anatômica entre a glenoide e a cabeça do úmero, que se alojará anteriormente, determinando a ruptura do labrum (lesão de Bankart) e dos ligamentos glenoumerais que compõem a cápsula articular. Trata-se de uma causa frequente da instabilidade recidivante. Essa lesão geralmente é causada por graus variados de forças de abdução, extensão e rotação externa sobre o braço.

- **Luxação escapuloumeral posterior:** *pode advir de contração muscular violenta, por choque elétrico ou ataque convulsivo. Pode ocorrer também durante um trauma direto de direção ântero-posterior.* A cabeça do úmero se alojará na parte posterior da glenoide, havendo ruptura da cápsula articular posterior.

- **Luxação escapuloumeral inferior:** *é o resultado de uma força de hiperadução* que alavanca o úmero proximal contra o acrômio e para fora da glenoide inferiormente.
- **Luxação escapuloumeral superior:** para ocorrer esse tipo de luxação é necessário que ocorram também a fratura do acrômio e uma provável lesão do manguito rotador. É extremamente rara.

Comentário: as lesões do manguito rotador geralmente ocorrem pelo impacto do tubérculo maior contra o arco coracoacromial ocasionando lesão progressiva dessa estrutura. De acordo com Neer essa patologia apresenta três estágios:
CLASSIFICAÇÃO DE NEER (fases evolutivas)
- **Fase I:** há edema e hemorragia, sendo causada por esforços repetitivos. Reversível com repouso e em geral os pacientes são jovens (<25 anos).
- **Fase II:** presença de tendinite e fibrose, acometendo pacientes entre 25 e 40 anos. Existe dor recorrente com a atividade.
- **Fase III:** ruptura total ou parcial do MR com alterações ósseas típicas ao raios X simples (esclerose óssea, diminuição do espaço articular, osteófitos na porção anterior e na articulação acrômio-clavicular). Acomete pessoas com idade acima de 40 anos.

Referências Bibliográficas
- Batista JS, Borges AM, Wibelinger LM. Tratamento fisioterapêutico na síndrome da dor miofascial e fibromialgia. Rev. Dor. 2012; 13(2):170-174.
- Biasoli MC, Izola LNT. Aspectos gerais da reabilitação física em pacientes com osteoartrose. Rev Bras Med. 2003; 60(3):133-136.
- Branco JC, Cardoso A, Costa MM, Silva JÁ, Margaria C. Regras de Ouro em Reumatologia. Lisboa: Direcção Geral da Saúde; 2005.
- Brech GC, Guarniero R, Lima KB, De Godoy Jr RM, Eyherabide AP. Tratamento fisioterapêutico da doença de Legg-Calvé-Perthes: relato de caso. Fisioterapia e Pesquisa. 2007; 14(1):53-59.
- De Oliveira LV, Saad MC, Felício LR, Grossi DB. Análise da força muscular dos estabilizadores do quadril e joelho em indivíduos com Síndrome da Dor Femoropatelar. Fisioterapia e Pesquisa. 2014; 21(4):327-332.
- De Sá Pimenta T, Moura WEM, Campos JC, Costa JMS, França JS. Protocolos de Tratamento Fisioterápico após Cirurgia do Ligamento Cruzado Anterior. Acta Biomedica Brasiliensia. 2012; 3(1):27-34.
- Duarte VS, Santos MLS, Rodrigues KA, Ramires JB, Arêas GPT, Borges GF. Exercícios físicos e osteoartrose: uma revisão sistemática. Fisioter. mov. 2013; 26(1):193-202.
- Dutton M. Fisioterapia ortopédica: exame, avaliação e intervenção. 2. ed. Porto Alegre: Artmed; 2010.
- Geller M, Guerra JEH, Squeff FA, Lima OAT. Síndrome de reiter. Rev Bras Med. 2002; 59 (10/11):696-702.
- Gouveia EB, Elmann D, Morales MSA. Espondilite anquilosante e uveíte: revisão. Rev. Bras. Reumatol. 2012; 52(5):749-756.
- Justiniano AN. Interpretação de Exames Laboratoriais para o Fisioterapeuta. Rio de Janeiro: Rubio; 2012.
- Mota LMH, Cruz BA, Brenol CV, Pereira IA, Rezende-Fronza LS, Bertolo MB et al. Consenso 2012 da Sociedade Brasileira de Reumatologia para o tratamento da artrite reumatoide. Revista Brasileira de Reumatologia. 2012; 52(2):152-174
- Neer II CS. Cirurgia do ombro. 1. ed. São Paulo: Revinter; 1995.
- Prentice, WE. Fisioterapia na prática esportiva, uma abordagem baseada em competências. 14. ed. São Paulo: AMGH; 2012
- Santos CMT, Pereira CU, MORAIS AA. Síndrome do piriforme: uma revisão da literatura. J. Bras. Neurocir. 2009; 20(1):46-52.
- Sizínio H. Ortopedia e Traumatologia: princípios e prática. 5. ed. Porto Alegre: Artmed; 2017.
- Vargas KS, Romano MA. Lúpus Eritematoso Sistêmico: aspectos epidemiológicos e diagnóstico. Revista Salus. 2011; 3(1):79-94.

8 Fisioterapia Respiratória e em Terapia Intensiva

José Décio Fernandes de Araújo
José Pinheiro Batista Medeiros

1. (INSTITUTO AOCP, EBSERH, UFCG-PB, 2017) Sobre o sistema respiratório, assinale a alternativa CORRETA.
   A) O diafragma, principal músculo respiratório, é composto por musculatura lisa.
   B) O pulmão direito possui 2 lobos, enquanto o esquerdo, 3 lobos.
   C) A membrana mais interna que reveste o pulmão é a parietal, enquanto a pleura visceral é mais externa.
   D) O Volume de reserva expiratório (VRE) é o volume de ar que pode ser expirado após o final da expiração corrente normal por meio de uma expiração forçada.
   E) O brônquio principal esquerdo possuí calibre maior que o direito e é mais verticalizado.

2. (INSTITUTO AOCP, EBSERH, UFCG-PB, 2017) Paciente do sexo masculino, 67 anos, foi diagnosticado com bronquite crônica. Encontra-se deambulando, utiliza oxigenoterapia durante a noite e facilmente sente dispneias. Na radiografia de tórax é evidente o aumento dos espaços intercostais e hipertransparência pulmonar. O fisioterapeuta decide incluir em uma de suas diversas condutas a utilização de um incentivador respiratório que objetiva a desinsuflação e desobstrução pulmonar. Assinale a alternativa que apresenta o incentivador que foi utilizado pelo profissional:
   A) Shaker.
   B) Respiron.
   C) Voldayne.
   D) Treshould expiratório.
   E) Triflo II.

3. (CEPS, Técnico Administrativo UFPA-PA, 2017) Nas unidades de cuidado neonatal, o tratamento fisioterapêutico visa ao cuidado integral do bebê, sempre levando em conta suas peculiaridades anatômicas e fisiológicas. As técnicas de desobstrução de vias aéreas em recém-nascidos indicadas são:
   A) Tapotagem associada à drenagem postural em Trendelenburg.
   B) Vibração torácica e drenagem postural dependente da ação da gravidade.
   C) Tapotagem associada ao bag squeezing em decúbito dorsal.
   D) Oscilação oral de alta frequência associada à drenagem postural.
   E) Aceleração do Fluxo Expiratório associada à tapotagem.

4. (AMEOSC, Descanso-SC, 2017) "O _____ tem mecanismo baseado, também, na vibração com pressão oscilatória positiva intrabrônquica durante a expiração. A diferença está na forma como acontece a oscilação, realizada por um cone pivotante que possui

uma válvula que regulará a resistência. O paciente pode executar em qualquer posição com frequência ajustável ou máscara. O aparelho pode ser associado com nebulização para medicamentos em aerossol." Completa corretamente a lacuna do texto a alternativa:

A) Acapella.
B) Flutter.
C) Shaker.
D) CPAP.

5. (FGV, Cuiabá-MT, 2015) Normalmente a radiografia de tórax é realizada em inspiração, porém o médico solicita o RX em expiração. Assim, é correto concluir que ele pretende avaliar a existência de:

A) Pneumonia em ápice pulmonar.
B) Derrame pleural.
C) Derrame pericárdico.
D) Edema pulmonar.
E) Pequeno pneumotórax.

6. (CONUPE, Residência Multiprofissional UPE-PE, 2016) Na avaliação respiratória em pediatria e neonatologia, é importante observar sinais de desconforto respiratório, assimetrias de tórax e sincronia da respiração com os aparelhos de ventilação mecânica. Sobre os sinais de desconforto respiratório, analise os seguintes itens:

I. Diminuição da frequência respiratória.
II. Batimento de asa de nariz.
III. Retrações torácicas.
IV. Flexão de pescoço.
V. Gemido.

São sinais desse desconforto:

A) Todos.
B) I, III e V, apenas.
C) II, III e V, apenas.
D) I, III, IV e V, apenas.
E) III, IV e V, apenas.

7. (CRESCER CONCURSOS, Luís Correia-PI, 2017) As Atelectasias de Absorção ocorrem quando a pressão gasosa no interior do alvéolo cai progressivamente até que haja colapso. Todas as situações abaixo favorecem o aparecimento desse tipo de atelectasia, exceto:

A) Anormalidades do surfactante.
B) Inspiração de baixas FiO_2.
C) Existência de áreas com baixa V/Q.
D) Volume corrente baixo.

8. (CONPASS, Gurjão-PB, 2017) Respiração irregular, com aumento e diminuição da frequência e da intensidade respiratórias, com períodos de apneia. O texto refere-se a qual padrão respiratório patológico?

A) Respiração de Biot.
B) Respiração de Cheyne-Stokes.
C) Gasping.
D) Respiração paradoxal.
E) Taquipneia transitória

9. (INSTITUTO AOCP, EBSERH, UFCG-PB, 2017) Preencha as lacunas e assinale a alternativa correta. "O _____ é o principal músculo respiratório. Ele sustenta _____, separando a cavidade _____ da cavidade _____.
    A) Diafragma – os músculos – torácica – abdominal.
    B) Transverso abdominal – o abdômen – torácica – abdominal.
    C) Diafragma – os pulmões – torácica – abdominal.
    D) Abdominal – os pulmões – torácica – abdominal.
    E) Diafragma – os ossos – abdominal – inguinal.

10. (IBFC, EBSERH, FURG-RS, 2016) Assinale a alternativa incorreta. Entre os principais sinais de desconforto respiratório estão:
    A) Batimentos de asa de nariz.
    B) *Pectus carinatum*.
    C) Tiragem intercostal.
    D) Retrações torácicas.
    E) Utilização de musculatura acessória.

11. (IBFC, EBSERH, FURG-RS, 2016) Associado à avaliação clínica, os testes de função pulmonar trazem maior segurança ao diagnóstico e tratamento dos pacientes com doenças respiratórias. Entre as principais indicações para os testes de função pulmonar não estão:
    A) controle evolutivo da doença.
    B) controle do tratamento.
    C) orientações do paciente neurológico crônico para ganho de função.
    D) avaliação dos riscos cirúrgicos
    E) auxílio do diagnóstico das doenças pulmonares profissionais.

12. (INSTITUTO MACHADO DE ASSIS, Anísio de Abreu-PI, 2016) O manovacuômetro é um equipamento utilizado na avaliação do sistema respiratório para:
    A) Medir fluxos e volumes pulmonares.
    B) Medir o pico de fluxo expiratório.
    C) Medir o volume expiratório forçado no primeiro segundo.
    D) Medir às pressões respiratórias máximas.

13. (INSTITUTO MACHADO DE ASSIS, Buriti dos Lopes-PI, 2016) Na posição ortostática, a ventilação pulmonar não é distribuída igualmente nos indivíduos saudáveis. Podemos afirmar portanto que:
    A) Os alvéolos da base pulmonar são menores, porém mais distendidos. Considera-se assim a área basal mais ventilada.

B) Os ápices e zonas centrais são áreas pulmonares maiores, consequentemente mais ventiladas.

C) As bases e periferias pulmonares são áreas mais estreitas, consequentemente menos ventiladas.

D) Os alvéolos do ápice pulmonar são maiores, possuindo maior capacidade para estender. Consequentemente, considera-se a área apical mais ventilada.

14. (INSTITUTO MACHADO DE ASSIS, Buriti dos Lopes-PI, 2016) Os sons respiratórios anormais ou ruídos adventícios representam os sons que se alteram em decorrência de um processo patológico. Podem ter sua origem na árvore brônquica, nos alvéolos ou no espaço pleural. Quando auscultados tanto na inspiração como na expiração, descontínuos e úmidos, geralmente após mobilização de secreções presentes em brônquios de médio e pequeno calibre, são nomeados:

A) Atrito pleural.

B) Sibilos.

C) Estertores subcrepitantes.

D) Roncos.

15. (INSTITUTO EXCELÊNCIA, Aguaí-SP, 2016) Os sintomas da doença pulmonar obstrutiva crônica interferem nas atividades diárias. Subir um pequeno lance de escada pode ser muito difícil ou mesmo impossível para os doentes. O componente pulmonar dessa doença é caracterizado pela:

A) Falta de aeração e consequente colapso de parte ou da totalidade de um pulmão, devido a um bloqueio dos brônquios ou bronquíolos.

B) Limitação geralmente progressiva ao fluxo aéreo e associada à resposta inflamatória anormal dos pulmões a partículas nocivas ou gases.

C) Hiper-reatividade da musculatura lisa das paredes brônquicas diante de fatores intrínsecos e extrínsecos.

D) Nenhuma das alternativas anteriores.

16. (IOPLAN, Seara-SC, 2016) Com relação às afirmativas seguintes, assinale a alternativa CORRETA:

A) Capacidade vital é a capacidade de ar total expelido durante uma máxima expiração, iniciada após uma inspiração forçada.

B) Volume residual é o volume de ar que sai dos pulmões durante uma expiração forçada máxima.

C) Volume de reserva expiratório é o volume de ar que é expulso dos pulmões durante uma expiração forçada, que tem início ao fim de uma expiração corrente normal.

D) Capacidade inspiratória é o volume de ar que entra nos pulmões durante uma respiração normal.

17. (FGV, Cuiabá-MT, 2015) Paciente portador de cardiomiopatia dilatada com disfunção grave do ventrículo esquerdo deu entrada na emergência do hospital geral, apresentando hipoperfusão periférica, hipotensão arterial, congestão pulmonar, cansaço ao repouso e respiração irregular e cíclica, que se iniciava com aumento gradativo da amplitude respiratória seguido por outra fase de diminuição progressiva, até chegar à apneia, esta durando alguns segundos. As informações descritas caracterizam a:

A) Respiração assincrônica.
B) Respiração de Cheyne-Stokes.
C) Respiração de Kussmaul.
D) Platipneia.
E) Respiração paradoxal.

18. (INSTITUTO AOCP, EBSERH, UFG-GO, 2016) Assinale a alternativa correta.
    A) Os pneumócitos tipo I são células que revestem a maior parte da superfície alveolar.
    B) Os macrófagos alveolares fazem a defesa em focos inflamatórios e fagocitam o surfactante pulmonar.
    C) A tosse é o único mecanismo de defesa pulmonar para ajudar na eliminação de agentes estranhos.
    D) A asma, o enfisema pulmonar e a bronquite crônica se enquadram na Doença Pulmonar Obstrutiva Crônica (DPOC).
    E) A pneumonia é uma infecção aguda do parênquima pulmonar que inclui apenas as vias aéreas superiores.

19. (BIORIO, Mangaratiba-RJ, 2016) Os músculos respiratórios são comumente classificados como inspiratórios e expiratórios, apesar da complexidade das suas ações. Quais são os principais músculos inspiratórios primários.
    A) Diafragma, intercostais externos e escalenos.
    B) Esternocleidomastóideo, peitoral maior e menor.
    C) Retos, oblíquos e transverso do abdômen.
    D) Diafragma, intercostais internos e transverso do tórax.
    E) Diafragma, esternocleidomastóideo e escalenos.

20. (CONSULPLAN, Hospital Odilon Behrens-MG, 2015) Em um programa de reabilitação pulmonar, baseado em treinamento físico, que efeito fisiológico é um dos responsáveis pela redução da hiperinsuflação dinâmica em pacientes com DPOC?
    A) Redução do volume expiratório forçado.
    B) Aumento da capacidade oxidativa muscular.
    C) Aumento do volume pulmonar expiratório final.
    D) Redução da capilarização muscular diafragmática.

21. (FCC, TRT 23ª Região-MT, 2016) O paciente com Doença Pulmonar Obstrutiva Crônica (DPOC) entra em círculo vicioso de inatividade e o objetivo da reabilitação pulmonar é reverter essa tendência. No treinamento da respiração, uma das técnicas utilizadas é a Respiração com Lábios Franzidos – RLF. Essa técnica alivia a dispneia porque:
    A) Diminui a frequência respiratória com diminuição do volume corrente e da saturação de O_2, possivelmente alterando o padrão de recrutamento dos músculos respiratórios.
    B) Aumenta a frequência respiratória com aumento do volume corrente e da saturação de O_2, e não interfere no padrão de recrutamento dos músculos respiratórios.
    C) Diminui a frequência respiratória com aumento do volume corrente e da saturação de O_2, possivelmente alterando o padrão de recrutamento dos músculos respiratórios.

D) Diminui a frequência respiratória com aumento do volume corrente e da saturação de O_2, mas não altera o padrão de recrutamento dos músculos respiratórios.

E) Aumenta a frequência respiratória com diminuição do volume corrente e da saturação de O_2, possivelmente alterando o padrão de recrutamento dos músculos respiratórios.

22. (FCC, TRT 23ª Região-MT, 2016) A frequência respiratória multiplicada pelo volume de ar corrente médio é a definição de
    A) Ventilação alveolar.
    B) Capacidade pulmonar total.
    C) Capacidade vital.
    D) Ventilação pulmonar.
    E) Capacidade funcional residual.

23. (VUNESP, Arujá-SP, 2015) A pressão expiratória manual, recurso manual muito utilizado em pacientes que necessitam de fisioterapia respiratória e que tem o objetivo de desinsuflar o tórax e os pulmões, diminuindo o volume residual e aumentando o volume corrente, é indicada na seguinte situação clínica:
    A) Edema agudo de pulmão.
    B) Em estado de dispneia.
    C) Atelectasia.
    D) Pneumotórax espontâneo.
    E) Cardiopatias valvulares.

24. (UEPB, Campina Grande-PB, 2014) Técnicas desenvolvidas mais recentemente buscam remover as secreções do trato respiratório sem realizar procedimentos invasivos, como a aspiração de vias aéreas, preservando a estrutura respiratória. Dessa forma, relacione as técnicas com sua descrição correspondente.
    I. Aumento do fluxo expiratório (AFE).
    II. Drenagem autógena assistida (DAA).
    III. Desobstrução rinofaríngea retrógrada.
    IV. Glossopulsão retrógrada.
    ( ) É uma técnica na qual se realiza uma manobra de inspiração rápida e forçada que utiliza o reflexo inspiratório como recurso para desobstrução da rinofaringe.
    ( ) Consiste em uma manobra que associa a compressão do tórax e do abdome com a finalidade de aumentar o fluxo aéreo expiratório para deslocar secreções brônquicas por aumento brusco do fluxo expiratório.
    ( ) É caracterizada por ser uma técnica utilizada em pacientes pediátricos com a finalidade de conduzir as secreções expulsas pela tosse contida no fundo da cavidade bucal.
    ( ) É uma técnica que consiste na remoção de secreções brônquicas por meio de respirações a diferentes volumes pulmonares, caracterizadas por expirações lentas e ativas, proporcionando o máximo de fluxo dentro das vias aéreas; isso desloca e mobiliza secreções de vias aéreas periféricas para as vias aéreas centrais para serem eliminadas.
    A sequência correta é:
    A) III, II, IV, I.
    B) II, III, I, IV.

C) IV, II, III, I.
D) III, I, IV, II.
E) IV, III, I, II.

25. (UFG, Técnico Administrativo, 2016) O processo automático fisiológico da respiração origina-se em impulsos provenientes do tronco encefálico. O centro respiratório localizado posteriormente na porção superior da ponte e que controla a frequência e o padrão dos movimentos respiratórios é o:
A) Apnêutisco.
B) Pneumotáxico.
C) Dorsal.
D) Ventral.

26. (UFG, Técnico Administrativo, 2016) Na regulação respiratória, o sistema nervoso central é mais sensível à concentração de
A) Oxigênio.
B) Surfactante.
C) Dióxido de carbono.
D) Óxido nítrico.

27. (IDECAN, Itambé-MG, 2015) A Fibrose Cística (FC) é uma doença genética letal mais comum na raça branca e caracteriza-se por disfunção das glândulas exócrinas que provoca uma série de complicações e manifestações clínicas (respiratórias, digestivas e no aparelho reprodutor). Atualmente, o prognóstico de sobrevida é de 30 anos para metade dos pacientes. Isso se deve ao diagnóstico precoce, manejo multiprofissional em centros especializados e facilidade de acesso à terapêutica adequada. Com relação aos benefícios dos exercícios para o paciente com FC, analise as afirmativas:
I. Melhora do condicionamento cardiorrespiratório e da resistência dos músculos respiratórios.
II. Aumento da sensação de cansaço e diminuição da depuração da secreção.
III. Piora da imagem corporal através da diminuição de massa e definição muscular.
IV. Melhora do estado psicológico e da qualidade de vida.
Estão INCORRETAS as afirmativas:
A) I, II, III, IV.
B) II, III, apenas.
C) III, IV, apenas.
D) I, III, IV, apenas.

28. (CONSULPLAN, Natividade-RJ, 2014) "Técnica que deve ser realizada durante o tempo expiratório por meio de uma pressão exercida por uma das mãos do terapeuta sobre o tórax da criança deitada em decúbito dorsal. A outra mão do profissional permanece estática sobre o abdômen para impedir a dissipação da pressão para o compartimento abdominal." Essa descrição corresponde a que técnica utilizada na fisioterapia respiratória?
A) AFE.
B) ELPr.

C) Shaker.
D) ELTGOL.

29. (INSTITUTO AOCP, Jaboatão dos Guararapes-PE, 2015) É de extrema importância o conhecimento por parte do profissional fisioterapeuta da cinesioterapia respiratória. Sendo assim, referente aos músculos respiratórios, assinale a alternativa INCORRETA.
    A) Os músculos acessórios da respiração atuam durante a inspiração forçada.
    B) Os músculos intercostais externos auxiliam na elevação da caixa torácica.
    C) Os músculos escalenos elevam as costelas e o esterno.
    D) Os principais músculos atuantes durante a expiração forçada são os intercostais externos e abdominais.
    E) O músculo diafragma possui apenas fibras musculares do tipo II.

30. (INSTITUTO AOCP, Jaboatão dos Guararapes-PE, 2015) Doença crônica inflamatória das vias aéreas com as seguintes características: hiper-responsividade brônquica a uma série de estímulos, obstrução reversível das vias aéreas, inflamação das vias aéreas. Em indivíduos suscetíveis, essa inflamação causa recorrentes episódios de dispneia, aperto torácico e tosse. Sua fisiopatologia ainda não é bem compreendida. Assinale a alternativa que apresenta a doença descrita no enunciado.
    A) Fibrose cística.
    B) Derrame pleural.
    C) Atelectasia.
    D) Asma.
    E) Tetralogia de Fallot.

31. (CETREDE, Trairi-CE, 2016) Marque a alternativa que indica uma técnica passiva de ajuda expiratória aplicada ao lactente, obtida por meio de uma pressão manual tóraco-abdominal lenta, que se inicia ao final de uma expiração espontânea e prossegue até o volume residual (VR) com o objetivo de obter um volume expirado maior que o de uma expiração normal que ela apenas prolonga e completa.
    A) Expiração lenta prolongada (ELPr).
    B) Aceleração fluxo expiratório lento (AFE lento).
    C) Aceleração fluxo expiratório rápido (AFE rápido).
    D) Drenagem autógena assistida (DAA).
    E) Técnica de expiração forçada (TEF).

32. (CETREDE, Trairi-CE, 2016) Analise a afirmativa a seguir. A superfície externa de cada pulmão e a parede interna da caixa torácica são revestidas por uma membrana serosa dupla, chamada _____. Marque a alternativa cujo vocábulo preenche corretamente a lacuna.
    A) Pleura.
    B) Peritônio.
    C) Meninges.
    D) Ácino.
    E) Fascia.

33. (IMPARH, Instituto Dr. José Frota-CE, 2016) Marque a afirmativa correta sobre a displasia broncopulmonar.
A) Patologia aguda que acomete pacientes idosos.
B) Ocorre devido à ação tóxica do O_2 no parênquima pulmonar.
C) O paciente tende a evoluir com diminuição do consumo de O_2.
D) O paciente tende a evoluir com aumento da complacência pulmonar.

34. (FUNCAB, Itabuna-BA, 2016) A compreensão dos ruídos pulmonares anormais durante a ausculta pulmonar, feita por profissionais fisioterapeutas, é de extrema importância para identificar o que está acontecendo com as estruturas pulmonares e guiar uma abordagem mais proveitosa e funcional. Marque a seguir a resposta que descreve o ruído adventício estertor.
A) São gerados pela passagem de ar turbulento por meio de secreções em vias aéreas de grande calibre.
B) São sons gerados pela passagem do ar em alta velocidade por meio de uma via aérea estreitada até o ponto de fechamento. Semelhante ao roncar de uma pessoa.
C) São sons gerados devido à oscilação no calibre da laringe.
D) São divididos em finos e grossos, de acordo com o timbre, o que reflete o calibre da via aérea em que se encontra a interface ar-líquido.
E) São audíveis primariamente durante a expiração quando as vias aéreas localizadas dentro do tórax se tornam mais estreitas.

35. (FUNCAB, Itabuna-BA, 2016) "A ventilação colateral em recém-nascidos é reduzida devido às estruturas de comunicação da ventilação destas vias estarem ausentes ou raras, por um mecanismo ainda desconhecido. Isso explica a prevalência de microatelectasias nessa faixa etária e mostra-se extremamente importante em casos de obstrução." Marque a resposta a seguir que descreve os tipos de ventilação colateral e suas comunicações.
A) Canais de Martin (comunicações bronquialveolares), canais de Lambert (comunicações entre bronquíolos) e canais de West (comunicações intra-alveolares).
B) Canais de Lambert (comunicações bronquialveolares), canais de Martin (comunicações intra-alveolares) e canais de West (comunicações entre bronquíolos).
C) Canais de Lambert (comunicações bronquialveolares), canais de Martin (comunicações entre bronquíolos) e poros de Köhn (comunicações intra-alveolares).
D) Poros de Köhn (comunicações bronquialveolares), canais de Martin (comunicações entre dois bronquíolos) e canais de West (comunicações intra-alveolares).
E) Poros de Martin (comunicações intra-alveolares), canais de West (comunicações bronquialveolares) e canais de Lambert (comunicações entre bronquíolos).

36. (IBFC, EBSERH, UFF-RJ, 2016) Analise as afirmativas abaixo, dê valores Verdadeiro (V) ou Falso (F) e assinale a alternativa que apresenta a sequência correta de cima para baixo nas afirmações sobre tosse e higiene brônquica.
( ) A tosse é um sintoma que reflete a irritação das vias aéreas, não tem atividade protetora e deve ser inibida quando aparece.
( ) A tosse se trata de reação de defesa da árvore traqueobrônquica e pleuras.
( ) A tosse não tem finalidade de remover substâncias estranhas inaladas.

( ) A expulsão brusca promovida pela tosse desempenha papel fundamental na eliminação de secreção mobilizada pelas técnicas de higiene brônquica.

A sequência correta é:

A) F, F, V, V.

B) V, F, V, F.

C) F, V, F, F.

D) V, V, F, F.

E) F, V, F, V.

37. (UFPR, Residência Multiprofissional do Hospital de Clínicas-PR, 2014) Entre os sons pulmonares patológicos, temos o estridor de origem na região anterior do pescoço na porção supraesternal, o que nos sugere:

A) Um quadro de broncoespasmo por pneumopatias.

B) Secreção brônquica.

C) Pneumotórax e atelectasia.

D) Edema de glote, com estreitamento de vias aéreas superiores.

E) Insuficiência cardíaca ou pneumonia.

38. (CONRIO, Manduri-SP, 2013) A quantidade máxima de gás que pode ser expirada após uma inspiração máxima é denominada:

A) Capacidade residual funcional.

B) Capacidade inspiratória.

C) Capacidade vital.

D) Capacidade pulmonar total.

39. (FCC, TRT 5ª Região-BA, 2013) São precauções necessárias aos exercícios respiratórios na prevenção ou tratamento de distúrbios pulmonares agudos ou crônicos:

A) A expiração deve ser relaxada e passiva ou controlada, pois a expiração forçada diminui a turbulência nas vias aéreas, o que leva a broncoespasmo e à diminuição da resistência nas vias aéreas.

B) A expiração deve ser relaxada e passiva ou controlada, pois a expiração forçada diminui a turbulência nas vias aéreas, o que leva ao aumento da resistência nas vias aéreas.

C) A expiração deve ser relaxada e passiva ou controlada, pois a expiração forçada aumenta a turbulência nas vias aéreas, o que leva à diminuição da resistência nas vias aéreas.

D) A expiração deve ser relaxada e passiva ou controlada, pois a expiração forçada aumenta a turbulência nas vias aéreas, o que leva a broncoespasmo e ao aumento da resistência nas vias aéreas.

E) A expiração pode ser de qualquer maneira, pois a turbulência das vias aéreas será igual em qualquer tipo de expiração.

40. (UFPI, Técnico Administrativo, 2015) A seguinte definição: "Esta técnica utiliza inspirações e expirações lentas e controladas pelo paciente na posição sentada; inicia-se no volume de reserva expiratório, tendo em vista a mobilização de secreções distais e, depois, progressivamente, no volume de reserva inspiratório para eliminação proximal" *(REGENGA, M.*

M. Fisioterapia em cardiologia: da UTI à reabilitação. 2 ed. São Paulo: Roca, 2012, p. 20) refere-se à técnica de desobstrução brônquica denominada:

A) Ciclo ativo da respiração.

B) Inspiração em tempos.

C) Inspiração sustentada.

D) Drenagem autógena.

E) Sustentação máxima da inspiração.

41. (IBFC, Instituto Lauro de Souza Lima-SP, 2013) Complete as lacunas corretamente. A ventilação de alta frequência (HFV) caracteriza-se pela utilização de _____ frequência respiratória (FR), associada a _____ volume corrente (VC), normalmente inferior ao espaço morto anatômico (ES).

A) Alta; pequeno.

B) Alta; grande.

C) Baixa; pequeno.

D) Baixa; grande.

42. (INSTITUTO ABARE-ETE, São Gabriel da Cachoeira-AM, 2016) São objetivos da ventilação mecânica, EXCETO:

A) Assegurar remoção eficiente de CO_2 aceitando, porém, elevações de níveis de $PaCO_2$ desde que não haja contraindicações.

B) Minimizar a toxicidade do oxigênio, os menores níveis possíveis de FiO_2 (preferencialmente abaixo de 60%).

C) Garantir recrutamento alveolar, como ocorre com o uso da PEEP.

D) Minimizar pressões de via aérea, mas sem exceder pressões transalveolares de 25 a 30 cmH_2O, o que normalmente corresponde a pressões de platô de 30 a 35 cmH_2O.

E) Utilizar um método ventilatório capaz de ventilar e oxigenar adequadamente o paciente e com o qual o médico assistente tenha experiência.

43. (UFMT, Rondonópolis-MT, 2016) Acerca das modalidades ventilatórias, analise as afirmativas a seguir.

I. No modo ventilação controlada a volume, nos casos de ciclos controlados, o disparo ocorre a tempo, e a ciclagem, a volume.

II. No modo ventilação controlada a pressão, em caso de ciclos assistidos, o disparo ocorre a pressão ou fluxo, e a ciclagem, a pressão.

III. No modo ventilação controlada a volume, o volume corrente é fixo e o fluxo é programável, enquanto, no modo ventilação controlada a pressão, o volume corrente é variável e o fluxo é livre.

IV. No modo ventilação com pressão de suporte, o disparo ocorre a tempo, pressão ou fluxo e a ciclagem ocorre a fluxo.

Estão corretas as afirmativas

A) I e III, apenas.

B) II e IV, apenas.

C) II, III e IV, apenas.

D) I, II, III e IV.

44. (FADESP, Ulianópolis-PA, 2016) A base do funcionamento adequado do ventilador mecânico e do sincronismo paciente-ventilador passa pela escolha dos modos e modalidades ventilatórias. Para isso, o fisioterapeuta deve ter o conhecimento das principais variáveis que determinam o final da fase inspiratória, que são:

A) volume, pressão, tempo e fluxo.
B) ciclagem, disparo, volume e pressão.
C) PEEP, pressão de suporte, volume e tempo.
D) ciclagem, disparo, PEEP e fluxo.

45. (IFCE, Técnico Administrativo, 2016) Conforme Leme e Luque (2005), os princípios básicos dos respiradores artificiais são o sistema de ventilação, o ciclo respiratório, classificação dos ciclos respiratórios, os modos ventilatórios básicos e os parâmetros ventilatórios. São fases distintas do ciclo respiratório:

A) Ventilação alveolar, suporte e reposição volêmica.
B) *Shunt*, PImáx, frequência respiratória e volume minuto.
C) Pressão de platô, complacência e resistência.
D) Volume corrente, volume minuto e acomodação.
E) Disparo, ciclagem, fase inspiratória e fase expiratória.

46. (VUNESP, São José dos Campos-SP, 2015) Um dado que deve ser monitorado em pacientes adultos internados na UTI com disfunções neurológicas é a pressão intracraniana (PIC), pois esta limitará ou não a intervenção fisioterapêutica. Qual o parâmetro de normalidade da PIC em adultos e qual valor é indicativo de hipertensão intracraniana?

A) 1 a 3 mmHg e acima de 20 mmHg.
B) 4 a 5 mmHg e acima de 15 mmHg.
C) 6 a 8 mmHg e acima de 20 mmHg.
D) 8 a 10 mmHg e acima de 15 mmHg.
E) 10 a 15 mmHg e acima de 20 mmHg.

47. (VUNESP, São José dos Campos-SP, 2015) A pressão expiratória final positiva (PEEP) é uma pressão acima da pressão atmosférica, aplicada no final da expiração. Quando a pressão positiva é aplicada durante a ventilação, o termo PEEP é mantido, mas, se aplicada durante a respiração espontânea, o termo CPAP é usado. O valor fisiológico recomendado gira em torno de:

A) 1 a 2 cmH$_2$O.
B) 1 a 3 cmH$_2$O.
C) 3 a 5 cmH$_2$O.
D) 5 a 8 cmH$_2$O.
E) 8 a 10 cmH$_2$O.

48. (FUNCAB, Anápolis-GO, 2011) Um fisioterapeuta foi convidado a tratar um paciente de 90 anos na enfermaria cuja gasometria arterial apresentava: pH= 7,25; PaO$_2$ = 80 mmHg ; PaCO$_2$ = 65 mmHg; HCO = 30 mEq/l; BE = –04 mEq/L; SaO = 90%. Marque a resposta que define esta gasometria e o quadro clínico deste paciente.

A) Hiperventilação alveolar aguda com hipoxemia.
B) Insuficiência ventilatória crônica com hipoxemia.

C) Hiperventilação alveolar crônica sem hipoxemia.
D) Insuficiência ventilatória aguda sem hipoxemia.
E) Acidemia metabólica.

49. **(UFJF, Campus de Governador Valadares-MG, 2014)** O fisioterapeuta realizou a ventilometria de um paciente, durante a tentativa de desmame da ventilação mecânica no tubo T, e encontrou os seguintes resultados:
    - Reserva ventilatória = 20 L/min.
    - Ventilação voluntária máxima = 30 L/min.
    - Tempo inspiratório = 1 segundo.
    - Relação I:E = 1:2.

    Com base nos parâmetros encontrados, qual é o índice da respiração rápida e superficial (índice de Tobin) desse paciente? Marque a alternativa CORRETA:
    A) 10.
    B) 20.
    C) 30.
    D) 40.
    E) 50.

50. **(AOCP, Camaçari-BA, 2014)** Leia os dados respiratórios a seguir e assinale a alternativa que apresenta a ventilação alveolar do paciente. Volume corrente = 400 mL. Volume do espaço morto = 100 mL. Frequência respiratória = 10 respirações/minuto. $PaCO_2$ = 50 mmHg. PIO_2 = 150 mmHg.
    A) 3 litros/minuto.
    B) 4 litros/minuto.
    C) 5 litros/minuto.
    D) 6 litros/minuto.
    E) 7 litros/minuto.

51. **(INSTITUTO MACHADO DE ASSIS, Esperantina-PI, 2016)** Dra. Maria, fisioterapeuta, verifica diariamente a relação ventilação/perfusão de seus pacientes hospitalares. Um indivíduo que apresenta volume corrente 450 mL, FR 15 ipm, espaço morto 150 mL, FC 75 bpm e volume sistólico de 60 mmHg é de:
    A) 2,0.
    B) 1,5.
    C) 1.
    D) 0,5.

52. **(UPENET/UFPE, Secretaria Estadual de Saúde-PE, 2014)** Nas Diretrizes Brasileiras de Ventilação Mecânica (2013) sobre os Cuidados de Fisioterapia nos Pacientes em Suporte Ventilatório é INCORRETO afirmar que:
    A) A terapia de higiene brônquica (posicionamento, insuflação manual, vibração e compressão torácica) deve ser indicada em pacientes com aumento de resistência da via aérea, gerada por presença de secreção, causando assincronia da ventilação mecânica e ou queda da oxigenação.

B) A fisioterapia precoce e a mobilização passiva devem ser realizadas nos pacientes em ventilação mecânica e, também, durante o processo de retirada da ventilação mecânica.

C) A prática de realizar treinamento muscular inspiratório em pacientes com fraqueza muscular inspiratória e ventilação mecânica prolongada ainda não está estabelecida para diminuir o tempo de ventilação mecânica e favorecer o sucesso de retirada da VM.

D) A terapia de higiene brônquica não é mandatória em atelectasias lobares.

E) Técnicas de expansão pulmonar devem ser realizadas na presença de colabamento pulmonar com redução da complacência e oxigenação.

53. (BIORIO, Itupeva-SP, 2016) Um homem de 68 anos, com diagnóstico de DPOC há 9 anos, apresenta intenso esforço respiratório. A gasometria apresentou: pH = 7,38; $PaCO_2$ = 64 mmHg; HCO_3^- = 35 mEq/L. O paciente apresenta uma alteração do equilíbrio acidobásico denominado:

A) Alcalose respiratória não compensada.

B) Alcalose respiratória compensada.

C) Acidose respiratória compensada.

D) Acidose respiratória não compensada.

E) Alcalose metabólica.

54. (UPENET/UFPE, Secretaria Estadual de Saúde-PE, 2014) Paciente J.V.C., 73 anos, sexo masculino, diagnosticado com pancreatite necro-hemorrágica apresenta-se com gasometria arterial com pH 7,29; pressão arterial de oxigênio (PaO_2) 250 mmHg, pressão arterial de gás carbônico ($PaCO_2$) 35 mmHg, íon bicarbonato (HCO_3^-) 18 mEq/L, Base Excess (BE) – (menos) 12, saturação periférica de oxigênio (SpO_2) 98%. Sobre isso, é CORRETO afirmar que:

A) A oxigenação do paciente está adequada.

B) Ele apresenta uma hiperventilação.

C) Se evidencia uma acidose respiratória.

D) Ele apresenta um déficit metabólico.

E) A alteração do Base Excess reflete o excesso de bicarbonato no plasma.

55. (FUNTEF, São Jerônimo da Serra-PR, 2015) Paciente de 64 anos chega ao pronto atendimento com diagnóstico de cirrose hepática e com muita dor. Sua gasometria arterial apresenta os valores: pH: 7,48; $PaCO_2$: 24 mmHg; PaO_2: 90 mmHg; HCO_3: 22 mmoL/L; BE: –LmmoL/L. Podemos afirmar que esse paciente apresenta:

A) Alcalose respiratória.

B) Acidose metabólica.

C) Alcalose metabólica.

D) Acidose respiratória.

E) Acidose respiratória tentando ser compensada por uma alcalose metabólica.

56. (FUNCAB, Secretaria de Estado de Saúde-AC, 2014) Analise os gases sanguíneos e a seguir assinale o que se evidencia: pH: 7,31; PaO: 55 mmHg; PaCO : 58 mmHg; HCO: 22.8 mEq/L; BE: 01 mEq/L; SaO: 90,7 %.

A) Distúrbio metabólico crônico.

B) Distúrbio misto.

C) Distúrbio respiratório agudo.
D) Distúrbio metabólico agudo.
E) Distúrbio respiratório crônico.

57. **(UPENET/UFPE, Secretaria Estadual de Saúde-PE, 2014)** Dentre os critérios para se considerar a aptidão para o desmame, NÃO deve(m) se considerar:
    A) $PaO_2 \geq 60$ mmHg com $FIO_2 \leq 0,4$ e PEEP ≤ 5 a 8 cmH_2O.
    B) Boa perfusão tecidual.
    C) Doses baixas de vasopressores.
    D) Ausência de insuficiência coronariana descompensada.
    E) Balanço hídrico zerado ou negativo nas últimas 48 horas.

58. **(UPENET/UFPE, Secretaria Estadual de Saúde-PE, 2014)** Com relação aos fatores de sucesso do desmame da ventilação mecânica em pediatria assinale a alternativa INCORRETA:
    A) Relação $PaO_2/FiO_2 > 200$.
    B) $PaO_2 > 60$ mmHg em $FiO_2 < 0,3$.
    C) Pressão inspiratória máxima < 30 cmH_2O.
    D) PEEP < 5 cmH_2O.
    E) Diferença alvéolo-arterial de oxigênio > 350 em FiO_2 de $1,0$.

59. **(AOCP, Fundação Saúde do Município de Uberlândia-MG, 2015)** Sobre a avaliação fisioterapêutica em UTI assinale a alternativa INCORRETA:
    A) A frequência cardíaca normal é de 60 a 100 batimentos por minuto e com ritmo regular. Quando o valor está acima de 100 por minuto, é denominada taquicardia, e abaixo de 60, bradicardia.
    B) A hipertensão é uma condição em que a pressão arterial se mantém acima de 140/90 mmHg e geralmente é causada pelo aumento da resistência vascular sistêmica.
    C) A hipotensão é definida como uma pressão arterial inferior a 95/60 mmHg, sendo que as causas mais frequentes são a insuficiência ventricular esquerda, o volume sanguíneo baixo e a vasodilatação periférica.
    D) A cianose central é devida à vasoconstrição e pode aparecer em condições como exposição ao frio ou quando o débito cardíaco for baixo.
    E) A taquipneia é definida como frequência respiratória maior que 20 rpm e pode ser vista em qualquer forma de doença respiratória. Também ocorre nos casos de acidose metabólica e ansiedade.

60. **(AOCP, Fundação Saúde do Município de Uberlândia-MG, 2015)** Com relação ao desmame da Ventilação Mecânica Invasiva assinale a alternativa INCORRETA:
    A) O paciente não pode apresentar-se sedado, deve haver uma redução das drogas vasoativas e apresentar-se estável hemodinamicamente.
    B) O paciente deve esboçar sinal do aparelho locomotor e sustentar a cabeça em flexão por 3 segundos quando solicitado através de comando verbal.
    C) A modalidade preferencial para realizar o desmame é a PSV.
    D) A PEEP deve estar acima de 5 cmH_2O.
    E) A FiO_2 deve ser menor que 50%.

61. (OBJETIVA, Bossoroca-RS, 2015) Com relação ao manejo da pressão de balonete no paciente utilizando via aérea artificial, marcar C para as afirmativas *certas*, E para as *erradas* e, após, assinalar a alternativa que apresenta a sequência CORRETA:

( ) A maioria dos manômetros de pressão são calibrados em mmHg, e não em cmH_2O. Por essa razão, ao mensurar a pressão de balonete, deve-se considerar que um cmH_2O equivale a 1,36 mmHg.

( ) O objetivo é a manutenção das pressões de manguito abaixo da pressão de perfusão capilar da mucosa traqueal, sendo estimada de 20 a 25 mmHg.

( ) A faixa de pressão aceitável, durante a medida de pressão do balonete, situa-se entre 24 cmH_2O e 30 cmH_2O.

A) C, C, E.
B) E, E, C.
C) E, C, C.
D) C, E, C.

62. (FGV, Cuiabá-MT, 2015) Com relação ao *cuff* (balonete encontrado nos tubos orotraqueais e nas cânulas traqueais para pacientes sob ventilação invasiva), assinale a opção que melhor expressa sua função e por que sua pressão deve ser mantida entre 20 cmH_2O e 25 cmH_2O.

A) Evitar fuga aérea, garantindo a pressão positiva dentro dos pulmões, ao mesmo tempo em que impede a aspiração de secreções das vias aéreas inferiores – evita lesões de esôfago.

B) Evitar fuga aérea, garantindo a pressão negativa dentro dos pulmões, ao mesmo tempo em que impede a aspiração de secreções das vias aéreas superiores – evita lesões de traqueia.

C) Evitar fuga aérea garantindo a pressão negativa dentro dos pulmões, ao mesmo tempo em que impede a aspiração de conteúdo gástrico – evita lesões de esôfago.

D) Evitar fuga aérea, garantindo a pressão positiva dentro dos pulmões, ao mesmo tempo em que impede a aspiração de secreções das vias aéreas inferiores – evita lesões de brônquios e bronquíolos, muitas vezes causadas pela fuga aérea.

E) Evitar fuga aérea, garantindo a pressão positiva dentro dos pulmões, ao mesmo tempo em que impede a aspiração de secreções das vias aéreas superiores – evita lesões de traqueia.

63. (OBJETIVA, Dom Pedrito-RS, 2016) Com relação ao uso da oxigenoterapia, assinalar a alternativa INCORRETA:

A) O uso de oxigênio suplementar por longo prazo é indicado quando há uma pressão parcial arterial de oxigênio (PaO_2) de 55 mmHg ou inferior relacionada a uma saturação de oxigênio arterial (SaO_2) abaixo ou igual a 88%.

B) A oxigenoterapia possui objetivos como corrigir hipoxemia e reduzir carga de trabalho do sistema respiratório.

C) O seu uso pode melhorar a função mental de pacientes que sofrem de hipoxemia crônica.

D) O uso de oxigênio suplementar em excesso pode provocar vasoconstrição pulmonar e aumentar a carga de trabalho do ventrículo direito.

64. (IADES, Fundação Hemocentro-DF, 2017) Com relação à oxigenoterapia, assinale a alternativa correta quanto à FiO_2 para um paciente que esteja utilizando cateter nasal com fluxo de 4 L/m.

A) 24%.
B) 28%.
C) 32%.
D) 36%.
E) 40%.

65. (FGV, Cuiabá-MT, 2015) Com relação à VNI (Ventilação Não Invasiva), assinale a afirmativa CORRETA:
    A) A obstrução de vias aéreas superiores é considerada uma indicação.
    B) É contraindicada no edema agudo de pulmão.
    C) A incapacidade de proteger as vias aéreas é considerada uma contraindicação.
    D) A agitação não interfere na administração da técnica.
    E) É indicada nos casos de edema agudo de pulmão com instabilidade hemodinâmica.

66. (IBFC, Instituto Lauro de Souza Lima-SP, 2013) Entre os efeitos gerais da ventilação não invasiva não está:
    A) Aumento dos volumes e das capacidades pulmonares.
    B) Aumento do gasto energético da musculatura respiratória.
    C) Melhora da complacência pulmonar.
    D) Diminuição do trabalho respiratório

67. (FGV, Cuiabá-MT, 2015) Paciente clínica e hemodinamicamente estável, em desmame da ventilacão mecânica, traqueostomizado e acoplado à ventilação mecânica no modo PSV, apresenta os seguintes parâmetros: PSV: 10 cmH$_2$O; PEEP: 5 cmH$_2$O; FiO$_2$: 25%. Gasometria arterial com pH: 7,40; PaO$_2$: 99 mmHg; PaCO$_2$: 37 mmHg; HCO$_3$: 22; BE: 0; SaO$_2$: 100%. Ventilometria (realizada sem a pressão de suporte): FR: 18 irpm; VM: 9 L/min. Com base nesses dados, calcule o IRRS (Índice de Respiração Rápida e Superficial) e analise se esse índice é preditivo para o desmame da ventilação mecânica. Assinale a opção que indica, respectivamente, o valor do IRRS e se esse índice é preditivo para o sucesso no desmame.
    A) IRRS = 50/não é preditivo de sucesso no desmame.
    B) IRRS = 120/é preditivo de sucesso no desmame.
    C) IRRS = 65/não é preditivo de sucesso no desmame.
    D) IRRS = 36/é preditivo de sucesso no desmame.
    E) IRRS = 105/é preditivo de sucesso no desmame.

68. (IADES, Fundação Hemocentro-DF, 2017) O índice de respiração rápida e superficial (IRSS) tem sido usado como referência para se obter um indicador da previsão do sucesso ou insucesso no processo de desmame ventilatório. Levando em consideração a hipótese clínica de um paciente com volume-minuto de 2 L e frequência respiratória de 15 irpm, assinale a alternativa que corresponde ao IRSS desse paciente.
    A) 30.
    B) 100.
    C) 105.
    D) 112.
    E) 133.

69. (FGV, Cuiabá-MT, 2015) Paciente em processo de desmame, ventilando por tubo orotraqueal acoplado à ventilação mecânica em modo PSV com os seguintes parâmetros: PSV: 10 cmH$_2$O, PEEP: 5 cmH$_2$O, FiO$_2$: 0,3. Gasometria arterial: pH: 7,35, PaO$_2$: 90 mmHg, PaCO$_2$: 42 mmHg, HCO$_3$: 23, BE: +1 e SaO$_2$: 97%. Com base nos dados acima, calcule a PaO$_2$/FiO$_2$ e assinale a opção que indica, respectivamente, o valor da relação PaO$_2$/FiO$_2$ e se esse índice é preditivo para o desmame da ventilação mecânica.

A) PaO$_2$/FiO$_2$ = 238/é preditivo de sucesso no desmame.
B) PaO$_2$/FiO$_2$ = 270/é preditivo de sucesso no desmame.
C) PaO$_2$/FiO$_2$ = 120/não é preditivo de sucesso no desmame.
D) PaO$_2$/FiO$_2$ = 300/é preditivo de sucesso no desmame.
E) PaO$_2$/FiO$_2$ = 430/não é preditivo de sucesso no desmame.

70. (FGV, Cuiabá-MT, 2015) Criança do sexo feminino de 7 anos, com peso estimado em 27 kg, foi vítima de acidente automobilístico que resultou em trauma cranioencefálico. Na monitorização cerebral constata-se hipertensão intracraniana; a criança está plenamente sedada e respirando com auxílio de ventilação mecânica no modo VC–CMV, com VC: 270 mL, FR: 15 irpm e FiO$_2$: 70%. Sua gasometria arterial revela PaO$_2$: 90 mmHg, PaCO$_2$: 40 mmHg e SaO$_2$: 96%. Para reduzir a PIC (Pressão Intracraniana), o médico solicita ao fisioterapeuta que ajuste a ventilação com o intuito de reduzir a PaCO$_2$ para, aproximadamente, 30 mmHg. Assinale a opção que indica a alteração que deve ser realizada nos parâmetros ventilatórios:

A) Aumentar o VC para 350 mL.
B) Aumentar a FR para 20 irpm.
C) Reduzir o VC para 150 mL.
D) Reduzir a FR para 12 irpm.
E) Aumentar o VC para 380 mL e a FR para 25 irpm.

71. (VUNESP, São Paulo-SP, 2014) Nos pacientes com traumatismo cranioencefálico que se encontram na UTI, uma abordagem segura de ventilação deve conter estratégias de suporte ventilatório que evitem grandes pressões de insuflação pulmonar. Dessa forma, é indicado:

A) Pplatô < 10 cmH$_2$O.
B) Pplatô < 40 cmH$_2$O.
C) Pplatô < 20 cmH$_2$O.
D) Pplatô < 35 cmH$_2$O.
E) Pplatô < 45 cmH$_2$O.

72. (VUNESP, São Paulo-SP, 2014) A aspiração endotraqueal é uma prática comum no cuidado de crianças em terapia intensiva. Esse procedimento varia em relação ao uso de solução salina, sistemas aberto e fechado, ventilação manual associada, frequência das aspirações e pré-oxigenação. Com relação aos sistemas aberto e fechado de aspiração, é correto afirmar:

A) O sistema aberto produz menor repercussão sobre o sistema cardiovascular do que o fechado e minimiza a interferência desse procedimento sobre a ventilação mecânica.
B) Ambos os sistemas produzem menor repercussão sobre o sistema cardiovascular e maximizam a interferência sobre a ventilação mecânica.
C) Ambos os sistemas produzem menor repercussão sobre o sistema cardiovascular e interferem sobre a ventilação mecânica.

D) O sistema fechado produz maior repercussão sobre o sistema cardiovascular do que o aberto mas interfere sobre a ventilação mecânica.

E) O sistema fechado produz menor repercussão sobre o sistema cardiovascular do que o aberto e minimiza a interferência desse procedimento sobre a ventilação mecânica.

73. (GERACT, Sombrio-SC, 2016) A ventilação não invasiva NÃO está indicada em:
    A) Edema pulmonar cardiogênico.
    B) Infarto agudo do miocárdio com instabilidade hemodinâmica grave.
    C) Doença pulmonar obstrutiva crônica descompensada.
    D) Auxílio no desmame da Ventilação Mecânica.
    E) Profilaxia de intubação orotraqueal.

74. (CURSIVA, Serra Alta-SC, 2016) O uso da ventilação mecânica não invasiva tem como objetivo: o alívio dos sintomas; reverter a hipoxemia; diminuição do trabalho respiratório; evitar o TOT; oferecer conforto; maximizar a qualidade de vida, entre outros. Atualmente, os aparelhos mais utilizados são os ventilados a pressão positiva. Com relação aos aparelhos utilizados é incorreta a alternativa:
    A) O CPAP é composto por uma máscara: facial, nasal ou oronasal, um fixador e uma demanda de fluxo contínuo adicional na fase inspiratória e na fase expiratória. O paciente deve possuir drive respiratório para iniciar a respiração; esta, facilitada pelo fluxo adicional.
    B) Trata-se o CPAP de um sistema de demanda, no qual a fase inspiratória é realizada sem nenhuma ajuda externa ou fluxo adicional. A respiração é gerada por uma pressão negativa subatmosférica e a expiração realizada contra uma resistência, tornando-a positiva ao seu final.
    C) RPPI corresponde à respiração por pressão positiva intermitente. Como exemplo, o reanimador de Muller, que manda um fluxo na fase inspiratória que é controlado pelo fisioterapeuta, sendo capaz de comandar e coordenar a frequência respiratória do paciente e a fase expiratória é realizada passivamente sem fluxo adicional, o que difere do CPAP.
    D) Nenhuma das anteriores.

75. (OBJETIVA, Arroio do Tigre-PB, 2016) Com relação aos parâmetros mecânicos dos critérios de desmame da ventilação mecânica, assinalar a alternativa CORRETA:
    A) Capacidade vital menor que 15 mL/kg; pressão inspiratória máxima, medida na boca, maior que 20 cmH$_2$O; volume minuto menor que 10 L/min.
    B) Capacidade vital maior que 15 mL/kg; pressão inspiratória máxima, medida na boca, maior que 20 cmH$_2$O; volume minuto maior que 10 L/min.
    C) Capacidade vital menor que 15 mL/kg; pressão inspiratória máxima, medida na boca, menor que 20 cmH$_2$O; volume minuto maior que 10 L/min.
    D) Capacidade vital maior que 15 mL/kg; pressão inspiratória máxima, medida na boca, maior que 20 cmH$_2$O; volume minuto menor que 10 L/min.

76. (OBJETIVA, Bossoroca-RS, 2015) Com relação à ventilação mecânica não invasiva, são consideradas contraindicações (absolutas ou relativas) da respiração com pressão positiva intermitente em pacientes adultos:
    A) Pneumotórax não tratado, pressão intracraniana > 15 mmHg, cirurgia esofágica recente e evidência radiológica de pneumonia.

B) Pneumotórax não tratado, pressão esofágica < 15 mmHg e instabilidade hemodinâmica.

C) Pneumotórax drenado, pressão intracraniana < 15 mmHg, instabilidade hemodinâmica e cirurgia esofágica recente.

D) Pneumotórax não tratado, pressão intracraniana > 15 mmHg, instabilidade hemodinâmica e cirurgia esofágica recente.

77. (FUNCAB, Secretaria de Estado da Saúde -AC, 2014) A PEEP baseia-se nos efeitos terapêuticos, EXCETO:
    A) Aumento da capacidade residual funcional.
    B) Recrutamento alveolar.
    C) Aumento da capacidade inspiratória.
    D) Redistribuição do líquido extravascular.
    E) Aumento da PaO_2.

78. (FUNCAB, Secretaria de Estado da Saúde-AC, 2014) Quando a PImáx de um paciente estiver entre –70 cmH_2O e –45 cmH_2O, significa:
    A) Fadiga muscular.
    B) Fraqueza muscular.
    C) Falência muscular.
    D) Força normal.
    E) Hipertrofia muscular.

79. (INSTITUTO MACHADO DE ASSIS, Colinas-MA, 2014) Em ventilação mecânica, as maneiras pelas quais os ventiladores são projetados para interromper a fase inspiratória e dar início à fase expiratória recebem o nome de modos de ciclagem do respirador. A transição pode ocorrer basicamente através de quatro mecanismos. São eles:
    A) Ciclagem expiratória, ciclagem corrente, ciclagem a pressão e ciclagem controlada.
    B) Ciclagem a tempo, ciclagem corrente, ciclagem inspiratória e ciclagem expiratória.
    C) Ciclagem a fluxo, ciclagem inspiratória, ciclagem expiratória e ciclagem controlada.
    D) Ciclagem a tempo, ciclagem a volume, ciclagem a fluxo e ciclagem a pressão.

80. (OBJETIVA, Bossoroca-RS, 2015) Com relação aos modos ventilatórios usualmente empregados em ventilação mecânica invasiva convencional, numerar a 2ª coluna de acordo com a 1ª coluna e, após, assinalar a alternativa que apresenta a sequência CORRETA:
    (1) Ventilação mandatória controlada.
    (2) Ventilação mandatória intermitente.
    (3) Ventilação mandatória intermitente sincronizada.
    ( ) O paciente pode respirar por si mesmo, mas as respirações mandatórias serão liberadas no tempo do ciclo ventilatório que for conveniente para o paciente.
    ( ) A frequência respiratória e o volume corrente são determinados, mas o paciente pode respirar espontaneamente entre as respirações mandatórias, que são liberadas em intervalos regulares predeterminados.
    ( ) As respirações são realizadas com frequência e volume determinados pelo ajuste no controle do respirador.

A) 1, 2, 3.
B) 2, 1, 3.
C) 1, 3, 2.
D) 3, 2, 1.

81. (BIORIO, Itupeva-SP, 2016) O modo ventilatório de pressão de suporte é limitado por:
    A) Volume.
    B) Frequência.
    C) Tempo.
    D) Pressão.
    E) Fluxo.

82. (UFG, Técnico Administrativo em Educação, 2015) Em ventilação mecânica invasiva, o modo ventilatório de pressão controlada é caracterizado por
    A) Fluxo decorrente de variação de pressão.
    B) Fluxo predeterminado.
    C) Frequência respiratória variável.
    D) Volume corrente constante.

83. (INSTITUTO MACHADO DE ASSIS, Paulistana-PI, 2015) A manovacuometria é um exame não invasivo de extrema importância para o fisioterapeuta durante a avaliação da força muscular respiratória e que consiste na mensuração das pressões respiratórias estáticas máximas – PImáx (Pressão Inspiratória Máxima) e PEmáx (Pressão Expiratória Máxima). De acordo com a literatura atual, são indicações concretas para realização da manovacuometria, exceto:
    A) Doenças pulmonares com repercussões sistêmicas, como a *doença pulmonar obstrutiva crônica* (DPOC).
    B) Doenças neuromusculares.
    C) Em pré e pós-operatório de cirurgias tóraco-abdominais.
    D) Hérnias abdominais altas.

84. (INSTITUTO MACHADO DE ASSIS, Paulistana-PI, 2015) Paciente A.S.L., 60 anos, 70 kg, 15º dia de internação na UTI, 14º PO de revascularização do miocárdio com CEC (circulação extracorpórea) e evoluiu com choque séptico. Sedado com Dormonid e Fentanil, Ramsay 6. Estável hemodinamicamente com uso de drogas vasoativas (noradrenalina e dobutamina). Monitorizado com cateter de Swan-Ganz. PCP (Pressão capilar pulmonar) = 17mmHg. Em intubação orotraqueal, sob ventilação mecânica (B7200), VCV, A/C, VT = 450, Fluxo = 60, PEEP = 8, FiO_2 = 60%, f = 15/15, pressão de platô = 33. Rx de tórax apresenta infiltrados difusos e bilaterais. Gasometria arterial: pH = 7,23; PaO_2 = 63; $PaCO_2$ = 49, HCO_3 = 16, BE = –8, SpO_2 = 88%. Analise os dados citados e indique o provável diagnóstico e o índice de hipoxemia.
    A) Lesão pulmonar aguda; 124.
    B) Síndrome do desconforto respiratório agudo; 105.
    C) Doença da membrana hialina; 110.
    D) Edema agudo de pulmão; 120

85. (INSTITUTO ABARE-ETE, São Gabriel da Cachoeira-AM, 2016) No início da ventilação mecânica a concentração inspirada de oxigênio fornecida pelo respirador costuma ser igual a 100%. Posteriormente com a estabilização do paciente, ela deverá sempre que possível ser reduzida para menos de 50% para se evitar a toxicidade pelo oxigênio. Essa afirmativa corresponde a que parâmetro ventilatório?

A) Frequência respiratória (FR).
B) Pressões de vias aéreas e PEEP.
C) Fração inspirada de oxigênio (FiO$_2$).
D) A relação inspiração/expiração (I/E).
E) Sensibilidade.

Fisioterapia Respiratória e em Terapia Intensiva **317**

Gabarito

Comentário: candidato, vamos lá comentar item por item desta questão e verificar a resposta correta.

- **Alternativa A é incorreta,** visto que o diafragma é um músculo estriado esquelético (*e não músculo liso*) consistindo em três partes, anatômica e funcionalmente, distintas: as fibras costais, as fibras crurais e o tendão central.
- **Alternativa B é incorreta,** pois o pulmão direito possui 3 lobos separados por 2 fissuras e o esquerdo 2 lobos separados por uma fissura (lembre-se de associar o pulmão direito ao lado dominante, e por conseguinte necessita de mais lobos pulmonares).
- **Alternativa C é incorreta,** novamente a banca fez uma troca de termos para confundir o candidato. Lembre-se de que a pleura visceral (*em contato com a víscera*) é a parte mais interna e a parietal (*relativa à parede da cavidade*) a mais externa.
- **Alternativa D é correta,** essa alternativa traz a definição correta, e o VRE equivale a cerca de 1.100 mL.
- **Alternativa E é incorreta,** já que o brônquio principal direito é mais vertical, mais curto e mais largo do que o esquerdo.

Comentário: o incentivador respiratório que é mais indicado para o quadro clínico apresentado é o *Shaker*. Portanto, o *gabarito é a letra A*. Segue um quadro abaixo com as principais características dos incentivadores citados nas alternativas:

Incentivadores	Características
Shaker	É um dispositivo de Oscilação Oral de Alta Frequência (OOAF) usado para desobstrução brônquica ao mesmo tempo em que auxilia na desinsuflação pulmonar. A pressão positiva oscilatória atua promovendo a dilatação dos brônquios até as estruturas periféricas, facilitando deslocamento do muco e inibindo o colapso precoce brônquico, diminuindo, assim, a resistência respiratória e aumentando o volume de reserva expiratória. Existem três modelos distintos de dispositivos de OOAF: Flutter, Shaker e Acapella.
Respiron	É um incentivador inspiratório orientado a fluxo usado para aumentar o volume corrente e, assim, contribuir para a reexpansão pulmonar em indivíduos submetidos a procedimentos cirúrgicos de laparotomia exploradora, abdominais altos e torácicos. Incentiva o paciente a realizar esforços inspiratórios máximos. O incentivo à inspiração resulta em aumento da capacidade inspiratória, em particular, do volume de reserva inspiratório, o que beneficia, sobretudo, indivíduos no pós-operatório que adotam padrão respiratório superficial e rápido.
Voldayne	Incentivador respiratório orientado a volume. Portanto, esse tipo é mais fisiológico, pois o volume de treinamento é mais constante e gera um fluxo menos turbulento quando comparado com o incentivador a fluxo.
Threshold expiratório	Conhecido como Threshold PEP, é uma terapia por pressão expiratória positiva que tem a função de treinamento dos músculos expiratórios e de incremento da pressão expiratória máxima. Utilizado em pacientes com patologias pulmonares obstrutivas.
Triflo II	Incentivador respiratório orientado a fluxo e semelhante ao Respiron.

Comentário: levando em consideração que o bebê está em uma unidade de cuidado neonatal, supõe-se que ele é um recém-nascido pré-termo ou possui alguma condição debilitante. Portanto, a tapotagem deve ser evitada, devido às peculiaridades anatômicas e fisiológicas. Sendo assim, excluímos as *alternativas A, C e E*. A drenagem postural em Trendelenburg também não deve ser usada por contribuir para eventos hemorrágicos e aumento da pressão intracraniana. A oscilação oral de alta frequência não se aplica ao caso. Sendo assim, excluímos também a *alternativa D*. Portanto, sobram-nos a *alternativa B*, onde se utiliza a vibração torácica, também com o devido cuidado, e a drenagem postural em decúbito dorsal (preferencialmente nesse caso), onde a utilização da gravidade e do posicionamento corporal mobiliza secreções pulmonares de vias aéreas distais para proximais.

Comentário: o enunciado da questão traz a definição do *Acapella*. Os aparelhos de Oscilação Oral de Alta Frequência são: o Flutter (força da gravidade), o Shaker (força da gravidade) e o Acapella (força de atuação magnética).

Vamos à definição dos outros aparelhos:

- **Flutter** é um aparelho portátil formado por um bocal, um cone, uma bola de ácido inoxidável e uma tampa perfurada. A melhor posição para realizá-lo é sentado. O fisioterapeuta solicita uma inspiração profunda seguida de expiração. Durante a expiração a esfera vibra e produz uma pressão expiratória oscilatória positiva de 20 a 25 cmH_2O com o objetivo de melhorar a depuração mucociliar e a função pulmonar;

- **Shaker** é um aparelho nacional (semelhante ao Flutter) composto por um bocal, um cone, uma bola de aço inoxidável e uma tampa perfurada. Há produção de frenagem do fluxo respiratório por produzir curtas e sucessivas interrupções à passagem do fluxo, com pressão expiratória positiva de 10 a 18 cmH_2O, permitindo uma repercussão oscilatória produzida pelo resistor do aparelho com frequência de 9 a 18 Hz, que é transmitida à arvore brônquica.

5 E

Comentário: a radiografia em expiração tem como objetivo avaliar o pneumotórax de pequeno volume; portanto, gabarito, *letra E*. *Vamos aos comentários:* O pneumotórax pode ser visualizado numa radiografia simples de tórax realizada em inspiração profunda. A característica radiológica do pneumotórax é o distanciamento da pleura visceral da pleura parietal pela presença de ar no espaço pleural. O ar na cavidade pleural aparece como área hiperlúcida, e a pleura visceral é geralmente visualizada como uma linha fina que se destaca pelo ar no espaço pleural de um lado e ar dentro do parênquima pulmonar do outro. Mas caso não exista nenhum achado na radiografia convencional, um *RX em expiração* está indicado na suspeita de pneumotórax de pequeno volume. *A expiração diminui o volume do pulmão enquanto o volume do pneumotórax permanece constante; dessa maneira, o pneumotórax ocupa maior proporção do volume do hemitórax e se torna mais evidente.*

6 C

Comentário: questão de nível fácil. Então vamos lá à análise dos itens: os sinais de desconforto respiratório, entre os citados na questão, são: *Batimento de Asa de Nariz (item II)*, que representa a abertura e o fechamento cíclico das narinas durante a respiração espontânea. O RN apresenta respiração exclusivamente nasal. Acredita-se que a dilatação das narinas durante a inspiração diminua a resistência da via aérea superior, reduzindo o trabalho respiratório; *Retrações Torácicas (item III)*, que aparecem quando os pulmões apresentam-se com complacência baixa ou quando há obstrução de vias aéreas superiores ou alterações estruturais do tórax; e *Gemido Expiratório (item V)*, que resulta do fechamento parcial da glote durante a expiração para manter a capacidade residual funcional e prevenir o colapso alveolar nas situações de perda de volume pulmonar. *Portanto, a alternativa correta é a letra C.*

Lembre-se de que quando há desconforto respiratório há aumento da frequência respiratória (taquipneia) e não diminuição. Há também uma tendência à extensão do pescoço e não flexão, além do sinal de *Head Bobbing*, caracterizado por aumento do trabalho respiratório e representa o movimento para cima e para baixo da cabeça, a cada respiração, pela contração da musculatura acessória do pescoço.

7 B

Comentário: a atelectasia de absorção é aquela decorrente da absorção do ar alveolar sem o preenchimento simultâneo por outro gás, seja proveniente do ar inspirado, seja do sangue capilar. Fatores como *Anormalidades do surfactante, Inspiração de altas (e não baixas) concentrações de FiO_2, Existência de áreas com baixa Ventilação/Perfusão (V/Q) e Volume corrente baixo* podem contribuir para o surgimento desse tipo de atelectasia. Sendo a principal causa para a atelectasia de absorção, é a utilização de altas frações inspiradas de oxigênio (FiO_2) que promovem a depleção rápida dos níveis de nitrogênio (gás que ajuda a manter os alvéolos abertos). Esse fenômeno pode produzir colapso pulmonar, pois o oxigênio se difunde rapidamente para o sangue, e o alvéolo perde sua fonte de estabilização. Portanto, candidato, fique atento, pois, quando se fala em atelectasia de absorção em provas, geralmente está relacionado à administração de altas concentrações de O_2.

8 B

Comentário: o texto acima refere-se ao padrão respiratório patológico chamado de *Cheyne-Stokes, letra B*. Sendo assim, fique atento, pois questões sobre os padrões respiratórios caem com frequência nos concursos públicos.

Segue quadro abaixo com a apresentação dos padrões respiratórios patológicos:

Padrões respiratórios	Características clínicas
Respiração de Biot ou Atáxica	Considerada mau prognóstico. Resulta de uma lesão do tronco cerebral. Caracteriza-se por períodos de arritmia respiratória com variação nos movimentos torácicos e volumes correntes (entre os períodos de apneias). Observada em pacientes com isquemia do tronco cerebral, hematomas extradurais, neoplasias, entre outras.

Continua

Padrões respiratórios	Características clínicas
Respiração de Cheyne-Stokes	Caracteriza-se pela alternância de períodos de apneias com respirações rápidas e profundas. Observada em pacientes com ICC, AVE, tumores, encefalites, meningites e outras doenças do SNC.
Gasping	Conhecido como "Fome de Ar". São movimentos respiratórios assincrônicos e não efetivos caracterizados por altas amplitudes (VC) de curta duração com períodos de apneias subsequentes. Indica mau prognóstico. Pode ocorrer em pacientes com lesão isquêmica de tronco cerebral.
Respiração paradoxal	Caracteriza-se pela inversão do movimento ventilatório *(parede torácica move-se para fora e a parede abdominal para dentro)* sendo realizado pela região abdominal durante a inspiração. Ocorre quando há aumento da carga inspiratória e pode acontecer por patologias obstrutivas, lesões de nervo frênico, paralisias diafragmáticas, traumas torácicos, entre outros.
Taquipneia transitória	Na realidade chama-se taquipneia transitória do recém-nascido, não sendo um Padrão Respiratório e sim um *distúrbio* respiratório causado pelo retardo da absorção do líquido pulmonar, gerando um quadro de desconforto respiratório agudo (devido ao *edema* na parede dos *alvéolos* pulmonares), iniciado logo após o parto ou, no máximo, algumas horas depois.

9 C

Comentário: esta é uma questão de nível fácil. Então atente, pois as bancas renomadas ou não costumam mesclar esse tipo de questão com outras de nível mais difícil. Como sabemos, o diafragma é o principal músculo da respiração (músculo inspiratório por excelência). O diafragma é uma lâmina musculofibrosa curvada que separa a cavidade torácica da cavidade abdominal. Sua face superior convexa está voltada para o tórax em contato com os pulmões, e sua face inferior côncava está voltada em direção ao abdômen. Trabalha na inspiração tracionando a superfície inferior dos pulmões para baixo, aumentando o volume da caixa torácica no sentido craniocaudal. Sua inervação se dá pelo nervo frênico (*não se esqueça do nervo frênico, pois costuma cair em concursos*). Portanto, a *alternativa C é a opção correta*.

10 B

Comentário: nessa questão, somente a *alternativa B está incorreta*, haja vista que Pectus Carinatum (peito de pombo) não é um sinal de desconforto respiratório e sim um defeito da parede do tórax, ao nível do esterno, que se caracteriza por uma saliência do esterno e costelas. Resulta de um crescimento excessivo das cartilagens junto ao esterno, que ligam o esterno às costelas, provocando a sua projeção para a frente. O seu aparecimento pode manifestar-se a partir do nascimento. Torna-se evidente, no recém-nascido, como uma caixa arredondada e à medida que atingem 2 a 3 anos de idade o esterno começa a crescer para fora. É o oposto ao defeito do *Pectus Excavatum*.

11 C

Comentário: questão de fácil entendimento, já que a *assertiva C* não tem relação nenhuma com o tema proposto. Os testes de função pulmonar são importantes complementos para avaliação diagnóstica das doenças respiratórias e acompanhamento de pacientes. Entre eles está a espirometria, a prova de função pulmonar mais realizada. As indicações para os testes de função pulmonar são: auxiliar o diagnóstico das doenças pulmonares com a verificação de padrões ventilatórios: obstrutivo, restrito ou misto; Controle evolutivo da doença; Controle do tratamento; Aplicação de testes de reversibilidade da obstrução das vias aéreas (prova broncodilatadora); Avaliação dos riscos cirúrgicos; Estudos de fisiologia respiratória, epidemiológicos, farmacológicos, etc.; Provocação brônquica; Avaliação da capacitação profissional ou física; Avaliação das mudanças da função pulmonar de acordo com idade, sexo, etc.; e Auxiliar diagnóstico nas doenças pulmonares profissionais.

> **Dica importante:** para complementação do conhecimento, leia o artigo de onde essa questão foi elaborada: *Testes de função pulmonar em crianças e adolescentes*. Jornal de Pediatria de 1997.

12 D

Comentário: o manovacuômetro é um aparelho utilizado para mensurar a força máxima da musculatura inspiratória (PImáx), que é negativa, e também a força da musculatura expiratória (PEmáx), que é positiva. A PImáx reflete a força dos músculos inspiratórios e do diafragma; enquanto a PEmáx reflete a força dos músculos abdominais e expiratórios. Trata-se de um teste simples, rápido e não invasivo. O valor normal da PImáx em um adulto é de $-90\,a\,-120\,cmH_2O$ e da PEmáx é de $+100\,a\,+150\,cmH_2O$ em ambos os sexos, sendo que após os 20 anos de idade ocorre um decréscimo anual de 0,5 cmH_2O. Atenção para estes valores de PImáx, pois costumam cair em concursos:

- **Fraqueza muscular respiratória:** PImáx = -70 a -45 cmH_2O
- **Fadiga muscular respiratória:** PImáx = -40 cmH_2O
- **Falência muscular respiratória:** PImáx = < 20 cmH_2O

13 A

Comentário: questão bem interessante e que costuma confundir os candidatos. Vamos lá tentar desmistificar um pouco esse assunto. Lembre-se de que as bases pulmonares são mais bem ventiladas do que os ápices por causa dos efeitos gravitacionais sobre o pulmão.

Diferenças regionais na ventilação e perfusão:

- Os alvéolos da parte superior do pulmão são maiores, embora menos ventilados do que os da parte inferior;
- A ventilação pulmonar reduz-se progressivamente em direção ao ápice;
- Com o indivíduo na posição ortostática, a base do pulmão recebe maior volume de ar do que o ápice (a base é mais ventilada). Da mesma forma, ela recebe também maior volume de sangue do que o ápice (a base é mais perfundida);

- A complacência é maior a baixos volumes (*é o caso da base*), pois a altos volumes o pulmão se torna mais rígido (*é o caso do ápice*). Por isso é menos ventilado;
- A relação ventilação-perfusão é ótima na região pulmonar média;
- Quando o indivíduo está na posição supina, a diferença de ventilação desaparece, com as ventilações apical e basal tornando-se similares;
- Nas posições laterais e supino o pulmão dependente (*que fica por baixo*) é mais bem ventilado.

14 C

Comentário: essa questão faz referência aos *Estertores Subcreptantes, letra C*. Segue um quadro com a definição dos ruídos adventícios presente nas alternativas. Foi acrescentado o ruído Estertores Creptantes, pois também costuma cair nas provas.

Sons respiratórios	Características da ausculta pulmonar
Atrito pleural	Estalido ou "som de couro" que ocorre a cada respiração, sendo mais intenso na inspiração quando as superfícies pleurais estão irritadas por inflamação, infecção ou neoplasia. Normalmente, as pleuras viscerais e parietais deslizam silenciosamente.
Sibilos	São ruídos de tonalidade aguda, predominantemente inspiratórios, habitualmente referidos pelo paciente como "chiado" ou "chiadeira". As causas dos sibilos são redução da luz brônquica e/ou espasmo da parede das pequenas vias aéreas. É o ruído adventício mais comumente encontrado em pacientes portadores de Asma e DPOC.
Estertores subcrepitantes	São ruídos descontínuos ouvidos na inspiração e na expiração. Resultam da mobilização de qualquer conteúdo líquido presente nos brônquios de médio e pequeno calibre. Ocorre com maior frequência em pacientes com pneumonia, edema agudo de pulmão e na DPOC.
Estertores creptantes	São estertores úmidos e descontínuos, exclusivamente inspiratórios. Tais estertores são característicos de edemas incipientes do parênquima pulmonar, pela presença de exsudato ou transudato intra-alveolar. São frequentemente audíveis na atelectasias, pneumonias, edema agudo de pulmão e SARA.
Roncos	Ruído de tonalidade grave predominantemente inspiratório, geralmente acompanhado de tosse. Sua origem se deve à presença de secreções espessas que se aderem às paredes dos brônquios de grande calibre, reduzindo sua luz. Indicam asma brônquica, bronquites, bronquiectasias e obstruções localizadas.

15 B

Comentário: na análise criteriosa dessa questão constatamos que a *alternativa A* traz a definição de Atelectasia e a *alternativa C* traz a definição de Asma. Resta-nos, portanto, a *alternativa B*, onde o enunciado aborda corretamente o componente pulmonar da DPOC. Então vamos lá a algumas características clínicas da DPOC, doença tão cobrada em concursos:
- O componente pulmonar da doença é caracterizado pela limitação ao fluxo aéreo que não é totalmente reversível. Além da dispneia, tosse, sibilância, produção de

secreção e infecções respiratórias de repetição, consequências sistêmicas, tais como descondicionamento, fraqueza muscular, perda de peso e desnutrição são frequentemente observadas;
- Pacientes com DPOC apresentam fraqueza dos músculos inspiratórios que contribuem para a dispneia e redução do desempenho no exercício. A principal causa da fraqueza desses músculos é a hiperinsuflação pulmonar, que deprime a cúpula do diafragma, encurtando suas fibras;
- Pacientes com DPOC apresentam aumento da secreção de muco nas vias aéreas e hipertrofia das células produtoras de muco, levando à obstrução e aumento da resistência das vias aéreas, limitação ao fluxo aéreo, aprisionamento aéreo e aumento do volume residual, diminuindo a eficiência do diafragma e reduzindo a capacidade para o exercício;
- Lembre-se de que a hiperinsuflação pulmonar é uma característica reconhecida da DPOC e pode ser questão de concurso.

Comentário: nessa questão a alternativa que traz a definição *correta é a letra C*. Muita atenção, candidato, pois esse tema cai frequentemente em concursos públicos. Portanto, seu entendimento se faz necessário, já que não dá pra decorar tantos volumes e capacidades pulmonares. Seguem dois quadros com as descrições dos volumes e capacidades pulmonares, respectivamente. Procure lê-los e compreendê-los de uma forma que na hora da prova você lembre. Para a fixação desse conteúdo procure assistir a vídeos, ver gráficos e resolver questões.

Volumes pulmonares: são as medidas individuais da quantidade de ar que o indivíduo é capaz de inspirar ou de expirar de acordo com a espirometria.

Volumes pulmonares	Descrição
Volume corrente (VC = 500 mL)	Corresponde ao volume de ar inspirado e expirado em cada ciclo respiratório em condições basais (ciclo respiratório em repouso).
Volume de reserva inspiratória (VRI = 3.000 mL)	Volume extra de ar que ainda se consegue inspirar depois de já ter inspirado o volume corrente.
Volume de reserva expiratória (VRE = 1.100 mL)	Volume de ar que, por meio de uma expiração forçada, ainda pode ser exalado no final a expiração do volume corrente normal.
Volume residual (VR = 1.200 mL)	Volume do ar que permanece nos pulmões mesmo no final da mais vigorosa das expirações (mesmo assim é constantemente renovado).

Capacidades pulmonares: São as somas de dois ou mais volumes pulmonares.

Capacidade pulmonar	Descrição
Capacidade inspiratória (CI= VC+VRI = 3.500 mL)	Quantidade de ar que um indivíduo pode inspirar, partindo do nível expiratório basal e enchendo ao máximo os pulmões.

Continua

Capacidade pulmonar	Descrição
Capacidade residual funcional (CRF = VRE + VR = 2.300 mL)	Quantidade de ar que, em condições normais, permanece nos pulmões ao final da expiração normal. Não pode ser calculada por espirometria.
Capacidade vital (CV = VRI + VC + VRE = 4.600 mL)	Consiste na maior quantidade de ar que uma pessoa pode expelir dos pulmões após tê-los enchido ao máximo e, em seguida, expirado completamente.
Capacidade pulmonar total (CPT = VC + VRI + VRE + VR = 5.800 mL ou CPT = CV + VR)	Representa o somatório de todos os volumes pulmonares, ou seja, todo o volume de ar existente no pulmão. Não pode ser medida na espirometria por ter volume residual (*esse não é medido na espirometria*), como um de seus componentes.

17 B

Comentário: a respiração característica desse paciente é do tipo *Cheyne-Stokes, opção B*, onde há um aumento progressivo da amplitude respiratória, seguido por um decréscimo progressivo até uma breve apneia. A respiração de Cheyne-Stokes é um padrão respiratório patológico frequente em pacientes cardiopatas e um sinal de mau prognóstico da insuficiência cardíaca.

- **Respiração assincrônica (letra A):** é um padrão observado quando o tórax e abdômen movimentam-se para fora, porém com atraso na movimentação de um em relação ao outro, caracterizando movimentação fora de fase.
- **Respiração paradoxal (letra E):** está presente quando o tórax e o abdômen se movem em oposição durante a respiração.
- **Padrão respiratório de Kussmaul (letra C):** é caracterizada por amplitude e frequência respiratória elevadas. É um padrão respiratório profundo e laborioso. Pode ser observada em pacientes com insuficiência renal, cetoacidoses diabéticas e outras acidoses.
- **Platipneia (letra D):** não é um padrão respiratório, mas, sim, a dispneia na posição em pé (ortostática) que é aliviada com a posição deitada.

18 A

Comentário: questão que mescla vários conteúdos de fisioterapia respiratória. Portanto, uma boa oportunidade para pesquisar e aprender sempre mais. Segue a análise das alternativas:

- **Alternativa A é correta,** já que os pneumócitos tipo I são células do revestimento dos alvéolos pulmonares. É mais abundante que o pneumócito do tipo II e é uma célula pavimentosa que serve apenas para o revestimento alveolar. Já os pneumócitos tipo II produzem surfactante e em menor parte funcionam como células de revestimento.
- **Alternativa B é incorreta,** pois os macrófagos alveolares não fagocitam o surfactante e sim agentes invasores como partículas orgânicas ou inorgânicas, sendo eliminados como componente mucociliar.
- **Alternativa C é incorreta,** já que os mecanismos de defesa do aparelho respiratório envolvem uma série de fatores que atuam na remoção de partículas inaladas e

micro-organismos. A barreira mecânica é o primeiro mecanismo de defesa e, junto com o sistema imunológico, atua com o objetivo de proteger os pulmões contra as infecções.

- **Alternativa D é incorreta,** pois o III Consenso Brasileiro de Ventilação Mecânica inclui no termo DPOC o Enfisema Pulmonar e a Bronquite Crônica e exclui asma, bronquiectasias, bronquiolites, pneumoconiose ou qualquer doença parenquimatosa. Portanto, a asma não se enquadra na DPOC.
- **Alternativa E é incorreta,** pois a pneumonia é uma infecção aguda do parênquima pulmonar incluindo os espaços alveolares e o tecido intersticial (vias aéreas inferiores) causada por agentes bacterianos, virais, fúngicos e parasitários.

Comentário: questão bem recorrente em concursos. Sendo assim, fique atento a esse assunto para não confundir na hora da prova. Lembre-se de que, assim como é relatado no enunciado da questão, a complexidade das ações desses músculos é muito grande, mas para efeito didático e de provas de concursos eles são classificados de acordo com o que está no quadro abaixo.

Fase da respiração	Ativação muscular
Inspiratórios primários	Diafragma, intercostais externos e escalenos*
Inspiratórios acessórios	Peitoral maior, peitoral menor, trapézio, serrátil anterior e o esternocleidomastóideo.
Expiratórios primários	Processo passivo
Expiração forçada	Intercostais internos e músculos abdominais (o reto abdominal, os oblíquos internos e externos e o transverso do abdômen).

*Segundo Maria da Glória Machado, estudos recentes têm documentado a presença de atividade elétrica nos músculos *Escalenos* durante a inspiração basal, nas posições supina e ortostática. Esses achados suportam o conceito de que *esses músculos são inspiratórios primários e não acessórios da inspiração, como se pensava.*

Comentário: programas de reabilitação pulmonar são recomendados para pacientes com DPOC. Esse tipo de treinamento físico aumenta a concentração de *enzimas oxidativas mitocondriais, a capilarização dos músculos treinados* (e consequentemente a *capacidade oxidativa muscular*), o limiar anaeróbio, o VO_2máx e diminui o tempo de recuperação da creatina fosfato, resultando em melhora da capacidade de exercício. Nos pacientes com DPOC, os benefícios do condicionamento aeróbio resultam em aumento da distância percorrida no teste de caminhada de seis minutos, na melhora do desempenho em questionários de qualidade de vida e no alívio da intolerância ao exercício.

Comentário: nessa questão a resposta mais coerente é a *letra C*. A Respiração com lábios franzidos ou respiração com freno labial (RFL) é uma manobra ventilatória largamente utilizada em pacientes com DPOC em programas de reabilitação pulmonar e durante atividades de vida diária, com benefícios observados durante o repouso e exercício. Caracteriza-se por uma inspiração nasal seguida de um sopro expiratório realizado contra uma resistência, exercida por meio dos lábios franzidos e/ou dentes semicerrados.

Benefícios da RFL:

- Melhora na gasometria arterial, marcada pelo aumento da SaO_2 e PaO_2 e a diminuição da $PaCO_2$.
- Alterações no padrão respiratório evidenciada pela diminuição da frequência respiratória decorrente do aumento do tempo expiratório e aumento de volume corrente.
- Alterações sobre os volumes finais respiratórios, pela sua influência tanto nos músculos abdominais quanto na musculatura da caixa torácica e acessória da inspiração, o que reflete sobre o quadro de hiperinsuflação do paciente, capacidade inspiratória e sintomas da doença.

Comentário: o enunciado da questão traz a definição de *ventilação pulmonar, letra D*. Segue a explicação sobre a ventilação pulmonar e em seguida sobre a ventilação alveolar. As outras capacidades pulmonares foram definidas em questão anterior deste capítulo.

- **Ventilação pulmonar total (VPT) ou simplesmente ventilação pulmonar:** é o volume de ar que entra ou sai das vias aéreas a cada movimento respiratório ou num minuto. Pode ser avaliado por meio da espirometria. Em repouso, o volume mobilizado, em cada ciclo ventilatório, é chamado de volume corrente (média no adulto é de 500mL). Varia com a idade, sexo, posição corporal e atividade metabólica. Para um volume corrente de 500mL e uma frequência respiratória normal de 12 a 15/min, a ventilação total é de 6 a 8L/min. Vejam como se dá o cálculo dessa variável: VPT= Volume Corrente (VC) × Frequência Respiratória (FR) → Ex.: VPT = 500mL × 12 ipm = 6 litros minuto.
- **Ventilação alveolar:** corresponde ao volume de ar renovado que chega aos alvéolos a cada ventilação ou a cada minuto, e que participa efetivamente nas trocas gasosas. Pode considerar-se que a ventilação alveolar é a parte da ventilação pulmonar total obtida após a exclusão do espaço morto anatômico.

Comentário: essa técnica é mais conhecida como terapia expiratória manual passiva (TEMP) e é utilizada com o objetivo de melhorar a ventilação pulmonar, remover secreções e como terapia para *atelectasias*. Essa técnica envolve a compressão manual da caixa torácica durante a expiração, com o objetivo de melhorar o fluxo expiratório, aumentando, assim, o deslocamento do muco. Advoga-se que a compressão torácica é eficaz no tratamento e/ou prevenção de colapso pulmonar em pacientes sob ventilação mecânica.

- **Descrição da técnica:** terapeuta realiza compressão manual torácica de forma lenta ou rápida durante a fase expiratória e descompressão ao final dessa fase, onde suas mãos ficarão sobre as últimas costelas do paciente.

- **Contraindicações:** pacientes com fratura de costelas, pneumotórax espontâneo e não controlado, edema agudo de pulmão, cardiopatias valvulares, extravasamento de líquido nos espaços pleurais e estado de dispneia.
- **Atenção:** não confunda a TEMP com o *aumento do fluxo expiratório (AFE)*. Na AFE, o fisioterapeuta coloca a região hipotênar de uma das mãos sobre o tórax do paciente, logo abaixo da fúrcula esternal; e a região hipotênar da outra mão ficava sobre o abdômen acima da região umbilical. O movimento consiste em comprimir o tórax e o abdômen ântero-posteriormente; porém, a compressão do tórax segue uma direção craniocaudal e a do abdômen, uma direção caudal-cranial.

Comentário: questão bem interessante, pois traz quatro técnicas de fisioterapia respiratória utilizadas com frequência na remoção de secreções respiratórias. *A sequência correta dos itens é a da letra D*. Lembre-se de que a *desobstrução rinofaríngea retrógrada (DRR)* é destinada a crianças menores de 24 meses e se baseia no princípio da nasoaspiração passiva. A técnica pode ser aplicada sozinha ou com a instilação prévia de 1 a 2 ml de soro fisiológico 0,9% nas narinas. Nesse caso, chamada de Desobstrução rinofaríngea retrógrada + Instilação (DRRI).

25 B

Comentário: o Centro Respiratório se compõe por diversos grupos de neurônios localizados bilateralmente no bulbo e na ponte do tronco cerebral. Divide-se em 3 agrupamentos principais de neurônios, além do centro Apnêustico.
- **Grupo respiratório dorsal:** situado na porção dorsal do bulbo e é responsável principalmente pela *Inspiração*.
- **Grupo respiratório ventral:** localizado na parte ventrolateral do bulbo e é encarregado basicamente da *Expiração*.
- **Centro pneumotáxico:** encontrado na porção posterior e superior da ponte, incumbido essencialmente do controle *da Frequência e da Amplitude respiratória (gabarito da questão)*.
- **Centro apnêutisco:** situa-se na região inferior da ponte. É assim chamada porque, se um cérebro de animal de laboratório for seccionado logo acima desse local, paradas inspiratórias prolongadas (apneuse) ocorrerão. Não se sabe ainda se esse centro desempenha função na respiração humana normal, mas acredita-se que pode prolongar os potenciais de ação do nervo frênico e contração do diafragma aumentando o período inspiratório;
- **Lembre-se:** o controle respiratório central é dividido em controle do tronco cerebral (involuntário) e do córtex cerebral (voluntário).

26 C

Comentário: O ritmo respiratório é uma função autonômica gerada pelos neurônios do bulbo e modulada por centros nervosos superiores. O estímulo de retroalimentação mais importante consiste no nível de CO_2 *(dióxido de carbono)* no sangue. Logo, o líquido cefalorraquidiano é mais sensível a alterações da $PaCO_2$ (pressão arterial de CO_2) do que o sangue periférico, porque, por um lado, o seu pH sofre variações mais amplas, e por outro, retorna para níveis próximos do normal mais rapidamente.

Comentário: questão de fácil interpretação, já que o exercício físico regular e acompanhado é fundamental para o tratamento das doenças respiratórias. *Portanto, os itens II e III estão incorretos. Então vamos lá aos comentários:* o tratamento precoce da Fibrose Cística retarda a progressão das lesões pulmonares e melhora o prognóstico, sendo que a atividade física regular tem sido recomendada como recurso adjunto à fisioterapia respiratória na Fibrose Cística, favorecendo a limpeza brônquica (através do aumento da eliminação de secreção), a endurance dos músculos respiratórios, a melhora da aptidão física e do condicionamento cardiorrespiratório, a diminuição da sensação de cansaço, o aumento do Volume Expiratório Forçado no primeiro segundo (VEF1), a melhora da imagem corporal pelo aumento e manutenção da massa muscular, a melhora da qualidade de vida e o aumento da sobrevida desses pacientes.

Comentário: essa questão traz um conteúdo básico de fisioterapia respiratória. Portanto, revise bem este assunto, já que essas técnicas aparecem com regularidade nas provas de concursos, tanto as provas de nível fácil como as de nível difícil. Segue a descrição das técnicas presente nas alternativas:

- **Aceleração ou Aumento do Fluxo Expiratório (AFE):** o enunciado da questão descreve essa técnica, sendo que a manobra utilizada consiste em comprimir o tórax e o abdômen ântero-posteriormente; porém, a compressão do tórax segue uma direção craniocaudal e, a do abdômen, uma direção caudal-cranial.

- **Expiração Lenta Prolongada (ELPr):** é uma técnica passiva, utilizada em recém-nascidos, realizando uma pressão manual externa lenta iniciada ao final da expiração espontânea e continuada até o volume residual. É a modalidade pediátrica da ELTGOL.

- **Shaker (oscilação oral de alta frequência):** pequeno cachimbo semelhante ao flutter usado como incentivador para eliminar secreções. Tem como objetivo promover a higiene brônquica em situações onde há acúmulo de secreção pulmonar e ajudar a diminuir a dispneia;

- **Expiração Lenta Total com a Glote Aberta em Decúbito Infralateral (ELTGOL):** o paciente deve estar em decúbito homolateral ao lado em que haja o desejo de remover secreções e realizar uma expiração lenta e progressiva com a glote aberta. Para auxiliar nesse processo, sugere-se o emprego de uma peça bucal entre os dentes do paciente. Deve ser indicada para crianças com idade entre 8 e 12 anos, pois necessita de colaboração e entendimento pleno.

Comentário: questão anulada pela banca, haja vista que possui duas alternativas incorretas. *Alternativa D está incorreta*, pois os principais músculos atuantes durante a expiração forçada são os intercostais internos (*e não os externos*) e abdominais. *Alternativa*

E também está incorreta, pois o músculo diafragma é composto por 55% de fibras tipo I, que são altamente resistentes à fadiga; aproximadamente 20% de fibras tipo IIa, as quais são de contração rápida; e 25% do total de fibras do tipo IIb, mais suscetíveis à fadiga.

Comentário: o enunciado dessa questão traz a definição de *Asma, letra D*. Portanto, seguem alguns comentários sobre essa patologia tão cobrada em concursos, tanto pela sua fisiopatologia como pelo seu tratamento fisioterápico. A asma é uma doença inflamatória crônica, com hiper-responsividade das vias aéreas inferiores e limitação variável ao fluxo aéreo, reversível espontaneamente ou com tratamento, manifestando-se clinicamente por episódios recorrentes de sibilância, dispneia, aperto no peito e tosse. Durante a crise asmática, o espasmo, o edema e a hipersecreção são os fatores responsáveis pela obstrução brônquica. Ocorre alteração da mecânica ventilatória com rebaixamento das cúpulas diafragmáticas, redução de seu trajeto durante os movimentos respiratórios (respiração rápida e superficial) prejudicando a ventilação basal e levando à hiperinsuflação pulmonar. A caixa torácica adota uma atitude em inspiração com diminuição da mobilidade costal. Em decorrência dessas alterações, entram em ação os músculos acessórios da respiração (trapézio, escalenos, peitorais, esternocleidomastóideos), caracterizando a respiração torácica superior, que leva a um grande consumo de energia.

Comentário: o enunciado da questão define a *técnica ELPr*. Segue a definição das outras manobras:
- O **AFE** já foi definido anteriormente nesse capítulo, mas vale a pena ressaltar que o *AFE rápido* é utilizado para secreções proximais, enquanto o *AFE lento* é para as secreções distais;
- **Drenagem autógena assistida:** utiliza inspirações e expirações lentas, de forma ativa, controladas pelo paciente, que iniciam no volume de reserva expiratório chegando até o volume de reserva inspiratório. Dessa forma, tenta-se mobilizar, inicialmente, secreções de vias aéreas distais e, posteriormente, de vias aéreas mais proximais. Apresenta a limitação de necessitar da colaboração efetiva do paciente;
- **Técnica de expiração forçada:** tem o objetivo de auxiliar na remoção de acúmulo de secreção brônquica e de minimizar a compressão dinâmica e o colapso das vias aéreas decorrentes da expulsão brusca e forçada do ar. A TEF possibilita a eficiência da expectoração do muco sem que ocorra aumento da obstrução do fluxo aéreo. Sua característica é a presença do *huff*, expulsão forçada de ar, porém não violenta, gerada a partir da contração dos músculos abdominais com a glote aberta.

Comentário: estamos diante de mais uma questão bem simples. Portanto não vale errar. Essa fina membrana serosa dupla é chamada de *Pleura*, que é formada por dois folhetos: A *Pleura Parietal*, que recobre internamente a parede costal da cavidade torácica, e a *Pleura Visceral* (*lembre-se de que a camada visceral sempre recobre o órgão*), que recobre os pulmões, o mediastino e o diafragma. A cavidade pleural é o espaço virtual entre os dois folhetos da pleura, que é ocupado pelo líquido pleural para a lubrificação das pleuras, facilitando os movimentos dos pulmões durante a mecânica da respiração pulmonar. Essa cavidade poderá ser ocupada em situações patológicas com a formação de coleções de gases ou ar (pneumotórax) ou líquido (derrame pleural, empiema pleural, hemotórax ou quilotórax).

33 B

Comentário: a Displasia Broncopulmonar (DBP) é uma doença pulmonar crônica que acomete recém-nascidos prematuros, *sendo a toxicidade pulmonar causada pelo oxigênio, o principal fator responsável*. As alterações pulmonares são inespecíficas: atelectasias, edema pulmonar, inflamação, hemorragia alveolar, depósito de fibrina, hialinização alveolar e perda da integridade da parede alveolar e da membrana alveolocapilar. A DBP deve ser considerada em neonatos prematuros dependentes de oxigênio em concentrações acima de 21% por um período maior ou igual a 28 dias.

34 D

Comentário: a assertiva que apresenta o enunciado *correto é a letra D*. Então vamos conhecer um pouco mais sobre os estertores: Os *Estertores* podem ser subdivididos em grossos (baixa frequência) ou finos (alta frequência). Os estertores grossos (ou bolhosos) podem ser ouvidos principalmente durante a inspiração na fase inspiratória inicial e são provavelmente causados pela abertura das vias aéreas principais (por exemplo, em pacientes com DPOC). Já os estertores finos (ou crepitantes) são percebidos principalmente na fase inspiratória tardia e são causados provavelmente pela abertura das vias aéreas menores (por exemplo, edema pulmonar). Popularmente são reproduzidas de uma forma didática como o som resultante do roçar de fios de cabelo.

35 C

Comentário: questão relativamente difícil de fisiologia do sistema respiratório. O aparecimento dos poros de Köhn, dos canais de Lambert e dos canais de Martin só começa por volta do 6º ano de vida e se completa por volta do 13º. Esses poros são de grande importância, pois permitem a ventilação colateral. Segue quadro com as descrições:

Estruturas	Características
Canais de Martin	Comunicação entre os bronquíolos.
Canais de Lambert	Conectam as vias aéreas terminais aos alvéolos adjacentes. Comunicações bronquialveolares.
Poros de Köhn	Aberturas nas paredes alveolares formando comunicações intra-alveolares.
Zonas de West *(e não canais)*	São 3 diferentes regiões pulmonares de acordo com a relação entre as pressões sanguíneas e alveolares ao longo do pulmão: zonas I, II e III.

Comentário: questão de nível fácil, requerendo do candidato uma interpretação básica sobre a importância da tosse na higiene brônquica. A alternativa que traz a sequência correta é a *letra E*. *Portanto, vamos aos comentários:* A tosse é um mecanismo protetor das vias aéreas e uma reação de defesa da árvore traqueobrônquica, das pleuras, das vísceras e do pericárdio. Portanto, é uma ação reflexa de defesa do organismo com a finalidade de remover substâncias estranhas inaladas, nocivas à saúde, além de eliminar acúmulo de secreção retida no interior da árvore brônquica. A tosse está presente nos casos em que há comprometimento do transporte mucociliar por aumento da camada de muco, por alterações de suas propriedades viscoelásticas ou por perda da integridade estrutural da parede brônquica.

É composta de fases: *Fique atento, pois essas fases caem em concursos.*

- **Fase irritativa:** estímulo das vias aéreas por secreção ou outro processo patológico desencadeando uma irritação, que gera um estímulo aferente no bulbo. Em seguida, o estimulo eferente volta e ativa na musculatura inspiratória;
- **Fase inspiratória:** ocorre a contração da musculatura inspiratória, levando ao aumento do volume pulmonar (inspiração profunda);
- **Fase compressiva:** ocorre fechamento da glote associado à contração da musculatura expiratória, o que provoca aumento da pressão intratorácica;
- **Fase expulsiva:** ocorre abertura abrupta da glote gerando alto fluxo expiratório.

Comentário: o *Estridor* pode sugerir estreitamento das vias aéreas superiores decorrente de edema de glote. É provocado pela passagem turbulenta do ar através das vias respiratórias superiores sujeita a estreitamento. Em crianças, a causa pode ser crupe (laringotraqueobronquite), aspiração de corpos estranhos ou, raramente, infecções da epiglote. Em adultos, a causa pode ser um tumor, um abscesso, uma inflamação (edema) das vias aéreas superiores ou disfunção das cordas vocais. O estridor inspiratório reflete obstrução ao nível supraglótico ou glótico (crupe), enquanto o estridor expiratório é peculiar de obstruções abaixo das cordas vocais verdadeiras (traqueomalácia). Lesões fixas costumam gerar estridor inspiratório e expiratório.

38 C

Comentário: como relatado em questão anterior neste capítulo, os volumes e capacidades pulmonares são uma temática bem recorrente em concursos e seleções públicas. Portanto, vale a pena revisar e compreender esse tema.

- **Capacidade residual funcional:** quantidade de gás que fica nos pulmões após uma expiração corrente normal.
- **Capacidade inspiratória:** quantidade máxima de gás que pode ser inspirada após uma expiração corrente normal.
- **Capacidade vital:** quantidade máxima de gás que pode ser expirada após uma inspiração máxima (*gabarito da questão*).
- **Capacidade pulmonar total:** quantidade total de gás nos pulmões após uma inspiração máxima.

Comentário: nessa questão a alternativa que traz as precauções necessárias com os exercícios respiratórios é a *opção D*, já que em pacientes com algum distúrbio pulmonar deve haver precaução no sentido de evitar os espasmos das vias aéreas, que consequentemente podem gerar quadros de dispneia. Portanto, a expiração deve ser relaxada e passiva ou controlada (fluxo laminar e não turbulento) para evitar o agravamento do quadro respiratório.

Comentário: mais uma questão sobre técnicas utilizadas na fisioterapia respiratória. Daí percebemos como elas são recorrentes em concursos, e a necessidade de compreender para não confundi-las na hora da prova, dado o grande número de técnicas e manobras. O enunciado da questão refere-se à *Drenagem Autógena, letra D*.

Abaixo segue a definição das outras técnicas citadas:

- **Ciclo ativo da respiração:** é uma combinação da Técnica de Expiração Forçada (TEF), do controle da respiração e de exercícios de expansão torácica. Sendo assim, essa técnica é efetiva na remoção de secreções, evitando o efeito indesejável de obstrução do fluxo aéreo, que pode estar presente durante a TEF isolada;

- **Inspiração fracionada ou em tempos:** paciente deve realizar uma inspiração suave e curta, por via nasal, interrompendo-a por curtos períodos de apneia pós-inspiratória e programada para 2, 3, 4 ou 6 tempos repetitivos de acordo com as condições de mobilidade torácica do paciente e sua familiarização com a técnica. A expiração é oral e pode ser realizada até o repouso expiratório ou volume residual expiratório médio;

- **Sustentação máxima inspiratória:** é uma técnica de espirometria de incentivo. Caracteriza-se por ser uma das técnicas de terapia de incentivo a grande volumes, cujo objetivo principal é a hiperinsuflação alveolar ou a reinsuflação de alvéolos colapsados, pelo aumento da pressão transpulmonar e da capacidade residual funcional. Produz excelentes resultados em pulmões colapsados devido a atelectasias. A técnica de aplicação consiste em instruir o paciente a realizar um trabalho ventilatório, o qual se caracteriza por uma inspiração ativa e forçada, que precisa ser sustentada por um determinado tempo, mensurado em segundos, que pode ou não ser prestabelecido pelo fisioterapeuta;

- **Inspiração sustentada:** de acordo com as referências consultadas, esse padrão equivale à Sustentação Máxima Inspiratória.

Comentário: tema de ventilação mecânica pouco cobrado em provas de concursos, porém merece uma boa revisão do assunto. Inicialmente a VAF foi utilizada para manter uma adequada ventilação e reduzir o colapso alveolar através de *ventilação com alta frequência respiratória (acima de 300irpm) e baixos volumes correntes (3 a 5 mL/kg)*, forma radical de ventilação, diferente da ventilação pulmonar convencional. Essa técnica tem se mostrado útil em recém-nascidos prematuros com síndrome de angústia respiratória e pacientes com outros graves problemas respiratórios. A VAF evita o barotrauma que acompanha as alterações de pressão, sendo também recomendada como terapia de resgaste para pacientes portadores de doença pulmonar grave e nos casos que envolvem extravasamento de ar. A principal razão para utilização da VAF são os baixos volumes respiratórios utilizados que reduzem os grandes movimentos pulmonares, observados nas técnicas convencionais de VM. Em contrapartida, a distensão alveolar é reduzida e consequentemente o dano causado pelo estiramento é aliviado, evitando assim o barotrauma.

Comentário: os objetivos básicos da ventilação mecânica envolvem melhorar a oferta de O_2 para atingir a demanda metabólica e eliminar o CO_2, enquanto reduz o trabalho respiratório. Ventilar consiste em deslocar o ar para o interior dos alvéolos que são unidades microscópicas circundadas por vasos capilares. Na VM podemos citar como objetivos principais segundo a conferência de consenso americana e europeia de 1998:

- Utilizar um método ventilatório capaz de ventilar e oxigenar adequadamente o paciente e com o qual o médico assistente tenha experiência (letra E).
- Assegurar oferta apropriada de oxigênio aos órgãos vitais, mantendo saturação arterial de oxigênio aceitável (= 90%);
- Assegurar remoção eficiente de CO_2 aceitando, porém, elevações dos níveis e $PaCO_2$, desde que não haja contraindicações (letra A).
- Minimizar a toxicidade do oxigênio, os menores níveis possíveis de FiO_2 (preferencialmente abaixo de 60%) (letra B).
- Garantir recrutamento alveolar, como ocorre com o uso de PEEP (letra C).
- *Maximizar* pressões de via aérea, mas sem exceder pressões transalveolares de 25 cmH$_2$O a 30 cmH$_2$O, o que normalmente corresponde a pressões de platô de 30 cmH$_2$O a 35 cmH$_2$O. *Observe que a banca alterou um termo no item D para tornar incorreto. Muita atenção com essas trocas de palavras em concurso!*

Comentário: no estudo da VM é essencial o prévio conhecimento sobre alguns aspectos, tais como as variáveis e os modos ventilatórios. Observe o quadro a seguir:

Modo	Descrição	Parâmetros
Ventilação controlada a volume	Modo A/C Ciclagem: volume. Limite: fluxo. Disparo: tempo (controlado). Pressão ou fluxo (assistido).	Volume corrente, fluxo, frequência respiratória, sensibilidade, FiO$_2$ e PEEP.
Ventilação controlada a pressão	Modo A/C Ciclagem: tempo. Limite: pressão. Disparo: tempo (controlado). Pressão ou fluxo (assistido).	Pressão inspiratória, tempo inspiratório, frequência respiratória, sensibilidade, FiO$_2$ e PEEP.
Ventilação com pressão de suporte	Modo espontâneo Ciclagem: fluxo. Limite: pressão. Disparo: pressão ou fluxo (espontâneo).	Pressão de suporte, PEEP, sensibilidade, FiO$_2$.

Diante do quadro explicativo sobre os modos de VM vamos analisar os itens da questão:

(V) I. No modo ventilação controlada a volume, nos casos de ciclos controlados, o disparo ocorre a tempo, e a ciclagem, a volume.

(F) II. No modo ventilação controlada a pressão, em caso de ciclos assistidos, o disparo ocorre a pressão ou fluxo, e a ciclagem, a pressão.

Nessa modalidade a ciclagem é a tempo e limitada à pressão.

(V) III. No modo ventilação controlada a volume, o volume corrente é fixo e o fluxo é programável, enquanto no modo ventilação controlada a pressão, o volume corrente é variável e o fluxo é livre.

(F) IV. No modo ventilação com pressão de suporte, o disparo ocorre a tempo, pressão ou fluxo e a ciclagem ocorre a fluxo.

Nessa modalidade o disparo pode ser a pressão ou fluxo, enquanto a ciclagem ocorre a fluxo.

Comentário: as variáveis de VM costumam cair com frequência em provas. Portanto, atenção quanto ao termo *ciclagem*:

Ciclagem: é o parâmetro que se relaciona com o final da inspiração e início da expiração. Pode ser a *pressão, volume, fluxo* e *tempo*.

Comentário: o ciclo respiratório é definido como sendo uma respiração completa, desde o início da inspiração, passando por toda a expiração até alcançar uma nova inspiração. Consiste em quatro fases distintas:

- **Fase inspiratória:** entrada de ar fornecido pelo VM aos pulmões.
- **Ciclagem:** mudança da fase inspiratória para a fase expiratória.
- **Fase expiratória:** mediante fechamento da válvula inspiratória, abertura da válvula expiratória e equilíbrio da pressão do sistema respiratório com pressão expiratória final, ocorre a saída de ar dos pulmões para o ventilador.
- **Disparo:** início da fase inspiratória e término da fase expiratória. Inicia-se um novo ciclo.

Comentário: as alterações neurológicas decorrentes de trauma ou por patologias associadas necessitam de vigilância intensiva. Assim, esses pacientes acometidos serão inseridos na unidade de terapia intensiva. A necessidade de ventilação mecânica é indicada aos pacientes com queda de nível de consciência (Glasgow < 10) e aos que apresentem alteração na pressão intracraniana (PIC), sendo o valor normal em torno de:

- PIC < 10 mmHg – normal.
- PIC entre 10 e 20 mmHg – levemente aumentada.
- PIC entre 21 e 40 mmHg – moderadamente aumentada.
- PIC acima de 40 mmHg – gravemente elevada.

Alguns autores afirmam que a PIC no estado de repouso é de aproximadamente 10 mmHg a 15 mmHg e aumentos acima de 20 mmHg caracterizam anormalidades na pressão intracraniana. Importante ressaltar que a PIC é a soma de duas pressões exercidas no cérebro: pelo sangue e pelo líquor – LCR.

> **Obs.:** cuidados durante a ventilação mecânica devem ser tomados no momento da aspiração de vias aéreas, visto que esse procedimento acarreta aumento da PIC.

47 C

Comentário: questão de fácil resolução sobre PEEP. De acordo com as Diretrizes Brasileiras de Ventilação Mecânica (2013) deve-se usar a PEEP entre *3 e 5 cmH$_2$O* inicialmente, salvo em situações de doenças como SARA, onde esse valor deverá ser ajustado de acordo com as orientações determinadas nas diretrizes de VM.

48 D

Comentário: questões sobre gasometria são muito recorrentes em provas e requerem do candidato um bom conhecimento dos distúrbios gasométricos. Observe os valores normais desse exame:

- **pH (potencial hidrogeniônico):** 7,35 a 7,45
- **PaO$_2$ (pressão arterial parcial de oxigênio):** 70 a 100 mmHg
- **PaCO$_2$ (pressão arterial parcial de dióxido de carbono):** 35 a 45 mmHg
- **HCO$_3$ (bicarbonato):** 22 a 26 mmHg
- **EB (excesso de base):** –2,5 a +2,5 mEq/l
- **SaO$_2$ (saturação arterial de oxigênio):** 92 a 100%.

A *insuficiência respiratória aguda (IRpA)* estará presente quando na gasometria arterial ocorrer: *PaO$_2$ inferior a 60 mmHg, em ar ambiente, com fração de oxigênio inspirada (FiO$_2$) de 21%; PaCO$_2$ acima de 45 mmHg, se não representar compensação de alcalose metabólica*, como podemos observar no enunciado da questão: pH= 7,25 e *PaCO$_2$ = 65 mmHg*. Note que a PaO$_2$ está dentro dos parâmetros normais. Portanto, a IRpA está relacionada ao aumento da PaCO$_2$ sem compensação e sem hipoxemia.

49 E

Comentário: questão muito complexa sobre cálculos em terapia intensiva. Aqui o candidato necessita de um aprofundado conhecimento da disciplina. Observe que é solicitado o índice de Tobin, contudo não temos os dados para realizar esse cálculo de forma direta. Primeiramente será necessário encontrar o volume-minuto a partir da reserva ventilatória que consiste na seguinte fórmula:

- **RV = VVM – VM** → 20 = 30 – VM → VM = 30–20 → *10 L/min ou 10.000 mL/min*.

VM = 10L/min, encontramos VM da questão. Próximo passo é encontrar FR e assim VC. Porém, fique atento no cálculo da frequência respiratória:

- **Tempo total do ciclo** = *60/FR*, tempo total = tempo inspiratório + tempo expiratório, percebe que o Ti = 1s e relação I:E (1:2), ou seja, o tempo inspiratório = 1 e tempo expiratório = 2; portanto, tempo total do ciclo = 3s (Ti + Te). Retomando a fórmula teremos:

- **Tempo total do ciclo** = 60/FR → 3s = 60/FR → FR = 60/3, logo a FR = 20 iprm. Agora podemos encontrar o VC, observe: VM = FR × VC → 10.000 mL = 20 VC → VC = 10.000/20 → VC = 500 mL ou 0,5 L.

    Por fim poderemos calcular o índice de Tobin, visto que encontramos VC e FR.

    IRSS = FR/VC (L) → 20/0,5 L → IRSS = 40.

    Dados encontrados → VM =10 L/min; FR=20 irpm; VC = 500 mL; IRRS = 40.

    RV (Reserva ventilatória)

    VVM (Ventilação voluntária máxima)

    VM (Volume-minuto)

    Perceba o quanto é complexa essa questão e que exige um árduo conhecimento na área da terapia intensiva!

50 A

Comentário: podemos observar uma questão bem frequente em provas. Por isso, atenção quanto à fórmula da ventilação alveolar.

Ventilação alveolar → FR × (VC–Vem) → 10 × (400–100) → 10 × 300 → 3000 mL ou 3 L/min.

FR = frequência respiratória.

VC = volume corrente.

Vem = volume do espaço morto.

Ventilação alveolar = 3 L/min.

51 C

Comentário: candidato, muita atenção com essa questão, visto que não é comum cair em provas sobre o cálculo da relação V/Q. Essa fórmula não é encontrada rotineiramente na literatura. Contudo, os autores dessa obra mediante um raciocínio prévio elaboraram uma fórmula que irá ajudar você nessa questão. A ventilação está intimamente relacionada com o volume alveolar, ou seja, aquele que realiza as trocas gasosas e a perfusão relacionada com nosso débito cardíaco. Portanto, fique atento ao cálculo a seguir:

$$\frac{V: FR \times (VC-Vem)}{Q: FC \times VS} = \frac{15 \times (450-150)}{75 \times 60} = \frac{4.500 \text{ mL}}{4.500 \text{ mL}} = 1$$

V/Q= 1

52 D

Comentário: as Diretrizes Brasileiras de Ventilação Mecânica (2013) são um conjunto de recomendações e sugestões baseadas em evidências sobre 29 temas relacionados à Ventilação Mecânica (não invasiva e invasiva) na população adulta. O tema 28 fala sobre os cuidados de fisioterapia nos pacientes em suporte ventilatório. Portanto, observe as principais recomendações:

Manobras e condutas fisioterapêuticas no paciente em ventilação mecânica:

- **Recomendação:** terapia de higiene brônquica (posicionamento, insuflação manual, vibração e compressão torácica) é indicada em pacientes que apresentam aumento da resistência das vias aéreas decorrente de secreção, acarretando, assim, assincronia da ventilação mecânica e/ou queda da oxigenação (*letra A*). *Sendo de forma mandatória em atelectasias lobares (pegadinha da questão no item D)*.
- **Sugestão:** as técnicas de expansão pulmonar devem ser realizadas na presença de colabamento pulmonar com redução da complacência e oxigenação (*letra E*).
- **Recomendação:** realizar treinamento muscular inspiratório em pacientes com fraqueza muscular inspiratória e ventilação mecânica prolongada a fim de melhorar a força muscular. Seu papel para diminuição do tempo de ventilação mecânica e sucesso de retirada da VM ainda não está estabelecido (*letra C*).

Mobilização Precoce na VMI e VNI

- **Recomendação:** recomendado que a fisioterapia atue na mobilização precoce no início da VM e no processo de desmame, visto que é viável, seguro e apresenta benefícios significantes para o paciente (*letra B*).
- **Sugestão:** o uso da estimulação elétrica neuromuscular e do cicloergômetro é considerado complementar ao programa de mobilização precoce.
- **Sugestão:** treinamento de transferência de sedestação para ortotatismo pode ser incluído no plano terapêutico e preceder a deambulação, considerando a limitação funcional, conforme consenso obtido junto à equipe multiprofissional.

Comentário: vamos analisar mais uma questão sobre gasometria. Primeiramente na análise desse exame deve-se observar o pH se está relacionado à acidose ou alcalose. Em seguida observe se existe alteração no $PaCO_2$ para verificar se o distúrbio é respiratório e por fim verifique o componente metabólico por meio do HCO_3 e BE.

pH = 7,38 (*acidose compensada*)

$PaCO_2$ = ↑ 64 mmHg (*respiratória*)

HCO3 = 35 Mmol/L ↑ (*compensação metabólica*)

Observe que pH desse paciente tende para uma acidose apesar de aparecer dentro da normalidade. Nesse caso, uma acidose respiratória pela elevação do $PaCO_2$ acima de 45 mmHg sendo compensada pela elevação do HCO_3. Portanto, acidose respiratória compensada!

Comentário: analisando os dados gasométricos podemos observar:

pH 7,29 → (*Acidose*)

PaO_2 → 250 mmHg (*Hiperóxia*)

$PaCO_2$ → 35 mmHg (*Limite inferior de normalidade*)

HCO_3 → 18 mEq/L (*metabólica*)

BE → –12 (*metabólica*)

Podemos observar uma *acidose metabólica associada a um quadro de hiperóxia*.

Comentário: acertar questões sobre esse tema requer que o candidato resolva inúmeras gasometrias e revise seus parâmetros. Observe o quadro que apresenta os distúrbios e suas alterações gasométricas:

Distúrbio	pH	PaCO₂	HCO₃	BE
Acidose respiratória	↓ 7,35	↑ 45mmHg	—	—
Alcalose respiratória	↑ **7,45**	↓ **35 mmHg**	—	—
Acidose metabólica	↓ 7,35	—	↓ 22 mmoL/L	↓ −2
Alcalose metabólica	↑ 7,45	—	↑ 26 mmoL/L	↑ +2
Acidose mista	↓ 7,35	↑ 45 mmHg	↓ 22 mmoL/L	↓ 2
Alcalose mista	↑ 7,45	↓ 35 mmHg	↑ 26 mmoL/L	↑ +2

pH: 7,48 → (*Alcalose*)
PaCO$_2$: 24 mmHg → (*Respiratória*)
PaO$_2$: 90 mmHg → (*Normal*)
HCO$_3$: 22 mmoL/L → (*Normal*)
BE: −1 mmoL/L → (*Normal*)

Comentário: um evento agudo observado na gasometria resulta da hipoventilação alveolar e caracteriza-se gasometricamente por hipoxemia associada à elevação da PaCO$_2$. Podemos observar na gasometria apresentada:

pH: 7,31 → (*Acidose*)
PaO: 55 mmHg → (*Hipoxemia*)
PaCO: 58 mmHg → (*Respiratória*)
HCO: 22,8 mEq/L → (Normal)
BE: 01 mEq/L → (*Normal*)
SaO: 90,7% → (*Limite de normalidade*)

Observamos aqui uma acidose respiratória com hipoxemia, caracterizando um distúrbio respiratório agudo.

57 E

Comentário: assunto extremamente cobrado em concursos, o desmame é definido como sendo o processo de transição da ventilação artificial para a espontânea naqueles pacientes que permanecem em ventilação mecânica invasiva por mais de 24 horas. De acordo com o III Consenso de Ventilação Mecânica (2007) os critérios para considerar o início do desmame são:

- *Doença de base que motivou a VM revertida ou já resolvida.*

- *Estabilidade hemodinâmica, expressa por boa perfusão tecidual e baixa dosagem de vasopressores (doses baixas e estáveis são toleráveis).*
- *Ausência de insuficiência coronariana descompensada ou arritmias com repercussão hemodinâmica.*
- *Adequada troca gasosa (PaO$_2$ ≥ 60 mmHg com FIO$_2$ ≤ 0,4 e PEEP ≤ 5 a 8 cmH$_2$O).*
- *Paciente capaz de iniciar os esforços inspiratórios.*

Comentário: os critérios para desmame em pediatria são semelhantes aos do adulto. Observe abaixo:
- Resolução da insuficiência respiratória e função respiratória estável
- FR menor que 60 irpm para lactentes, menor que 40 para pré-escolares e escolares e menor que 30 para adolescentes
- Ausência de acidose (pH > 7,3) e hipercapnia (PaCO$_2$ > 50 cmH$_2$O).
- Relação PaO$_2$/FiO$_2$ > 200.
- PaO$_2$ > 60 mmHg em FiO$_2$ < 0,3.
- SaO$_2$ > 94% em FiO$_2$ < 0,5.
- Pressão inspiratória máxima < 30 cmH$_2$O.
- PEEP < 5 cmH$_2$O.
- *Diferença alvéolo-arterial de oxigênio < 350 em FiO$_2$ de 1,0.*

Observe com atenção a pegadinha da questão no item D. Apenas o símbolo matemático torna o item incorreto. Cuidado!

Comentário: a avaliação fisioterapêutica no ambiente de UTI é extremamente relevante, pois a partir desse momento é que o fisioterapeuta irá definir a conduta mais adequada a ser realizada de acordo com a necessidade do paciente, evitando assim que técnicas desnecessárias sejam utilizadas. Observando os parâmetros descritos na questão podemos observar erro no tocante à cianose descrita no *item D*. Observe a diferença entre central e periférica:
- **Cianose periférica:** nesse tipo, a tensão de oxigênio no sangue arterial está dentro da normalidade, porém com lentificação do fluxo sanguíneo capilar ocorre uma maior extração de oxigênio pelos tecidos. Causa frequente é a vasoconstrição, que resulta da exposição ao frio, assim como redução do débito cardíaco.
- **Cianose central:** esse tipo de cianose é decorrente da redução de oxigênio inspirado, hipoventilação alveolar, alterações na difusão de O$_2$, *shunt* venoarterial e alterações da hemoglobina. Exemplo desse tipo é a cianose generalizada que envolve tronco, membros, língua e mucosa bucal. Portanto, *letra D incorreta*. As demais alternativas estão descritas corretamente.

Comentário: O desmame apresenta diversas etapas que são cobradas em provas. Vamos analisar as alternativas. Para início do desmame o paciente precisa apresentar um drive ventilatório significativo com redução das drogas vasoativas e estabilidade hemodinâmica. Por isso, *letra A correta*. Com relação aos estímulos motores seguidos por alguns protocolos de desmame, o paciente deve sustentar a cabeça em flexão por 3 segundos quando solicitado através de comando verbal. *Letra B correta*. A literatura preconiza que o desmame seja feito na modalidade de pressão de suporte. Portanto, *letra C correta*. Observe que a letra D *afirma que a PEEP deve estar acima de 5 cmH$_2$O. Incorreta essa afirmação, visto que a literatura menciona no desmame em relação às trocas gasosas os seguintes critérios: PaO$_2$ ≥ 60 mmHg com FIO$_2$ ≤ 0,40 e PEEP ≤ 5 a 8 cmH$_2$O. Letra E correta* ao afirmar que no desmame a FiO$_2$ deve ser menor que 50%.

61 C

Comentário: durante o tempo de permanência do paciente em UTI é utilizada uma prótese traqueal artificial, sendo as mais comuns as endotraqueais e as cânulas de traqueostomia. Essas estruturas possuem na sua parte distal um *balonete chamado cuff*, que tem a função de evitar o escape aéreo mantendo uma ventilação adequada, assim como reduzir as chances de broncoaspiração. A pressão do balonete ou *cuff* é medida em cmH$_2$O por meio do *cuffômetro*. Geralmente seu valor normal está em torno de *20 mmHg a 25 mmHg*.

Pressões superiores a 34 cmH$_2$O podem causar uma compressão na mucosa traqueal gerando lesões, como a estenose traqueal, granulomas, traqueomalácia. *Pressões inferiores a 20 cmH$_2$O* podem levar ao escape de ar e facilitar a broncoaspiração de conteúdo de vias aéreas superiores e/ou gástrico. *De acordo com o III consenso de ventilação mecânica (2007), a pressão do cuff* (ou balonete) do tubo traqueal deve ser mantida entre 20 cmH$_2$O e 34 cmH$_2$O (15 mmHg e 25 mmHg) e monitorada diariamente no paciente em ventilação artificial.

(E) A maioria dos manômetros de pressão são calibrados em mmHg, e não em cmH$_2$O. Por essa razão, ao mensurar a pressão de balonete, deve-se considerar que um cmH$_2$O equivale a 1,36 mmHg.

A pressão do *cuff* é medida pelo *cuffômetro* em cmH$_2$O.

(C) O objetivo é a manutenção das pressões de manguito abaixo da pressão de perfusão capilar da mucosa traqueal, sendo estimada de 20 mmHg a 25 mmHg.

(C) A faixa de pressão aceitável, durante a medida de pressão do balonete, situa-se entre 24 cmH$_2$O e 30 cmH$_2$O.

62 E

Comentário: seguindo o raciocínio da questão anterior podemos afirmar que *cuff* ou balonete exerce a função de selar a via aérea, garantindo assim a manutenção da pressão positiva da VM aos pulmões, bem como evitar o escape aéreo. Atua também impedindo a broncoaspiração das vias aéreas superiores e lesões traqueais.

> **Dica:** essa questão pode ser resolvida simplesmente eliminando itens por alguns termos:
> - Evita lesões de esôfago (*letras A e C eliminadas*).
> - Pressão negativa dentro dos pulmões (*letra B eliminada*).
> - Evita lesões de brônquios e bronquíolos (*letra D eliminada*). Por fim, a única correta é alternativa E.

63 C

Comentário: questões sobre oxigenoterapia costumam ser cobradas principalmente em relação aos objetivos, efeitos e formas de aplicação.

Objetivos	Efeitos fisiológicos	Efeitos deletérios
Manter a oxigenação tecidual adequada Corrigir a hipoxemia Reduzir a sobrecarga de trabalho cardiopulmonar	Melhora das trocas gasosas Redução do trabalho cardíaco Redução da resistência arterial pulmonar	Ressecamento das vias aéreas Atelectasia por absorção Depressão do SNC Inativação do clearance mucociliar Lesão do endotélio alveolar Espessamento da membrana alveolar Fibrose pulmonar Alteração da V/Q Redução do surfactante Vasoconstrição pulmonar com consequente sobrecarga no ventrículo direito

A indicação da oxigenoterapia prolongada ocorre quando PaO_2 é menor ou igual 55 mmHg ou SaO_2 menor ou igual a 88%.

64 D

Comentário: muita atenção com questões desse tipo. Vale lembrar que cada litro de O_2 associado ao ar ambiente eleva à FiO_2 total em quatro pontos percentuais, como, por exemplo, com um fluxo de O_2 de 1 L/min, correspondendo a uma FiO_2 de 24%. A concentração de oxigênio por meio do cateter nasal apresenta os valores aproximados de:

1L = 24%.
2L = 28%.
3L = 32%.
4L = 36%.
5L = 40%.

Importante ressaltar que O_2 em ar ambiente apresenta valor aproximado de 21%.

65 C

Comentário: esse tema é batido em provas. Fique atento. *As duas melhores indicações para VNI são DPOC e edema pulmonar cardiogênico.* Os pacientes com incapacidade de manter ventilação espontânea (volume/minuto > 4 lpm, $PaCO_2$ < 50 mmHg e pH > 7,25) devem iniciar uso de VNI a fim de manter um processo de ventilação adequada, visando impedir a progressão para fadiga muscular e/ou parada respiratória.

- **Indicações:** exacerbação da Asma, exacerbação aguda do DPOC, EAP cardiogênico, SARA, pneumonia adquirida na comunidade grave, pós-extubação ou auxílio de desmame, insuficiência respiratória neuromuscular, síndrome da apneia obstrutiva do sono, profilaxia de intubação orotraqueal.

- **Contraindicações:** diminuição da consciência, instabilidade hemodinâmica, obstrução de vias aéreas superiores ou trauma de face, tosse ineficaz ou incapacidade de proteger as vias aéreas, risco de broncoaspiração, sangramento digestivo alto, infarto agudo do miocárdio, pneumotórax não drenado, pós-operatório recente de cirurgia de face, via aérea superior ou esôfago e má adaptação da máscara ou paciente intensamente agitado.

Comentário: os efeitos da VNI estão relacionados no quadro a seguir:

Efeitos fisiológicos da VNI
Aumento da capacidade residual funcional (CRF). Melhora da complacência pulmonar. Reabertura das unidades alveolares colapsadas ou atelectasiadas. Aumento da oxigenação arterial. Diminuição do trabalho respiratório. Redistribuição do líquido extravascular. Diminuição do retorno vascular. Diminuição do *shunt*.

Comentário: aparentemente você pode pensar que essa questão é extremamente complicada pelo enunciado, mas com o decorrer da leitura irá perceber que é bem simples sua resolução. Observe que o volume corrente não é conhecido, apenas volume-minuto e frequência respiratória. Portanto, vamos calcular o VC:
- VM = FR × VC → 9.000 mL = 18 VC → VC = 9.000/18 → 500 mL ou 0,5 L.
- **VC = 500 mL**, encontrado esse parâmetro, iremos calcular agora o IRRS.
- IRRS = FR/VC (L) → 18/0,5 → 36.
- ***IRRS = 36**, sendo assim preditivo de sucesso no desmame.*

Comentário: o índice de respiração rápida e superficial (IRSS), mais conhecido como índice de Tobin, é diversamente utilizado como parâmetro de desmame da ventilação mecânica. Sua fórmula consiste em dividir a frequência respiratória pelo volume corrente em LITROS. Contudo, no caso apresentado não temos o valor do volume corrente, apenas volume-minuto e frequência respiratória. Portanto fique atento ao cálculo do VC.
- VM = FR × VC → 2.000 mL = 15 × VC → VC = 2.000/15 → VC = 133 mL ou 0,133 L.
- IRSS = FR/VC (L) → 15/0,133 → 112,7.
- **IRSS = 112.**
- ***IRRS deve ser menor que 105 para desmame da ventilação mecânica.***

Fisioterapia Respiratória e em Terapia Intensiva **343**

Comentário: o índice de oxigenação é outro parâmetro utilizado para desmame da ventilação mecânica, bem como para classificar a injúria pulmonar. Observe que a *relação PaO_2/FiO_2* avalia a eficiência das trocas gasosas.

- PaO_2/FiO_2 *normal: 300.*
- PaO_2/FiO_2 *200–300: lesão pulmonar aguda.*
- PaO_2/FiO_2 *< 200: SARA.*

*Valor acima de 200 é preditivo de sucesso no desmame. Diante da explanação vamos calcular o índice da questão:

Índice de oxigenação = 90/0,3 → = 300, dentro da normalidade.

$PaO_2/FiO_2 = 300.$

Comentário: questão sobre caso clínico sempre são cobradas em concurso. Aqui o intuito é corrigir a $PaCO_2$ para 30 mmHg. Perceba que o parâmetro relacionado à correção desse item é a frequência respiratória, visto que, no caso de uma hiperventilação (FR elevada), isso irá acarretar a redução da $PaCO_2$ e no caso da hipoventilação (FR reduzida) irá promover uma retenção de CO_2. Para encontrarmos a frequência respiratória ideal a fim de corrigir a $PaCO_2$ para 30 mmHg teremos a seguinte fórmula:

- FR ideal = $PaCO_2$ conhecida × FR do ventilador/$PaCO_2$ desejada, no caso 30 mmHg.
- FR ideal = 40 × 15/30 → 600/30 → 20.
- *FR ideal = 20 irpm. Portanto, devemos aumentar a FR a fim de reduzir a $PaCO_2$ para 30 mmHg.*

Comentário: no tocante à ventilação mecânica em pacientes com TCE é imprescindível ter como metas a proteção da via aérea decorrente da intubação, pois permite a sedação, evitando, assim, danos causados pela hipoxemia e hipercapnia. *Umas das estratégias utilizadas nesses pacientes é controle cuidadoso da pressão de platô até 35 cmH_2O.* Essa medida deve ser uma prática frequente associada à monitoração da PIC e da PPC quando houver elevação da $PaCO_2$. Utilizar baixos níveis de PEEP para evitar uma elevação da PIC é inadequado no paciente com TCE, pois deixa de corrigir a hipoxemia, que pode diminuir a PIC por uma melhor oxigenação cerebral.

Comentário: tema pouco frequente em provas que merece uma boa revisão:

Sistema aberto	Sistema fechado
Ambos são igualmente eficazes na remoção de secreções. Maior risco de hipoxemia e contaminação. Precisa desconectar o circuito do ventilador. Maior repercussão no sistema cardiovascular. Menos custos. Maior risco de reduzir os volumes pulmonares e saturação.	Ambos são igualmente eficazes na remoção de secreções. Menor risco de hipoxemia, arritmias e de contaminação. Realiza a aspiração sem a desconexão do circuito do ventilador. Maior custo. *Menor repercussão sobre o sistema cardiovascular*

Comentário: ventilação mecânica não invasiva é sempre cobrada em concursos. Observe as suas indicações e contraindicações:
- **Indicações:** exacerbação da Asma, *exacerbação aguda do DPOC, EAP cardiogênico*, SARA, pneumonia adquirida na comunidade grave, pós-extubação ou *auxílio de desmame*, insuficiência respiratória neuromuscular, síndrome da apneia obstrutiva do sono, *profilaxia de intubação orotraqueal*.
- **Contraindicações:** diminuição da consciência, *instabilidade hemodinâmica*, obstrução de vias aéreas superiores ou trauma de face, tosse ineficaz ou incapacidade de proteger as vias aéreas, risco de broncoaspiração, sangramento digestivo alto, *infarto agudo do miocárdio*, pneumotórax não drenado, pós-operatório recente de cirurgia de face, via aérea superior ou esôfago e má adaptação da máscara ou paciente intensamente agitado.

Comentário: o CPAP – pressão positiva contínua nas vias aéreas – é um modo de ventilação espontânea na qual a pressão é liberada continuamente na fase inspiratória sem auxílio de nenhum fluxo adicional. Consiste num sistema de demanda onde a respiração é gerada por uma pressão negativa subatmosférica, e a expiração é realizada contra uma resistência que ao final se torna positiva. Apresenta excelente indicação em pacientes com apneia obstrutiva do sono e apresenta os seguintes efeitos:

Fisiológicos	Deletérios
↑ CRF	Barotrauma
↑ Complacência pulmonar	↓ RV, DC e PA
↑ PaO_2	Hiperdistensão alveolar (efeito espaço morto)
Redistribuição do líquido alveolar e intersticial para o espaço vascular	↑ do espaço morto
Recrutamento alveolar	Prejudica as trocas gasosas
Desloca o PIP para VA mais centrais	Alteração da biomecânica dos mm respiratórios
Redução da pré e pós-carga do VE	↓ débito urinário

75 D

Comentário: os parâmetros do desmame costumam causar certa confusão em questões. Portanto, observe com atenção os seguintes critérios:

Índices para desmame		
Força muscular	**Endurance**	**Combinados**
PImáx < –20 a –30 cmH_2O	VC > 5 mL/kg	Tobin (FR/VC) < 105
CV > 10–15 mL/kg	FR < 35 ipm	CROP = Cdin × PImáx
VVM > 10 a 15 L	VM < 10 L/min	$(PaO_2/PAO_2)/FR \geq 13$
	P 0,1 < 6 cmH_2O	

Observe que a capacidade vital para o desmame deve ser maior que 15 mL/kg. Com esse dado podemos excluir *letras A e C*. Volume/minuto deve ficar entre 5–10 L/min. Portanto, *letra B* excluída. Por fim, nossa resposta correta é *letra D*.

Comentário: de acordo com os comentários anteriores sobre o tema podemos afirmar que as contraindicações da VNI estão descritas na *letra D* → pneumotórax não tratado, pressão intracraniana > 15 mmHg, instabilidade hemodinâmica e cirurgia esofágica recente.

Comentário: a PEEP (*pressão positiva expiratória final*) apresenta como principal objetivo aumentar a capacidade residual funcional (CRF) e/ou aumentar a pressão intrapleural. Observe o quadro a seguir com os efeitos terapêuticos da PEEP:

Efeitos da PEEP	
↑ CRF ↑ Complacência pulmonar ↑ PaO$_2$ Redistribuição do líquido alveolar e intersticial para o espaço vascular	Recrutamento alveolar • Desloca o PIP para VA mais centrais • Redução da pré e pós-carga do VE

Comentário: avaliação da musculatura respiratória através da PImáx é útil para orientar o início e desenvolvimento do desmame da prótese ventilatória. Em pacientes nas unidades de terapia intensiva (UTI) a medida da FMR permite o diagnóstico e prognóstico de insuficiência respiratória por falência muscular. O diagnóstico precoce da fraqueza dos músculos respiratórios nesses pacientes auxilia na avaliação da mecânica respiratória e na indicação de intubação, *desmame do ventilador* e extubação de pacientes. Os valores para PImáx são apresentados a seguir:

PImáx – valores
Fraqueza muscular → PImáx: –45 a –70 cmH$_2$O
Fadiga muscular → PImáx: –40 cmH$_2$O
Falência muscular → PImáx: ≤20 cmH$_2$O

Comentário: a ciclagem do ventilador representa o término da fase inspiratória e início da fase expiratória. Pode ser a *pressão, volume, fluxo e tempo*.

Comentário: questões de concursos sempre abordam os modos ventilatórios. Fique atento à correlação das duas colunas:

(3) O paciente pode respirar por si mesmo, mas as respirações mandatórias serão liberadas no tempo do ciclo ventilatório que for conveniente para o paciente → *Ventilação mandatória intermitente sincronizada*.

(2) A frequência respiratória e o volume corrente são determinados, mas o paciente pode respirar espontaneamente entre as respirações mandatórias, que são liberadas em intervalos regulares predeterminados → *Ventilação mandatória intermitente*.

(1) As respirações são realizadas com frequência e volume determinados pelo ajuste no controle do respirador → *Ventilação mandatória controlada*.

Atenção candidato, sabendo apenas a descrição do modo ventilação mandatória controlada já teríamos como resposta *letra D*, pois é a única que apresenta correlação com o *item 1*.

Comentário: o modo ventilatório pressão de suporte apresenta-se descrito no quadro abaixo:

	Modo espontâneo	
Ventilação com pressão de suporte	**Ciclagem:** fluxo **Limite:** pressão **Disparo:** pressão ou fluxo (espontâneo)	Pressão de suporte, PEEP, sensibilidade, FiO_2.

Comentário: no modo ventilatório com controle de pressão podemos estabelecer a frequência respiratória, tempo inspiratório ou relação inspiração:expiração (I:E), assim como o limite de pressão (*modo limitado a pressão – tema de prova*). Nessa modalidade, o disparo permanece sendo por tempo quando for controlado e por pressão ou fluxo quando for assistido. A ciclagem é determinada de acordo com o tempo inspiratório ou com relação I:E, sendo portanto *ciclado a tempo*. O volume corrente e fluxo irão depender da pressão inspiratória preestabelecida, das condições de impedância do sistema respiratório e do tempo inspiratório selecionado.

Comentário: duas condições devem induzir à avaliação da força muscular por meio da manuvacuometria: sinais e sintomas clínicos sugestivos de fadiga muscular respiratória e prevenção de pacientes em condições patológicas nas quais a fadiga do músculo respiratório pode ocorrer. Dentro desse contexto podemos mencionar as principais indicações e contraindicações:

Indicações	Contraindicações
Diagnóstico diferencial de dispneia ou de distúrbio restritivo sem causa aparente **Confirmação da disfunção dos músculos ventilatórios em certos estados mórbidos** **Doenças neuromusculares** *Miastenia gravis *Hipotiroidismo *Hipertiroidismo *Deformidades torácicas Paralisia isolada de um hemidiafragma • Após lesão de nervo frênico durante cirurgia cardíaca • Após infecções intratorácicas • Após manipulações do pescoço • Após esmagamento frênico ou frenicectomia • De causa ignorada **Avaliação de resposta à fisioterapia e à reabilitação respiratória** **Avaliação pré e pós-operatória de cirurgias torácicas e abdominais** **Avaliação da possibilidade de desmame de ventilação mecânica**	**Absolutas** Infarto agudo do miocárdio ou angina instável recente Hipertensão arterial sistêmica grave e sem controle Aneurisma de aorta Pneumotórax não drenado Fístulas pleurocutâneas ou pulmonares Cirurgia ou traumatismo recente sobre as vias aéreas superiores, o tórax ou o abdômen. Hérnias abdominais altas Glaucoma ou descolamento de retina Estado geral de deterioração física ou mental que impeça a colaboração do paciente **Relativas** Pouca colaboração do paciente Traqueostomia Paralisia facial Hemorroidas sangrantes História de síncope tussígena Doenças da coluna vertebral

Comentário: muita atenção com esse tipo de questão. Perceba a extensão do caso apresentado no enunciado e identifique o que realmente é solicitado na questão. Nesse caso são requisitados o índice de hipoxemia e seu provável diagnóstico.

- **Índice de oxigenação** = PaO_2/FiO_2 → 63/0,6 → 105.
- **Índice de oxigenação** = 105, seguindo a tabela temos um provável caso de Síndrome do desconforto respiratório agudo.
  - PaO_2/FiO_2 normal: 300.
  - PaO_2/FiO_2 200–300: lesão pulmonar aguda.
  - PaO_2/FiO_2 <200: SARA.

> **Obs.:** FiO_2 nessa fórmula sempre em número decimal; p. ex.: FiO_2 60% → 0,6 para o cálculo desse índice.

Comentário: no inicio da ventilação deve ser ajustada a FiO_2 para 100%. Após determinado tempo é recomendada uma gasometria arterial a fim de ajustar a FiO_2 para valores ideais para manutenção de PaO_2 e saturação dentro dos parâmetros aceitáveis. A *fração inspirada de oxigênio* deve ser controlada e mantida em níveis entre 40% e 60%, visto que frações superiores a 60% são deletérias ao organismo.

Referências Bibliográficas

- Azeredo CAC. Fisioterapia respiratória moderna. 4. ed. São Paulo: Manole; 2002.
- Azevedo LCP, Taniguchi LU, Ladeira JP. Medicina intensiva: abordagem prática. 2. ed. Barueri: Manole; 2015.
- Barbas CSV, Isola AM, Farias AMC. Diretrizes Brasileiras de Ventilação Mecância – 2013. Assoc Med Intensiva Bras e Soc Bras Pneumol e Tisiol. 2013; 1-140.
- Bessa EJC, Lopes AJ, Rufino R. A importância da medida da força muscular respiratória na prática da pneumologia. Pulmão RJ. 2015; 24(1):37-41.
- Fioretto JR, Rebello CM. Ventilação oscilatória de alta frequência em pediatria e neonatologia. Rev Bras Ter Int. 2009; 21(1):96-103.
- Gambarato G. Fisioterapia respiratória em unidade de terapia intensiva. São Paulo: Atheneu; 2006.
- Graef JW, Wolfsdorf JI, Greenes DS. Manual de Terapêutica Pediátrica. 7. ed. Porto Alegre: Artmed; 2010.
- Kantor Junior O. Testes de função pulmonar em crianças e adolescentes. Jornal de Pediatria. 1997; 73(3):145-50.
- Machado MG. Bases da Fisioterapia Respiratória: Terapia Intensiva e Reabilitação. Rio de Janeiro: Guanabara Koogan. 2008.
- Melo AS, Almeida RMS, Oliveira CD. A mecânica da ventilação mecânica. Rev Méd MG. 2014; 24 (Supl 8): 43-8.
- Oliveira-Abreu M, Almeida ML. Manuseio da ventilação mecânica no trauma cranioencefálico: hiperventilação e pressão positiva expiratória final. Rev Bras Ter Int. 2009; 21(1):72-9.
- Penitenti RM, Vilches JIG, Oliveira JSC, Mizohata MGG, Correa DI, Alonso TRMB et al. Controle da pressão do cuff na unidade de terapia intensiva: efeitos do treinamento. Rev Bras Ter Int. 2010; 22(2):192-5.
- Presto B, Damázio L. Fisioterapia Respiratória. 4. ed. Rio de Janeiro: Elsevier; 2009.
- Rocco PRM, Zin WA. Fisiologia respiratória aplicada. Rio de Janeiro: Guanabara Koogan. 2009.
- Soares SD, Pereira AEMM, Machado LAO, Moreira LGA, Ferreira RAM, Abreu SS et al. Insuficiência respiratória aguda e uso de ventilação mecânica. Rev Méd MG. 2008; 18(3 Supl 4):76-9.
- Ultra RB. Fisioterapia intensiva. 2. Éd. Rio de Janeiro: Guanabara Koogan; 2009.
- Wilkins RL, Stoller JK, Kacmarek RM. Fundamentos da Terapia Respiratória de Egan. 9. ed. São Paulo: Elsevier. 2009.

9 | Fisioterapia Cardiovascular

José Pinheiro Batista Medeiros

1. (GSA-CONCURSOS, FUNDAÇÃO ABC, Complexo Hospitalar São Bernardo do Campo-SP, 2016) No 1º dia de pós-operatório de cirurgia cardíaca não complicado, os procedimentos fisioterapêuticos essenciais são:
   A) Colocar o paciente sentado na cama o mais rápido possível para evitar complicações pulmonares.
   B) Exercícios ativos globais são prioritários para evitar a trombose e também a postura sentada.
   C) Exercícios de respiração diafragmática e estímulo de tosse, quando o paciente pode fazê-los.
   D) Colocar o paciente sentado na cama o mais rápido possível e também para caminhar devagar.

2. (CONSULPLAN, Hospital Odilon Behrens-MG, 2015) O limiar anaeróbico é frequentemente utilizado para auxiliar na prescrição de intensidade de exercício em programas de reabilitação cardiopulmonar. Que tipo de fibras musculares é mais requisitado a intensidades de exercício abaixo do limiar anaeróbico?
   A) Tipo I.
   B) Tipo IIa.
   C) Tipo IIb.
   D) Tipo IIx.

3. (CORPO DE SAÚDE, Aeronáutica, 2016) O coração funciona como uma bomba, cuja função é fornecer a energia necessária para o metabolismo nos tecidos, entregando ao corpo (e ao próprio coração) o sangue oxigenado adequado. A reabilitação cardíaca é multidisciplinar, começa no hospital e se estende indefinidamente pela fase de manutenção. Com relação às fases de reabilitação no infarto do miocárdio, segundo a *American Association of Cardiovascular and Pulmonary Rehabilitation*, marque a alternativa INCORRETA:
   A) A fase I compreende o paciente em regime hospitalar.
   B) A fase IV, fase de manutenção, estende-se indefinidamente à medida que o paciente mantém um estilo de vida e hábitos saudáveis.
   C) A fase II ocorre imediatamente após a alta hospitalar; requer monitoramento e supervisão intensivos (inclusive o monitoramento por ECG) e intervenções intensivas para fatores de risco.
   D) Na fase III, o paciente estabilizou e requer monitoramento por ECG apenas se os sinais e sintomas o exigirem, começando esta fase, idealmente, cerca de 12 semanas após a alta hospitalar.

4. (INSTITUTO AOCP, EBSERH, UFS-SE, 2014) Relacione as colunas e assinale a alternativa com a sequência correta.
   1. Frequência cardíaca.
   2. Volume final diastólico.
   3. Volume sistólico.
   4. Débito cardíaco.
   5. Volume de sangue.
   ( ) Volume de sangue total do corpo.
   ( ) Número de contrações cardíacas por minuto.
   ( ) Volume de sangue que deixa o coração em um minuto.
   ( ) Volume de sangue no ventrículo antes do coração contrair.
   ( ) Volume de sangue que entra na aorta em cada contração.
   A) 1, 5, 2, 4, 3.
   B) 5, 2, 1, 3, 4.
   C) 5, 1, 4, 2, 3.
   D) 4, 3, 5, 1, 2.
   E) 3, 1, 2, 5, 4.

5. (FUNCAB, Anápolis-GO, 2015) Durante o programa de reabilitação cardíaca, respostas adversas devem resultar na interrupção dos exercícios. Sobre o tema leia as afirmativas:
   I. Quando a PA diastólica estiver 110 mmHg, deve-se interromper o programa.
   II. Constitui contraindicação clínica quando ocorre queda ortostática da pressão arterial > 20 mmHg com sintomas.
   III. Pacientes portadores de pericardite e miocardite aguda devem entrar no programa de reabilitação.
   IV. É contraindicado realizar reabilitação cardíaca em pacientes hipertensos controlados.
   Está correto o que se afirma apenas em:
   A) I, II e IV.
   B) II e IV.
   C) I e II.
   D) I e IV.
   E) III e I.

6. (FAU UNICENTRO, Godoy Moreira-PR, 2016) Homem, 66 anos, com histórico de tabagismo, dislipidêmico, diabético não insulino-dependente, foi submetido à revascularização do miocárdio por causa da doença coronariana biarterial grave, com grande área do miocárdio em risco de infarto. Foi encaminhado para o setor de reabilitação cardíaca. A fase I de um programa de reabilitação cardíaca é caracterizada por:
   A) É composta por atividades de intensidade moderada.
   B) Gasto energético limitado a 6 METs.
   C) Gasto energético limitado a 2 METs.
   D) Deambulação assistida no quarto.
   E) A frequência deve ser 2-3 vezes por semana.

7. (IBFC, EBSERH, UNIRIO-RJ, 2017) Assinale a alternativa INCORRETA. Paciente internado na Unidade Coronariana, estável clinicamente após episódio de síndrome coronariana aguda (SCA), iniciou protocolo clínico de reabilitação. Os sinais e sintomas de intolerância ao exercício que pode apresentar são:
   A) Tontura.
   B) Dispneia.
   C) Hiperpirexia.
   D) Náusea ou vômito.
   E) Fadiga excessiva.

8. (FACET CONCURSOS, Sobrado-PB, 2016) A condição que faz parte do grupo das cardiopatias congênitas acianóticas, identificada pela presença de um orifício anormal no septo interatrial, possibilitando a passagem do sangue do átrio esquerdo para o átrio direito, é a:
   A) Tetralogia de Fallot.
   B) Transposição das grandes artérias.
   C) Comunicação interventricular.
   D) Persistência do canal arterial.
   E) Comunicação interatrial.

9. (COPEVE, Técnico Administrativo UNCISAL-AL, 2015) A prescrição fisioterapêutica no pré e pós-operatório de revascularização do miocárdio deve conter:
   A) Estimulação elétrica percutânea.
   B) Técnicas de treino proprioceptivo.
   C) Manobras de expansão pulmonar.
   D) Manobras para treino de equilíbrio.
   E) Técnicas de estimulação somatossensoriais.

10. (IDECAN, São Gonçalo do Rio Abaixo-MG, 2016) A Trombose Venosa Profunda (TVP) é causada por uma alteração no sistema de coagulação normal. Essa alteração no sistema fibrinolítico, que age como estrutura de testes e equilíbrios, resulta na incapacidade de dissolver o coágulo. No caso de desalojamento, o coágulo penetra no sistema circulatório, no qual pode movimentar-se nos pulmões (EP), obstruindo a artéria pulmonar ou as ramificações, que supre os pulmões de sangue. Determinados fatores predispõem os pacientes a maior risco de incidência de TVP. Com relação a esses fatores, analise as afirmativas.
    I. Os fatores de alto risco envolvem cirurgia artroscópica do joelho, linhas venosas centrais, quimioterapia, insuficiência respiratória ou cardíaca congestiva, terapia de reposição hormonal, malignidade, terapia contraceptiva oral, acidente cerebrovascular, gravidez, período pós-parto, tromboembolia venosa anterior e trombofilia.
    II. Os fatores de risco moderado incluem fraturas (pelve, fêmur, tíbia), prótese total de quadril ou joelho, cirurgias gerais importantes, traumas graves ou lesão na medula espinhal. Um estudo recente indicou que até 10% dos pacientes que se submetem à cirurgia de prótese total do quadril podem desenvolver TVP sem tratamento preventivo.
    III. Os fatores de baixo risco englobam repouso no leito por mais de três dias, imobilidade por permanecer na posição sentada (como, por exemplo, viagens prolongadas), envelhecimento, cirurgia laparoscópica, obesidade, gravidez, período pré-parto e varicosidades.

Está(ão) correta(s) a(s) afirmativa(s):

A) I, II e III.
B) I, apenas.
C) II, apenas.
D) III, apenas.

11. (CONSULPAM, Nova Olinda-CE, 2015) A New York Heart Association (NYHA) criou uma classificação funcional de incapacitação cardiovascular, a qual se baseia na relação entre os sintomas e a quantidade de esforço físico necessário para provocá-los. Os pacientes assintomáticos ao repouso e em atividades físicas normais que apresentam fadiga, palpitação, dispneia ou angina classificam-se em:

A) Classe I.
B) Classe II.
C) Classe III.
D) Classe IV.

12. (ESFCEX, EXÉRCITO, 2016) Os distúrbios do sistema arterial e venoso podem ser agudos ou crônicos e o fisioterapeuta pode atuar nos vários estágios do seu aparecimento e tipos de manifestações. Baseando-se nessa informação e seus conhecimentos sobre o assunto, é correto afirmar que:

A) A doença de *Reynaud* (síndrome de *Reynaud* primária) é um distúrbio venoso crônico que acomete as extremidades, sendo desencadeada pela exposição ao frio.
B) O fluxo arterial diminuído ou ausente para um membro causa alterações tróficas na pele perifericamente, ficando seca e pálida.
C) A trombose venosa de membro inferior ocorre somente nas veias profundas.
D) Devem-se evitar programas de exercícios ao ar livre em dias muito frios para os pacientes com insuficiência venosa crônica.
E) Pacientes com insuficiência arterial crônica devem tomar cuidados preventivos para complicações diretas como linfedema e trombose.

13. (UFPR, Colombo-PR, 2016) As doenças cardiovasculares estão entre as maiores causas de morte em adultos de meia-idade e idosos. Considerando o exposto e os conhecimentos acerca das fases da reabilitação cardíaca, numere a coluna da direita de acordo com sua correspondência com a coluna da esquerda, conforme disposição a seguir:

1. Fase I	( ) Compreende a orientação para a realização das atividades de vida diária, e os exercícios não devem ultrapassar 70% da frequência cardíaca máxima para a idade do paciente.
2. Fase II	( ) Compreende o período após o evento cardíaco; nessa fase o paciente está apto a realizar exercício não supervisionado.
3. Fase III	( ) Inicia quando o paciente é encaminhado aos programas de reabilitação cardíaca, a partir da sua estratificação de risco.
4. Fase IV	( ) Consiste no incentivo à permanência na posição sentada por pelo menos três vezes ao dia e início da deambulação de forma lenta e gradual.

Assinale a alternativa que apresenta a numeração correta na coluna da direita de cima para baixo.
A) 1, 2, 3, 4.
B) 1, 3, 4, 2.
C) 2, 4, 3, 1.
D) 2, 3, 4, 1.
E) 3, 4, 2, 1.

14. (FGV, Secretaria de Estado de Saúde-AC, 2013) Sobre as relações entre o eletrocardiograma e o ciclo cardíaco pode-se afirmar que:
I. A onda P significa despolarização atrial.
II. O complexo QRS significa despolarização ventricular.
III. A onda T significa repolarização ventricular.
Está(ão) correta(s) a(s) afirmativa(s):
A) apenas I e II.
B) apenas I.
C) apenas III.
D) apenas II e III.
E) I, II e III.

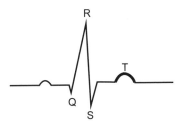

15. (FGV, Secretaria de Estado de Saúde-AM, 2014) A cardiopatia congênita complexa do tipo cianótica, que possui como morfologia estenose pulmonar, defeito do septo interventricular, dextroposição da aorta e hipertrofia ventricular, é denominada:
A) Insuficiência cardíaca.
B) Tetralogia de Fallot.
C) Miocardiopatia.
D) Pericardite.
E) Endocardite.

16. (INSTITUTO AOCP, Uberlândia-MG, 2015) A condição caracterizada pela falha no fechamento da comunicação fetal entre a artéria pulmonar e a aorta é a:
A) Persistência do canal arterial.
B) Comunicação interatrial.
C) Comunicação interventricular.
D) Tetralogia de Fallot.
E) Transposição das grandes artérias.

17. (INSTITUTO AOCP, Uberlândia-MG, 2015) Sobre as valvopatias, assinale a alternativa CORRETA:
   A) O prolapso valvar mitral é caracterizado pela proliferação mixomatosa da cúspide, que aumenta e a torna proeminente para dentro do átrio na sístole.
   B) O coração possuí no total 3 valvas cardíacas: mitral, aórtica e tricúspide.
   C) A estenose mitral é caracterizada pelo alargamento da valva mitral, fazendo com que passe uma maior quantidade de sangue do átrio esquerdo para o ventrículo esquerdo.
   D) A estenose aórtica não apresenta riscos de morte súbita ao paciente.
   E) Na insuficiência aórtica crônica ocorre hipotrofia do ventrículo esquerdo.

18. (INSTITUTO AOCP, Uberlândia-MG, 2015) A doença arterial coronariana (DAC) é definida como uma desproporção entre a oferta e o consumo de oxigênio pelo miocárdio. Assinale a alternativa CORRETA em relação à DAC:
   A) A elevação dos níveis de colesterol no sangue, principalmente da lipoproteína de alta densidade (HDL), aumenta as chances de desenvolvimento da DAC.
   B) Os fatores de risco para o seu desenvolvimento podem ser não modificáveis, modificáveis e, ainda, parcialmente, modificáveis, sendo que o tabagismo é um fator não modificável.
   C) A angina de peito é a principal manifestação clínica da DAC.
   D) A angina estável é caracterizada por aparecer independentemente do esforço realizado, a dor é mais intensa e duradoura e muitas vezes refratária ao tratamento medicamentoso.
   E) A angina instável tem sintomas que se relacionam com o desequilíbrio entre a oferta e o consumo de oxigênio em um limiar de esforço fixo.

19. (MSCONCURSOS, Prova de Especialidades-COFFITO, 2016) Durante a avaliação fisioterapêutica do paciente cardíaco, é fundamental a realização da ausculta cardíaca para analisar o ritmo, a fonese e a eventual presença de sopros, aspectos esses que podem interferir na proposta terapêutica a ser conduzida com o paciente. Dessa forma, os sons dos batimentos cardíacos (bulhas cardíacas), conhecidos como fonese cardíaca, são resultantes principalmente (assinale a afirmação correta relacionando a bulha e a origem do som auscultado):
   A) A primeira bulha, identificada como o som "tá". É decorrente do fechamento das válvulas semilunares no início da sístole ventricular.
   B) A segunda bulha, identificada como o som "tá". É decorrente do fechamento das válvulas atrioventriculares no início da sístole ventricular.
   C) A primeira bulha, identificada como o som "tum". É decorrente do fechamento das válvulas semilunares no início da sístole ventricular.
   D) A primeira bulha, identificada como o som "tum". É decorrente do fechamento das válvulas atrioventriculares no final da sístole ventricular.
   E) A primeira bulha, identificada como o som "tum", é decorrente do fechamento das válvulas atrioventriculares, no início da sístole ventricular.

20. (INSTITUTO AOCP, EBSERH, UFS-SE, 2014) O fluxo retrógrado das artérias para os ventrículos é impedido pelas(s)
   A) Válvulas atrioventriculares.
   B) Válvulas semilunares.
   C) Válvulas tricúspides.
   D) Válvulas bicúspides.
   E) Aorta.

21. (VUNESP, Faculdade de Medicina da Universidade de São Paulo-SP, 2015) Quanto ao ciclo cardíaco, analise as afirmações a seguir.

I. A sístole ventricular inicia-se com o fechamento das valvas atrioventriculares e é marcada pela presença da primeira bulha cardíaca (b1).

II. A primeira fase da sístole ventricular é conhecida como "fase de ejeção rápida", momento no qual acontece saída rápida e volumosa de sangue em direção às valvas aórtica e pulmonar.

III. O fechamento das valvas semilunares (aórtica e pulmonar) marca o início da diástole ventricular, a qual está relacionada com a segunda bulha cardíaca (b2).

IV. A diástole ventricular se divide em quatro fases de acordo com o pós-fechamento das valvas semilunares, sendo estas, respectivamente: relaxamento isovolumétrico, enchimento rápido, enchimento lento e contração atrial.

Estão corretas as afirmativas:

A) I, II, III e IV.
B) I, II, e III, apenas.
C) I, III e IV, apenas.
D) I e III, apenas.
E) I e IV, apenas.

22. (CONPASS, Bonito de Santa Fé-PB, 2015) De acordo com a Diretriz Sul-Americana de Prevenção e Reabilitação Cardiovascular (2014), nas últimas quatro décadas, tem se reconhecido a RCV (Reabilitação Cardiovascular) como um instrumento importante no cuidado dos pacientes com doença cardiovascular (DCV). Sobre a RCV, assinale a alternativa INCORRETA:

A) A prescrição do exercício sempre deve ser considerada de acordo com o número de eventos cardiovasculares ocorridos, visando uma terapêutica de caráter universal protocolada por tipo de doença cardiovascular e pelo gênero.

B) Além das informações sobre uso de medicamentos, é importante conhecer a situação econômica, educativa e social do paciente.

C) Os exercícios podem ser iniciados imediatamente depois da estabilização da doença, nos casos de síndromes coronarianas agudas, depois das primeiras 24 a 48 horas, com ausência de sintomas.

D) Embora seja difícil generalizar a recomendação, no momento de começar os exercícios no hospital, pode-se avaliar o paciente e determinar os melhores exercícios a serem realizados naquele momento, desde exercícios passivos a ativos e caminhadas de intensidade leve, que serão progredidos individualmente até a alta hospitalar.

E) O exercício isométrico ou estático provoca um incremento da força muscular com pouca mudança no comprimento do músculo. Durante este exercício, a pressão arterial sistólica aumenta de forma significativa, a frequência cardíaca e o volume sistólico sofrem incrementos menores do que os observados no exercício dinâmico.

23. (FAU UNICENTRO, Godoy Moreira-PR, 2016) A Sociedade Brasileira de Cardiologia (2006), define a reabilitação cardíaca como um programa multidisciplinar e tem como objetivo a reabilitação de pacientes cardiopatas. De acordo com as Diretrizes de Reabilitação Cardíaca a prescrição de exercícios deve ficar a cargo de profissional especializado em exercício físico, como o fisioterapeuta. No contexto da fisiologia do exercício, assinale a alternativa CORRETA:

A) **Consumo de oxigênio:** representa o maior valor de oxigênio consumido ao nível alveolar pelo indivíduo, em um dado minuto, durante um teste ergométrico de natureza progressiva e máxima. É mais frequentemente expresso em termos relativos – mL/kg/min.

B) **Consumo máximo de oxigênio:** representa a quantidade de oxigênio consumida ao nível capilar pelo indivíduo, sendo normalmente expressa em termos absolutos – L/min – ou relativos ao peso corporal – mL/kg/min.

C) **MET:** é a sigla inglesa para equivalente metabólico. Uma unidade representa o gasto energético na condição de repouso (sentado) em função do peso corporal e corresponde a aproximadamente 3,5mL/kg.min.

D) **Limiar anaeróbico:** representa os limites superior e inferior da frequência cardíaca que caracterizam a dose mais apropriada de exercício (intensidade relativa do exercício), maximizando os benefícios e minimizando os riscos e efeitos indesejáveis.

E) **Zona-alvo de treinamento:** representa o percentual do consumo máximo de oxigênio (intensidade relativa) acima do qual a produção metabólica de lactato excede a sua remoção e/ou utilização, acarretando acúmulo desde metabólito.

24. (IBFC, EBSERH, UFSC-SC, 2016) Assinale a alternativa incorreta. Na reabilitação cardíaca após infarto agudo do miocárdio, os efeitos deletérios do repouso prolongado no leito são:
    A) Aumento da segurança para as atividades laborais.
    B) Redução da capacidade funcional.
    C) Redução da volemia e do debito cardíaco.
    D) Perda de massa muscular.
    E) Aumento da depressão e ansiedade.

25. (NUCEPE, Fundação Hospitalar de Teresina-PI, 2016) Conjunto de eventos cardíacos que ocorrem entre o início de um batimento e o início do próximo é denominado:
    A) Nodo sinusal.
    B) Diástole.
    C) Sístole.
    D) Ciclo cardíaco.
    E) Pressão arterial.

26. (IBFC, EBSERH, UFSC-SC, 2016) Analise as afirmativas abaixo, dê valores Verdadeiro (V) ou Falso (F) e assinale a alternativa que apresenta a sequência correta de cima para baixo nas afirmações sobre as principais modificações dos fatores de risco para infarto agudo do miocárdio.
    ( ) Diminuição da pressão arterial diastólica de repouso.
    ( ) Aumento da fração HDL do lipidograma.
    ( ) Diminuição da intolerância à glicose.
    ( ) Aumento da ansiedade e depressão.
    A sequência correta é:
    A) V, V, F, F.
    B) V, V, V, F.
    C) F, F, V, V.
    D) F, V, F, V.
    E) V, F, F, V.

Fisioterapia Cardiovascular **357**

27. (FCC, TRT 23ª Região-MT, 2016) O sistema vascular linfático, além dos linfonodos, é constituído pelos órgãos linfoides e pelas formações linfoides subepiteliais. Sob o ponto de vista funcional a atuação desse sistema é

A) Na defesa imunológica e no transporte de lipídios absorvidos no trato intestinal.

B) Drenar a linfa em excesso no interstício.

C) Drenar e filtrar a linfa, além de transportar carboidratos absorvidos no trato intestinal.

D) No transporte de carboidratos e lipídios.

E) Na defesa imunológica e no transporte de carboidratos.

28. (BIORIO, Itupeva-SP, 2016) A realização de atividade física para pacientes com doença cardíaca arteriosclerótica deve ser realizada com constante monitorização, pois a presença de uma frequência cardíaca extremamente alta pode ocasionar:

A) Diminuição do fluxo sanguíneo através das artérias coronárias.

B) Aumento do fluxo sanguíneo através das artérias coronárias.

C) Aumento da sístole e diminuição da diástole.

D) Diminuição da sístole e aumento da diástole.

E) Aumento do débito cardíaco.

29. (VUNESP, Arujá-SP, 2015) Márcia está hospitalizada, pois sofreu infarto do miocárdio, e iniciou a reabilitação cardiovascular. Até a sua alta hospitalar, a duração da sessão e sua frequência de fisioterapia são:

A) 5 a 10 min, realizando apenas cinesioterapia respiratória, 1 a 2 vezes ao dia.

B) 5 a 10 min, realizando cinesioterapia respiratória e motora, 2 a 4 vezes ao dia.

C) 10 a 20 min, realizando apenas cinesioterapia respiratória, 2 a 4 vezes ao dia.

D) 10 a 20 min, realizando cinesioterapia respiratória e motora, 1 a 2 vezes ao dia.

E) 10 a 20 min, realizando cinesioterapia respiratória e motora, 2 a 4 vezes ao dia.

30. (COMPROV/UFCG, Hospital Universitário Alcides Carneiro-PB, 2014) Um dos objetivos dos exercícios aeróbicos na reabilitação cardiovascular é promover melhora hemodinâmica com posterior mudança no volume de ejeção e na frequência cardíaca. Podemos afirmar que com o treinamento:

A) O volume de ejeção aumenta e a frequência cardíaca reduz para qualquer nível de exercício.

B) O volume de ejeção reduz e a frequência cardíaca eleva para qualquer nível de exercício.

C) O volume de ejeção e a frequência cardíaca se elevam para qualquer nível de exercício.

D) O volume de ejeção e a frequência cardíaca reduzem proporcionalmente para qualquer nível de exercício.

E) O volume de ejeção e a frequência cardíaca permanecem inalterados para qualquer nível de exercício.

31. (FCC, TRT 23ª Região-MT, 2016) O sintoma de claudicação intermitente geralmente é o primeiro sintoma da patologia vascular conhecida como

A) Trombose venosa profunda.

B) Úlcera diabética.

C) Tromboangeíte obliterante.
D) Doença arterial periférica.
E) Veias varicosas.

32. (INSTITUTO AOCP, EBSERH, UFT-TO, 2016) É uma anormalidade anatômica na qual a aorta sai diretamente do ventrículo direito e a artéria pulmonar sai do ventrículo esquerdo, produzindo hipoxemia sistêmica grave. O enunciado refere-se à:
    A) Tetralogia de Fallot.
    B) Transposição das Grandes Artérias (TGA).
    C) Comunicação Interatrial.
    D) Comunicação Interventricular.
    E) Persistência do Canal Arterial.

33. (FUNCAB, São Gonçalo-RJ, 2015) Sobre a anatomia e fisiologia do coração pode-se afirmar que:
    I. Em repouso o volume de ejeção varia em torno de 70 mL.
    II. Uma pressão arterial média exercida pelo ventrículo esquerdo de 83 mmHg é considerada normal.
    III. As coronárias são irrigadas durante a diástole.
    IV. O complexo QRS do coração significa despolarização ventricular.
    Com base nas informações acima estão corretas as afirmativas:
    A) I e IV, apenas.
    B) I, II, III e IV.
    C) III e IV, apenas.
    D) II e III, apenas.
    E) I, II e III, apenas.

34. (INSTITUTO AOCP, EBSERH, UFCG-PB, 2017) Sobre o sistema cardiovascular, assinale a alternativa CORRETA.
    A) O tronco arterial braquiocefálico é um ramo da artéria pulmonar.
    B) A artéria pulmonar e suas ramificações (direita e esquerda) transporta sangue venoso.
    C) A veia cava inferior desemboca no átrio esquerdo.
    D) As veias pulmonares e suas ramificações (direitas e esquerdas) transportam sangue venoso.
    E) O pericárdio é a membrana que reveste a parte interna do coração.

35. (IADES, Fundação Hemocentro de Brasília-DF, 2017) O teste de caminhada de seis minutos (TC6) é um teste de referência em cardiologia. Com relação ao referido teste, assinale a alternativa CORRETA.
    A) As contraindicações absolutas para a realização do teste são angina instável, FC em repouso maior que 120 bpm e pressão arterial em repouso maior que 180 mmHg × 110 mmHg.
    B) O teste é realizado em esteira ergométrica com variação de esforço e velocidade ao longo do tempo.
    C) Fatores como estatura mais baixa, gênero masculino e motivação podem aumentar a distância percorrida no teste.

D) O teste deverá ser repetido caso o paciente não consiga o mínimo de 2.000 metros de distância.

E) O teste deverá ser imediatamente interrompido caso o paciente apresente dor torácica, dispneia intolerável, sudorese, palidez, tontura e (ou) cãimbras.

36. (IADES, Fundação Hemocentro de Brasília-DF, 2017) O sistema cardiovascular é constituído pelo coração e pelos vasos sanguíneos. Ele é responsável por transportar o sangue e os respectivos componentes para os tecidos do corpo, tendo funções diretamente integradas a outros sistemas, especialmente o respiratório. Com relação aos aspectos estruturais e funcionais cardiovasculares, assinale a alternativa correta.

A) Os vasos sanguíneos são de três tipos: artérias, veias e capilares.

B) A diferença entre artérias e veias está limitada ao aspecto estrutural, no qual aquelas são mais calibrosas que estas.

C) O coração humano é um órgão involuntário, constituído por quatro cavidades, um aparelho valvular complexo e a parede completamente muscular, formada pelo miocárdio.

D) A estrutura básica de uma artéria é formada por três túnicas ou camadas, quais sejam: externa ou adventícia, média ou muscular e interna ou endotelial.

E) A drenagem venosa do miocárdio é feita por meio da veia ázigos, que desemboca no óstio do seio coronário.

37. (COPEVE, Técnico Administrativo UNCISAL-AL, 2015) Paciente cardiopata chega ao ambulatório da Fisioterapia possuindo encaminhamento para avaliação e prescrição de exercícios físicos. Na prescrição de exercícios o fisioterapeuta realiza um primeiro ensaio de esforço com o paciente instruindo-o no teste de caminhada para avaliar, primeiramente:

A) A formação de edema.

B) A síndrome compartimental.

C) A sensibilidade palmar e facial.

D) A pressão arterial e a sensação de dispneia.

E) A presença de arritmias cardíacas instáveis.

38. (UNIFAL, Técnico Administrativo, 2013) A reabilitação cardíaca também é conhecida na literatura como reabilitação cardiovascular, segundo a Sociedade Brasileira de Cardiologia. Deve ser implementada por uma equipe multiprofissional de forma a permitir a restituição ao indivíduo de uma condição clínica, física, psicológica e laboratura. Qual procedimento é da competência do fisioterapeuta na equipe?

A) Avaliar o paciente, planejar e executar o programa de tratamento por meio do exercício físico e de programas educacionais que ofereçam ao paciente conhecimento básico sobre sua doença.

B) Avaliar a capacidade funcional do paciente por meio de testes cardiopulmonares máximos e executar o programa de tratamento por meio do exercício físico e de programas educacionais.

C) Avaliar a ansiedade e depressão dos pacientes por meio de testes específicos, planejar e executar o programa de tratamento por meio do exercício físico e aconselhamento psicológico.

D) Avaliar o paciente, planejar e executar o programa de tratamento por meio do exercício físico e auxílio na administração de medicamentos.

E) Avaliar a composição corporal e orientar controle nutricional, planejar e executar o programa de tratamento por meio do exercício físico.

39. (CESPE, Secretaria de Estado da Saúde-ES, 2013) A fase I, ou intra-hospitalar, de um programa de reabilitação cardíaca é caracterizada por

A) Exercícios moderados, de caráter progressivo, com intensidade de 6 METs a 10 METs.
B) Exercícios anaeróbicos e em caráter progressivo, com intensidade de 8 METs a 14 METs.
C) Exercícios leves, de caráter progressivo, com intensidade de 2 METs a 4 METs.
D) Exercícios resistidos já nas primeiras 24 h de internação, com a utilização de pesos.
E) Repouso, mesmo após estabilização do quadro.

40. (CESPE, Secretaria de Estado da Saúde-ES, 2013) Um paciente com sessenta e dois anos de idade foi encaminhado ao fisioterapeuta para condicionamento cardiovascular. Após a avaliação inicial, foi estabelecido um programa de treinamento de resistência e o paciente, em seu primeiro dia, foi colocado para caminhar na esteira ergométrica em baixa velocidade. Nesse caso, um sinal ou sintoma esperado em decorrência de alterações fisiológicas normais será:

A) O edema na região dos tornozelos.
B) O desconforto na região torácica.
C) A dispneia após dois minutos de caminhada.
D) A claudicação intermitente durante as passadas.
E) O aumento da frequência cardíaca.

41. (FDC, Instituto Federal-SE, 2014) A contraindicação para a realização da Fase II do programa de Reabilitação Cardíaca é a da seguinte alternativa:

A) Insuficiência coronariana.
B) Infarto do miocárdio.
C) Angina instável.
D) Angioplastia.

42. (CONSULPAM, Martinópole-CE, 2015) Pode-se monitorar o pulso periférico em vários locais no corpo. As artérias superficiais localizadas sobre superfícies firmes são fáceis de palpar. Marque, dentre os pulsos abaixo, o local de pulso incomum de ser palpado:

A) Braquial.
B) Radial.
C) Femoral.
D) Fibular.

43. (IDECAN, Baependi-MG, 2015) A doença coronariana é influenciada por muitos fatores. O tratamento da doença arterial coronariana deve ser multifacetado, incluindo modificações no estilo de vida que, por sua vez, inclui mudanças na dieta, prescrições de medicação e um programa de cinesioterapia para redução dos fatores de risco. Com relação aos exercícios aeróbios para a redução de fatores de risco, marque V para as afirmativas verdadeiras e F para as falsas.

( ) O efeito benéfico do exercício aeróbico sobre os lipídeos séricos em sujeitos normais está bem documentado.

( ) Ocorre diminuição nos valores dos triglicerídeos de 16% a 20%.

( ) O exercício aeróbio consistente a longo prazo pode resultar na diminuição de pelo menos 10 a 20 mmHg na pressão arterial em repouso e ao exercício (em uma dada carga de trabalho submáxima) em pessoas hipertensas.

( ) Homens e mulheres diabéticos apresentam duas a três vezes mais chances de desenvolverem doença arterial coronariana do que seus correlativos não diabéticos.

A sequência está correta em

A) F, V, V, F.
B) F, V, F, V.
C) F, V, V, V.
D) V, V, V, V.

44. (INSTITUTO MACHADO DE ASSIS, Belém do Piauí-PI, 2015) Paciente chega ao hospital com hipotensão arterial, turgência jugular, abafamento de bulhas, pulso paradoxal e sinal de Kussmaul. Qual o possível diagnóstico?

A) Contusão pulmonar.
B) Tamponamento cardíaco.
C) Pneumotórax hipertensivo.
D) Pneumotórax simples.

45. (INSTITUTO MACHADO DE ASSIS, Belém do Piauí-PI, 2015) A hipertensão arterial não tratada pode acarretar:

A) Dor lombar.
B) Colesterol alto.
C) Aumento do coração.
D) Trombose venosa profunda.

46. (FCC, TRT 23ª Região-MT, 2016) Com o envelhecimento ocorrem alterações morfológicas ou estruturais no músculo cardíaco, no endocárdio, no sistema de condução e nas valvas cardíacas. Com base nessa informação, considere as colunas abaixo:

Coluna I	Coluna II
I. Miocárdio	1. Aumento da espessura da parede e acúmulo de lipofuscina
II. Endocárdio	2. Áreas espessadas compostas de fibras elásticas, colágenas e musculares
III. Sistema de condução	3. Atrofia e fibrose dos ramos do feixe esquerdo
IV. Valvas	4. Espessamento e calcificação
V. Vasculatura	5. Aumento do tamanho dos vasos proximais e aumento da espessura da parede dos vasos distais

A relação correta entre as colunas I e II está em:

A) I. 2, II. 3, III. 5, IV. 4, V. 1.
B) I. 1, II. 3, III. 4, IV. 2, V. 5.

C) I. 3, II. 1, III. 5, IV. 4, V. 2.
D) I. 4, II. 1, III. 2, IV. 3, V. 5.
E) I. 1, II. 2, III. 3, IV. 4, V. 5.

47. (MSCONCURSOS, Prova de Especialidades-COFFITO, 2016) A sessão de exercícios para pacientes portadores de doenças cardiovasculares deve ser composta por:
A) Treino aeróbico e treino resistido.
B) Treino aeróbico, treino resistido e de flexibilidade.
C) Aquecimento, treino aeróbico, treino resistido, flexibilidade e desaquecimento (volta a calma).
D) Aquecimento, treino aeróbico, flexibilidade e desaquecimento (volta a calma).
E) Aquecimento, treino resistido, flexibilidade e desaquecimento (volta a calma).

48. (IDIB, Limoeiro do Norte-CE, 2016) O eletrocardiograma tornou-se atualmente um exame rotineiro na população em geral. Tal fato está relacionado a sua grande importância no diagnóstico de patologias cardíacas. Nele podemos identificar a onda P, o complexo QRS e a onda T. Os achados desse exame referem-se respectivamente a:
A) Repolarização ventricular, despolarização ventricular e despolarização atrial.
B) Despolarização ventricular, despolarização atrial e repolarização atrial.
C) Despolarização atrial, despolarização ventricular e repolarização ventricular.
D) Repolarização atrial, despolarização atrial e despolarização ventricular.

49. (VUNESP, Alumínio-SP, 2016) A realização de exercícios físicos é contraindicada em pacientes com hipertensão arterial sistêmica quando a pressão arterial sistólica (PAS) e a pressão arterial diastólica (PAD) atingirem, respectivamente, valores:
A) Maior ou igual a 150 mmHg e maior ou igual a 110 mmHg.
B) Igual a 180 mmHg e maior ou igual a 110 mmHg.
C) Maior ou igual a 220 mmHg e maior ou igual a 100 mmHg.
D) Maior ou igual a 200 mmHg e maior ou igual a 110 mmHg.
E) Igual a 200 mmHg e igual a 100 mmHg.

50. (VUNESP, Alumínio-SP, 2016) A reabilitação cardiovascular é indicada no âmbito terapêutico e no preventivo. Relacione a coluna I e a coluna II e assinale a alternativa correta:

Coluna I	Coluna II
I. Âmbito terapêutico	1. Hipertensão arterial sistêmica
II. Âmbito preventivo	2. *Diabetes mellitus*
	3. Insuficiência coronariana
	4. Arritmias controladas
	5. Valvopatias

A) I. 1, 2, 4; II. 3, 5.
B) I. 1, 2, 3; II. 4, 5.

C) I. 2, 3, 5; II. 1, 4.
D) I. 1, 4, 5; II. 2, 3.
E) I. 3, 4, 5; II. 1, 2.

51. (CESGRANRIO, Técnico Administrativo UNIRIO-RJ, 2016) As cardiopatias congênitas são responsáveis por grande quantidade dos procedimentos cirúrgicos na primeira infância. Podem ser classificadas como cardiopatias cianóticas ou acianóticas, e o quadro clínico varia de acordo com a fisiopatologia de cada uma das doenças. A fisioterapia no pós-operatório de correção de cardiopatias congênitas, em neonatos e crianças, segue princípios básicos, tais como:

    A) Não verificar a estabilidade hemodinâmica da criança, já que não há riscos relacionados à fisioterapia nem suas técnicas são capazes de alterar as funções vitais e o conforto da criança.
    B) Aguardar 48 horas para realizar a extubação traqueal da criança em todos os casos desse tipo de cirurgia.
    C) Evitar o uso de pressão positiva expiratória final, principalmente no pós-operatório de casos que cursem com atelectasia.
    D) Evitar manobras torácicas bruscas sobre as incisões cirúrgicas e as manobras de percussão na porção anterior do tórax.
    E) Manter a criança em pós-operatório de cirurgia cardíaca restrita ao leito por no mínimo 72 horas sem nenhum tipo de mobilização e/ou trocas de decúbito.

52. (CORPO DE SAÚDE, Marinha, 2013) A hipertensão arterial crônica é um dos principais fatores de risco para doença arterial coronariana, acidente vascular encefálico e insuficiência cardíaca. Com relação a essa patologia, assinale a opção correta.

    A) O exercício é um eficiente instrumento no tratamento da hipertensão primária de leve a moderada.
    B) Na hipertensão primária, as anormalidades neuro-humorais e metabólicas, combinadas, contribuem para uma diminuição na resistência vascular periférica.
    C) A inibição do sistema nervoso simpático e dos hormônios reguladores, como a angiotensina, acarreta o aumento da resistência vascular periférica.
    D) A hipotrofia ventricular esquerda é uma resposta frequentemente observada por medidas ecocardiográficas nos pacientes com hipertensão arterial.
    E) Pacientes com hipertensão secundária devem ingressar num programa de exercícios aeróbicos moderados, evitando a necessidade de controle medicamentoso da hipertensão.

53. (IDECAN, EBSERH, UFAL-AL, 2014) De acordo com a Organização Mundial da Saúde, a reabilitação cardiovascular é definida como o conjunto de atividades necessárias para garantir aos portadores de cardiopatia as melhores condições física, mental e social, permitindo que o paciente, pelo seu próprio esforço, reassuma uma posição normal na comunidade e tenha uma vida ativa e produtiva. Com relação à fase I da reabilitação cardiovascular, marque a alternativa INCORRETA dos efeitos deletérios provocados pelo repouso prolongado no paciente.

    A) Hipertensão postural.
    B) Diminuição da massa muscular.

C) Aumento da depressão e da ansiedade.

D) Diminuição dos volumes e capacidades pulmonares.

E) Trombose venosa profunda e tromboembolismo pulmonar.

54. (CORPO DE SAÚDE, Marinha, 2013) Dentre as opções abaixo, assinale a que indica uma condição ou alteração clínica que constitui um impeditivo para que um paciente participe de um programa de reabilitação cardíaca.

    A) Doença vascular periférica.

    B) Insuficiência ventricular esquerda.

    C) Hipertensão arterial moderada.

    D) Alteração do segmento ST maior que 3 mm.

    E) Angioplastia.

55. (COPEVE, Técnico Administrativo UNCISAL-AL, 2015) A hipertensão arterial sistêmica (HAS) pode ser inicialmente tratada pelo fisioterapia através da prescrição de exercícios

    A) Dinâmicos de baixa intensidade para o paciente.

    B) Isométricos de baixa intensidade para o paciente.

    C) Isométricos de média intensidade para o paciente.

    D) Excêntricos de média intensidade para o paciente.

    E) Em cadeia fechada de média intensidade para o paciente.

Gabarito

Comentário: a fisioterapia é utilizada no pós-operatório de cirurgias cardíacas para o tratamento de complicações pulmonares como atelectasia, derrame pleural e pneumonia, na tentativa de acelerar o processo de recuperação da função pulmonar. A fase inicial do tratamento fisioterapêutico dos pacientes de cirurgia cardíaca em geral dura de 5 a 7 dias.

Segue quadro com os dias de pós-operatório (PO) e suas respectivas condutas fisioterapêuticas:

Dias de PO	Protocolo de Atendimento
PO Imediato	Desmame da ventilação mecânica, manobras desobstrutivas, aspiração do tubo endotraqueal e extubação, que ocorre no máximo até 12h após a cirurgia.
1º dia PO	Manobras desobstrutivas e em decúbito dorsal, auxílio da tosse com inclinação da cabeceira em 45°, exercícios respiratórios de reeducação diafragmática e inspiração em 3 tempos. Exercícios ativo assistidos de extremidades. Nesse dia de PO não se coloca o paciente sentado. (*Portanto, a alternativa C é a letra correta.*)
2º dia PO	Manobras desobstrutivas em decúbito dorsal e semilateral e auxílio da tosse na posição sentada; exercícios respiratórios de reeducação diafragmática e inspiração em 3 tempos na posição sentada. Exercícios ativo assistidos de MMSS associados à respiração.
3º dia PO	Manobras desobstrutivas em decúbito semilateral e auxílio da tosse na posição sentada mais os exercícios respiratórios do 2º dia de PO. Exercícios ativos livres de MMSS e MMII associados à respiração; ortostatismo e marcha estática por 5 min.
4º dia PO	Manobras desobstrutivas quando necessário e auxílio da tosse; exercícios respiratórios de MMSS e MMII (idem ao protocolo do 2º dia de PO). Nessa fase, em geral, todos os pacientes se encontravam na enfermaria; deambulação durante 10 min.
5º dia PO	Idem ao protocolo do 4º dia de PO. Deambulação durante 10 min e descida e subida de 1 lance de escadas.

Comentário: essa questão demonstra a necessidade de nós fisioterapeutas compreendermos a fisiologia do exercício para assim tornar mais fácil a compreensão das alterações orgânicas que se dão durante o esforço físico em nossos pacientes. *Então vamos lá aos comentários:* o *limiar anaeróbico ou anaeróbio* é a intensidade de exercício onde o nível de lactato sanguíneo se acumula de forma mais intensa do que vinha apresentando em intensidades de exercício mais leves, ou seja, é um ponto (limite), de divisão entre metabolismo essencialmente aeróbico e metabolismo essencialmente anaeróbico. Em qualquer exercício existe produção de lactato, porém em *intensidades abaixo do limiar anaeróbico* esse lactato não se acumula, pois a velocidade de remoção é igual à velocidade de produção. Portanto, os tipos de fibras musculares mais requisitados nas intensidades abaixo do limiar anaeróbico são as *fibras Tipo I*, que são fibras vermelhas, de grande resistência e se fadigam mais lentamente.

Comentário: a reabilitação cardíaca tem início no hospital e se estende indefinidamente pela fase de manutenção. Nessa questão, *a alternativa D está incorreta*, visto que a fase III deve ter início 2 semanas após a alta hospitalar e não 12 semanas.

Fases	Condutas da reabilitação cardiovascular
Fase I – fase hospitalar	Têm início ainda dentro da unidade coronariana. Essa fase se inicia após o paciente ter sido considerado estável clinicamente, como decorrência da otimização do tratamento clínico e/ou utilização de procedimento intervencionista. Consumo calórico máximo de 2 METs.
Fase II – ambulatorial	Ocorre imediatamente após a alta, necessitando de monitoramento e supervisão intensivos, incluindo monitoramento com ECG e intervenções intensivas para fatores de risco.
Fase III – ambulatorial	O paciente já está estabilizado e somente necessitará de um monitoramento com ECG caso os sinais e sintomas requeiram. De forma ideal deve-se iniciar essa fase 2 semanas a partir da alta hospitalar.
Fase IV – não supervisionada	É um programa de longo prazo, de duração indefinida e muito variável. Fase de manutenção, estende-se indefinidamente à medida que o paciente mantém um estilo de vida e hábitos saudáveis.

Comentário: questão bem interessante, pois traz vários conceitos importantes da fisioterapia cardiovascular. A alternativa que traz a sequência correta é a *letra C*. Segue quadro abaixo com a complementação desses conceitos:

Variáveis	Definição
Frequência cardíaca	É o número de batimentos do coração por unidade de tempo, geralmente expressa em batimentos por minuto (bpm). No recém-nascido é de 70 a 190 bmp e no adulto é de 60 a 90 bpm.
Volume final diastólico	Volume de sangue que se encontra em cada câmara ventricular ao final de uma diástole, ou seja, antes da contração sistólica, que é em torno de 120 a 130 mL.
Volume sistólico	É o volume de sangue ejetado pelo ventrículo esquerdo na aorta a cada sístole, corresponde a cerca de 45 mL por metro quadrado.
Débito cardíaco	É o volume de sangue bombeado por um ventrículo, por unidade de tempo (por minuto). É determinado pela relação entre a Frequência Cardíaca e o Volume Sistólico.
Volume de sangue	É a quantidade de sangue presente no organismo. Esse valor é de aproximadamente 2,55 litros por metro quadrado ou 75 mililitros (mL) por quilograma (mL/kg).

Fisioterapia Cardiovascular **367**

Comentário: atenção, estudante, pois, logo na primeira análise das afirmativas, podemos excluir o *item III*, pois pericardite e miocardite ativas são contraindicações absolutas, e o *item IV*, pois pacientes hipertensos controlados podem sim participar de um programa de exercícios. Portanto, a partir dessas análises chegamos ao gabarito correto, já que só nos restam os *itens I e II*. *Portanto gabarito letra C*.

Contraindicações para reabilitação cardíaca: Angina instável; Pressão arterial sistólica em repouso > 180 mmHg ou pressão arterial diastólica de repouso > 110 mmHg; Hipotensão ortostática com queda sintomática da pressão sistólica > 20 mmHg; Estenose aórtica grave; Enfermidade sistêmica aguda ou febre; Arritmias não controladas; Frequência cardíaca de repouso > 100 bpm; Insuficiência cardíaca descompensada; Bloqueio atrioventricular de segundo grau e avançados (sem marca-passo); Pericardite ou miocardite em atividades (agudas); Tromboembolismo recente; Trombose venosa profunda; ECG com desnivelamento do segmento ST > 2 mm; Problemas ortopédicos graves e *diabetes mellitus* não controlada.

Comentário: a Fase I ou Fase Hospitalar é parte inicial de um programa de reabilitação que é conduzida em unidade cardiovascular de tratamento intensivo assim que o paciente se encontre estável. O ideal é que nesse período a frequência das sessões corresponda a 2 a 3 vezes por dia com atividades de baixa intensidade, *consumo calórico máximo de 2 METs* e duração de 5 a 20 minutos cada sessão.

> **Dica importante:** o equivalente metabólico (MET), múltiplo da taxa metabólica basal, equivale à energia suficiente para um indivíduo se manter em repouso, consumo de oxigênio (VO_2) de aproximadamente 3,5 mL/kg/min. Quando se exprime o gasto de energia em METs, representa-se o número de vezes pelo qual o metabolismo de repouso foi multiplicado durante uma atividade. Por exemplo, pedalar a 4 METs implica gasto calórico quatro vezes maior que no repouso.

Comentário: observe atentamente que a banca IBFC pede a alternativa INCORRETA. Portanto, uma dica importante na hora da prova é a leitura atenta das questões para evitar tropeços. *Então vamos lá aos comentários:* durante o exercício o aparecimento de alguns sinais e sintomas, tais como: fadiga ou sudorese excessiva, desconforto ou dor torácica, dispneia, cianose, palidez, náuseas ou vômitos, claudicação, tontura, 20 bpm acima da frequência cardíaca de repouso, pressão sistólica 20 mmHg acima dos níveis de repouso e hipotensão arterial indicam intolerância ao exercício. Sendo assim, a *letra C está incorreta*, visto que Hiperpirexia é um quadro de febre muito alta e não tem relação com intolerância ao exercício.

8 E

Comentário: irei iniciar os comentários com algumas dicas: *interatrial (entre átrios), interventricular (entre os ventrículos), Tetralogia de Fallot (tetra de 4, ou seja, 4 defeitos em uma só cardiopatia).* As *cardiopatias congênitas* são malformações na estrutura ou função cardiovascular que está presente ao nascimento podendo evoluir de forma assintomática ou apresentar sintomas importantes (cianose, taquidispneia, sopro e arritmias cardíacas) no período neonatal. Segue quadro com as características das cardiopatias citadas:

Cardiopatia	Características
Tetralogia de Fallot	Forma mais comum de *cardiopatia* congênita *cianótica* apresentando 4 malformações: defeito do septo interventricular, dextroposição da aorta (*desvio da aorta para a direita*), obstrução do efluxo sanguíneo do ventrículo direito e hipertrofia ventricular direita.
Transposição das grandes artérias	As artérias do coração têm sua origem invertida, fazendo que a aorta fique ligada ao ventrículo direito e a artéria pulmonar ao ventrículo esquerdo.
Comunicação interventricular	Se caracteriza pela existência de um orifício entre os ventrículos esquerdo e o direito.
Persistência do canal arterial	Nesse caso o fluxo sanguíneo anormal ocorre entre a artéria aorta e artéria pulmonar, fazendo com que sangue rico em oxigênio da aorta se misture com o da artéria pulmonar.
Comunicação interatrial	Presença de um orifício anormal no septo interatrial, possibilitando a passagem do sangue do átrio esquerdo para o átrio direito.

Comentário: a cirurgia de revascularização do miocárdio, conhecida como "ponte de safena", é uma cirurgia que visa aumentar o fluxo sanguíneo em locais do músculo cardíaco afetados pelo estreitamento ou "entupimento" das artérias coronárias, que são responsáveis pela irrigação sanguínea do miocárdio. Visando à prevenção e tratamento de complicações pulmonares decorrentes dessa cirurgia, a fisioterapia respiratória atua tanto no pré-operatório quanto no pós-operatório contribuindo para um melhor prognóstico desses pacientes. Atua no pré-operatório com técnicas que visam à prevenção das complicações pulmonares e *no pós-operatório com manobras de higiene brônquica e reexpansão pulmonar*.

10 D

Comentário: segue a análise dos itens da questão:
- O *item I é incorreto*, pois refere-se aos *fatores de risco moderado e não de alto risco*.
- O *item II é incorreto,* pois refere-se aos *fatores de alto risco e não de risco moderado*. Com relação à porcentagem de 10% referida no item, o correto seria *60% já que os pacientes* que se submetem à cirurgia de prótese total do quadril podem desenvolver TVP sem tratamento preventivo.
- O *item III* é o único enunciado correto;
- Vamos lá conhecer mais um pouco mais sobre a famosa TVP: A tromboembolia venosa é uma doença vascular que se manifesta como TVP ou embolia pulmonar. De maneira geral, a TVP ocorre nas extremidades inferiores, sendo tipicamente classificada como proximal (*afetando as veias poplíteas e das coxas*) ou distal (*atingindo as veias da panturrilha*). A TVP proximal é a forma mais perigosa que

ocorre nas extremidades inferiores, porque tem maior probabilidade de produzir embolia pulmonar com risco de vida. A prevenção não farmacológica da TVP busca neutralizar os efeitos da imobilidade, incluindo exercícios para a panturrilha, tornozelos e pés, além de uso de meias compressivas.

11 B

Comentário: o enunciado da questão refere-se à *Classe Funcional II* da Insuficiência Cardíaca, *gabarito letra B*. Segue abaixo um quadro explicativo com as classes funcionais da NYHA, que é uma classificação que proporciona um meio simples de categorizar a extensão da insuficiência cardíaca. Além disso, classifica os pacientes em uma de quatro categorias baseada na limitação para a atividade física.

Classificação funcional para Insuficiência Cardíaca da New York Heart Association (NYHA)	
Classe Funcional I	Pacientes com doença cardíaca, porém sem limitações para atividades físicas. A atividade física diária não provoca dispneia, fadiga acentuada, palpitações, nem angina no peito.
Classe Funcional II	Pacientes com doença cardíaca que são assintomáticos quando em repouso, mas nas atividades físicas normais apresentam dispneia, fadiga, palpitações ou angina no peito.
Classe Funcional III	Pacientes com doença cardíaca que apresentam acentuada limitação nas atividades físicas. Eles se sentem bem em repouso, porém pequenos esforços provocam dispneia, fadiga acentuada, palpitação, sem angina do peito.
Classe Funcional IV	Pacientes com insuficiência cardíaca e que têm incapacidade para executar qualquer atividade física. Os sintomas de dispneia, fadiga acentuada, palpitações e angina do peito existem mesmo em repouso e se acentuam com qualquer atividade física.

12 B

Comentário: vamos lá comentar as alternativas e verificar a resposta correta:
- **Alternativa A é incorreta,** visto que a doença de Raynaud é um distúrbio arterial (*pequenas artérias e arteríolas*) crônico e não venoso crônico.

> **Atente à dica:** Quando o distúrbio é primário, é denominado doença de Raynaud e, quando é secundário a uma outra doença ou causa, é denominado fenômeno de Raynaud.

- **Alternativa B traz a proposição correta,** portanto, é o gabarito da questão.
- **Alternativa C é incorreta,** visto que a TVP também ocorre nas veias superficiais.
- **Alternativa D é incorreta,** visto que o paciente com insuficiência venosa deve evitar ambientes excessivamente quentes pelo aumento da dilatação vascular periférica.
- **Alternativa E é incorreta,** já que a insuficiência venosa crônica é que traria como possível consequência a TVP, não estando relacionada ao linfedema. Lembrando que o linfedema não responde satisfatoriamente à elevação dos membros, enquanto a insuficiência venosa sim.

Comentário: a alternativa que traz a numeração correta é a *letra C*. Lembrando que a Reabilitação Cardiovascular ou Cardíaca tem sido reconhecida como um instrumento importante no culdado dos pacientes com doença cardiovascular. Está tradicionalmente dividida em quatro fases: *Fase I* (aguda), período de internação hospitalar; *Fase II* constitui-se na fase de recuperação em ambiente domiciliar ou intra-hospitalar; *Fase III* denominada reabilitação em fase crônica e *Fase IV*, fase não supervisionada. Pacientes podem realizar atividades liberadas pela equipe médica sem monitorização ou sem supervisão.

Comentário: nessa questão, *a letra E é a alternativa correta*, visto que todas as afirmativas estão corretas. Seguem figura com o traçado eletrocardiográfico e quadro com os significados das ondas do Eletrocardiograma (ECG).

Ondas	Significados
Onda P	Despolarização atrial → sístole atrial
Complexo QRS	Despolarização ventricular → sístole ventricular
Segmento ST	Fase inicial da repolarização ventricular → diástole ventricular.
Onda T	Repolarização ventricular e o momento final da diástole dos ventrículos

Comentário: o enunciado dessa questão se refere à *Tetralogia de Fallot*, cardiopatia congênita bem recorrente nos concursos. Seguem as outras definições:

- **Insuficiência cardíaca ou insuficiência cardíaca congestiva:** situação clínica na qual o débito cardíaco é incapaz de satisfazer a demanda metabólica dos tecidos do corpo.
- **Miocardiomiopatia:** *doença* do *músculo* estriado cardíaco que provoca uma deterioração da função do coração, podendo gerar insuficiência cardíaca;
- **Pericardite:** inflamação do pericárdio, membrana que reveste o coração;
- **Endocardite:** infecção da membrana mais interna do coração, o *endocárdio*, que está em contato direto com o sangue. Pode ter origem infecciosa ou não.

Comentário: revise bem essas patologias, pois são as malformações congênitas mais pedidas em provas. O enunciado da questão traz a definição da patologia chamada de *Persistência do Canal Arterial*, que é caracterizada pelo não fechamento do canal arterial após o nascimento. Esse canal é um desvio (*shunt*) da *artéria pulmonar* para a *aorta*, e é importante para a *circulação fetal*, já que o feto não utiliza os *pulmões* para oxigenar o sangue, mas ao nascimento deve estar fechado. Nesse caso, o fluxo sanguíneo anormal ocorre entre a artéria aorta e a artéria pulmonar, fazendo com que sangue rico em oxigênio da aorta se misture com o da artéria pulmonar. O tratamento é feito com o uso de indometacina (anti-inflamatório não esteroide) ou cirurgia nos casos refratários.

Comentário: vamos analisar qual a alternativa traz a afirmação correta:
- **Alternativa A é correta,** pois o Prolapso da Valva Mitral é a protrusão de parte desta válvula para dentro do átrio esquerdo durante a sístole, quando a válvula deveria estar fechada. A degeneração mixomatosa é resultante da proliferação da camada esponjosa, composta por tecido mixomatoso nas lâminas de suporte da válvula, determinando menor rigidez da válvula e facilitando o prolapso.
- **Alternativa B é incorreta,** já que são quatro válvulas ou valvas cardíacas: Mitral ou Bicúspide, Tricúspide, Aórtica e Pulmonar.
- **Alternativa C é incorreta,** pois a estenose mitral é caracterizada pelo estreitamento do orifício valvar e não alargamento. Lembre-se de que Estenose significa estreitamento patológico de um canal ou orifício.
- **Alternativa D é incorreta,** pois a estenose aórtica é uma doença de curso progressivo caracterizada pela obstrução à passagem do fluxo sanguíneo que culmina com risco de morte.
- **Alternativa E é incorreta,** pois a insuficiência aórtica crônica cursa com hipertrofia do ventrículo esquerdo e não hipotrofia.

Comentário: para facilitar a compreensão dessa questão vamos comentar todas as assertivas:
- **Assertiva A é incorreta,** pois o que aumenta as chances de desenvolvimento da DAC é o LDL (*colesterol ruim*), já que concentrações elevadas de LDL podem lentamente se depositar nas camadas internas da parede arterial entupindo ou formando trombos.

   > **Bizu:** lembre-se de associar o "L" de LDL a Ladrão (colesterol ruim).

- **Assertiva B é incorreta,** já que o tabagismo é um fator modificável.
- **Assertiva C é correta,** já que a angina (dor no peito) é consequência da isquemia do músculo cardíaco frente a esforços ou oclusão dos vasos, sendo o principal e primeiro sinal clínico da DAC.
- **Assertiva D é incorreta,** pois a definição dada é de Angina Instável.
- **Assertiva E é incorreta,** pois o enunciado se refere ao de Angina Estável.

   > **Dica importante:** a principal diferença entre angina estável e instável é que a *Angina Estável* geralmente ocorre em *situações de esforço* e a *dor desaparece com o repouso*. Já a *Angina Instável (tipo mais perigoso) surge de repente e não cessa com o repouso.*

Comentário: à primeira vista, por ser uma questão grande, dá medo; mas calma, candidato, trata-se de uma questão fácil. Explicarei para melhor compreensão:
- Durante o fechamento das válvulas atrioventriculares (mitral e tricúspide) ocorre um som grave, denominado primeira bulha cardíaca (B1), que é o início da sístole. Seu som característico é *"TUM". Portanto, gabarito E.*

- Durante o fechamento das válvulas semilunares ocorre a segunda bulha cardíaca (B2), que é o início da diástole. Seu som característico é *"TA"*.
- Lembre-se de que a diástole é mais longa do que a sístole.
- *Atenção*, pois as bancas costumam cobrar, vez por outra, a ausculta cardíaca. Segue imagem com as localizações da ausculta cardíaca.

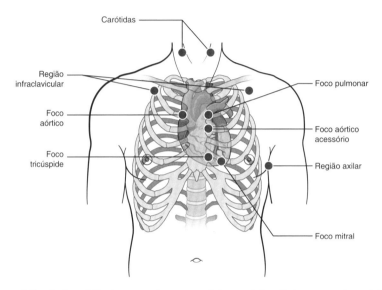

- **Foco aórtico (valva aórtica):** segundo espaço intercostal na linha paraesternal direita;
- **Foco pulmonar (valva pulmonar):** segundo espaço intercostal na linha paraesternal esquerda;
- **Foco aórtico acessório (melhor local para ausculta da Insuficiência Aórtica):** terceiro espaço intercostal na linha paraesternal esquerda;
- **Foco tricúspide (valva tricúspide):** borda esternal esquerda inferior;
- **Foco mitral (valva mitral):** quinto espaço intercostal na linha hemiclavicular esquerda.

Comentário: questão básica de anatomia. *Aqui vai mais uma dica:* uma das disciplinas básicas para concursos de fisioterapia é a anatomia de todos os sistemas. Portanto, é importante sempre relembrar esses conceitos.

- Após a contração ventricular o fluxo retrógrado das artérias para os ventrículos é impedido pelas válvulas *semilunares* (semilunar aórtica e pulmonar);
- O fluxo retrógrado dos ventrículos para os átrios é impedido pelas válvulas atrioventriculares (mitral ou bicúspide e tricúspide), que estão localizadas entre os átrios e os ventrículos.

Comentário: Nesta questão somente *o Item II está incorreto*. *Segue a justificativa:* o período sistólico compreende o período de contração do ventrículo, ou seja, o período de esvaziamento ventricular. Nesse período há um grande aumento na pressão ventricular (cerca de 5 mmHg no estado de repouso para cerca de 120 mmHg durante a contração). Após a ejeção da maior parte do seu sangue, a pressão nivela-se e começa a cair. A Sístole Ventricular se divide nas seguintes fases: *contração isovolumétrica → ejeção ventricular rápida → ejeção ventricular lenta*. Portanto, a primeira fase é a Contração Isovolumétrica e não fase de ejeção rápida.

22 A

Comentário: candidato, atente bem para esta questão, e veja a pegadinha na *alternativa A*: *"Visando uma terapêutica de caráter universal protocolada por tipo de doença cardiovascular e pelo gênero."* Sendo que não se aconselha adotar protocolo de tratamento universal, pois cada paciente tem suas necessidades individuais, e cada quadro clínico e história clínica são diferentes. A recomendação dessa diretriz é que a prescrição do exercício sempre deve ser considerada individualmente de acordo com cada etapa e levando em conta as limitações individuais ou comorbidades (ortopédicas, neurológicas, respiratórias, nefrológicas, entre outras). Portanto, o protocolo de exercícios deve ser individualizado e de acordo com o quadro clínico e patologia do paciente. Sendo assim, a *alternativa A está incorreta*.

23 C

Comentário: segue quadro com as definições corretas dos termos citados nas alternativas. Perceba que a banca fez uma pegadinha e trocou as definições, sendo que somente a *alternativa B traz a definição correta*.

> **Dica:** todas essas definições foram tiradas do I Consenso Nacional de Reabilitação Cardiovascular.

Variáveis	Definições
Consumo de Oxigênio	Representa a quantidade de oxigênio consumida ao nível capilar pelo indivíduo, sendo normalmente expressa em termos absolutos (L/min) ou relativos ao peso corporal (mL/kg/min).
Consumo Máximo de Oxigênio	Representa o maior valor de oxigênio consumido ao nível alveolar pelo indivíduo, em um dado minuto, durante um teste ergométrico de natureza progressiva e máxima. É mais frequentemente expresso em termos relativos (mL/kg/min).
MET	É a sigla inglesa para equivalente metabólico. Uma unidade representa o gasto energético na condição de repouso (sentado) em função do peso corporal e corresponde a aproximadamente 3,5 mL/kg/min.
Limiar Anaeróbico	Representa o percentual do consumo máximo de oxigênio (intensidade relativa) acima do qual a produção metabólica de lactato excede a sua remoção e/ou utilização, acarretando acúmulo desse metabólito.
Zona-Alvo de Treinamento	Representa os limites superior e inferior da frequência cardíaca que caracterizam a dose mais apropriada de exercício (intensidade relativa do exercício), maximizando os benefícios e minimizando os riscos e efeitos indesejáveis.

Comentário: muita atenção nessa questão, pois novamente a banca pede a alternativa incorreta. O repouso prolongado no leito e o subsequente imobilismo podem trazer diversos efeitos deletérios ao paciente, como: a redução da capacidade funcional, da volemia, da eficácia da contração miocárdica, da massa muscular e do rendimento cardíaco; alteração dos reflexos cardíacos; predisposição à TVP; aparecimento de atelectasias e contraturas articulares; disfunção do sistema vascular endotelial; resistência aumentada à insulina; úlceras de pressão e aumento dos níveis de ansiedade e depressão. Portanto, para reduzir os efeitos dessas complicações, a prática da fisioterapia, dando ênfase no exercício físico e terapia cardiorrespiratória, é de fundamental importância. Portanto, *"o aumento da segurança para as atividades laborais", letra A*, não constitui efeito deletério do repouso prolongado no leito.

Comentário: questão de nível fácil. O enunciado da questão se refere ao *ciclo cardíaco*, que são os eventos que ocorrem desde o início de um *batimento cardíaco* até o próximo batimento. Em síntese, o ciclo cardíaco é dividido em dois períodos: o de relaxamento, chamado *diástole*, quando o *coração* se distende ao receber o sangue e o de contração, denominado *sístole*, quando ele ejeta o sangue.

Comentário: entre os fatores de risco para o Infarto Agudo do Miocárdio (IAM) estão o tabagismo, antecedentes familiares de doenças cardiovasculares, sedentarismo, obesidade, consumo de álcool, colesterol LDL alto e HDL baixo, intolerância à glicose (diabetes), estresse, hipertensão arterial, entre outros. Portanto, a modificação dos fatores de risco relacionados nos *itens I, II e III diminui a chance de IAM*, já o aumento da ansiedade e depressão (item IV) pode ampliar as chances de desenvolvimento de doenças cardiovasculares, em especial o IAM.

Comentário: o sistema linfático é uma rede complexa de órgãos linfoides, linfonodos, ductos linfáticos, tecidos linfáticos, capilares linfáticos e vasos linfáticos que produzem e transportam o fluido linfático (linfa) dos tecidos para o sistema circulatório. Possui três funções inter-relacionadas: remoção dos fluidos em excesso dos tecidos corporais; absorção dos ácidos graxos e transporte subsequente da gordura (*quilomícrons*) para o sistema circulatório; e produção de *células* imunes como *linfócitos*, *monócitos* e células produtoras de *anticorpos* conhecidas como *plasmócitos*.

Comentário: na Arteriosclerose há um processo de endurecimento, perda de elasticidade vascular e espessamento progressivo das paredes das artérias (*em especial das coronárias*). Portanto, durante o exercício – momento em que o miocárdio precisa de muito O_2 – o sangue passa com muita dificuldade pelas artérias coronárias devido à arteriosclerose, podendo dar início a um processo de angina ou até infarto do miocárdio

Fisioterapia Cardiovascular **375**

em decorrência da diminuição do fluxo sanguíneo através das artérias coronárias (*redução do O_2 para o músculo cardíaco*).

> **Dica importante:** não confunda *Arteriosclerose* com *Aterosclerose*. Os dois termos caem muito em concursos. Entretanto, têm significados clínicos diferentes. Na *Arteriosclerose* há o espessamento do endotélio vascular induzido pela hipertensão arterial crônica e pelo processo natural de envelhecimento. Já na *Aterosclerose* (lembre-se de ateroma) é uma doença inflamatória crônica caracterizada pela formação de *ateromas* (placas, compostas por *lipídios* e *tecido fibroso*), que se formam na parede interna dos vasos sanguíneos. Esses trombos podem se deslocar na corrente sanguínea e ocluir uma artéria no cérebro, por exemplo.

Comentário: vamos lá, concursandos, a mais uma dica: as bancas Vunesp, FCC, Funcab, FGV, CESPE são bancas que costumam cobrar conteúdos *decorebas*, ou seja, não têm espaço para interpretação. Portanto, a resolução de provas anteriores é fundamental para direcionar o candidato para os conteúdos mais frequentes. O gabarito oficial para essa questão é a *letra E*, sendo a duração da sessão de fisioterapia de 10 a 20 minutos realizada com uma frequência de 2 a 4 vezes ao dia.

- **Vejamos quais os procedimentos que são realizados na Fase I da reabilitação cardiovascular:** ela é constituída de cinesioterapia respiratória e motora (mobilização precoce) com os seguintes procedimentos: exercícios metabólicos de extremidades para aumentar a circulação, exercícios respiratórios para eliminar obstruções pulmonares e exercícios ativos para manter a amplitude de movimento e elasticidade mecânica dos músculos envolvidos, reduzindo, assim, os efeitos do repouso prolongado no leito.

Comentário: questão bem interessante e que envolve fisiologia do exercício na reabilitação cardiovascular.

- Com relação à *frequência cardíaca* (FC), o exercício aeróbico provoca sua redução tanto em repouso como durante o exercício, devido à redução da estimulação simpática, aumento da atividade parassimpática, mudança no marca-passo cardíaco e melhora da função sistólica.
- Na *função ventricular* o indivíduo treinado apresenta o mesmo débito cardíaco, porém com um volume de ejeção maior.
- Portanto, o indivíduo treinado aerobicamente vai apresentar uma FC de repouso menor com um volume de ejeção maior. A demanda de oxigênio do organismo é atendida pelo aumento do volume de ejeção. *Portanto, a alternativa A é o gabarito da questão*.

Comentário: o sintoma apresentado é característico da Doença Arterial Periférica (DAP). A DAP é decorrente de fenômenos ateroscleróticos sistêmicos que provocam obstruções arteriais e está associada a alto risco de morbimortalidade cardiovascular. A claudicação intermitente geralmente é o primeiro e o mais frequente dos sintomas da DAP e resulta da redução do aporte de fluxo sanguíneo para os membros inferiores durante o exercício. A claudicação intermitente é caracterizada por dor, cãibra ou desconforto, frequentemente na panturrilha, durante a caminhada e que desaparece após repouso.

Comentário: trata-se da condição chamada de *Transposição das Grandes Artérias*, que é uma das cardiopatias congênitas cianóticas mais frequentes. Nesse caso, a artéria aorta e a pulmonar apresentam suas conexões invertidas. Geralmente, os recém-nascidos desenvolvem cianose e/ou insuficiência cardíaca nas primeiras horas de vida, necessitando de tratamento de urgência e específico, no intuito de melhorar as condições clínicas. O diagnóstico é confirmado pelo ecocardiograma. O tratamento definitivo é por cirurgia corretiva.

Comentário: uma das vantagens de resolver questões comentadas é que o comentário traz novos conceitos, dicas e conhecimentos que caem nas provas de concursos, além de elucidar a maioria das dúvidas sobre o assunto discutido. Portanto, vamos lá aos comentários dos itens:

- **Item I é correto,** pois o volume de ejeção ou volume sistólico é aproximadamente 70 mL. Se, durante 1 minuto, um adulto normal em repouso apresenta aproximadamente 70 ciclos (sístoles e diástoles) cardíacos e se, a cada ciclo, aproximadamente 70 mL de sangue são ejetados numa sístole, podemos concluir que, durante 1 minuto, aproximadamente 5 litros (70 × 70 mL) de sangue são ejetados por ventrículo (chamado de Débito Cardíaco).
- **Item II é correto,** pois Pressão Arterial Média (PAM) é a média da pressão durante todo o ciclo cardíaco, é a mais importante do ponto de vista de perfusão tecidual. É calculada pela fórmula: PAM = PAS + (PAD × 2)/3; onde PAS é Pressão Arterial Sistólica e PAD é Pressão Arterial Diastólica. Valores entre *70 e 110 mmHg* são considerados normais. Por exemplo: uma PA de 120/80 mmHg resulta em 93,3 mmHg de PAM.
- **Item III é correto,** pois o suprimento sanguíneo do miocárdio provém das artérias coronárias direita e esquerda que se enchem durante a diástole.
- **Item IV é correto,** pois o complexo QRS do ECG significa a despolarização ventricular, ou seja, a contração ventricular.

Comentário: mais uma questão de anatomia do sistema cardiocirculatório. Então vamos aos comentários.

- **Alternativa A é incorreta,** pois o tronco braquicefálico ou também chamada artéria inominada é um ramo da artéria aorta e não da artéria pulmonar.
- **Alternativa B é correta,** pois assim como aprendemos nas primeiras aulas de anatomia da faculdade, as Artérias Pulmonares levam sangue do coração para o pulmão e são as únicas artérias a transportarem sangue venoso. Já as veias pulmonares levam sangue dos pulmões para o coração e são as únicas veias a transportarem sangue arterial.

- **Alternativa C é incorreta**, visto que a veia cava inferior e a superior desembocam no átrio direito e não esquerdo.
- **Alternativa D é incorreta**, pois, como já comentado, as veias pulmonares transportam sangue arterial.
- **Alternativa E é incorreta**, visto que o Pericárdio é uma membrana fibrosserosa que reveste externamente o coração.

Comentário: questão de nível difícil para os candidatos que não são familiarizados com esse teste.
- **Assertiva A é incorreta**, visto que as *contraindicações absolutas* para a realização do TC6 são angina instável e infarto agudo do miocárdio recente. E as *contraindicações relativas* são frequência cardíaca de repouso maior que 120 bpm, Pressão arterial sistólica maior que 180 mmHg e Pressão arterial diastólica maior que 100 mmHg.
- **Assertiva B é incorreta**, pois o teste deverá ser realizado em corredor com comprimento mínimo de 30 metros e que seja livre de circulação de pessoas.
- **Assertiva C é incorreta**, pois ainda não existe na literatura uma padronização sobre esse assunto, apesar de que indivíduos com estatura alta, e não baixa, tenderiam a aumentar a distância percorrida.
- **Assertiva D é incorreta**, já que a distância percorrida deverá ser anotada e o teste não deve ser repetido.
- **Assertiva E é correta**, pois na apresentação desses sintomas o examinador deverá interromper o teste.

Comentário: vamos lá, candidato, comentar esta questão sobre os aspectos estruturais e funcionais do sistema cardiovascular:
- **Alternativa A é incorreta**, visto que os vasos sanguíneos são de 5 tipos: Artérias, Arteríolas, Capilares, Veias e Vênulas.
- **Alternativa B é incorreta**, pois, além do calibre, as artérias e veias diferenciam-se também quanto à função. Por exemplo, as artérias são responsáveis por conduzir o sangue para fora do coração (levando O_2 aos tecidos) e as veias são responsáveis por conduzir o sangue de volta ao coração (removem as toxinas dos tecidos).
- **Alternativa C é incorreta**, pois a parede do coração é constituída por Pericárdio, Miocárdio e Endocárdio. Atenção, pois esse termo *completamente* generaliza e muitas vezes pode indicar uma pegadinha.
- **Alternativa D é correta**, pois a camada mais interna de uma artéria é chamada túnica íntima, que é revestida pelo endotélio vascular e está em contato com o sangue. A camada intermediária é chamada túnica média e é feita de músculo liso, e a camada mais externa é denominada túnica externa ou adventícia e é feita de tecido conjuntivo e fibras elásticas.
- **Alternativa E é incorreta**, pois a drenagem venosa do miocárdio é feita por meio do seio coronário, que desemboca no óstio do seio coronário. Com relação as veias ázigos, elas recolhem a maior parte do sangue venoso das paredes do tórax e abdome, não sendo responsáveis pela drenagem venosa do miocárdio.

> **Dica importante:** algumas bancas se utilizam de alguns indicadores de exclusão, geralmente para confundir o candidato que não tem segurança no tema. Portanto, quando aparecer um desses, fique logo atento, pois pode ser uma pegadinha: *somente, nunca, exclusivamente, jamais, sempre, apenas, unicamente, em todos os casos, em qualquer hipótese, sem exceção, todas as vezes, além de outros.*

Comentário: o teste descrito no enunciado da questão é o Teste de Caminhada de 6 Minutos, que é o mais comumente utilizado na área de reabilitação cardiopulmonar, pois é prático, simples, de fácil aplicação, baixo custo e altamente reprodutível na prática clínica. Com esse teste é possível avaliar a capacidade funcional para o exercício, *sensação de dispneia*, fadiga de membros inferiores (por meio da escala de Borg modificada), *pressão arterial*, frequência cardíaca e saturação periférica de oxigênio antes, após o teste e na recuperação. Portanto, a alternativa que traz a resposta correta é a *letra D*.

Comentário: a alternativa que traz o enunciado mais coerente com a atuação do profissional fisioterapeuta na reabilitação cardiovascular (RCV) é a *alternativa A*. O Fisioterapeuta tem sido considerado um componente fundamental na reabilitação de pacientes com doenças cardiovasculares com o intuito de melhorar o condicionamento cardiovascular e prevenir ocorrências tromboembólicas e posturas antálgicas. A fisioterapia atua na RCV por meio da prescrição dos exercícios físicos realizados tanto na fase hospitalar, como na fase ambulatorial. Promove a recuperação global do paciente, melhora a qualidade de vida e minimiza a possibilidade de recidiva de eventos cardiovasculares.

Comentário: a essa altura do capítulo percebemos o quanto as questões envolvendo reabilitação cardiovascular são recorrentes em provas. Então vamos lá, concursando, a mais um comentário. A Fase I, ou intra-hospitalar, corresponde à primeira fase de reabilitação cardiovascular e é realizada no ambiente da unidade coronariana ou enfermaria com exercícios leves, a fim de evitar as consequências da imobilidade no leito. O protocolo dessa fase é composto de sete etapas de exercícios de graduação progressiva com atividades de baixa intensidade (2 METs), atingindo cerca de 4 METs na última etapa. *Atenção,* pois algumas bibliografias apontam que a primeira fase da reabilitação deve ser limitada a 2 METs.

Comentário: vejamos quais os sinais e sintomas normais e anormais para a prática de exercícios na reabilitação cardiovascular:

- **Respostas fisiológicas normais:** aumento da frequência cardíaca, aumento da ventilação pulmonar e sudorese.
- **Respostas anormais:** edema na região dos tornozelos, desconforto na região torácica, dispneia moderada, claudicação intermitente, fadiga, cianose, palidez e náu-

Fisioterapia Cardiovascular **379**

seas. Portanto, na ocorrência desses sinais, o protocolo de exercícios deve ser interrompido imediatamente.

Comentário: questão de nível fácil, já que, se o paciente tem *angina instável* (a qualquer momento pode ter uma crise), não deve se submeter a qualquer exercício. As outras alternativas são indicações para reabilitação cardiovascular.

As contraindicações absolutas são apresentadas no quadro abaixo:

Contraindicações absolutas para reabilitação cardíaca	
Angina instável	Hipertensão arterial descontrolada (PAS ≥ 180 ou PAD ≥ 110)
Tromboflebite	Depressão do seguimento ST do ECG > 2 mm
Infecção sistêmica aguda	Problemas ortopédicos ou neurológicos graves
Bloqueio atrioventricular de 3º grau (sem marca-passo)	*Diabetes mellitus* não controlada
Pericardite ou miocardite aguda	Doença sistêmica aguda ou febre de origem desconhecida
Arritmia não controlada	Outros problemas metabólicos descompensados
Insuficiência ou estenose mitral ou aórtica graves sem tratamento	Trombose venosa profunda
Embolia pulmonar ou sistêmica recentes	Tromboembolismo recente
Aneurismas de aorta torácica ou abdominal não tratados	Taquicardia ventricular de repouso

Comentário: os locais mais utilizados para palpação do pulso são as artérias temporal, carotídea, braquial, radial, femoral, poplítea e podal (dorso do pé). O pulso fibular é um local incomum de verificação do pulso. Fique atento, pois os pulsos periféricos são monitorados por palpação usando o indicador e o dedo médio de uma das mãos. Não se deve usar o polegar porque ele tem o seu próprio pulso, interferindo no monitoramento.

Comentário: os exercícios aeróbios são os mais indicados, segundo a literatura, para redução dos fatores de risco da doença arterial coronariana (DAC). Segue abaixo o comentário dos itens:

- **Item I é verdadeiro,** já que o efeito agudo ou crônico do exercício aeróbio, tanto de baixa como de alta intensidade e duração, é a melhora do perfil lipoproteico que estimula o melhor funcionamento dos processos enzimáticos envolvidos no metabolismo lipídico.

- **Item II é verdadeiro,** pois o *exercício físico* aeróbio é fortemente recomendado para os que apresentam triglicérides elevados. Sua prática reduz os valores dos triglicerídeos de 16% a 20%.
- **Item III é verdadeiro,** pois o exercício aeróbio apresenta efeito hipotensor maior em indivíduos hipertensos que normotensos, já o exercício resistido possui efeito hipotensor semelhante, mas menos consistente.
- **Item IV é verdadeiro,** visto que indivíduos diabéticos apresentam risco aumentado para o desenvolvimento de DAC e de sofrer evento cardiovascular.

Comentário: a questão descreve uma situação clínica chamada de *Tamponamento Cardíaco*, que é uma *emergência médica* na qual há acúmulo de líquido entre as membranas do pericárdio impedindo os ventrículos de se contraírem adequadamente. A *tríade de Beck*, clássica do tamponamento cardíaco, está presente em 30% a 40% dos pacientes e consiste em hipotensão arterial, hipertensão venosa (turgência de jugular) e abafamento de bulhas cardíacas. Atenção, estudante, fique atento à Tríade de Becker, pois pode cair em concursos.

Comentário: a hipertensão arterial sistêmica (HAS) constitui-se em um fator de risco importante para mortalidade e morbidade cardiovascular. A HAS quando não tratada adequadamente gera uma sobrecarga mecânica ao coração determinando uma adaptação miocárdica que resulta em aumento da massa ventricular. Esse aumento persistente da pós-carga (força que o músculo cardíaco tem que colocar para vencer a pressão dos vasos periféricos) ventricular determina expansão da massa mitocondrial gerando a hipertrofia ventricular esquerda (aumento do volume do ventrículo esquerdo), sendo conhecido popularmente como coração crescido e cientificamente como cardiomegalia.

Comentário: nessa questão, a alternativa que traz a relação correta entre as colunas I e II é a *letra E*. As alterações morfológicas, estruturais e funcionais do sistema circulatório que ocorrem com o envelhecimento facilitam o desenvolvimento de doenças cardiovasculares. A idade, por si só, representa o principal fator de risco para a doença cardiovascular, sendo o envelhecimento do coração acompanhado por mudanças progressivas, persistentes e potencialmente negativas. Com a idade há decréscimo gradual de elasticidade, da capacidade de estiramento e progressiva rigidez quer das paredes dos vasos quer das paredes cardíacas, estando o desenvolvimento da rigidez dos grandes vasos, relacionado com o incremento de hipertensão sistólica e aumento da parede ventricular esquerda.

Comentário: o programa de exercícios na Reabilitação Cardiovascular deve ser composto por aquecimento, exercícios aeróbicos, exercícios de resistência, flexibilidade, desaquecimento e relaxamento (*gabarito alternativa C*). O treinamento para os pacientes portadores de doenças cardiovasculares deve ser modificado, respeitando as condições clínicas e o estado cardíaco de cada um. Dessa forma, o fisioterapeuta deverá levar em consideração fatores como modo, intensidade, frequência e duração do exercício, bem como sua progressão para as etapas subsequentes.

Comentário: nesta questão a *alternativa C* traz os achados corretos do exame de Eletrocardiograma (ECG). A onda P refere-se à Despolarização Atrial; o complexo QRS refere-se à Despolarização Ventricular; e a onda T refere-se à Repolarização Ventricular. O ECG é um registrador de voltagens, colocado na superfície do corpo que determina os eventos elétricos pelos quais passa o coração. No ECG podem ser percebidas ondas de despolarização e ondas de repolarização.

Comentário: a prática regular de atividade física pode ser benéfica tanto na prevenção quanto no tratamento da Hipertensão Arterial Sistêmica (HAS), reduzindo ainda a morbimortalidade cardiovascular. Indivíduos ativos apresentam risco 30% menor de desenvolver HAS que indivíduos sedentários, e o aumento da atividade física diária reduz a pressão arterial. Segundo a literatura, a contraindicação para realização de exercícios em pacientes hipertensos é quando a Pressão Arterial Sistólica estiver ≥ 180 mmHg e a Diastólica ≥ 110 mmHg (estágio 3 da HAS). Portanto, a *alternativa B está correta*.

Comentário: segue a análise da questão:
- No *Âmbito Preventivo, a Reabilitação Cardiovascular* (RCV) objetiva evitar a evolução da patologia, melhorar a capacidade funcional do paciente, bem como evitar o aparecimento de possíveis eventos cardiovasculares (ex.: evita que a Hipertensão evolua para um infarto do miocárdio ou uma disfunção valvar). Nesse caso, atua na Hipertensão Arterial Sistêmica e *Diabetes Mellitus*.
- No *Âmbito Terapêutico* (p. ex.: Hipertensão já evolui para uma Insuficiência Coronariana) visa reduzir os efeitos deletérios do sedentarismo, orientações educacionais e impedir que novos eventos cardiovasculares ocorram. É o caso da atuação da RCV na Insuficiência Coronariana, Arritmias Controladas e Valvopatias.

Comentário: nessa questão a *alternativa D é a opção correta*, haja vista que nenhum tipo de manobra brusca deve ser realizado no tórax de crianças que passaram por cirurgias cardíacas. O fisioterapeuta é um membro da equipe multidisciplinar nos serviços hospitalares, nos períodos pré, peri e pós-operatório, em especial na recuperação de cirurgias cardíacas infantis. A fisioterapia visa melhorar o quadro clínico do paciente, prevenir e recuperar as complicações pulmonares, reduzir os efeitos deletérios provenientes da cirurgia e da restrição ao leito, além evitar possíveis sequelas motoras decorrentes dessas intervenções.

Comentário: analisando a questão, concluímos que a *alternativa A é a opção correta*, haja vista que o exercício é uma forma de tratamento eficaz para hipertensão primária. Portanto, cabe-nos fazer uma distinção entre os tipos de hipertensão. A I Iipertensão Arterial Sistêmica (HAS) é classificada em dois tipos. O primeiro é a *HAS primária* (essencial ou idiopática), que é quando a elevação da pressão sanguínea não tem causa identificável, correspondendo a 90 a 95% dos casos. Nesse tipo de hipertensão existe uma tendência familiar acentuada. Os restantes 5 a 10% correspondem ao segundo tipo, a *HAS secundária*, que é provocada por outros transtornos que afetam os *rins*, as *artérias*, o *sistema endócrino* ou ainda por *iatrogenia* (efeitos adversos de tratamentos médicos).

Comentário: atenção, aqui vai uma dica valiosa para o momento da prova, concentre-se e leia várias vezes o caderno de questões, pois um pequeno deslize pode fazer com que você erre uma ou mais questões, prejudicando, assim, sua classificação. *Então vamos aos comentários:* Nessa questão, a *alternativa A está incorreta*, visto que o efeito deletério provocado pelo repouso prolongado seria a *Hipotensão Postural* e não a Hipertensão Postural. A Hipotensão Postural, também chamada de Hipotensão Ortostática, é uma queda repentina da pressão arterial quando o indivíduo se coloca na posição de pé e há uma vasodilatação periférica, sem elevação compensatória do débito cardíaco (muita demanda de sangue pra pouca oferta). É considerada como a queda da Pressão Sistólica de um número $\geq$ 20 mmHg, ou na Pressão Diastólica de um número $\geq$ a 10 mmHg.

Comentário: nessa questão, o único impeditivo para que um paciente participe de um programa de reabilitação cardíaca é a *alteração do segmento ST maior que 3 mm, alternativa D.* O *Segmento ST* é a fase inicial da repolarização ventricular. Portanto, determina a diástole ventricular. Esse segmento, eletrocardiograficamente normal, deve ser isoelétrico, ou seja, reto, não formando nem uma onda positiva ou negativa. A elevação do *segmento ST* no *ECG* é um marcador de *isquemia miocárdica*.

Comentário: os exercícios mais indicados para o tratamento da HAS são os exercícios dinâmicos e de baixa intensidade. Os exercícios isométricos são contraindicados para pacientes hipertensos, pois resultam em grande sobrecarga sobre o sistema cardiovascular acarretando aumento da resistência periférica e, consequentemente, aumento da pressão arterial. Os exercícios excêntricos e os exercícios em cadeia cinética fechada devem ser evitados nas fases iniciais do tratamento da hipertensão por também gerarem muita sobrecarga sobre o sistema cardiovascular.

Referências Bibliográficas

- Brito RR, Souza LAP. Teste de caminhada de seis minutos: uma normatização brasileira. Fisioter Mov. 2006; 19(4):49-54.

- Deturk WE, Cahalin LP. Fisioterapia Cardiorrespiratória: baseada em evidências. Porto Alegre: Artmed. 2007.
- Diretriz de reabilitação cardíaca. Arq Bras Cardiol. 2005; 84(5):431-40.
- Gonçalves ACCR, Pastre CM, Camargo Filho JCS, Vanderlei LCM. Exercício resistido no cardiopata: revisão sistemática. Fisioter Mov. 2012; 25(1):195-205.
- Herdy AH, López-Jiménez F, Terzic CP, Milani M, Stein R, Carvalho T. Diretriz Sul-Americana de Prevenção e Reabilitação Cardiovascular. Arq Bras Cardiol. 2014; 103(2 Supl. 1):1-31.
- I Consenso Nacional de Reabilitação Cardiovascular. Arq Bras Cardiol. 1997; 69(4):267-91.
- Mendes RG, Borghi-Silva A. Eficácia da intervenção fisioterapêutica associada ou não à respiração por pressão positiva intermitente (RPPI) após cirurgia cardíaca com circulação extracorpórea. Fisioter Mov. 2011; 19(4):73-82.
- Muela HCS, Bassan R, Serra SM. Avaliação dos benefícios funcionais de um programa de reabilitação cardíaca. Rev Bras Cardiol. 2011; 24(4):241-50.
- O'Sullivan SB, Schmitz TJ. Fisioterapia: avaliação e tratamento. 5. ed. São Paulo: Manole; 2010.
- Paschoal MA. Fisioterapia cardiovascular: avaliação e conduta na reabilitação cardíaca. São Paulo: Manole. 2010.
- Pryor JA, Webber BA. Fisioterapia para problemas respiratórios e cardíacos. Rio de Janeiro: Guanabara Koogan. 2002.
- Pulz C. Fisioterapia em Cardiologia: aspectos práticos. São Paulo: Atheneu. 2006.
- Regenga MM. Fisioterapia em Cardiologia: da Unidade de Terapia Intensiva à reabilitação. 2. ed. São Paulo: Roca. 2012.
- Umeda IK. Manual de fisioterapia na reabilitação cardiovascular. São Paulo: Manole. 2006.

10 Fisioterapia em Neurologia

José Pinheiro Batista Medeiros

1. **(FADESP, Bom Jesus do Tocantins-TO, 2013)** As lesões encefálicas adquiridas (LEA) no adulto correspondem a qualquer doença que acometa o SNC, em particular o encéfalo, e que não seja de origem degenerativa. Sobre os objetivos gerais do tratamento fisioterapêutico na LEA é INCORRETO afirmar:
   A) Trabalha-se para melhorar a mobilidade.
   B) Busca-se melhorar o controle postural/equilíbrio.
   C) Procura-se estimular capacidades perceptocognitivas.
   D) Deve-se desencorajar o uso do membro superior hemiplégico (MSH).

2. **(BIORIO, Mangaratiba-RJ, 2016)** O déficit neurológico decorrente do acidente vascular encefálico (AVE) caracteriza-se por manifestações clínicas, que evidenciam o comprometimento dos diversos sistemas corporais. Estas manifestações clínicas envolvem comumente alterações motoras e sensitivas que afetam a função física. A importância da abordagem motora é um importante tópico a ser trabalhado; contudo, é apenas através de um diagnóstico cinético-funcional preciso que o profissional da saúde consegue elaborar um tratamento adequado. Sobre a avaliação e o tratamento no AVE assinale a alternativa INCORRETA:
   A) A boa qualidade da função e dos movimentos precisa ser mantida ao longo do tratamento, evitando-se a espasticidade, as compensações, as fixações e as reações associadas.
   B) A avaliação neurológica tem por objetivo identificar déficits motores, sensoriais e cognitivos.
   C) Verificar a fraqueza muscular intervindo de forma a fortalecer e alongar a musculatura, e quando apropriado introduzir as reações de equilíbrio de acordo com os déficits do paciente.
   D) As informações sobre o evento traumático devem ser colhidas como a causa do traumatismo e a intensidade do impacto.
   E) Normalizar o tônus muscular, desenvolver capacidades sensório-motoras como o equilíbrio, promover a independência nas AVDs com ou sem uso de adaptações.

3. **(INSTITUTO AOCP, EBSERH, UFC-CE, 2014)** Assinale a alternativa que apresenta a resposta ao estímulo feito na região plantar do pé na presença do sinal de Babinski.
   A) A flexão do hálux com adução dos outros quatro artelhos.
   B) A extensão do hálux com a abdução dos outros quatro artelhos.
   C) A flexão do hálux com abdução dos outros artelhos.
   D) A extensão do hálux com a adução dos outros quatro dedos.
   E) A flexão de todos os artelhos.

4. **(UFRN, Técnico Administrativo, 2014)** O cerebelo é o órgão do sistema nervoso responsável pela coordenação dos movimentos. Pacientes com lesão cerebelar podem apresentar dificuldade na realização de movimentos rápidos, opostos e sucessivos. A esta dificuldade dá-se o nome de:
   A) Esterognosia.
   B) Abarestesia.
   C) Amorfognosia.
   D) Disdiadococinesia.

5. **(UFRJ, Técnico Administrativo, 2014)** Os nervos cranianos fazem ligação com o encéfalo e possuem particularidades funcionais e estruturais. Assinale a alternativa que contém a associação correta destes com suas respectivas generalidades.
   A) O V par é também denominado pneumogástrico por sua função na respiração e na digestão.
   B) O nervo vago possui três ramos, que se dividem em oftálmico, mandibular e maxilar.
   C) O VIII par apresenta dois componentes distintos que se relacionam ao equilíbrio e à audição.
   D) O VII par tem origem aparente no encéfalo, entre a ponte e o pedúnculo cerebelar médio.
   E) O nervo acessório é o XI par e possui origem aparente no crânio na fissura orbital superior.

6. **(UFRJ, Técnico Administrativo, 2014)** O plexo braquial é formado pelos ramos anteriores de C5 a T1, emergindo entre os músculos escalenos, anterior e médio, passa profundamente em relação à clavícula para entrar na axila onde os axônios deste plexo formam nervos periféricos. Um destes nervos é o musculocutâneo, que inerva os seguintes músculos:
   A) coracobraquial, bíceps braquial e deltoide.
   B) coracobraquial, bíceps braquial e braquial.
   C) bíceps braquial, braquial e deltoide.
   D) coracobraquial, bíceps braquial e braquiorradial.
   E) coracobraquial, braquial e braquiorradial.

7. **(COPESE, Timon-MA, 2014)** As paralisias são classificadas em centrais ou periféricas. Assinale a opção que contém característica clínica de paralisias periféricas:
   A) Hipertonia ou contratura.
   B) Sinal de Babinski presente.
   C) Acometimento de vários músculos.
   D) Reflexo tendíneo presente ou exacerbado.
   E) Flacidez ou atonia.

8. **(COPESE, Timon-MA, 2014)** Na avaliação da força muscular, as chamadas manobras (ou provas) deficitárias proporcionam maior sensibilidade na investigação do paciente neurológico. Assinale a opção que descreve a Prova de Barré.
   A) Paciente em decúbito dorsal. Coxas fletidas em ângulo reto com a bacia e pernas em ângulo reto com as coxas. O paciente deverá permanecer nesta posição por cerca de um minuto. Observar se há oscilações, queda lenta ou queda abrupta.

B) Paciente em decúbito ventral. A prova pode ser sensibilizada diminuindo-se o ângulo para 45°. Pernas em ângulo reto com as coxas. Observar se há oscilações ou queda.

C) Paciente em decúbito dorsal. Havendo deficiência dos rotadores internos da coxa, o pé cairá em abdução. É o chamado *pé de cadáver*.

D) Paciente em decúbito dorsal. Antebraços e mãos em linha reta e posicionados em ângulos retos com os braços. Observar oscilações e quedas.

E) Paciente sentado. Membros superiores estendidos na horizontal. Observar se haverá oscilações ou quedas de um dos membros.

9. (COPESE, Timon-MA, 2014) São sinais e/ou sintomas compatíveis com lesão de nervo radial, EXCETO:
    A) Atrofia da região dorsal do antebraço.
    B) Dificuldade em estender o punho.
    C) Dormência em 4º e 5º dedos.
    D) "Mão caída".
    E) Dormência no dorso da mão.

10. (FCC, TRT-3ª Região-MG, 2015) Os pacientes com hemiparesia decorrente de sequela de AVE, têm problemas de movimento-deficiência que levam a limitações funcionais e incapacidade. Estes problemas manifestam-se como perda de mobilidade no tronco e nas extremidades, padrões de movimento atípicos, estratégias compensatórias e movimentos involuntários no lado afetado que interferem com o movimento funcional normal e acarretam perda da independência na vida diária. Essas deficiências podem ser primárias e secundárias. São deficiências secundárias às alterações:
    A) Do tônus, força e comprimento muscular, alinhamento.
    B) No alinhamento, tônus, força e ativação muscular, sensação.
    C) No tônus, força e ativação muscular e sensação.
    D) No alinhamento, mobilidade, tônus, comprimento muscular e do tecido mole.
    E) No alinhamento, mobilidade, comprimento muscular e do tecido mole.

11. (FCC, TRT-3ª Região-MG, 2015) Lídia, 69 anos, apresenta hemiparesia a direita após AVE isquêmico, decorrente de obstrução da artéria cerebral média. Lídia apresenta hipertonia, diminuição da força muscular no hemicorpo D, predominando em membro superior, e afasia de expressão. As características da hipertonia de Lídia são:
    A) Plástica, velocidade dependente e predomina em um grupo muscular.
    B) Elástica, velocidade independente e predomina em um grupo muscular.
    C) Plástica, velocidade independente e ocorre nos músculos agonista e antagonista.
    D) Elástica, velocidade dependente e ocorre nos músculos agonista e antagonista.
    E) Elástica, velocidade dependente e predomina em um grupo muscular.

12. (FCC, TRT-3ª Região-MG, 2015) Durante a avaliação de um paciente com paralisia na mão, observou-se o Sinal de Wartenberg, que é caracterizado por uma posição de abdução assumida pelo dedo mínimo. Esta abdução é resultado de lesão no nervo:
    A) Musculocutâneo.
    B) Radial.

C) Mediano.
D) Ulnar.
E) Coracobraquial.

13. **(CONSULPLAN, Hospital Odilon Behrens-MG, 2015)** O sistema nervoso periférico é dividido de acordo com sua organização anatômica e funcional em nervos somáticos e autônomos. As fibras contêm elementos para extremidades, tronco e crânio. As doenças dos nervos periféricos são relativamente comuns, afetam, aproximadamente, 2,4% da população e sua incidência cresce para, aproximadamente, 8% com o avançar da idade. Com relação a esse fenômeno patológico, analise as afirmativas a seguir:

   I. Dois fenômenos neuropatológicos básicos ocorrem após a separação do axônio de seu corpo celular. O primeiro, a chamada degeneração primária, ocorre no coto proximal, e o segundo, a degeneração secundária ou *walleriana*, se verifica no coto distal.

   II. Na neuropraxia ocorre uma perda permanente e funcional do nervo sem descontinuidade anatômica. A disfunção resulta de vários fatores: desmielinização focal, hemorragia, disfunção da membrana axonal e distúrbios eletrolíticos.

   III. Na neurotmese há completa interrupção do nervo com perda da continuidade anatômica do tecido conjuntivo incluindo o epineuro. As lesões são geralmente do tipo estiramento, lacerações, projéteis ou tecido cicatricial exuberante.

   IV. Na axonotmese há interrupção parcial do axônio e de sua bainha de mielina com preservação do tecido de sustentação.

   Estão INCORRETAS as afirmativas:
   A) I, II, III e IV.
   B) I e IV, apenas.
   C) II e IV, apenas.
   D) I, II e III, apenas.

14. **(CONSULPLAN, Hospital Odilon Behrens-MG, 2015)** A Lesão Medular (LM) é uma incapacidade de baixa incidência e alto custo que requer alterações importantes no estilo de vida de uma pessoa. As estatísticas indicam que os acidentes envolvendo veículos automotores são a causa mais frequente de LM traumática (36,6%), seguidos por atos de violência (27,9%), quedas (21,4%), lesões em esportes recreativos (6,5%) e outros traumas (7,6%). De acordo com o exposto, assinale a alternativa INCORRETA:

   A) As lesões medulares são normalmente divididas em duas categorias funcionais amplas: tetraplegia e paraplegia.

   B) A síndrome de *Brown-Sequard* ocorre devido à hemissecção da medula espinhal (lesão de um lado) e é tipicamente causada por ferimentos cortantes.

   C) A síndrome medular posterior é muito comum, resultando em déficits da função dependente das colunas posteriores. O paciente tem como quadro clínico a perda total da função motora.

   D) A síndrome medular anterior está, frequentemente, relacionada a lesões em flexão da região cervical, resultando dano à porção anterior da medula e/ou seu suprimento vascular proveniente da artéria espinhal anterior.

15. **(CORPO DE SAÚDE, Marinha, 2015)** Assinale a opção que apresenta três sinais clínicos tipicamente presentes em patologias cerebelares puras.

A) Apoplexia, disdiadococinesia e ataxia.
B) Atrofia muscular, dismetria e oscilostropia.
C) Hiper-reflexia, disbasia e hipotonia.
D) Dissinergia, tremor e disartria.
E) Sincinesias, anosmia e decomposição de movimentos.

16. (CETREDE, Morada Nova-CE, 2014) O comprometimento do 7º nervo na paralisia de Bell ocorre mais frequentemente na porção intracraniana, na secção labiríntica do canal de Falópio. Qual nervo craniano está sendo citado?
A) Facial.
B) Hipoglosso.
C) Trigêmeo.
D) Troclear.
E) Acessório.

17. (CORPO DE SAÚDE, Marinha, 2015) Com relação à esclerose múltipla, é correto afirmar que:
A) As placas de desmielinização são acompanhadas de destruição e inflamação dos oligodentrócitos.
B) Caracteriza-se principalmente pela degeneração da substância cinzenta.
C) É uma degeneração dos núcleos da base.
D) Caracteriza-se por bradicinesia e rigidez articular.
E) Há uma pequena variação no padrão de instalação, sendo mais comum o início no membro inferior, seguido pelo bulbar.

18. (CORPO DE SAÚDE, Marinha, 2015) Como se denomina a patologia, também conhecida como doença de Lou Gehrig, que consiste na degeneração progressiva dos neurônios motores no encéfalo e na medula espinhal, que tem progressão rápida e morte, entre 2 e 5 anos, relacionada ao comprometimento do sistema respiratório?
A) Esclerose múltipla.
B) Doença de Parkinson.
C) Síndrome funicular anterior.
D) Síndrome medular central.
E) Esclerose lateral amiotrófica.

19. (CORPO DE SAÚDE, Marinha, 2015) Como é denominado o distúrbio autoimune do sistema nervoso periférico que causa fraqueza progressiva dos membros e diminuição ou ausência de reflexos tendinosos?
A) Doença de Hutington.
B) Síndrome de Crest.
C) Síndrome de Guillain-Barré.
D) Doença de Parkinson.
E) Síndrome pós-poliomielite.

20. (INSTITUTO AOCP, EBSERH, UFCG-PB, 2017) Um paciente do sexo masculino, 25 anos, ao ser avaliado pelo fisioterapeuta relata que foi diagnosticado com esclerose múltipla e, no mo-

mento, queixa-se de perda de força e destreza em membro inferior direito dificultando a marcha. Também relata muita fadiga, principalmente ao entardecer e após esforços moderados. No exame físico, o fisioterapeuta detectou alteração de equilíbrio. Sobre o caso clínico citado e o conhecimento do fisioterapeuta sobre a esclerose múltipla, assinale a alternativa que NÃO pode ser considerada um objetivo fisioterapêutico para o caso.

A) Estimular a hipertonia.
B) Indicar dispositivo auxiliar para deambulação.
C) Evitar complicações respiratórias.
D) Manter a força muscular.
E) Promover melhora na qualidade de vida.

21. (COPESE, Técnico Administrativo-UFPI, 2015) Durante o tratamento de um paciente com esclerose lateral amiotrófica, o terapeuta precisa equilibrar o nível de atividade entre o exercício insuficiente e o excessivo. Com relação ao exercício no paciente com esclerose lateral amiotrófica, assinale a opção que contém a afirmação CORRETA:

A) O programa de exercício será tão mais eficaz quanto mais formais forem as atividades.
B) Programas de fortalecimento devem enfatizar contrações musculares excêntricas mais do que concêntricas.
C) O programa de exercícios deve conter atividades de fortalecimento com grande resistência imposta.
D) O programa de exercícios deve concentrar-se nos músculos mais enfraquecidos.
E) Durante o programa de exercícios, devem-se alternar períodos de atividades seguidos de descanso.

22. (COPESE, Técnico Administrativo-UFPI, 2015) A observação da atitude do paciente constitui etapa importante do exame neurológico, permitindo, muitas vezes, diagnosticar a afecção existente ou supor quais sistemas ou estruturas estão comprometidos. Assinale a opção que contém a provável lesão relacionada à atitude em que há observação de alargamento da base de sustentação, olhar fixo no chão e *genu recurvatum* durante a posição ortostática:

A) Lesões dos cordões posteriores.
B) Lesões meníngeas.
C) Lesões vestibulocerebelares.
D) Lesões extrapiramidais.
E) Lesões do troncoencefálico.

23. (COPESE, Técnico Administrativo-UFPI, 2015) As parestesias são sensações que ocorrem de forma espontânea, sem estímulos sensoriais externos, descritas normalmente pelos pacientes como dormência, alfinetadas ou agulhadas e formigamento. A causa mais provável de parestesia distribuída na forma de "luvas e meias" é:

A) Protrusão central do disco.
B) Diabete melito ou neuropatia.
C) Danos no tronco cerebral.
D) Oclusão da artéria vertebral.
E) Compressão da medula espinhal.

24. (COPESE, Técnico Administrativo-UFPI, 2015) A célula nervosa é a unidade funcional do sistema nervoso e, embora os neurônios apareçam em uma variedade de tamanhos e formas, existem quatro partes funcionais para cada nervo. Baseado na anatomia neuronal, relacione as estruturas com as funções descritas logo a seguir.

Estruturas:

I. Corpo celular.

II. Axônio.

III. Dendrito.

IV. Axônio terminal.

Funções:

A) Envia funções receptivas e recebe informações de outras células nervosas ou do ambiente.

B) Realiza a transmissão de ações potenciais, ou seja, os mensageiros da célula nervosa.

C) Contém o núcleo da célula e executa importantes funções integradoras.

D) Conduz informações para outras células nervosas.

A opção em que a relação estrutura/função está representada corretamente é:

A) I. C, II. A, III. B, IV. D.

B) I. C, II. D, III. A, IV. B.

C) I. A, II. B, III. C, IV. D.

D) I. A, II. D, III. B, IV. C.

E) I. B, II. A, III. C, IV. D.

25. (COPESE, Bom Jesus-PI, 2015) Quadros de cervicalgia costumam ser insidiosos e sem causa aparente, melhorando nitidamente com o repouso e exacerbando-se com a movimentação. Das opções a seguir, assinale a que contém a opção CORRETA em relação à raiz cervical acometida e às alterações observadas:

A) **Raiz C5:** parestesia em face medial do braço e dorso do antebraço. Sensibilidade alterada em quarto e quinto dedos.

B) **Raiz C6:** parestesia em pescoço, ombro e dorso do antebraço. Sensibilidade alterada em primeiro e segundo dedos.

C) **Raiz C5:** parestesia em pescoço e borda medial do antebraço. Sensibilidade alterada em segundo e terceiro dedos.

D) **Raiz C7:** parestesia em ápice do ombro e face ântero-lateral do braço. Sensibilidade alterada em área do deltoide.

E) **Raiz C6:** parestesia em pescoço e face medial do braço e antebraço. Sensibilidade alterada em área do deltoide.

26. (COPESE, Bom Jesus-PI, 2015) O cerebelo possui representações motoras e sensitivas completas do corpo, porém as suas lesões não se manifestam por fraqueza muscular ou por distúrbios da percepção, mas pela incapacidade de regular movimentos. O sinal de descontrole é definido por *"incapacidade de um membro em movimento parar. O membro ultrapassa o alvo..."* (SHEPHERD, R. B. *Fisioterapia em pediatria*. 3. ed. São Paulo: Santos, 2010, p. 101.), é chamado:

A) Disartria.

B) Nistagmo.

C) Fenômeno do rechaço.
D) Disdiadococinesia.
E) Decomposição do movimento.

27. **(IADES, Fundação Hemocentro de Brasília-DF, 2017)** Considere hipoteticamente que certo paciente submetido a avaliação da marcha para tratamento fisioterapêutico apresentou fraqueza para realizar o movimento de dorsiflexão do tornozelo, arrastando a ponta do pé no solo ao caminhar. Também foi observada elevação anormal dos joelhos. Com base no caso clínico apresentado, assinale a alternativa correta.
A) Esse padrão é característico de pacientes com lesões cerebelares, sendo denominado marcha ebriosa.
B) Trata-se de um caso de marcha talonante ou tabética, gerada por perda das informações sensoriais dos membros inferiores, principalmente proprioceptivas.
C) A análise cinético-funcional demonstra a presença de lesão do nervo isquiático.
D) O padrão apresentado é típico dos casos de doença de Parkinson ou aterosclerose avançada.
E) Certamente o paciente apresenta uma sequela de lesões dos nervos periféricos, radiculites, polineurites ou poliomielite. Denomina-se padrão de marcha escarvante.

28. **(COPESE, Bom Jesus-PI, 2015)** Apraxia caracteriza-se por uma alteração da atividade gestual, não podendo o paciente executar determinados atos de maneira correta. De acordo com as formas clínicas de apraxia, assinale a opção que descreve a apraxia ideativa:
A) O paciente é capaz de elaborar a ideia do ato que vai ser executado, mas não é capaz de realizá-lo.
B) Pode ser observada em lesão parietal e é evidenciada ordenando-se ao paciente que se dispa e torne a se vestir.
C) Caracterizada pela dificuldade unilateral na manipulação de pequenos objetos com os dedos.
D) Evidenciada por ocasião da utilização de objetos nas ações simples ou mais complexas de forma bilateral.
E) Caracterizada pela incapacidade do paciente em executar espontaneamente um desenho.

29. **(COPESE, Bom Jesus-PI, 2015)** Durante o processo avaliativo do paciente neurológico, o mesmo pode apresentar distúrbios da comunicação através da fala e da linguagem. Considerando-se a classificação desses distúrbios, assinale a opção cuja definição está CORRETA:
A) Clutter consiste em uma variação do ritmo, em geral com lentidão para pronunciar palavras, normalmente observada em parkinsonianos.
B) Dislalia caracteriza-se pela dificuldade em adquirir capacidade normal de leitura através dos métodos de ensino habituais.
C) Bradilalia é definida por uma interrupção da fala, com tal frequência e normalidade que chama a atenção e interfere na comunicação.
D) Afasia consiste no distúrbio de timbre e de intensidade do som produzido. A voz pode ser rouca, bitonal ou falsete.
E) Disartria é o distúrbio da articulação da palavra ocasionado por alterações neurológicas, em nível periférico ou central.

30. (BIORIO, Mangaratiba-RJ, 2016) O trauma cranioencefálico é a principal causa de morte em jovens mais frequentemente por acidentes automobilísticos, quedas e agressões. Com relação aos tipos de injúria, podemos afirmar que:

   A) O hematoma subdural é causado por lesões nas veias corticais entre a dura-máter e aracnoide, sendo que esse mecanismo geralmente envolve aceleração-desaceleração brusca.

   B) O hematoma epidural é mais comum em crianças mais novas considerado primário a queda ou trauma direto por objeto.

   C) Nos hematomas subaracnóideo ocorre ruptura de grandes vasos da pia-máter, sendo que esse mecanismo geralmente envolve aceleração-desaceleração brusca.

   D) Nos hematomas intracerebrais ocorre rompimento de vasos intraparenquimatosos e não causam efeito de massa.

   E) Nenhuma das alternativas está correta.

31. (UFRN, Técnico Administrativo, 2014) O nervo periférico representa o trecho terminal comum dos sistemas nervosos sensoriomotor e autônomo. Pacientes com lesões de nervos periféricos podem apresentar vários sinais e sintomas na região correspondente à distribuição de cada nervo em particular. O acometimento dos nervos periféricos manifesta-se pelo quadro clínico de:

   A) Paresia ou paralisia flácida e hiper-reflexia.

   B) Paresia ou paralisia espástica e hiper-reflexia.

   C) Paresia ou paralisia espástica e hiporreflexia ou arreflexia.

   D) Paresia ou paralisia flácida e hiporreflexia ou arreflexia.

32. (INSTITUTO AOCP, EBSERH, UFG-GO, 2015) Assinale a alternativa correspondente à inervação do músculo iliopsoas.

   A) Nervo femoral.

   B) Plexo pudendo.

   C) Nervo glúteo inferior.

   D) Nervo isquiático.

   E) Nervo obturatório.

33. (INSTITUTO AOCP, EBSERH, UFG-GO, 2015) Com relação à avaliação fisioterapêutica do paciente neurológico, assinale a alternativa INCORRETA:

   A) A sensibilidade superficial é testada através dos testes cinéticos posturais, vibratórios e de tato/pressão.

   B) A plegia refere-se aos graus 0 e 1 de força muscular.

   C) A manobra de Raimiste avalia os flexores de ombros e extensores de cotovelos e é realizada com o paciente em decúbito dorsal.

   D) O reflexo de Babinski é considerado um reflexo superficial.

   E) O reflexo patelar é considerado um reflexo profundo.

34. (INSTITUTO AOCP, EBSERH, UFG-GO, 2015) Sobre o *Mal de Alzheimer* é correto afirmar que:

   A) No estágio inicial da doença o indivíduo acometido apresenta alterações de equilíbrio.

   B) Na fase avançada da doença a principal característica é a dificuldade de realizar atividades instrumentais da vida diária.

C) A atuação do fisioterapeuta na fase inicial da doença não amenizará a evolução da doença, nem impedirá seu agravamento.

D) A principal conduta terapêutica a ser realizada na fase inicial da doença é a fisioterapia respiratória, como padrões respiratórios e o uso de incentivadores respiratórios.

E) A fisioterapia é indispensável em todas as fases de evolução do Mal de Alzheimer, sendo que, na fase avançada, minimiza as complicações decorrentes do imobilismo.

35. (INSTITUTO AOCP, EBSERH, UFG-GO, 2015) Sobre o traumatismo cranioencefálico, assinale a alternativa correta.

A) É uma agressão no cérebro de natureza degenerativa, causada por uma força física externa que pode produzir um estado alterado da consciência.

B) A contusão é uma lesão estrutural do tecido encefálico, com presença de hemorragias, edemas e os déficits neurológicos persistem após 24 horas.

C) A concussão é o traumatismo cranioencefálico aberto com lesão estrutural macroscópica.

D) A hipertonia muscular elástica pode ser observada nos pacientes com traumatismo cranioencefálico, sendo que a postura de decorticação é um padrão extensor de membros superiores.

E) A escala de coma de Glasgow, utilizada em pacientes com traumatismo cranioencefálico, avalia a abertura ocular, resposta motora e resposta sensorial.

36. (UFG, Goianésia-GO, 2014) A *tabes dorsalis* é uma neuropatia caracterizada por ataxia sensorial, dores intensas e tem como agente etiológico:

A) *Treponema pallidum*.

B) Pneumococos.

C) Estafilococos.

D) Meningococos.

37. (IDIB, Russas-CE, 2017) Morte encefálica é a completa e irreversível parada de todas as funções do cérebro. Isto significa que, como resultado de severa agressão ou ferimento grave no cérebro, o sangue que vem do corpo e supre o cérebro é bloqueado e o cérebro morre. Quanto ao coma irreversível, o indivíduo encontra-se:

A) Estímulo doloroso não produz nenhuma reação, funções vegetativas não se mantêm espontâneas e eletroencefalograma isoelétrico.

B) Dor produz movimentos voluntários, funções vegetativas não se mantêm espontâneas e eletroencefalograma isoelétrico.

C) Dor produzirá piscar ou abertura das pálpebras, funções vegetativas não se mantêm espontâneas e eletroencefalograma isoelétrico.

D) Estímulo doloroso produzirá piscar ou abertura das pálpebras, funções vegetativas se mantêm espontâneas e eletroencefalograma isoelétrico.

38. (IDIB, Russas-CE, 2017) A doença de Parkinson é uma patologia lenta e crônica do sistema nervoso, onde ocorre uma degenerescência nas células dos gânglios basais ocasionando uma perda ou interferência na ação da dopamina, que é o principal neurotransmissor dos gânglios basais. Baseado nisto, caracteriza-se a Tríade Parkinsoniana por:

A) Bradicinesia, hipertonia, tremor durante o repouso.

B) Bradicinesia, hipertonia, tremor durante o movimento.

C) Bradicinesia, hipertonia, tremor aumenta ao movimento.

D) Bradicinesia, espasticidade, tremor durante o sono.

39. (FUNCAB, Anápolis-GO, 2016) Sobre reabilitação nas doenças neurológicas está correto afirmar que:

A) A síndrome de Guillain Barré atinge o sistema nervoso central, e o paciente apresenta sinais de lesão do neurônio motor superior.

B) Na esclerose lateral amiotrófica a degeneração ocorre no corno posterior da medula.

C) Miastenia grave é definida por uma desordem de transmissão neuromuscular.

D) A distrofia muscular de Duchenne é um distúrbio genético recessivo ligado ao cromossomo X e sua incidência é de 9 mulheres para cada 1 homem.

E) No acidente vascular cerebral os pacientes não apresentam clônus, Babinski e hipertonias.

40. (FUNCAB, Anápolis-GO, 2016) Correlacione adequadamente os nervos cranianos da coluna I com as respectivas funções na coluna II.

Coluna I

1. Troclear.
2. Trigêmeo.
3. Glossofaríngeo.
4. Vago.
5. Facial.

Coluna II

( ) deglutição, salivação e paladar.
( ) controla os movimentos oculares.
( ) lacrimação.
( ) inerva os músculos da mastigação.
( ) inerva as vísceras.

A sequência correta é:

A) 3, 2, 5, 1, 4.
B) 3, 1, 5, 2, 4.
C) 4, 1, 5, 2, 3.
D) 1, 3, 5, 4, 2.
E) 5, 1, 2, 3, 4.

41. (COMPROV/UFCG, Hospital Universitário Alcides Carneiro-PB, 2014) O músculo esquelético possui diversas pequenas estruturas denominadas fusos musculares, capazes de detectar aumento de tensão muscular, estimulado por um neurônio cujo corpo celular encontra-se no gânglio espinhal. Esta alça neuronal monossináptica ajuda a manter o tônus muscular. Qual reflexo não corresponde à referência textual?

A) Reflexo bicipital.
B) Reflexo patelar.
C) Reflexo de Babinski.

D) Reflexo Aquileu.
E) Reflexo tricipital.

42. (FUNCAB, Anápolis GO, 2016) Observe as afirmativas sobre o posicionamento adequado e o tratamento dos pacientes hemiplégicos.
   I. Decúbito ipsilateral à lesão é ótimo para estimular a propriocepção e facilitar a plasticidade neural.
   II. A espasticidade clinicamente se traduz por hiperatividade dos reflexos osteotendinosos e exaltação do tônus muscular.
   III. Os pacientes hemiplégicos NÃO apresentam déficit cognitivo.
   IV. Durante a fisioterapia no coma faz-se necessário aplicar estímulos multissensoriais.
   Está correto o que se afirma apenas em:
   A) I e IV.
   B) II e IV.
   C) II, III e IV.
   D) I, II e IV.
   E) III e I.

43. (FUNCAB, Anápolis-GO, 2016) Analise as afirmativas sobre os sintomas de negligência unilateral que são definidas pela incapacidade de identificar, descrever ou reconhecer uma figura, som e/ou toque contralateral ao hemisfério comprometido pelo AVC.
   I. A negligência está classicamente associada à lesão no hemisfério direito.
   II. O não reconhecimento dos alimentos que estão no lado esquerdo do prato é consequência da negligência que afeta a atenção.
   III. Quando a negligência afeta a intenção do movimento, o paciente perde a capacidade de reconhecer sons ou toques originados do mesmo lado da hemiplegia/paresia.
   IV. Apraxia é um distúrbio na execução do movimento que não pode ser atribuído à fraqueza muscular, à incoordenação ou à perda sensorial.
   Está correto o que se afirma em:
   A) II e III, apenas.
   B) I e III, apenas.
   C) I e IV, apenas.
   D) I, apenas.
   E) I, II, III e IV.

44. (CETREDE, Itapipoca-CE, 2016) Sobre o Sistema Nervoso Periférico (SNP) autônomo, identifique a afirmativa INCORRETA:
   A) O parassimpático contrai as pupilas.
   B) O simpático inibe a salivação.
   C) O parassimpático contrai os brônquios.
   D) O simpático relaxa a bexiga.
   E) O parassimpático inibe a vesícula biliar.

45. (CETREDE, Itapipoca-CE, 2016) O Acidente Vascular Encefálico (AVE) é considerado uma das principais causas de incapacidade da atualidade. Causando dependência para, no mínimo, uma atividade funcional. Sobre a deambulação e sua reabilitação, identifique a afirmativa INCORRETA:

A) as sequelas, como incoordenação motora, restrição da amplitude de movimento articular, espasticidade, fraqueza muscular, déficits sensoriais e alterações cognitivas, afetam o equilíbrio e a orientação corporal, ocasionando instabilidade, alterações na marcha e quedas.

B) a marcha de indivíduos com hemiparesia/hemiplegia é tipicamente caracterizada pela menor amplitude dos movimentos articulares, menor velocidade, assimetria na transferência do peso corporal, aumento da fase de balanço, instabilidade na fase de apoio, maior gasto energético, prejuízo no ritmo e lentidão nos ajustes adaptativos frente aos distratores do ambiente.

C) indivíduos hemiparéticos apresentam velocidade normal da marcha inferior à, aproximadamente, metade dos valores de indivíduos saudáveis. Assim, a velocidade de marcha tornou-se um marcador importante, sensível e confiável da gravidade do déficit funcional em indivíduos pós-AVE.

D) as alterações na marcha após o AVE, somadas às reações automáticas inadequadas de proteção no hemicorpo afetado, aumentam a prevalência de quedas nessa população.

E) devido a todas as alterações na marcha e às dificuldades impostas pelo AVE, os indivíduos com hemiparesia não são capazes de adotar estratégias compensatórias na tentativa de melhorarem o desempenho da marcha e aumentar sua velocidade.

46. (INSTITUTO MACHADO DE ASSIS, Buriti dos Lopes-PI, 2016) O núcleo ventral póstero-lateral é a conexão talâmica para as vias que conduzem as sensibilidades tátil, térmica, dolorosa e profunda consciente. Sua lesão determina a síndrome talâmica de Déjerine-Roussy, caracterizada por exceto:

A) Astereognosia.
B) Hemiparesia ipsilateral.
C) Hiperpatia.
D) Hemianopsia homônima.

47. (INSTITUTO MACHADO DE ASSIS, Buriti dos Lopes-PI, 2016) Anormalidades da marcha consistem em padrões incomuns e incontroláveis que geralmente ocorrem em função de doenças ou lesões em diversas regiões do corpo. Considerando quatro afecções, correlacione com o padrão de marcha anormal característico e, em seguida, assinale a sequência correta:

I. Afecções do neurônio motor periférico.
II. Doença de Little.
III. Distrofia muscular progressiva.
IV. Síndrome radiculocordonal posterior.

( ) Marcha talonante.
( ) Marcha parética.
( ) Marcha anserina.
( ) Marcha em tesoura.

A) I, II, III, IV.
B) IV, III, I, II.

C) III, I, II, IV.
D) IV, I, III, II.

48. (COPESE, Técnico Administrativo-UFPI, 2015) Lesão cerebral traumática é definida como um ataque ao cérebro, não de natureza degenerativa ou congênita, mas causada por uma força física externa, que pode produzir alteração ou diminuição do estado mental, resultando no comprometimento de capacidades cognitivas ou de funcionalidade física. A fisiopatologia da lesão envolve mecanismos de dano primário e lesões secundárias. Dentre as seguintes opções, assinale aquela que apresenta um mecanismo de dano primário da lesão cerebral traumática.

A) Desequilíbrio eletrolítico.
B) Lesão axonal difusa.
C) Isquemia cerebral.
D) Hipertensão craniana.
E) Hemorragia intracraniana.

49. (INSTITUTO AOCP, EBSERH, UFCG-PB, 2017) Ainda sobre a esclerose múltipla, assinale a alternativa CORRETA.

A) É uma doença que não afeta o sistema respiratório, apenas o osteomioarticular.
B) A cognição não é afetada.
C) A causa direta da esclerose múltipla é a degeneração da camada isoladora lipídica da mielina que envolve os axônios neurais.
D) Os nervos periféricos são afetados devido à reação imunitária do organismo.

50. (INSTITUTO AOCP, Jaboatão dos Guararapes-PE, 2015) Item avaliado na abordagem fisioterapêutica do paciente neurológico, na qual o terapeuta detecta uma alteração na produção da voz com alteração no timbre, intensidade do som e presença de rouquidão. Essa alteração é chamada de:

A) Dislexia.
B) Disfonia.
C) Afasia nominal.
D) Agnosia.
E) Apraxia.

51. (INSTITUTO AOCP, Jaboatão dos Guararapes-PE, 2015) Doença neurológica crônica, desmielinizante, caracterizada por uma destruição da bainha de mielina que recobre e isola as fibras nervosas. Afeta principalmente adultos jovens, provocando lesões disseminadas em toda a substância branca do Sistema Nervoso Central. Assinale a alternativa que apresenta a doença à qual o enunciado se refere.

A) Traumatismo Cranioencefálico (TCE).
B) Esclerose Múltipla.
C) Acidente Vascular Encefálico (AVE).
D) Toxoplasmose.
E) Lesão Medular.

52. (INSTITUTO AOCP, Jaboatão dos Guararapes-PE, 2015) Paciente é encaminhado para Pronto- Socorro com diagnóstico de Traumatismo Cranioencefálico (TCE) devido a acidente automobilístico. Ao avaliar o nível de consciência do indivíduo, o fisioterapeuta detectou a nota final 3 (três) na Escala de Coma de Glasgow. Assinale a alternativa que melhor representa o nível de consciência do paciente.

A) O paciente está com o nível de consciência dentro dos parâmetros da normalidade, atendendo a todos os estímulos.

B) O paciente obedece a comandos simples quando é solicitado.

C) O paciente está em coma profundo, sem respostas a estímulo verbal, visual e motor.

D) O paciente apresenta abertura ocular quando lhe é solicitado.

E) O paciente apresenta-se confuso e desorientado.

53. (INSTITUTO AOCP, Jaboatão dos Guararapes-PE, 2015) Durante a marcha, a espasticidade pode ser observada em todos os músculos no lado envolvido, porém é mais acentuada em alguns grupos musculares. A perna tende a circunduzir em um semicírculo, girando externamente, ou tracionada para frente, com o pé arrastando-se ao solo. Em geral, os membros superiores atravessam o tronco para facilitar o equilíbrio. O enunciado se refere à marcha:

A) Parkisoniana.

B) Atáxica cerebelar.

C) Paraparética espástica.

D) Hemiplégica (hemiparética) espástica.

E) de Trendelenburg.

54. (INEP, ENADE, 2013) Um paciente do sexo masculino, com 75 anos de idade, foi diagnosticado com doença de Parkinson. No momento, apresenta os principais sintomas compatíveis com a morte massiva dos neurônios da parte compacta da substância negra. Considerando o exposto, avalie as afirmações abaixo.

I. Na doença de Parkinson há, principalmente, a morte de neurônios da parte compacta da substância negra que liberam, em seus terminais, acetilcolina nos núcleos caudado e putâmen (estriado) do telencéfalo.

II. Os principais sintomas da doença de Parkinson são tremor de repouso, bradicinesia, micrografia, diminuição da expressão facial, depressão e sinais de demência.

III. Na lesão dos núcleos da base, o tônus muscular caracteriza-se como hipertonia elástica, na qual os grupos musculares agonistas e antagonistas são acometidos de forma diferente.

IV. A lesão dos núcleos da base requer o tratamento fisioterapêutico que priorize exercícios que visem ao treino funcional, à orientação familiar e à prevenção de complicações secundárias.

É correto apenas o que se afirma em:

A) I e III.

B) II e IV.

C) III e IV.

D) I, II, III.

E) I, II, IV.

55. (IDECAN, EBSERH, UFAL-AL, 2014) O comportamento motor evolui a partir de um complexo conjunto de processos neurológicos e mecânicos que determinam a natureza dos movimentos. Alguns movimentos são geneticamente predeterminados e se tornam aparentes através dos processos de crescimento e desenvolvimento normais. Com base no exposto, assinale a afirmativa INCORRETA:

A) Hipotonia ou flacidez é o termo usado para a definição da queda ou ausência do tônus muscular.

B) O espasmo refere-se à contração espontânea, convulsiva e voluntária de grupos musculares selecionados.

C) Na espasticidade, há um aumento na resistência ao movimento passivo brusco. A resposta produzida é dependente da velocidade.

D) Na rigidez, a resistência fica aumentada para todos os movimentos, fazendo com que as partes do corpo se tornem rígidas e imóveis.

E) A distonia representa um estado hipertônico anormal e é comumente observada na distonia muscular deformante ou torcicolo espasmódico.

56. (VUNESP, São José dos Campos-SP, 2015) O exame neurológico de pacientes com diagnósticos de traumatismo raquimedular se baseia na avaliação motora e sensorial a partir *da American Spinal Cord Injury Association Examination* (ASIA). Nesses casos, a sensibilidade é descrita pelo dermátomo. De acordo com a avaliação da sensibilidade, relacione a coluna I com a coluna II e indique a alternativa correta.

Coluna I

(1) Sensibilidade dolorosa ou térmica.

(2) Sensibilidade tátil protopática.

(3) Sensibilidade proprioceptiva consciente.

Coluna II

I. Testa o trato espinotalâmico lateral.

II. Testa o trato espinotalâmico anterior.

III. Testa os fascículos grácil e cuneiforme.

A) (1) II; (2) III; (3) I.
B) (1) I; (2) II; (3) III.
C) (1) III; (2) I; (3) II.
D) (1) I; (2) III; (3) II.
E) (1) II; (2) I; (3) III.

57. (UFG, Técnico Administrativo, 2015) Em paciente que sofreu trauma raquimedular verificou-se que o nível neurológico foi L2. Os músculos preservados nesse nível de lesão são os:

A) Flexores de quadril.

B) Adutores de quadril.

C) Extensores de quadril.

D) Abdutores de quadril.

58. (UFG, Técnico Administrativo, 2015) A fisioterapia neurológica atua na prevenção, habilitação e reabilitação em pacientes com disfunção motora. Acerca da avaliação da deambulação, na marcha:

A) *Ceifante*, o paciente adquire uma postura em flexão de membro superior e inversão de pé.

B) *Atáxica*, há fraqueza muscular de dorsiflexores por lesão de nervos periféricos.

C) *Escarvante*, a base é alargada, típico de lesão cerebelar.

D) *Apráxica* ou em tesoura, ocorre encurtamento do quadril, comum em pacientes diplégicos com paralisia cerebral.

59. (UFG, Técnico Administrativo, 2015) O par de nervos cranianos que promove sensibilidade na face é:
    A) IX e nervo glossofaríngeo.
    B) IV e nervo troclear.
    C) V e nervo trigêmeo.
    D) VII e nervo facial.

60. (UFG, Goianésia-GO, 2014) A sensibilidade humana é mediada por proprioceptores, que são sensíveis a variados estímulos externos e internos. A sensibilidade à vibração e à pressão em alta frequência é devida aos corpúsculos de:
    A) Ruffini.
    B) Pacini.
    C) Meissner.
    D) Krause.

61. (UFG, Goianésia-GO, 2014) São doenças neurológicas desmielinizantes:
    A) Esclerose lateral amiotrófica e Duchene.
    B) Meningocele e mielomeningocele.
    C) Esclerose múltipla e síndrome de Guillain-Barré.
    D) Paralisia cerebral e doença de Parkinson.

62. (UFG, Goianésia-GO, 2014) O comprometimento das vias sensitivas pode determinar sintomas como dor, parestesias, agnosias, entre outras. Com relação às síndromes sensitivas: sabe-se que a
    A) Radicular posterior é caracterizada por hiperestesia, verificada pelo sinal de Lasègue.
    B) Cordonal posterior provoca abolição das sensibilidades profundas e vibratórias.
    C) Brown-Séquard é caracterizada por abolição das sensibilidades profundas na região contralateral.
    D) Déjerine Klumpke é caracterizada por lesão em nervos de T9 a S5, provocando paraplegia flácida.

63. (COPESE, Bom Jesus-PI, 2015) Assinale a opção que contém o transtorno de movimento definido por *"movimentos de grande amplitude, abruptos, contínuos, rápidos e rítmicos, localizando-se predominantemente nos segmentos proximais dos membros"* (Sanvito, W. L. *Propedêutica neurológica básica*. 2. ed. São Paulo: Atheneu, 2010, página 66):
    A) Movimentos coreicos.
    B) Balismos.
    C) Movimentos atetóticos.

D) Mioclonias.

E) Distonias.

64. (FCC, TRT-23ª Região-MT, 2016) O sistema nervoso autônomo é dividido em simpático, parassimpático e entérico. Os neurônios pertencentes ao sistema nervoso autônomo simpático estão localizados nos cornos

A) Anteriores do segmento toracolombar da medula espinhal.

B) Laterais do segmento toracolombar da medula espinhal.

C) Dorsais do segmento cérvico-torácico da medula espinhal.

D) Dorsais do segmento toracolombar da medula espinhal.

E) Laterais do segmento cérvico-torácico da medula espinhal.

65. (FCC, TRT-23ª Região-MT, 2016) Paulo Henrique, 68 anos, após diagnóstico de Acidente Vascular Encefálico (AVE) evoluiu com hemiparesia desproporcional à esquerda de predomínio crural, problemas com imitação e realização de tarefas com as mãos, apraxia e comprometimento sensorial, principalmente, no membro inferior. Esses sinais e sintomas são característicos de comprometimento da artéria:

A) Cerebral média.

B) Cerebral anterior.

C) Cerebelar posterior.

D) Cerebral posterior.

E) Vertebrobasilar.

66. (IDHTEC, Barra de Guarabira-PE, 2016) Sobre a mioclonia é INCORRETO afirmar:

A) São movimentos fugazes de excitação ou de relaxamento muscular que acarretam uma contração rápida e sincronizada dos músculos envolvidos.

B) Os espasmos mioclônicos podem afetar a maioria dos músculos simultaneamente, como ocorre comumente quando um indivíduo adormece.

C) Os espasmos são limitados apenas à mão, a um grupo muscular do braço ou da perna.

D) Etiologia: falta súbita de oxigenação cerebral, por determinados tipos de epilepsia ou por doenças degenerativas que ocorrem no final da vida.

E) Se as contrações mioclônicas forem muito graves a ponto de exigir tratamento, as medicações anticonvulsivantes podem ser úteis.

67. (IBFC, EBSERH, UNIRIO-RJ, 2017) Correlacione corretamente os pares de nervos cranianos e seus componentes aferentes motores e sensitivos (sensoriais).

(1) Olfatório.   (A) Motores.

(2) Oculomotor.   (B) Sensitivos (sensoriais).

(3) Facial.   (C) Mistos.

(4) Acessório.

(5) Vago.

A correlação correta se estabelece em:

A) 1B, 2C, 3A, 4C, 5B.

B) 1A, 2C, 3C, 4A, 5B.

C) 1C, 2B, 3C, 4A, 5C.
D) 1B, 2A, 3A, 4C, 5C.
E) 1B, 2A, 3C, 4A, 5C.

68. (URCA, Farias Brito-CE, 2014) A espasticidade é um distúrbio frequente nas lesões congênitas ou adquiridas do Sistema Nervoso Central (SNC) e afeta milhões de pessoas em todo o mundo. Pode ser a causa da incapacidade por si só, afetando o sistema musculoesquelético e limitando a função motora. Inicialmente, dificulta o posicionamento confortável do indivíduo, prejudica as tarefas de vida diária como alimentação, locomoção, transferência e os cuidados de higiene. Quando não tratada, causa contraturas, rigidez, luxações, dor e deformidades. Baseado nessas informações, responda em que a espasticidade clinicamente se traduz:
A) Aumento do tônus muscular e hipoatividade dos reflexos osteotendinosos.
B) Hiperatividade dos reflexos osteotendinosos e aumento do tônus muscular.
C) Hiperatividade dos reflexos osteotendinosos e diminuição do tônus muscular.
D) Hipoatividade dos reflexos osteotendinosos e normalidade do tônus muscular.

69. (URCA, Farias Brito-CE, 2014) A patologia que apresenta bradicinesia como um dos sinais característicos é o(a):
A) Alzheimer.
B) Huntington.
C) Parkinson.
D) Esclerose lateral amiotrófica.

70. (FGV, Secretaria de Estado da Saúde-RO, 2017) Os gânglios da base desempenham papel importante em diversos aspectos complexos do movimento e do controle postural. Em caso de distúrbios desses núcleos, o paciente apresenta movimentos involuntários, rápidos, irregulares e espasmódicos. Este sinal clínico é denominado:
A) Tremor.
B) Hemibalismo.
C) Coreia.
D) Bradicinesia.
E) Atetose.

71. (CORPO DE SAÚDE, Marinha, 2015) Como é denominada a condição neurológica que cursa com a seguinte tríade de achados clínicos: distúrbio da marcha de progressão lenta, comprometimento da função mental e incontinência esfincteriana?
A) Doença de Werdning-Hoffmann.
B) Siringomielia.
C) Hidrocefalia de pressão normal.
D) Síndrome de Homans.
E) Esclerose lateral primária.

72. (IMPARH, Fortaleza-CE, 2014) É uma doença neuromuscular lentamente progressiva, caracterizada por fraqueza muscular, atrofia e deformidades nas porções distais dos membros.

Sua causa são as mutações em genes que codificam proteínas fundamentais para o funcionamento de axônio e da mielina do nervo periférico. Estamos caracterizando a:

A) Distrofia muscular progressiva de Duchenne.

B) Distrofia muscular de Becker

C) Amiotrofia espinhal progressiva.

D) Doença de Charcot-Marie-Tooth.

73. (IMPARH, Fortaleza-CE, 2014) A facilitação neuromuscular proprioceptiva (FNP) utiliza padrões de movimentos com direção diagonal e espiral, respeita o arranjo topográfico muscular e facilita a ativação dos músculos biarticulares. A FNP é um conceito de tratamento usado no campo da reabilitação, em especial pelos fisioterapeutas, fisiatras e terapeutas ocupacionais. São princípios básicos da FNP:

A) Padrão de facilitação e iniciação rítmica.

B) Máxima resistência e tração ou aproximação.

C) Iniciação rítmica e inversão lenta.

D) Estabilização rítmica e contrair-relaxar.

74. (INSTITUTO AOCP, EBSERH, UFC-CE, 2014) Paresia no músculo deltoide e redondo menor, além da alteração de sensibilidade na face lateral e superior do braço, é característica de lesão do nervo.

A) Radial.

B) Mediano.

C) Axilar.

D) Ulnar.

E) Hipoglosso.

75. (INSTITUTO AOCP, EBSERH, UFC-CE, 2014) Sobre a Doença de Alzheimer assinale a alternativa INCORRETA:

A) A manifestação inicial mais frequente desta doença são as dificuldades em relação à memória.

B) Os traumas cranianos e a hipotensão arterial também tem sido implicados como possíveis fatores de risco.

C) Esta doença acaba sendo diagnosticada em casos de afasia e apraxia progressiva, assim como períodos prolongados de comprometimento da memória.

D) A história típica consiste em demência lentamente progressiva ao longo dos anos.

E) A anamnese precisa focalizar a relação cronológica entre a perda da cognição e o desenvolvimento dos distúrbios de comportamento.

76. (UFRN, Técnico Administrativo, 2014) Paciente encontra-se acamada com hemiparesia direita. Durante a avaliação foi detectado que a paciente encontrava-se mal posicionada no leito. Pensando preventivamente nas condições predisponentes de contraturas e deformidades, a paciente deve ser orientada a posicionar o membro superior direito em:

A) Rotação interna, adução, extensão de cotovelo, flexão de punho e dedos.

B) Rotação externa, adução, extensão de cotovelo, flexão de punho e dedos.

C) Rotação interna, abdução moderada, extensão de cotovelo, punho e dedos.

D) Rotação externa, abdução moderada, extensão de cotovelo, punho e dedos.

77. (INSTITUTO AOCP, EBSERH, UFC-CE, 2014) A hipertonia piramidal possui certas características. Com relação a essa alteração do tônus, assinale a alternativa correta.

    A) A hipertonia está presente nos músculos agonistas e antagonistas dos membros, da face e do pescoço.
    B) O sinal de roda denteada e o sinal de cano de chumbo sempre se fazem presentes nesta hipertonia.
    C) A paralisia motora, hiper-reflexia e o sinal de Babinski não estão presentes neste tipo de hipertonia.
    D) A hipertonia está presente nos músculos extensores e pronadores do membro superior e nos flexores do membro inferior e flexores plantares do tornozelo.
    E) O sinal de canivete, somado à contratura dos músculos que dificultam a movimentação passiva, faz parte desta hipertonia.

78. (FUNRIO, Analista-INSS, 2014) Seja nas posições de decúbito dorsal, decúbito lateral ou sentado com o tronco inclinado anteriormente, ao erguermos o membro inferior com o joelho estendido, acrescentando dorsiflexão ou plantiflexão do tornozelo, com inversão plantar, adução e rotação medial do quadril, associados à flexão passiva do pescoço, estaremos aplicando a técnica de Mobilização Neural para avaliarmos o nervo:

    A) Crural.
    B) Femoral.
    C) Ciático-poplíteo externo.
    D) Ciático-poplíteo interno.
    E) Isquiático.

79. (CESPE, Secretaria de Estado da Saúde-ES, 2013) Durante avaliação, o fisioterapeuta solicitou ao paciente que permanecesse com o cotovelo fletido e a mão apoiada no braço do avaliador para a realização de palpação, no nível do cotovelo, no espaço da "goteira epitrocleana", de um nervo responsável pela parte autonômica e pela sensibilidade da parte medial do antebraço, da mão, do quinto dedo e da metade do quarto dedo. Assinale a opção em que é apresentado o nome do nervo em questão.

    A) Radial cutâneo.
    B) Mediano.
    C) Ulnar.
    D) Fibular comum.
    E) Radial.

80. (CESPE, Secretaria de Estado da Saúde-ES, 2013) Acerca do tratamento fisioterapêutico nas repercussões do acidente vascular encefálico (AVE), assinale a opção correta.

    A) A eletroterapia, com o uso de FES, é indicada durante a fase crônica e contraindicada na fase aguda do AVE.
    B) O tratamento fisioterapêutico possui pouca influência na força e no risco de quedas de pacientes com sequelas de AVE.
    C) A bengala de três pontos de apoio no solo proporciona os mesmos benefícios que a bengala de um ponto de apoio no solo.

D) Em ambiente hospitalar, após instalação de quadro de AVE, é recomendada a mobilização articular no intuito de preservar a função residual e o nível de independência do paciente.

E) Em pacientes que evoluem com padrão espástico e contraturas, é contraindicada a realização de alongamentos e exercícios que objetivem aumento da amplitude de movimento.

81. (CETREDE, São Benedito-CE, 2015) A paralisia facial periférica decorre da interrupção do influxo nervoso de qualquer um dos segmentos do nervo facial. Sobre a paralisia facial periférica marque a opção INCORRETA:

A) A fisioterapia é indispensável com o objetivo principal de restabelecer o trofismo, a força e a função muscular.

B) Alguns recursos sugeridos pela literatura são cinesioterapia, massagem e eletrotermoterapia.

C) Algumas sequelas estéticas ou funcionais significantes são disfunção oral, contraturas, obstrução nasal, disgeusia, disestesias, sincinesias e espasmo hemifacial.

D) Devem ser utilizados a estimulação com massagens rápidas e exercícios de mímica facial para melhorar a simetria.

E) O grau de recuperação da função do nervo facial não depende da terapêutica instituída e sim da idade do paciente, da etiologia e do tipo de lesão.

82. (COPEVE, Feira Grande-AL, 2014) A lesão do neurônio motor inferior (NMI) ocorre geralmente em pacientes que sofrem um trauma em membros superiores/inferiores, lesão com objeto perfurocortante ou por arma de fogo. Qual é a apresentação clínica da musculatura afetada desse paciente?

A) Paresia/paralisia flácida, diminuição do tônus muscular, fraqueza e hiporreatividade muscular.

B) Paresia/paralisia espástica, diminuição do tônus muscular, fraqueza e hiporreatividade muscular.

C) Paresia/paralisia espástica, aumento do tônus muscular, fraqueza e hiper-reatividade muscular.

D) Paresia/paralisia flácida, diminuição do tônus muscular, fraqueza e hiper-reatividade muscular.

E) Paresia/paralisia espástica, aumento do tônus muscular, fraqueza e hiporreatividade muscular.

83. (COPEVE, Feira Grande-AL, 2014) A hemiplegia ou hemiparesia é uma condição secundária ao acidente vascular encefálico (AVE), tanto isquêmico quando hemorrágico. Essa condição se apresenta de maneira contralateral à região em que ocorre o AVE, podendo afetar tanto os membros superiores quanto os membros inferiores. Assim, das alternativas abaixo, qual não está relacionada à apresentação clínica da hemiplegia ou hemiparesia?

A) Leve plantiflexão e inversão do complexo tornozelo-pé.

B) Subluxação do ombro.

C) Marcha de Trendelenburg.

D) Semiflexão do cotovelo e rotação medial do ombro.

E) Marcha ceifante.

84. **(CONSULPLAN, Hospital Odilon Behrens-MG, 2015)** Facilitação Neuromuscular Proprioceptiva (PNF) é um conceito de tratamento. Sua filosofia baseia-se na ideia de que todo ser humano, incluindo aqueles portadores de deficiências, tem um potencial existente não explorado (Kabat, 1950). É um método de tratamento global, cada tratamento é direcionado para o ser humano como um todo, e não para um problema ou segmento corporal específico. O enfoque terapêutico é sempre positivo. Além disso, reforça e utiliza o que o paciente pode fazer física e psicologicamente. Levando-se em consideração os procedimentos básicos desta técnica para a facilitação, assinale a alternativa INCORRETA:

   A) **Contato manual:** diminui a força e guia o movimento com toque e pressão.

   B) **Posição corporal e biomecânica:** guia e controla o movimento ou estabilização.

   C) **Tração e aproximação:** o alongamento ou a compressão dos membros e do tronco facilita o movimento e a estabilidade.

   D) **Resistência:** auxilia a contração muscular e o controle motor, aumenta a força e incrementa a aprendizagem motora.

85. **(IDECAN, Fiscal CREFITO-8-PR, 2013)** Um paciente com 15 anos, vítima da Síndrome de Guillain-Barré (SGB), ficou internado em terapia intensiva por 21 dias e, ao receber alta, sua família procurou o serviço de fisioterapia de uma clínica-escola para dar continuidade ao seu tratamento. Sobre esta doença e suas respectivas características analise.

   I. A Síndrome de Guillain-Barré (SGB), doença neurológica capaz de provocar fraqueza muscular generalizada que, em alguns casos, pode levar à morte. Caracteriza-se como autoimune, com predominância maior em homens na idade de 20 a 30 anos.

   II. Conduz à desmielinização da bainha de mielina e a degeneração axonal dos nervos periféricos.

   III. Acarreta paralisia espástica, arreflexia ascendente e diferença na concentração de proteína no líquido cefalorraquidiano (LCR), caracterizando a dissociação albumino-citológica, que é característica da SGB.

   IV. Os pacientes com SGB apresentam muita dor, descrita como parestesia, disestesia, dor axial e radicular, mialgia, dor articular e desconforto visceral. A fisioterapia motora constitui-se de exercícios passivos, ativoassistido e ativo dos membros, esse último dependendo da melhora da fraqueza muscular.

   Estão corretas apenas as afirmativas:

   A) I e IV.
   B) III e IV.
   C) I, II e III.
   D) I, II e IV.
   E) II, III e IV.

Gabarito

Comentário: lesões encefálicas adquiridas (LEA) são lesões que ocorrem no encéfalo após o nascimento e não estão relacionadas a doenças hereditárias, congênitas, degenerativas ou traumas de parto. A maior causa da LEA são os acidentes vasculares cerebrais, seguidos dos traumatismos cranioencefálicos. A anóxia, as neuroinfecções e os tumores ocorrem com menor frequência.

Os objetivos do tratamento fisioterapêutico são: evitar o desenvolvimento de padrões anormais de movimento, resultantes de tônus muscular anormal (espasticidade); ensinar o paciente a não compensar de maneiras desnecessárias e potencialmente perigosas com o seu lado não afetado; promover o reconhecimento e a consciência do lado afetado e melhorar a mobilidade e amplitude de movimento, controle postural e equilíbrio além da estimulação das capacidades perceptocognitivas e visuoespaciais. *Portanto, encorajar o uso do MSH é fundamental para a recuperação funcional do paciente.*

Comentário: quando analisamos as alternativas, percebemos que a *letra D está incorreta*, pois fala sobre o Traumatismo Cranioencefálico; portanto, não é o objetivo dessa questão. As demais alternativas estão corretas. No tratamento das sequelas de AVE, o fisioterapeuta atua na prevenção e tratamento das complicações (*perturbações intestinais, contraturas, retrações, escaras, etc.*), que podem aumentar o dano causado. Durante esse período, é importante estimular e usar o potencial do próprio paciente para a sua reabilitação; evitar o desenvolvimento de padrões anormais de movimento, resultantes de tônus muscular anormal; ensinar ao paciente a não compensar, de maneiras desnecessárias e potencialmente perigosas, com o seu lado não afetado. Nos estágios iniciais da recuperação, se o indivíduo compensa com o seu lado não afetado, isso pode aumentar a espasticidade e provocar reações associadas anormais.

Comentário: muita atenção, candidato, pois esse é um reflexo essencial no exame neurológico e por consequência muito cobrado em questões de concursos. *Reflexo/sinal de Babinski* ou *reflexo cutâneo-plantar* é considerado um reflexo superficial e será positivo quando houver extensão do hálux com a abdução dos outros quatro dedos, obtida por estímulo na planta do pé que aparece como indicador de lesão piramidal.

Comentário: item da avaliação neurológica do adulto muito cobrado em provas. O sinal característico de lesão *cerebelar* é a *Disdiadococinesia, letra D*, que é a dificuldade para realização de movimentos rápidos e alternados. Pode ser testado pela realização de movimentos de pronação e supinação das mãos. *Estereognosia* é a habilidade de reconhecer ou identificar a forma e os contornos dos objetos através do *tato*.

Abarestesia é a perda da sensibilidade à pressão (*não confundir com Barognosia, que é a capacidade de reconhecer pesos, sendo testada mediante o uso de objetos de formas e dimensões similares, porém com pesos distintos*). *Amorfognosia* é a impossibilidade de reconhecer a forma de diferentes objetos pelo tato.

Comentário: questões sobre nervos cranianos costumam ser frequentes em concursos, sendo relativamente difíceis, pois assimilar todos esses nervos e suas funções não é tarefa fácil. Dentre as alternativas a única que traz a associação correta do nervo com suas características é a *letra C*.

Segue quadro resumido com as principais características dos doze pares de nervos cranianos:

Nervo	Origem	Características funcionais	Função
I – Olfatório	Bulbo olfatório (telencéfalo)	Sensitivo	Olfato
II – Óptico	Corpo geniculado lateral (tálamo)	Sensitivo	Visão
III – Oculomotor	Núcleos de Edinger-Westphal (Mesencéfalo)	Motor	Movimentos dos olhos (músculos extrínsecos) e das pupilas (músculos intrínsecos)
IV – Troclear	Núcleos do nervo troclear (Mesencéfalo)	Motor	Movimento dos olhos (inerva apenas o músculo oblíquo superior dos olhos)
V – Trigêmio	Núcleo principal e núcleo motor do nervo trigêmeo (Mesencéfalo, Ponte e Bulbo)	Misto	**Sensitivo:** Sensibilidade da face (ramos oftálmico [V1], maxilar [V2] e mandibular [V3]) e dos 2/3 anteriores da língua. **Motor:** Inerva os músculos da mastigação
VI – Abducente	Núcleo do nervo abducente (Ponte)	Motor	Movimento lateral dos olhos (inerva apenas o músculo reto lateral dos olhos)
VII – Facial	Núcleo do nervo facial (Ponte) e núcleo do trato solitário (Bulbo)	Misto	**Sensitivo:** Paladar nos 2/3 anteriores da língua **Motor:** Inerva todos os músculos da mímica facial
VIII – Vestíbulococlear	Núcleos vestibulares e núcleos cocleares anterior e posterior (Ponte e Bulbo)	Sensitivo	Equilíbrio (ramo vestibular) e Audição (ramo coclear)

Continua

Nervo	Origem	Características funcionais	Função
IX – Glossofaríngeo	Núcleo do trato solitário (Bulbo)	Misto	**Sensitivo:** Sensibilidade e paladar no 1/3 posterior da língua **Motor:** Deglutição
X – Vago	Núcleo ambíguo, núcleo posterior do nervo vago e núcleo do trato solitário (Bulbo)	Misto	**Sensitivo:** Inervação aferente visceral **Motor:** Deglutição, fonação (fala) e inervação parassimpática das vísceras torácicas e abdominais
XI – Acessório	Núcleo ambíguo (Bulbo) e medula espinhal (de C1 a C5)	Motor	Movimentos do pescoço (inerva os músculos esternocleidomastóideo e trapézio)
XII – Hipoglosso	Núcleo do nervo hipoglosso (Bulbo)	Motor	Movimentos da língua (inerva os músculos intrínsecos da língua)

6 B

Comentário: O plexo braquial é responsável pela inervação sensitiva e motora do membro superior. Formado pelas raízes de C5, C6, C7, C8 e T1. As raízes dão origem aos *troncos superior (C5-C6), médio (C7)* e *inferior (C8-T1)*. O plexo braquial possui como ramos terminais os nervos musculocutâneo, axilar, radial, mediano e ulnar. No quadro abaixo você pode conhecer melhor esses cinco nervos:

Nervo	Inervação	Lesão
Musculocutâneo C5–C7	Braquial, bíceps braquial e coracobraquial	Incapacidade para flexionar o braço e supinar o antebraço
Axilar C5–C6	Deltoide e redondo menor	Incapacidade e/ou fraqueza para abdução e rotação externa do ombro
Mediano C5–C7	Flexor radial do carpo, pronador redondo, palmar longo, flexor superficial e profundo dos dedos, flexor longo e curto do polegar, abdutor curto do polegar, oponente do polegar e lumbrical do 2º e 3º dedos	Paralisia e hipotrofia de alguns músculos da eminência tenar e uma perda da sensibilidade ao nível de polegar, dedos indicador, médio e metade radial e volar do anular Fraqueza para flexão de punho, pronação do antebraço e oposição/abdução do polegar *Conhecida como mão semiesca ou bênção de papa*

Continua

Nervo	Inervação	Lesão
Ulnar C8–T1	Flexor ulnar do carpo, flexor profundo dos dedos, adutor do polegar, abdutor do 5º dedo, oponente do 5º dedo, flexor curto do 5º dedo, interósseo dorsal e palmar, lumbricais do 4º e 5º dedos	Provoca uma paralisia e hipotrofia da maioria dos músculos intrínsecos da mão e da região hipotenar, gerando mão em garra. A perda sensitiva ocorre, em geral, no dedo mínimo e metade ulnar e volar do dedo anular. *Conhecida como mão em garra*
Radial C5–T1	Tríceps braquial, supinador, ancôneo, braquirradial, extensor radial do carpo, extensor dos dedos, extensor do 5º dedo, extensor ulnar do carpo, abdutor longo do polegar, extensor curto e longo do polegar	Incapacidade e/ou fraqueza para extensão de cotovelo, punho e dedos. Punho em flexão ou mão caída. *Conhecida como mão em gota*

7 E

Comentário: os sinais e sintomas característicos nas paralisias periféricas resultam da interrupção dos sinais gerados pelos motoneurônios inferiores para o músculo, o que diminui ou impede a contração muscular. Lesão em qualquer ponto do neurônio motor inferior gera sintomas do mesmo lado da lesão. Portanto, são achados comuns nesse tipo de lesão: Paresia, Hipotonia (atonia), Hiporreflexia ou arreflexia, atrofia e flacidez.

8 B

Comentário: essa temática não é muito frequente em concursos, mas, uma vez, ou outra, pode aparecer em provas. Portanto, é um tema interessante a ser estudado, já que faz parte do exame neurológico.

As manobras deficitárias são amplamente utilizadas no exame neurológico e complementam a avaliação da força muscular. Seguem as principais:

- **Manobra de Barre:** visa confirmar o déficit motor dos músculos flexores da perna sobre a coxa (flexores do joelho). O paciente deita em decúbito ventral, realiza uma flexão das pernas, num ângulo de 90° e lhe é solicitado que mantenha a posição por 2 minutos. O teste será positivo quando a perna começar a oscilar ou cair (imediata ou progressivamente), evidenciando o déficit distal *(portanto, gabarito B)*.
- **Manobra dos braços estendidos:** os membros superiores são colocados em posição horizontal ("posição de juramento"). Em caso de déficit motor, o membro apresenta oscilações e tende a abduzir e cair progressivamente.
- **Manobra de Mingazzini:** paciente em decúbito dorsal, com as pernas fletidas em ângulo reto sobre as coxas e estas sobre o quadril a um ângulo de 90°. Em caso de dificuldade para manter a posição na perna o déficit é do quadríceps, e na coxa o déficit é do psoas.
- **Manobra do pé:** paciente em decúbito dorsal e membros inferiores em extensão com os pés em posição neutra. Em caso de déficit dos músculos rotatórios internos dos membros inferiores, os pés desviam-se para fora. É uma manobra importante no paciente em coma, quando o déficit indica hemiplegia.

Comentário: o nervo radial (C5–T1) é responsável pela inervação muscular dos compartimentos posteriores do braço e antebraço (músculos extensores do antebraço, mão e dedos). A queda do punho é o achado clínico mais significativo de sua lesão. É considerado o mais importante ramo terminal do *plexo braquial*, sendo responsável pela inervação sensitiva da mão e inervação motora do braço e antebraço. Sendo assim, a dormência nos 4º e 5º dedos (*letra C*) é quadro clínico de lesão do nervo ulnar e não do nervo radial, sendo, portanto, essa alternativa o gabarito da questão.

Comentário: as deficiências decorrentes do AVE podem ser divididas em:
- **Deficiências primárias:** descobertas físicas associadas à lesão específica do cérebro e incluem mudanças na força e no tônus muscular, na ativação muscular, no controle (sequenciamento, disparo, iniciação) e na sensação. As mudanças cognitivas, perceptivas e emocionais da fala e da linguagem são, também, consideradas deficiências primárias e têm efeito na função;
- **Deficiências secundárias:** são decorrentes de influências clínicas ou ambientais, como uma queda, pneumonia ou flebite. Por exemplo: mudanças ortopédicas no alinhamento e na mobilidade, no comprimento do músculo e do tecido mole, dor e edema.

Comentário: questões dobre Acidente Vascular Encefálico são as mais cobradas pelas bancas na disciplina de neurologia. Assim, aconselho que revise profundamente essa patologia.

Seguem as características dos dois tipos de hipertonias:
- **Hipertonia Elástica (espasticidade):** observada nas hemiplegias decorrentes de AVE e nas demais afecções que acometem o sistema piramidal. *Características:* velocidade dependente; predomina em certos grupos musculares (flexores nos membros superiores e extensores nos membros inferiores); é elástica (encontrando-se grande resistência muscular, a movimentação passiva no início do movimento ou depois de algum esforço cede rápida e totalmente – *fenômeno de canivete*); acompanha-se, na maioria das vezes de hiper-reflexia profunda, dos reflexos de automatismo, do sinal de Babinski e de sincinesias (contrações musculares involuntárias que ocorrem com o movimento voluntário de um grupo muscular diferente).
- **Hipertonia Plástica (rigidez):** observada nas síndromes extrapiramidais (ex.: mal de Parkinson). *Características:* Acomete todos os grupos musculares, agonistas e antagonistas, flexores e extensores, apresentando, contudo, certa predileção para os músculos do tronco, pescoço e raízes dos membros. Há exagero do tônus de repouso e postura. À movimentação passiva, a resistência encontrada é sempre a mesma, invariável. Terminado o movimento, o segmento fixa-se na posição em que foi passivamente colocado (rigidez plástica). Em razão do movimento ocorrer com sucessivas interrupções, denomina-se *rigidez em roda denteada*.

Comentário: O *Sinal de Wartenberg* é um teste utilizado para verificar neurite ou paralisia do nervo ulnar. *Modo de realização:* paciente estende a palma da mão sobre uma superfície plana e é solicitado que ele realize a abdução do 5º dedo (dedo mínimo) e em seguida a adução. Se ele não conseguir o teste, é positivo para doença no nervo ulnar (*dedo mínimo fica em abdução ou produz garra*).

Nota: não confunda *Sinal de Wartenberg* com *Síndrome de Wartenberg*, já que esta é uma neuropatia compressiva do nervo radial. Neurite do nervo radial mais frequentemente associada com inflamação do músculo extensor do polegar. A sua fisiopatologia é baseada na compressão isolada do ramo sensitivo superficial do nervo radial no antebraço distal. Os sintomas são dor, parestesia e dormência nas regiões radiais do punho e da mão.

Comentário: esse assunto também é bem solicitado dos candidatos pelas bancas. Por isso não deixe de estudá-lo.

- **Item I é correto,** o processo de degeneração distal a um ponto da lesão é chamado de degeneração secundária ou walleriana (coto distal). A reação proximal ao ponto de separação é denominada degeneração primária, traumática ou retrógrada (coto proximal).
- **Item II é incorreto:** neuropraxia é a forma leve e transitória de lesão do nervo periférico. É uma lesão temporária do nervo em que se mantém íntegra a continuidade da bainha endoneural e dos axônios. Portanto, não ocorre perda permanente e funcional do nervo.
- **Item III é correto:** neurotmese é a forma mais grave de lesão. Envolve completa perda de continuidade do nervo. Pode ser provocada por fraturas com deslocamento desfavorável, rompimento do nervo por projéteis de arma de fogo ou ferimentos por arma branca.
- **Item IV é incorreto:** nesse tipo de lesão há interrupção total (*e não parcial*) do axônio e de sua bainha de mielina com preservação do tecido de sustentação (perineuro e endoneuro), ocorrendo uma contusão do nervo. Essa lesão apresenta degeneração walleriana.

Seque quadro resumido com as principais características das lesões nervosas:

Tipo de lesão	Causa	Característica	Prognóstico
Neuropraxia	Leve compressão ou tração no nervo	Mantida a continuidade axonal	Retorno espontâneo da função em até 2 meses
Axonotmese	Injúria por esmagamento ou tração	Rompimento de algumas fibras nervosas, mas sem divisão total do nervo	Reabilitação espontânea entre 2 e 4 meses, completa resolução em cerca de 1 ano
Neurotmese	Transecção, avulsão ou laceração do nervo	Completa divisão do nervo	Pobre prognóstico, indicação de microneurocirurgia

Comentário: as questões sobre lesões medulares que caem em provas são geralmente complexas. Por isso, tente estudar esse conteúdo pela leitura de textos, resolva provas de concursos anteriores e assista videoaulas. Isso tudo vai ajudá-lo a fixar melhor o conteúdo. Para ajudá-lo nessa revisão segue abaixo as categorias funcionais das Lesões Medulares:

- **Tetraplegia:** paralisia parcial ou completa do tronco e músculos respiratórios e dos quatro membros, sendo resultado de lesões da medula cervical.
- **Paraplegia:** paralisia parcial ou completa de parte ou de ambos os membros inferiores e do tronco, resultante de lesões na medula torácica, lombar ou sacral.
- **Síndrome Brown-Séquard:** apenas um lado da medula é seccionado, resultando em perda motora e proprioceptiva homolateral à lesão e perda da sensibilidade térmica e dolorosa contralateral à lesão.
- **Síndrome medular posterior:** perda da sensibilidade para toque leve, propriocepção e vibração. Preservação da função motora e das vias de dor e temperatura. *Portanto, alternativa C está incorreta, visto que o paciente tem perda da função sensitiva e não da função motora neste tipo de lesão*. Os neurônios localizados nas porções posteriores são relacionados com a sensibilidade. Os localizados nas porções anteriores, os neurônios motores inferiores, são relacionados com a motricidade.
- **Síndrome medular anterior:** ocorre perda motora e da sensibilidade térmica e dolorosa estando preservada a propriocepção.
- **Síndrome do cone medular:** lesão da medula sacral e das raízes lombares com perda motora (paralisia flácida) e sensitiva dos dermátomos lombossacros correspondentes.
- **Síndrome da cauda equina:** lesão de raízes lombossacras abaixo do cone medular com perda motora (paralisia flácida) e sensitiva correspondentes às raízes lesionadas.

15 D

Comentário: A função primária do cerebelo é a regulação do movimento, controle postural, tônus muscular e coordenação. Os comprometimentos motores das patologias cerebelares são: *Ataxia:* perda da coordenação muscular, podendo afetar a marcha, a postura e os padrões de movimento, dificuldade para iniciar o movimento, erros na frequência e ritmo; *Astenia:* fraqueza muscular generalizada; *Disartria:* distúrbio de expressão verbal causado por uma alteração do controle muscular dos mecanismos da fala, fala escandida; *Disdiadococinesia:* comprometimento da habilidade de realizar movimentos alternantes rápidos; *Dismetria:* inabilidade de julgar a distância ou amplitude de um movimento; *Dissinergia:* decomposição do movimento, movimento feito por partes, em vez de uma atividade única, contínua; *Hipotonia:* diminuição do tônus muscular; *Nistagmo:* movimento dos olhos de forma rítmica, rápida e oscilatória; *Fenômeno de rebote:* perda do reflexo que interrompe o movimento; e *Tremor:* movimento oscilatório involuntário, resultante de contrações alternadas de grupos musculares opostos. Portanto, a *alternativa D* é aquela que apresenta os três sinais clínicos presentes em patologias cerebelares puras.

Comentário: a paralisia de Bell ou Paralisia Facial é uma *paralisia* do *nervo Facial* (7º *nervo craniano*). Caracteriza-se pela paralisia aguda completa ou parcial da hemiface, podendo estar associada à dor retroauricular, parestesia, disacusia (*sensibilidade exagerada auditiva*) e disgeusia (*distúrbios do paladar*) homolaterais. Pode apresentar o *Sinal de Lagoftalmo*, que é caracterizado pela depressão da pálpebra inferior deixando o olho acometido mais aberto que do lado sadio. A fisioterapia tem como objetivo restabelecer a mímica facial através de recursos cinesioterápicos e eletroterápicos.

Comentário: atenção, candidato, pois essa é uma doença muito cobrada em provas. Portanto, revise bem. Trata-se de uma patologia inflamatória autoimune do sistema nervoso central. A Esclerose Múltipla acomete jovens adultos e é mais frequente em mulheres. A *tríade de Charcot* são o *nistagmo, tremor intencional* e *fala telegráfica* (*omissão de termos*). A lesão começa com a destruição da bainha de mielina na substância branca e é considerada do tipo desmielinizante. A mielina perdida no cérebro e medula deixa áreas de tecido cicatricial chamadas placas de esclerose (*daí o nome da doença*). Inicialmente apenas a bainha de mielina e os oligodendrócitos são comprometidos (*gabarito A*), lentificando a passagem dos impulsos nervosos. Conforme a lesão avança, as fibras nervosas ou os axônios da área também são lesados ou rompidos e, então, o dano é completo e irreversível naquele ponto.

Comentário: segue uma breve revisão das patologias citadas nessa questão:
- **Esclerose múltipla:** doença autoimune, crônica e progressiva de origem neurológica que acomete jovens adultos entre 20 e 40 anos. Ela interfere na qualidade de vida de seus portadores, pois se trata de uma doença degenerativa, e com a sua evolução ocorre a instalação de diversos comprometimentos motores que podem interferir na capacidade física deste paciente.
- **Doença de Parkinson:** doença degenerativa, crônica e progressiva do sistema nervoso central. Caracterizada pela combinação de três sinais clássicos: tremor de repouso, bradicinesia e rigidez, apresentando também: *acinesia, micrografia*, expressões em máscara, instabilidade postural, alterações na marcha e *postura encurvada*.
- **Síndrome medular central:** *lesão medular* da região central da *medula*. É a mais comum lesão incompleta da medula espinhal. Caracterizada por déficit motor desproporcionalmente maior nas extremidades superiores do que nas extremidades inferiores, disfunções da *bexiga urinária* (retenção urinária) e diferentes graus de perda sensorial abaixo do nível da lesão.
- **Síndrome funicular anterior:** compressão anterior da medula com comprometimento dos dois terços anteriores, que se manifesta por déficit motor e sensitivo abaixo do nível da lesão, sendo que a sensibilidade profunda (*vibratória e noção da posição de partes do corpo no espaço*) está preservada.
- **Esclerose lateral amiotrófica:** também designada por doença de Lou Gehrig é uma *doença neurodegenerativa* progressiva e fatal. Forma mais comum das *doenças do neurônio motor* e o termo esclerose lateral refere-se ao *endurecimento* do corno anterior na substância cinzenta da *medula espinhal*. Afeta tanto o neurônio motor superior, quanto o inferior (*gabarito da questão*).

Comentário: como podemos constatar, as questões da Marinha são sempre bem variadas e muitas vezes exigem um conhecimento mais aprofundado sobre o assunto. Seguem a definição e as características clínicas das patologias solicitadas na questão:

- **Doença ou Coreia de Huntington:** distúrbio *neurológico* caracterizado por causar movimentos corporais anormais e falta de coordenação. Provocado pela degeneração progressiva dos núcleos lenticulares no cérebro. *Sintomas:* Coreia; perda progressiva de memória; depressão; disartria; mastigação e deglutição difíceis e perda da visão periférica.
- **Síndrome de CREST:** doença originada a partir de uma reação autoimune que leva à produção excessiva de colágeno. CREST, sigla de calcinose (*depósitos de cálcio subcutâneos*), fenômeno de Raynaud, disfunção esofágica, esclerodactilia (*dedos finos, pálidos e com esclerose*) e telangiectasia (*dilatação prolongada de pequenos vasos sanguíneos superficiais*).
- **Síndrome de Guillain-Barré ou polirradiculoneuropatia aguda:** *neuropatia autoimune* e desmielinizante, caracterizada por *inflamação* aguda dos *nervos periféricos* e, às vezes, das *raízes nervosas* dos *nervos cranianos*. *Sintomas:* dor nos membros inferiores seguida por fraqueza muscular progressiva de distribuição simétrica e distal, que evolui para diminuição ou perda dos movimentos de maneira ascendente com flacidez dos músculos; perda dos reflexos profundos de início distal, bilateral e simétrico (*gabarito da questão*).
- **Síndrome pós-poliomielite:** desordem neurológica que acomete pessoas que no passado foram infectadas pelo vírus da poliomielite. A principal característica é a perda das funções musculares que tinham permanecido estabilizadas.

Comentário: a alternativa que traz a proposição incorreta é a *letra A*, uma vez que estimular a hipertonia não é objetivo do tratamento fisioterapêutico. A esclerose múltipla é uma doença que provoca a desmielinização da substância branca do sistema nervoso central. Os aspectos clínicos incluem fraqueza motora, parestesias, espasticidade, visão comprometida, diplopia, nistagmo, disartria, tremor intencional, comprometimento da sensibilidade profunda, disfunção vesical e alteração das respostas emocionais, entre outros.

Comentário: os sinais e sintomas da Esclerose Lateral Amiotrófica incluem: fraqueza e atrofia muscular, fasciculações, cãibras, espasticidade, disartria e disfagia. Em mais de 70% dos casos, a fraqueza muscular em membros inferiores ou superiores se encontra presente. No início do quadro, o déficit de força compromete principalmente a musculatura distal dos membros. Com a progressão evolui para a região proximal, resultando em quadro de importante limitação funcional. Os exercícios de resistência moderados, cuidadosamente recomendados, são benéficos e ajudam na manutenção da função, reduzindo os efeitos deletérios provocados pela doença e influenciando positivamente na qualidade de vida e no desempenho funcional. Portanto, a *opção E* é a mais coerente. Devem-se evitar contrações excêntricas e grande resistência por risco de lesões ao músculo e é indicado trabalhar todos os grupos musculares para melhorar a funcionalidade.

22 A

Comentário: trata-se da lesão do *Cordão posterior ou Funículo posterior*. Este se localiza na região posterior (*colunas dorsais*) da medula espinhal e é responsável por levar informações sensoriais para o encéfalo e manter o senso de posição (*propriocepção*) e senso de vibração e toque fino (*sensibilidade epicrítica*). A lesão do cordão posterior pode ser causada por sífilis (*neurossífilis*), síndrome denominada *tabes dorsalis*. O diabetes também compromete o cordão posterior. A lesão do cordão posterior leva à alteração da sensibilidade profunda e da propriocepção consciente. *Sinais e sintomas:* distúrbios da sensibilidade profunda, sinal de Romberg e ataxia sensitiva, base de sustentação alargada, olhar fixo no chão, *genu recurvatum*, marcha atáxica ou tabética e perturbação da sensibilidade propioceptiva. É uma situação semelhante à do indivíduo que tenta andar com os pés dormentes.

23 B

Comentário: parestesia em *Luvas* ou *Meias* é a perda da sensibilidade associada à neuropatia diabética. Nesse caso, o paciente refere distúrbios sensoriais como se estivesse com uma meia ou luva. A neuropatia periférica crônica associada ao diabetes melito consiste em um processo decorrente de alterações metabólicas e microvasculares. Pode ser assintomática ou se manifestar com alterações sensitivas predominantes nas extremidades dos membros, aparecendo sinais de parestesias e hiperestesias, além de sensação de desconforto e queimação, perda da sensibilidade térmica, vibratória ou tátil e menor limiar de dor.

Aproveitem pra revisar estes conceitos:

- **Parestesia:** sensações desagradáveis de queimação ou formigamento.
- **Hiperestesia:** sensibilidade aumentada a um estímulo não nocivo.
- **Hiperpatia:** resposta dolorosa e desagradável a um estímulo nocivo, principalmente se repetido.
- **Hipoestesia ou anestesia:** diminuição ou perda sensitiva.

24 B

Comentário: o tecido nervoso é formado por dois tipos de células: os neurônios (*unidade estrutural e funcional do sistema nervoso*) e as células gliais (*suporte e nutrição ao sistema nervoso*). Os neurônios são formados por:

- **Corpo celular:** parte mais volumosa da célula nervosa, onde se localizam o núcleo e a maioria das estruturas citoplasmáticas.
- **Dendritos:** conduzem impulsos até o corpo celular (*aferentes*). Recebem informações de outras células nervosas ou do ambiente. São numerosos, curtos e ramificados. À medida que se ramificam vão diminuindo seu calibre.
- **Axônio:** prolongamento fino, geralmente mais longo que os dendritos, cuja função é transmitir para as outras células os impulsos nervosos provenientes do corpo celular (*eferentes*).
- **Axônio terminal ou terminal axônico:** realiza sinapses, com liberação de neurotransmissores, que estabelecem a comunicação com os dendritos ou corpo celular de outros neurônios.

25 B

Comentário: questão que apresenta um relativo grau de dificuldade. Portanto, vale a pena estudar a distribuição dos dermátomos para facilitar a compreensão dessa questão.

Quadro clínico das raízes nervosas acometidas nas cervicalgias:

- **Raiz C5:** parestesia ocorre no ombro e pode-se acompanhar de um déficit do deltoide. Lesão discal muito comum. Dor referida no dermátomo. A sensação de formigamento e agulhada está ausente;
- **Raiz C6:** parestesia percorre a face anterior do braço e a parte externa do antebraço até o polegar, com um déficit sensitivo ao nível desde dedo. Há um déficit motor sobre o supinador, bíceps e braquial, além da possível abolição dos reflexos bicipital e estilorradial. Dor referida no dermátomo. A sensação de formigamento e agulhada se apresenta no polegar e no dedo indicador;
- **Raiz C7:** parestesia ocupa a face posterior do braço e do antebraço até os três dedos médios, onde se localiza o déficit sensitivo; há um déficit motor sobre o extensor comum dos dedos e algumas vezes no tríceps, além da abolição do reflexo tricipital. É a lesão discal mais comum. Aproximadamente 90% das lesões discais cervicais causam paralisia radicular no sexto nível e compressão da raiz C7. Dor referida no dermátomo; a sensação de formigamento e agulhada se apresenta nos dedos indicador, médio e anular;
- **Raiz C8:** parestesia ocupa a face interna do braço e do antebraço até o quinto dedo, em que o déficit sensitivo é no quinto dedo e o déficit motor ocorre ao nível dos flexores dos dedos e dos músculos da mão; há uma possível abolição do reflexo ulnar. Na compressão da raiz C8 há dor referida no dermátomo e na região escapular inferior, nas regiões dorsal e interna do braço e antebraço. A sensação de formigamento e agulhada é referida nos dedos médio, anular e mínimo.

26 C

Comentário: questão bem interessante e ainda traz a referência consultada, o que não é comum. A incapacidade de um membro em movimento parar é chamada de *Fenômeno de Rechaço ou de Rebote*. Para avaliá-lo o fisioterapeuta pede para o paciente forçar a flexão do antebraço contra uma resistência no punho, exercida pelo fisioterapeuta. Ao se retirar a resistência, um indivíduo normal é capaz de ativar os músculos extensores, coordenada pelo cerebelo. Entretanto, em cerebelopatas, essa coordenação não existe, os músculos antagonistas custam a agir e o movimento se torna muito violento, levando quase sempre o paciente a dar um golpe no próprio rosto.

Decomposição do movimento: o cerebelo funciona para sequenciar e cadenciar movimentos simples em um ato homogêneo e complexo. Na ausência dessa função, o movimento torna-se separado em componentes individuais. *Os outros termos desta questão foram comentados em questões anteriores neste capítulo.*

27 E

Comentário: temática amplamente cobrada pelas bancas. Sendo assim, concursando, não deixe de revisar os padrões patológicos das marchas. Para fixação e melhor aprendizagem desse conteúdo assista vídeos demonstrativos dos diversos tipos de marcha. O enunciado dessa questão se refere à marcha patológica *Escarvante, letra E*, que é encontrada em lesões do nervo fibular comum, não permitindo a dorsiflexão do pé (*pé caído*). Em consequência, o paciente ao andar flete a coxa, eleva a perna e o pé cai. O bico do sapato toca no solo como se o escavasse. Por isso, o seu nome *escarvante*. É também característica de outras neuropatias periféricas.

> **Observação:** todas as marchas patológicas pedidas nas provas de concursos foram descritas neste capítulo em quadro explicativo.

28 D

Comentário: segue a análise da questão:

- **A Alternativa A descreve a Apraxia Ideomotora:** incapacidade de completar um ato de forma voluntária em resposta a uma ordem verbal. O mesmo ato, entretanto, pode ser realizado pelo paciente de modo espontâneo (p. ex.: ordena-se que o paciente faça o sinal da cruz. Ele não o faz, mas realiza-o automaticamente ao entrar em uma igreja).
- **A Alternativa B descreve a Apraxia de Vestimenta:** perda da capacidade para vestir-se, mantendo-se as capacidades motoras simples e a cognição global. Resulta de lesões no hemisfério direito.
- **A Alternativa C descreve a Apraxia Mielocinética:** incapacidade de executar movimentos adquiridos delicados; a rapidez e a habilidade estão afetadas, independentemente da complexidade do gesto (p. ex.: fazer continuamente o gesto de fechar o punho, depois formar uma argola com o polegar e o indicador).
- **A Alternativa D descreve Apraxia Ideativa (apraxia no uso de objetos):** incapacidade de usar objetos comuns de forma adequada (p. ex.: se for pedido ao paciente que fume um cigarro, pode-se observar que irá acender o fósforo com o cigarro ou que leva o cigarro aos lábios e fuma sem tê-lo acendido – *gabarito da questão*).
- **A Alternativa E descreve a Apraxia Construcional:** incapacidade de construir figuras geométricas, montar quebra-cabeças ou desenhar um cubo ou outras figuras geométricas.

29 E

Comentário: alguns desses termos citados são bem comuns na avaliação neurológica. Por conseguinte, é bom revisar todos, já que as bancas podem cobrar.

- **Clutter:** variação do ritmo da fala, em geral aceleração (*e não lentidão*). Falta de isolamento das palavras, que se interpenetram.
- **Dislalia:** fonemas omitidos, acrescentados ou trocados.
- **Bradilalia:** diminuição da velocidade de expressão, como resultado da lentidão dos processos psíquicos e do curso do pensamento.
- **Afasia:** perturbação da formulação e compreensão da linguagem. Caracteriza-se por dificuldade em se expressar verbalmente e compreender o que está sendo dito. As afasias mais frequentes são: *Afasia de Broca:* dificuldade ou incapacidade de articular um discurso, de produzir linguagem eficientemente; e *Afasia de Wernicke:* perturbação da compreensão do discurso, embora a fala esteja fluente (essas afasias costumam cair em concursos).

- **Disartria (gabarito da questão):** dificuldade de articular as palavras, devido à paresia, paralisia ou ataxia dos músculos que intervêm na articulação (*podem ocorrer em nível de comprometimento central ou periférico*).

Comentário: os termos dessa questão não são tão comuns em nosso cotidiano, mas vamos lá estudá-los. Os hematomas traumáticos são lesões traumáticas primárias ao cérebro e dividem-se nos seguintes:

- **Hematoma subdural:** acúmulo de sangue nos espaços meníngeos. Aumentam a pressão intracraniana com compressão e lesão do tecido cerebral. São causados por ferimentos na cabeça, quando acontecem rápidas alterações de velocidade (*efeito aceleração/desaceleração*) rompendo os pequenos vasos no espaço subdural. Frequente nas pessoas de idade avançada, porque as suas veias são frágeis. Bebês e crianças também estão suscetíveis devido à fragilidade dos pequenos vasos (*gabarito da questão*).
- **Hematoma epidural:** acúmulo de sangue entre a dura-máter e o crânio. É causado por um trauma agudo na cabeça que rompe a artéria meníngea média. Ocorrem mais comumente por fratura do osso temporal;
- **Hematoma/hemorragia subaracnóidea:** *sangramento* no *espaço subaracnóideo* – área entre a *membrana aracnoide* e a *pia-máter*. Pode ocorrer espontaneamente a partir de ruptura de um *aneurisma cerebral*, ou resultar de uma lesão na cabeça.
- **Hematomas intracerebrais:** são causados por AVE ou TCE, comprimem o tecido cerebral, causando sérios danos neurológicos.

Comentário: muita atenção, candidato, pois questões sobre neuropatias periféricas (lesões de nervos periféricos) são bem recorrentes nos certames. A neuropatia periférica é uma síndrome caracterizada por paralisia flácida, hiporreflexia ou arreflexia, atrofia e hipotonia e paresia, caracterizando lesão do neurônio motor inferior. Já as lesões do neurônio motor superior geram paralisia espástica, paresia, hipertonia, hiper-reflexia, espasmos musculares e sinal de Babinski positivo.

32 A

Comentário: conteúdo importante, já que para interpretação de algumas lesões se faz necessária a compreensão da inervação dos músculos.

Segue quadro com o nervo e o grupo muscular inervado por ele:

Nervo	Raízes	Inervação muscular
Femoral	L2, L3 e L4	Quadríceps femoral, iliopsoas, pectíneo e sartório
Pudendo	S2, S3 e S4	Bulboesponjoso, isquiocavernoso, esfíncter da uretra e esfíncter externo do ânus
Glúteo inferior	L5, S1 e S2	Glúteo máximo
Isquiático/ciático	L4, L5, S1, S2 e S3	Bíceps femoral, semitendinoso e semimembranoso
Obturatório	L2, L3 e L4	Obturador externo, adutores (magno, longo e curto) e grácil

Comentário: vamos à apreciação da questão para verificar a resposta correta:

- Diferentemente do que afirma a *alternativa A*, a sensibilidade superficial é testada utilizando-se um estesiômetro (monofilamentos), um pedaço de algodão ou um pincel macio. *Portanto, a alternativa A está incorreta, sendo o gabarito da questão.*
- Com relação à *alternativa B*, de acordo com a literatura consultada, *PLEGIA* refere-se somente ao grau 0 de força muscular (*ausência total de força e contração muscular*). A partir do grau 1 seria *PARESIA*. Portanto, caberia recurso.
- *Manobra de Raimiste:* é testada em decúbito dorsal com braços apoiados no leito, antebraços fletidos a 90°. Palmas voltadas uma para a outra sem encostarem. Manter-se assim por cerca de 30 segundos. Devido à fraqueza de predomínio distal, do lado parético ocorrerá gradual abaixamento; primeiro dos dedos, seguido pela mão e antebraço. Conforme o grupo muscular afetado, pode observar-se queda, para fora ou para dentro, do antebraço, da mão ou apenas dos dedos;
- *Reflexo de Babinski ou reflexo cutâneo-plantar* é considerado um reflexo superficial e será positivo quando houver extensão do hálux obtida por estímulo na planta do pé que aparece como indicador de lesão piramidal;
- *Reflexo Patelar:* reflexo tendinoso profundo, é um tipo de *reflexo miotático*. Testa a função do *nervo femoral* e dos seguimentos L2 a L4 da *medula espinhal*.

Comentário: a *alternativa E traz a correlação correta*, entre a fase da doença e tratamento fisioterapêutico. Segue uma breve revisão sobre as metas da fisioterapia no tratamento do paciente com Alzheimer e as fases da doença:

- A meta de reabilitação fisioterápica no paciente com Alzheimer precisa ser definida para assegurar que o paciente permaneça seguro, independente e capaz de realizar atividades da vida diária (AVDs) e atividades instrumentais da vida (AIVDs) pelo máximo de tempo que for razoável. O processo de reabilitação pode começar enquanto o trabalho de diagnóstico está ainda sendo feito. No estágio inicial e intermediário da doença, a intervenção fisioterápica geralmente pode prolongar a habilidade de movimentar-se com facilidade. Pode realizar atividades em que se estimule o raciocínio do paciente, como atividades de escrever, decorar palavras, nomear objetos, que levam a um estímulo da memória;
- **Os objetivos da reabilitação fisioterápica são:** diminuir a progressão e efeitos dos sintomas da doença; Evitar ou diminuir complicações e deformidades; Manter as capacidades funcionais do paciente (*sistema cardiorrespiratório*); Manter ou devolver a ADM funcional das articulações; Evitar contraturas e encurtamento musculares (*devido à imobilização no leito*); Evitar a atrofia por desuso e fraqueza muscular; Incentivar e promover o funcionamento motor e mobilidade.

Segue quadro com a descrição do quadro clínico do Alzheimer de acordo com a fase:

Fase inicial	Fase intermediária	Fase avançada
Lapsos da memória recente (episódica)	A perda de memória se intensifica: Esquecimento de palavras óbvias	Dependência física total: AVDs e AIVDs

Continua

Fase inicial	Fase intermediária	Fase avançada
Mudanças de Comportamento: o introvertido fica falante, ou vice-versa	Início da dependência física: algumas atividades se tornam penosas e outras perigosas	Não anda e possui dificuldades para falar
Senso de direção comprometido: perde-se com facilidade	Estranhamento constante da própria residência e dos pertences	Não reconhece ninguém, nem a si mesmo
Atitudes mais agressivas que o normal, às vezes sem justificativa aparente	Alternância de momentos de lucidez e confusão mental	Aparecimento de infecções, principalmente urinária, e pneumonias
Dificuldades em aprender informações novas	Estresse psicológico e depressão	Deglutição prejudicada
Teimosia: o doente insiste em dizer que não há nada de errado com ele	Agressividade quando é contrariado	Surgimento de úlceras de pressão, problemas circulatórios por passar longos períodos deitado ou sentado

Comentário: vamos analisar cada opção dessa questão para encontrarmos o gabarito:
- **Opção A é incorreta,** visto que o TCE não é uma agressão de natureza degenerativa.
- **Opção B é correta,** haja vista que a *Contusão Cerebral* é uma lesão estrutural do tecido encefálico e pode ser demonstrada pela tomografia computadorizada de crânio como pequenas áreas de hemorragia. Edema cerebral é comum. As contusões produzem alterações neurológicas que persistem por mais de 24 horas. Os déficits neurológicos podem persistir como sequelas (*gabarito da questão*).
- **Opção C é incorreta,** pois *Concussão* é o TCE fechado sem lesão estrutural macroscópica do encéfalo. Há alteração temporária da função cerebral, mais evidente logo após o traumatismo, tendendo a melhorar em 24 horas. Caracteriza-se pela perda de consciência.
- **Opção D é incorreta,** pois o padrão dos membros superiores na Decorticação é de flexão e não de extensão.

> **Bizu:** lembre-se que Decorticação (CO de coração, faz o coração com a mão – os membros superiores ficam flexionados normalmente cruzados em cima do tórax).

- **Opção E é incorreta,** visto que a escala de Glasgow avalia abertura ocular, resposta motora e resposta verbal.

36 A

Comentário: a *Tabes dorsalis* é uma doença neurológica causada por lenta degeneração dos *neurônios* que carregam informação sensorial para o *cérebro*. Os *nervos* que se degeneram estão localizados nas *colunas* posteriores da *medula espinhal* e carregam informações que ajudam a manter o senso de posição (*propriocepção*), senso de vibração e toque fino (*sensibilidade epicrítica*). A *Tabes dorsalis* é causada por *desmielinização* e é resultado de uma infecção por *sífilis* não tratada (*sífilis terciária*) que é resultado da contaminação por *Treponema pallidum*. Com o desenvolvimento dessa patologia, o paciente tende a adquirir uma marcha tabética ou talonante devido à alteração na propriocepção e senso de posição corporal.

Comentário: a proposição que melhor define o estado de coma irreversível (*morte encefálica*) é a *alternativa A*. A *morte encefálica* equivale à ausência total e irreversível de todas as funções cerebrais, incluindo as do tronco cerebral. O paciente está em *coma irreversível*, apneia e sem nenhum dos reflexos do tronco cerebral e dos nervos cranianos. Isso significa que, como resultado de severa agressão ou ferimento grave no cérebro, o sangue que vem do corpo e supre esse órgão é bloqueado. Então há morte encefálica. O diagnóstico de morte encefálica é definido como "morte baseada na ausência de todas as funções neurológicas". *Obs.:* a morte encefálica é permanente e irreversível.

Comentário: essa tríade é clássica em concursos, residências e seleções de fisioterapia. Portanto, revise bastante essa patologia, seus sinais e sintomas, sua fisiopatologia e, em especial, o seu tratamento fisioterapêutico. A Tríade Parkinsoniana é caracterizada por *bradicinesia, hipertonia* e *tremor durante o repouso*. Algumas bancas pedem da seguinte forma: *rigidez (que é a hipertonia), tremor e bradicinesia*. Portanto, *o gabarito é a letra A*.

Comentário: essa questão traz 5 patologias muito cobradas em provas de concursos na área de neurologia. Sendo assim, revise bem esse conteúdo. Segue a análise das alternativas:
- **Síndrome de Guillain-Barré:** polineuropatia periférica aguda, que leva à desmielinização dos nervos periféricos e consequentemente à fraqueza motora e alterações sensoriais, com perda motora simétrica ascendente (*de membros inferiores para os superiores*) e hiporreflexia ou arreflexia, além de comprometimento dos nervos cranianos. Portanto, atinge o sistema nervoso periférico e não o sistema nervoso central.
- **Esclerose lateral amiotrófica:** é uma degeneração do corno anterior na substância cinzenta da *medula espinhal* e não corno posterior.
- **Miastenia grave:** desordem de transmissão neuromuscular, autoimune caracterizada pelo mau funcionamento da junção neuromuscular que acarreta episódios de fraqueza muscular. O sistema imune produz anticorpos que atacam os receptores localizados no lado muscular da junção neuromuscular (*gabarito da questão*).
- **Distrofia muscular de Duchenne:** doença hereditária progressiva que possui herança recessiva ligada ao cromossomo X. Afeta somente indivíduos do sexo masculino. As alterações funcionais iniciam-se com o enfraquecimento muscular, que ocorre

gradualmente e de forma ascendente, simétrica e bilateral, com aparecimento do *sinal de Gowers* (*descreve um paciente que usa suas mãos para "escalar" seu próprio corpo a partir de uma posição agachada devido à falta de força muscular no quadril e coxas – fraqueza dos músculos proximais*).

• Diferentemente do que afirma à *opção E*, esses são, sim, sinais característicos do AVE (clônus, Babinski e hipertonias).

Comentário: a sequência correta é a apresentada na *alternativa B*. Visando ficar mais fácil a compreensão, segue quadro com a correlação dos nervos e suas funções:

Nervo craniano (coluna I)	Função (coluna II)
Troclear *Nervo motor*	Movimento dos olhos (inerva apenas o músculo oblíquo superior dos olhos).
Trigêmeo *Nervo misto*	**Ramo sensitivo:** sensibilidade da face (ramos oftálmico maxilar e mandibular) e dos 2/3 anteriores da língua **Ramo motor:** inerva os músculos da mastigação
Glossofaríngeo *Nervo misto*	**Ramo sensitivo:** sensibilidade e paladar no 1/3 posterior da língua **Ramo motor:** deglutição
Vago *Nervo misto*	**Ramo sensitivo:** inervação visceral **Ramo motor:** deglutição, fonação e inervação parassimpática das vísceras torácicas e abdominais
Facial *Nervo misto*	**Ramo sensitivo:** paladar nos 2/3 anteriores da língua **Ramo motor:** inerva todos os músculos da mímica facial e é responsável pela salivação parotídea e lacrimação

Comentário: o reflexo descrito nas alternativas que não corresponde à definição da questão é o *Reflexo de Babinski, letra C*, visto que se trata de um reflexo superficial (*polissináptico*), sendo testado de forma diferente dos outros.

A pesquisa dos reflexos é parte essencial da avaliação neurológica. Podemos, por exemplo, diferenciar o comprometimento do SNC do comprometimento do SNP. Os reflexos neurológicos são classificados em:

• **Reflexos profundos:** o estímulo deve ser um estiramento rápido do músculo causado pela percussão do tendão, realizado com um martelo neurológico. Esses são os reflexos monossinápticos, que é o arco reflexo mais simples. Um neurônio sensitivo faz sinapse diretamente com um neurônio motor (p. ex.: Patelar, Bicipital, Estilo-Radial, Tricipital e Aquileu).

• **Reflexos superficiais:** o estímulo é realizado sobre a pele e provoca contrações musculares, geralmente limitadas aos grupos musculares da região excitada. São reflexos Polissinápticos e apresentam ao menos um interneurônio interposto entre o neurônio sensitivo e o neurônio motor (p. ex.: Cutâneo-Plantar [Babinski] e Cutâneo-Abdominal).

Segue um quadro com a descrição dos reflexos miotáticos:

Reflexos miotáticos (profundos)			
Reflexo	**Tendão**	**Nervo**	**Raízes nervosas**
Patelar	Patelar	Femoral	L2, L3 e L4
Aquileu	Calcâneo (Aquiles)	Isquiático pelo ramo tibial	L5, S1 e S2
Bicipital	Bíceps braquial	Musculocutâneo	C5 e C6
Tricipital	Tríceps braquial	Radial	C7 e C8
Estilo-radial	Braquiorradial	Radial	C5 e C6

Comentário: questão de nível fácil. Uma dica importante pra quem está se preparando para concursos é a dedicação a leituras de temas que caem com frequência. Dessa forma, o candidato tem mais chances de acertar questões que apelam pela interpretação dos conhecimentos. Segue a análise dos itens:

- **Item I é correto:** esse decúbito proporciona um estímulo à propriocepção e previne consequências como a negligência unilateral.
- **Item II é correto:** espasticidade é um distúrbio motor caracterizado pelo aumento do tônus muscular, dependente da velocidade, associado à exacerbação do reflexo miotático. As principais causas de espasticidade são a AVE, TCE e traumatismo raquimedular em adultos e paralisia cerebral em crianças.
- **Item III é incorreto:** problemas cognitivos são comuns nas pessoas acometidas por AVE, dependendo da localização e da severidade da lesão. O processamento cognitivo inclui desde a percepção visual, auditiva e tátil, a atenção sustentada em determinada tarefa, memória, julgamento, entre outros.
- **Item IV é correto:** com intuito de facilitar a recuperação e evitar a privação sensorial à que os indivíduos comatosos são submetidos, a estimulação multissensorial é fundamental. Através de estímulos olfatórios, auditivos, visuais, táteis, gustatórios e vestibulares, tenta-se aumentar a capacidade de o paciente captar estímulos sensoriais e aumentar o nível de consciência.

43 C

Comentário: esse tema (*negligência unilateral*) vem caindo em vários concursos. Então o ideal é fazer uma boa revisão sobre ele. Segue a análise das proposições:

- **Item I é correto:** *negligência unilateral* é uma das consequências do AVE e geralmente resulta de lesão no lobo parietal direito, afetando as funções perceptivas visuais, espaciais e de atenção. É a incapacidade de detectar, prestar atenção ou responder a estímulos no lado do espaço contralateral à lesão cerebral. A incidência pode ser maior que 90% em pessoas com lesão no hemisfério direito, sendo que uma pequena porcentagem de pessoas com lesão no hemisfério esquerdo apresenta negligência unilateral.
- **Item II é incorreto:** na realidade trata-se da *negligência visual*, que é quando o paciente não reconhece estímulos visuais no hemiespaço negligente.

- **Item III é incorreto:** trata-se, na realidade, da negligência motora (*desordem de ação e intenção de movimento*) quando não há respostas a estímulos do lado contralateral à lesão (*lado hemiparético ou hemiplégico*).
- **Item IV é correto:** apraxia é um distúrbio na execução do movimento que não pode ser atribuído à fraqueza muscular, à incoordenação ou perda sensorial, à compreensão limitada pela linguagem ou, ainda, à falta de atenção aos comandos.

44 E

Comentário: o *sistema nervoso autônomo* regula o funcionamento das glândulas *exócrinas (e algumas endócrinas)*, dos músculos lisos e do músculo cardíaco. É involuntário, sendo também chamado de sistema nervoso visceral. É dividido em Parassimpático e Simpático, e em geral eles são antagonistas, ou seja, o que um faz, o outro faz o contrário. O Parassimpático é responsável pelo controle visceral do organismo em repouso e o Simpático é responsável pelo estado de alerta, denominado reação de *luta/fuga*, onde ocorre aumento das demandas metabólicas para preparar o organismo para fugir ou lutar de algo que gere algum risco real ou potencial para esse indivíduo.

Para melhor entendimento segue um quadro com as funções:

Órgão	Simpático	Parassimpático
Íris	Dilatação da pupila (midríase)	Constrição da pupila (miose)
Glândulas lacrimais	Vasoconstrição (pouco efeito sobre sua secreção)	Secreção abundante
Glândulas salivares	Vasoconstrição (secreção viscosa e pouco abundante)	Vasodilatação (secreção fluida e abundante)
Glândulas sudoríparas	Secreção abundante	Inervação ausente
Brônquios	Broncodilatação	Broncoconstrição
Coração	Vasodilatação coronariana (taquicardia)	Vasoconstrição coronariana (bradicardia)
Tubo digestório	Diminuição do peristaltismo e fechamento de esfíncteres	Aumento do peristaltismo e abertura de esfíncteres
Fígado	Estimula a liberação de glicose	Estimula a vesícula biliar
Glândula suprarrenal	Secreção de Adrenalina	Nenhuma ação
Bexiga	Relaxa a bexiga (pouca ação nesse órgão)	Contração da parede para promover seu esvaziamento
Genitais	Vasoconstrição (ejaculação)	Vasodilatação (ereção)
Vasos sanguíneos do tronco e extremidades	Vasoconstrição periférica	Nenhuma ação

45 E

Comentário: a marcha de pacientes hemiplégicos/hemiparéticos está associada a padrões anormais de ativação muscular que refletem a paresia e a espasticidade. Durante a marcha, movimentos compensatórios produzem um deslocamento anormal do centro de gravidade, resultando em um maior gasto energético. Além disso, déficits sensitivos, movimentação inadequada da perna e frequentemente dor contribuem para a perda de equilíbrio, quedas e consequentemente menor independência funcional. O padrão de marcha é denominado Marcha Ceifante ou Helicoidal (*movimento de circundução realizado pela perna afetada*). *As principais alterações são:* menor velocidade da marcha; assimetria entre o período de apoio e de balanço; redução do período de apoio do membro afetado; redução do comprimento do passo no lado afetado; contato inicial do pé afetado durante a fase de apoio ocorrendo com o antepé devido à hiperatividade dos plantiflexores. Isso torna a marcha lenta, laboriosa e abrupta, acarretando dificuldade na transferência de peso e maior gasto energético para o paciente. É importante salientar também que há discrepâncias entre as fases de apoio e balanço desses pacientes, sendo observadas uma fase de balanço prolongada no lado afetado e uma fase de apoio prolongada no lado não afetado. Portanto, a *alternativa E traz a afirmação incorreta*, já que os indivíduos com sequelas de AVE adotam estratégias compensatórias na marcha.

46 B

Comentário: essa é uma questão bem difícil, já que trata de uma patologia neurológica não tão frequente na clínica, mas fique atento a essas questões e aproveite para revisar o tema, pois o acerto de uma questão como essa costuma ser um grande diferencial na sua classificação. A *Síndrome Talâmica de Déjerine-Roussy* é uma condição que surge após uma isquemia (AVE) infecção ou trauma no tálamo. Apresenta-se com anestesia para todas as formas de sensibilidade no *hemicorpo contralateral à área lesada (e não ipsilateral)*. Ocorre a dor talâmica, caracterizada por sua intensidade ser de difícil controle. Outras características dessa síndrome estão assim descritas:

- **Hiperpatia:** percepção excessiva ou exagerada da dor provocada por estimulações mínimas.
- **Astereognosia:** incapacidade de conhecer, pela percepção tátil, a natureza, forma e propriedades físicas dos objetos.
- **Hemianopsia homônima:** defeito visual que afeta igualmente os olhos e ocorre tanto à esquerda ou direita da linha média do campo visual.

47 D

Comentário: a alternativa que traz a correlação correta, entre a patologia e seu tipo de marcha, é a *letra D*. Segue um quadro resumido com as características clínicas e cinesiológicas das marchas patológicas citadas nesta questão:

Patologia	Marcha	Descrição
Afecções do neurônio motor periférico	Parética ou escarvante	Neuropatias periféricas e lesões de nervo periférico do membro inferior. Por exemplo: lesão do nervo fibular, responsável pela inervação dos músculos dorsiflexores do pé, causando pé caído
Doença de Little	Tesoura	Diplegia espástica é o subtipo mais comum de paralisia cerebral, caracterizado por espasticidade mais proeminente nas *pernas* que nos *braços*. Espasticidade evidente em musculatura adutora dos membros inferiores

Continua

Patologia	Marcha	Descrição
Distrofia muscular progressiva	Anserina	São vários os tipos de distrofias musculares, sendo a mais comum e mais cobrada em concursos a Distrofia Muscular de Duchenne. Manifesta-se inicialmente com a pseudo-hipertrofia da panturrilha devido à substituição de tecido muscular por tecido conjuntivo-gorduroso. Há também alteração da marcha pela presença de deformidades, principalmente na articulação do tornozelo-pé (pé em equino) e compensada por uma hiperlordose lombar, dando a característica de Marcha Anserina
Síndrome radiculocordonal posterior	Talonante	Manifestações de lesão do cordão ou funículo posterior da medula e das raízes que são condutoras da sensibilidade proprioceptiva. *Sinais e sintomas:* aumento da base de sustentação, sinal de Romberg positivo, ataxia, hipotonia e abolição dos reflexos profundos

Comentário: a alternativa que descreve um tipo de lesão primária ao cérebro é a *letra B*, pois a *lesão axonal difusa* é produto de um traumatismo cranioencefálico (TCE). Trata-se de um trauma grave no cérebro devido a fortes forças de aceleração e desaceleração. É uma lesão devastadora ao cérebro que ocorre em cerca de 50% das pessoas com TCE. Os movimentos podem ser causados por aceleração ou desaceleração em caso de um acidente de carro, quedas ou violência. *Os outros itens descrevem lesões secundárias ao TCE.*

49 C

Comentário: é uma doença provavelmente autoimune, onde há destruição da mielina (envoltório dos axônios dos neurônios que fazem o impulso nervoso correr em alta velocidade) por autoanticorpos. Com essa destruição, o impulso nervoso corre vagarosamente, alterando a função cerebral e dos nervos. A causa direta da Esclerose Múltipla é a degeneração da camada isoladora lipídica de mielina que envolve os axônios neurais, provavelmente causada pela destruição das células gliais (*responsáveis pela produção* e *armazenamento da mielina*) pelo próprio sistema imunitário do indivíduo. A ausência de isolamento eficaz dos neurônios e da sua sustentação pelas células gliais leva à sua degeneração e à perda de função. As regiões afetadas são as do Sistema Nervoso Central, ou seja, a medula espinhal e o cérebro.

Comentário: a definição dada se refere à disfonia, já que se refere a uma dificuldade na produção da voz. Segue a definição dos termos presentes nas alternativas:
- **Dislexia:** transtorno de aprendizagem caracterizado por dificuldades na leitura, escrita e soletração.
- **Disfonia:** dificuldade na produção da voz, dificuldade em manter a voz, variação na qualidade vocal, cansaço ao falar, variações de frequência fundamental habitual ou na intensidade, rouquidão, perda de eficiência vocal e pouca resistência ao falar.

- **Afasia nominal:** comprometimento da linguagem onde o paciente apresenta dificuldade em nomear objetos, pessoas, locais ou acontecimentos de forma correta.
- **Agnosia:** perda ou deterioração da capacidade para reconhecer ou identificar objetos apesar de manterem a função sensorial intacta (*visão, audição e tato*).
- **Apraxia:** perda da capacidade em executar movimentos e gestos precisos que conduziriam a um dado objetivo, apesar de o paciente ter a vontade e a habilidade física para os executar. Resulta de disfunções no *lobo frontal*.

51 B

Comentário: a descrição da questão faz referência à *Esclerose Múltipla*, que é uma doença inflamatória, crônica, desmielinizante, que causa lesões disseminadas ou em placas na substância branca do cérebro e da medula espinhal. Patologia desmielinizante mais comum do sistema nervoso central. Os portadores dessa doença são acometidos por um alto índice de fadiga, sendo ele um sintoma que os torna incapazes de realizarem as suas atividades diárias. Seguem as definições das outras patologias cobradas:

- **TCE:** agressão ao cérebro que pode produzir alteração no nível de consciência e resultar em comprometimento das habilidades cognitivas, físicas e comportamentais. Constitui qualquer agressão que acarrete lesão anatômica ou comprometimento funcional do couro cabeludo, crânio, meninges ou cérebro;
- **AVE:** perda repentina da função neurológica causada por uma interrupção do fluxo sanguíneo para o encéfalo. O AVE isquêmico é o mais comum, afetando cerca 80% dos indivíduos; *Sinais e Sintomas:* alterações do nível de consciência e comprometimento das funções sensorial, motora, cognitiva, perceptiva e de linguagem. *Importante:* para serem classificados como AVE, os déficits neurológicos devem persistir por pelo menos 24 horas;
- **Toxoplasmose:** é uma doença infecciosa, congênita ou adquirida, causada pelo protozoário *Toxoplasma gondii*.
- **Lesão medular:** interrupção parcial ou total do sinal neurológico através da medula espinhal, resultando em paralisia e ausência de sensibilidade do nível da lesão para baixo.

52 C

Comentário: Assunto muito cobrado em concursos. Por isso, fique atento à classificação da gravidade do TCE de acordo com a Escala de Coma de Glasgow (ECG). A ECG pontua o nível de consciência do paciente, numa graduação de 3 a 15 pontos. Baseia-se em três parâmetros: *melhor resposta verbal (1 a 5 pontos), melhor resposta motora (1 a 6 pontos) e abertura ocular (1 a 4 pontos)*. Assim, o nível de consciência ou grau de coma pode ser quantificado de 3 a 15 pontos. A partir dos parâmetros da ECG, o coma pode ser definido como o estado em que o paciente não obedece às ordens verbais, não pronuncia palavras e não abre os olhos, com pontuação menor ou igual a 8. A avaliação do nível de consciência é feita somando-se a pontuação de cada item, sendo que quanto menor o total de pontos, mais grave é o quadro neurológico do paciente. Classificação da Gravidade do TCE, segundo a Escala de Glasgow: *Grave* (escore de 3 a 8 pontos); *Moderado* (escore de 9 a 12 pontos); *Leve* (escore de 13 a 15 pontos). Portanto, o paciente descrito na questão está em coma profundo sem nenhuma resposta verbal, motora e ocular.

Comentário: o enunciado se refere à marcha Hemiplégica, *letra D*. Veja o quadro resumido com os principais tipos de marchas patológicas que caem em concursos. Lembre-se de que esse é um tema amplamente cobrado pelas bancas. Aconselho que veja vídeos sobre as marchas para melhorar a fixação e aprendizagem desse conteúdo.

Tipo de marcha	Características
Parkinsoniana ou festinante	Marcha em bloco. A rigidez muscular generalizada torna difícil o início da marcha, dando a impressão de que o paciente se acha preso ao solo. Passos curtos, com a cabeça e o tórax inclinados para a frente (bradicinesia). Antebraços e os joelhos rígidos em discreta flexão. Não há o balanço dos braços como na marcha normal.
Atáxica cerebelar ou ebriosa	Característica de lesão cerebelar. Aumento da base de sustentação. Há oscilações para os lados e tendência a quedas (ziguezague).
Paraparética espástica ou em tesoura	Resulta de lesões no neurônio motor superior bilateral (p. ex.: mielopatia cervical nos adultos e paralisia cerebral em crianças). É caracterizada por movimentos lentos, rígidos e convulsivos. Há acentuada hipertonia dos músculos adutores, fazendo com que as coxas se unam e os membros inferiores se cruzem para o lado oposto, conferindo à deambulação alternância cruzada em cada passo.
Hemiplégica (hemiparética) espástica ou ceifante	Característica do AVE. Membro inferior em extensão e o pé em leve equino. Circundução ao redor da coxa, como se ceifasse a terra. Membro superior em flexão, rotação interna, adução, unido ao tronco, e o antebraço, ligeiramente flexionado em pronação e dedos fletidos.
Trendelenburg	Queda da pelve para o lado oposto, déficit de glúteo médio. Esse tipo de marcha pode ser causado por várias lesões, como nas miopatias, luxação bilateral de quadril e polineuropatias.
Miopática ou anserina	Para caminhar, o paciente acentua a lordose lombar e inclina o tronco ora para a direita, ora para a esquerda, lembrando o andar de um pato, traduzindo a diminuição da força dos músculos pélvicos. Marcha característica das miopatias (p. ex.: Distrofia de Duchenne).
Talonante ou tabética	Olhar fixo no chão, os membros levantam-se de forma abrupta e tocam o solo pesadamente. Com os olhos fechados o paciente praticamente não consegue andar. É indicativa de perda da sensibilidade proprioceptiva (lesão do cordão posterior da medula) aparecendo na *Tabes Dorsalis* (neurosífilis).
Escarvante	Encontrada em lesões do nervo fibular comum, não permitindo a dorsiflexão do pé (pé caído). Em consequência, o paciente ao andar flete a coxa, eleva a perna e o pé cai. O bico do sapato toca no solo como se escavasse o mesmo. Por isso seu nome "escarvante". Característica das neuropatias periféricas.

Fisioterapia em Neurologia **431**

54 B

Comentário: atenção, estudante, revise profundamente e resolva vários exercícios sobre a doença de Parkinson, pois na maioria das provas caem questões sobre essa patologia. A Doença de Parkinson é uma patologia degenerativa e crônica do sistema nervoso central envolvendo os gânglios da base (núcleo caudado, putâmen, globo pálido e núcleo lentiforme) sendo causada pela deficiência do neurotransmissor *dopamina* (*e não acetilcolina*) na via nigroestriatal e cortical, interferindo no sistema motor, cognitivo e emocional. É considerada uma síndrome extrapiramidal, pois acomete os neurônios subcorticais. *Sintomas:* distúrbios de movimento, dentre eles tremor de repouso, bradicinesia, rigidez muscular do tipo *plástica* (*e não elástica*), instabilidade postural, freezing ou congelamento (dificuldade ou imobilidade temporária para se mover), alterações no controle motor fino (micrografia-caligrafia com letras pequenas), e perda da expressão facial (face em máscara). Além das alterações motoras, esses pacientes também podem desenvolver demência, alterações do sono, depressão, ansiedade, alucinações e apatia. A fisioterapia é fundamental no manejo dessa doença e deve começar tão cedo quanto o estabelecimento do diagnóstico para prevenir a atrofia muscular, a fraqueza e a capacidade de exercício reduzida, melhorando a mobilidade da marcha e atividades da vida diária.

55 B

Comentário: questão bem fácil, já que essas alterações neurológicas de tônus muscular são involuntárias. Sendo assim, a *letra B está incorreta*. Portanto, aconselho a leitura bem atenta da questão para evitar cair em pegadinhas. *Espasmos:* são *contrações musculares* involuntárias (*e não voluntária*) súbitas, anormais e geralmente acompanhadas de uma dor localizada e enrijecimento prolongado do músculo (*espasmo tônico*) ou uma série de contrações musculares involuntárias alternando com relaxamento (*espasmo clônico*). Diversas doenças causam espasmos musculares crônicos dolorosos, como *tétano*, *esclerose*, *cólera* e *lesão medular*. Em casos muito graves, o espasmo pode induzir as contrações musculares persistentes e fortes o suficiente para causar ruptura de tendões e ligamentos.

> **Nota:** os outros temas dessa questão foram explanados em outras questões deste capítulo.

56 B

Comentário: questão de neurologia bem difícil. Entretanto, tentei resumir de uma forma bem didática os principais tratos para facilitar a aprendizagem e não olharmos com tanto terror para esse conteúdo, já que ele pode está presente nos concursos.

Tratos são grupos de axônios com funções similares e são nomeados de acordo com a origem e o destino.

- **Tratos ascendentes (sensitivos):** levam informações sensitivas: dor, temperatura, pressão, tato e propriocepção.
- **Tratos descendentes (motores):** divididos em dois grupos: tratos relacionados aos movimentos voluntários (flexores) e tratos ligados à postura e suporte de peso (extensores).

Tratos	Características e funções
Espinotalâmico	Via sensorial que se origina na *medula espinhal* (daí o nome Espinotalâmico). Transmite informações para o *tálamo* sobre *dor*, temperatura, pressão e tato protopático (compreende a sensibilidade do tato grosso e da pressão).
Espinotalâmico lateral	Faz parte do *trato espinotalâmico* e transmite as sensações de dor e temperatura.
Espinotalâmico anterior	Faz parte do *trato espinotalâmico* e transmite a sensação do toque grosseiro (tato protopático). É uma sensibilidade mal localizada (fibras com pouca ou nenhuma mielina).
Fascículo grácil	Ramo de fibras de *axônio* na *medula espinhal* dorsomedial que carrega informações sobre toque fino, vibrações e propriocepção consciente da parte inferior do corpo para o *tronco cerebral* (fibras largas e mielinizadas).
Fascículo cuneiforme	Ramo de nervos na *medula espinhal* que transmite primariamente informações dos braços. O fascículo cuneiforme é responsável pela propriocepção do umbigo ao pescoço (fibras largas e mielinizadas).

Comentário: *nível neurológico* é definido como o nível mais caudal da medula espinhal com função normal, motora e sensorial, em ambos os lados (*direito e esquerdo*) do corpo. Segue um quadro com o nível da lesão medular e com os seus respectivos grupos musculares chave:

Nível neurológico	Grupo muscular
C5	Flexores do cotovelo (bíceps braquial)
C6	Extensores do punho (extensor radial longo e curto do carpo)
C7	Extensores do cotovelo (tríceps braquial)
C8	Flexores dos dedos (flexor profundo dos dedos)
T1	Abdutor do dedo mínimo (abdutor do dedo mínimo)
T2 a L1	Não é possível quantificar
L2	Flexores do quadril (iliopsoas)
L3	Extensores do joelho (quadríceps)
L4	Dorsiflexores do tornozelo (tibial anterior)
L5	Extensores longo dos dedos (extensor longo do hálux)
S1	Flexor plantar do tornozelo (gastrocnêmio e sóleo)

58 A

Comentário: a alternativa que traz a marcha e suas características corretamente é a *letra A*. Como comentado em questão anterior, onde consta um quadro resumido das marchas patológicas, a marcha Ceifante, Helicópode ou Marcha Hemiplégica é característica da sequela de AVE. Membro inferior em extensão e o pé em leve equino. Circundução ao redor da coxa como se ceifasse a terra.

Comentário: a sensibilidade da face se dá pela inervação do *Trigêmeo*. Não confunda, pois o nervo facial é responsável pela motricidade da musculatura da face e não pela sensibilidade. O nervo Trigêmeo é assim chamado porque possui três ramos: o *nervo oftálmico*, o *mandibular* e o *maxilar*. É um nervo com função mista (*motora* e *sensitiva*), porém há o predomínio de função sensitiva. Controla, principalmente, a musculatura da *mastigação* e a sensibilidade *facial*. Um problema frequentemente observado em relação ao trigêmeo é a nevralgia, que se manifesta por crises dolorosas muito intensas no território de um dos ramos do nervo. Para mais detalhes sobre os outros nervos, consultar quadro explicativo em questão anterior.

60 B

Comentário: existem dois grandes grupos de receptores; os *corpúsculos* e as *terminações nervosas livres*. Os corpúsculos possuem uma cápsula que os envolve, enquanto as terminações livres não têm qualquer tipo de estrutura envolvente. A maioria dos receptores responde especificamente a uma forma de estímulo e estão situados nos terminais periféricos dos neurônios aferentes (*sensoriais*), e sua função é responder a alterações tanto do ambiente externo quanto do interno.

Seguem dois quadros com descrição e função dos receptores:

Modalidade do estímulo	Estímulo	Tipo de receptor	Receptor sensorial
Tato	Pressão	Mecanorreceptor	Corpúsculos de Vater-Pacini, Meissner e Merkel
Temperatura	Quantidade de calor	Termorreceptor	Receptores de Krause (frio) e de Ruffini (calor)
Dor	Estímulos intensos e substâncias químicas	Nociceptor	Terminações nervosas livres

Receptores de superfície	Sensação percebida
Receptores de Krause	Frio
Receptores de Ruffini	Calor
Discos de Merkel	Tato e pressão
Receptores de Vater-Pacini	Pressão e vibração
Receptores de Meissner	Tato
Terminações nervosas livres	Principalmente dor

61 C

Comentário: as duas doenças neurológicas desmielinizantes citadas são a Esclerose Múltipla e a Síndrome de Guillain-Barré, *letra C*. Assim, aconselho você, concursando, a estudar e entender os mecanismos básicos dessas patologias, bem como o tratamento fisioterapêutico, já que são bem recorrentes nos concursos.

- **Esclerose múltipla:** doença inflamatória crônica, desmielizante e autoimune, caracterizada pela produção de autoanticorpos contra os componentes da mielina. Geralmente acomete indivíduos adultos jovens (20 a 30 anos), sendo 2 vezes mais frequentes em mulheres. *Tratamento fisioterapêutico:* programas de exercícios planejados e individualizados aumentam a mobilidade, melhoram o desempenho nas atividades diárias, reduzem a fadiga, além de prevenirem complicações.

- **Guillain-Barré:** polineuropatia inflamatória aguda é a mais frequente causa de paralisia neuromuscular (paralisia flácida). *Manifestações:* déficit de força muscular; danos neuromotores; acometendo na maioria dos casos a musculatura de MMII; rapidamente progressiva de início distal e avanço proximal; perda de reflexos osteotendinosos e com sinais sensitivos leves ou ausentes. *Tratamento fisioterapêutico:* deve ser iniciado durante as duas primeiras semanas após o diagnóstico, período em que o próprio organismo começa o trabalho de remielinização dos nervos afetados, acelerando a recuperação e prevenindo sequelas motoras.

62 B

Comentário: as lesões da medula espinhal provocam sinais e sintomas específicos em cada tipo de síndrome medular. Portanto, seguem as definições:

- **Síndrome Radicular Posterior:** exclusivamente sensitiva, caracterizada por dores e alterações da sensibilidade (hipoestesia ou anestesia) *e não hiperestesia*. As dores são lancinantes ou em queimação, contínuas ou intermitentes. A dor radicular costuma agravar-se com tosse, espirro ou esforço de evacuação, assim como mediante sinal de Laségue;

- **Síndrome Cordonal Posterior:** apresenta parestesia, sensações de formigamento, de agulhadas, de pele espessada ou retraída e impressão de andar sobre borracha. Provoca abolição das sensibilidades profundas e vibratórias. Trata-se de distúrbios da sensibilidade discriminativa, em particular do sentido de posição, que estão em primeiro plano, podendo ser responsáveis por uma astereognosia e acompanhar-se também de problemas atáxicos;

- **Síndrome da Hemissecção Medular (Brown-Séquard):** de origem geralmente traumática: é uma lesão hemimedular onde há abolição da sensibilidade profunda (posição e movimento) e do tato epicrítico ipsilateral. Anestesia/hipoestesia térmico-dolorosa contralateral;

- **Síndrome de Déjerine Klumpke:** lesão do plexo braquial geralmente resultante de paralisia obstétrica na qual há lesão inferior das raízes de C8 a T1 e que se manifesta pela flexão do cotovelo, supinação do antebraço e paralisia da mão com ausência do reflexo de preensão palmar. Perda sensorial está presente ao longo da superfície ulnar do antebraço e da mão.

Fisioterapia em Neurologia **435**

Comentário: atenção a esses termos, pois são muito comuns nas questões de concursos, haja vista serem sinais frequentes nas patologias neurológicas.

- **Movimentos coreicos:** são movimentos involuntários que têm início abrupto, explosivo, geralmente de curta duração, repetindo-se com intensidade e topografia variáveis, assumindo caráter migratório e errático, o que faz parecer que o indivíduo está realizando um tipo de dança ondulante.
- **Balismos:** são movimentos involuntários de grande amplitude, abruptos, contínuos, rápidos e rítmicos, localizando-se predominantemente nos segmentos proximais dos membros, colocando em ação grandes massas musculares, assemelhando-se a chutes ou arremessos (*gabarito da questão*).
- **Movimentos atetósicos:** são movimentos involuntários mais lentos, sinuosos, frequentemente contínuos, lembrando uma contorção, que envolvem predominantemente as extremidades;
- **Mioclonias:** são movimentos súbitos, involuntários de um músculo ou grupamentos musculares. Os espasmos mioclônicos podem afetar a maioria dos músculos simultaneamente, como ocorre comumente quando um indivíduo adormece.
- **Distonias:** são contrações musculares sustentadas, causando abalos lentos, tremores, movimentos de torção e posturas anormais.

Comentário: o Sistema Nervoso Autônomo (SNA) possui duas divisões – *Simpático* e *Parassimpático* –, que são constituídas basicamente por uma via motora com dois *neurônios*, sendo um pré-ganglionar (*cujo corpo se encontra no sistema nervoso central – eixo cérebro-espinhal*) e outro pós-ganglionar (*cujo corpo se encontra em gânglios autônomos*).

- **Núcleo:** corpos celulares de neurônios no Sistema Nervoso Central.
- **Gânglios:** corpos celulares de neurônios no sistema nervoso periférico.
- **Sistema Nervoso Simpático (Toracolombar):** níveis de T1 a L2 (*gabarito da questão*).
- **Sistema Nervoso Parassimpático (Craniossacral):** *tronco cerebral* e segmentos S2, S3 e S4.
- O sistema nervoso entérico faz parte do SNA. É uma rede de *neurônios* que integram o *sistema digestivo* (*trato gastrointestinal, pâncreas* e *vesícula biliar*) e é formado principalmente pelos plexos *mioentérico* e *submucoso*. Pode funcionar de modo independente, mas o *sistema nervoso simpático* e o *parassimpático* são capazes de ativar ou inibir as suas funções.

Comentário: o quadro clínico descrito no enunciado dessa questão se refere ao comprometimento da *artéria cerebral anterior, letra B*. Esse assunto é bem complexo. No entanto, é necessário compreendê-lo, já que as bancas costumam, uma vez, ou outra, cobrar o quadro clínico de um paciente com lesão em alguma dessas artérias. O encéfalo é vascularizado através de dois sistemas: *vértebro-basilar (artérias vertebrais)* e *carotídeo (artérias carótidas internas)*. Estas são especializadas na irrigação do encéfalo. Na base do crânio, essas artérias formam o Polígono Anastomótico de Willis de onde saem as principais artérias para vascularização cerebral.

Segue um quadro explicativo resumido com as características clínicas das lesões:

Artéria	Quadro clínico
Cerebral anterior	• Hemiparesia contralateral, mais acentuada no membro inferior (predomínio crural – membro inferior). • Perda sensorial contralateral. • Alterações do funcionamento esfincteriano anal e vesical. • Manifestações mentais, que são mais nítidas e estáveis se o AVC for bilateral. • Alterações do comportamento, se o AVC do lobo frontal for intenso.
Cerebral média	• Afasia (quando o hemisfério dominante é lesado). • Hemiplegia e/ou hemiparesia contralateral, mais acentuada na face e membro superior (predomínio braquial). • Hemianopsia homônima. • Hemi-hipostesia (diminuição da sensibilidade tátil num dos lados do corpo). • Apraxia.
Cerebral posterior	• Síndromes sensoriais talâmicas. • Alterações de memória (lesão bilateral). • Hemianopsia homônima. • Cegueira cortical, provocada por lesão bilateral dos lobos occipitais associada à agnosia. • Dislexia sem agrafia (dificuldade na leitura). • Hemiplegia passageira. • Ataxia.
Carótida interna	• Hemiplegia contralateral com hemipostesia e afasia (quando o hemisfério cerebral dominante é lesado). • Isquemia retiniana com obnubilação ou perda da visão no olho homolateral.
Basilar	• Hemiplegia contralateral ou tetraplegia. • Paralisia facial. • Disartria e disfagia. • Síndrome de Horner homolateral (caracterizada pela tríade: enoftalmia, miose e estreitamento da fenda palpebral). • Perda de consciência e presença de vertigem.
Vertebro-basilar	• Sinais de lesão de nervos cranianos e de conexões cerebelares homolaterais com sinais sensitivos e motores nos membros contralaterais. • Síndrome de Weber (lesão localizada nos pedúnculos cerebrais). • Paralisia homolateral do nervo oculomotor comum. • Hemiplegia contralateral.
Cerebelar posterior	• Síndrome de Wallenberg. • Termoanalgesia no hemicorpo contralateral à lesão. • Hemi-hipoanestesia facial ipsilateral. • Disfagia e disfonia graves. • Síndrome vestibular ipsilateral: vertigem rotatória, diplopia, látero-pulsão, nistagmo. • Síndrome de Horner ipsilateral. • Síndrome cerebelar atáxica ipsilateral.

Fisioterapia em Neurologia 437

Comentário: mioclonias são movimentos involuntários muito rápidos, resultantes de contrações musculares súbitas, únicas ou que se repetem, de um músculo ou de grupos musculares. O termo Mioclonia descreve um *sintoma* e geralmente não constitui um *diagnóstico* de uma *doença*. Movimentos mioclônicos podem ocorrer em pacientes com *Esclerose Múltipla*, *Mal de Parkinson* e *Mal de Alzheimer*. Portanto, todas as alternativas estão corretas, com *exceção da C*, pois esses espasmos também podem (*e não apenas* – "tenha cuidado com esses termos") ser limitados a uma das mãos, a um grupo muscular do braço ou da perna ou mesmo a um grupo de músculos faciais.

Comentários: a alternativa que traz a correlação correta é a *letra E*. Denominam-se Nervos Cranianos todos aqueles nervos que fazem conexão com o Encéfalo. Esses nervos contêm fibras *sensitivas* (*aferentes*) e *motoras* (*eferentes*) e correspondem a feixes nervosos provenientes de neurônios que atravessam forames ou fissuras na cavidade do crânio. Maiores detalhes sobre cada par de nervo craniano foram descritos em questão anterior deste capítulo, onde possui um quadro explicativo dos nervos cranianos.

Comentário: a espasticidade é definida como a resistência dependente da velocidade, ao estiramento passivo de um músculo, com reflexos tendíneos exagerados (*hiper-reflexia, hipertonia espástica e hiperatividade dos reflexos tendíneos*). Inicialmente o alongamento produz uma resistência alta, seguida por uma inibição súbita chamada Sinal de Canivete. A espasticidade afeta predominantemente os músculos antigravitacionais (*flexores dos membros superiores e os extensores dos membros inferiores*). É uma das características principais de Síndrome de Neurônio Superior.

Atenção, pois cai em provas:
- **Sinal de Canivete** → **Espasticidade** → hipertonia elástica;
- **Sinal de Roda Denteada** → **Rigidez** → hipertonia plástica.

Comentário: a doença de Parkinson é caracterizada pelo início assimétrico da tríade: tremor, rigidez e bradicinesia (*fique atento, pois essa tríade é frequente em questões*). Também apresenta como características a máscara parkinsoniana e instabilidade postural. É a segunda doença neurodegenerativa mais comum, sendo somente menos prevalente do que a doença de Alzheimer. Trata-se de uma doença extrapiramidal e tem caráter degenerativo, caracterizada pela perda progressiva de neurônios da parte compacta da substância negra, situada no mesencéfalo. A degeneração nesses neurônios é irreversível e resulta na diminuição da produção de dopamina, que é um neurotransmissor essencial no controle dos movimentos.

Comentário: o sinal clínico descrito na questão refere-se à *Coreia, letra C*. Os demais sinais descritos na questão também se caracterizam por lesão nos gânglios da base e estão assim descritos:

- **Tremor:** são movimentos involuntários, rítmicos, que podem envolver uma ou mais partes do corpo. São mais percebidos nas mãos e nos braços, mas podem afetar qualquer outra parte, como pernas e até mesmo a cabeça e a voz.
- **Coreia:** caracterizada por movimentos rápidos, involuntários, esporádicos, com pouca força, que aumentam com o estresse, persistem em repouso e diminuem ao dormir.
- **Hemibalismo:** é um distúrbio neuromotor raro caracterizado por movimentos involuntários abruptos e possivelmente violentos e envolve mais a musculatura proximal do que distal (especialmente nas extremidades dos membros superiores).
- **Bradicinesia:** é um dos sintomas clássicos da doença de Parkinson e é caracterizada pela lentidão anormal dos movimentos.
- **Atetose:** caracterizada pelo movimento lento, involuntário, contorcido e com tremor dos dedos, mãos, pés e, em alguns casos, braços, pernas, pescoço e língua.

Comentário: vamos lá analisar essa questão da prova do corpo de saúde da Marinha, que, por sinal, por meio de sua banca costuma cobrar, em sua maioria, questões bem complexas.
- **Doença de Werdning-Hoffmann:** tipo mais grave de Amiotrofia Muscular Espinhal. Apresenta *sintomas* desde a vida intrauterina, como um baixo movimento fetal. Devido à fraqueza acentuada nas musculaturas distal e proximal, as crianças não conseguem sentar sem apoio.
- **Siringomielia:** lesão da medula espinhal devido à formação de um espaço cheio de fluido no seu interior. **Sintomas:** dormência ou diminuição da sensibilidade.
- **Hidrocefalia de pressão normal:** acomete, principalmente, idosos. *Tríade clínica:* apraxia de marcha, demência e incontinência urinária combinada com achados radiológicos de ventriculomegalia e laboratoriais de pressão normal do líquido céfalo-raquidiano (gabarito da questão).
- **Síndrome de Homans:** trata-se na realidade do sinal de Homans, que é um desconforto ou dor na *panturrilha* após dorsiflexão passiva do *pé*. É um sinal de *trombose venosa profunda*.
- **Esclerose Lateral Primária:** variante benigna da Esclerose Lateral Amiotrófica. Clinicamente se manifesta com quadriparesia espástica, reflexos tendíneos profundos exaltados, sinal de Babinski bilateral, disartria espástica e labilidade emocional.

Comentário: a definição da questão se refere à Doença de Charcot-Marie-Tooth. Lembre-se de revisar todas essas patologias. Isso pode ser um diferencial na sua classificação.

Segue a definição das patologias citadas:
- **Distrofia de Duchenne:** distrofia muscular progressiva mais comum. Primeiros sinais aparecem por volta dos 2 a 3 anos, acometendo mais precocemente a cintura pélvica. Causada pela ausência da distrofina no músculo.
- **Distrofia de Becker:** incidência é cerca de 10 vezes menor que a de Duchenne, mas a fraqueza muscular é semelhante e os primeiros sinais ocorrem após os 10 anos. A perda da capacidade de andar ocorre após os 25 anos. Sua evolução é mais lenta. Paciente possui Distrofina em quantidade normal, porém com estrutura anormal;

- **Amiotrofia espinhal progressiva:** atrofia muscular secundária à degeneração de neurônios motores localizados no corno anterior da medula espinhal. É classificada em quatro tipos: *Tipo I (AME infantil- Werdnig-Hoffmann):* mais grave por apresentar *sintomas* desde a vida intrauterina; *Tipo II (AME intermediária):* sintomática por volta dos 6 a 18 meses de vida, podendo se manifestar mais precocemente. *Sintomatologias* menos intensas. Pacientes não adquirem a habilidade de andar independente; *Tipo III (AME juvenil-Kugelberg-Welander):* apresenta sintomatologia entre os 2 e 17 anos de idade, comprometendo o desenvolvimento dos membros superiores; *Tipo IV* é o menos grave, acometendo pessoas entre 30 e 40 anos. Nesse tipo, a apresentação dos sintomas ocorre de forma lenta e insidiosa. O prejuízo motor é suave e não ocorrem problemas de deglutição ou respiratórios.
- **Charcot-Marie-Tooth ou Atrofia Muscular Fibular:** *doença desmielinizante*, provocando danos na bainha de *mielina* dos *neurônios* dos nervos periféricos e a degeneração dos *axônios*. Os pacientes experimentam fraqueza lentamente progressiva e degeneração dos músculos distais.

Comentário: a alternativa que traz os princípios básicos da FNP é a *letra B*. As outras opções não são princípios, e sim procedimentos e técnicas para aplicação da FNP.

Segue um quadro com a descrição das técnicas utilizadas na FNP que são cobradas com frequência nos concursos:

Descrição da técnica	Objetivos	Indicações
Iniciação rítmica: são movimentos realizados através da amplitude desejada, iniciados por movimento passivo, progredindo até movimento ativo resistido.	– Facilitar a iniciativa motora. – Melhorar a coordenação e a sensação do movimento. – Normalizar o ritmo do movimento, tanto por meio do aumento quanto da sua diminuição. – Ensinar o movimento. – Ajudar o paciente a relaxar.	Pacientes que possuem dificuldades em iniciar movimentos, que têm movimentos muito rápidos ou muito lentos, movimentos incoordenados ou sem ritmo e que possuem tensão geral.
Combinação de isotônicos: são contrações concêntricas, excêntricas e mantidas de um grupo muscular (agonista) sem relaxamento.	– Aumentar o controle ativo do movimento. – Melhorar a coordenação. – Aumentar a amplitude ativa do movimento. – Aumentar a força muscular. – Treinar o controle excêntrico funcional do movimento.	Pacientes com diminuição do controle excêntrico, perda da coordenação ou da capacidade de se mover na direção desejada, diminuição da amplitude de movimento, movimentação ativa precária no meio da amplitude.
Inversão/reversão de antagonistas: é a classificação geral das técnicas nas quais o paciente inicialmente contrai os músculos agonistas e depois os antagonistas sem pausa ou relaxamento.		
Inversão dinâmica (incorpora inversão lenta): é a alternância do movimento ativo de uma direção para a oposta sem interrupção ou relaxamento.	– Aumentar a amplitude ativa do movimento. – Aumentar a força muscular. – Desenvolver coordenação. – Prevenir ou reduzir a fadiga.	Pacientes com fraqueza dos músculos agonistas, com diminuição da capacidade de modificar a direção do movimento, e que possuem aparecimento de fadiga durante o exercício.

Descrição da técnica	Objetivos	Indicações
Reversão de estabilizações (manutenções alternadas): são contrações isotônicas alternadas com resistência oposta suficiente para prevenir o movimento.	– Aumentar estabilidade e equilíbrio. – Aumentar a força muscular.	Pacientes com diminuição da estabilidade, fraqueza muscular e inabilidade em realizar contrações isométricas.
Estabilização rítmica: são contrações isométricas alternadas contra uma resistência com ausência de intenção de movimento.	– Aumentar as amplitudes ativa e passiva do movimento. – Aumentar a força muscular. – Aumentar a estabilidade e o equilíbrio. – Diminuir a dor.	Pacientes com diminuição das amplitudes de movimento e que sentem dor principalmente quando em movimento. Pacientes com instabilidade articular, fraqueza de grupos musculares antagonistas e diminuição do equilíbrio.
Estiramento repetido (contrações repetidas)		
Estiramento repetido no início da amplitude: é o reflexo de estiramento provocado por músculos sob tensão de alongamento.	– Facilitar a iniciativa motora. – Aumentar a amplitude de movimento. – Aumentar a força muscular. – Prevenir ou reduzir a fadiga. – Guiar o movimento na direção desejada.	Pacientes com fraqueza muscular, inabilidade em iniciar o movimento devido à fraqueza ou rigidez, fadiga e diminuição da consciência do movimento.
Estiramento repetido através da amplitude: é o reflexo de estiramento provocado por músculos sob tensão de alongamento.	– Aumentar a amplitude de movimento ativa do movimento. – Aumentar a força muscular. – Prevenir ou reduzir a fadiga. – Guiar o movimento na direção desejada.	Fraqueza muscular, fadiga e diminuição do movimento desejado.
Contrair-relaxar: são contrações isotônicas resistidas dos músculos encurtados, seguidas de relaxamento e de movimento na amplitude adquirida.	– Aumentar a amplitude passiva do movimento.	Diminuição da amplitude passiva do movimento.
Manter-relaxar: é uma contração isométrica resistida, seguida de relaxamento.	– Aumentar a amplitude passiva de movimento. – Diminuir a dor.	Diminuição da amplitude passiva do movimento, quando as contrações isotônicas do paciente são muito fortes para o terapeuta controlar e quando paciente sente dor.

74 C

Comentário: o quadro clínico dessa questão se refere à lesão do nervo Axilar, *letra C*. O nervo axilar se origina do *plexo braquial* na altura da *axila* e carrega fibras nervosas de C5 e C6. Inerva os músculos deltoide e redondo menor (*lembre-se de que o deltoide e redondo menor ficam próximos a axila. Assim fica mais fácil memorizar*). A lesão do nervo axilar normalmente é causada por trauma fechado que envolve tração do ombro, como fraturas e luxações. Isso ocorre por estiramento do nervo sobre a cabeça do úmero. No quadro clínico podem estar presentes diminuição de sensibilidade na face lateral do deltoide e limitação para amplitude de movimento em abdução.

75 B

Comentário: a proposição apresentada na *letra B está incorreta*, visto que o fator de risco é a Hipertensão Arterial e *não a Hipotensão*. Já os traumas cranianos aumentariam o risco de perturbações cognitivas e de demência, sendo assim um fator de risco para desenvolvimento do Alzheimer.

A *doença de Alzheimer (DA)* é a demência mais frequentemente encontrada na prática clínica. O quadro clínico é caracterizado por alterações cognitivas e comportamentais com preservação do funcionamento motor e sensorial até as fases mais avançadas da doença. O primeiro sintoma é o declínio da memória, sobretudo para fatos recentes (*memória episódica*). Com a evolução da doença surgem desorientação espacial, distúrbios cognitivos, alterações de linguagem (principalmente anomia), distúrbios de planejamento (funções executivas) e de habilidades visuoespaciais com a evolução. O principal neurotransmissor afetado pela doença é a acetilcolina. Entre os fatores de risco estão idade avançada, predisposição genética, hipertensão arterial (*e não hipotensão*) e as dislipidemias.

76 D

Comentário: o bom posicionamento do paciente hemiparético ajuda no envio de informações normais ao cérebro e promove o reconhecimento e a consciência do lado afetado. O fato de mudar de posição constantemente proporciona estímulos diferentes que podem ajudar a restaurar a função sensorial. O mau posicionamento leva à rigidez, limitação na amplitude de movimento e a retrações musculares, piorando as incapacidades. Sendo assim, o posicionamento do membro superior deve ficar em abdução da articulação glenoumeral com a adequada rotação externa, pois movimentos fora desse padrão tendem a causar dor nesses pacientes. O cotovelo, punho e dedos devem ficar estendidos com a palma da mão voltada para cima (rotação externa). Portanto, a alternativa que traz o posicionamento correto do membro hemiparético é a *letra D*.

77 E

Comentário: conteúdos clássicos das provas de concursos. Sendo assim, estude e tente compreender essas características e sinais clínicos, pois isso o ajudará na resolução desse tipo de questão.

Segue a análise das alternativas:
- **Alternativa A é incorreta,** na realidade, essa definição é de Hipertonia Extrapiramidal (Rigidez). A rigidez se origina das lesões dos núcleos da base e é caracterizada por resistência ao movimento passivo envolvendo músculos agonistas e antagonistas. A Rigidez independe da velocidade do movimento passivo diferentemente da espasticidade. É vista comumente na doença de Parkinson;

- **Alternativa B é incorreta,** o sinal presente nesta hipertonia é o Sinal de Canivete, onde há uma grande resistência inicial ao movimento, seguida por uma diminuição dessa resistência conforme o arco de movimento aumenta.
- **Alternativa C é incorreta,** são sinais tradicionais das Hipertonias Piramidais (*espasticidade*), pela ocorrência de síndrome do neurônio motor superior localizado nas áreas motoras do córtex cerebral ou nas vias motoras descendentes, em especial no trato córtico-espinhal. Nesse caso, a atrofia muscular é muito discreta, pois os músculos continuam inervados pelos neurônios motores inferiores, e o sinal de Babinski é positivo.
- **Alternativa D é incorreta,** nos membros superiores, a hipertonia predomina nos músculos flexores com postura em adução e rotação interna do ombro, flexão do cotovelo, pronação do punho e flexão dos dedos. Nos membros inferiores predomina nos músculos extensores com extensão e rotação interna do quadril, extensão do joelho, com flexão plantar e inversão do pé. Essa postura característica recebe a denominação atitude de Wernicke-Mann (*atenção a esse termo, pois pode ser cobrado em provas*).
- **Alternativa E é correta:** sinal de Canivete está presente e as contraturas articulares são frequentes na Espasticidade. Caso o tratamento de reabilitação não seja imediato poderão aparecer deformidades que dificultem a marcha e a independência do paciente.

Comentário: a técnica descrita na questão se refere à mobilização neural do *nervo isquiático, letra E*. A Mobilização Neural é um conjunto de técnicas de terapia manual que permitem realizar uma mobilização e estiramento controlados do tecido conjuntivo circundante aos nervos e do próprio nervo. O tratamento consiste na aplicação de movimentos oscilatórios e/ou brevemente mantidos ao tecido neural para restaurar o movimento e a elasticidade do nervo, permitindo recuperar a extensibilidade e a função normal (*melhora a sua condução nervosa e mobilidade intrínseca*) do sistema nervoso.

Segue quadro explicativo com as técnicas de mobilização dos principais nervos:

Nervo	Técnica
Mediano	Paciente em decúbito dorsal. Abdução de ombro (90°) + extensão de punho + supinação do antebraço + rotação externa de ombro + extensão de cotovelo (como um sinal de pare, só que com a extensão de punho).
Ulnar	Paciente em decúbito dorsal. Abdução de ombro + flexão de cotovelo + extensão punho + pronação de antebraço + rotação externa de ombro (é como se colocasse a mão na orelha, só que com os dedos apontados para baixo).
Radial	Paciente em decúbito dorsal. Depressão de ombro + extensão de cotovelo + rotação interna de ombro + flexão de punho e dedos + desvio ulnar de punho (a mão fica igual ao teste de Finkelstein).
Isquiático	Paciente sentado, tronco inclinado anteriormente, ergue-se a perna com o joelho estendido, acrescentando dorsiflexão ou plantiflexão do tornozelo, com inversão plantar, adução e rotação medial do quadril, associados à flexão passiva do pescoço.

Continua

Nervo	Técnica
Ciático poplíteo interno (tibial)	Paciente em decúbito dorsal. Realizar Eversão e Dorsiflexão de tornozelo. Em seguida realizar a flexão de quadril.
Ciático poplíteo externo (fibular)	Paciente em decúbito dorsal. Realizar Inversão e Flexão Plantar de tornozelo. Em seguida realizar a flexão de quadril.
Sural	Paciente em decúbito dorsal. Realizar Inversão e Dorsiflexão de tornozelo. Em seguida realizar a flexão de quadril.
Femoral (crural)	Paciente em decúbito lateral com o membro a ser testado para cima. Com uma mão o terapeuta estabiliza o quadril e com a outra faz o contato com a região anterior do joelho do paciente. Realizar flexão de joelho e extensão do quadril.

Comentário: Goteira Epitrocleana é uma estrutura por onde passa o *nervo ulnar* no cotovelo. Anatomicamente se localiza entre o epicôndilo medial e a tróclea do úmero (epitrocleana). Esse é um local propício a lesões por compressão (famoso choque na região inervada pelo ulnar). As lesões desse nervo provocam uma paralisia e hipotrofia da maioria dos músculos intrínsecos da mão e da região hipotenar, gerando mão em garra. A perda sensitiva ocorre, em geral, no dedo mínimo e metade ulnar e volar do dedo anular. O sinal de Tinel na região da goteira pode gerar dor, parestesia ou formigamento que se irradia distalmente pelo nervo, podendo auxiliar na localização do ponto da compressão.

Nota: a compressão do nervo ulnar na região do cotovelo é a segunda síndrome compressiva de nervo mais comum na prática clínica.

Comentário: o tratamento fisioterapêutico é crucial para recuperação do paciente com sequela de AVE. O fisioterapeuta é um membro ativo da esquipe multidisciplinar desde a fase aguda até a fase crônica do AVE. Segue a análise das alternativas com os devidos comentários:

- **Alternativa A é incorreta:** a Estimulação Elétrica Funcional (FES) consiste na estimulação elétrica de um músculo privado de controle normal para produzir uma contração funcional. Essa estimulação despolariza o nervo motor, produzindo uma resposta sincrônica em todas as unidades motoras do músculo estimulado, melhorando seu trofismo. O uso do FES pode reduzir o grau de subluxação de ombro e prevenir estiramento capsular adicional em pacientes com AVE. Portanto, o FES deve ser utilizado na fase aguda e crônica da sequela neurológica do AVE.
- **Alternativa B é incorreta:** o tratamento fisioterapêutico é fundamental para melhora do condicionamento, força, equilíbrio e destreza, evitando-se, assim, episódio de quedas.
- **Alternativa C é incorreta:** a bengala de três pontos dá um melhor apoio ao paciente do que a bengala de um ponto.
- **Alternativa D é correta:** a mobilização na fase aguda do AVE é fundamental para prevenção das contraturas articulares, ombro doloroso e melhorar a nutrição articular. A manutenção da mobilidade e o impedimento da deformação articular

passam por posicionamentos dos membros afetados, exercícios de mobilização e mudança de decúbitos.

- **Alternativa E é incorreta:** ao contrário do que afirma a alternativa, os alongamentos e exercícios para melhorar a ADM são fundamentais para manutenção da ADM fisiológica e prevenção de contraturas.

Comentário: a alternativa incoerente com a terapêutica utilizada no tratamento da paralisia facial é a *letra E*, já que o grau de recuperação da função do nervo facial depende principalmente da terapêutica (*fisioterapia e medicação*) iniciada precocemente.

A *paralisia facial* resulta em paralisia completa ou parcial da mímica facial e pode estar associada a distúrbios da gustação, salivação e lacrimejamento, hiperacusia e hipoestesia no canal auditivo externo. Em torno de 50% da população acometida por paralisia facial periférica, a etiologia é desconhecida. A fisioterapia é essencial para o tratamento, sendo os principais recursos aplicados a cinesioterapia, massoterapia, crioterapia e eletroterapia. Os recursos de cinesioterapia como facilitação neuromuscular e estimulação sensorial, exercícios de treinamento neuromuscular da mímica facial (*usados para melhorar a simetria da face*), são fundamentais para um bom prognóstico.

Comentário: atenção, pois questões de lesões do neurônio motor superior (*bem explicado em outras questões deste capítulo*) e neurônio motor inferior são frequentes. Fique atento, pois caso você não entenda bem o quadro clínico poderá confundir alguns sinais. *A alternativa A traz a resposta correta para a questão.*

Síndrome do neurônio motor inferior: conjunto de sinais e sintomas resultante de uma lesão do motoneurônio inferior. Os sinais e sintomas mais característicos resultam da interrupção dos sinais gerados pelos motoneurônios inferiores para o músculo, o que diminui ou impede a contração muscular. Segue alguns sinais da lesão do NMI:

- **Paralisia:** segmentar, assimétrica, acometendo o grupo muscular inervado pelos neurônios lesados.
- **Hipotonia:** aumento da passividade e da extensibilidade musculares.
- **Arreflexia:** superficial e profunda.
- **Fasciculações:** ocorre pela degeneração e regeneração simultâneas nos músculos comprometidos com evolução crônica.
- **Hipotrofia:** ocorre na musculatura comprometida com instalação rápida.

Comentário: muita atenção, concursando, pois a questão pede a alternativa que NÃO está relacionada ao quadro clínico da hemiplegia/hemiparesia. É importante a leitura atenta das questões para evitar erros banais.

Os pacientes Hemiplégicos ou Hemiparéticos apresentam um padrão flexor dos membros superiores (*rotação interna e adução do ombro, flexão do cotovelo, pronação e flexão do punho e dedos*) e extensor dos membros inferiores (*extensão do joelho, flexão plantar e inversão do pé*). A deficiência dos movimentos pode levar a limitações funcionais e incapacidades. Essas incapacidades se manifestam como uma perda de mobilidade no tronco e nas extremidades, padrões anormais de movimento, estratégias compensatórias e ações involuntárias do hemicorpo. Os déficits motores decorrentes do AVE se caracterizam por hemiplegia (paralisia total) ou hemiparesia (paralisia parcial), tipicamente no lado do corpo oposto ao local da lesão cerebral. Portanto, a apresentação clínica da hemiparesia ou hemiplegia são: leve plantiflexão e inversão do complexo tornozelo-pé, subluxação do ombro, semiflexão do cotovelo e rotação medial do ombro e marcha ceifante. *A marcha de Trendelenburg não faz parte das alterações funcionais do AVE. Portanto, gabarito letra C.*

Comentário: a *alternativa A traz a proposição incorreta*. O objetivo das técnicas de FNP é promover o movimento funcional por meio da facilitação, da inibição, do fortalecimento e do relaxamento de grupos musculares. As técnicas utilizam contrações musculares concêntricas, excêntricas e isométricas, combinadas com resistência propriamente graduada e procedimentos facilitatórios adequados, todos ajustados para atingir as necessidades de cada paciente.

Os procedimentos básicos da FNP são:

- **Resistência máxima:** auxilia a contração muscular e o controle motor, aumenta a força e incrementa a aprendizagem motora.
- **Irradiação e reforço:** utilizam a deflagração da resposta ao estímulo.
- **Contato manual:** aumenta a força e guia o movimento com toque e pressão.
- **Posição corporal e biomecânica:** guia e controla o movimento ou estabilização.
- **Comando verbal:** utiliza palavras e tom de voz apropriados para direcionar o paciente.
- **Estímulo visual:** usa a visão para guiar o movimento e aumentar o empenho.
- **Tração e aproximação:** o alongamento ou a compressão dos membros e do tronco facilita o movimento e a estabilidade.
- **Reflexo de estiramento:** o uso do alongamento muscular e do reflexo de estiramento facilita e contração e diminui a fadiga.
- **Sincronização de movimentos:** promove sincronismo e aumenta a força da contração muscular por meio da *sincronização para ênfase*.
- **Padrões de facilitação:** movimentos sinérgicos em massa são componentes do movimento funcional normal.

Comentário: atenção, candidatos, pois as bancas mais contextualizadas podem associar o aparecimento da Síndrome de Guillain-Barré (SGB) aos dos surtos recentes de doenças infecciosas no Brasil (zica, dengue, chikungunya e gripe H1N1), já que a SGB é consequência de uma reação a agentes infecciosos, como bactérias e vírus, já tendo sido confirmada no Brasil sua relação com o Zica Vírus.

A *SGB* enquanto inflamação aguda adquirida leva à desmielinização dos nervos periféricos, consequentemente à fraqueza motora e alterações sensoriais. Sua causa ainda não foi identificada. No entanto, se observa, em parte dos pacientes, a relação com doenças agudas causadas por bactérias ou vírus. *Sinais e Sintomas:* fraqueza e paralisia flácida (*e não espástica, item III errado*) da musculatura. É classificada como paralisia ascendente, por manifestar-se primeiro nos membros inferiores, podendo irradiar-se para o tronco, membros superiores, pescoço e face.

Referências Bibliográficas

- Cipriano JJ. Manual Fotográfico de testes ortopédicos e neurológicos. 5. ed. Porto Alegre: Artmed, 2012.
- Doretto D. Fisiopatologia clínica do sistema nervoso: fundamentos da semiologia. 2. ed. São Paulo: Atheneu, 2005.
- Guyton AC, Hall JE. Tratado de Fisiologia Médica. 12. ed. Rio de Janeiro: Elsevier; 2011.
- Kisner C, Colby LA. Exercícios Terapêuticos: fundamentos e técnicas. 4. ed. Barueri: Manole; 2005.
- Machado A. Neuroanatomia Funcional. 2. ed. São Paulo: Atheneu; 2006.
- O'Sullivan SB, Schmitz TJ. Fisioterapia: avaliação e tratamento. 5. ed. São Paulo: Manole; 2010.
- Oliveira ASB, Oda AL. Reabilitação em Doenças Neuromusculares. Guia Terapêutico Prático. Rio de Janeiro: Atheneu; 2014.
- Orsini M. Reabilitação Física nas Doenças Neurológicas: abordagem interdisciplinar. Rio de Janeiro: Guanabara Koogan; 2012.
- Sanvito WL. Propedêutica neurológica básica. 2. ed. São Paulo: Atheneu; 2010.
- Silva LLM, Moura CEM, Godoy JRP. A marcha no paciente hemiparético. Univ. Ci. Saúde. 2005; 3(2): 261-273.
- Stokes M. Cash: Neurologia para fisioterapeutas. São Paulo: Premier; 2000.
- Tsukimoto DR, Valester GA. A influência da negligência unilateral no desempenho de atividades de vida cotidiana: relato de 3 casos. Acta Fisiatr. 2005; 12(3): 108-114.
- Umphred DA, Carlson C. Reabilitação neurológica prática. Rio de Janeiro: Guanabara Koogan, 2007.
- Umphred DA. Fisioterapia neurológica. 4. ed. São Paulo: Manole; 2004.
- Umphred DA. Reabilitação Neurológica. 5. ed. Rio de Janeiro: Elsevier; 2009.

11 Fisioterapia em Neuropediatria

José Pinheiro Batista Medeiros

1. (CORPO DE SAÚDE, Aeronáutica, 2016) O profissional de saúde que pretende trabalhar com a criança deve ter ciência de que é fundamental a comunicação de modo lúdico, não só para acessar de forma mais completa o universo infantil, mas também para que sua intervenção possa ser realmente assimilada e elaborada pela criança e pelo adolescente, particularmente doentes hospitalizados. Em se tratando de pacientes pediátricos abordados de maneira lúdica, com relação às características e funções dos brinquedos terapêuticos utilizados na reabilitação, analise.
   I. São escolhidos para estimular determinada habilidade, coordenação motora ou outras áreas com deficiência e não somente usados para compor a brincadeira.
   II. São fundamentais tanto no desenvolvimento cognitivo e motor da criança quanto na sua socialização.
   III. São alternativas para ajudar a deslocar o foco de atenção da doença para atividades comuns da infância e adolescência. A brincadeira, atividade lúdica diária essencial para a saúde física e desenvolvimento das crianças, é reduzida no hospital, podendo gerar depressão, desorientação e estresse.
   IV. São recursos que facilitam a experiência da hospitalização, pois, neste contexto, podem transformar o ambiente, proporcionando condições psicológicas inclusive aos pais e familiares.
   Estão corretas as afirmativas:
   A) I, II, III e IV.
   B) I e III, apenas.
   C) I e IV, apenas.
   D) I, III e IV, apenas.

2. (MSCONCURSOS, Prova de Especialidades-COFFITO, 2016) A fase inicial da intervenção fisioterapêutica na Paralisia Braquial Obstétrica (PBO) deve se focar especialmente em:
   A) Melhora do posicionamento.
   B) Aumento da amplitude de movimento.
   B) Redução do desuso aprendido.
   C) Aumento da força muscular.
   D) Aumento da sensibilidade.

3. (MSCONCURSOS, Prova de Especialidades-COFFITO, 2016) Associe o domínio avaliado com a correta avaliação fisioterapêutica e assinale a alternativa correta.
   I. Tônus
   II. Equilíbrio

IV. Motricidade motora grossa.

V. Atividades da vida diária (AVDs)

A) Escala Alberta (AIMS)

B) Ashworth

C) Inventário de Pediatria (PEDI)

D) Escala Berg

E) GMF

A) I. D, II. E, III. A, IV. B, V. C.

B) I. B, II. D, III. E, IV. C, V. A.

C) I. C, II. E, III. B, IV. A, V. D.

D) I. B, II. E, III. D, IV. A, V. C.

E) I. B, II. D, III. A, IV. E, V. C.

4. (MSCONCURSOS, Prova de Especialidades-COFFITO, 2016) A criança portadora da Síndrome de Down tem como características principais, dentre outras:
   1. Hipotonia muscular e hipomobilidade articular generalizada, acompanhada de flacidez ligamentar.
   2. Pescoço de aspecto longo com encurtamento muscular.
   3. Mãos e quirodáctilos pequenos e espessos.
   4. Perfil facial aplainado com fenda palpebral oblíqua (em declive) e nariz achatado.

   Estão corretas:

   A) 1, 2, 3 e 4.
   B) 1, 2 e 3, apenas.
   C) 1, 3 e 4, apenas.
   D) 3 e 4, apenas.
   E) 2, 3 e 4, apenas.

5. (USCS, Mogi das Cruzes-SP, 2015) Entre os critérios utilizados para o reconhecimento precoce de variações da evolução motora do bebê não se inclui(em):

   A) Reações posturais deficientes ou ausentes.
   B) Padrões posturais tônicos persistentes que impedem a coordenação motora.
   C) Tônus muscular.
   D) Assimetria da postura que excede a medida fisiológica marcada pela dominância cerebral.

6. (UFU-MG, Residência Multiprofissional, 2016) O recém-nascido a termo apresenta padrão flexor fisiológico com cabeça rodada e membros superiores e inferiores fletidos e próximos ao corpo; diferente deste, o recém-nascido pré-termo poderá apresentar hipotonia generalizada, postura em extensão e hiperextensão de pescoço devido, respectivamente, à:

   A) Fraqueza muscular, imaturidade do sistema nervoso central e posicionamento no leito em decúbito lateral.
   B) Instabilidade dos subsistemas: autônomo, motor, estado e atenção.
   C) Redução do tempo no ambiente intrauterino, ação da gravidade e ventilação mecânica em longa duração.

D) Movimentação global reduzida, Lesão hipóxico-isquêmica e desequilíbrio dos grupos musculares cervicais.

7. **(UFU-MG, Residência Multiprofissional, 2016)** Atualmente, vários testes e escalas específicas vêm sendo aplicados para compreender e avaliar o desenvolvimento motor infantil; dentre eles podemos destacar o teste seletivo de Desenvolvimento, Denver II, o qual foi atualizado e padronizado em inúmeros países, incluindo o Brasil.
Sobre o teste Denver II assinale a alternativa CORRETA:
   A) Objetiva avaliar tônus muscular, reflexos primitivos e reações automáticas.
   B) Foi criado para avaliar o desenvolvimento exclusivamente de crianças com paralisia cerebral.
   C) Avalia exclusivamente o desenvolvimento motor do recém-nascido e lactente.
   D) Objetiva identificar atrasos de desenvolvimento.

8. **(UFU-MG, Residência Multiprofissional, 2016)** Com o aumento de sobrevidas de recém-nascidos pré-termos e a permanência prolongada destes nas Unidades de Terapia intensiva (UTI), faz-se necessária a estimulação precoce, relacionada ao sistema somatossensorial e ações motoras. O método Canguru é amplamente utilizado em recém-nascido de alto risco contribuindo para:
   A) Favorecer o padrão flexor, regular períodos de sono e vigília e melhorar o sincronismo tóraco-abdominal.
   B) Alinhamento articular, estabilidade postural e mãos na linha média.
   C) Aumento do vínculo afetivo, melhora da termorregulação, melhora do padrão respiratório, diminuição de episódios de apneia, ganho ponderal e, consequentemente, diminuição na internação.
   D) Consolo, manutenção do estado de alerta e estímulo vestibular.

9. **(FGV, Secretaria de Estado da Saúde-AM, 2014)** Com relação aos bebês de baixo peso natal (BPN), assinale V para a afirmativa verdadeira e F para a falsa.
   ( ) No longo prazo, as meninas apresentam menos efeitos do baixo peso natal do que os meninos.
   ( ) Os bebês com mais de seis semanas de prematuridade geralmente apresentam baixo peso natal.
   ( ) Nenhum bebê com 37 semanas completas de gestação apresenta baixo peso natal.
   As afirmativas são respectivamente:
   A) F, V e F.
   B) F, V e V.
   C) V, F e F.
   D) V, V e F.
   E) F, F e V.

10. **(MSCONCURSOS, Prova de Especialidades-COFFITO, 2016)** Luiz Miguel, 6 anos, foi diagnosticado com Distrofia Muscular de Duchenne. Atualmente apresenta Vignos 4 e realiza fisioterapia duas vezes por semana. Qual o objetivo da fisioterapia para Luiz Miguel?
    A) Manter a força muscular, retardar a progressão de contraturas para maximizar a função, promover ou prolongar a deambulação com órteses, controlar o desenvolvimento da escoliose e tratar as complicações respiratórias.

B) Retardar a progressão de contraturas para maximizar a função, não prolongar a deambulação com órteses apropriadas, controlar o desenvolvimento da escoliose e tratar as complicações respiratórias.

C) Retardar a progressão de contraturas para maximizar a função, prolongar a deambulação, controlar o desenvolvimento da escoliose, evitar escaras.

D) Manter a força muscular, realizar adaptações para as atividades de vida diária, não promover a deambulação com órteses apropriadas, evitar escaras.

E) Controlar a escoliose, não prolongar a deambulação com órteses apropriadas, evitar escaras, realizar adaptações para as atividades de vida diária.

11. (OPPUS, Condor-RS, 2015) Reflexos são reações involuntárias em resposta a um estímulo externo e consistem nas primeiras formas de movimento humano. Nos primeiros meses de vida, a presença, intensidade e simetria desses reflexos podem ser usadas para avaliar a integridade do sistema nervoso central e para detectar anormalidades periféricas. Assim, sobre os reflexos na infância leia as afirmativas seguintes e escolha a alternativa correta:

A) A persistência ou ausência do reflexo de preensão palmar em algumas crianças pouco pode interferir na avaliação do fisioterapeuta com relação à presença de encefalopatia grave.

B) O reflexo tônico labiríntico (RTL) ocorre quando a criança se encontra numa posição horizontal e na linha média. Na posição supina há um aumento do tônus extensor, e na posição prona um aumento do tônus flexor. Esse reflexo aparece apenas até o 4º mês.

C) O reflexo de Moro aparece com o recém-nascido e desaparece por volta dos 4/6 meses. Pode ser observado ao levantar uma criança de bruços da mesa, apoiada apenas com a mão do examinador sob o tórax. A criança, primeiro, ergue a cabeça e depois realiza uma extensão tônica da coluna e membros inferiores.

D) O reflexo tônico cervical assimétrico (RTCA) é estimulado pela rotação da cabeça e causa a extensão dos membros para o lado oposto em que a cabeça foi rodada e diminuição do tônus extensor com aumento da flexão dos membros para o lado da rotação da cabeça.

E) O reflexo tônico cervical simétrico (RTCS) é observado colocando-se a criança em ventral. Quando sua cabeça é fletida, seus membros superiores se fletem juntamente com os membros inferiores, ocorrendo o inverso quando tem a cabeça estendida.

12. (OPPUS, Condor-RS, 2015) A espinha bífida é uma malformação congênita relativamente comum caracterizada por um fechamento incompleto do tubo neural. A espinha bífida pode classificar-se como espinha bífida oculta ou espinha bífida cística. Sobre o tema assinale a alternativa incorreta:

A) Há três tipos de más formações englobadas na espinha bífida: espinha bífida oculta, meningocele e mielomeningocele, sendo a região lombar e sacral as mais acometidas.

B) É comum a associação da mielomeningocele com a hidrocefalia devido a uma interferência no fluxo normal do líquido cefalorraquidiano.

C) As crianças com meningocele ou mielomeningocele podem apresentar incapacidades crônicas graves como: hidrocefalia, bexiga neurogênica, disfunção intestinal e problemas ortopédicos.

D) Crianças com diagnóstico de mielomeningocele e classificadas em lombar baixa apresentam dificuldade para mobilidade dos membros inferiores. Sendo assim, não apresentam prognóstico de marcha.

E) O prognóstico está ligado ao nível de lesão e se agrava com a presença de hidrocefalia, deformidades da coluna ou lesões adicionais. O diagnóstico pode ser feito ainda intrauterinamente, o que aumenta as chances de tratamento e o tratamento, engloba uma equipe multidisciplinar.

13. (UNIFAL, Técnico Administrativo, 2013) Paciente, AMG, sexo feminino, 3 anos de idade, com diagnóstico clínico de Paralisia Cerebral. Iniciou tratamento fisioterapêutico nesta clínica desde os 9 meses de idade. Atualmente permanece sentada e na postura ortostática com apoio e de forma insegura. Na avaliação observa-se: propriocepção diminuída, tremores intencionais, dificuldade na graduação da inibição recíproca ao realizar movimentos funcionais com lentidão para realizar o processamento de informações sensoriais. Apresenta bom desenvolvimento cognitivo e não apresenta retrações musculares ou deformidades esqueléticas.

Nesse caso a disfunção do processamento sensorial deve-se à lesão de uma área específica do encéfalo. Com base nessa descrição, qual é a área lesada?

A) Cerebelo.
B) Trato piramidal.
C) Córtex cerebral.
D) Gânglios da base.
E) Circuito córtex-gânglios da base-tálamo.

14. (IOPLAN, Seara-SC, 2016) Paciente A.L, sexo masculino, 2 anos de idade, apresenta sinais de atraso do desenvolvimento neuropsicomotor, perímetro cefálico menor do que o normal para sua idade e sexo, possui histórico de epilepsia e pneumonias recorrentes. Durante a anamnese, descobriu-se que ocorreu um fechamento prematuro das suturas cranianas (cranioestenose). Assinale a alternativa com o possível diagnóstico clínico do paciente.

A) Hidrocefalia.
B) Espinha bífida.
C) Microcefalia.
D) Amiotrofia espinhal.

15. (RIOSAÚDE, Rio de Janeiro-RJ, 2015) No recém-nascido, a estimulação da face palmar da mão é seguida de flexão dos dedos e da mão. Esse reflexo de preensão começa a desaparecer entre:

A) 1 e 2 meses.
B) 2 e 4 meses.
C) 3 e 6 meses.
D) 5 e 7 meses.

16. (INEP, ENADE, 2016) Em consulta de avaliação fisioterapêutica a uma criança com três anos de idade com diagnóstico de paralisia cerebral e tetraparesia espástica, o fisioterapeuta observou padrão flexor em membros inferiores e superiores, incapacidade de permanência em sedestação sem apoio e ausência de controle cervical e tronco. Com base nesse quadro clínico avalie as afirmações a seguir em relação aos equipamentos assistivos indicados para a criança.

   I. A cadeira de rodas adaptada auxilia o alinhamento corporal e, consequentemente, a modulação do tônus.

II. A órtese rígida tornozelo-pé auxilia o alinhamento articular e previne posturas viciosas.

III. A órtese extensora de lona para membros inferiores e superiores auxilia o controle e/ou prevenção de deformidades.

É correto o que se afirma em:

A) I, apenas.
B) II, apenas.
C) I e III, apenas.
D) II e III, apenas.
E) I, II e III.

17. (IVIN, Associação Piauiense de Municípios-PI, 2012) Com relação às deformidades pré-natais, correlacione a 1ª coluna com a 2ª coluna e marque a alternativa que completa corretamente a segunda coluna de cima para baixo:

(1) Torcicolo muscular congênito.

(2) Manobra de Ortolani.

(3) Artrogripose múltipla congênita.

(4) Manobra de Barlow.

( ) Os ombros da criança são rodados internamente e aduzidos, e os cotovelos e os punhos estão em extensão.

( ) A partir de uma posição flexionada e aduzida, o quadril é abduzido com uma mão e com a outra mão o examinador estabiliza a pelve do bebe. Percebe-se um estalo, quando a cabeça femoral se move para dentro do acetábulo.

( ) A cabeça da criança está lateralmente fletida em direção ao músculo encurtado com queixo rodado para o lado oposto.

( ) O examinador mantém o quadril do bebê em flexão e em leve abdução. O quadril é aduzido enquanto se aplica pressão em direção posterior.

A) 1, 4, 3, 2.
B) 4, 3, 2, 1.
C) 3, 2, 1, 4.
D) 2, 1, 4, 3.

18. (IBFC, EBSERH, UNIRIO-RJ, 2017) Na criança com paralisia cerebral (PC) espástica, entre os aspectos positivos da espasticidade NÃO estão:

A) Auxilia na prevenção de atrofia muscular.
B) Dissinergia vésico-esfincteriana que auxilia o esvaziamento da bexiga.
C) Diminui o edema de estase.
D) Diminui o risco de trombose venosa profunda.
E) Auxilia no controle da perda de cálcio nos ossos.

19. (IBFC, EBSERH, UNIRIO-RJ, 2017) Assinale a alternativa correta. Na avaliação do bebê normal com 2 meses de idade, ainda é possível verificar a assimetria fisiológica e influência de padrões tônico-posturais como o RTCA (reflexo tônico cervical assimétrico) e o reflexo labiríntico que:

A) Limitam o movimento ativo nessa fase.
B) Exacerbam o movimento reflexo nessa fase.

C) Não interferem no movimento ativo nessa fase.
D) Limitam o controle da cabeça.
E) Exacerbam os reflexos de tronco.

20. (IBFC, EBSERH, UNIRIO-RJ, 2017) Assinale a alternativa correta. A postura de sentar em W de crianças favorece, principalmente, o encurtamento do:
A) Sartório.
B) Gastrocnêmio.
C) Glúteo médio.
D) Tibial anterior.
E) Tensor da fáscia lata.

21. (IBFC, EBSERH, UNIRIO-RJ, 2017) Assinale a alternativa correta. No desenvolvimento neuropsicomotor, a criança inicia a deambulação entre 12 e 18 meses. O contato inicial até 18 meses é feito com:
A) O calcanhar.
B) Pé plantígrado.
C) Antepé.
D) Bordo lateral do pé.
E) Bordo medial do pé.

22. (INSTITUTO AOCP, EBSERH, UFG-GO, 2015) Criança, sexo masculino, por volta dos 2 anos, iniciou quadro de quedas frequentes e, com o passar dos anos, a mãe notou que a criança apresentava instabilidade cada vez maior durante a marcha, sendo que, na maioria das vezes que apresentava queda, utilizava uma estratégia de se apoiar no próprio corpo para se levantar. Ao exame genético, foi confirmada uma alteração no gene da distrofina, e o médico informou à mãe que o filho tem uma doença degenerativa e progressiva que afeta meninos e que a perda da marcha é por volta dos 8 aos 12 anos de idade, quando o menino necessitará de cadeira de rodas. Sobre o caso clínico apresentado, assinale a alternativa que apresenta a doença que a criança possui:
A) Distrofia muscular de Duchenne.
B) Espondilite anquilosante.
C) Paraparesia espástica.
D) Distrofia muscular fáscio-escapuloumeral.
E) Distrofia muscular miotônica.

23. (BIORIO, Mangaratiba-RJ, 2016) Analise as afirmações que seguem e marque a sequência correta:
I) A Luxação Congênita de Quadril consiste no deslocamento da cabeça femoral para dentro do acetábulo que pode estar integralmente deslocada ou subluxada.
II) O sinal de Barlow é caracterizado pelo ressalto que é sentido ao realizar pressão suave medialmente e no sentido longitudinal do fêmur com o quadril abduzido.
III) O Pé Torto Congênito é definido como deformidade caracterizada por mau alinhamento complexo do pé que envolve partes moles e ósseas com deformidade em equino e varo do retropé, cavo e adução do médio e antepé.
IV) Na artrogripose múltipla congênita pode ocorrer diminuição da movimentação normal das articulações no período intrauterino.

V) Entre os objetivos do tratamento da malformação congênita de membros estão a uniformização do membro inferior e o pé plantígrado.
   A) V, F, F, V, V.
   B) F, V, V, V, F.
   C) V, F, V, V, F.
   D) F, F, V, V, V.

24. (ALTERNATIVE CONCURSOS, Nova Itaberaba-SC, 2015) Das alterações neurológicas citadas abaixo assinale a alternativa correta:
    A) A doença de Huntington é causada por uma deficiência genética de um único gene do cromossomo 6.
    B) A Síndrome de Down ou trissomia do 20 é sem dúvida o distúrbio cromossômico mais comum e a forma mais comum de deficiência mental congênita.
    C) Conhecida como Trissomia 16, a síndrome de Edwards é uma doença genética causada por uma trissomia do cromossomo 16, ou seja, uma condição em que a pessoa carrega três cópias do cromossomo 16 em vez de duas.
    D) A síndrome de Patau é uma anomalia cromossômica causada pela trissomia do cromossomo 11. Foi descoberta em 1960 por Klaus Patau observando um caso de malformações múltiplas em um neonato, sendo trissômico para o cromossomo 11.
    E) A síndrome de Turner é uma condição que afeta apenas meninas com monossomia do cromossomo X e é um distúrbio cromossômico.

25. (USCS, Mogi das Cruzes-SP, 2015) O fator essencial da evolução da motricidade nos primeiros meses da criança é o aparecimento de mecanismos reflexos e reações posturais. O desenvolvimento dos mecanismos reflexos requer adaptação que é possibilitada pelos seguintes fatores, EXCETO:
    A) Tônus postural normal.
    B) Inervação recíproca para graduação fina dos movimentos.
    C) Tônus postural anormal.
    D) Inervação recíproca para padrão normal de coordenação.

26. (MSCONCURSOS, Prova de Especialidades-COFFITO, 2016) Sobre a paralisia cerebral, marque V para verdadeiro e F para falso e assinale a alternativa CORRETA:
    ( ) A paralisia cerebral é um grupo de síndromes de disfunções do desenvolvimento motor, progressiva, em constante mudança, decorrente de lesões ou anomalias do cérebro.
    ( ) Na tetraplegia espástica, os quatro membros são acometidos, os indivíduos podem apresentar incapacidades motoras graves e, em alguns casos, convulsão.
    ( ) Na hemiplegia espástica há espasticidade do hemicorpo, descarga de peso inapropriada, dificultando o equilíbrio. Geralmente essas crianças apresentam boa função cognitiva.
    ( ) Na diplegia espástica, o maior acometimento é nos membros inferiores, com pouco ou nenhum acometimento nos membros superiores; com o uso de órteses, algumas crianças podem ter bom prognóstico para a marcha.
    ( ) Raramente ocorre monoplegia em crianças com paralisia cerebral.

A) F, V, V, V, V.
B) F, F, V, V, F.
C) V, V, F, F, V.
D) F, V, F, V, F.
E) F, V, V, V, F.

27. (USCS, Mogi das Cruzes-SP, 2015) A síndrome de Down é a causa cromossômica mais comum de retardo mental de moderado a grave. Um dos fatores que contribuem para a hipotonicidade generalizada e persistência de reflexos primitivos é:
    A) Deficiência do sistema visual e auditivo.
    B) Diferenças craniofaciais.
    C) Mielinização atrasada.
    D) Displasia da pelve.

28. (INSTITUTO MACHADO DE ASSIS, Anísio de Abreu-PI, 2015) É o comprometimento global em que tanto os membros superiores como inferiores estão alterados com a mesma gravidade. Geralmente aqui existe um atraso do desenvolvimento motor importante, e, de forma geral, o potencial de independência, nestas crianças, é bastante limitado:
    A) Tetraparesia.
    B) Diparesia.
    C) Hemiparesia.
    D) Ambiparesia.

29. (INSTITUTO MACHADO DE ASSIS, Buriti dos Lopes-PI, 2016) Quanto aos níveis de desenvolvimento motor da criança, no período de 6 a 9 meses, na posição prona geralmente já realizam, EXCETO:
    A) Alcance na posição de gato.
    B) Apoio nas mãos com os cotovelos estendidos.
    C) Semiajoelhado com apoio das mãos.
    D) Mantém a posição de gato.

30. (INSTITUTO MACHADO DE ASSIS, Buriti dos Lopes-PI, 2016) Paciente do sexo masculino, 13 anos, com diagnóstico de paralisia cerebral, apresenta movimentos involuntários nas articulações proximais, ocasionalmente estereotipados. Os mesmos são acentuados em situações de insegurança e diminuem quando se posiciona em decúbito prono. Assinale a alternativa que apresenta o tipo de paralisia cerebral descrita conforme o caso clínico:
    A) Atáxica.
    B) Discinética.
    C) Espástica.
    D) Mista.

31. (MSCONCURSOS, Piraúba-MG, 2017) Tendo como base os conhecimentos sobre o desenvolvimento neuropsicomotor do nascimento à adolescência, assinale a alternativa CORRETA:
    A) O lactente típico apresenta aquisições de habilidades motoras influenciadas por questões ambientais, as quais podem agir de maneira a prejudicar ou estimular seu desenvolvimento.

B) A adolescência é um período de mudanças corporais e psicossociais determinadas por componentes exclusivamente biológicos.

C) O crescimento e a aquisição de habilidades motoras de meninos e meninas são semelhantes durante a infância e adolescência

D) Puberdade e adolescência são termos sinônimos relacionados às mudanças biológicas que caracterizam maturação sexual.

32. (GSA-CONCURSOS, FUNDAÇÃO ABC, Complexo Hospitalar São Bernardo do Campo-SP, 2016) Sobre o conceito neuroevolutivo Bobath, analise as sentenças que seguem e assinale a alternativa correta.

    1ª) Seu objetivo é realizar manuseios que utilizam técnicas de inibição, facilitação e estimulação de padrões de movimentos normais para possibilitar a aquisição da funcionalidade dos pacientes.

    2ª) Não é recomendado em situações de hipertonia.

    A) A 1ª sentença é incorreta e a 2ª correta.
    B) Ambas são corretas.
    C) A 1ª sentença é correta e a 2ª incorreta.
    D) Ambas são incorretas.

33. (IDECAN, São Gonçalo do Rio Abaixo-MG, 2017) As doenças neuromusculares representam um grande grupo de afecções que comprometem o bom funcionamento da unidade motora, ou seja, o corpo celular do neurônio motor inferior, o seu prolongamento axonal, a junção neuromuscular (placa motora) ou o músculo esquelético. A Atrofia Muscular Espinhal (AME), um distúrbio autossômico recessivo que afeta os neurônios motores, é causada por mutações do gene da sobrevivência do neurônio motor (SMN1). Com relação à classificação da AME, de acordo com a idade e o grau de manifestação clínica, assinale a alternativa INCORRETA:

    A) Tipo I (*Werdnig-Hoffman*): aguda desde o nascimento; é doença grave, com óbito antes do primeiro ano de idade.
    B) Tipo II (intermediária): manifesta-se antes dos 18 meses e a marcha é impossibilitada.
    C) Tipo III (*Kugelberg-Welander*): manifesta-se após os 18 meses e a marcha existe, ainda que com dificuldade.
    D) Tipo IV: quadro mais brando; manifesta-se na adolescência.

34. (GSA-CONCURSOS, FUNDAÇÃO ABC, Complexo Hospitalar São Bernardo do Campo-SP, 2016) Complete a lacuna abaixo assinalando a alternativa correta. A marcha em Crouch Gait característica em algumas formas de Paralisia Cerebral determina perda da extensão do joelho de aproximadamente _____ ao ano.

    A) 30°.
    B) 20°.
    C) 40°.
    D) 10°.

35. (ESPP, Riacho dos Cavalos-PB, 2015) O exame neurológico pode evidenciar sinais importantes. Quando é evidenciada a presença isolada do Sinal de Babinski aos 13 meses de idade em bebês, esta pode ser interpretada como:

    A) Normal.
    B) Lesão do aparelho locomotor corticoespinhal.

C) Doença do trato piramidal.
D) Doença do trato extrapiramidal.

36. (FUNCAB, EMSERH-MA, 2016) Analise as alternativas a seguir com relação à estimulação precoce e marque a correta.

    A) Intervir antes que padrões de postura e movimentos anormais se instalem é um dos objetivos da fisioterapia na intervenção precoce.
    B) Em recém-nascidos (RNs), durante o período de internação na UTI, a estimulação deve ser realizada de uma a três vezes por semana com duração de até 1 hora.
    C) Em pacientes recém-nascidos pré-termo (RNPT), a estimulação sensório-motora está contraindicada por aumentar a atividade motora, possibilitando o aparecimento de padrões anormais.
    D) Deve ser realizado em crianças após o primeiro ano de vida por apresentarem uma imaturidade sensório-motora, visual e tátil antes deste período.
    E) A estimulação da musculatura posterior do tronco é fundamental no lactente para o controle da cabeça e pode ser facilitada estimulando a criança no leito em decúbito dorsal.

37. (ICAP, Modelo-SC, 2016) O desenvolvimento anormal de uma criança gera vários transtornos sobre o reflexo primitivo de moro, assinale a alternativa incorreta:

    A) Idade normal de resposta é de 28 semanas de gestação até 5 meses.
    B) Se persistente após a idade de término do reflexo, interfere nas reações de equilíbrio na posição sentada.
    C) Estímulo gerado para desencadear o reflexo é um barulho forte e repentino.
    D) A resposta da criança ao estímulo é abdução dos membros superiores com dedos abertos e depois cruzar o tronco em adução e choro.
    E) O estímulo gerado para desencadear o reflexo é queda repentina da cabeça em extensão em poucos centímetros.

38. (INSTITUTO AOCP, Jaboatão dos Guararapes-PE, 2015) Os movimentos dos recém-nascidos são representados por reflexos e reações primitivas. A ausência desses reflexos em idades em que deveriam estar presentes ou a persistência deles em idade em que deveriam ter desaparecido pode indicar um atraso no desenvolvimento neuropsicomotor, sendo de grande importância a detecção da ausência ou persistência desses reflexos pelo fisioterapeuta na prática clínica para que possa determinar condutas de tratamento para o recém-nascido acometido. Quanto ao reflexo de preensão palmar, que consiste no fechamento da mão após qualquer estímulo dado na palma da mão ou na face palmar dos dedos, assinale a alternativa correta.

    A) Este reflexo está presente entre o sétimo e o nono mês de vida.
    B) Observa-se esse reflexo no decorrer do quarto mês com desaparecimento no sexto mês de vida.
    C) Esse reflexo ocorre predominantemente no primeiro mês de vida com diminuição e ausência no decorrer do terceiro e quarto mês.
    D) A manifestação desse reflexo inicia-se no décimo mês com ausência no décimo segundo mês de vida.
    E) Um pequeno percentual de recém-nascidos apresenta este reflexo.

39. (UFG, Técnico Administrativo, 2015) Crianças com diagnóstico de mielomeningocele poderão apresentar um quadro clínico de:

A) Apencefalia.
B) Microcefalia.
C) Hidrocefalia.
D) Encefalite.

40. (CONSEP, Pacajus-CE, 2014) Também conhecido como coxa vara, é uma deformidade do quadril que ocorre mais comumente em crianças do sexo masculino, em crianças altas com maturidade óssea atrasada (obesas) em torno dos 9 a 16 anos de idade. Esses pacientes apresentam claudicação, dor intermitente na virilha, nádegas ou coxas, marcha de Trendelenburg. A criança apresenta traumatismo secundário à dor e fraqueza (tropeça em degraus, cai da bicicleta). Trata-se de qual distúrbio ortopédico pediátrico?

A) Doença de Legg-Calvé-Perthes.
B) Deslizamento epifisário da cabeça do fêmur.
C) Displasia congênita do quadril.
D) Doença de Scheuermann.

41. (CONSEP, Pacajus-CE, 2014) Os reflexos são reações automáticas aos estímulos. Geralmente servem para proteção e sobrevivência. A maioria é abolida com o desenvolvimento normal. O recém-nascido apresenta reflexos que devem ser verificados quanto a sua intensidade, presença e simetria, a fim de que se avalie a integridade do seu sistema nervoso. Assinale a alternativa que não apresenta um reflexo primitivo:

A) Reflexo de Moro.
B) Reflexo de Sucção.
C) Reflexo de Babinski.
D) Reflexo de Landau.

42. (UESPI, Parnaíba-PI, 2016) Reflexo primitivo que aparece com um estímulo doloroso na região lombar do bebê em prono e provocará a flexão do tronco para o lado estimulado. Nos primeiros dias de vida a resposta é frequentemente ausente ou fraca. Este reflexo desaparece geralmente durante o segundo mês.

A) Reação de Landau.
B) Reação cervical de retificação.
C) Reflexo de Galant.
D) Reflexo de Moro.
E) Reflexo de preensão palmar.

43. (CESGRANRIO, Técnico Administrativo-UNIRIO, 2016) A paralisia de plexo braquial obstétrica ocorre em decorrência de uma torção nas raízes dos nervos cervicais, causada por tração excessiva da cabeça do neonato no momento do parto. As lesões resultantes de tal manobra irão seguir padrões classificados como: Erb-Duchenne e Dejerine-Klumpke. As características principais do padrão Erb-Duchenne são

A) Membro superior se mostra flácido, pálido e com redução de sensibilidade.
B) Paralisia completa do braço acometido, associada à hipertonia proximal.

C) Presença obrigatória do sinal de Horner evidenciado por constrição da pupila, queda da pálpebra, falta de transpiração da face e do pescoço.

D) Lesão das raízes C3–C4 com alteração significativa da sensibilidade e da força muscular manual.

E) Paralisia de raiz nervosa superior, membro superior na posição de rotação interna e pronação, além da manutenção das funções vasomotoras.

44. (FAURGS, Hospital de Clínicas-RS, 2015) Com relação às patologias neurofuncionais da infância e adolescência, assinale com V (verdadeiro) ou F (falso) as afirmativas que seguem.

( ) A Síndrome de Down ou trissomia do 21 é uma alteração cromossômica geneticamente determinada com características físicas específicas e atraso no desenvolvimento. Base nasal plana, palato ogival, orelhas de implantação baixa, braquidactilia, hipotonia e frouxidão ligamentar são algumas de suas características.

( ) A Mielomeningocele caracteriza-se pela presença de uma bolsa externa que contém meninges e medula espinhal projetadas por meio de um defeito na vértebra. O defeito pode ocorrer em qualquer ponto ao longo da espinha, mas é mais comumente localizado na região torácica.

( ) A Distrofia Muscular de Duchenne é uma doença progressiva, na qual os músculos apresentam uma degeneração das fibras musculares com aumento do tecido conjuntivo e das células adiposas. Os neurônios motores e sensitivos não são danificados e não há mudanças importantes no sistema nervoso central (SNC) ou no sistema vascular.

( ) Osteogênesis Imperfeita (OI) é uma doença de origem genética, na qual se observa anormalidade na síntese do procolágeno. Osteoporose, perda auditiva, escleras azuladas e dentinogênese são suas principais características. A OI do tipo I é considerada a forma mais grave da doença.

( ) A Artrogripose Múltipla Congênita está relacionada à limitação de movimentos fetais após a oitava semana de gestação. Devido às interferências no período gestacional, o crescimento do membro fica comprometido, associando alterações ósseas às contraturas articulares.

( ) A Displasia de Desenvolvimento do Quadril (DDQ) é um termo utilizado para cobrir um amplo espectro de anormalidades do quadril, que resultam do crescimento e desenvolvimento anormal da articulação.

A sequência correta de preenchimento dos parênteses, de cima para baixo, é

A) F, F, V, F, V, F.
B) V, V, V, F, V, F.
C) V, F, V, F, V, V.
D) F, V, F, V, F, V.
E) V, V, F, F, F, V.

45. (IBFC, EBSERH, UFF-RJ, 2016) Assinale a alternativa incorreta. Após ser detectado atraso do desenvolvimento motor e perda sensorial na avaliação do bebê, as principais metas do programa de tratamento de intervenção precoce devem contemplar:

A) Estímulo ao desamparo dos pais na interação com a criança, não estabelecendo precocemente vínculos de comunicação e afeto.

B) Promoção de ambiente favorável para o desempenho de atividades que são necessárias ao desenvolvimento da criança.

C) Maximização do potencial de cada criança por meio de tratamento ambulatorial e também em seu ambiente natural.

D) Oferecimento de orientações aos pais e à comunidade quanto às possibilidades de acompanhamento desde o período neonatal até a fase escolar.

E) Promoção de modelo de atuação multiprofissional e interdisciplinar.

46. (COPEVE, Feira Grande-AL, 2014) O desenvolvimento neuropsicomotor da criança é alvo de especial atenção por todos os profissionais da saúde e, em especial, pelo fisioterapeuta, para fomentar o seu plano de tratamento. Dentre as opções seguintes, qual ferramenta é indicada para tal avaliação?

A) Escala SF-36.

B) Escala Bayley de desenvolvimento infantil.

C) Escala cognitiva de Montreal.

D) Escala de Young para crianças.

E) Escala de Prechtl.

47. (COPEVE, UNCISAL-AL, 2015) A avaliação do desenvolvimento neuropsicomotor da criança é primordial para o delineamento do tratamento fisioterapêutico.

Dados os itens:

I. Controlar a cabeça aos 3 meses.

II. Permanecer sentado aos 8 meses.

III. Engatinhar aos 9 meses.

IV. Andar aos 12 meses.

Verifica-se que são características do desenvolvimento de uma criança apenas:

A) I e III.

B) II e III.

C) II e IV.

D) I, II e IV.

E) I, III e IV.

48. (VUNESP, Residência Multiprofissional-UNIFESP, 2015) O desenvolvimento do sistema nervoso ocorre em fases, que se iniciam no momento da concepção e terminam na vida adulta. Quais as disfunções associadas à lesão durante a fase de migração que ocorre entre a 12ª e 20ª semana de gestação?

A) Lisencefalia, esquizoencefalia, disgenesia cerebral focal e convulsões focais ou generalizadas.

B) Microencefalia, macroencefalia e convulsões focais ou generalizadas.

C) Hipoplasia da substância branca do cérebro e convulsões focais ou generalizadas.

D) Holoprosencefalia, agnesia de corpo caloso e convulsões focais ou generalizadas.

E) Encefalocele, mielomeningocele e convulsões focais ou generalizadas.

49. (CORPO DE SAÚDE, Marinha, 2013) Assinale a opção que indica um reflexo ou uma característica do desenvolvimento normal que deve estar presente no lactente a termo de 7 meses.

A) Reflexo tônico labiríntico.

B) Resposta positiva à prova dos *olhos de boneca*.

C) Reflexo de Moro.
D) Marcha reflexa.
E) Reflexo de Landau.

50. (ESPP, Riacho dos Cavalos-PB, 2015) Considere verdadeiro (V) ou falso (F) as afirmações abaixo sobre a técnica de massoterapia aplicada em bebês. Assinale a alternativa que apresenta a sequência correta de cima para baixo.
( ) A massagem para bebês é um recurso terapêutico que pode ser aplicado exclusivamente por fisioterapeutas.
( ) Esse recurso está totalmente contraindicado em crianças portadoras de necessidades especiais.
( ) A técnica Shantala está amplamente divulgada para ser aplicada em bebês.
( ) A ansiedade pós-parto diminui consideravelmente com a prática constante da massoterapia quando aplicada pela mãe no bebê.
A sequência correta é:
A) F, F, V, V.
B) F, F, F, V.
C) V, V, F, F.
D) V, F, F, V.

51. (INSTITUTO AOCP, EBSERH, UFCG-PB, 2017) Qual alternativa a seguir apresenta uma estratégia de neurofacilitação que pode ser aplicada em recém-nascidos?
A) Contato pele-pele.
B) NIDCAP.
C) Exercícios resistidos.
D) Kabat.
E) Bobath.

52. (FGV, Assembleia Legislativa-MT, 2013) Com relação ao desenvolvimento neonatal, assinale V para a afirmativa verdadeira e F para a falsa.
( ) A hipotonia global está diretamente relacionada com o tempo de prematuridade.
( ) O nascimento a termo promove geralmente flexão e adução nas extremidades.
( ) O bebê prematuro apresenta uma forte flexão fisiológica da coluna vertebral.
As afirmativas são respectivamente:
A) F, V, F.
B) F, V, V.
C) V, F, F.
D) V, V, F.
E) F, F, V.

53. (USP-SP, Residência Multiprofissional, 2016) Em crianças com Paralisia Cerebral, a espasticidade dos músculos antigravitacionais dos membros inferiores pode ser um obstáculo real na aquisição da marcha. O comprometimento dos adutores dos quadris, flexores dos joelhos e flexores plantares dos tornozelos leva ao padrão bastante típico de marcha que é denominada:

A) Marcha ceifante.
B) Marcha escarvante.
C) Marcha atáxica.
D) Marcha em tesoura.
E) Marcha anserina.

54. (CEPS, Técnico Administrativo UFPA-PA, 2017) A paralisia cerebral consiste em um grupo de desordens do movimento e da postura que causam limitação nas atividades e na aquisição de habilidades, resultantes de distúrbios no desenvolvimento encefálico fetal ou na infância. Sobre a distribuição do comprometimento motor é CORRETO afirmar o seguinte:
    A) Na tetraparesia há o comprometimento de um dos membros superiores e de um dos membros inferiores.
    B) Na hemiparesia há o comprometimento global em que tanto os membros superiores como inferiores estão alterados com a mesma gravidade.
    C) Na hemiparesia há o comprometimento de um lado do corpo, direito ou esquerdo, dependendo do hemisfério cerebral que foi lesado.
    D) Na diparesia há o comprometimento global, em que tanto os membros superiores como inferiores estão alterados com a mesma gravidade.
    E) Na diparesia e na tetraparesia, há o comprometimento de um lado do corpo, direito ou esquerdo, dependendo do hemisfério cerebral que foi lesado.

55. (CEPS, Técnico Administrativo UFPA-PA, 2017) Recentemente o Ministério da Saúde comprovou a relação entre a microcefalia e o Zika Vírus, adotando, no ano de 2016, os seguintes padrões internacionais para identificar casos suspeitos de recém-nascidos a termo com esta afecção:
    A) Em meninos, medida igual ou inferior a 31,9 cm e, em meninas, igual ou inferior a 31,5 cm.
    B) Para meninos e para meninas, igual ou inferior a 31,5 cm.
    C) Em meninos, medida igual ou inferior a 33,0 cm e, em meninas, igual ou inferior a 32,0 cm.
    D) Para meninos e para meninas, igual ou inferior a 33,0 cm.
    E) Em meninos medida igual ou inferior a 31,5 cm e, em meninas, igual ou inferior a 31,9 cm.

Fisioterapia em Neuropediatria **463**

Gabarito

1 A

Comentário: esta é uma questão fácil e que requer do candidato uma leitura atenta e interpretação dos tópicos. O paciente pediátrico hospitalizado convive com uma série de restrições impostas pelo quadro clínico do qual padece, complementadas com a tensão que lhe causa a gravidade da doença e também a rotina hospitalar. As atividades lúdicas aparecem como importante estratégia de confronto a essas condições, propiciando um ambiente menos traumatizante e mais humanizado, podendo promover, assim, a saúde e o bem-estar da criança. O ato de brincar permite ao paciente pediátrico sentir-se melhor no cotidiano de sua internação e resgatar as brincadeiras que realizava em seu ambiente familiar, antes da hospitalização. *Sendo assim, todas as afirmativas apresentadas na questão estão corretas.*

2 A

Comentário: a Paralisia Braquial Obstétrica é uma lesão do plexo braquial do recém-nascido que ocorre no momento do parto. Em sua maioria, há uma combinação de tração e compressão desse plexo, causando uma distensão e até ruptura das raízes nervosas. Caracteriza-se como uma paralisia flácida, parcial ou total do membro superior. A fase inicial de intervenção da fisioterapia deve se focar na melhora do posicionamento para prevenção de deformidades. Portanto, *gabarito letra A.*

Segue quadro com as fases de intervenção fisioterapêutica:

Fases de intervenção fisioterapêutica	Característica da intervenção
Fase 1: duas semanas	Posicionamentos nas atividades de vida diária.
Fase 2: duas semanas a quatro meses	Melhorar a ADM (com exercícios suaves), a sensibilidade e a força muscular.
Fase 3: quatro a seis meses	Atividades de aumento da mobilidade, força, propriocepção, reações de retificação, equilíbrio e de proteção.
Fase 4: seis meses a um ano de vida	Atividades de estímulo de funções específicas.
Fase 5: um a quatro anos de vida	Prevenir o desuso, os encurtamentos e as deformidades do membro comprometido.

3 E

Comentário: atenção, concursando, pois os instrumentos de avaliação ou escalas de avaliação são sempre uma constante em provas de concursos, tanto na área de pediatria como em outras áreas. Portanto, vale a pena estudar e conhecer melhor esses instrumentos.

Segue quadro com a descrição dos instrumentos de avaliação e associação correta dos itens:

Instrumento	Características
Desenvolvimento motor (III)	**(A) Escala Alberta:** é um instrumento observacional da motricidade ampla, que avalia a sequência do desenvolvimento motor e o controle da musculatura antigravitacional nas posturas prono, supino, sentado e de pé, de crianças a termo e pré-termo.
Tônus (I)	**(B) Escala de Ashworth:** é utilizada na avaliação do tônus muscular, sendo amplamente utilizada para avaliação da espasticidade. É uma escala ordinal que varia de 0 (tônus normal) a 4 (rigidez completa da extremidade).
Atividades da vida diária (AVDs) (V)	**(C) Inventário da Avaliação Pediátrica da Incapacidade (PEDI):** documenta de forma quantitativa a capacidade funcional da criança por meio de avaliação de habilidades realizadas de forma independente durante o autocuidado, a mobilidade e a função social (AVDs).
Equilíbrio (II)	**(D) Escala de Equilíbrio de Berg:** compreende uma escala de 14 tarefas relacionadas ao dia a dia que envolvem o equilíbrio estático e dinâmico, tais como alcançar, girar, transferir-se, permanecer em pé e levantar-se. *Esta escala não é utilizada em pediatria*.
Motricidade motora grossa (IV)	**(E) GMFM (Avaliação da Função Motora Grossa):** é um teste padronizado desenvolvido para quantificar a função motora grossa de crianças portadoras de distúrbios neuromotores, particularmente a paralisia cerebral.

Comentário: a Síndrome de Down tem grande prevalência na população. Por isso, aconselho você, estudante, a conhecer melhor essa síndrome, pois as bancas costumam cobrar esse conteúdo com uma certa frequência nas provas na área de pediatria. Segue a análise dos itens:

- **Item 1 é incorreto:** pois há uma *hipermobilidade* articular generalizada e não *hipomobilidade*.
- **Item 2 é incorreto:** haja vista que o pescoço é de aspecto *curto* e *largo* e não *pescoço longo*.
- **Item 3 e 4 são corretos:** os aspectos clínicos mais frequentes dessa síndrome são: comprometimento intelectual; hipotonia muscular; fissura palpebral oblíqua (em declive) e nariz achatado; região occipital achatada; hiperextensão articular; mãos e dedos pequenos e espessos; baixa estatura; cardiopatias congênitas, clinodactilia (*deformações ou desvio dos dedos*) do quinto dedo; orelhas de implantação baixa; orelhas displásicas; epicanto (*prega de pele que se estende da raiz do nariz até a extremidade interna das sobrancelhas*); prega palmar única transversa; instabilidade atlantoaxial; instabilidade rótulo-femoral; braquicefalia; base nasal achatada; hipoplasia da região mediana da face; língua protrusa e hipotônica.

5 C

Comentário: o examinador dessa questão pede do candidato critérios para o reconhecimento precoce de variações da evolução motora do bebê, ou seja, anormalidades encontradas no exame físico do RN. Entre as alternativas apresentadas aquela que podemos assinalar é a *letra C*, que cita apenas *TÔNUS MUSCULAR*, não deixando claro se ele está alterado ou normal.

6 C

Comentário: a alternativa que traz o enunciado correto é a *letra C*. *Segue a justificativa:* O bebê pré-termo não apresenta maturidade neurológica ou a vantagem de posicionamento prolongado no ambiente intrauterino que auxilia no desenvolvimento da flexão, fazendo com que apresente hipotonia. Na busca da estabilidade postural ou da contenção no ambiente extrauterino, o prematuro se fixa através de uma hiperextensão inicial cervical que atuará bloqueando o desenvolvimento da mobilidade e cocontração dessa região. Essa estabilização postural anormal pode acarretar bloqueios sequenciais, como hiperextensão de pescoço, elevação de ombros, retração escapular e achatamento da cabeça, não promovendo assim a flexão e permitindo maior efeito da gravidade, dificultando as atividades de linha média e determinando o atraso no desenvolvimento motor. O longo tempo em ventilação mecânica também contribui para acentuar essas alterações posturais e o atraso do desenvolvimento.

7 D

Comentário: a Escala de Denver II é uma escala de triagem que verifica o *atraso no desenvolvimento infantil, gabarito D*. O Denver II acompanha objetivamente o desenvolvimento neuropsicomotor de crianças de zero a seis anos. É um instrumento de detecção precoce das condições de desenvolvimento da criança, avaliando quatro áreas/categorias: motor-grosseiro, motor fino adaptativo, linguagem e pessoal-social. Devido a sua praticidade, o Denver II pode ser utilizado em unidades básicas de saúde, ambulatórios, consultórios, clínicas, unidades pediátricas em hospitais, creches, pré-escolas e serviços especializados em distúrbios do desenvolvimento infantil.

8 C

Comentário: o enunciado correto está descrito na *alternativa C*. O Método Canguru é um modelo de assistência ao recém-nascido prematuro e sua família, internado na UTI Neonatal, voltado para o cuidado humanizado que reúne estratégias de intervenção biopsicossocial. O método canguru contribui com a mudança no padrão respiratório com redução de apneia e bradicardia, ganho de peso, impacto positivo no desenvolvimento motor e cognitivo, proporciona melhor controle térmico e menor permanência hospitalar. Há também estabilização do sistema cardiorrespiratório, melhora da temperatura e uma maior incidência do aleitamento materno exclusivo. Além dessas vantagens é um método seguro, pois não tem sido relacionadas com as intercorrências clínicas, inclusive em bebês intubados sob ventilação mecânica.

9 D

Comentário: vamos analisar os itens dessa questão:
- **1º Item é verdadeiro,** pois os meninos de baixo peso são mais suscetíveis a problemas de desenvolvimento neurológico, paralisia cerebral grave e problemas de desenvolvimento psicomotor, sendo que há uma série de variáveis biológicas des-

favoráveis ao desenvolvimento neurológico em meninos. O sexo masculino é um fator de risco generalizado para paralisia cerebral e deficiências motoras graves.

- **2º Item é verdadeiro,** pois é considerado prematuro moderado aquele nascido entre 31 e 36 semanas de gestação, sendo que a maior parte desses bebês apresenta baixo peso natal;
- **3º Item é falso,** pois é possível que um bebê tenha completado 37 semanas ou mais de gestação e ainda seja de baixo peso natal. Esses neonatos pequenos para a idade gestacional parecem ter sofrido de retardo no crescimento fetal.

Segue quadro com as principais definições que podem cair em concursos:

Definições do RN	Parâmetros
Baixo peso ao nascer	Menos de 2.500 g (até 2.499 g, inclusive)
Peso muito baixo ao nascer	Menos de 1.500 g (até 1.499 g, inclusive)
Peso extremamente baixo ao nascer	Menos de 1.000 g (até 999 g, inclusive)
Pré-termo	Menos de 37 semanas completas.
Termo	De 37 semanas a menos de 42 semanas completas.
Pós-termo	42 semanas completas ou mais.

10 A

Comentário: questão incomum em provas na área de pediatria. Entretanto, é um bom momento para conhecer melhor a escala de Vignos. Diante do quadro clínico, da idade da criança e da análise da escala de Vignos assinalamos a *alternativa A* como a resposta mais completa e coerente. A escala de Vignos é tida como padrão ouro e se tornou muito utilizada para avaliar a progressão da distrofia de Duchenne, por tratar-se de um método simples e de fácil aplicação. É composta por 11 itens a serem pontuados, entre 0 e 10 pontos (*desempenho de funções motoras, graduando por fases de estadiamento da doença*). Quanto maior a nota obtida, pior é o desempenho funcional.

Segue a escala de Vignos com a graduação e as fases de evolução:

Graduação	Fases da evolução
0	Pré-clínico
1	Anda normalmente, dificuldade para correr
2	Alteração detectável na postura ou marcha; sobe escada sem auxílio do corrimão
3	Apenas sobe escada com auxílio do corrimão
4	Anda sem auxílio externo; não sobe escadas
5	Anda sem auxílio externo; não levanta da cadeira
6	Anda apenas com auxílio externo (uso de órteses)
7	Não anda; senta ereto na cadeira sem encosto; consegue conduzir a cadeira de rodas; bebe e come sozinho
8	Senta sem suporte na cadeira; não consegue conduzir a cadeira de rodas; não bebe sozinho
9	Não senta sem suporte na cadeira; não consegue beber ou comer sem assistência
10	Confinado à cama; requer auxílio para todas as atividades

Comentário: reflexos primitivos e posturais é um tema bastante cobrado em provas de concursos. No entanto, o que se percebe é que não existe uma padronização nas idades de aquisição e de extinção desses reflexos na literatura. Portanto, é sempre bom resolver provas anteriores da banca ou consultar a literatura utilizada. Nessa questão, somente a *afirmativa B está correta*.

Segue quadro com os reflexos pedidos na questão:

Reflexo	Característica
Reflexo de preensão palmar	É observado quando pressionamos com nosso dedo indicador a palma da mão da criança. Ela fecha as mãos, segurando nosso dedo. A cessação se dá por volta dos 4 meses.
Reflexo tônico labiríntico (RTL)	Ocorre quando a cabeça se encontra numa posição horizontal e na linha média. Na posição supina há um aumento do tônus extensor, e na posição prona um aumento do tônus flexor. É mais evidenciado em crianças com alguma patologia, aparece apenas até o 4º mês. Evidente em pacientes com PC.
Reflexo de moro	Observado quando a cabeça da criança é solta subitamente para trás. Tem como resposta a extensão e abdução dos membros superiores e posterior flexão. Este reflexo parece estar associado com a obtenção de um bom controle de cabeça. A cessação se dá em torno de 4 a 6 meses.
Reflexo tônico cervical assimétrico (RTCA)	É produzido pela rotação da cabeça para um dos lados na posição supina. Ele se manifesta pelo aumento do tônus extensor dos membros para o lado em que a face está voltada e pelo aumento do tônus flexor no dimídio contrário, sendo normal do primeiro ao terceiro mês de vida.
Reflexo tônico cervical simétrico (RTCS)	É observado colocando-se a criança em suspensão ventral, quando sua cabeça é fletida. Seus membros superiores se fletem e os inferiores se estendem, ocorrendo o inverso quando tem a cabeça estendida. É mais evidenciado em crianças com alguma patologia. Está presente no RN e desaparece do quinto para o sexto mês.

Comentário: veja que a banca pede a alternativa incorreta. Portanto, muita atenção nesses detalhes. Nessa questão, a *alternativa D está incorreta*, visto que o prognóstico para marcha no nível lombar é bom.

Segue quadro com o nível motor e o prognóstico para marcha:

Nível motor	Prognóstico para marcha
Torácico	Não apresenta movimentação nos membros inferiores. Deambulação terapêutica com tutor longo, cinto pélvico e com RGO (*Órtese* de Reciprocação). Na vida adulta serão cadeirantes. Ortostatismo importante para redução da osteopenia, melhora do intestino e da bexiga e para evitar deformidades.
Lombar alto	Tem funcionantes os músculos iliopsoas, adutores e eventualmente o quadríceps. Prognóstico de deambulação regular (marcha domiciliar e comunitária para curtas distâncias) com uso de órteses longas com cinto pélvico e andador. Cadeirante na vida adulta.

Continua

Nível motor	Prognóstico para marcha
Lombar baixo	Tem funcionantes os músculos adutores, iliopsoas, quadríceps, flexores mediais do joelho e eventualmente o músculo tibial anterior e glúteo médio. Prognóstico de deambulação é bom com o uso de órteses suropodálicas e com o uso de muletas canadenses. Quando crianças, podem necessitar de tutor longo com cinto pélvico para a deambulação.
Sacral	Tem funcionantes os músculos iliopsoas, adutores, quadríceps, flexores mediais do joelho, músculo tibial anterior, glúteo médio, flexores plantares e extensores do quadril. Podem ou não necessitar de órteses para a deambulação – deambulador comunitário.

Comentário: o quadro clínico descrito na questão é de um tipo de PC Atáxica, e a área lesionada é o cerebelo. Portanto, *gabarito letra A*.

Segue quadro com as áreas lesionadas e os seus sinais clínicos mais evidentes:

Áreas de lesão	Características
Cerebelo (PC atáxica)	Apresenta propriocepção diminuída, tremores intencionais, dificuldade na graduação da inibição recíproca ao realizar movimentos funcionais com lentidão para realizar o processamento de informações sensoriais. Apresenta bom desenvolvimento cognitivo e não apresenta retrações musculares ou deformidades esqueléticas.
Córtex cerebral (PC espástica ou piramidal)	É o tipo mais comum. A criança comumente evolui com alterações musculoesqueléticas secundárias à alteração do tônus muscular e dificuldade para o movimento voluntário. A espasticidade pode afetar de maneira adversa o desenvolvimento motor, levando a posturas e padrões de movimentos anormais, deformidades musculoesqueléticas e atrasos na aquisição das habilidades motoras.
Gânglios da base (PC extra-piramidal ou discinética)	Responsáveis pela modulação do movimento, ou seja, pela inibição de movimentos indesejados. Apresentam movimentos exagerados e sem modulação; movimentos que podem ser muito amplos, ou coreicos, ou mais rápidos e distais, os atetoides; quando esses movimentos mantêm a criança em posturas muito diferentes, assimétricas e fixas, recebem o nome de distonia.

14 C

Comentário: as características e o quadro clínico do paciente citado levam-nos a um possível diagnóstico de *Microcefalia, letra C*. Recentemente um aumento inesperado no diagnóstico de microcefalia fetal foi relatado pela imprensa brasileira decorrente da infecção intrauterina pelo Zika Vírus. Portanto, fiquemos atentos, pois os concursos podem cobrar isso. A microcefalia é o resultado do crescimento abaixo do normal do cérebro de uma criança ainda no útero ou na infância, podendo ser atribuída a fatores genéticos, malformação do sistema nervoso central, diminuição do oxigênio para o cérebro fetal por intermédio de complicações na gravidez ou parto, exposições a drogas e certos produtos químicos, toxoplasmose congênita e infecção por citomegalovírus. As crianças com microcefalia apresentam com frequência deficiências simultâneas, incluindo déficit intelectual, atraso no desenvolvimento neurológico e epilepsia. A atuação da fisioterapia neurofuncional é fundamental para a criança adquirir habilidades motoras, interagir com o ambiente, prevenir deformidades e contraturas que podem comprometer outros sistemas, como o respiratório.

Comentário: o reflexo de preensão palmar (*ou Grasping reflex*) é pesquisado ao tocar a superfície interna da mão do bebê. Então essa se fecha e permanece fechada enquanto durar o estímulo. O RN agarra fortemente o dedo do examinador. Tende a diminuir e desaparecer após os primeiros meses (*entre 2 e 4 meses de idade*).

Comentário: o Exame Nacional de Desempenho de Estudantes (ENADE) acontece a cada 3 anos para cada área de conhecimento e o seu estilo de questões é semelhante ao de concursos. Portanto, vale a pena resolver provas anteriores do ENADE e revisar os principais tópicos, já que podem cair tanto em concursos como em residências de fisioterapia. Seguem a análise dos itens e os devidos comentários:

- **Item I é correto,** pois muitos indivíduos com PC não possuem a habilidade de sentar sem apoio, bem como locomover-se, de modo que a cadeira de rodas pode tornar-se o seu principal meio de mobilidade. A cadeira de rodas compensa a falta de estabilidade e simetria postural, influencia no posicionamento do corpo, facilita as habilidades funcionais e favorece a integridade da pele, além de melhorar o tônus muscular;
- **Item II é correto,** já que as órteses tornozelo-pé (AFO) são as mais utilizadas em crianças com PC como dispositivos para manter as extremidades em posição estável, aumentar a funcionalidade, prevenir deformidades e promover melhora do alinhamento biomecânico;
- **Item III é correto,** pois a órtese extensora de lona é indicada para inibir o padrão flexor (controle de deformidades), mantém o alongamento muscular após a fisioterapia e após aplicação de botox e auxiliar novas posturas (em pé, em gato, na bola) com segurança.

Comentário: a alternativa que traz a correlação correta é a *letra C*. Então vamos lá complementar com alguns comentários:

- **Torcicolo congênito:** é uma contratura unilateral do músculo esternocleidomastóideo que, em geral, se manifesta no período neonatal ou em lactentes. Em crianças com torcicolo, a cabeça fica inclinada para o lado do músculo afetado e rodada para o lado oposto (*esses lados de inclinação e rotação da cabeça caem em concursos*).
- **Manobras de Ortolani e de Barlow:** são realizadas no *exame físico* para investigação de *displasia do quadril* em recém-nascidos.
- **Artrogripose múltipla congênita:** é caracterizada por contraturas articulares (geralmente simétricas) presentes desde o nascimento. As contraturas incluem rotação interna de ombros, flexão ou extensão de cotovelo, flexão ou extensão de pu-

nho com desvio ulnar, flexão de quadril com rotação interna de ambas as pernas, ou a chamada "postura de sapo", flexão ou extensão de joelho e deformidades em equinovaro dos pés.

Comentário: a dissinergia vésico-esfincteriana, que é uma incoordenação entre a contração muscular da bexiga e dos esfíncteres, é um aspecto negativo da espasticidade. Portanto, *gabarito letra B*. Aspectos positivos incluem a habilidade de usar a espasticidade para tarefas funcionais. Nos aspectos negativos a espasticidade pode interferir no posicionamento e na higiene, podendo afetar a posição e causar dor.

Segue quadro com os aspectos positivos e negativos da espasticidade:

Aspectos positivos	Aspectos negativos
Melhora nas transferências, no ortostatismo e eventualmente na marcha, como resultado de um aumento no tônus dos músculos antigravitacionais.	Pode produzir dor (espasmos dolorosos), propiciar fraturas e contribuir para o desenvolvimento de escaras de decúbito.
Pode permitir a retirada do membro parético frente a estímulos nocivos potenciais.	Pode interferir no controle da bexiga, através do desenvolvimento de uma dissinergia do esfíncter urinário e o músculo detrusor (*dissinergia vésico-esfincteriana*).
Ajuda na prevenção da atrofia muscular e no controle da perda de cálcio dos ossos.	Pode produzir alterações posturais e contraturas articulares.
Diminui o edema de estase, o risco de trombose venosa profunda e favorece o condicionamento cardiovascular.	Interfere na qualidade do movimento, e anormalidade na marcha e dificuldades na higiene ou outros cuidados.

Comentário: o reflexo RTCA se inicia no segundo mês e desaparece no quarto mês. O reflexo Tônico-Labiríntico está presente no primeiro mês de vida, desaparecendo no sexto mês. Portanto, na avaliação de um bebê com 2 meses de idade, esses reflexos são normais. Logo, não interferem no movimento ativo nessa fase. Volto a ressaltar que há divergência na literatura quanto a idade de início e cessação dos reflexos primitivos. Portanto, sempre procure resolver provas anteriores da banca e estudar por material especializado no assunto.

Comentário: sentar em *W* (w-sit) se refere a postura assumida quando a criança se senta no chão com as pernas posicionadas no formato de um *W*. Nessa posição anormal, o risco de luxação do quadril é preocupante. Além disso, essa posição anormal favorece a instalação de encurtamentos e contraturas musculares, particularmente do *tensor da fáscia lata*. A postura em *W* também pode afetar o desenvolvimento ósseo, favorecendo a anteversão da cabeça do fêmur e rotação interna da tíbia.

Comentário: seguem as características do padrão de marcha da criança:

- O contato inicial nos primeiros meses é feito na ponta dos pés e passa a *plantígrado até os 18 meses*. Após essa idade, começa a ser feito também com o calcanhar;
- O comprimento do passo aumenta conforme o crescimento musculoesquelético, tendo uma relação com a estatura, ou seja, quanto maior for a criança, maior o comprimento do passo;
- A base de apoio, proporcionalmente ampla, vai se adequando com o crescimento;
- O joelho está sempre ligeiramente fletido, nos primeiros meses de marcha, independente, pois o abaixamento do centro de gravidade proporciona maior estabilidade.

Comentário: o enunciado da questão se refere à *Distrofia muscular de Duchenne, letra A*. Vamos lá à definição das patologias presente nas alternativas, já que são conteúdo certo em provas de concursos:

- **Distrofia Muscular de Duchenne:** doença hereditária progressiva que possui herança recessiva ligada ao cromossomo X. Provoca sintomas, como fraqueza muscular, dificuldade para deambular, pular e correr, além de quedas frequentes. A dificuldade para levantar-se do chão, devido à atrofia dos músculos extensores do quadril e joelhos, é um sinal característico, chamado de sinal de Gowers (*cai em concursos*) ou levantar miopático.
- **Espondilite anquilosante:** doença inflamatória crônica, característica do adulto jovem, que acomete preferencialmente a coluna vertebral, podendo evoluir com rigidez e limitação funcional progressiva do esqueleto axial.
- **Paraparesia espástica:** é um grupo de doenças hereditárias, cuja principal característica é a rigidez progressiva e espasticidade nos membros inferiores.
- **Distrofia muscular fáscio-escapulomeral:** terceira forma de distrofia muscular hereditária mais comum após as distrofias de Duchenne e miotônica. Caracterizada inicialmente por uma fraqueza e atrofia da musculatura da face, da cintura escapular e do antebraço.
- **Distrofia Miotônica:** também conhecida como distrofia miotônica de Steinert, é um transtorno multissistêmico, frequentemente começa a se manifestar entre 20 e 30 anos e se caracteriza pelo fenômeno miotônico, fraqueza muscular progressiva e hipotrofia da musculatura do pescoço, da face e das partes distais de membros.

Comentário: as malformações congênitas trazem sérios prejuízos para o desenvolvimento motor da criança. Sendo assim, é de grande valia o papel do fisioterapeuta no tratamento desses pacientes para melhorar as aquisições motoras. Segue a análise dos itens com os respectivos comentários:

- **Item I é falso,** enunciado quase todo correto, mas com uma pegadinha para aqueles desatentos: *O deslocamento da cabeça femoral é para fora do acetábulo e não para dentro.*

- **Item II é falso,** já que o sinal de Barlow é caracterizado pelo ressalto que é sentido ao realizar pressão suave medialmente e no sentido longitudinal do fêmur com o quadril aduzido (*e não abduzido*).
- **Item III é verdadeiro,** o pé torto congênito é uma das anomalias congênitas mais frequentes do pé, tendo tratamentos conservadores e cirúrgicos.
- **Item IV é verdadeiro,** pois a artrogripose está associada com alterações neurogênicas e miopáticas levando a diminuição dos movimentos fetais e a contraturas articulares.
- **Item V é verdadeiro,** pois o tratamento além da adequada uniformização visa deixar o pé plantígrado (*pé funcional, flexível, indolor e com resultados permanentes*).

> **Dica importante:** na *manobra de Barlow* é o quadril aparentemente normal, reduzido, que luxa. → O quadril não está luxado, mas é facilmente luxado (portanto, luxável). Na *manobra de Ortolani*, o quadril está, portanto, luxado e ao fazermos a manobra de redução vai ocorrer um ressalto do quadril no momento em que a cabeça femoral se reduz ao entrar no do acetábulo. Portanto, na manobra de Ortolani é o quadril luxado que se reduz.

24 E

Comentário: atenção, estudante, pois essas síndromes, raras ou não, podem cair em concursos. Sempre revise, veja vídeos, resolva questões e leia artigos, porque um acerto em uma dessas questões pode ser definidor da sua aprovação.

> **Dica importante:** essa mesma questão caiu na prova da Prefeitura de Anísio de Abreu-PI, 2016. Portanto, mais uma vez ressalto: *Resolva muitas provas anteriores*.

Segue quadro com as características das patologias citadas nas alternativas e mais a síndrome de Klinefelter, que também costuma cair em provas:

Síndrome	Características
Huntington	Deficiência genética de um único gene do cromossomo 4. Os distúrbios de movimento podem incluir tanto movimentos involuntários quanto prejuízos no funcionamento de movimentos voluntários. *São eles:* Espasmos e outros movimentos involuntários (coreia); Problemas musculares, como rigidez e contração muscular (*distonia*); Movimentos oculares lentos ou anormais; *Anormalidades da marcha*, problemas de postura e de equilíbrio; *Dificuldade para engolir* ou falar. Essa doença se inicia mais comumente na adolescência.
Down	Trissomia do cromossomo 21.
Edwards	É uma doença genética causada por uma trissomia do cromossomo 18. Os sintomas incluem baixo peso ao nascer, cabeça pequena de formato anormal e defeitos congênitos em órgãos, muitas vezes fatais. Não tem tratamento e, geralmente, é fatal antes do nascimento ou durante o primeiro ano de vida.
Patau	É uma anomalia cromossômica causada pela trissomia do cromossomo 13. Há geralmente retardo mental acentuado.

Continua

Síndrome	Características
Turner	É um distúrbio cromossômico que afeta apenas meninas com monossomia do cromossomo X. Além da baixa estatura, infantilismo sexual, entre outros, apresenta alterações motoras com relação ao desenvolvimento (*gabarito da questão*).
Klinefelter	Grupo de anomalias cromossômicas nas quais se encontram dois ou mais *cromossomos X* em homens. Podem ter baixos níveis de testosterona e massa muscular, pelos faciais e os pelos corporais reduzidos. A maioria dos homens com essa condição produz pouco ou nenhum esperma.

25 C

Comentário: uma informação importante para você, concursando, é prestar muita atenção na hora da resolução da prova, nada de pressa, pois um fator diferencial além da preparação é a leitura atenta e interpretação do enunciado das questões. *Então vamos lá aos comentários:* O desenvolvimento atrasado ou anormal das reações posturais e de equilíbrio reflete a presença de distúrbios neurológicos. Após o nascimento ou ainda no primeiro trimestre de vida, já é possível identificar lesões cerebrais graves a partir das anormalidades presentes no tônus muscular, nos reflexos primitivos ausentes ou exacerbados e nas reações posturais. Com o amadurecimento das estruturas cerebrais, esses reflexos começam a desaparecer. Geralmente isso ocorre por volta dos 6 meses. Após o desaparecimento desses reflexos, começa a se perceberem as reações posturais. Quando os reflexos persistem, além da idade esperada para seu desaparecimento, pode ser um sinal de algum problema neurológico, e esse deve ser investigado. Portanto, a *alternativa C, tônus postural anormal*, não favorece o desenvolvimento dos mecanismos reflexos no seu período normal.

26 A

Comentário: temática clássica de fisioterapia neuropediátrica. Portanto, estude desde a fisiopatologia ao tratamento fisioterapêutico, já que esse tema é certo em provas de concursos. Segue o exame dos itens:
- **Item I é falso,** pois a paralisia cerebral ou Encefalopatia Crônica não Progressiva da Infância é uma lesão estática (*e não progressiva*), ocorrida no período pré, peri ou pós-natal, que afeta o sistema nervoso central em fase de maturação estrutural e funcional.
- **Item II é verdadeiro,** pois a tetraplegia espástica (quadriplegia) é considerada a forma mais grave; isso por causa do acometimento bilateral (simétrico ou assimétrico), inclusive de tronco.
- **Item III é verdadeiro,** pois a hemiplegia espástica se caracteriza por déficit motor e espasticidade unilateral, atingindo os membros superior e inferior contralaterais ao hemisfério cerebral afetado. A criança hemiplégica se movimenta utilizando preferencialmente o hemicorpo normal e apresenta déficit no alinhamento corporal, dificultando a transferência de peso sobre o lado afetado.
- **Item IV é verdadeiro,** veja a dica: *Diplegia (membros inferiores são mais acometidos que os superiores). Quadriplegia (comprometimento dos 4 membros e tronco, sendo os membros superiores mais acometidos que os membros inferiores).*
- **Item V é verdadeiro,** pois monoplegia e triplegia são incomuns.

27 C

Comentário: acredita-se que a *mielinização atrasada* de recém-nascidos e bebês com síndrome de Down seja um fator contribuinte para a hipotonicidade generalizada e a persistência de reflexos primitivos. Na área postural a criança com Síndrome de Down apresenta um grau maior de hipotonia, dificultando assim a aquisição das etapas motoras. *Outros aspectos clínicos presentes na síndrome são:* hiperextensibilidade das articulações, displasia da pelve, mãos grossas e curtas com o dedo mínimo arqueado e prega palmar única, incluindo os quatro dedos maiores, dedos dos pés com disposição semelhante ao do polegar e do indicador da mão normal, rebaixamento intelectual, estatura baixa e anomalias musculoesqueléticas. A maioria dos bebês apresenta os reflexos primitivos por mais tempo, principalmente o reflexo de preensão plantar e palmar, reflexo de marcha e de moro.

28 A

Comentário: dentre os tipos de Paralisia Cerebral, a *tetraparesia espástica* é a forma mais grave e decorre de lesões difusas bilaterais no sistema piramidal, acarretando restrito uso funcional dos membros superiores, bem como mau prognóstico para marcha. Suas manifestações clínicas podem ser observadas ao nascimento, acentuando-se à medida que a criança vai se desenvolvendo. São comuns intensas retrações musculares em semiflexão, síndrome pseudobulbar (*hipomimia, disfagia e disartria*), alteração global de tônus muscular, diminuição da motricidade espontânea e da mobilidade articular. Os membros superiores são muitas vezes mantidos em flexão de cotovelo, punhos e dedos, com retração e depressão da cintura escapular, adução e rotação interna do ombro e pronação das articulações radioulnares. Nos membros inferiores observa-se tendência à extensão de quadril e joelhos, ao lado de rotação interna e adução do quadril e flexão plantar com inversão dos pés.

29 C

Comentário: as idades de ocorrência desses eventos motores são obtidas a partir de uma média e, naturalmente, há crianças que apresentam as aquisições mais adiantadas e outras mais tardiamente, embora dentro de uma variação normal. Portanto, aqui vale um adendo: você, estudante, pode se deparar com literaturas que trazem esses marcos motores em idades mais precoces ou mais tardias, mas fica aquela dica: *Sempre resolva provas anteriores da banca ou consulte a literatura por ela indicada*.

> **Dica importante:** para maiores detalhes baixe o arquivo *Diretrizes de Estimulação Precoce. Crianças de zero a 3 anos com atraso no desenvolvimento neuropsicomotor. Ministério da Saúde, 2016.*

Segue quadro com os níveis de desenvolvimento motor das alternativas:

Idade cronológica	Indicador de desenvolvimento
4º mês (item B)	Em prono é capaz de manter o apoio das mãos com o cotovelo estendido, e de se estender contra a gravidade deixando apenas o abdômen no apoio.

Continua

Fisioterapia em Neuropediatria 475

Idade cronológica	Indicador de desenvolvimento
8º mês (item D)	Assume a posição quadrúpede (ou de gatas), transfere de prono para sentado e vice-versa.
9º mês (item A)	Uma vez na postura de gatas, a criança experimenta as transferências de peso, balançando para a frente, para trás e para os lados; com isso, vai desenvolvendo o equilíbrio e a força muscular para iniciar o engatinhar. Alcance na posição de gato.
10º mês (item C – incorreto)	Ao final do 10º mês, a criança consegue se transferir de sentado para gatas, para joelhos, *semiajoelhado* e tracionar-se para de pé. *Portanto, a aquisição dessa etapa se dá somente no final do 10º mês.*

30 B

Comentário: o quadro clínico da questão se refere ao tipo *Discinética, letra B*. Na paralisia cerebral Atetoide, Coreatetoide, Discinética ou Extrapiramidal (*todos são sinônimos*), podemos observar a presença de movimentos involuntários que se sobrepõem aos atos motores voluntários, posturas anormais secundárias à incoordenação motora automática e alteração na regulação do tônus muscular, decorrente da ativação simultânea das musculaturas agonista e antagonista. A incidência dessa forma de paralisia cerebral é de 8 a 15% dos casos. Os fatores perinatais têm papel importante na etiologia da PC discinética, principalmente a encefalopatia bilirrubínica (*kernicterus*) e a encefalopatia hipóxico-isquêmica grave (*status marmoratum*), ambas com comprometimento importante dos núcleos da base.

31 A

Comentário: questão bem interessante, já que exige do candidato muito mais a capacidade de interpretação do que propriamente um conhecimento profundo sobre a matéria. Ao longo dos capítulos ressaltamos a importância de resolver provas anteriores objetivando conhecer o estilo da banca e o estilo de questões que caem nos concursos públicos. Essa técnica vai ajudá-lo na assimilação do conteúdo de uma forma mais dinâmica, assim como vai melhorar sua experiência na resolução e interpretação das questões.

Agora vejamos a justificativa para o gabarito da questão: nessa questão a alternativa mais coerente e correta é a *letra A*. O desenvolvimento neuropsicomotor do lactente é um processo de complexas mudanças. O ambiente em que o lactente vive é um dos fatores que podem estar associados ao atraso ou ao estímulo para o desenvolvimento. Um ambiente favorável possibilita o desenvolvimento normal, através da exploração e interação com o meio. Entretanto, um ambiente não propício, como as experiências adversas da vida ligadas à família, ao meio ambiente e à sociedade, é considerado como fator de risco ambiental prejudicial ao desenvolvimento neuropsicomotor do lactente. O processo de desenvolvimento individual tem uma origem biológica que, para alcançar todo seu potencial genético, necessita da experiência ou da ação sobre o meio e do contato social. Sendo assim, condições de restrição de estimulação ambiental podem limitar o potencial biológico da criança.

Comentário: o Conceito Neuroevolutivo de Bobath é um método utilizado na reabilitação neuropediátrica, fundamentando-se na facilitação da aquisição de habilidades sensoriomotoras de acordo com a sequência de desenvolvimento neuropsicomotor normal. Tem por base evitar a permanência ou inibir os reflexos primitivos patológicos, visando proporcionar ao paciente experiência sensorial do movimento normal, pela diminuição da hipertonia, facilitação de padrões posturais e motores normais, assim como da funcionalidade. Portanto, somente a 1ª sentença está correta, *gabarito letra C*.

Comentário: a alternativa que traz a resposta *incorreta é a letra D*. As demais estão corretas.

- A *Atrofia Muscular Espinhal* é uma doença neuromuscular de ordem genética recessiva que envolve a degeneração dos neurônios motores do corno anterior da medula espinhal e de núcleos motores do tronco encefálico, ficando os neurônios sensoriais intactos. Essa degeneração afeta a musculatura esquelética provocando atrofia e fraqueza generalizadas.

- A *alternativa D* está errada, porque o *Tipo IV* é o menos grave, acometendo pessoas entre *30 e 40 anos* (e não na adolescência). Nesse tipo, a apresentação dos sintomas ocorre de forma lenta e insidiosa. O prejuízo motor é suave e não ocorrem problemas de deglutição ou respiratórios. Esses indivíduos conseguem andar normalmente e possuem uma expectativa de vida normal.

Comentário: a marcha em *Crouch Gait* é um padrão denominado *marcha em agachamento* (também chamada marcha agachada), caracterizada pela flexão excessiva do quadril e joelho (*superior a 30° durante a fase de apoio na marcha*), dorsiflexão excessiva do tornozelo e inclinação pélvica superior. A ativação excessiva dos músculos isquiotibiais ou contratura pode ser a causa desse padrão de marcha. A ausência progressiva do músculo quadríceps leva a um ciclo vicioso, aumenta o padrão agachado, limitando o desempenho na função da marcha. Determina perda da extensão do joelho de aproximadamente *10° ao ano*.

Comentário: as crianças menores de dois anos, por não terem ainda o sistema nervoso completamente mielinizado, podem apresentar o reflexo cutâneo plantar em extensão como padrão normal. Dessa forma, o sinal de Babinski não pode ser considerado patológico em crianças nessa faixa etária. Entretanto, a presença do reflexo de Babinski após a idade de dois anos é um sinal de danos no trato corticoespinhal.

> **Dica importante:** não confunda *Sinal de Babinski* com *Reflexo de Babkin* ou *Reflexo mão-boca*. Esse é testado quando as palmas das mãos do neonato são fortemente pressionadas, então surge uma resposta composta por abertura da boca, flexão dos membros superiores, flexão da cabeça e fechamento dos olhos. Esse reflexo é mais evidente em pré-termo; suprime-se em torno do terceiro ao quarto mês de vida.

36 A

Comentário: atente para esse assunto (*estimulação precoce*), pois é frequente em provas de concursos, haja vista que é uma área muito abrangente de atuação da fisioterapia pediátrica. Segue o comentário dos itens:

- **Alternativa A é correta,** já que a estimulação precoce deve se iniciar o mais cedo possível para prevenção de anormalidades.
- **Alternativa B é incorreta,** visto que a estimulação deve ser realizada numa frequência de três vezes ao dia durante 15 minutos, e 30 a 45 minutos após a alimentação, sempre protegendo o neonato do excesso de estimulação de acordo com o desenvolvimento adaptativo do mesmo.
- **Alternativa C é incorreta,** pois ao contrário do que se afirma na alternativa, a estimulação sensóriomotora promove a normalização do tônus, diminuindo os padrões e posições anormais, as contraturas, as deformidades e as possíveis sequelas.
- **Alternativa D é incorreta,** pois a ausência de estímulos nos primeiros dias de vida pode levar o RN a ter uma dificuldade de adaptação sensorial e atraso no desenvolvimento motor.
- **Alternativa E é incorreta,** pois a estimulação da musculatura posterior do tronco deve ser realizada em decúbito lateral ou ventral.

 37 C

Comentário: este é o reflexo recorde de questões nessa área. Portanto, é bom revisar bem, quando ele é testado, sua idade de aquisição normal e sua idade de extinção. O *Reflexo de Moro* (*sobressalto*) é testado segurando o neonato em posição supina com apoio da cabeça. Deixar a cabeça cair 1-2 cm subitamente. Em resposta, os braços se abduzirão e há extensão de cotovelos e dedos. Ao final haverá uma adução com flexão. Desenvolve-se por volta das 28 semanas de gestação (incompleto) e desaparece em torno de 4-6 meses. A literatura indica o desaparecimento no 4º mês como a idade habitual de sua extinção. Nas crianças que crescem em ambientes estimulantes, seu desaparecimento se acelera, enquanto persiste durante longos meses quando a exercitação postural é escassa. Portanto, caro estudante, fique muito atento, pois as bancas e os autores podem divergir quanto à idade padrão de extinção desse reflexo. No entanto, a persistência desse reflexo além do sexto mês pode ser indicativa de disfunção neurológica.

 38 C

Comentário: o reflexo de *Preensão Palmar* é observado quando pressionamos com nosso dedo indicador a palma da mão da criança. Ela fecha a mão, segurando nosso dedo. Aparece ao nascimento e desaparece por volta dos 4 meses.

 39 B

Comentário: questão semelhante à da prova da FCC, do TRT – 3ª Região de 2009. Portanto, resolver provas anteriores é uma das melhores estratégias de estudo para concursos. Crianças com mielomeningocele poderão apresentar mais frequentemente

Hidrocefalia, bexiga neurogênica *(associadas a isso infecções urinárias recorrentes)* e deformidades em membros inferiores. A hidrocefalia ocorre tanto devido à estenose do aqueduto como obstrução das vias de saída de líquor do 4º ventrículo. O tratamento consiste em colocação de sistemas de derivação *(drenos)* ventriculoperitoneal.

Comentário: o enunciado da questão faz referência ao *Deslizamento epifisário da cabeça do fêmur, alternativa B*.

Segue a definição das patologias citadas nas alternativas:

- **Legg-Calvé-Perthes:** caracterizada por necrose isquêmica ou avascular do núcleo de ossificação da cabeça femoral sucedido de uma fratura subcondral, revascularização e remodelação do osso morto, durante o desenvolvimento da criança. Apresenta no exame físico limitação da mobilidade da *abdução, flexão e rotação interna de quadril*, dor e marcha claudicante. Nesses quadros, o programa de exercícios, além de encorajar o quadril a remodelar como uma articulação congruente, deverá focar o ganho de força e a manutenção da amplitude de *abdução e extensão do quadril*.

- **Deslizamento epifisário da cabeça do fêmur:** é um deslocamento espontâneo da epífise proximal do fêmur na direção posterior e inferior. Desenvolve-se comumente pouco antes ou durante a fase de crescimento rápido e início da puberdade (9 e 16 anos), sendo observado com mais frequência em meninos e crianças obesas.

- **Displasia congênita do quadril:** perda total da relação articular entre a cabeça femoral e o acetábulo no quadril em crescimento ou, apesar dessa relação mantida, ela pode ser facilmente alterada, *quadril luxável* ou *subluxável*.

- **Doença de Scheuermann:** é uma alteração na coluna vertebral que aparece durante a adolescência. É mais frequente nos homens do que nas mulheres e é observada pela presença de uma cifose torácica acentuada.

41 D

Comentário: aqui temos uma questão bem interessante, já que até o momento só ouvimos falar em reflexos primitivos. Há, entretanto, uma classificação diferenciada; os reflexos posturais ou reações posturais que são os precursores dos movimentos voluntários e substituem os reflexos primitivos. A alternativa que não apresenta um reflexo primitivo é *letra D, Landau*, pois trata-se de um reflexo postural e é verificado da seguinte forma: o bebê é suspenso na posição prona. Observa-se elevação da cabeça acima do tronco. Em seguida o tronco é retificado e as pernas estendidas. Quando o examinador flete a cabeça, as pernas se fletem. É um reflexo postural fundamental para sentar e andar. Está presente a partir de 4 ou 5 meses de idade e cessa aos 12 meses.

Comentário: trata-se do *Reflexo do Galant, letra C*. Para pesquisá-lo dá-se um estímulo na região lateral do tronco entre a crista ilíaca e a costela. A resposta é a flexão lateral do tronco para o lado do estímulo. Esse reflexo desaparece com dois meses de idade.

43 E

Comentário: tema muito importante a ser revisado, já que pode confundir o candidato na hora da prova. Portanto, muita atenção aos tipos de paralisia braquial e suas características. O plexo braquial é formado pelas raízes nervosas de C5 a T1. Existem três tipos de classificação que se apresentam sob formas clínicas distintas, de acordo com a localização e gravidade da lesão neuronal: *paralisia alta, ou de Erb-Duchenne, paralisia baixa ou de Dejerine-Klumpke e paralisia completa.*

Segue quadro com as características clínicas:

Tipo	Características clínicas
Erb-Duchenne (Alta)	Tipo mais comum. Lesão das raízes C5 a C6. Flacidez e rotação interna do ombro que o impede de realizar o movimento ativo de abdução. Dificuldade em supinação caracterizando a pronação de antebraço, cotovelos em extensão, punho e dedos ligeiramente fletidos. Não há fenômenos vasomotores.
Dejerine-Klumpke (Baixa)	Lesão das raízes C8 a T1. Movimento do ombro e cotovelo preservados, porém existe um acentuado déficit sensitivo e motor da mão, com perda sensorial e há a presença da Síndrome de Horner (*essa síndrome cai na prova*), que é caracterizada pela ptose palpebral, miose pupilar e diminuição da sudorese. Fraqueza dos pequenos músculos da mão e dos músculos flexores do punho, acarretando mão em garra
Paralisia completa	Lesão das raízes C5 a T1. Flacidez de todo o membro e a não resposta a estímulos sensitivos. Há fenômenos vasomotores como palidez ou vermelhidão da pele. Ocorrência da Síndrome de Horner.

44 C

Comentário: essa é uma questão excelente para fazer uma revisão, já que trata de cinco patologias pediátricas, todas cobradas com frequência nos concursos. Segue os comentários dos itens:

- **Item I é verdadeiro,** pois entre as cromossomopatias o Down é a mais comum. Podendo incluir uma série de defeitos ao nascimento como: redução do tônus muscular, face plana, fissuras palpebrais oblíquas e prega epicântica (*olhos puxados*), retardo mental e de desenvolvimento, malformações cardíacas, mãos curtas e largas, risco aumentado para leucemia, suscetibilidade a infecções e problemas de visão e audição.
- **Item II é falso,** pois a mielomeningocele é mais comumente localizada na *região lombar e não torácica*.
- **Item III é verdadeiro,** as características marcantes da distrofia de Duchenne são a fraqueza muscular progressiva, de proximal para distal e a pseudo-hipertrofia muscular.

- **Item IV é falso,** pois a Osteogênesis Imperfeita pode ser classificada em 4 tipos, *sendo o tipo IV a forma mais grave e não o tipo I.*
- **Item V é verdadeiro,** pois qualquer alteração que limite os movimentos do concepto durante esse período crítico (*após a oitava semana*) do desenvolvimento poderá levar à instalação das contraturas congênitas.
- **Item VI é verdadeiro,** a DDQ descreve o amplo espectro de alterações que atingem o quadril em crescimento, desde a displasia até a luxação da articulação, passando pelos diferentes graus de subluxação da coxofemoral.

Comentários: perceba, concursando, que lá no início da questão, disfarçadamente, a banca pede para assinalar a alternativa incorreta. Portanto, muita atenção nesses detalhes, pois as bancas se utilizam desses artifícios para confundir o candidato. A leitura atenta, criteriosa e sem pressa é fundamental para não errar esse tipo de questão. *Vamos lá à análise do gabarito:* podemos afirmar, logo de cara, que a *alternativa A traz a proposição incorreta*, já que o estabelecimento de vínculos afetivos entre os pais e a criança é fundamental para uma evolução mais satisfatória do desenvolvimento neuropsicomotor. Os pais devem ser preparados para receber essa criança, conhecendo suas limitações e necessidades. Portanto, os vínculos familiares de comunicação e afeto são fundamentais para um melhor prognóstico da criança com atraso no desenvolvimento motor e sensorial.

Comentário: e haja escalas. Infelizmente nós, concursandos, temos que aprender uma série de escalas, que na maior parte das vezes não são usadas em nosso cotidiano de trabalho ou na vida acadêmica. Mas vamos lá, sempre revisando e aprendendo coisas novas.
- **Escala SF-36:** questionário para avaliação da qualidade de vida.
- **Escala Bayley de desenvolvimento infantil:** é uma avaliação padronizada das habilidades mentais e motoras (neuropsicomotor) de crianças entre dois meses e três anos de idade. A atual versão está subdividida em cinco domínios: Cognição, Linguagem (comunicação expressiva e receptiva), Motor (grosso e fino), Social-Emocional e Componente adaptativo (*gabarito da questão*).
- **Escala cognitiva de Montreal:** instrumento breve de rastreio para deficiência cognitiva leve.
- **Escala de Young para crianças:** avaliação do potencial de resiliência de crianças, permitindo identificar aqueles que necessitam de maiores cuidados.
- **Escala de Prechtl:** avaliação qualitativa dos movimentos generalizados de Prechtl é uma avaliação subjetiva de danos neurológicos em bebês até os cinco meses de idade.

47 E

Comentário: nessa questão apenas o *Item II está incorreto*, já que a criança permanece na posição sentada aos 6 meses e não aos 8 meses. Os outros itens estão corretos.

Segue quadro com a idade do bebê e suas respectivas aquisições motoras:

Idade	Indicador de desenvolvimento
1º mês	Membros flexionados (hipertonia fisiológica), cabeça oscilante, comumente mais lateralizada e mãos fechadas. Apresenta movimentos amplos, variados e estereotipados, com forte influência dos reflexos primitivos.
2º mês	Acompanha visualmente os objetos ou a face humana com movimentos de cabeça geralmente até a linha média.
3º mês	Aquisição do equilíbrio cervical e *consegue manter a cabeça na linha média*. Acompanha objetos visualmente com movimentos de rotação da cabeça para ambos os lados, a mais de 180°.
4º mês	Alterna facilmente os movimentos dos membros entre a extensão e a flexão. Postura mais simétrica; une as mãos na linha média, mantendo também a cabeça mais centralizada. Em prono é capaz de manter o apoio das mãos com o cotovelo estendido e de se estender contra a gravidade deixando apenas o abdômen no apoio.
5º mês	Em supino é capaz de levar os pés à boca e elevar o quadril. Inicia o rolar para prono ainda sem muita rotação do tronco.
6º mês	Ao final do 6º mês, a criança já tem domínio sobre os movimentos rotacionais, denotando controle sobre as transferências de decúbito como o rolar. *É capaz de manter-se sentada com apoio por longo tempo*.
7º mês	O desenvolvimento adequado da musculatura de tronco e da pelve permite uma ótima estabilidade na postura sentada e, com isso, a retificação do tronco fica mais evidente. Aquisição do equilíbrio de tronco. Senta sem apoio.
8º mês	Com o domínio das rotações, o bebê experimenta várias posturas diferentes, como o sentar em anel, o sentar de lado (*sidesitting*), o sentar com as pernas estendidas (longsitting), sentar entre os calcanhares (sentar em *w*).
9º mês	*Engatinha* e realiza transferências de sentado para a posição de gatas e vice-versa.
10º mês	A criança consegue se transferir de sentada para gatas, para joelhos, semiajoelhada e tracionar-se para de pé. Inicia marcha lateral com apoio nos móveis e é capaz de caminhar quando segurada pelas mãos.
11º mês	Essa fase é marcada pelo desenvolvimento da postura ortostática; a criança realiza marcha lateral e já é capaz de liberar o apoio de uma das mãos.
12º mês	*Primeiros passos independentes*. Na fase inicial da marcha independente, a criança assume uma base alargada de apoio nos pés, abdução dos braços e fixação do tronco superior.

48 A

Comentário: questão de nível difícil, mas importante para aprendermos novos conceitos e patologias. As fases do desenvolvimento embriológico do sistema nervoso são as seguintes:
- **Neurulação:** formação do tubo neural → 3 a 4 semanas de gestação.
- **Segmentação:** formação do prosencéfalo → 2 a 3 meses de gestação.
- **Proliferação neuronal:** 3 a 4 meses de gestação.

- **Migração neuronal:** 3 a 5 meses (*12ª e 20ª semana*) de gestação.
- **Organização:** 5 meses e anos após o nascimento.
- **Mielinização:** nascimento e anos depois.

As disfunções associadas à fase de Migração Neuronal são: *Lisencefalia:* significa *cérebro liso*, é um transtorno pouco comum da formação do *cérebro* caracterizado pela *microcefalia* e uma ausência dos giros e sulcos normais do cérebro; *Esquizencefalia:* rara *malformação congênita* que se caracteriza por *fenda* unilateral ou bilateral nos *hemisférios cerebrais*; *Disgenesia cerebral focal*: malformação do córtex cerebral que implica alterações do desenvolvimento e organização corticais, frequentemente associadas com epilepsia e atraso de desenvolvimento psicomotor; e *convulsões focais ou generalizadas*. Portanto, a alternativa A é o gabarito correto.

Comentário: mais uma questão sobre reflexos e dessa vez da banca do corpo de saúde da Marinha. Portanto, muita atenção neste tema.

- Os *reflexos tônico-labirínticos e de Moro* podem perdurar até o sexto mês (esses reflexos foram explicados em questões anteriores).
- O *reflexo olhos de boneca* é testado com o RN inclinado nos braços do examinador, fazemos rotação de sua cabeça, os olhos não acompanham a manobra, permanecendo na posição original. Aparece ao nascimento e desaparece de 1 a 3 meses.
- O *reflexo de marcha ou marcha reflexa* é testado segurando-se o bebê pelas axilas com pés em uma superfície de apoio, inclinando-a para a frente. Com o estímulo, o bebê vai "andar" realizando flexão alternada de membros inferiores. Esse reflexo apresenta faixa de normalidade do nascimento até o 3º e 4º mês.
- E o *reflexo de Landau* (*explicado em questão anterior*) está presente a partir de 4 ou 5 meses de idade e cessa aos 12 meses. *Portanto, a alternativa correta é item E.*

Comentário: tema pouco comum em provas. Entretanto, vale a pena sempre estudar novos conceitos, já que tudo isso faz parte da preparação para os concursos. Segue a análise dos itens:

- **1º Item é falso,** pois a massagem pode ser aplicada por pessoa treinada ou que tenha vínculos com o bebê, no caso os pais;
- **2º Item é falso,** já que a massagem pode e deve ser aplicada a bebês prematuros e com necessidades especiais;
- **3º Item é verdadeiro,** pois a Shantala é uma técnica de massagem milenar que tem a finalidade de criar um maior vínculo afetivo entre os pais e o bebê numa relação pura e calorosa. Essa técnica auxilia a criança no desenvolvimento da sua própria imagem, promovendo uma melhora no desenvolvimento neuropsicomotor. Na aplicação da Shantala há uma diminuição das cólicas intestinais, melhora do sono e sinais vitais do bebê.

- **4º Item é verdadeiro,** já que a aproximação que a massagem promove entre mãe e bebê é fundamental para o bem-estar e o fortalecimento do vínculo materno.

Comentário: a estratégia de neurofacilitação que pode ser aplicada em recém-nascidos é o método Bobath. Segue análise das alternativas:

- **NIDCAP (Programa de Cuidados Centrados no Desenvolvimento):** o foco principal desse programa é a educação, o apoio e assistência aos profissionais orientando toda a prática dos cuidados para o apoio ao desenvolvimento neurológico, ao RN e à família.
- **Contato pele-pele:** é a promoção do contato pele-pele entre mãe-filho que comprovam os benefícios fisiológicos e psicossociais, tanto para a saúde da mãe quanto para a do RN, sendo estimulado desde os primeiros minutos de vida.
- **Bobath:** baseia-se em manuseios inibitórios e facilitatórios, através dos pontos-chaves de controle, os quais empregam movimentos ativos e controlados com o objetivo de mobilizar ativamente articulações, controlar tônus e aumentar a força muscular, melhorando o controle postural. Contribui para a melhora no desenvolvimento neuropsicomotor e sensório-motor global sem desconsiderar o nível maturacional do bebê;

As técnicas das *alternativas C e D* não são usadas para recém-nascidos.

Comentário: este é um tema básico de neuropediatria. Portanto, segue a análise das afirmativas:
- **1ª afirmativa é verdadeira,** já que, quanto maior for o tempo de prematuridade do recém-nascido, maior será o grau de hipotonia global, interferindo dessa forma no desenvolvimento motor do mesmo.
- **2ª afirmativa é verdadeira,** pois no bebê considerado a termo, a postura dominante é a de flexão e adução das extremidades. Esse tônus flexor fisiológico é resultado da maturação do sistema nervoso central durante a vida fetal. Já nos pré-termos não apresentam a maturidade neurológica ou a vantagem de posicionamento prolongado no ambiente intrauterino para auxiliar no desenvolvimento da flexão, fazendo com que eles apresentem uma hipotonia.
- **3ª afirmativa é falsa,** pois, como foi comentado, o bebê prematuro geralmente apresenta um certo grau de hipotonia global, sendo a *forte flexão fisiológica da coluna vertebral* característica de bebês nascidos a termo.

53 D

Comentário: questões sobre marchas patológicas são bem frequentes em concursos. Quando se fala na marcha do paciente com paralisia cerebral, logo se associa a *marcha em tesoura*, que é uma postura com cruzamento dos membros inferiores. Nesse caso há acentuada hipertonia dos músculos adutores, fazendo com que as coxas se unam e os membros inferiores se cruzem para o lado oposto com a passada assemelhando-se a uma tesoura. Bastante comum nos pacientes com espasticidade grave dos membros inferiores, principalmente os que têm PC diplégica espástica.

Comentário: essa é uma questão que cobra conhecimentos básicos sobre Paralisia Cerebral. Dentre as alternativas, a única que traz o conceito correto é a letra C.

Distribuição do comprometimento motor da Paralisia Cerebral:

- **Tetraparesia:** é o comprometimento global, em que tanto os membros superiores como inferiores estão alterados com a mesma gravidade. Geralmente aqui existe um atraso do desenvolvimento motor importante, e, de forma geral, o potencial de independência, nessas crianças, é bastante limitado.
- **Diparesia:** o comprometimento é mais acentuado nos membros inferiores que nos superiores, ou seja, a função das mãos é mais preservada. Nesse caso, a possibilidade de adquirir mais independência é maior.
- **Hemiparesia:** é o comprometimento de um lado do corpo, direito ou esquerdo, dependendo do lado (hemisfério) do cérebro que foi lesado. A grande maioria das crianças hemiparéticas vai ter um bom desenvolvimento global, porém, muitas vezes, a principal dificuldade decorre de problemas de comportamento ou de compreensão.

Comentário: questão bem interessante, dada a sua contextualização com os acontecimentos recentes, embora a banca tenha cometido um erro em não citar que está se referindo a medidas do Perímetro Cefálico. Em 2016, o Ministério da Saúde passou a adotar novos parâmetros para medir o perímetro cefálico e identificar casos suspeitos de bebês com microcefalia. Para menino, a medida será igual ou inferior a 31,9 cm e, para menina, igual ou inferior a 31,5 cm. A mudança segue as recomendações da Organização Mundial de Saúde e tem como objetivo padronizar as referências para todos os países, valendo para bebês nascidos com 37 ou mais semanas de gestação.

Referências Bibliográficas

- Brandão AD, Fujisawa DS, Cardoso JR. Características de crianças com mielomeningocele: implicações para a fisioterapia. Fisioter. Mov. 2009; v. 22(1):69-75.
- Brasil. Ministério da Saúde. Secretaria de Atenção à Saúde. Diretrizes de estimulação precoce: crianças de zero a 3 anos com atraso no desenvolvimento neuropsicomotor. Brasília (DF): Ministério da Saúde; 2016.
- Cargnin APM, Mazzitelli C. Proposta de tratamento fisioterapêutico para crianças portadoras de paralisia cerebral espástica, com ênfase nas alterações musculoesqueléticas. Rev. Neurociências. 2009; 11(1):34-9.
- Castilho-Weinert LV, Forti-Bellani CD. Fisioterapia em Neuropediatria. Curitiba: Omnipax; 2011.
- Dea VHSD, Duarte E. Síndrome de Down: informações, caminhos e histórias de amor. São Paulo: Phorte; 2009.
- Diament A, Cypel S. Neurologia Infantil. 4. ed. São Paulo: Atheneu; 2005.
- Espers VRE, Garbellini D, Penachim EAS. Mielomeningocele. O dia a dia, a visão dos especialistas e o que devemos esperar do futuro. Piracicaba: Unigráfica; 2011.
- Levitt SO. Tratamento da Paralisia Cerebral e do Atraso Motor. 5. ed. Barueri: Manole; 2014.
- Long TM, Cintas HL. Manual de Fisioterapia Pediátrica. Rio de Janeiro: Revinter; 2001.
- Prado C, Vale LA. Fisioterapia neonatal e pediátrica. Barueri: Manole; 2012.
- Rosemberg S. Neuropediatria. 2. ed. São Paulo: Sarvier; 2010.
- Shepherd RB. Fisioterapia em pediatria. 3. ed. São Paulo: Santos; 1996.
- Tecklin JS. Fisioterapia pediátrica. 3. ed. Porto Alegre: Artmed; 2002.
- Umphred D, Carlson C. Reabilitação neurológica prática. Rio de Janeiro: Guanabara Koogan, 2007.
- Urzêda RN, Oliveira TG, Campos AM, Formiga CKMR. Reflexos, reações e tônus muscular de bebês prétermo em um programa de intervenção precoce. Rev. Neurocienc. 2009; 17(4):319-25.

12 Fisioterapia em Gerontologia

José Pinheiro Batista Medeiros

1. (CORPO DE SAÚDE, Aeronáutica, 2011) Leia as afirmativas referentes à fratura de quadril em idosos e a reabilitação pós-cirúrgica.

   I. Atualmente, espera-se que os resultados funcionais da osteossíntese sejam melhores dos que os obtidos pela substituição protética da articulação nos idosos.

   II. Os exercícios terapêuticos devem ser iniciados no leito com as contrações isométricas para os grupos musculares envolvendo o quadril comprometido.

   III. Movimentações ativas para manutenção da amplitude de movimentos das demais articulações devem ser realizadas o mais cedo possível.

   Estão corretas:
   A) apenas I e II.
   B) apenas II e III.
   C) apenas I e III.
   D) I, II e III.

2. (CORPO DE SAÚDE, Aeronáutica, 2011) Coloque (V) para as afirmativas verdadeiras e (F) para as afirmativas falsas, no que se refere à densidade de massa óssea (DMO) em idosos:

   ( ) A reabilitação utiliza as propriedades piezoelétricas do osso para aumentar a DMO.

   ( ) Os exercícios isométricos são os de maior resultado para o aumento da DMO em relação aos isotônicos.

   ( ) Os exercícios isotônicos podem ser acompanhados da ação da gravidade para o aumento da DMO.

   ( ) Quando a DMO é muito baixa em idosos, exercícios passivos e manipulações podem ser contraindicados por risco de fraturas.

   Assinale a alternativa que apresenta a sequência correta das letras de cima para baixo.
   A) V, V, V, F.
   B) F, F, V, V.
   C) V, F, V, V.
   D) F, V, F, V.

3. (CESPE, Tribunal de Justiça-RO, 2012) A recomendação de exercícios para idosos com cardiopatia deve ser precedida de exames que garantam segurança para a realização das atividades físicas propostas. Esses exames incluem o teste de esforço que:
   A) Verifica a origem da causa da extrassístole ventricular.
   B) Fornece dados de frequência cardíaca e pressão arterial e, ainda, VO_2 quando disponível.
   C) Verifica a presença de claudicações e compensações motoras.

D) Determina a resistência óssea aos esforços de rotação e cisalhamento.

E) Fornece informações sobre pressão alveolar para correlações de troca.

4. **(INSTITUTO AOCP, EBSERH, UFG-GO, 2015)** Paciente feminina, 79 anos, é diagnosticada com osteoartrose em estágio avançado, com acometimento principalmente de joelhos. Assinale a alternativa correta referente à melhor conduta fisioterapêutica para a paciente citada.

A) Exercícios pliométricos.

B) Hidroterapia.

C) Alongamentos prolongados.

D) Exercícios de fortalecimentos resistidos e isocinéticos.

E) Exercícios aeróbicos no solo.

5. **(FCC, TRT-5ª Região-BA, 2013)** A escala de Lawton utilizada na avaliação do *status* funcional de pacientes idosos considera itens como:

A) uso do toalete, capacidade de vestir-se e de tomar banho.

B) capacidade de usar o banheiro e de alimentar-se sozinho.

C) capacidade de transferir-se da cama para a cadeira, necessidade de auxílio para cuidados pessoais.

D) capacidade para uso de escadas, vestir-se e tomar banho.

E) capacidade de preparar suas refeições, manusear dinheiro e usar telefone.

6. **(COMPERVE/UFRN, Assú-RN 2014)** A osteoartrite é uma doença degenerativa crônica de etiologia multifatorial com perda progressiva e reparação inadequada da cartilagem articular e remodelamento do osso subcondral. Com relação à osteoartrite, é correto afirmar:

A) A dor, principal característica clínica da osteoartrose, é atribuída aos estímulos nociceptivos, gerados pelos mediadores da inflamação, que são captados pelas terminações nervosas da sinóvia e da cartilagem.

B) A osteoartrose de joelho tem maior incidência na região lateral da articulação tibiofemoral, sendo diagnosticada por exames de radiografia que mostram diminuição do espaço articular.

C) Na osteoartrite de mãos, os nódulos de Heberden são mais comuns que os de Bouchard e atingem as interfalangeanas distais.

D) Na rizoartrose, o acometimento da primeira metatarsofangeana é o mais comum em mulheres e associa-se frequentemente ao hálux valgo (joanete).

7. **(CONSULPAM, Martinópole-CE, 2015)** Pessoas com artrite reumatoide podem apresentar uma série de comprometimentos e complicações. Identifique a alternativa que não está CORRETA:

A) Os nódulos reumatoides são manifestações extra-articulares mais comuns na AR.

B) Pessoas com AR têm o mesmo preparo físico (estado cardiorrespiratório, força e resistência à fadiga muscular, etc.) do que pessoas de idade semelhante sem artrite.

C) Neuropatias periféricas leves são vistas com frequência na AR.

D) A inflamação a longo prazo acaba resultando em destruição articular e perda funcional significativa.

8. **(IDECAN, Baependi-MG, 2015)** A velhice não é definível por simples cronologia, senão pelas condições físicas, funcionais, mentais e de saúde das pessoas, o que equivale a afirmar

que podem ser observadas diferentes idades biológicas em indivíduos da mesma idade cronológica. Com relação à reabilitação geriátrica, marque V para as afirmativas verdadeiras e F para as falsas.

( ) A reabilitação do paciente idoso necessita de avaliação bem estruturada das capacidades prejudicadas, assim como das preservadas.

( ) Algumas condições incapacitantes são frequentes no idoso e devem ser abordadas de forma própria, como as quedas, as alterações funcionais dos pés, as incontinências esfincterianas, entre outras.

( ) A reabilitação nessa faixa etária tem grande importância devido ao fato de que a dependência nestes pacientes aumenta o índice de institucionalização, visto que se carece de cuidadores bem preparados.

( ) A fragilidade e as múltiplas doenças associadas predispõem o paciente a novas complicações agudas e suas respectivas pioras funcionais.

A sequência está correta em:

A) F, V, V, F.
B) F, V, F, V.
C) V, F, V, V.
D) V, V, V, V.

9. (INSTITUTO MACHADO DE ASSIS, Belém do Piauí-PI, 2015) Doença progressiva crônica do sistema nervoso que causa limitações funcionais, como redução das habilidades motoras, movimentos lentos, marcha festinante, distúrbio de controle postural, dentre outros. Esta patologia comum em pacientes idosos é:

A) AVE.
B) Alzheimer.
C) Doença de Parkinson.
D) Esclerose múltipla.

10. (UFPR, Balsa Nova-PR, 2011) É evidente o crescimento populacional de idosos, o que aumenta a predisposição ao surgimento de doenças crônicas que podem repercutir na qualidade de vida desse segmento da população. Considerando as modificações provenientes do processo de envelhecimento, assinale a alternativa correta:

A) Durante o processo de envelhecimento pode haver redução na velocidade de intercâmbio de informações entre o sistema nervoso e o sistema musculoesquelético, tornando a resposta muscular frente ao estímulo nervoso mais lenta, aumentando a suscetibilidade a quedas.

B) As alterações estruturais e funcionais no idoso ocorrem de forma progressiva e sempre desencadeiam perda das habilidades motoras e cognitivas que, a longo prazo, levam à dependência funcional.

C) Alterações posturais do indivíduo idoso são decorrentes de maus hábitos adquiridos ao longo da vida que se tornam evidentes com o avançar da idade.

D) A modificação da composição corporal no idoso é evidenciada pelo aumento do tecido adiposo, redução da densidade óssea e aumento da proporção de água no organismo, tornando-o menos propenso à desidratação.

E) O uso de medicação de uso contínuo não interfere no equilíbrio de idosos, razão pela qual é desnecessário incluir esse item na anamnese do fisioterapeuta.

11. (UFPR, Balsa Nova-PR, 2011) Paciente J. S. G, 72 anos de idade, hospitalizado há 10 dias em virtude de ter sofrido acidente vascular encefálico, encontra-se respirando sem auxílio de ventilação mecânica e apresenta sinais vitais dentro dos parâmetros normais. Com base no exposto e nos cuidados fisioterapêuticos prestados a pacientes idosos acamados, assinale a alternativa correta.

A) Pelo fato de o estado de consciência do paciente poder estar alterado, devido a uma afecção neurológica, a assistência ventilatória deve ser sugerida imediatamente.

B) Uma vez instaladas, as úlceras de decúbito não podem ser minimizadas pela intervenção fisioterapêutica.

C) A imobilidade prolongada no leito repercute essencialmente no sistema tegumentar, não afetando os demais sistemas.

D) O fisioterapeuta deve estar atento ao adequado posicionamento do paciente no leito, uma vez que seu estado de consciência pode estar alterado e ele pode não conseguir realizar as mudanças de decúbito de forma independente.

E) A movimentação precoce não deve ser incentivada, devido ao evidente risco de quedas.

12. (IADES, EBSERH, UFRN-RN, 2014) Há mudanças fisiológicas no sistema musculoesquelético com o avanço da idade. Assinale a alternativa que descreve uma dessas alterações.

A) Diminuição do tamanho das fibras musculares apenas do tipo II.

B) Aumento da ativação dos músculos do quadril para controlar o equilíbrio.

C) Aumento da resposta motora a perturbações do equilíbrio.

D) Redução em 45% da força muscular por década após a sexta década.

E) Aumento dos números de motoneurônios alfa.

13. (FUNIVERSA, Secretaria de Saúde-AP, 2012) A perda progressiva da independência funcional e o risco de quedas do paciente idoso são questões fundamentais na rotina fisioterápica de avaliação e prescrição de medidas preventivas e curativas. Um dos exames importantes a serem realizados é aquele em que o idoso é colocado de pé ao lado de uma parede com o membro superior próximo da parede e uma flexão de 90° de ombro, mantendo o cotovelo estendido. Pede-se para o idoso inclinar o tronco para a frente, levando a mão o mais distante e à frente que puder. Por meio de uma fita métrica presa na parede na altura do ombro do paciente e paralela ao solo é possível medir em centímetros essa distância percorrida, ou seja, obtém-se a distância de onde estava a mão no início do teste e até onde ela chegou. A respeito do nome do exame descrito, assinale a alternativa correta.

A) Escala de Tinetti.

B) Escala de Katz.

C) Time up and go (TUG).

D) Escala de Lawton.

E) Teste de alcance funcional.

14. (FADESP, Ulianópolis-PA, 2016) Sobre as fraturas de colo femoral é correto afirmar que:

A) São frequentes em adultos jovens e idosos na mesma proporção de incidência.

B) Pacientes apresentam dor inguinal no quadril afetado, membro levemente encurtado e em rotação externa.

C) O tratamento atual em idosos com comorbidades e pouca qualidade óssea é a osteossíntese.

D) O tratamento conservador deve sempre ser a primeira escolha, pois, apesar de o tempo de recuperação ser mais longo, os resultados são semelhantes ao tratamento cirúrgico.

15. (GERCON, Equador-RN, 2016) "O envelhecimento é um processo dinâmico e progressivo, no qual há alterações morfológicas, funcionais e bioquímicas, que vão alterando progressivamente o organismo, tornando-o mais suscetível às agressões intrínsecas e extrínsecas." Diante das possíveis alterações, analise as assertivas que seguem:

I. No idoso, a redução da elasticidade e a atrofia dos músculos esqueléticos acessórios da respiração reduzem a capacidade de expansão da caixa torácica.

II. A função renal do idoso é suficiente para atender às necessidades orgânicas em condições basais e de sobrecarga.

III. Os idosos têm menor percepção da temperatura ambiente e de suas variações, uma vez que as alterações degenerativas da pele determinam redução dos receptores cutâneos ou exterorreceptores.

IV. A redução da complacência da parede ventricular se deve à hipertrofia muscular e às alterações dos sistemas colágeno e elástico.

Está(ao) correta(s) apenas:
A) I.
B) I, II, IV.
C) I, III, IV.
D) II e IV.
E) II e III.

16. (GERCON, Equador-RN, 2016) A.B.C., 78 anos, masculino, diabético e hipertenso, foi encaminhado para avaliação e tratamento fisioterapêutico. O mesmo refere fraqueza muscular e relata, além de alteração da visão, vertigens e quedas frequentes. Na avaliação, constatou-se diminuição da amplitude de movimento do joelho esquerdo e hálux valgo. Diante do caso clínico apresentado, levando-se em consideração que a presença de fatores de risco intrínsecos (fisiológicos e patológicos) e extrínsecos contribui para a ocorrência de quedas, são considerados como fatores intrínsecos fisiológicos:

A) Diabetes, hipertensão arterial, fraqueza muscular.
B) Fraqueza muscular, alteração da visão, vertigem.
C) Alteração da visão, diminuição da amplitude de movimento, hálux valgo.
D) Fraqueza muscular, alteração da visão, diminuição da amplitude de movimento.
E) Diabetes, vertigens, hálux valgo.

17. (UEPA, Residência Multiprofissional, 2012) Baseado na tendência para quedas em um paciente idoso.

I. ( ) As quedas ocasionais costumam ter uma explicação extrínseca ligada à situação. A marcha e o equilíbrio são normais, o estado geral do indivíduo é bom.

II. ( ) As medidas de fisioterapia têm por finalidade prevenir futuras quedas, preparar o idoso para lidar com essas quedas e ajudá-lo a recuperar a confiança em suas habilidades posturais.

III. ( ) Caso a maioria das quedas não possa ser atribuída a um evidente risco ambiental, deve-se suspeitar que o indivíduo com história de quedas repetidas apresente uma variedade de lesões que seriam responsáveis pela falta persistente de controle postural.

IV. ( ) Os casos de risco são as pessoas que ainda não caíram, mas que aparentam correr alto risco, devendo os mesmos ser acompanhados por um profissional fisioterapeuta.

V. ( ) Nas quedas recidivantes o indivíduo apresenta disfunção em virtude de alguma doença aguda ou de um distúrbio passageiro do aparelho circulatório. As quedas podem ter uma explicação médica, deixando de se repetir assim que um acompanhamento clínico e fisioterapêutico seja iniciado.

A sequência correta é:

A) V, V, F, V, F.
B) F, V, F, V, V.
C) F, F, V, V, V.
D) F, V, V, V, F.
E) V, V, V, V, F.

18. (UEPA, Residência Multiprofissional, 2012) Pacientes restritos ao leito desenvolvem a perda da "mobilidade mínima fisiológica" e os efeitos deletérios da inatividade acometem diversos sistemas – renal, digestivo, locomotor –, sendo os aparelhos cardiorrespiratório e musculoesquelético os mais acometidos. São efeitos deletérios do repouso prolongado:

A) O aumento da capacidade funcional, aumento da volemia, redução do rendimento cardíaco, alteração dos reflexos cardíacos e aumento da depressão e ansiedade.

B) O aumento da capacidade funcional, redução da volemia, redução do rendimento cardíaco, manutenção dos reflexos cardíacos e predisposição ao tromboembolismo pulmonar.

C) A redução da capacidade funcional, redução da volemia, redução do rendimento cardíaco, alteração dos reflexos cardíacos e predisposição ao tromboembolismo pulmonar.

D) A redução da capacidade funcional, redução da volemia, aumento do rendimento cardíaco, alteração dos reflexos cardíacos e predisposição ao tromboembolismo pulmonar.

E) A redução da capacidade funcional, redução da volemia, redução do rendimento cardíaco, alteração dos reflexos cardíacos e aumento da massa muscular.

19. (UERJ, Residência Multiprofissional, 2013) Devido à heterogeneidade do processo de envelhecimento e à complexa e múltipla interação das inúmeras condições clínicas e funcionais, é necessária uma avaliação multidimensional do idoso. Essa avaliação denomina-se Avaliação Geriátrica Ampla (AGA), que faz parte do manejo clínico e tem como objetivo avaliar:

A) Capacidade funcional, saúde física, função cognitiva, estado emocional e condições socioambientais.

B) Capacidade de sobrevivência com dependência motora e cognitiva com e sem a presença de familiares.

C) Estratificação das patologias pela faixa etária, sexo e níveis econômicos e culturais.

D) Motivação, saúde percebida, qualidade de vida e capacidade de julgamento.

20. (UERJ, Residência Multiprofissional, 2013) Uma avaliação físico-funcional no idoso engloba as Atividades Básicas de Vida Diária (ABVD), as Atividades Instrumentais de Vida Diária (AIVD) e a Mobilidade. A Mobilidade trata da capacidade de:

A) Andar em todas as direções, apenas na comunidade.

B) Mover-se na cama nas trocas de decúbitos e deambular apenas dentro de casa.

C) Deambular dentro e fora de casa sem utilizar dispositivo auxiliar de marcha e mudanças de decúbito.

D) Locomover-se dentro e fora de casa, subir e descer escadas, sentar e levantar, sair da cama e andar em superfícies irregulares.

21. (UEPA, Residência Multiprofissional, 2015) A sarcopenia é um processo inerente ao(à):
    A) Envelhecimento.
    B) Demência.
    C) Sedentarismo.
    D) Diabetes.
    E) Câncer.

22. (CEC-CONCURSOS, Piraquara-PR, 2014) O aumento da expectativa de vida e a diminuição do número de nascimentos fazem com que ocorra um maior crescimento da população idosa, não só no Brasil, mas mundialmente. Embora esse crescimento da população idosa seja um importante indicativo da melhoria da qualidade de vida, sabe-se que o processo de envelhecimento é um processo biológico e envolve várias alterações físicas (sensitivas e motoras), sociais e psicológicas, levando às perdas das capacidades físicas do idoso e consequentemente à diminuição da sua capacidade funcional e aumento da dependência. Com relação ao processo de envelhecimento, analise as proposições a seguir:

    I. O processo de envelhecimento natural é chamado de Senescência.

    II. É muito importante o Fisioterapeuta realizar uma avaliação da capacidade funcional do idoso para se avaliar o estado de saúde do idoso e de maior importância, o grau de independência do idoso. Essa capacidade funcional pode ser avaliada através das atividades básicas e instrumentais da vida diária.

    III. O envelhecimento é um processo contínuo durante o qual ocorre declínio progressivo de todos os processos fisiológicos do organismo, que não interfere nas atividades de vida diária do idoso.

    IV. A sarcopenia é um processo fisiológico do envelhecimento que interfere na independência do idoso quando não realizados os cuidados necessários, causando desequilíbrios estáticos e dinâmicos, tornando a marcha mais difícil e podendo levar a quedas.

    Assinale a alternativa correta:
    A) Apenas I e II estão corretas.
    B) Apenas I, II e III estão corretas.
    C) Apenas I, II e IV estão corretas.
    D) Apenas II e IV estão corretas.
    E) Apenas II, III e IV estão corretas.

23. (UEPB, Juazeirinho-PB, 2014) O plano de tratamento fisioterapêutico do paciente idoso com Espondiloartrose deve enfatizar:
    A) Conduta educativa para lidar com a doença, exercícios de alongamento e fortalecimento muscular.
    B) Educação do paciente e cuidadores para tratar a doença, exercícios de alongamento e condicionamento aeróbico.
    C) Orientações posturais, de acessibilidade e quanto ao uso de calçados adequados.

D) Exercícios de condicionamento aeróbico e de fortalecimento global.

E) Exercícios de alongamento e adaptações para facilitar as Atividades da Vida Diária.

24. (FUNCEPE, Itaitinga-CE, 2015) Qual a definição de sarcopenia?
    A) É o ganho de resistência muscular.
    B) É a perda total de tecido adiposo.
    C) É a perda degenerativa de força nos músculos devido à atividade intensa.
    D) É a perda degenerativa de músculos devido à atividade intensa.
    E) É a diminuição de massa e força nos músculos devido ao processo de envelhecimento.

25. (Residência Multiprofissional-IMIP, Recife-PE, 2014) Sobre o processo de envelhecimento nos diversos aparelhos e sistemas marque a alternativa CORRETA:
    A) O aumento da função sensorial, do controle motor, da força e inclusive do metabolismo resulta do aumento progressivo do número e da capacidade funcional das células excitáveis.
    B) O processo de envelhecimento acompanha-se do aumento da acuidade visual, aumento da discriminação espacial, a limitação do olhar para cima e a redução da capacidade de seguir os objetos com o olhar.
    C) A função cardiorrespiratória aumenta de acordo com a idade, como acontece, por exemplo, com a capacidade máxima para a utilização do oxigênio (VO$_2$máx) no metabolismo.
    D) O aumento da elasticidade do tecido conjuntivo é responsável pelo aspecto rugoso da pele das pessoas idosas. O tecido conjuntivo de outras estruturas também é afetado, desde o pulmão aos músculos e às articulações.
    E) Certa diminuição da força máxima das Contrações Musculares Voluntárias (CVM) começa a se manifestar a partir da meia-idade, mas a redução acentuada da força não se torna evidente senão a partir da idade aproximada de sessenta anos.

26. (Residência Multiprofissional-IMIP, Recife-PE, 2014) As quedas são acontecimentos frequentes na vida dos idosos e interferem negativamente na qualidade de vida destes indivíduos. Assinale a alternativa INCORRETA:
    A) A falta de equilíbrio, os riscos ambientais e os medicamentos são considerados as principais causas de quedas nos idosos.
    B) O equilíbrio depende de três componentes: o sensorial, o processamento central e o efetor.
    C) A utilização de drogas antidepressivas e antipsicóticas aumenta o risco de quedas em idosos.
    D) Poma, escala de equilíbrio de Berg e Tug são instrumentos de avaliação da capacidade funcional em idosos.
    E) Apenas o piso e a iluminação são os riscos ambientais que devem ser observados nas casas dos idosos.

27. (UNIFESP, Residência Multiprofissional, 2013) Paciente J.M.S, 76 anos, encontra-se na enfermaria de ortopedia no primeiro pós-operatório de prótese total de quadril após fratura de colo do fêmur. Na amplitude de movimento do quadril após este procedimento cirúrgico são restringidos os movimentos de:

A) Abdução e flexão acima de 90°.
B) Abdução e rotação interna.
C) Adução e rotação externa.
D) Abdução e flexão acima de 90°.
E) Adução e abdução.

28. (Residência Multiprofissional-IMIP, Recife-PE, 2014) A demência de Alzheimer é o tipo de demência mais comum nos idosos e seus principais sinais e sintomas incluem:
    A) Alteração de personalidade, mudanças de humor e comportamento, dor articular.
    B) Perda da força muscular, aumento da atenção e memória passada preservada.
    C) Dificuldade de realizar tarefas familiares, julgamento deficiente ou reduzido e perda da memória recente.
    D) Mudança do humor ou de comportamento, problemas com a linguagem e facilidade em se relacionar com pessoas desconhecidas.
    E) Maior independência na realização das atividades do lar, problemas com pensamento abstrato e desorientação no tempo e espaço.

29. (URCA, Cedro-CE, 2014) A reabilitação vestibular em pacientes com lesão vestibular central deve ter por objetivo, EXCETO:
    A) Educar o paciente sobre estratégias compensatórias para auxiliar na não fixação do olhar.
    B) Incluir ao paciente um programa de educação domiciliar que inclua caminhada.
    C) Melhorar o equilíbrio do paciente.
    D) Assegurar que haja estratégias para prevenção de quedas e que permita atividades seguras dentro de casa.

30. (FAU UNICENTRO, Godoy Moreira-PR, 2016) Com o crescimento mundial da população idosa, a preocupação em relação à capacidade funcional vem emergindo no campo da geriatria e gerontologia, pelo fato de que a dependência funcional tende a se tornar um problema de saúde pública. A respeito da fisioterapia em geriatria e gerontologia assinale a alternativa CORRETA:
    A) A fisioterapia geriátrica tem como objetivo principal a independência do idoso para as tarefas básicas de atividade de vida diária, no anseio de minimizar as consequências das alterações fisiológicas e patológicas do envelhecimento, garantindo a melhoria da mobilidade e favorecendo uma qualidade de vida satisfatória.
    B) A fisioterapia é uma das profissões da área da saúde imprescindível para uma atenção ampla da saúde do idoso no sistema de saúde. No entanto, a atuação profissional pode ser realizada apenas nos âmbitos da atenção secundária e terciária à saúde.
    C) Cabe ao profissional fisioterapeuta apenas a restauração da integridade físico-funcional dos indivíduos idosos acometidos por patologias crônicas.
    D) A atuação fisioterapêutica representa uma estratégia elementar para contribuir para um estilo de vida mais ativo, por meio de procedimentos que visam tratar as consequências das doenças crônicas apenas.
    E) O enfoque da fisioterapia geriátrica é o tratamento de doenças específicas, uma vez que o conceito de saúde se inclina para a manutenção da independência e autonomia, o que envolve a ausência de doenças crônicas.

31. (UPENET, Secretaria de Estado da Saúde-PE, 2014) Sobre a assistência domiciliar em fisioterapia a um idoso que apresenta a Síndrome da Imobilidade analise as afirmativas abaixo:

I. Na avaliação fisioterápica do idoso com imobilidade, aspectos como o motivo e fatores que levaram o indivíduo à condição atual não irão influenciar a intervenção.

II. O fisioterapeuta deve incentivar e encorajar o idoso a realizar as atividades de forma independente e mostrar à família, de forma educativa, a importância de se manter a mobilidade.

III. Uma estratégia de facilitação do movimento de sentar e levantar seria orientar o idoso a arrastar-se até a borda da cadeira, colocar os pés atrás da linha vertical dos joelhos, inclinar o tronco para a frente e utilizar as mãos.

Está CORRETO o que se afirma em:

A) I, apenas.
B) II, apenas.
C) III, apenas.
D) II e III, apenas.
E) I, II e III.

32. (UFPR, Técnico Administrativo, 2016) Com relação aos instrumentos de avaliação física empregados na avaliação da função, considere as seguintes afirmativas:

1. A medida de independência funcional (MIF) avalia o desempenho funcional e a necessidade de assistência nos domínios motor e cognitivo, sendo o nível de assistência classificado entre 0 e 7.
2. O índice de Barthel possui dimensão motora (alimentação, tomar banho, controle de esfíncteres), dimensão social, dimensão cognitiva e dimensão instrumental.
3. O índice de Katz avalia o desempenho em atividades instrumentais, como capacidade para trabalhar, lidar com dinheiro e dirigir.
4. O perfil de impacto da doença detecta as repercussões da doença sobre a qualidade de vida dos pacientes. O seu escore vai de 0 a 100, e quanto mais próximo a 100, menor o impacto da doença.

Assinale a alternativa correta:

A) Somente a afirmativa 1 é verdadeira.
B) Somente as afirmativas 1 e 2 são verdadeiras.
C) Somente as afirmativas 3 e 4 são verdadeiras.
D) Somente as afirmativas 2, 3 e 4 são verdadeiras.
E) As afirmativas 1, 2, 3 e 4 são verdadeiras.

33. (BIORIO, Residência Multiprofissional, INCA-RJ, 2013) Incontinência funcional é a perda da urina devido a dificuldades motoras, geralmente em pacientes idosos. Avalie se as seguintes recomendações para auxiliar a resolução desse problema estão corretas:

I. Treinar o aumento da velocidade da mudança da postura sentada para de pé.
II. Deixar os pacientes sem suas roupas íntimas para diminuir uma tarefa antes de urinar.
III. Orientar os pacientes a utilizarem as fraldas geriátricas, possibilitando-lhes a inserção em atividades sociais.
IV. Treinar a agilidade e maior velocidade nos deslocamentos funcionais e eliminar os obstáculos no trajeto até ao banheiro.

V. Criar um dispositivo para eliminação da urina sem a necessidade de sair do lugar onde o paciente se encontra.

Estão corretas as recomendações:

A) I, II e III.
B) II, III e IV.
C) III, IV e V.
D) I, III e IV.

34. **(CONSULPLAN, Hospital Odilon Behrens-MG, 2015)** Quedas em idosos são frequentemente apontadas como certas e consideradas como uma consequência inevitável da velhice. A análise dos fatores que levam a quedas, entretanto, aumenta a possibilidade da prevenção. Com relação a esse problema, marque V para as afirmativas verdadeiras e F para as falsas.

( ) A maioria das quedas em idosos ocorre em casa, mas a sua frequência é maior em instituições de cuidados prolongados.

( ) Lesões são a sexta maior causa de morte em pessoas com mais de 65 anos, e a maioria delas é consequente de quedas.

( ) A propensão a quedas é ocasionada pelos déficits cumulativos da visão deficiente, equilíbrio insuficiente, marcha pouco firme, postura inclinada e distúrbio da propriocepção.

( ) A maioria das quedas em idosos é acidental. Os exemplos incluem passo falso numa descida, superfícies escorregadias, pouca luz, aparição inesperada de uma criança ou outra pessoa e sapatos mal ajustados aos pés. A sequência está correta em:

A) V, V, V, V.
B) V, F, F, V.
C) F, V, F, V.
D) V, V, V, F.

35. **(NEOÊXITUS, Forquilha-CE, 2013)** Uma úlcera de pressão é uma ferida causada pela exposição da derme e das estruturas vasculares subjacentes a uma pressão que não é aliviada, geralmente entre os ossos e a superfície de sustentação. Com relação às úlceras de pressão, marque a opção INCORRETA:

A) As úlceras de pressão estão presentes apenas em idosos, que apresentam imobilização por tempo prolongado, sendo que é mais provável que ocorra no indivíduo hospitalizado.

B) O primeiro sinal clínico de ulceração de pressão é o aparecimento de um eritema passível de empalidecimento com elevação da temperatura da pele.

C) A maioria das úlceras de pressão se desenvolve sobre 6 áreas ósseas primárias: sacro, cóccix, trocânter maior, tuberosidade isquial, calcâneo e maléolo lateral.

D) Quando a pressão não é aliviada a tempo, o dano produzido é de tal magnitude que os tecidos não conseguem se recuperar sozinhos.

E) Para que a cicatrização ocorra, a intervenção para distúrbios do integumento deve facilitar a homeostase local e regional dos sistemas vascular e linfático.

36. **(IDECAN, Rio Pomba-MG, 2015)** Estudos atuais afirmam que para um indivíduo idoso obter um melhor equilíbrio deve manter o seu centro de massa corporal dentro dos seus limites de estabilidade determinado pela habilidade em controlar a postura sem alterar a base de suporte. Para avaliar a marcha e o equilíbrio de idosos e, assim, determinar o risco de

quedas e promover intervenções terapêuticas precoces, as seguintes escalas específicas são indicadas para essa finalidade, EXCETO:

A) Katz.
B) Tinetti.
C) De Berg.
D) Timed up and go.

37. (IDECAN, Duque de Caxias-RJ, 2014) Considerando os princípios da reabilitação geriátrica, Lianza S. descreve um Miniexame do Estado Mental e traz instruções para sua administração. Com base nessas orientações, analise a alternativa INCORRETA:

A) Na avaliação da orientação, podem ser solicitados ao paciente dados como a data de hoje, local em que estamos e a estação do ano em que passamos.
B) Na avaliação da linguagem, são avaliadas a gramática e a pontuação utilizadas pelo paciente quando da confecção de uma frase de maneira espontânea.
C) Na avaliação da memória pode-se perguntar ao paciente se ele pode relembrar 3 palavras que lhe pedimos que guardasse em sua memória previamente.
D) Na avaliação de atenção e cálculo pode-se solicitar ao paciente que conte começando do número 100, de 7 em 7, ao contrário, até a 5ª subtração (93, 86, 79, 72, 65).
E) Na avaliação de registro pode-se solicitar ao paciente que repita o nome de três objetos (que não se relacionem entre si) citados pelo examinado, com pausa de um segundo entre o nome de cada objeto.

38. (SERCTAM, Horizonte-CE, 2011) O fisioterapeuta é chamado para atender um paciente de 65 anos, internado na unidade de terapia intensiva, com diagnóstico de acidente vascular encefálico isquêmico. O paciente se encontra sob suporte ventilatório mecânico. Está sedado e com estabilidade hemodinâmica e respiratória. Para evitar os efeitos da imobilização e manter a amplitude de movimento, os exercícios deverão ser do tipo:

A) Ativo-resistido.
B) Ativo-assistido.
C) Autopassivo.
D) Passivo.
E) Ativo livre.

39. (VUNESP, Faculdade de Medicina da Universidade de São Paulo-SP, 2016) Com relação ao processo de envelhecimento populacional, assinale a alternativa correta.

A) O processo de envelhecimento populacional vem, necessariamente, acompanhado de melhora na qualidade de vida dos idosos.
B) A funcionalidade é um dos aspectos mais importantes para a qualidade de vida do idoso.
C) Idoso ativo é aquele que não tem doenças crônicas e que pratica atividade física.
D) Com o envelhecimento todos os idosos se tornam frágeis.
E) Os idosos estão vivendo cada vez mais, porém não está ocorrendo um aumento do número de idosos no mundo.

40. (UFRN, Técnico Administrativo, 2014) A fratura do colo do fêmur é uma importante causa de morbidade e mortalidade entre a população idosa. Apesar da melhoria das técnicas cirúrgicas e

dos implantes disponíveis, importantes complicações, como infecções, luxações, trombose venosa profunda, podem ocorrer. Quanto à atenção fisioterapêutica no pós-operatório imediato de artroplastia total de quadril, uma das condutas é a orientação quanto ao posicionamento adequado no leito, o qual deve ser:

A) Decúbito dorsal com leve abdução e rotação neutra.
B) Decúbito dorsal com leve adução e rotação neutra.
C) Decúbito dorsal com leve abdução e rotação interna.
D) Decúbito dorsal com leve adução e rotação interna.

41. (UFRN, Técnico Administrativo, 2014) A ocorrência da fratura de Colles é comum em pessoas idosas, principalmente em mulheres acima dos 50 anos, em decorrência da osteoporose. É uma fratura na qual o fragmento se desloca para trás e para o exterior e que ocorre na extremidade distal:

A) Do úmero.
B) Do rádio.
C) Da tíbia.
D) Do maléolo medial.

42. (UFPR, Técnico Administrativo, 2016) No que diz respeito à avaliação fisioterapêutica do idoso assinale a alternativa correta.

A) A mobilidade é avaliada por meio de instrumentos que verifiquem a capacidade para deambular, subir e descer escadas, a continência e as transferências.
B) A funcionalidade é avaliada por meio do teste *time up and go* e pela escala de Berg.
C) O índice de Katz avalia o grau de independência no desempenho das atividades de vida diária.
D) A avaliação por meio da observação direta é mais útil e fidedigna em relação ao autorrelato.
E) Avaliações multidimensionais, por serem mais extensas e abrangentes, podem reduzir a adesão do paciente ao tratamento, dificultando o estabelecimento da conduta mais adequada.

43. (AOCP, Jaboatão dos Guararapes-PE, 2015) A sarcopenia, termo que foi proposto pela primeira vez em 1989 por Irwin Rosenberg, está relacionada ao envelhecimento e à síndrome da fragilidade em idosos. Essa doença é dividida em três estágios: pré-sarcopenia, sarcopenia e sarcopenia severa. Por meio da fisioterapia, a sarcopenia pode ser amenizada, a fim de prevenir riscos de quedas, fraturas, dependência física e piora da qualidade de vida dos indivíduos acometidos. Assinale a alternativa que melhor define o termo sarcopenia.

A) Processo de perda de tônus muscular com o decorrer da idade.
B) Perda progressiva e generalizada de tecido ósseo causada pelo envelhecimento.
C) Processo de perda de tecido nervoso, especificamente da massa cinzenta do encéfalo.
D) Processo de perda generalizada de sensibilidade superficial e profunda em indivíduos acima de 60 anos.
E) Processo de perda de massa muscular relacionada com o envelhecimento e, também, perda de força e função muscular.

44. (VUNESP, São José dos Campos, 2015) Os exercícios resistidos são frequentemente utilizados para os idosos que apresentam limitações funcionais para atividades de vida diária. Assinale a alternativa que indica como deve ser feita a prescrição desse tipo de exercício para a população idosa, em relação ao número de séries e carga.

A) 3 séries, sendo que a 1ª série deve ser realizada com cerca de 50% da carga da 3ª; na 2ª, acrescentam-se cerca de 50% da carga da 1ª; e a 3ª com a carga máxima planejada.

B) 2 séries, sendo que a 1ª série deve ser realizada com cerca de 50% da carga da 2ª; e na 2ª acrescentam-se cerca de 50% da carga da 1ª.

C) 3 séries, sendo que a 1ª série deve ser realizada com cerca de 50% da carga da 3ª; na 2ª, acrescentam-se cerca de 25% da carga da 1ª; e a 3ª com a carga máxima planejada.

D) 2 séries, sendo que a 1ª série deve ser realizada com a carga máxima planejada; e a 2ª com metade da carga planejada.

E) 3 séries, sendo que a 1ª série deve ser realizada com cerca de 50% da carga da 3ª; na 2ª acrescentam-se cerca de 75% da carga da 1ª; e a 3ª com a carga máxima planejada.

45. (Associação dos Municípios do Planalto Catarinense-SC, 2015) A osteofitose é mais conhecida como:

A) Escoliose.
B) Bico de papagaio.
C) Tendinite.
D) Pé torto congênito.

46. (UFG, Goianésia-GO, 2014) A hidroterapia é um recurso fisioterapêutico bastante utilizado no cuidado ao paciente idoso, porém é contraindicada em caso de:

A) Disfunção postural.
B) Edema.
C) Febre.
D) Hipertensão arterial.

47. (UFG, Goianésia-GO, 2014) A doença de Alzheimer é um tipo de demência que provoca grande impacto na qualidade de vida do paciente e da família, requerendo uma abordagem multiprofissional. Ela tem início insidioso, e o reconhecimento de suas fases é importante para determinar o tipo de terapia proposta. Assim, na fase avançada da doença, o paciente apresenta caracteristicamente:

A) Diminuição do conteúdo da fala e lapsos de julgamento e comportamento.
B) Redução das atividades sociais dentro e fora de casa.
C) Transtornos emocionais e perda de controle esfincteriano.
D) Declínio das habilidades sociais e dos movimentos involuntários.

48. (UFG, Goianésia-GO, 2014) Um dos fatores de risco que contribuem para o desenvolvimento da doença de Alzheimer é:

A) Doença neuromuscular.
B) Microinfartos cerebrais.
C) Perímetro cefálico aumentado.
D) Hipertireoidismo.

49. (UFG, Goianésia-GO, 2014) Na avaliação cognitiva das demências, o fisioterapeuta pode utilizar alguns instrumentos para verificar a função dos pacientes. Em alguns casos, o paciente consegue responder, mas, em outros, devido à evolução da doença, o cuidador é a única fonte de informação para responder à entrevista. O instrumento em que apenas o paciente é a fonte de informação, não podendo receber auxílio do cuidador é denominado:

A) Escala de deterioração global (GDS).
B) Miniexame do Estado Mental (MEEM).
C) Escala de patologia do comportamento da DA (BEHAVEAD).
D) Atividades instrumentais da vida diária (IADL).

50. (UFPI, Timon-MA, 2014) São fatores de risco modificáveis para aterosclerose, EXCETO:

A) Hiperlipidemia.
B) Hereditariedade.
C) Hipertensão.
D) Diabetes.
E) Tabagismo.

51. (UFPI, Timon-MA, 2014) Considerando-se as alterações observadas na marcha de indivíduos idosos, analise as afirmações abaixo e assinale a opção INCORRETA.

A) A redução da velocidade de marcha em idosos está associada normalmente a uma diminuição da capacidade de controlar o equilíbrio corporal.
B) A perda de força muscular nos membros inferiores está relacionada à idade e é um dos fatores que causam o declínio do equilíbrio entre os idosos.
C) As alterações encontradas na marcha dos idosos não são mudanças adaptativas relacionadas à idade e sim a limitações específicas de doenças adquiridas ao longo dos anos.
D) As alterações na marcha dos idosos estão relacionadas a mudanças estruturais do sistema locomotor associadas ao envelhecimento.
E) Os idosos praticantes de exercícios físicos e terapêuticos tendem a possuir maior velocidade de marcha do que idosos sedentários.

52. (UFPI, Timon-MA, 2014) A Política Nacional do Idoso foi promulgada em 1994, através da Lei 8.842/94, regulamentada em 1996 pelo Decreto 1.948/96. São objetivos da Política Nacional do Idoso, EXCETO:

A) Garantir o direito dos idosos à saúde nos diversos níveis de atendimento do SUS.
B) Criar condições para promover autonomia, integração e participação efetiva do idoso na sociedade.
C) Promover aumento da demanda de serviços ao idoso.
D) Assegurar os direitos sociais à pessoa idosa.
E) Garantir a inclusão social e independência dos idosos.

53. (UFPI, Timon-MA, 2014) Do ponto de vista fisiológico, o processo do envelhecimento não ocorre necessariamente em paralelo ao avanço da idade cronológica, apresentando considerável variação individual. Este processo é marcado por um decréscimo das capacidades motoras, redução da força, flexibilidade, equilíbrio, entre outros que dificultam a realização das atividades diárias e a manutenção de um estilo de vida saudável. Analise as afirmações abaixo e assinale a opção INCORRETA:

A) Dentre as queixas relacionadas com o sistema musculoesquelético, a osteopenia/osteoporose é a doença articular mais prevalente entre os indivíduos acima dos 65 anos.

B) A perda da força e da potência musculares leva à diminuição na capacidade de promover torque articular rápido e necessário às AVDs dos idosos.

C) A queda ou a lesão decorrente dela pode ter efeito devastador na independência do indivíduo e em sua qualidade de vida.

D) Dentre as consequências das quedas, podem-se citar a fratura proximal do fêmur, o medo de nova queda, a diminuição geral das atividades da vida diária, o isolamento social e a institucionalização, por exemplo.

E) A perda da capacidade de reter água pelo organismo, devido ao envelhecimento, associada à diminuição da capacidade para produzir proteoglicanos, causa alterações degenerativas articulares.

54. (UFPI, Timon-MA, 2014) São procedimentos recomendados na abordagem fisioterapêutica nos distúrbios articulares degenerativos em idosos, EXCETO:
A) Interrupção do ciclo de degeneração e imobilismo.
B) Prevenção de deformidades.
C) Realização de exercícios respiratórios e de relaxamento.
D) Imobilização antálgica das articulações acometidas.
E) Controle da dor, de acordo com a identificação de sua causa.

55. (UFPI, Timon-MA, 2014) Sobre os instrumentos de avaliação em geriatria, assinale a opção CORRETA:
A) O Índice de Barthel pertence ao campo de avaliação das atividades da vida diária e mede a independência funcional no cuidado pessoal, mobilidade, locomoção e eliminações.
B) A escala de Lawton & Brody considera independente a pessoa capaz de caminhar sem ajuda por até 50 metros, ainda que com apoio de bengala, muleta, prótese ou andador.
C) A pontuação da escala POMA varia de 0 a 100, em intervalos de cinco pontos, e as pontuações mais elevadas indicam maior independência.
D) O Índice de Tinetti avalia as atividades básicas de vida diária e correlaciona com a probabilidade do idoso de sofrer quedas.
E) A Medida de Independência Funcional foi criada para avaliar o grau de independência dos indivíduos nas aptidões ocupacionais.

56. (INEP, ENADE, 2013) A tabela a seguir apresenta o número de internações anuais devido a quedas, segundo o sexo, na região Nordeste do Brasil, na faixa etária de 60 anos em diante, no período de 2007-2010.

Sexo	2007	2008	2009	2010	Total
TOTAL	10.466	9.761	11.253	13.111	44.591
Masculino	4.118	3.824	4.390	5.093	17.425
Feminino	6.348	5.937	6.863	8.018	27.166

Fonte: Ministério da Saúde/SE/Datasus – Sistema de Informações Hospitalares do SUS – SIH/SUS. IBGE: base demográfica.

Com base nos dados apresentados e na proposta da Política Nacional de Saúde da Pessoa Idosa (PNSPI), que visa à independência e autonomia dos idosos, pelo maior tempo possível, avalie as afirmações a seguir sobre a prevenção e a manutenção da sua saúde funcional.

I. É importante desenvolver estratégias de prevenção de quedas, especialmente para o sexo feminino, por ser o grupo de maior vulnerabilidade.

II. Devem-se adotar medidas para evitar as quedas que afetam o sexo feminino, uma vez que as mulheres tendem a cair mais do que os homens nessa faixa etária.

III. É preciso que a prevenção de quedas abranja ambos os sexos, tendo em vista o envelhecimento da população brasileira e os indicadores para o período analisado.

IV. Impõe-se a necessidade de proteger idosos do sexo masculino, por ser o grupo de maior vulnerabilidade, como apontam os indicadores do período analisado.

V. É fundamental que se evitem as quedas de idosos do sexo masculino, já que o índice de fraturas em homens é maior do que em mulheres.

É correto apenas o que se afirma em

A) I, II e III.
B) I, II e V.
C) I, IV e V.
D) II, III e IV.
E) III, IV e V.

57. (INSTITUTO MACHADO DE ASSIS, Paulistana-PI, 2015) É considerável o aumento mundial da população idosa, o que faz aumentar a incidência de desordens sistêmicas que podem interferir na mobilidade e qualidade de vida. Considerando a atuação fisioterapêutica tendo como público-alvo a população idosa, assinale a alternativa correta.

A) Como a maioria das desordens musculoesqueléticas decorrem de alterações características do processo de envelhecimento, a atuação do fisioterapeuta restringe-se à reabilitação.

B) Em virtude da maioria dos quadros álgicos serem decorrentes de processos crônicos, os recursos empregados com objetivo de analgesia são limitados.

C) Devido à perda de massa óssea, a deambulação deve ser restringida, por causa do risco de fraturas.

D) O fisioterapeuta deve estar atento a alterações neurológicas e circulatórias, especialmente no emprego de recursos térmicos.

58. (NUBES, Guaramirim-SC, 2015) Leia com atenção:

I. Uma doença é classificada como degenerativa quando modifica o funcionamento de células, tecidos, órgãos ou sistemas do corpo humano. Essas doenças são cada vez mais comuns mundialmente e são assim conhecidas porque causam a degeneração progressiva do organismo como um todo.

II. As doenças degenerativas são crônicas, não transmissíveis e algumas não têm causa conhecida. Sabe-se, no entanto, que muitas delas são multifatoriais, ou seja, causadas por um grupo de fatores, como tabagismo, excesso de peso corporal, má alimentação, vida sedentária, predisposição genética e alcoolismo. A Medicina moderna já dispõe de tratamentos; porém, a cura para tais enfermidades ainda não existe.

Sobre os itens acima:

A) Apenas II está correto.

B) Apenas I está correto.

C) Estão ambos corretos.

D) Estão ambos incorretos.

59. (NUBES, Guaramirim-SC, 2015) Não é um dos fatores que aumentam o risco de osteoartrite:

A) **Idade avançada:** o risco de artrose aumenta com a idade.

B) **Sexo:** homens são mais propensos a desenvolver artrose por questões de testosterona.

C) **Deformidades ósseas:** algumas pessoas nascem com articulações malformadas ou cartilagem defeituosa, o que pode aumentar o risco de osteoartrite.

D) **Lesões nas articulações:** ferimentos que acontecem na prática de esportes ou em acidentes, por exemplo, podem aumentar o risco de artrose.

60. (AMEOSC, Descanso-SC, 2017) O envelhecimento desencadeia no organismo uma série de alterações fisiológicas, sendo as primeiras detectadas ao fim da terceira década de vida. Geralmente são discretas e progressivas, não causando insuficiência absoluta em nenhum órgão. As alterações na função pulmonar relacionadas com a idade são clinicamente relevantes, visto que uma função pulmonar precária é associada a taxas elevadas de mortalidade. Com relação às alterações pulmonares no idoso, considere as alternativas a seguir e assinale a que traz informações incorretas:

A) Observam-se redução na elasticidade pulmonar e fusão das articulações sinoviais entre o esterno e cartilagens costais.

B) A mobilidade da caixa torácica na respiração depende diretamente destas articulações.

C) O idoso utiliza 70% da elasticidade total de sua parede torácica, enquanto um jovem utiliza apenas 40% do seu máximo.

D) A redução na elasticidade, somada à hipertrofia dos músculos respiratórios, reduz a capacidade de expansão da caixa torácica e incrementa o volume residual.

61. (OBJETIVA, Bossoroca-RS, 2015) Com relação à terminologia utilizada em avaliação em ortopedia e traumatologia, de acordo com KISNER e COLBY, numerar a 2ª coluna de acordo com a 1ª e, após, assinalar a alternativa que apresenta a sequência CORRETA:

(1) Coordenação.

(2) Equilíbrio.

(3) Habilidades funcionais.

( ) É um fenômeno dinâmico que envolve uma combinação de estabilidade e mobilidade.

( ) Refere-se à variedade de habilidades motoras necessárias para funcionar independentemente em todos os aspectos da vida diária.

( ) Refere-se à habilidade para usar os músculos certos na hora certa e com sequenciamento e intensidade apropriados.

A) 2, 3, 1.

B) 3, 2, 1.

C) 2, 1, 3.

D) 1, 2, 3.

62. (OBJETIVA, Bossoroca-RS, 2015) Com relação às alterações no colágeno que afetam a resposta sobrecarga-distensão, de acordo com KISNER e COLBY, numerar a 2ª coluna de acordo com a 1ª e, após, assinalar a alternativa que apresenta a sequência CORRETA:

(1) Efeitos da imobilização.

(2) Efeitos da inatividade (redução da atividade normal).

(3) Efeitos da idade.

( ) Ocorre enfraquecimento do tecido devido à reabsorção de colágeno com formação de ligações fracas entre as fibras novas que não receberam carga.

( ) Ocorre uma diminuição no tamanho e na quantidade de fibras colágenas, resultando em enfraquecimento do tecido.

( ) Ocorre uma diminuição na força máxima de tensão e no módulo elástico, bem como a adaptação às sobrecargas fica mais lenta.

A) 1, 2, 3.
B) 3, 2, 1.
C) 1, 3, 2.
D) 2, 1, 3.

63. (FCC, Tribunal de Justiça -PE, 2012) Para a realização de programas de fortalecimento muscular em pacientes idosos, o número de séries pode variar de:

A) 3 a 4 por exercício; a primeira série deve ser realizada com carga de 75% da terceira série; na primeira série costuma-se realizar 10 repetições.

B) 1 por exercício; a primeira série deve ser realizada com carga de 50% da terceira série; na primeira série costuma-se realizar cerca de 10 repetições.

C) 3 a 4 por exercício; a primeira série deve ser realizada com carga de 50% da terceira série; na primeira série costuma-se realizar de 12 a 15 repetições.

D) 1 por exercício; a primeira série deve ser realizada com carga de 100% da terceira série; na primeira série costuma-se realizar de 12 a 15 repetições.

E) 3 a 4 por exercício; a primeira série deve ser realizada com carga de 100% da terceira série; na primeira série costuma-se realizar de 10 a 15 repetições.

64. (VUNESP, Arujá-SP, 2015) De acordo com a Política Nacional de Saúde do Idoso, o principal problema que pode afetar o idoso, como consequência da evolução de suas enfermidades e de seu estilo de vida, é a perda de sua capacidade funcional, isto é, a perda das habilidades físicas e mentais necessárias para a realização de suas atividades básicas e instrumentais da vida diária. A equipe que atua no Programa de Saúde da família na atenção básica com o idoso deve ter de modo claro:

A) A oferta de suporte e orientações para a prevenção de quedas, incapacidades e deformidades.

B) A investigação de evidências da efetividade de ações de práticas de cinesioterapia/atividade física.

C) A contribuição na estimulação e o favorecimento de práticas constantes de cinesioterapia em grupos.

D) A importância da manutenção do idoso na rotina familiar e na vida em comunidade como fatores fundamentais para a manutenção de seu equilíbrio físico e mental.

E) A promoção de ações de reeducação postural, como as escolas de postura, e a assistência a alterações de ambientes e mobiliários para favorecer a acessibilidade.

65. **(VUNESP, Arujá-SP, 2015)** Os idosos apresentam uma correlação positiva entre diminuição da força da mão e diminuição do desempenho funcional em tarefas que necessitam habilidade de força e/ou destreza. Os idosos apresentam uma notória perda funcional manual a partir de
    A) 65 anos.
    B) 70 anos.
    C) 75 anos.
    D) 78 anos.
    E) 80 anos.

66. **(VUNESP, Arujá-SP, 2015)** Para um paciente portador de osteoartrose de joelho, com idade de 67 anos, o fisioterapeuta indicou exercícios de alongamento muscular da musculatura do quadríceps e isquiotibiais. Assinale a alternativa que indica durante quanto tempo (em segundos) o alongamento deve ser realizado para que seja efetivo:
    A) 15.
    B) 30.
    C) 45.
    D) 50.
    E) 60.

Gabarito

Comentário: questões sobre prótese de quadril em idosos são muito frequentes. Portanto, muita atenção. Vamos lá aos comentários:

- **Item I é incorreto,** pois a osteossíntese é um fator de risco no que se refere à mortalidade, morbidade e apresenta *mau resultado funcional*. A artroplastia mostra-se superior à osteossíntese em relação ao índice de mortalidade e à evolução pós-operatória, além de apresentar menor nível de reoperação.
- **Item II é correto,** haja vista que o fisioterapeuta deve estimular o paciente a fazer exercícios desde o primeiro dia após a cirurgia, tanto na perna operada como na não operada, para evitar complicações da imobilidade, como a formação de trombos.
- **Item III é correto,** visto que os exercícios ativos e de alongamento das demais articulações devem ser feitos no paciente o mais precoce possível para manutenção e restauração da mobilidade, força e amplitude articular.

Comentário: segue os comentários de todos os itens:

- **Proposição I é verdadeira,** pois o efeito piezoelétrico (*efeito obtido quando há compressão do osso podendo ser gerado através de exercícios de impacto e de fortalecimento muscular*) estimula a ação do osteoblastos para formação do osso.
- **Proposição II é falsa,** pois os exercícios isotônicos são os que produzem melhor resultado na formação da matriz óssea. Os isométricos são indicados para pacientes com osteoporose instalada, principalmente se houver histórico de múltiplas fraturas.
- **Proposição III é verdadeira,** visto que exercícios isotônicos acompanhados de ação da gravidade (*estimula a osteogênese*) são mais eficazes na formação do osso;
- **Proposição IV é verdadeira,** a banca considerou essa proposição falsa. Entretanto, não concordo plenamente, pois manipulações devem ser evitadas, mas exercícios passivos poderiam ser usados com alguns benefícios para esses pacientes.

Comentário: nessa questão, a *alternativa B* traz os objetivos corretos do teste de esforço. O *teste de esforço ergométrico* avalia o funcionamento cardiovascular, quando submetido a esforço físico gradualmente crescente, em esteira. Nesse teste são observados a *frequência cardíaca e pressão arterial*. Os objetivos são diagnosticar e avaliar a doença arterial coronariana; avalia a capacidade funcional cardiorrespiratória (*inclusive VO_2*); detecção de arritmias, de anormalidades da pressão arterial e de isquemia miocárdica; avaliar surgimento de sopros, sinais de falência ventricular esquerda; avaliação funcional de doença cardíaca já conhecida e prescrição de exercícios físicos. No caso da Extrassístole Ventricular o exame adequado será um Holter 24 horas.

Comentário: questão bem fácil, mas que sempre requer atenção. Dentre as alternativas apresentadas o melhor tratamento para osteoartrose é a *Hidroterapia*, pois os exercícios na água melhoram a amplitude de movimento, força muscular, capacidade funcional e relaxamento da musculatura periarticular, diminuindo assim a dor. Na água a pressão articular e força de impacto nas articulações é menor, os exercícios são mais confortáveis de executar do que os exercícios de fortalecimento em terra, especialmente para articulações que suportam o peso corporal. Com relação aos exercícios *pliométricos*, é um tipo de treinamento com saltos ou lançamentos, uso de pesos e que melhoram a potência muscular, mas que estão totalmente contraindicados para osteoartrose por ser de grande impacto.

Comentário: atenção estudante, pois questões sobre escalas que avaliam a capacidade funcional em idosos são bem frequentes. A escala de *Lawton* desenvolvida por Lawton e Brody em 1969 avalia as AIVD (atividades instrumentais de vida diária) com oito atividades: *uso de telefone*, fazer compras, *preparo de refeição*, fazer faxina, lavar roupa, usar meio de transporte, tomar medicações e *controle financeiro (manuseio de dinheiro)*. Os itens são classificados quanto à assistência, à qualidade da execução e à iniciativa. Assim, esse instrumento fornece informações referentes à dependência/independência.

Comentário: questão que envolve as várias formas de distribuição e acometimento da osteoartrite, doença bem frequente em idosos. Segue a análise das alternativas:

- **Opção A é incorreta,** pois a cartilagem articular não possui terminações nervosas, a dor surge quando a lesão alcança a parte óssea subcondral, que é inervada.
- **Opção B é incorreta,** pois a osteoartrite acomete mais frequentemente a região medial do joelho, local de maior descarga de peso.
- **Opção C é correta,** visto que os *Nódulos de Heberden* (interfalangeana distal) são mais comuns que os *Nódulos de Bouchard* (interfalangeana proximal). São nódulos rígidos causados pela calcificação da *cartilagem* articular (*osteófitos*).

> **Dica:** lembrar-se da ordem alfabética dos nomes B (proximal) e H (distal).

- **Opção D é incorreta,** pois a *Rizartrose* é uma doença degenerativa que acomete a articulação Trapézio-Metacarpiana do polegar, ou seja, é a artrose da base do polegar.

Comentário: atente que a questão pede a alternativa que NÃO está CORRETA. Tome cuidado para não esquecer esse detalhe na hora de marcar o gabarito.

- **Alternativa A é correta,** pois nódulos reumatoides (manifestações mais frequentes) são nódulos localizados debaixo da pele principalmente em áreas de apoio como cotovelos. Geralmente aparecem em casos mais graves e raramente ocorrem nos pulmões, coração, olhos ou outros órgãos.

- **Alternativa B é incorreta,** pois pessoas com AR possuem diminuição grave da capacidade funcional, que piora com a evolução da doença.
- **Opção C é correta,** visto que cerca de 50% dos pacientes com AR têm neuropatia periférica com vasculite de pequenos vasos e neuropatia isquêmica. As manifestações mais comuns são pé e punho caídos.
- **Alternativa D é correta,** pois a inflamação resulta em destruição da cartilagem articular e estruturas periarticulares, além de hipotrofia muscular.

Comentário: questão fácil e que engloba conhecimentos sobre gerontologia.
- **1º Item é correto,** pois a avaliação multidimensional do idoso através de escalas específicas é fundamental para o planejamento de estratégias de reabilitação.
- **2º Item é correto,** já que os idosos possuem doenças e condições específicas da idade. Sendo assim, é fundamental que o profissional esteja atento à prevenção ou tratamento precoce.
- **3º Item é correto,** pois a prevenção de incapacidades e a reabilitação precoce evita a institucionalização e o aparecimento de comorbidades, melhorando a qualidade de vida.
- **4º Item é correto,** pois a fragilidade e as comorbidades são fatores de piora funcional do idoso.

Comentário: assunto bastante cobrado em concursos. Portanto, fique atento e estude bastante sobre essa patologia. A descrição da questão se refere ao *Parkinson*, que é uma doença degenerativa, crônica e progressiva do sistema nervoso central. Sinais clínicos característicos são: tremores, acinesia ou bradicinesia (lentidão e diminuição dos movimentos voluntários), rigidez, instabilidade postural (dificuldades relacionadas ao equilíbrio com quedas frequentes). A marcha *festinante* é uma marcha em bloco e em passos curtos, com a cabeça e o tórax inclinados para a frente. Não há o balanço dos braços como na marcha normal. ATENÇÃO: A *tríade clássica do Parkinson são rigidez, tremor e bradicinesia* (questão de concurso).

Comentário: questão que trata da fisiologia do envelhecimento. Portanto, muita atenção com as particularidades dessa fase.
- **Assertiva A é correta,** já que o risco de quedas nessa idade é maior e está relacionado a uma maior lentidão dos estímulos nervosos frente aos obstáculos.
- **Assertiva B é incorreta,** visto que as alterações estruturais nem sempre desencadeiam perda de habilidades motoras e funcionais, podendo haver adaptações.
- **Assertiva C é incorreta,** pois as alterações posturais no idoso são decorrentes em maior parte pelo envelhecimento da coluna vertebral – redução do volume dos discos intervertebrais pela perda de densidade mineral óssea –, redução dos arcos plantares e aumento da cifose torácica.

- **Assertiva D é incorreta,** pois há aumento do tecido adiposo e perda de massa muscular e óssea, já a proporção de água no organismo diminui.
- **Assertiva E é incorreta,** pois é sabido que os medicamentos, em especial os psicotrópicos e anti-hipertensivos, podem alterar o equilíbrio dos idosos.

Comentário: devemos ficar atentos a questões que tratam da imobilidade nos idosos, pois também são frequentes. Nessa questão, a *alternativa D traz a descrição correta*, já que o estado de consciência alterado é um fator de risco para a formação de úlceras de pressão e outras alterações funcionais. Por isso, o fisioterapeuta deverá ficar atento ao posicionamento e às mudanças de decúbito para a prevenção de complicações da imobilidade.

Comentário: a força muscular declina progressivamente durante o envelhecimento, atingindo sua maior taxa de declínio a partir dos 70 anos de idade, estando relacionada à perda do número e do tamanho das fibras musculares e perda de proteína contrátil.
- **Alternativa A é incorreta,** pois com o envelhecimento a redução do tamanho (hipotrofia) das fibras musculares tipo II é mais acelerada em relação às do tipo I. Portanto, os dois tipos de fibras diminuem.
- **Alternativa B é correta,** mudanças na *ativação muscular* (*e não força muscular*) são observadas com o envelhecimento frente a uma perturbação do equilíbrio. Jovens adotam a sequência de ativação muscular *distal-proximal*, isto é, ativam inicialmente a musculatura dos tornozelos e pernas e posteriormente a musculatura das coxas e tronco (*estratégia do tornozelo*), ao contrário dos idosos que adotam o padrão *proximal-distal* (*estratégia do quadril*). Daí a explicação para aumento da ativação dos músculos do quadril em idosos.
- **Alternativa C é incorreta,** pois há uma diminuição da resposta motora a perturbações do equilíbrio.
- **Alternativa D é incorreta,** pois em torno dos 60 anos é observada uma redução de força máxima muscular entre 30 e 40%, o que corresponde a uma perda de força de cerca de 6% por década dos 35 aos 50 anos de idade. A partir daí, 10% por década.
- **Alternativa E é incorreta,** pois um fator que tem contribuído para perda da massa muscular é a redução do número de motoneurônios alfa e não o aumento.

Comentário: questão que aborda alguns instrumentos de avaliação do idoso. A descrição da questão equivale ao *Teste de Alcance Funcional* que avalia o risco de quedas, *gabarito E*.
- A *escala de Tinetti* detecta mudanças significativas durante a marcha do idoso avaliando seu equilíbrio.
- A *escala de Katz* avalia as atividades básicas de vida diária (banho, vestir-se, higiene pessoal, transferência, continência e alimentação), mais utilizada em idosos com algum grau de dependência.

- *TUG* avalia mobilidade, equilíbrio dinâmico e risco de quedas. Consiste em levantar-se de uma cadeira, sem ajuda dos braços, andar a uma distância de três metros, dar a volta e retornar.
- *Escala de Lawton* avalia as atividades instrumentais de vida diária com oito atividades: uso de telefone, fazer compras, preparo de refeição, fazer faxina, lavar roupa, usar meio de transporte, tomar medicações e controle financeiro.

Comentário: assunto importante e muito cobrado em concursos.
- **Alternativa A é incorreta,** uma vez que as fraturas de colo femoral são mais frequentes em idosos, pela redução da densidade mineral óssea.
- **Alternativa B é correta,** pois o quadro clínico é a dor de início súbito, impossibilidade para caminhar, perna encurtada e rodada externamente, podendo gerar hematomas e dor inguinal.
- **Alternativa C é incorreta,** já que o melhor tratamento para idosos com pouca qualidade óssea é a prótese de quadril ou em casos de risco de complicações o tratamento conservador.
- **Alternativa D é incorreta,** pois o tratamento com prótese deve ser preferencial, visto que o tempo para deambulação é mais curto, prevenindo, assim, as complicações da imobilidade.

Comentário: questão que versa sobre o envelhecimento de diversos sistemas. Por isso, fique atento às peculiaridades.
- **Item I é correto,** pois há alterações nos tecidos colágenos e elásticos da caixa torácica, reduzindo a força dos grupos musculares que auxiliam na respiração, além de problemas posturais (cifose torácica), restringindo anatomicamente a capacidade de expansão dos pulmões.
- **Item II é incorreto,** pois a função renal tende a diminuir com o envelhecimento, reduzindo assim a taxa de filtração glomerular. Logo em situação de sobrecarga pode não haver uma resposta adequada da taxa de filtração renal.
- **Item III é correto,** pois os idosos realmente têm redução de receptores cutâneos acarretando menor percepção da temperatura.
- **Item IV é correto,** pois a hipertrofia miocárdica e as alterações dos sistemas colágeno e elástico são consideradas responsáveis pelo aumento da rigidez e redução da complacência da parede ventricular, fator determinante da disfunção diastólica ventricular.

Comentário: atenção redobrada a essa questão, pois quedas em idosos é um assunto muito cobrado em concursos públicos, haja vista que são uma das principais causas de morbimortalidade e diminuição da capacidade funcional nessa população.
- **Fatores intrínsecos fisiológicos:** estão relacionados às alterações fisiológicas do processo de envelhecimento, como fraqueza muscular, alteração da visão, diminuição da amplitude de movimento. Portanto, a *letra D é o gabarito da questão*.

- **Fatores intrínsecos patológicos:** são decorrentes de doenças neurológicas, cardiovasculares, sensoriais, vestibulares e outras.
- **Fatores extrínsecos:** estão relacionados ao meio ambiente, são os riscos ambientais (solos escorregadios, pouca iluminação, obstáculos) e riscos nas atividades diárias.

Comentário: mais uma questão sobre quedas. Então fique atento a esse tema.
- Todas os itens estão corretos, com exceção do *Item V*, pois *Quedas Recidivantes* são as que se repetem duas ou mais vezes no prazo de seis meses. O estado geral costuma ser precário, porém não há uma explicação médica completa para isso;
- A definição dada no *Item V* é na realidade de *Quedas Intermitentes*, que é quando o indivíduo apresenta disfunção intermitente, em virtude de alguma doença aguda ou de um distúrbio passageiro do aparelho circulatório. Nesse caso podem ter uma explicação médica, deixando de se repetir assim que esta tiver sido medicada. Portanto, uma investigação detalhada do idoso caidor pode resultar em conhecimento da causa que ocasionou a queda, tendo assim subsídios para intervir de modo a evitar novos eventos.

Comentário: a alternativa em que todos são efeitos deletérios da imobilidade é a *letra C*. Há redução da capacidade funcional geralmente associada a doenças crônicas e alterações musculoesqueléticas. No sistema cardiovascular há redução da volemia, redução de reserva cardíaca, hipotensão ortostática, tromboembolismo venoso e alteração dos reflexos cardíacos (*diminuição da sensibilidade dos barorreceptores*). Além disso há alterações em outros sistemas, como o respiratório, tegumentar, gastrointestinal e outros.

Comentário: temática não muito frequente em provas na área de gerontologia. Essa questão requer do candidato poder de interpretação dos conhecimentos sobre a avaliação do idoso. A AGA é um processo diagnóstico multidimensional e interdisciplinar que avalia dependências ou habilidades do ponto de vista médico, psicológico e funcional. As dimensões primárias da AGA são *Capacidade Funcional; Saúde Física; Saúde Psicológica (função cognitiva e estado emocional) e Condições Socioambientais*. A AGA é composta de vários instrumentos de avaliação (ex.: Katz, MEEM, Lawton, Escala de Depressão Geriátrica e outros). O uso de vários instrumentos padronizados objetiva avaliar a funcionalidade do paciente e a presença ou não de condições adversas e o apoio social.

20 D

Comentário: nessa questão a alternativa que traz a *proposição correta é a letra D*, pois *Mobilidade* é a capacidade de deslocamento pelo ambiente. É um componente da função física extremamente importante e constitui um pré-requisito para a execução das AVDs e AIVDs e para a manutenção da independência.

Outros conceitos que costumam cair em provas são:
- **Autonomia:** que é a capacidade individual de decisão e comando sobre as suas ações, estabelecendo e seguindo as próprias regras.
- **Independência:** que é a capacidade de realizar algo com os próprios meios. Depende diretamente de mobilidade e comunicação. Portanto, a saúde do idoso é determinada pelo funcionamento harmonioso de quatro domínios funcionais: cognição, humor, mobilidade e comunicação.

Comentário: sarcopenia é a perda de massa e força na musculatura esquelética com o *envelhecimento*. Cerca de um terço da massa muscular perde-se com a idade avançada, começando a partir dos 40 anos com queda de 0,5% ao ano e aumentando até cerca de 1% ao ano a partir dos 65 anos de idade. Essa perda de massa reduz a força muscular e resulta em dificuldade da manutenção do equilíbrio estático e dinâmico, tornando a marcha cada vez mais incerta, o que pode resultar em quedas.

Comentário: vamos analisar cada item e verifica a resposta correta:
- **Item I é correto,** pois *senescência* é um processo de envelhecimento natural e saudável, enquanto *senilidade* é o envelhecimento associado a alterações decorrentes de doenças crônicas como hipertensão arterial, diabetes e maus hábitos de vida.
- **Item II é correto,** visto que as informações geradas pela avaliação da capacidade funcional pelo fisioterapeuta possibilitam conhecer o perfil dos idosos utilizando-se de ferramenta simples e útil (escalas de avaliação), que pode auxiliar na definição de estratégias de promoção da saúde, retardando e prevenindo as incapacidades.
- **Item III é incorreto,** já que o declínio progressivo fisiológico influi diretamente nas AVDs.
- **Item IV é correto,** pois a *sarcopenia* é uma síndrome caracterizada pela perda progressiva e generalizada da força e massa muscular, podendo gerar desequilíbrios e quedas.

Comentário: esta é uma questão passível de recursos, pois o plano de tratamento fisioterapêutico do paciente com Espondiloartrose pode englobar uma série de recursos e procedimentos contidos em mais de uma alternativa citada. No entanto, o gabarito oficial da banca foi a *letra A*. *Espondiloartrose (Osteoartrose da coluna)* se caracteriza por processo degenerativo e alterações da cartilagem articular que perde a viscoelasticidade natural, dando origem a focos de "amolecimento" na superfície cartilaginosa que provocam reação do osso subcondral (esclerose). As fissuras ocorrem no anel fibroso com posterior diminuição do espaço intervertebral e formação de osteófitos.

Manifestações clínicas: dor articular; rigidez; sensação parestésica de MMSS e MMII; limitação e deformidades e encurtamento dos músculos posteriores das pernas. O *tratamento deve ser individualizado: educação e apoio que visa esclarecer o paciente de suas limitações; exercícios de alongamento, especialmente de cadeia posterior; fortalecimento muscular (para evitar deformidades e melhorar a biomecânica da coluna)*, além do uso de recursos de eletroterapia; terapia manual; massoterapia; hidroterapia; pilates e RPG.

Portanto, uma dica importante para quem se dedica ao mundo dos concursos públicos é a seguinte: procure assinalar a questão que estiver mais correta, ou mais completa, ou, ainda, mais coerente com o contexto. Quem presta concursos frequentemente, sabe que as diversas bancas elaboram questões de todos os níveis. Além de tudo, ainda põem questões mal elaboradas e com ambiguidades. Portanto, a preparação árdua e a experiência são ingredientes fundamentais para o sucesso nos concursos.

Comentário: Como definido em questão anterior, *Sarcopenia* é a diminuição de massa e força muscular relacionada ao processo natural do envelhecimento e é uma das mais significantes mudanças fisiológicas associadas a esse processo. Essa perda de massa e de força muscular gera no idoso uma diminuição da mobilidade, diminuição da capacidade funcional e aumento da dependência nas atividades diárias, podendo levar até mesmo a consequências mais graves como quedas e fraturas.

Comentário: nesta questão a alternativa correta que traz a alteração decorrente do processo de envelhecimento é a letra E, pois a força muscular máxima é atingida entre 20 e 30 anos de idade, quando o sistema neuromuscular alcança sua maturação plena. A partir dessa idade começam as reduções dos níveis de força gradativamente. Por volta dos 60 anos de idade é observada uma diminuição da força máxima em torno de 30% a 40%, o que significa uma perda de 6% por década, a partir dos 35 até os 50 anos; dessa idade em diante, a perda chega a ser de 10%. Os desequilíbrios posturais e as quedas podem ser uma das consequências desses fatores.

26 E

Comentário: como relatado anteriormente, questões sobre quedas em idosos são frequentes. Por essa razão é interessante revisar esse assunto com frequência. Nessa questão, a *alternativa E traz o enunciado incorreto*, já que nas casas dos idosos devem ser observados vários fatores, como superfícies irregulares, pisos escorregadios ou molhados, objetos e tapetes nas áreas de circulação, fios elétricos ou de telefone deixados no chão, escadas sem corrimão e vários outros. Importante salientar que nos estudos a prevalência de quedas dentro do domicílio (75%) foi maior que as que ocorreram em ambiente externo (25%). Daí a importância da prevenção.

> **Dica importante:** fique atento, candidato, pois questões que usam termos generalistas tendem a ser erradas (uso do APENAS na letra E). Geralmente as bancas se utilizam desses termos para induzir o candidato ao erro.

27 C

Comentário: pacientes em pós-operatório de prótese de quadril devem ser orientados a não realizar os movimentos de adução além da linha média, rotação externa e flexão acima de 90°, já que esses movimentos podem levar à luxação da prótese.

28 C

Comentário: atenção, candidato, pois o Alzheimer e o Parkinson são patologias neurológicas amplamente solicitadas em provas de concurso de fisioterapia, tanto na área de gerontologia como neurologia.

A alternativa que descreve corretamente o quadro clínico da doença de Alzheimer é a *letra C*, dado que é caracterizada por alterações cognitivas e comportamentais com preservação do funcionamento motor e sensorial até as fases mais avançadas. O primeiro sintoma da doença é o declínio *da memória recente (memória episódica)*, desorientação espacial, dificuldades na aquisição de novas habilidades, evoluindo, gradualmente, com prejuízos em outras funções cognitivas, tais como *julgamento*, cálculo, raciocínio abstrato, habilidades visuoespaciais, *distúrbios de planejamento (funções executivas)*, alterações de linguagem. Esses sintomas pioram lentamente, embora períodos de relativa estabilidade clínica possam ocorrer.

29 A

Comentário: tema pouco cobrado em concursos, embora seja necessário que o candidato tenha conhecimento sobre o assunto. A reabilitação vestibular é baseada em mecanismos relacionados à plasticidade neuronal do Sistema Nervoso Central. É aplicada em pacientes com distúrbios do equilíbrio corporal para melhorar a interação vestíbulo-visual durante a movimentação cefálica e promover a estabilização visual, ampliar a estabilidade postural estática e dinâmica nas condições que produzem informações sensoriais conflitantes. O Sistema Vestibular (labirinto) informa ao cérebro todos os nossos movimentos e nos *permite fixar e olhar os objetos* durante o deslocamento do corpo. Portanto, não constitui estratégia de reabilitação vestibular a *opção A*.

30 A

Comentário: perceba, candidato, que em três alternativas apresentadas (B, C e D) o examinador utiliza o termo APENAS para induzir o candidato ao erro. Lembre-se sempre de que termos generalizantes ou indicadores de exclusão são um forte indicativo de que a alternativa pode estar errada. *Então vamos aos comentários:* Nessa questão, a *alternativa A é a proposição correta*, haja vista que o fisioterapeuta é um profissional capacitado para melhorar a independência e capacidade funcional do idoso em suas atividades básicas da vida diária, garantindo assim uma melhor qualidade de vida para o idoso e a família.

> **Dica importante:** Geriatria é uma especialidade médica e Gerontologia é o estudo do envelhecimento nos aspectos biológicos, psicológicos e sociais. Os profissionais da Gerontologia têm formação diversificada, interagem entre si e com os geriatras. Portanto, o termo correto é Fisioterapia Gerontológica, apesar de as bancas ainda utilizarem os dois termos como sinônimos.

Comentário: nessa questão, os *itens II e III estão corretos*. Então vamos conhecer um pouco mais sobre a *Síndrome da Imobilidade:* A *Síndrome da Imobilidade* se caracteriza por sinais e sintomas resultantes da abolição de todos os movimentos articulares e, por conseguinte, da incapacidade de mudança postural. Para caracterizá-la devem-se utilizar critérios que orientem o diagnóstico da síndrome e que tenham características próprias. O *Critério Maior* é o déficit cognitivo médio a grave e múltiplas contraturas. O *Critério Menor* são os sinais de sofrimento cutâneo ou úlcera por pressão, disfagia leve a grave, dupla incontinência e afasia. O paciente é diagnosticado com a Síndrome da Imobilidade quando apresenta as características do critério maior e pelo menos duas do critério menor. Portanto, a fisioterapia tem papel preponderante nesse paciente e visa prevenir que o idoso fique restrito ao leito adquirindo sérias complicações motoras e respiratórias.

Comentário: questão que cobra 4 instrumentos de avaliação. Portanto, tire um tempo dos seus estudos para conhecer melhor as escalas de avaliação geriátricas e gerontológicas. Seguem os comentários e os respectivos objetivos de cada escala de avaliação:

- **Item 1 é correto,** pois a MIF é um instrumento de avaliação da incapacidade de pacientes com restrições funcionais de origem variada. Avalia o desempenho funcional e a necessidade de assistência nos domínios motor e cognitivo, sendo o nível de assistência classificado entre 0-7.
- **Item 2 é incorreto,** já que o Índice de Barthel pertence ao campo de avaliação das atividades da vida diária (AVDs) e mede a independência funcional no cuidado pessoal, mobilidade, locomoção e eliminações. Esse índice não avalia dimensão social, cognitiva e nem instrumental;
- **Item 3 é incorreto,** uma vez que o Índice de Katz avalia o desempenho em atividades básicas da vida diária e não nas atividades instrumentais;
- **Item 4 é incorreto,** o Perfil de Impacto da Doença *é uma* Escala de *qualidade de vida* desenvolvida nos *Estados Unidos* em 1972 como uma medida de nível ou disfunção de saúde gerada por uma *doença*. É um questionário baseado em *comportamento* para *pacientes* e cobre atividades, tais como sono e *descanso*, mobilidade, *recreação*, administração do lar, *comportamento* emocional, interação social e outros. Mede o *estado* de saúde percebido pelo paciente e é sensível o suficiente para detectar mudanças ou diferenças no *nível de saúde* que ocorre através do tempo ou entre grupos. É composto por 136 perguntas SIM/NÃO e seus escores são representados no percentual de 100% que representa o pior nível.

Comentário: questão bem fácil e que exige um mínimo de interpretação. A incontinência urinária atinge 10 milhões de brasileiros de todas as idades, sendo duas vezes mais comum no sexo feminino e acomete mais a população idosa. A *Incontinência Funcional* ocorre quando uma pessoa reconhece a necessidade de urinar, mas está impossibilitada de ir ao banheiro devido a alguma doença ou complicação que a impede de chegar ao banheiro por conta própria. Sendo assim o trabalho do fisioterapeuta é melhorar a condição motora do paciente e não estimular a imobilidade. Portanto, a *assertiva D* é a alternativa que traz os itens corretos.

Comentário: nesta questão *todos* os itens são verdadeiros. As quedas em idosos e as lesões resultantes constituem um problema de saúde pública de grande impacto social enfrentado hoje por todos os países em que ocorre expressivo envelhecimento populacional. As quedas ocorrem devido à perda de equilíbrio postural e tanto podem ser decorrentes de problemas primários do sistema osteoarticular e/ou neurológico quanto de uma condição clínica adversa que afete secundariamente os mecanismos do equilíbrio e estabilidade. Por isso, a queda pode ser um evento sentinela, sinalizador do início do declínio da capacidade funcional, ou sintoma de uma nova doença. Portanto, a atuação fisioterapêutica é indispensável, tanto na prevenção como no tratamento das possíveis sequelas resultantes.

Comentário: muita atenção nessa temática, pois é bastante cobrada em provas de concursos. Nesta questão a *alternativa A está incorreta*, já que as úlceras de pressão não acometem apenas idosos. As úlceras de pressão são uma importante causa de morbimortalidade, especialmente para pessoas com sensibilidade reduzida, imobilidade prolongada ou idade avançada. A pressão sobre as proeminências ósseas prejudica a circulação sanguínea, favorecendo a morte celular e o aparecimento da úlcera.

Comentário: atenção, estudante, pois a avaliação da marcha, equilíbrio e postura em idosos é um assunto bem recorrente em concursos.
- **Alternativa A é incorreta,** pois a *escala de Katz* não avalia equilíbrio e sim as atividades básicas de vida diária (banho, vestir-se, higiene pessoal, transferência, continência e alimentação).
- **Alternativa B é correta,** pois a escala de *Tinetti* detecta mudanças significativas durante a marcha do idoso avaliando seu equilíbrio.
- **Alternativa C é correta,** pois a escala de *Berg* verifica o equilíbrio funcional com base em 14 itens comuns da vida diária: quanto menor for a pontuação, maior é o risco para quedas; quanto maior, melhor o desempenho.
- **Alternativa D é correta,** pois o *Timed Up and Go* avalia mobilidade, equilíbrio dinâmico e risco de quedas. Consiste em levantar-se de uma cadeira, sem ajuda dos braços, andar a uma distância de três metros, dar a volta e retornar.

Comentário: o Miniexame do Estado Mental é o teste mais empregado para avaliação do estado cognitivo e de quadros demenciais no idoso. Trata-se de um questionário de 30 pontos, sendo que qualquer pontuação igual ou superior a 27 é efetivamente normal (intacto). Abaixo disso, a pontuação pode indicar perda cognitiva grave ($\leq$ 9 pontos), moderada (10 a 20 pontos) ou leve (21 a 24 pontos), necessitando ser corrigida de acordo com a escolaridade e idade. *A opção B está incorreta*, haja vista que na avaliação da *linguagem* o examinador pode apontar um lápis e um relógio e perguntar: O que é isto? (lápis) O que é isto? (relógio); *ou:* agora eu vou pedir para o Sr.(a) repetir o que eu vou dizer. Então repita: "NEM AQUI, NEM ALI, NEM LÁ". *Portanto, não tem função de avaliar a gramática e a pontuação utilizadas.*

Comentário: questão bem fácil, sendo que, dado o quadro clínico do paciente, o fisioterapeuta deve realizar exercícios passivos para prevenir consequências da imobilização prolongada, como contraturas e deformidades articulares, úlceras de pressão, redução do trofismo muscular, trombose venosa profunda e tromboembolismo pulmonar.

Comentário: questão de nível fácil que trata do envelhecimento populacional. A alternativa que traz a afirmação *correta é a letra B*. A funcionalidade pode ser entendida como a capacidade do idoso de desempenhar determinadas atividades ou funções, utilizando-se de habilidades diversas para a realização de interações sociais, em suas atividades de lazer e em outros comportamentos requeridos em seu dia a dia. De modo geral, representa uma maneira de medir se o idoso é ou não capaz de independentemente desempenhar as atividades necessárias para cuidar de si mesmo e de seu entorno. Portanto, a funcionalidade está diretamente relacionada à qualidade de vida.

Comentário: mais uma questão sobre prótese de quadril. Logo vemos a importância de revisar esse conteúdo. *Vamos lá aos comentários:* após o procedimento cirúrgico, o paciente é levado à sala de recuperação e mantido deitado em decúbito dorsal com as pernas levemente abduzidas e rotação neutra, utilizando-se, por vezes, de um dispositivo chamado *triângulo de abdução* e travesseiros para manter a rotação neutra a fim de evitar movimentos excessivos que poderiam luxar a prótese.

41 B

Comentário: a *Fratura de Colles* é a fratura da extremidade distal do *rádio*, onde o fragmento se desloca para trás e para o exterior. A causa mais comum é uma queda sobre a mão espalmada, onde a extremidade distal do rádio sofre o impacto. Tem como característica o aspecto da mão como o dorso de um garfo (esse aspecto cai em provas). Outra fratura muito cobrada em provas é a *Fratura de Smith*, que é uma fratura do rádio distal causada por queda sobre punhos fletidos (contrária à de Colles), provocando o deslocamento anterior do fragmento. As fraturas de Smith são menos comuns que as fraturas de Colles.

42 C

Comentário: a avaliação fisioterapêutica em gerontologia é fundamental no cuidado com o idoso. Portanto, vamos à análise das questões:
- **Alternativa A é incorreta,** visto que essa proposição traz a forma de avaliação da capacidade funcional ou funcionalidade e não de mobilidade.

- **Alternativa B é incorreta,** pois o *Time Up and Go* avalia mobilidade e a escala de Berg, equilíbrio.
- **Alternativa C é correta,** pois, assim como discutido em várias questões, o índice de Katz avalia as atividades básicas da vida diária.
- **Alternativa D é incorreta,** pois o autorrelato é mais fidedigno, apesar de os dois serem complementares.
- **Alternativa E é incorreta,** pois as avaliações multidimensionais são fundamentais no cuidado com o idoso.

Comentário: esse tema está literalmente na moda. Portanto, estude e revise bem. *A Sarcopenia é a diminuição da massa e força muscular decorrente do processo natural de senescência.* É um processo lento e progressivo que afeta a funcionalidade e a qualidade de vida do idoso, aumentando a morbidade, a dependência, as hospitalizações recorrentes, os riscos de quedas e as fraturas. Com o passar dos anos, o músculo esquelético perde massa e força devido à diminuição de sua área de secção transversa e perda de unidades motoras. Entre os 25 e 80 anos ocorre redução de 40 a 50% de massa muscular, que é maior em membros inferiores, quando comparada aos membros superiores.

Comentário: questão difícil, mas, infelizmente ou felizmente para alguns, os concursos costumam cobrar essas questões. Portanto, é melhor revisar e compreender os exercícios resistidos em idosos.

As séries devem apresentar aumentos graduais dos pesos, haja vista que se trata de idosos. Tem que considerar que a primeira série apresentará 50% da carga presente na terceira série a ser executada; a segunda série apresentará carga mediana em relação à primeira e terceira séries (75%) e a terceira série 100% da RM (Resistência Máxima). O número de séries que pode ser realizado, tanto para adultos quanto para idosos, é 3 a 4 séries por exercício, sendo volume mínimo de 3 séries, incluindo séries de aquecimento.

Comentário: essa questão é um brinde pra quem não estudou nada e mesmo assim foi fazer a prova do concurso. Entretanto, não se engane, pois questões como essa não se repetem com frequência nas provas. Os osteófitos são proeminências ósseas nos topos articulares e representam uma resposta à degeneração da cartilagem articular e uma remodelação do osso subcondral, incluindo a liberação de citocinas anabólicas que estimulam proliferação celular e a formação óssea e de cartilagem. Contribui para o processo doloroso e limitação articular. Pela sua formação pontiaguda no topo das articulações é chamada de Bico de Papagaio.

Comentário: a Hidroterapia no idoso facilita o movimento por meio de redução das forças gravitacionais. Pacientes com incapacidade de realizar exercícios com sustentação de peso podem começar a reabilitação mais cedo na piscina devido à diminuição das forças compressivas sobre as articulações sustentadoras de peso. Além disso, permite movimentos para pacientes com incoordenação, deficiência ou incapacidade. Mas é importante observarmos as contraindicações da Hidroterapia. São elas: Doenças transmitidas pela água, como infecções da pele; *Febre acima de 38°C*; Insuficiência cardíaca; Pressão arterial descontrolada; Incontinência urinária ou fecal; Epilepsias; Baixa capacidade pulmonar; Sintomas de trombose venosa profunda e outros.

Comentário: como é um assunto recorrente em questões, resolvi fazer um resumo das fases do Alzheimer.

- **Estágio inicial:** raramente é percebido. Como o começo da doença é gradual, é difícil ter certeza exatamente de quando a doença começa. *A pessoa pode ter:* Problemas de linguagem; Perda significativa de memória – particularmente das coisas que acabam de acontecer; Não saber a hora ou o dia da semana; Ficar perdida em locais familiares; Ter dificuldade na tomada de decisões; Ficar inativa ou desmotivada; Apresentar mudança de humor, depressão ou ansiedade; Reagir com raiva incomum ou agressivamente em determinadas ocasiões; Apresentar perda de interesse por hobbies e outras atividades.

- **Estágio intermediário:** como a doença progride, as limitações ficam mais claras e mais graves. A pessoa com demência tem dificuldade com a vida no dia a dia e: Pode ficar muito desmemoriada, especialmente com eventos recentes e nomes das pessoas; Pode não gerenciar mais viver sozinha, sem problemas; É incapaz de cozinhar, limpar ou fazer compras; Pode ficar extremamente dependente de um membro familiar e do cuidador; Necessita de ajuda para a higiene pessoal; A dificuldade com a fala avança; Apresenta problemas como perder-se e de ordem de comportamento, tais como repetição de perguntas, gritar, agarrar-se e distúrbios de sono; Perde-se tanto em casa como fora de casa; Pode ter alucinações (vendo ou ouvindo coisas que não existem).

- **Estágio avançado:** o estágio avançado é o mais próximo da total dependência e da inatividade. Distúrbios de memória são muito sérios e o lado físico da doença torna-se mais óbvio. *A pessoa pode ter:* dificuldades para comer; Ficar incapacitada para comunicar-se; Não reconhecer parentes, amigos e objetos familiares; Ter dificuldade de entender o que acontece ao seu redor; É incapaz de encontrar o seu caminho de volta para a casa; Ter dificuldade para caminhar; Ter dificuldade na deglutição; *Ter incontinência urinária e fecal; Manifestar comportamento inapropriado em público*; Ficar confinada a uma cadeira de rodas ou cama. Portanto, a *opção C reflete as características da fase avançada da doença*.

Comentário: um dos fatores que desempenham papel relevante para a doença de Alzheimer são os *microinfartos cerebrais*. A principal causa de microinfartos cerebrais é a hipoperfusão cerebral crônica. O mecanismo preciso pelo qual os microinfartos comprometem a cognição não é bem conhecido. Entretanto, uma explicação plausível seria que eles são extensamente distribuídos e acompanhados de hipoperfusão difusa, hipóxia, estresse oxidativo e inflamação, principalmente nas zonas de fronteiras arteriais do córtex associativo terciário, e desse modo, eles poderiam lesar as redes neurais da cognição e explicar muitos dos transtornos cognitivos e comportamentais para a doença de Alzheimer.

Comentário: atenção, estudantes, esse exame chamado de Miniexame do Estado Mental, o MEEM, é um instrumento de avaliação cognitiva muito importante na avaliação do idoso. Daí a importância de conhecê-lo melhor e revisar seu modo de aplicação, já que pode cair na prova. *No MEEM apenas o paciente é a fonte de informação*. Possui questões agrupadas em sete categorias: orientação temporal, orientação espacial, registro de três palavras, atenção e cálculo, recordação das três palavras, linguagem e capacidade visuoconstrutiva.

Comentário: *a Hereditariedade, letra B*, é o único fator de risco citado não modificável.

Agora vamos às definições:

- A ATEROSCLEROSE é provocada pelo acúmulo de placas de gordura, colesterol e outras substâncias nas paredes arteriais, causando o estreitamento e prejudicando o fluxo sanguíneo. Eventualmente, partes desses depósitos de gordura pode se soltar e entrar na corrente sanguínea. Isso pode acarretar a formação de um coágulo sanguíneo em qualquer parte do organismo, seja este fixo ou móvel, o que também prejudicará o fluxo do sangue para outros órgãos (AVE isquêmico e Infarto do miocárdio).

- Outro termo que costuma cair em provas é a ARTERIOSCLEROSE, que é o endurecimento da parede das artérias decorrente do envelhecimento, é um fator de risco para hipertensão arterial, haja vista que a artéria perde sua complacência normal.

> **Bizu**: Aterosclerose (*ATERO*: lembrar as placas de ateromas) e Arteriosclerose (*ARTERIO*: artéria e *SCLEROSE*: endurecimento).

51 C

Comentário: nessa questão, a *alternativa incorreta é a letra C*, pois a deterioração da marcha e a de mecanismos de controle do equilíbrio são mudanças adaptativas relacionadas com o avançar da idade e/ou doenças adquiridas (*como Parkinson*). As modificações decorrentes da idade incluem alteração na flexibilidade devido à diminuição da mobilidade articular e da elasticidade muscular, além da fraqueza muscular progressiva em que o idoso tende a adquirir posturas viciosas irregulares e compensatórias. Tudo isso impõe um agravamento crescente às estruturas do aparelho locomotor, levando à lentificação da marcha e perda de equilíbrio, fatores esses que induzem a uma maior tendência a quedas e fraturas.

52 C

Comentário: pela leitura atenta, percebemos que a *alternativa C é a opção INCORRETA*, haja vista que o certo seria *Promover aumento da oferta de serviços ao idoso*.

- A Política Nacional do Idoso objetiva criar condições para promover a longevidade com qualidade de vida, colocando em prática ações voltadas, não apenas para os que estão velhos, mas também para aqueles que vão envelhecer;
- *Entre as principais competências na área de saúde definidas por essa política estão:* prevenir, promover, proteger e recuperar a saúde do idoso, mediante programas e medidas profiláticas; adotar e aplicar normas de funcionamento às instituições geriátricas e similares com fiscalização pelos gestores do Sistema Único de Saúde e realizar estudos para detectar o caráter epidemiológico de determinadas doenças do idoso com vistas à prevenção e tratamento e reabilitação.

Comentário: atenção, candidatos, pois as bancas estão, cada vez mais, cobrando temas da atualidade como no caso da gerontologia. Portanto, vale a pena tirar um tempinho para revisar esse assunto. *Vamos à análise da questão:* a Alternativa A é a opção errada, visto que a patologia mais prevalente nos idosos acima de 65 anos é a *Osteoartrite*. Cerca de 30% dos indivíduos com 65 anos ou mais têm osteoartrite de joelhos diagnosticada ao exame radiológico e cerca de 80% dos indivíduos com mais de 75 anos têm alguma evidência da doença em uma ou mais articulações, sendo que a frequência dessa patologia aumenta com a idade.

54 D

Comentário: aí vai mais uma dica: questões sobre distúrbios articulares degenerativos (*p. ex.: Osteoartrite e Artrite Reumatoide*) são bem recorrentes em concursos, em razão da alta prevalência dessas patologias. Portanto, mais um tema para você fazer uma revisão antes da prova.

Os procedimentos recomendados na abordagem fisioterapêutica dos distúrbios articulares são: controle do processo inflamatório e do quadro álgico, diminuindo assim os espasmos musculares; prevenção de deformidades consequentes à postura *antálgica adotada*; manter ou aumentar as ADMs; melhorar a biomecânica articular; orientação postural; prevenção e/ou tratamento de alterações da dinâmica respiratória; manutenção da função articular e mobilização passiva articular. Sendo assim, imobilizar uma articulação em posição antálgica poderá trazer futuros problemas na biomecânica e função articular do paciente, sendo esse procedimento não preconizado.

Comentário: novamente uma questão sobre escalas de avaliação geriátricas. Então vamos à análise dos itens:
- **Item A é correto,** pois o *Índice de Barthel* avalia as atividades da vida diária (AVDs) e mede a independência funcional no cuidado pessoal, mobilidade, locomoção e eliminações. A pontuação varia de 0 a 100, em intervalos de cinco pontos, e as pontuações mais elevadas indicam maior independência.
- **Item B é incorreto,** pois a *escala de Lawton & Brody* avalia as Atividades Instrumentais da Vida Diária (AIVDs).
- **Item C é incorreto:** pois a *Escala de POMA (Performance – Oriented Mobility Assessment)* analisa o risco de quedas. Avalia o equilíbrio do paciente em diver-

sas posições. Quanto mais alta a pontuação, melhor o desempenho relativamente ao equilíbrio e à marcha e, consequentemente, menor o risco de quedas.
- **Item D é incorreto,** pois o *Índice de Tinetti* avalia o equilíbrio e a marcha; detecta alterações na locomoção, diagnostica e quantifica a gravidade do comprometimento e prediz o risco de quedas.
- **Item E é incorreto,** pois a *Medida de Independência Funcional* avalia a capacidade funcional e incorpora a avaliação cognitiva em dois domínios: o motor, referente às dimensões de autocuidado, controle de esfíncteres, transferências e locomoção; e o cognitivo, referente às dimensões de comunicação e cognição social.

Comentário: como já vem sendo discutido, questões sobre quedas em idosos são bastante cobradas. Portanto, fique atento. Vamos lá à análise da tabela:
- Pela análise podemos eliminar os itens (*IV* e *V*), já que contradizem os dados da tabela. Dessa forma chegaremos à *alternativa A* como gabarito.
- Portanto, a justificativa dos três primeiros itens corretos é a seguinte: impõe-se a necessidade de estratégias de prevenção de quedas em ambos os sexos, embora o foco deva ser no sexo feminino, dada a quantidade de internações de mulheres por quedas ser bem superior à dos homens.

57 D

Comentário: a alternativa que traz a proposição correta é a *letra D*. O fisioterapeuta deve ter muito cuidado na aplicação da eletrotermofototerapia em pacientes idosos.

Seguem os cuidados necessários para aplicação de recursos térmicos nessa população:
- Sempre explicar os procedimentos ao paciente.
- Descrever as sensações que ele deverá ter e interromper o tratamento caso haja intolerância.
- Pacientes senis, com dificuldade de fornecer informações sobre suas sensações, não devem ser submetidos a estimulação elétrica.
- Precaução nas doenças vasculares periféricas (possibilidade de rompimento dos trombos).
- Evitar aplicações em áreas neoplásicas ou nos tecidos com infecção ativa (efeitos circulatórios da estimulação podem agravar essas condições).
- Considerar o fato de haver alteração de sensibilidade e áreas com problemas circulatórios.

58 C

Comentário: ambas as definições estão corretas, sendo que as principais doenças crônicas degenerativas de interesse da fisioterapia são: câncer, hipertensão arterial, osteoartrite, artrite reumatoide, diabetes, Parkinson, Alzheimer, entre outras. Essas doenças estão relacionadas a causas múltiplas, são caracterizadas por início gradual, de prognóstico usualmente incerto, com longa ou indefinida duração. Apresentam curso clínico que muda ao longo do tempo, com possíveis períodos de agudização, podendo gerar incapacidades. Requerem mudanças de estilo de vida em um processo de cuidado contínuo que nem sempre leva à cura. Constituem problema de saúde de grande magnitude, correspondendo a 72% das causas de mortes. Portanto, tema de grande interesse na gerontologia.

59 B

Comentário: questão de nível fácil, visto que os estudos mostram que as mulheres têm uma predisposição aumentada ao desenvolvimento de artrose, principalmente após a menopausa, onde há uma queda na produção hormonal. Portanto, a *assertiva B está claramente errada*.

> **Dica importante:** os termos *Osteoartrite*, *Osteoartrose* e *Artrose* são utilizados indistintamente como sinônimos.

60 D

Comentário: nesta questão a alternativa que apresenta as informações incorretas é a *letra D*, haja vista que não há Hipertrofia, e sim *Hipotrofia,* dos músculos respiratórios. A redução na elasticidade, somada à HIPOTROFIA dos músculos respiratórios, reduz a capacidade de expansão da caixa torácica e incrementa o volume residual. Observa-se ainda redução na elasticidade pulmonar e na pressão de recolhimento elástico, contribuindo para redução da força muscular respiratória.

61 A

Comentário: nessa questão, a alternativa que apresenta a sequência correta é a *letra A*. Atenção a esse tópico é fundamental na avaliação do idoso, uma vez que o equilíbrio e a aquisição de habilidades funcionais são aspectos do controle motor inter-relacionados e complexos. Seguem suas definições:

- **Equilíbrio:** fenômeno dinâmico que envolve uma combinação de estabilidade e mobilidade e é necessário para manter uma posição no espaço ou mover-se de modo controlado e coordenado. Envolve uma combinação de estabilidade e mobilidade.
- **Coordenação:** habilidade para usar os músculos certos na hora certa e com sequenciamento e intensidade apropriados, e é a base do movimento harmonioso e eficiente que pode ocorrer em nível voluntário ou involuntário (automático).
- **Habilidades funcionais:** capacidade de realizar as AVDs que normalmente são necessárias para uma vida independente na comunidade e estão diretamente relacionadas às condições de saúde.

62 A

Comentário: nesta questão a alternativa que apresenta a sequência correta é a *letra A*. Portanto, segue abaixo os vários conceitos solicitados na questão:

- **Efeitos da imobilização:** ocorre um enfraquecimento do colágeno, diminuição na lubrificação, aumento nas adesões pelo aumento das ligações entre fibras de colágenos desorganizadas e reabsorção de colágeno. Portanto, é necessário promover mobilização precoce para diminuir a rigidez.

- **Efeitos da inatividade (redução da atividade normal):** ocorre uma diminuição no tamanho e quantidade de fibras colágenas, resultando em enfraquecimento do tecido, e um aumento proporcional de fibras de elastina, resultando em uma complacência aumentada.

- **Efeitos da idade sobre o colágeno:** diminuição da força máxima de tensão, diminuição no módulo elástico (*rigidez aumentada*) e a adaptação às sobrecargas fica mais lenta.

63 C

Comentário: a banca FCC é fã dessas questões. Portanto, se você, candidato, está pensando em realizar concursos dessa banca, é melhor ir se acostumando com esse estilo. A única coisa a fazer é resolver provas anteriores da banca, fazer uma análise dos conteúdos mais cobrados e estudar muito. Segue a análise da questão:

Segundo o livro *Fisioterapia teoria e prática: funcionalidade e envelhecimento (2009)*:

- A primeira série deve ser realizada com cerca de 50% da carga da terceira, e entre 12 e 15 repetições.

- À segunda série acrescentam-se cerca de 50% da carga da primeira, ou seja, 75% da carga máxima, e entre 10 e 12 repetições.

- A terceira série deve ser com a máxima carga possível para repetições planejadas, observando grau de esforço recomendado para cada caso, e entre 6 e 10 repetições.

- Cargas são definidas por aproximação sucessiva, sendo muito leves nos primeiros dias de treino, principalmente para pessoas sedentárias e debilitadas. O número de séries que pode ser realizado, tanto para adultos quanto para idosos, é 3 a 4 séries por exercício, sendo o volume mínimo de 3 séries, incluindo séries de aquecimento.

64 D

Comentário: a alternativa mais coerente com a Política Nacional de Saúde do Idoso é a *letra D*, pois os profissionais de saúde devem considerar o cidadão idoso não mais como passivo, mas como agente das ações a eles direcionadas, numa abordagem baseada em direitos *que valorize os aspectos da vida em comunidade, identificando o potencial para o bem-estar físico, social e mental ao longo do curso da vida*. Além disso, conhecida a condição de fragilidade do idoso, será necessário avaliar os recursos locais para lidar com ela, de modo a facilitar o cuidado domiciliar, incluir a pessoa que cuida no ambiente familiar como um parceiro da equipe de cuidados, fomentar uma rede de solidariedade para com o idoso frágil e sua família, bem como promover a reinserção da parcela idosa frágil na comunidade. Portanto, deve-se visar à manutenção de seu estado de saúde com uma expectativa de vida ativa máxima possível, junto aos seus familiares e à comunidade, com independência funcional e autonomia máximas possíveis.

65 C

Comentário: essa é daquelas questões que não deveriam cair de jeito nenhum em provas de concursos, pois é bem decoreba e muitas vezes os autores divergem sobre o assunto, sendo difícil saber qual bibliografia a banca utilizou. *Mas vamos lá à sua análise:* uma coisa é certa, com o avançar da idade há um declínio na habilidade manual, sendo consenso na literatura que a capacidade neuroplástica decresce principalmente a partir dos 75 anos. As alterações presentes na habilidade manual do idoso estão vinculadas à redução na força, na velocidade de movimento e na coordenação, podendo ser consequência do grau de sarcopenia que é maior a partir de 75 anos. Outro fator que deve ser apontado como causa da redução da habilidade manual é a osteoartrose, que ocorre mais comumente em indivíduos idosos, sendo que 80 a 90% dos idosos com mais de 75 anos têm sinais radiográficos da doença. Portanto, a alternativa mais coerente com a literatura pesquisada é a *letra C*.

Comentário: esse é um tema de grande divergência e falta de consenso na literatura. No entanto, no artigo *Aspectos clínicos do alongamento: uma revisão de literatura da Revista Brasileira de Fisioterapia de 2004*, os autores concluíram que, para alongamentos em um curto intervalo, o tempo de 30 segundos obteve melhores resultados que tempos mais baixos e resultados semelhantes a um minuto em uma população jovem, ou seja, pra que perder tempo com 60 segundos se 30 fazem o mesmo efeito. Entretanto, numa *população idosa, um minuto foi mais eficiente que 30 segundos*. Portanto, sempre que tiver alguma dúvida sobre esse tema, consulte esse artigo supracitado, ele é uma excelente revisão sobre o assunto.

Referências Bibliográficas
- Driusso P, Chiarello B. Fisioterapia Gerontológica. Barueri, SP: Manole; 2007.
- Freitas EV, Py L, Cançado FAX, Doll J, Gorzoni ML. Tratado de Geriatria e Gerontologia. 2. ed. Rio de Janeiro: Guanabara Koogan; 2006.
- Guccione AA. Fisioterapia Geriátrica. 2. ed. Rio de Janeiro: Guanabara Koogan; 2002.
- Kauffman TL. Manual de Reabilitação Geriátrica. Rio de Janeiro: Guanabara Koogan; 2001.
- Kisner C, Colby LA. Exercícios Terapêuticos: fundamentos e técnicas. 4. ed. Barueri: Manole; 2005.
- O'Sullivan SB, Schmitz TJ. Fisioterapia: avaliação e tratamento. 5. ed. São Paulo: Manole; 2010.
- Papaléo Netto M. Tratado de Gerontologia. 2. ed. São Paulo: Atheneu; 2007.
- Perracini MR, Fló CM. Fisioterapia teoria e prática: funcionalidade e envelhecimento. Rio de Janeiro: Guanabara Koogan; 2009.
- Rebelatto JR, Morelli JGS. Fisioterapia Geriátrica: a prática da assistência ao idoso. 2. ed. Barueri: Manole; 2007.
- Rosário JLR, Marques AP, Maluf AS. Aspectos clínicos do alongamento: uma revisão de literatura. Rev. Bras. Fisioter. 2004; 8(1):83-8.

13 | Fisioterapia em Uroginecologia e Obstetrícia

José Pinheiro Batista Medeiros

1. (CORPO DE SAÚDE, Aeronáutica, 2016) Os fisioterapeutas que atuam na área de ginecologia e obstetrícia avaliam, tratam, aconselham e monitoram seus pacientes. Áreas de interesse dentro desse campo, no momento presente, incluem o tratamento de disfunção ginecológica e urológica, reabilitação de mama e alterações associadas à gestação (fisiológicas, biomecânicas e emocionais), instrução na educação pré-natal, preparação para o parto e aulas de exercícios para mulheres em fase pré-natal, pós-parto e pós-cesariana. Com relação aos serviços realizados nessa especialidade, analise:
    I. Em casos de distensão/estiramento na parte superior ou inferior das costas (agudo ou crônico), realização de exercício terapêutico para a correção da postura; treinamento de maneiras seguras para realizar atividades do dia a dia; postura ao sentar, deitar, ficar em pé, caminhar, levantar peso, trabalhar; aplicação de calor superficial local, massagem, órteses; triagem e encaminhamento para afastamento por incapacidade física.
    II. Tratamento de disfunções articulares ou do agravamento de problemas ortopédicos preexistentes (pelve, punho, ombro, cotovelo, quadril, joelho, tornozelo, coluna vertebral, região sacroilíaca, sínfise púbica, distensões, estiramentos, tendinites e bursites gestacionais).
    III. Tratamento de fraqueza muscular (abdominal, assoalho pélvico causando incontinência de estresse ou prolapso leve, fraqueza geral secundária a repouso por incompetência cervical ou contrações de parto prematuras, diástase dos músculos retos do abdômen).
    IV. Tratamento da dor pós-cesariana ou pós-operatória e de dismenorreia.
    Estão corretas as afirmativas:
    A) I, II, III e IV.
    B) I e III, apenas.
    C) II e IV, apenas.
    D) I, III e IV, apenas.

2. (CONUPE, Residência Multiprofissional UPE-PE, 2016) A Incontinência Urinária (IU) é definida como qualquer perda involuntária de urina suficiente para gerar um problema social ou de saúde. Sua prevalência aumenta com o avanço da idade, embora possa acontecer em qualquer fase da vida. Sobre a Incontinência Urinária e seu tratamento, analise as afirmativas que seguem:
    I. A Incontinência Urinária de Urgência (IUU) é definida quando ocorre a perda involuntária de urina acompanhada ou imediatamente precedida de urgência miccional, na ausência de contração do músculo detrusor.
    II. A Incontinência Urinária de Esforço (IUE) é diagnosticada quando a pressão vesical excede a pressão máxima de fechamento uretral com hiperatividade do músculo detrusor.
    III. A IUE é o tipo mais comum de perda involuntária de urina na mulher, podendo ocorrer por hipermobilidade da uretra ou por deficiência esfincteriana.

IV. No tratamento fisioterapêutico, destacam-se a eletroestimulação, o *biofeedback* e a cinesioterapia. Na cinesioterapia podem ser realizados exercícios de conscientização e de contração e relaxamento dos músculos do assoalho pélvico, como a série de Kegel.

V. A série de Kegel intercala as contrações mantidas com as rápidas, visando estimular as fibras musculares dos tipos I e II do assoalho pélvico.

Está INCORRETO, apenas, o que se afirma em:

A) I.
B) I e II.
C) I, II e III.
D) IV e V.
E) V.

3. (IDHTEC, Barra de Guarabira-PE, 2016) A intervenção fisioterapêutica no puerpério imediato tem como objetivos, EXCETO:

A) Reeducação da função respiratória.
B) Estimulação do sistema circulatório.
C) Restabelecer a função intestinal.
D) Reeducação dos músculos abdominais.
E) Reeducação e ganho de força da musculatura de assoalho pélvico.

4. (CEPERJ, Saquarema-RJ, 2015) No protocolo do tratamento fisioterapêutico durante a fase pré-natal, a série que é constituída por exercícios de conscientização da musculatura perineal a fim de facilitar o período expulsivo do parto é:

A) Principal.
B) Metabólica.
C) Relaxamento.
D) Desaquecimento.
E) Aquecimento.

5. (UNICENTRO, Rio Azul-PR, 2015) Sabemos que, durante o período gestacional, a musculatura do assoalho pélvico (MAP) fica sobrecarregada devido ao aumento de força sobre ela. Em quantos meses a MAP retoma seus níveis normais de força após o parto?

A) De um a três meses após o parto.
B) De seis a doze meses após o parto.
C) De quatro a seis meses após o parto.
D) Após doze meses.

6. (GSA-CONCURSOS, FUNDAÇÃO ABC, Complexo Hospitalar São Bernardo do Campo-SP, 2016) Durante a gestação ocorrem ajustes posturais para compensar o crescimento do feto e a alteração do centro de gravidade. Essas modificações alteram a forma e a inércia da parte inferior do tronco e podem causar dor lombar. Na avaliação postural em pé da gestante em fase avançada observamos:

A) Elevação da cabeça, retificação da coluna cervical, flexão de joelhos e tornozelos, aumento da lordose lombar e desvio anterior da pelve.

B) Elevação da cabeça, hiperextensão da coluna cervical, extensão de joelhos e tornozelos, aumento da lordose lombar e desvio anterior da pelve.

C) Anteriorização da cabeça, cifose dorsal, aumento da lordose lombar e desvio posterior da pelve.

D) Anteriorização da cabeça, extensão de joelhos e tornozelos, diminuição da lordose lombar e desvio.

7. (INSTITUTO AOCP, EBSERH Nacional, Saúde da Mulher, 2016) O músculo presente no assoalho pélvico, que possui como principal função a continência urinária, é o músculo:

   A) Coccígeo.
   B) Esfíncter externo do ânus.
   C) Bulboesponjoso.
   D) Levantador do ânus.
   E) Esfíncter externo da uretra.

8. (INSTITUTO AOCP, EBSERH Nacional, Saúde da Mulher, 2016) Paciente do sexo feminino, 35 anos, compareceu ao consultório fisioterapêutico relatando, como queixa principal, a perda de urina por urgência/emergência. Durante a anamnese, o fisioterapeuta, ao questionar sobre a história da moléstia pregressa, detectou diversos fatores de risco para incontinência urinária relatada pela paciente. Assinale a alternativa que NÃO é considerada um fator de risco para o possível desenvolvimento de incontinência urinária:

   A) Consumo de cafeína.
   B) Etilismo.
   C) Histórico familiar de Incontinência Urinária.
   D) Tabagismo.
   E) Pós-menopausa.

9. (INSTITUTO AOCP, EBSERH Nacional, Saúde da Mulher, 2016) Sobre a fisiologia do trato urinário inferior e da micção assinale a alternativa CORRETA:

   A) A bexiga é um órgão voluntário constituído de musculatura lisa e com função de armazenar urina sem esforço e sem perda involuntária.
   B) A fase de esvaziamento vesical é mediada principalmente pelo sistema nervoso simpático.
   C) O principal centro facilitador da micção é o centro pontino da micção, localizado na substância cinzenta pontino-mesencefálica.
   D) A micção é deflagrada pelo sistema nervoso central e controlada pelo sistema nervoso periférico.
   E) O esvaziamento incompleto da bexiga é uma defesa contra a infecção urinária.

10. (INSTITUTO AOCP, EBSERH Nacional, Saúde da Mulher, 2016) A Sociedade Internacional de Continência (ICS) padronizou a nomenclatura em uroginecologia. Com relação ao tema, assinale a alternativa correta:

    A) A incontinência urinária é definida como qualquer perda involuntária de urina, inclusive para crianças.
    B) A noctúria é o desejo repentino, dificilmente inadiável, de urinar no período da manhã.

C) A incontinência urinária de urgência pode ser definida como a perda de urina no período noturno.

D) Na incontinência urinária de esforço, o período mais comum de ocorrer perda miccional é o noturno.

E) A enurese é considerada como qualquer perda involuntária de urina.

11. (FGV, Assembleia Legislativa-MT, 2013) Relacione os tipos de incontinência urinária listados a seguir com algumas de suas características ou com o respectivo tratamento.

1. Incontinência mista.
2. Incontinência de estresse.
3. Incontinência funcional.
4. Incontinência de urgência.

( ) Pequeno vazamento de urina com a tosse e/ou espirro.
( ) Moderado ou grande vazamento de urina com ânsia de urinar.
( ) Fortalecimento para as extremidades inferiores.
( ) Vazamento variável de urina com o exercício dentre outras situações.

Assinale a alternativa que mostra a relação correta de cima para baixo:

A) 3, 1, 2, 4.
B) 1, 4, 2, 3.
C) 4, 2, 3, 1.
D) 2, 4, 3, 1.
E) 4, 3, 2, 1.

12. (BIORIO, Fundação Saúde-RJ, 2014) O assoalho pélvico é um conjunto de estruturas formado por músculos, ligamentos e fáscias, localizado na pelve, entre o púbis e o cóccix. Ele possui as seguintes funções importantes:

A) Apoio; esfincteriana; sexual.
B) Esfincteriana; auxiliar na respiração, manutenção da postura ereta.
C) Sexual; manutenção da postura sentada; auxiliar na respiração.
D) Apoio; urinária; auxiliar na digestão.
E) Esfincteriana; auxiliar na digestão; auxiliar na marcha.

13. (IMPARH, Fortaleza-CE, 2016) Sobre as diretrizes de exercícios para gestantes e puérperas pode-se afirmar que:

A) Dor, falta de ar e cefaleia durante o programa de exercícios melhoram com o tempo e não devem interromper os exercícios.
B) Os líquidos devem ser ingeridos somente antes do exercício para evitar a desidratação.
C) Devem-se evitar períodos prolongados na posição ereta, especialmente durante o terceiro trimestre.
D) Recomendam-se os exercícios de alta resistência e poucas repetições, além da manobra de Valsalva.

14. (IADES, EBSERH, UFRN-RN, 2014) Algumas substâncias ingeridas na alimentação e eliminadas na urina podem exercer um efeito irritante sobre a bexiga, promovendo a sensação

de bexiga cheia e o desejo frequente de urinar. No tratamento conservador da incontinência urinária de urgência, o fisioterapeuta deve indicar que esses alimentos devem ser evitados. Com relação a esse tema, assinale a alternativa que indica alguns desses alimentos:

A) Carnes, ovos e derivados de leite.

B) Frutas ácidas, como, por exemplo, o abacaxi, maçã e tomate, além dos adoçantes, álcool, cafeína, especiarias, maionese, refrigerantes e vinagre.

C) Frutas cítricas como a laranja e o limão, o cigarro, derivados do leite, qualquer tipo de chá, álcool e especiarias.

D) Frutas ácidas como a laranja e o morango, frituras, vinagre, refrigerante, café e chocolates.

E) Especiarias, frutas cítricas, mamão, café, chocolate, maionese, refrigerantes, ovos e álcool.

15. (IADES, EBSERH, UFRN-RN, 2014) A anamnese deve estar presente na avaliação fisioterapêutica e alguns sintomas urinários devem ser questionados. Com relação a esse assunto, é correto afirmar que o sintoma que corresponde ao aumento do volume urinário (acima de 2.500 mL por dia), podendo ou não ser acompanhado de um aumento da frequência urinária, é a:

A) Oligúria.

B) Polaciúria.

C) Hematúria.

D) Disúria.

E) Poliúria.

16. (IADES, EBSERH, UFRN-RN, 2014) O sistema nervoso autônomo parassimpático é responsável pela fase de esvaziamento vesical e se origina na medula sacral entre os segmentos S2 a S4. As fibras pré-ganglionares são longas e terminam em gânglios da parede vesical. Considerando essas informações, assinale a alternativa que indica o(s) neurotransmissor(es) responsável(is) que atua(m) na parede vesical pelo sistema autônomo parassimpático.

A) Noradrenalina.

B) Adrenalina.

C) Noradrenalina e adrenalina.

D) Acetilcolina.

E) Noradrenalina e acetilcolina.

17. (IADES, EBSERH, UFBA-BA, 2014) Assinale a alternativa que apresenta os músculos que compõem o diafragma pélvico.

A) Puborretal, pubococcígeo e iliococcígeo.

B) Puborretal, iliococcígeo e piriforme.

C) Puborretal, pubococcígeo e bulboesponjoso.

D) Bulboesponjoso, isquiocavernoso e transverso do períneo.

E) Puborretal, isquiococcígeo e isquiocavernoso.

18. (IADES, EBSERH, UFBA-BA, 2014) Bexiga neurogênica engloba desde alterações mínimas, como alteração da sensibilidade vesical, até situações complexas, como dissinergia vesicoesfinc-

teriana com comprometimento do trato urinário superior. Acerca desse assunto assinale a alternativa que apresenta a causa mais comum de disfunção neurogênica em crianças:

A) Traumatismo raquimedular.
B) Guillain-Barré.
C) Acidente automobilístico.
D) Paralisia cerebral.
E) Mielomeningocele.

19. (IADES, EBSERH, UFBA-BA, 2014) Nos pacientes com diabetes *mellitus*, a disfunção vesical neurogênica ocorre 10 anos ou mais após o início da doença decorrente de neuropatia periférica e autonômica por desmielinização segmentar. Acerca desse assunto assinale a alternativa que apresenta o achado clínico clássico encontrado em pacientes nessas condições:

A) Diminuição do intervalo miccional e incontinência urinária de esforço.
B) Diminuição do intervalo miccional e jato urinário forte.
C) Diminuição da sensação de enchimento vesical e jato urinário forte.
D) Diminuição da sensação de enchimento vesical com aumento do intervalo miccional.
E) Retenção urinária com incontinência urinária de esforço.

20. (CEV/UECE, Tianguá-CE, 2016) Uma das metas para o treinamento do assoalho pélvico é:

A) Reduzir a superfície muscular que sustenta a bexiga, vagina/útero e reto.
B) Aumentar o tempo de resposta das fibras rápidas do esfíncter uretral externo durante a diminuição da pressão intra-abdominal.
C) Deprimir qualquer hiperatividade do nervo pélvico autonômico para a bexiga.
D) Aumentar a incontinência de urgência.

21. (UFPR, Colombo-PR, 2016) O período de gestação envolve um conjunto de modificações sistêmicas que visa à adaptação do organismo materno frente ao desenvolvimento fetal. Considerando os conhecimentos acerca do assunto, assinale a alternativa correta:

A) No sistema circulatório, as alterações de distribuição do fluxo sanguíneo iniciam a partir do 3º trimestre de gestação.
B) O débito cardíaco diminui desde o início da gestação e está relacionado à hipervolemia materna, que requer maior atenção fisioterapêutica no 1º trimestre de gestação.
C) Quanto às adaptações metabólicas, a fase anabólica materna é caracterizada por menor acúmulo de tecido adiposo em virtude de menor gasto calórico do feto.
D) As alterações hormonais desencadeiam a hipopigmentação cutânea e diminuição da temperatura corporal.
E) No sistema musculoesquelético, ocorre aumento da curvatura torácica e hiperlordose lombar, que podem contribuir com os processos álgicos, típicos da gestação.

22. (UEPB, Sapé-PB, 2016) A Incontinência Urinária (IU) consiste em perda involuntária de urina pela uretra, podendo ocorrer em mulheres e homens, acarretando um problema higiênico e social. Com base no exposto analise as afirmações:

I. A IU tem etiologia multifatorial, e algumas condições como gestação, parto, menopausa, obesidade, envelhecimento, tabagismo, neuropatias, cirurgia ginecológica ou de próstata, entre outras, são consideradas fatores causais ou predisponentes.

II. A educação sobre a IU junto à população não é efetiva, visto que o tratamento das pessoas incontinentes requer diversas modalidades terapêuticas e até cirúrgicas.

III. O fisioterapeuta está habilitado a desenvolver ações tanto preventivas como curativas junto às pessoas com IU, e sua inserção nas equipes das Unidades Básicas de Saúde pode contribuir para a melhoria da qualidade dos serviços oferecidos na rede pública.

IV. A IU não exerce impacto negativo na qualidade de vida do indivíduo, visto que não há déficits funcionais que impeçam a pessoa incontinente de trabalhar, sair, se divertir e viajar.

V. Os objetivos da intervenção fisioterapêutica são, entre outros, melhorar a percepção da Musculatura do Assoalho Pélvico (MAP) e melhorar a força de contração das fibras musculares da MAP.

Estão CORRETAS apenas:

A) I, II, III e V.
B) II, IV e V.
C) I, III e V.
D) I, III, IV e V.
E) I, II e III.

23. (VUNESP, Cubatão-SP, 2012) Como técnica para auxiliar na micção do paciente com disfunção, o fisioterapeuta pode orientá-lo a realizar pressões logo abaixo da cicatriz umbilical, com uma mão sobre a outra em direção ao arco pélvico por seis ou sete vezes a fim de auxiliar o esvaziamento da bexiga. Esse procedimento é conhecido como manobra de:

A) Valsalva.
B) Liverpoll.
C) Credé.
D) Bracht.
E) Taxe.

24. (VUNESP, Cubatão-SP, 2012) A bexiga reflexa é um dos tipos de disfunção neuromuscular da bexiga. Assinale a alternativa que descreve suas características:

A) É uma disfunção não contrátil, não há controle voluntário, a micção ocorre pela lesão do neurônio motor inferior e com volumes vesicais pequenos.
B) É uma disfunção contrátil, não há controle voluntário, a micção ocorre pelo reflexo da medula espinhal e com volumes vesicais pequenos.
C) É uma disfunção contrátil, há controle voluntário, a micção ocorre pelo reflexo da medula espinhal e com volumes vesicais pequenos.
D) É uma disfunção não contrátil, há controle voluntário, a micção ocorre pelo reflexo da medula espinhal e com volumes vesicais grandes.
E) É uma disfunção contrátil, há controle voluntário, a micção ocorre pela lesão do neurônio motor superior e com volumes vesicais grandes.

25. (UNILAVRAS, Alfenas-MG, 2016) Sobre a fisioterapia na uroginecologia e obstetrícia é correto afirmar, EXCETO:

A) Durante a gravidez, a fisioterapia pode ser útil para melhora da respiração, diminuição de edemas e redução das dores lombares.

B) Para facilitar o parto natural, a gestante deve iniciar os exercícios fisioterapêuticos no final do primeiro mês de gravidez.

C) A fisioterapia pode atuar no tratamento de incontinência urinária e fecal.

D) Na incontinência urinária de esforço, o paciente pode perder urina após um esforço como espirrar ou tossir.

26. (OPPUS, Condor-RS, 2015) Sobre as mudanças específicas do climatério marque a alternativa INCORRETA:

   A) As condutas fisioterapêuticas têm importante repercussão sobre os sintomas urogenitais.

   B) O diagnóstico da menopausa é eminentemente clínico, mas pode ser respaldado por dosagem do FSH.

   C) Entre os primeiros sinais e sintomas do climatério estão os fogachos, as alterações menstruais e a osteoporose.

   D) A perda quantitativa da densidade óssea ocorre por modificação do metabolismo de remodelação óssea controlada pela tireoide.

   E) O tratamento médico é sintomatológico, utilizando recursos não hormonais ou TRH.

27. (OPPUS, Condor-RS, 2015) O tratamento fisioterápico nas disfunções do assoalho pélvico conta com recursos como o cone vaginal. Abaixo assinale a alternativa que melhor representa a empregabilidade deste recurso:

   A) Melhorar a propriocepção da musculatura pélvica e promover aumento da força muscular.

   B) Deve ser empregado em longo prazo, em todo o tratamento, por ser capaz de alcançar a fadiga muscular.

   C) Estimular de forma isolada o recrutamento de fibras musculares do tipo I.

   D) Favorecer o treino da manobra de Valsalva, uma vez que esta é importante para a biomecânica do assoalho pélvico.

   E) Nenhuma das alternativas anteriores.

28. (IBFC, EBSERH, HUB-DF, 2013) No tratamento da incontinência urinária (IU) é possível ganhar força muscular e coordenação do assoalho pélvico (AP), por meio de estímulo elétrico ou *biofeedback*. Para manter essa capacidade de contrair fibras rápidas e lentas do AP devem ser feitos(as):

   A) Caminhadas.

   B) Períodos de tratamento repetidos.

   C) Exercícios ativos perineais.

   D) Exercícios calistênicos.

29. (IBFC, EBSERH, HUB-DF, 2013) Entre as complicações apresentadas pelo lesado medular com quadro de bexiga neurogênica não estão:

   A) Infecções urinárias.

   B) *Soiling*.

   C) Litíase.

   D) Uretero-hidronefrose.

30. **(IBFC, EBSERH, HUB-DF, 2013)** Na doença de Parkinson, os sintomas urinários mais comuns relatados são:
   A) Polaciúria e infecções do trato urinário inferior de repetição.
   B) Noctúria, urgência ou períodos de retenção urinária.
   C) Polaciúria, noctúria, urgência e urge-incontinência.
   D) Dificuldade para iniciar a micção e dissinergia vésico-esfincteriana.

31. **(IBFC, EBSERH, HUB-DF, 2013)** O recurso utilizado nos casos de incontinência urinária de esforço (IUE), que permite o aprendizado dos eventos de contração e relaxamento dos músculos do assoalho pélvico (MAP) por meio de técnicas visuais e auditivas, é:
   A) Cones varginais.
   B) Exercícios perineais de Kergel.
   C) Biofeedback.
   D) Estimulação elétrica.

32. **(IBFC, EBSERH, HUB-DF, 2013)** No tratamento fisioterapêutico da incontinência urinária (IU) utilizando estimulação elétrica há substituição do impulso nervoso voluntário, desencadeando contração muscular passiva. Durante a contração eletricamente provocada são recrutadas primeiramente as fibras do tipo:
   A) I, rápidas e fatigáveis.
   B) I, lentas e resistentes.
   C) II, rápidas e fatigáveis.
   D) II, lentas e resistentes.

33. **(IDECAN, EBSERH, UFAL-AL, 2014)** A gravidez de alto risco é identificada como aquela em que fatores maternos ou fetais podem afetar de maneira adversa o resultado final. O papel do fisioterapeuta no tratamento de uma mulher com gravidez de alto risco é avaliá-la dentro de suas restrições, prescrevendo exercícios específicos ou posições, garantindo que ela complete sua rotina sem perigo para si mesma, para o feto ou a gravidez. Sobre as metas da fisioterapia para a mãe em repouso, devido a uma gravidez de risco, analise:
   I. Diminuir o risco de trombose e manter o fluxo sanguíneo uterino.
   II. Evitar a diminuição da pressão intra-abdominal e evitar a diminuição das contrações abdominais.
   III. Avaliar a necessidade de apoio e melhorar o tônus muscular.
   IV. Orientar a mecânica corporal adequada e a posição de conforto.
   Está(ão) INCORRETA(S) apenas a(s) afirmativa(s):
   A) I.
   B) II.
   C) III.
   D) IV.
   E) II e III.

34. **(FCC, TRT-3ª Região-MG, 2015)** Durante o pré-natal, o fisioterapeuta orienta as gestantes sobre a melhor forma de dormir:
   A) Decúbito lateral esquerdo, pois diminui a compressão aorto-cava e favorece a circulação sanguínea. Usar um travesseiro preenchendo o espaço entre a cabeça e o ombro e outro embaixo da perna supralateral, que deve ficar fletida à frente.

B) Decúbito lateral direito, pois diminui a compressão aorto-cava e favorece a circulação sanguínea. Usar um travesseiro preenchendo o espaço entre a cabeça e o ombro e outro embaixo da perna supralateral, que deve ficar fletida à frente.

C) Decúbito dorsal, pois diminui a compressão aorto-cava e favorece a circulação sanguínea. Usar um travesseiro preenchendo o espaço entre a cabeça e o ombro e outro embaixo dos joelhos.

D) Decúbito ventral, pois aumenta a compressão aorto-cava e favorece a circulação sanguínea. Usar um travesseiro preenchendo o espaço entre a cabeça e o ombro e outro embaixo da perna supralateral, que deve ficar fletida à frente.

E) Decúbito dorsal, pois aumenta a compressão aorto-cava e favorece a circulação sanguínea. Usar um travesseiro preenchendo o espaço entre a cabeça e o ombro e outro embaixo dos joelhos.

35. (CETREDE, Icó-CE, 2014) Os músculos do assoalho pélvico são um grupo de músculos de controle voluntário em forma de rede que se localizam na porção inferior da bacia, especificamente entre as coxas, têm a função de sustentar os órgãos internos e estão dispostos em duas camadas: superficial (também chamada de períneo) e profunda. Marque a opção INCORRETA. O músculo:
    A) Bulbocavernoso está na camada superficial.
    B) Isquiocavernoso está na camada superficial.
    C) Pubococcígeo está na camada profunda.
    D) Iliococcígeo está na camada profunda.
    E) Isquiococcígeo está na camada superficial.

36. (BIORIO, Fundação Saúde-RJ, 2014) Faz parte do senso comum que, durante a gravidez, a gestante deve manter suas atividades físicas regulares desde que não apresente nenhuma intercorrência que constitua contraindicação para tais atividades. A seguinte recomendação às gestantes está correta:
    A) Ingerir líquidos apenas ao término das atividades para não prejudicá-las.
    B) Realizar movimentos balísticos visando o alongamento muscular.
    C) Reduzir a ingesta calórica para não aumentar o peso corporal.
    D) Estimular o exercício e o esforço vigoroso para manter-se em forma.
    E) Evitar um ritmo anaeróbico (em apneia) a qualquer momento.

37. (CESPE, Secretaria de Estado da Saúde-ES, 2013) O fortalecimento dos músculos do assoalho pélvico:
    A) É ineficaz, quando comparado à estimulação elétrica, para a incontinência urinária de esforço.
    B) É indicado para mulheres que apresentam incontinência urinária no puerpério.
    C) É eficaz no tratamento da incontinência urinária de idosas com grande comprometimento cognitivo.
    D) É contraindicado no segundo trimestre de gestação.
    E) É ineficaz, quando comparado ao tratamento comportamental, para a incontinência urinária de esforço.

38. (BIORIO, Residência INCA-RJ, 2013) Com relação à anatomia do assoalho pélvico, é correto afirmar que:
    A) O músculo pubo-vaginal origina-se na parte anterior do púbis e forma um apoio interno da vagina.

B) Os músculos do diafragma pélvico são constituídos por aproximadamente 70% de fibras de contração lenta.

C) O diafragma pélvico é o menor grupo muscular do assoalho pélvico e é constituído por apenas uma camada.

D) Os músculos piriforme e obturador interno, em conjunto, formam uma camada do diafragma pélvico.

39. (INSTITUTO AOCP, EBSERH, UFES-ES, 2014) M.A.S., 65 anos, gênero feminino, raça branca, com diagnóstico de incontinência urinária (IU). A paciente refere perda involuntária de urina acompanhada ou imediatamente precedida por súbito e incontrolável desejo de urinar, difícil de ser adiado. A IU do caso clínico descrito pode ser classificada em:

A) Incontinência urinária de esforço.
B) Incontinência urinária mista.
C) Incontinência urinária por instabilidade uretral.
D) Incontinência urinária de urgência.
E) Incontinência urinária psicológica.

40. (INSTITUTO AOCP, EBSERH, UFES-ES, 2014) O assoalho pélvico é composto por fibras musculares de contração lenta ou tipo I e contração rápida ou tipo II, sendo que 70% dessas são de contração lenta e responsáveis pela manutenção do tônus; os outros 30% são fibras de contração rápida e de baixa resistência. Na incontinência urinária de esforço, as fibras mais acometidas são as:

A) Fibras do tipo I.
B) Fibras do tipo II.
C) Fibras do tipo I e do tipo IIb.
D) Fibras do tipo I e do tipo II.
E) Fibras do tipo I e IIa.

41. (INSTITUTO AOCP, EBSERH, UFES-ES, 2014) O tratamento da incontinência urinária pode ser cirúrgico ou clínico, incluindo o tratamento medicamentoso e a fisioterapia. Nos últimos anos, o tratamento clínico, em especial o treinamento muscular do assoalho pélvico, tem se mostrado eficaz e passou a ser recomendado como tratamento de primeira linha (Neumann et al., 2006). Na década de 1940, o primeiro autor a descrever os exercícios de fortalecimento perineal foi:

A) Arnold Kegel.
B) Armando Beker.
C) Richard Beker.
D) Reinold Bruno.
E) Arnold Beker.

42. (VUNESP, Residência Multiprofissional, UNIFESP-SP, 2015) A orientação de dormir em decúbito lateral esquerdo fornecida a gestantes durante o atendimento fisioterapêutico tem o objetivo de:

A) Diminuir a compressão aorto-cava e favorecer a circulação sanguínea.
B) Aumentar a compressão aorto-cava e favorecer a circulação sanguínea.
C) Diminuir a compressão da artéria poplítea e favorecer a circulação sanguínea.

D) Aumentar a compressão da artéria poplítea e reter a circulação sanguínea.
E) Diminuir a compressão da artéria poplítea e aumentar a compressão aorto-cava.

43. (BIORIO, Fundação Saúde-RJ, 2014) Visando auxiliar o paciente com incontinência urinária funcional, deve-se orientá-lo a aprender ou desenvolver a seguinte habilidade:
A) Manter a altura do assento no banheiro para que o paciente não se acomode.
B) Desestimular o uso de fraldas para encorajá-lo a controlar a micção.
C) Disponibilizar um cuidador para auxiliar o paciente capaz nas mínimas atividades.
D) Não alterar a disposição de mobília e objetos pessoais para estimular o paciente a cuidar deles.
E) Elevar a altura da cadeira para facilitar o paciente a se levantar dela.

44. (BIORIO, Fundação Saúde-RJ, 2014) Incontinência urinária é a eliminação involuntária de qualquer quantidade de urina. Alguns tipos de incontinência estão citados no quadro abaixo. Correlacione-os com seus respectivos sintomas:

Tipo	Sintoma
(1) Funcional	(I) Pequeno vazamento com a tosse ou espirro
(2) De estresse	(II) Acesso difícil ou distante do banheiro com perda de urina no caminho
(3) De urgência	(III) Perda de urina com grande vontade de urinar

Os sintomas I, II e III correspondem respectivamente a:
A) 1, 3, 2.
B) 2, 3, 1.
C) 3, 2, 1.
D) 2, 1, 3.
E) 3, 1, 2.

45. (IDECAN, Miraí-MG, 2016) As mudanças da gravidez são orquestradas pelos hormônios, e muito a respeito de sua ação e interação tem ainda que ser elucidado. Contudo, a progesterona, estrogênios e relaxina parecem ser os mais importantes para o fisioterapeuta. Com relação aos efeitos da progesterona, assinale a alternativa INCORRETA:
A) Depósito de gordura aumentado.
B) Aumento na tensão alveolar e arterial, hiperventilação.
C) Desenvolvimento de células alveolar e glandular produtoras de leite.
D) Redução do tônus do músculo liso (a comida pode ficar mais tempo no estômago, náusea, atividade peristáltica reduzida etc.).

46. (INAZ DO PARÁ, São Sebastião da Boa Vista-PA, 2016) A incontinência urinária é uma preocupação de saúde pública e pode ser definida como a perda involuntária de urina objetivamente demonstrada (ABRAMS, 2003). A incontinência urinária pode ser classificada como:
A) Simples.
B) Prolapso.
C) Mista, urge-incontinência e de esforço.
D) Uretrite.
E) Hematúria.

47. **(MSCONCURSOS, Prova de Especialidades-COFFITO, 2016)** O assoalho pélvico sofre importante sobrecarga com a gravidez e parto. Alguns fatores interferem nesse impacto, tais como:
    A) Idade avançada da mãe.
    B) Peso elevado do recém-nascido.
    C) Tempo prolongado no segundo estágio do trabalho de parto.
    D) Perímetro cefálico fetal aumentado.
    E) Todas as alternativas estão corretas.

48. **(MSCONCURSOS, Prova de Especialidades-COFFITO, 2016)** Com relação aos exercícios físicos durante a gestação, é correto afirmar que:
    A) Deverão ser iniciados entre a 5ª e 6ª semana de idade gestacional.
    B) A preferência de posição adotada durante os exercícios após a 34ª semana é a supina, por oferecer melhora na oxigenação do feto.
    C) Diante das contrações uterinas, o exercício deve ser intensificado.
    D) A frequência cardíaca alcançada durante o exercício não deve ultrapassar 140 batimentos por minuto.
    E) Exercícios realizados em jejum favorecem o crescimento fetal.

49. **(CRESCER CONCURSOS, Urbano Santos-MA, 2017)** No espaço no túnel do carpo, quando limitado com um edema significativo de partes moles, o nervo pode ser comprimido. Esse problema é conhecido como a síndrome do túnel do carpo. Essa síndrome, na gravidez, habitualmente surge durante o:
    A) Primeiro mês.
    B) Terceiro mês.
    C) Segundo trimestre.
    D) Terceiro trimestre.

50. **(INSTITUTO AOCP, EBSERH, UFCG-PB, 2017)** Paciente do sexo feminino, gestante de 8 semanas, segundo avaliação médica apresenta-se sem riscos gestacionais, porém está apresentando dores lombares esporádicas. Procura o fisioterapeuta para avaliação e acompanhamento pré-natal. Sobre esse caso clínico assinale a alternativa correta:
    A) Orientar quanto à realização de fortalecimento de assoalho pélvico após o primeiro trimestre.
    B) Adotar como conduta a drenagem linfática manual, respeitando a pressão adequada para a técnica (70 a 80 mmHg).
    C) Orientar que para manter uma boa postura a gestante deve deslocar o peso do corpo para o 1º e 5º metatarsos e fixar um ponto no calcanhar, apoiando-se sobre o polígono de sustentação.
    D) Orientar a dar preferência em dormir mais sobre o lado direito, evitando o lado esquerdo para uma melhor circulação.
    E) Utilizar TENS em região lombar, quando agudizada, sendo modulada uma largura de pulso de 100 Us e frequência de 100 Hz.

51. **(VUNESP, Residência Multiprofissional, Hospital Santa Marcelina-SP, 2013)** A prática regular e orientada de exercícios é recomendada em todas as fases da vida e na gestante. Quando não há

contraindicações obstétricas, os exercícios físicos são recomendados tanto no período gestacional quanto no pós-gestacional. O fisioterapeuta pode auxiliar na elaboração de programa de atividade física, com relação à melhora da dor e postura, devido às alterações musculoesqueléticas comuns nessa fase. Levando em conta tais considerações, leia as afirmações seguintes e classifique-as em verdadeira (V) ou falsa (F).

( ) A intensidade dos exercícios deve se manter acima de 85% da frequência cardíaca máxima, já que a gestante necessita de maior oxigenação.

( ) Os exercícios para o assoalho pélvico melhoram a circulação das vísceras pélvicas, melhorando o tônus dos orifícios da uretra, reto e vagina.

( ) Ao prescrever exercícios, deve-se ter cuidado com o risco aumentado de lesões articulares e frouxidão ligamentar em decorrência da liberação hormonal que ocorre nessa fase.

Assinale a alternativa com a classificação correta de cima para baixo.

A) V, V, V.
B) V, V, F.
C) V, F, F.
D) F, V, V.
E) F, F, F.

52. (IBFC, Várzea Grande-MT, 2016) Assinale a alternativa correta. O uso do cone vaginal no tratamento da incontinência urinária de esforço (IUE) produz retorno sensorial importante, induzindo contração involuntária principalmente do(s) músculo(s):

A) Pubococcígeo.
B) Ileococcígeo.
C) Piriforme.
D) Pubouretrais.

53. (FUMARC, Iturama-MG, 2015) M.C.A., 31 anos, com 32 semanas de gestação, G2 P1 A0, foi encaminhada ao serviço de fisioterapia. Durante avaliação, relatou peso em membros inferiores e dores na região da sacroilíaca.

Considerando esse caso, avalie as seguintes afirmações:

I. A aplicação da TENS na região sacroilíaca está contraindicada durante o período gestacional.

II. O uso de meias de compressão, movimentos de dorsiflexão e flexão plantar do tornozelo ajudam reduzir o edema da gestante.

III. O edema gravitacional comum na gestação se deve ao aumento de peso, hipotonia vascular induzida por hormônios e maior pressão intra-abdominal.

IV. A disfunção sacroilíaca observada no período gestacional se justifica pelo aumento da flexibilidade articular, associada às adaptações que ocorrem na articulação sacroilíaca da mulher durante a gravidez.

É CORRETO o que se afirma em:

A) I e II, apenas.
B) III e IV, apenas.
C) II, III e IV, apenas.
D) I, II, III e IV.

Gabarito

Comentário: questão bem elaborada, uma vez que estimula o estudante a conhecer as várias áreas da fisioterapia uroginecológica e obstétrica. Nessa questão, todos os itens acima estão corretos; portanto, gabarito letra A. O papel do fisioterapeuta nessa área é de preparar a gestante para o parto, aliviar dores e desconfortos, prevenir disfunções, como as musculoesqueléticas e uroginecológicas. De acordo com Elza Baracho (*referência nesse assunto*) durante o período pré-natal deve-se conscientizar a gestante de sua postura e de desenvolver a potencialidade dos seus músculos para que se tornem aptos a conviver com as exigências extras que a gravidez e o parto solicitarão. Portanto, na área de uroginecologia e obstetrícia o papel do fisioterapeuta é orientar a mulher no ajuste às mudanças físicas do começo ao fim da gravidez e no puerpério.

Comentário: temática amplamente cobrada nos concursos. Sendo assim, faça uma boa revisão sobre esse assunto. Segue a análise dos itens:

- **Item I é incorreto,** visto que a definição correta para IUU é *quando a perda involuntária de urina é acompanhada ou imediatamente precedida de urgência miccional, na presença da hiperatividade do músculo detrusor* (e não na ausência de contração do músculo detrusor).
- **Item II é incorreto,** pois a definição correta para IUE é *quando a pressão vesical excede a pressão máxima de fechamento uretral, na ausência de contração do detrusor* (e não com hiperatividade do músculo detrusor).
- **Item III é correto,** sendo a hipermobilidade a causa mais frequente, podendo ocorrer em decorrência da fraqueza do assoalho pélvico ou por consequência de procedimentos cirúrgicos.
- **Itens IV e V são corretos,** série de Kegel é um protocolo de contrações voluntárias da musculatura do assoalho pélvico estimulando as fibras musculares dos tipos I e II.

> **Dicas importantes:** *detrusor* é o músculo liso e involuntário da parede da bexiga; *incontinência urinária mista* é quando ocorrem sintomas dos dois tipos citados (de urgência e esforço).

Comentário: o puerpério, também chamado de pós-parto, é o período com duração média de 6 a 8 semanas em que as modificações imprimidas no corpo materno durante a gestação irão retornar ao estado pré-gravídico. Pode ser dividido em 3 momentos: *puerpério imediato* (1º ao 10º dias), *tardio* (11º ao 40º dias) e *remoto* (mais de 40 dias). A intervenção fisioterapêutica no puerpério imediato tem como objetivos: orientar quanto ao posicionamento no leito, reeducação da função respiratória, estimulação do sistema circulatório, restabelecer a função intestinal, reeducação dos músculos abdominais, reeducação da musculatura de assoalho pélvico e orientações gerais em relação aos cuidados com as mamas e quanto às posturas assumidas durante o cuidado com o bebê. Portanto, a *alternativa E está incorreta*, visto que nesse período não é aconselhado realizar o fortalecimento do assoalho pélvico.

Comentário: a sessão de exercícios pré-natais começa com uma caminhada de 5 minutos, preparando o sistema cardiorrespiratório, os músculos e articulações dos membros inferiores e superiores para o exercício. Deve ser realizado também um alongamento das cadeias musculares. Essa primeira etapa dura em média 10 a 15 minutos, sendo chamada de *série metabólica*. Em seguida, inicia-se uma etapa conhecida como *série principal*, composta por exercícios respiratórios para as fases do trabalho de parto, exercícios de conscientização da musculatura perineal e exercícios para o fortalecimento e tonicidade de todos os grupos musculares, principalmente as musculaturas do assoalho pélvico e do abdômen, que são os grupamentos mais solicitados no parto. Essa série tem duração de 20 a 25 minutos. A sessão termina com um *relaxamento*, que visa aliviar as tensões musculares ainda existentes, *desaquecimento* do corpo e regularização das frequências cardíaca e respiratória, durante cerca de 10 a 15 minutos.

Comentário: de acordo com Elza Baracho, a integridade da musculatura do assoalho pélvico retoma seus níveis normais 4 a 6 meses após o parto, sendo a eletroestimulação vaginal ou anal contraindicada durante esse período.

Comentário: na análise das proposições, logo de cara, podemos eliminar as *alternativas A e B*, pois não há elevação da cabeça, mas sim uma anteriorização; também eliminamos a *alternativa D*, pois há aumento da lordose lombar e não diminuição; restando-nos, portanto, a *alternativa C como proposição correta*.

Ao realizar o exame postural, o fisioterapeuta deve ter em mente todas as adaptações que podem surgir no sistema musculoesquelético decorrentes da gravidez. Essas adaptações provocam o deslocamento do centro de gravidade para a frente, trazendo modificações importantes, tais como aumento da cifose torácica, protrusão dos ombros, rotação interna dos membros superiores, aumento da lordose cervical, anteriorização da cabeça, aumento da lordose lombar, anteversão pélvica (desvio posterior da pelve), hiperextensão dos joelhos, sobrecarga de peso nos pés e aplainamento do arco longitudinal medial.

Comentário: a função da continência urinária no assoalho pélvico é realizada pelo Esfíncter Externo da Uretra, *letra E*. Esfíncteres uretrais são um conjunto de estruturas musculares que atuam com a função de continência urinária. Existem o *Esfíncter Externo da Uretra* composto por *músculo estriado* (*é voluntário e serve para iniciar e interromper a micção*) e o *Esfíncter Interno da Uretra* composto por músculo liso (*é invo-*

luntário e mantém o tônus, impedindo a perda urinária sem o controle consciente). A deficiência de um desses músculos pode levar à incontinência urinária.

Comentário: os principais fatores de risco para a incontinência urinária na mulher são: idade (*prevalência aumenta com a idade*), trauma do assoalho pélvico, fatores hereditários (*história familiar*), raça, pós-menopausa, obesidade, doenças crônicas, uso de algumas substâncias simpaticomiméticas e parassimpaticolíticos, constipação, tabagismo, consumo de cafeína e exercícios intensos na região abdominal. O etilismo (*consumo de álcool*) não está associado à incontinência urinária.

Comentário: uma dica importante pra compreensão dos distúrbios urinários, a exemplo da incontinência urinária, é o estudo da fisiologia do trata urinário. Somente assim, você, estudante, vai compreender melhor as patologias que acometem esse sistema. Segue a análise das alternativas:

- **Letra A é incorreta,** pois a bexiga é um órgão involuntário;
- **Letra B é incorreta,** pois a fase de esvaziamento vesical é mediada pelo parassimpático e não pelo simpático;
- **Letra C é correta,** pois o centro facilitador da micção é o *centro pontino da micção* (atenção, pois pode cair em provas).
- **Letra D é incorreta,** já que nessa alternativa a banca fez uma pegadinha invertendo os termos, segue a descrição correta: *a micção é deflagrada pelo sistema nervoso periférico e controlada pelo sistema nervoso central*.
- **Letra E é incorreta,** uma vez que o correto seria: *o esvaziamento completo e frequente da bexiga é uma defesa do organismo contra a infecção urinária*, devendo-se evitar permanecer com a bexiga cheia por longos períodos, já que tal hábito aumenta o risco de infecções.

10 E

Comentário: vamos lá, concursandos, desvendar cada um desses termos que podem cair na prova:

- **Assertiva A é incorreta,** visto que a definição correta pra incontinência urinária é: *qualquer perda involuntária de urina, exceto para crianças*.
- **Assertiva B é incorreta,** pois noctúria é quando a pessoa acorda durante a noite, uma ou mais vezes para urinar.
- **Assertiva C é incorreta,** já que incontinência urinária de urgência caracteriza-se pela vontade súbita de urinar que ocorre em meio às atividades diárias e a pessoa perde urina antes de chegar ao banheiro.
- **Assertiva D é incorreta,** já que o período mais comum de perda miccional é o diurno durante as atividades diárias e após exercício físico, tosse ou espirro.
- **Assertiva E é correta,** essa alternativa traz a definição correta. Atente, pois, caso esse termo seja utilizado para denotar incontinência durante o sono, deverá ser chamado de *enurese noturna*.

11 D

Comentário: a alternativa com a sequência correta é a *letra D*. Segue abaixo quadro explicativo:

Tipo de Incontinência	Características
Incontinência Mista	Vazamento variável de urina com o exercício dentre outras situações. Associação das duas formas (incontinência de esforço e de urgência).
Incontinência de estresse ou esforço (as duas são sinônimas)	É a liberação involuntária de urina durante qualquer atividade física que pressione a bexiga. Acontece quando o corpo está sob estresse físico imediato em atividades que podem pressionar a bexiga como tosse, espirros, risadas, levantar objetos pesados e agachar.
Incontinência funcional	Relacionada à incapacidade de chegar ao banheiro por limitações físicas, déficit cognitivo e/ou limitações ambientais. Portanto, *o fortalecimento para as extremidades inferiores*, seria um tratamento.
Incontinência de urgência	Moderado ou grande vazamento de urina com ânsia de urinar.

12 A

Comentário: os músculos do assoalho pélvico (MAP) apresentam três funções básicas: *apoio*, *esfincteriana* e *sexual*. A *função de apoio* aos órgãos pélvicos é proporcionada pela sustentação ligamentar acima e pela função dos MAP abaixo. Essa função é realizada principalmente pelas fibras tônicas dos músculos de contração lenta (fibras tipo I). A *função esfincteriana* é identificada pelo fechamento da uretra e reto pelos MAP para permitir a continência. O fechamento rápido é proporcionado pelas fibras fásicas de contração rápida (fibras tipo II) do assoalho pélvico, e o fechamento durante o repouso é proporcionado pelas fibras musculares de contração lenta. E, na *função sexual*, os MAP conferem sensibilidade proprioceptiva, o que contribui para o prazer sexual.

13 C

Comentário: exercícios para gestantes e puérperas são fundamentais; entretanto, é necessário tomar alguns cuidados. Segue a análise das proposições:

- **Alternativa A é incorreta,** os principais sintomas para interrupção do exercício são: dispneia, dor no peito, pré-síncope, contrações uterinas, vazamento de líquido amniótico, sangramento vaginal, dor e cefaleia.
- **Alternativa B é incorreta,** nesse caso, a hidratação deve acontecer antes, durante e após o exercício.
- **Alternativa C é correta,** deve-se evitar permanecer na posição ereta por tempo prolongado, pois pode causar dor nos pés, estase venosa, edema, trombose nos membros inferiores, desmaios, veias varicosas e fadiga muscular, principalmente se em ambiente quente, já que, na gravidez, há aumento de 30 a 40% do volume sanguíneo e aumento da carga cardíaca.
- **Alternativa D é incorreta,** a recomendação é de exercícios de baixa resistência e nunca, e em hipótese alguma, realizar a manobra de Valsalva.

Dica importante: a atividade física de intensidade leve a moderada é recomendada a todas as grávidas, mesmo as sedentárias que desejam iniciá-la durante a gestação, sendo nesse caso a recomendação atual é iniciá-la *após a 12ª semana de gestação, ou seja, após o 3º mês de gestação*.

14 B

Comentário: a alternativa em que todos os alimentos citados devem ser evitados é a *letra B*. Pessoas com incontinência urinária ou bexiga hiperativa devem evitar: cerveja, vinho, whisky, caipirinha, café, chá, bebidas energéticas, colas, chocolates, frutas cítricas, sucos cítricos (*laranja, limão, limas, toranja, tangerina, tomates e abacaxi, pois são frutas ácidas e podem irritar a bexiga*), bebidas com gás, pimenta e outros condimentos, açúcar, adoçantes, cebola e alimentos processados.

15 E

Comentário: o enunciado da questão refere-se à *poliúria, letra E*. Segue quadro com as devidas definições dos sintomas urinários:

Sintomas	Características
Oligúria	Excreção de um volume de urina inferior às necessidades de excreção de solutos; clinicamente, seria uma diurese inferior a 400mL/dia ou menos de 20mL/hora.
Polaciúria	Ocorre quando a necessidade de urinar acontece com intervalos inferiores a 2 horas, aumentando a frequência de micção.
Hematúria	Presença de sangue na urina, podendo ser macro ou microscópica. Caro estudante, lembre-se sempre de que o prefixo *Hemo(a)* refere-se a sangue.
Disúria	Micção associada à sensação de dor, queimor ou desconforto (cistite, prostatite, uretrite, alergia, etc).
Poliúria	Excreção de volume urinário superior a 2.500mL/dia. Verifica-se um maior número de micções, inclusive à noite.

16 D

Comentário: segue quadro com as principais características do sistema nervoso autônomo durante a micção:

Sistema nervoso	Origem	Função	Neurotransmissor
Parassimpático	S2 a S4	Esvaziamento vesical	Acetilcolina
Simpático	T11 a L2	Enchimento vesical	Noradrenalina

17 A

Comentário: o diafragma pélvico consiste no músculo elevador do ânus, o qual, associado ao tecido conjuntivo (fáscias), contém as estruturas da pelve. O músculo elevador do ânus é formado pelos músculos *puborretal, pubococcígeo e ileococcígeo*. Representa a musculatura profunda de suporte aos órgãos pélvicos, contribuindo para o processo de micção e defecação. Outra função do diafragma pélvico é a transmissão de pressão tanto para a bexiga quanto para a uretra, o que faz com que a pressão uretral permaneça superior à pressão vesical, favorecendo o mecanismo de continência.

18 E

Comentário: prestem atenção a essa questão, pois frequentemente esse assunto é tema de questões de concursos. Bexiga neurogênica (BN) é uma disfunção da *bexiga urinária* devido à doença do SNC ou nervos periféricos envolvidos no controle da *micção*. A BN pode ser hipoativa (*incapaz de se contrair, não esvaziando adequadamente*) ou hiperativa (*esvaziando por reflexos incontroláveis*). A BN está associada a questões congênitas ou adquiridas, como *mielomeningocele*, que promovem alterações na inervação do trato urinário inferior, resultando em uma bexiga hipoativa.

19 D

Comentário: no paciente diabético com bexiga neurogênica, os achados clínicos são acompanhados de sensibilidade vesical diminuída e um resíduo vesical elevado. Isso ocorre devido a uma diminuição da sensibilidade da bexiga por causa da lesão do nervo periférico além de uma diminuição da capacidade contrátil. O paciente tem *aumento do intervalo miccional, sensação de esvaziamento incompleto da bexiga, jato urinário fraco, sensação de enchimento vesical o tempo todo e infecções urinárias (devido ao resíduo urinário elevado)*. Portanto, a alternativa que traz os achados clínicos corretos é a *letra D*.

20 C

Comentário: objetivos do treinamento do assoalho pélvico são:
- Aumentar (*e não reduzir*) a superfície muscular que sustenta a bexiga, vagina/útero e reto.
- Melhorar a força e o tempo de resposta das fibras do esfíncter uretral externo durante aumentos (*e não diminuição*) rápidos de pressão intra-abdominal.
- *Deprimir qualquer hiperatividade do nervo pélvico autônomo para a bexiga que cause incontinência de urgência, clinicamente chamada de instabilidade detrusora*.

21 E

Comentário: segue a análise das afirmações acerca das alterações orgânicas com a gravidez:
- **Alternativa A é incorreta,** pois as alterações de distribuição do fluxo sanguíneo iniciam a partir do 1º trimestre de gestação e não do 3º trimestre.
- **Alternativa B é incorreta,** visto que intensas alterações hemodinâmicas acompanham a gravidez com predomínio de um estado hiperdinâmico. O volume de sangue materno aumenta, a expansão do volume plasmático aproxima-se dos 40% e o volume das hemácias eleva-se 30% além dos níveis pré-gestacionais.
- **Alternativa C é incorreta,** pois na fase anabólica, que vai até a 27ª semana de gestação, há maior acúmulo de tecido adiposo. Isso é possível porque a demanda fetal é pequena.

- **Alternativa D é incorreta,** já que com o aumento dos níveis hormonais (estrogênio, progesterona e melanócito-estimulante) há hiperpigmentação em mais de 90% de gestantes, e a ação da progesterona aumenta a temperatura corporal;
- **Alternativa E é correta,** pois essas alterações musculoesqueléticas são características da gestação.

22 C

Comentário: vamos lá, concursando, analisar os itens e verificar a resposta correta dessa questão. Só enfatizando que a incontinência urinária é um assunto recorde em provas de concursos nessa área:
- **Item II é incorreto,** pois a prevenção da IU deve incluir educação sobre mudanças comportamentais, como alimentação ou frequência miccional, sendo essa abordagem bastante efetiva.
- **Item IV é incorreto,** pois o impacto na qualidade de vida é significativo, assim como a restrição na participação social e nas atividades de vida diária.
- **Itens I, III, V trazem proposições corretas.**

23 C

Comentário: a descrição da questão refere-se à *manobra de Credé, letra C*, que é utilizada em casos de bexiga neurogênica auxiliando a micção e evitando infecções do trato urinário. Com relação à *manobra de Valsalva*, que é descrita na *letra A*, o paciente inspira e inclina-se para a frente sobre as coxas, contrai os músculos abdominais e força para baixo segurando o ar inspirado; o paciente mantém-se o quanto puder até que o fluxo urinário pare; a compressão feita nos músculos abdominais comprime a bexiga e ajudam a expelir urina. As manobras de *Liverpoll, Bracht e Taxe* não são utilizadas na fisioterapia.

24 B

Comentário: questão de nível difícil, mas vamos decifrá-la e tentar tornar sua compreensão mais fácil.

Bexiga Neurogênica Reflexa ou *Bexiga Espástica* é o resultado de uma secção parcial ou completa da medula espinhal acima do nível sacral com comprometimento sensitivo e motor, tendo como característica a dissinergia (*incoordenação*) detrusor esfincteriana. As causas frequentes são traumatismo, tumor e esclerose múltipla. Observa-se ausência de controle cerebral, e a bexiga funciona de acordo com seu arco reflexo sacral. Os principais achados são diminuição da capacidade vesical, aumento da pressão intravesical, espasmo (*obstrução*) dos esfíncteres urinários externos e contrações involuntárias do músculo detrusor, *sendo caracterizada como uma disfunção contrátil, não havendo controle voluntário, visto que a micção se dá pelo reflexo da medula espinhal. O resultado é que o indivíduo poderá ter frequentes e incontroláveis eliminações de poucos volumes de urina*.

25 B

Comentário: *a alternativa B está incorreta*, visto que a gestante só deve iniciar a prática de exercícios físicos após a 12ª semana de gestação (*após o 3º mês*) de acordo com a recomendação atualmente aceita.

Comentário: nessa questão a *alternativa C está incorreta*, pois a osteoporose não está entre os primeiros sinais e sintomas do climatério, já que se trata de uma queda gradual na produção do hormônios.

- *Os sinais e sintomas vivenciados pelas mulheres no climatério são:* fogachos (*ondas de calor*), insônia, fadiga, irritabilidade, depressão, sudorese, palpitações, cefaleia, esquecimento, problemas urinários, estresse, alterações na sexualidade, dentre outros.

> **Dica importante:** *FSH* (*Hormônio Folículo-Estimulante*) e *TRH* (*Terapia de Reposição Hormonal*). *Lembre-se:* menopausa é a última menstruação, ocorrendo, em geral, entre os 45 e 55 anos. Muitas vezes, o termo é empregado indevidamente para designar climatério, que é a fase de transição do período reprodutivo, ou fértil, para o não reprodutivo na vida da mulher.

Comentário: os cones vaginais são dispositivos endovaginais, também utilizados em programas de treino muscular do assoalho pélvico, com o objetivo de restaurar as fibras musculares e, consequentemente, a função muscular. Os cones vaginais atuam estimulando o recrutamento das fibras do tipo I (contração lenta) e do tipo II (contração rápida), *melhorando a propriocepção da musculatura pélvica e promovendo aumento da força muscular*.

Comentário: para manter a capacidade de contração das fibras rápidas e lentas, prevenção e tratamento dos distúrbios do assoalho pélvico, os *exercícios ativos perineais* são uma opção simples e de baixo custo. Esses exercícios têm como objetivos principais aumentar a resistência uretral, melhorar os elementos de sustentação dos órgãos pélvicos e reeducação perineal juntamente com ganho de consciência corporal. Uma das primeiras descrições da fisioterapia para restaurar a força do assoalho pélvico foi referida por Arnold Kegel. Ele desenvolveu uma sequência de exercícios para recuperar a musculatura pélvica no período de pós-parto imediato. A partir de então, ele especulou os benefícios desses exercícios para prevenção de prolapsos e obtenção de melhores resultados cirúrgicos.

29 B

Comentário: *As complicações da bexiga neurogênica no lesado medular são:* infecções urinárias, litíase (*pedra nos rins*), refluxo vésico-ureteral (*urina volta da bexiga pelo ureter*), hidronefrose (*dilatação da pelve renal e das demais estruturas do rim decorrente de alguma obstrução no trajeto normal da urina. Se houver dilatação também do ureter, chama-se uretero-hidronefrose*) e, em casos extremos, perda da função renal. Sendo assim, não está entre as complicações apresentadas pelo lesado medular o *Soiling* ou *Escape Fecal, letra B*, que é a perda contínua ou intermitente de fezes líquidas ou semipastosas na roupa do paciente sem que ele perceba.

30 C

Comentário: os sintomas do trato urinário inferior são frequentes em pacientes com Parkinson. Estima-se que 27% a 78% dos pacientes apresentem distúrbios miccionais durante o curso da doença. Os sintomas urinários mais comuns são: aumento da frequência miccional (*polaciúria*), *urgência* (desejo repentino, dificilmente inadiável, de urinar), *urge-incontinência* (perda involuntária de urina acompanhada ou precedida imediatamente de urgência urinária), *noctúria* (quando o paciente acorda, durante a noite, uma ou mais vezes para urinar) e esvaziamento vesical incompleto.

31 C

Comentário: entre os recursos fisioterapêuticos disponíveis para tratamento da IUE encontram-se: o treinamento dos músculos do assoalho pélvico por meio de cinesioterapia, que pode ser associado ou não a *biofeedback*, cones vaginais e eletroterapia. O enunciado da questão traz a definição de *biofeedback*, que é um dispositivo pneumático, de duas modalidades: uma para a cavidade vaginal e a outra anal e serve para auxiliar no fortalecimento da musculatura perineal. Esse tratamento traz melhora da conscientização, da força, e treina a musculatura do assoalho pélvico.

32 C

Comentário: a eletroestimulação é capaz de aumentar a pressão intrauretral através da estimulação direta dos nervos eferentes para a musculatura periuretral; restabelece as conexões neuromusculares, aumenta o fluxo sanguíneo para os músculos da uretra e do assoalho pélvico e melhora a função da fibra muscular, hipertrofiando-a e modificando o seu padrão de ação com o aumento do número de *fibras musculares tipo II* (*contração rápida*), que são as primeiras a serem recrutadas.

33 B

Comentário: o fisioterapeuta avalia uma gestante com gravidez de alto risco dentro de suas restrições, prescrevendo exercícios específicos ou posições, garantindo que ela complete sua rotina sem perigo para si mesma e para o feto. As metas da fisioterapia para a mãe em repouso são: Diminuir o risco de trombose; Aliviar os efeitos fisiológicos do repouso; Manter o fluxo sanguíneo uterino; Melhorar a postura; Orientar a mecânica corporal adequada; Orientar posições de conforto; Ensinar técnicas de redução do estresse; Evitar aumento da pressão intra-abdominal; Evitar aumento das contrações abdominais; Avaliar a necessidade de apoios; Conservar energia; Melhorar o tônus muscular; Auxiliar nos encaminhamentos para outros profissionais e estimular a recuperação pós-parto. Portanto, somente o *item II está incorreto*, visto que traz recomendações incoerentes com as metas da fisioterapia para a grávida de risco.

34 A

Comentário: deve-se sempre orientar a gestante a deitar-se em decúbito lateral esquerdo para não haver interferência no retorno venoso, na perfusão uterina e na oxigenação uteroplacentária. É uma posição que elimina a pressão sobre a veia cava inferior (*que* *passa à direita*) e a aorta descendente, promovendo conforto físico. O uso de travesseiros é importante para evitar o surgimento de dores musculoesqueléticas. Fique atento, pois essa é uma questão que costuma se repetir em provas.

Comentário: o assoalho pélvico localiza-se na parte inferior da cavidade abdomino-pélvica. É formado por músculos, ligamentos e fáscias e tem como objetivo sustentar os órgãos internos, principalmente o útero, a bexiga e o reto. Proporciona ação esfincteriana para a uretra, vagina e reto, além de permitir a passagem do feto por ocasião do parto.

Segue o quadro com os músculos e a camada que ocupam no assoalho pélvico:

> **Dica:** todos os músculos que terminam com *coccígeo* estão na camada profunda, sendo a *alternativa E incorreta*.

Camada superficial	Camada profunda
Isquiocavernoso	Pubococcígeo
Esfíncter do ânus	Puborretal
Bulbocavernoso	Iliococcígeo
Transverso superficial do períneo	Isquiococcígeo
–	Esfíncter da uretra
–	Transverso profundo do períneo

36 E

Comentário: as mulheres sedentárias apresentam declínio do condicionamento físico durante a gravidez. Além disso, a falta de atividade física regular é um dos fatores associados a uma suscetibilidade maior a doenças durante e após a gestação. A manutenção de exercícios de intensidade moderada durante uma gravidez não complicada proporciona inúmeros benefícios para a saúde da mulher. A atividade física aeróbia auxilia de forma significativa no controle do peso e na manutenção do condicionamento, além de reduzir riscos de diabetes gestacional. A ativação dos grandes grupos musculares propicia uma melhor utilização da glicose e aumenta simultaneamente a sensibilidade à insulina. Vale salientar, entretanto, que a prática de exercícios acarreta riscos potenciais para o feto em situações em que a intensidade do exercício seja muito alta, criando um estado de hipóxia para o feto, em situações em que haja risco de trauma abdominal e em situações de hipertermia da gestante. Esses fatores podem gerar estresse fetal, restrição de crescimento intrauterino e prematuridade.

Recomendações para a prática de exercícios durante a gravidez:
- Em grávidas já ativas, manter os exercícios aeróbios em intensidade moderada durante a gravidez.
- Evitar treinos em frequência cardíaca acima de 140 bpm. Deve exercitar-se três a quatro vezes por semana por 20 a 30 minutos.

- Os exercícios resistidos também devem ser moderados. Evitar as contrações isométricas máximas.
- Evitar exercícios na posição supina.
- Evitar exercícios em ambientes quentes e piscinas muito aquecidas.
- Evitar ritmo anaeróbico (em apneia) a qualquer momento.
- Desde que se consuma uma quantidade adequada de calorias, exercício e amamentação são compatíveis.
- Interromper imediatamente a prática esportiva se surgirem sintomas como dor abdominal, cólicas, sangramento vaginal, tontura, náusea ou vômito, palpitações e distúrbios visuais.

Comentário: a alternativa com enunciado correto é a *letra B*. A incontinência urinária é descrita como a disfunção do assoalho pélvico mais prevalente, afetando 34 a 38% de primíparas e multíparas três meses após o parto. Para prevenir e tratar a incontinência urinária, o treinamento dos Músculos do Assoalho Pélvico (MAP) por meio de exercícios é eficaz, pois reduz a perda involuntária de urina e aumenta a força muscular. O treinamento com exercícios para os MAP é uma intervenção simples e de baixo risco. O período de pós-parto tardio é considerado ideal para realizar programas de exercícios para promover a continência urinária e prevenir a incontinência urinária.

> **Dica importante:** sugiro a leitura do artigo *Efeito de um programa de exercícios para o fortalecimento dos músculos do assoalho pélvico de multíparas, 2013*.

Comentário: o Assoalho Pélvico (AP) é composto dos diafragmas pélvicos inferior e superior, além dos septos vesicovaginais e retovaginais, que unem os dois diafragmas: o períneo e o cóccix. Os músculos do AP são constituídos de *70% de fibras do tipo I* (*fibras de contração lenta*) e *30% de fibras do tipo II* (*fibras de contração rápida*). As fibras do tipo I são responsáveis pela ação antigravitacional dos músculos do AP, mantendo o tônus constante e também a manutenção da continência no repouso. E as do tipo II são recrutadas durante aumento súbito da pressão abdominal (tosse e espirro), contribuindo assim para o aumento da pressão de fechamento uretral.

> **Dica importante:** no tratamento da incontinência urinária de esforço, as fibra musculares enfatizadas são as do tipo II.

Comentário: o caso clínico da questão refere-se à incontinência urinária de urgência, *letra D*. Segue as definições dos outros tipos de incontinência. Tente compreender como se dá cada tipo. Assim, fica mais fácil a fixação do conteúdo.

- **Incontinência urinária de esforço:** o sintoma inicial é a perda de urina quando a pessoa tosse, ri, faz exercício e movimenta-se.

- **Incontinência urinária de urgência ou urge-incontinência:** mais grave do que a de esforço, caracteriza-se pela vontade súbita e incontrolável de urinar, que ocorre em meio às atividades diárias, e a pessoa perde urina antes de chegar ao banheiro;
- **Incontinência mista:** associa os dois tipos de incontinência.

40 B

Comentário: as fibras mais acometidas na Incontinência Urinária de Esforço (IUE) são as *fibras tipo II*, responsáveis pela contração reflexa quando ocorre aumento da pressão intra-abdominal (*risada, tosse, espirro*). As fibras musculares atingem seu tamanho máximo entre a terceira e quarta décadas de vida e depois se inicia um processo de degeneração gradativa, sendo mais intenso nos músculos com predomínio de fibras tipo II. Isso justifica a maior incidência de IUE em mulheres idosas. O objetivo da cinesioterapia é reforçar a resistência uretral, melhorar os elementos de sustentação dos órgãos pélvicos e hipertrofiar principalmente as fibras musculares estriadas tipo II dos diafragmas urogenital e pélvico.

41 A

Comentário: uma das primeiras descrições da fisioterapia para restaurar a força do Assoalho Pélvico foi referida por *Arnold Kegel* em um artigo de 1948. Ele desenvolveu uma sequência de exercícios para recuperar a musculatura pélvica no período de pós-parto imediato. A partir de então, ele especulou os benefícios desses exercícios para prevenção de prolapsos e obtenção de melhores resultados cirúrgicos. Os exercícios de Kegel consistem numa técnica que inicialmente ajuda a identificação dos músculos responsáveis pela contração urinária e anal, seguido pela contração desses músculos durante 5 a 10 segundos com séries de 10 a 15 vezes por dia.

42 A

Comentário: como explicado anteriormente, esse tema pode se repetir em provas de concursos. Portanto, é importante saber que a posição indicada para dormir é o decúbito lateral esquerdo, diminuindo, assim, a compressão aorta-cava e favorecendo a circulação sanguínea.

> **Dica importante:** lembre-se de que o ápice do coração fica para o lado esquerdo, e os grandes vasos, como veia cava inferior, ficam mais para o lado direito. Sendo assim, deitar-se para o lado direito comprime esse vaso e dificulta a circulação.

43 E

Comentário: a incontinência urinária funcional está relacionada à incapacidade do paciente de chegar ao banheiro por limitações físicas, déficit cognitivo e/ou limitações ambientais. Nesses casos, embora o sistema urinário funcione bem, essas circunstâncias impedem que a pessoa utilize normalmente o banheiro. Sendo assim, a alternativa que traz o enunciado mais coerente com o tema proposto é a *letra E*.

Comentário: segue a correlação correta dos itens:

- **Incontinência funcional (Tipo 1):** está relacionada à incapacidade de chegar ao banheiro por limitações físicas, déficit cognitivo e/ou limitações ambientais → *Item II*.
- **Incontinência de estresse/esforço (Tipo 2):** é a perda involuntária de urina durante qualquer atividade física que pressione a bexiga (tosse, espirro) → *Item I*.
- **Incontinência de urgência (Tipo 3):** é quando há perda involuntária de urina acompanhada ou imediatamente precedida de urgência miccional → *Item III*.

Comentário: segue quadro com a ação dos três hormônios citados na questão, sendo a *alternativa B a única que* não condiz com os efeitos da progesterona na gravidez:

Ações da progesterona	Ações do estrogênio	Ações da relaxina
• Redução da tonicidade da musculatura lisa em órgãos maternos levando a alterações no estômago, no cólon, na bexiga, nos ureteres e nos vasos sanguíneos. • Aumento de temperatura e depósito de gordura. • Desenvolvimento de células alveolar e glandular produtoras de leite. • Estímulo do centro respiratório, aumentando a frequência e amplitude respiratória.	• Retenção hídrica. • Aumento da camada intermediária da mucosa vaginal. • Flexibilidade das articulações pélvicas. • Homeostase do cálcio no sistema musculoesquelético. • Ação nos ductos mamários preparando para a lactação.	• Dispersa as fibras de colágeno do colo uterino, inibe contrações uterinas. • Relaxa a sínfise púbica e a articulação sacroilíaca.

46 C

Comentário: esse é um dos temas que mais caem em concursos na parte de uroginecologia. Portanto, foi explorado bastante neste capítulo para não restarem dúvidas. A Incontinência Urinária é qualquer perda involuntária de urina e afeta drasticamente a qualidade de vida do paciente. É classificada em Incontinência de Esforço ou Estresse, Incontinência de Urgência e Incontinência Mista.

47 E

Comentário: durante a gestação a musculatura do assoalho pélvico sofre extrema tensão, sustentando o peso extra durante todo período gestacional, além de serem fortemente distendidas especialmente pela cabeça fetal durante o parto. Sendo assim, o aumento do índice de massa corpórea durante a gestação, a multiparidade, o tempo prolongado do segundo período do parto (*período expulsivo do trabalho de parto*), a idade avançada da mãe, o peso elevado do recém-nascido, o perímetro cefálico fetal aumentado e a episiotomia são fatores que podem diminuir a função muscular do assoalho pélvico.

Comentário: seguem algumas recomendações de exercícios durante a gestação:

- Os exercícios de intensidades leves a moderadas são os mais adequados para gestantes.
- Devem ser executados, preferencialmente, com uma frequência de 1 a 3 vezes por semana.
- Devem ser evitadas as atividades intensas, a posição supina após o 4º mês de gestação e as manobras de Valsalva.
- Devem-se também respeitar os limites maternos de *140 bpm* para a frequência cardíaca (o que refletiria aproximadamente 60% a 70% da capacidade aeróbia máxima da maioria das gestantes).
- Para as gestantes sedentárias, recomenda-se início gradual com aumento criterioso das atividades durante a evolução da gravidez.
- Portanto, a *alternativa D* é a única que traz enunciado de acordo com as recomendações da literatura.

Comentário: tema não muito habitual em provas de concursos, mas é de grande valia a sua compreensão. Devido à ação hormonal e ao aumento do líquido extracelular, há evidências de que, durante a gravidez, as mulheres apresentem risco aumentado de desenvolverem tendinites, tenossinovites ou síndrome do túnel do carpo. A *síndrome do túnel do carpo* é uma condição que ocorre geralmente no *terceiro trimestre* de gravidez. Trata-se de um conjunto de manifestações clínicas provocadas pela compressão do nervo mediano e demais estruturas no nível do carpo, podendo ter como causas as alterações posturais, os edemas e as fibroses presentes na gravidez, que são bastante frequentes nos últimos meses da gestação. Os sintomas principais são parestesia e dores na área dos dedos e da mão inervados pelo nervo mediano, formigamentos e diminuição da força muscular. Os formigamentos acordam a gestante durante a noite, e a dor possui característica de queimação. Os sintomas atingem principalmente o dedo médio e o indicador.

50 C

Comentário: a alternativa mais coerente para o quadro clínico apresentado nessa gestante é a orientação postural, *letra C*, já que se trata de dores lombares esporádicas. A gestante, quando de pé, deve estar atenta à sua postura para evitar sobrecarga nos calcanhares e dores. Portanto, uma orientação adequada é que ela desloque o peso do corpo para o 1º e o 5º metatarsos e fixe um ponto no calcanhar, apoiando-se, então, sobre o polígono de sustentação. Nas mulheres que permanecem trabalhando durante toda a gestação, o ideal é que elas possam alterar a posição frequentemente. Deve ser permitido à gestante realizar seu trabalho tanto na postura sentada, quanto na de pé, principalmente no 3º trimestre. Quando sentada, assegurar que as pernas estejam bem apoiadas para favorecer o retorno venoso.

Comentário: o fisioterapeuta é o profissional ideal para elaborar um protocolo de exercícios para grávidas, já que conhece toda a anatomia e fisiologia da gravidez, além de saber dos problemas geralmente associados a esse período. Segue a análise das proposições:
- **1º item é falso,** pois a frequência cardíaca recomendada deve chegar ao patamar de 60% a 70% da frequência cardíaca máxima, não mais que isso, pois pode provocar sofrimento fetal;
- **2º item é verdadeiro,** pois a musculatura do assoalho pélvico está disposta como uma cama elástica sobre a qual repousam os órgãos pélvicos (útero, bexiga, ovários). É perfurada por três canais (uretra, vagina e reto), que se deformam quando essa musculatura é contraída. Portanto, a consequência dos exercícios do assoalho pélvico é uma melhora da circulação de toda essa região;
- **3º item é verdadeiro,** pois a mulher grávida sofre uma frouxidão ligamentar mediada por hormônios que, associada à mudança corporal, causa instabilidade, ocasionando desequilíbrios. Nesse sentido devemos ter cuidado na prescrição dos exercícios e na sua intensidade.

Comentário: os *Cones vaginais* são um conjunto de peças com mesmo formato e pesos diferentes que devem ser introduzidos e mantidos na vagina, funcionando também como um tipo de *biofeedback*. O princípio da técnica baseia-se no estímulo do recrutamento do músculo *pubococcigeo* e no auxílio periférico para reter o cone durante a execução da técnica, aumentando progressivamente o peso. Permite o recrutamento das fibras musculares dos tipos I e II, além de melhorar a propriocepção das pacientes.

> **Dica importante:** pubococcígeo, puborretal e iliococcígeo são um conjunto de músculos que formam o músculo levantador do ânus. Representam a musculatura profunda de suporte aos órgãos pélvicos, contribuindo para o processo de micção e defecação.

Comentário: nessa questão apenas o *item I está incorreto*. A justificativa para esse fato é que a TENS pode ser aplicada durante a gestação desde o primeiro trimestre, mas como os efeitos sobre o feto ainda não são bem elucidados deve-se evitar aplicar na coluna lombar, região sacroilíaca, abdômen, quadris e pelve na tentativa de se evitar o risco potencial de atingir o feto.

Referências Bibliográficas
- Assis TR, Sá ACAM, Amaral WN, Batista EM, Formiga CKMR, Conde DM. Efeito de um programa de exercícios para o fortalecimento dos músculos do assoalho pélvico de multíparas. Rev. Bras. Ginecol. Obstet. 2013; 35(1):10-5.
- Baracho E. Fisioterapia aplicada à saúde da mulher. 5. ed. Rio de Janeiro: Guanabara Koogan; 2012.
- Halbe HW. Tratado de Ginecologia. 3. ed. São Paulo: Roca; 2000.
- Kisner C, Colby LA. Exercícios Terapêuticos: fundamentos e técnicas. 4. ed. Barueri: Manole; 2005.
- Lima FR, Oliveira N. Gravidez e Exercício. Rev. Bras. Reumatol. 2005; 45(3):188-90.
- Marques AA, Silva MP, Amaral MTP. Tratado de fisioterapia em saúde da mulher. São Paulo: Roca; 2011.

- Moreno AL. Fisioterapia em Uroginecologia. 2. ed. Barueri: Manole; 2004.
- Nascimento SL, Godoy AC, Surita FG, Silva JLP. Recomendações para a prática de exercício físico na gravidez: uma revisão crítica da literatura. Rev. Bras. Ginecol. Obstet. 2014; 36(9):423-31.
- Palma PCR, Berghmans B, Seleme MR, Riccetto CLZR, Pereira SB. Urofisioterapia. 2. ed. São Paulo: Andreolli; 2014.
- Polden M, Jill M. Fisioterapia em Ginecologia e Obstetrícia. 2. ed. São Paulo: Santos Livraria; 2000.
- Souza JG, Ferreira VR, Oliveira RJ, Cestari CE. Avaliação da força muscular do assoalho pélvico em idosas com incontinência urinária. Fisioter. Mov. 2011; 24(1):39-46.
- Stephenson RG, O'Connor LJ. Fisioterapia Aplicada à Ginecologia e Obstetrícia. 2. ed. Barueri: Manole; 2004.

14 Legislação Profissional do Fisioterapeuta

José Décio Fernandes de Araújo

1. **(FUNTEF, Cambé-PR, 2015)** Segundo o Código de Ética Profissional de Fisioterapia e Terapia Ocupacional são deveres do Fisioterapeuta:
   I. Colocar seus serviços profissionais à disposição da comunidade, em caso de guerra, epidemia ou grave crise social, sem pleitear vantagem pessoal.
   II. Respeitar a vida humana, jamais cooperando em ato que voluntariamente atente contra ela.
   III. Ceder seu nome a clínicas, mesmo que não esteja atuando nelas.
   IV. Informar ao paciente o diagnóstico e o prognóstico fisioterápico e os objetivos de tratamento.
   Marque a alternativa correta:
   A) Apenas a I está correta.
   B) Apenas I, II e IV estão corretas.
   C) Apenas a III está correta.
   D) Apenas I e III estão corretas.
   E) I, II, III e IV estão corretas.

2. **(CONPASS, Floresta-PE, 2015)** Segundo o Conselho Federal de Fisioterapia e Terapia Ocupacional, Fisioterapia é uma ciência da saúde que estuda, previne e trata os distúrbios cinéticos funcionais intercorrentes em órgãos e sistemas do corpo humano, gerados por alterações genéticas, por traumas e por doenças adquiridas, na atenção básica, média complexidade e alta complexidade. Essa profissão foi Regulamentada pelo Decreto-Lei 938/69, onde em seu artigo 3º relata que:
   A) Os fisioterapeutas são "auxiliares médicos que desempenham tarefas de caráter terapêutico sob a orientação e responsabilidade do médico".
   B) "Fica aprovado o Código de Ética Profissional de Fisioterapia e Terapia Ocupacional".
   C) "O fisioterapeuta é profissional competente para buscar todas as informações que julgar necessárias no acompanhamento evolutivo do tratamento do paciente sob sua responsabilidade...".
   D) O referido Decreto-Lei cria o Conselho Federal e os Conselhos Regionais de Fisioterapia e Terapia Ocupacional.
   E) "É atividade privativa do fisioterapeuta executar métodos e técnicas fisioterápicas com a finalidade de restaurar, desenvolver e conservar a capacidade física do paciente".

3. **(UNESPAR, Fundação Estatal de Atenção Especializada em Saúde-PR, 2015)** O artigo 1º do Código de Ética explicita ser função do fisioterapeuta assistir o homem, participando de atividades que têm por objetivo:

A) Curar e restaurar.
B) Tratamento terapêutico e reabilitador.
C) Promoção, tratamento e recuperação de sua saúde.
D) Apenas prevenção e assistência.

4. (VUNESP, Arujá-SP, 2105) A respeito do Código de Ética da Fisioterapia, assinale a alternativa correta referente ao art. 15, que estabelece que é proibido ao Fisioterapeuta:
   A) Abandonar o cliente/paciente/usuário em meio a tratamento, sem a garantia de continuidade de assistência, em nenhuma hipótese.
   B) Abandonar o cliente/paciente/usuário no final de um tratamento, sem a garantia de continuidade de assistência, em nenhuma hipótese.
   C) Dar consulta ou prescrever tratamento fisioterapêutico de forma não presencial, em nenhuma hipótese.
   D) prescrever tratamento fisioterapêutico sem realização de consulta em qualquer hipótese.
   E) prescrever tratamento fisioterapêutico sem realização de consulta, exceto em caso de indubitável urgência.

5. (IDECAN, Baependi-MG, 2015) Segundo a Resolução do Conselho Federal de Fisioterapia e de Terapia Ocupacional – COFFITO nº 424 de 03/05/2013 – D.O.U.: 23/05/2013, estabelece o Código de Ética e Deontologia da Fisioterapia, no seu Capítulo I – Disposições Preliminares e do Capítulo II – Das Responsabilidades Fundamentais, EXCETO:
   A) O fisioterapeuta avalia sua capacidade técnica e somente aceita atribuição ou assume encargo quando capaz de desempenho seguro para o cliente/paciente/usuário, em respeito aos direitos humanos.
   B) O Código de Ética e Deontologia da Fisioterapia trata dos deveres do fisioterapeuta, no que tange ao controle ético do exercício de sua profissão, sem prejuízo de todos os direitos e prerrogativas assegurados pelo ordenamento jurídico.
   C) Para o exercício profissional da fisioterapia, determina-se a inscrição no Conselho Regional da circunscrição em que atuar na forma da legislação em vigor, mantendo, obrigatoriamente, seus dados cadastrais atualizados junto ao sistema COFFITO/CREFITOS.
   D) Não constitui dever fundamental do fisioterapeuta, segundo sua área e atribuição específica, assumir responsabilidade técnica por serviço de fisioterapia, em caráter de urgência, quando designado ou quando for o único profissional do setor atendendo a resolução específica.

6. (INSTITUTO MACHADO DE ASSIS, Belém do Piauí-PI, 2015) Segundo a legislação que rege a profissão de fisioterapeuta, é permitido ao profissional de fisioterapia:
   A) Concorrer, menos a título de solidariedade, para que outrem pratique crime, contravenção penal ou ato que infrinja postulado ético-profissional.
   B) Delegar suas atribuições a pessoa não habilitada.
   C) Desviar para serviço particular cliente que esteja em atendimento fisioterapêutico em outra instituição.
   D) Recusar seus serviços profissionais a colega que deles necessite por motivos relevantes.

7. (FEPESE, Bombinhas-SC, 2015) Analise as afirmativas a seguir de acordo com a Resolução COFFITO nº 424, de 8 de julho de 2013, publicada no Diário Oficial da União nº 147, Seção 1, de 01/08/2013, a qual estabelece o Código de Ética e Deontologia da Fisioterapia.

1. É proibido ao fisioterapeuta, exceto na condição de docente, manifestar, divulgar, ou fomentar conteúdo que atente de forma depreciativa contra órgão e entidades de classe, assim como a moral de seus respectivos representantes, utilizando-se de qualquer meio de comunicação.
2. Constitui dever fundamental do fisioterapeuta colocar seus serviços profissionais à disposição da comunidade em caso de epidemia ou crise social sem pleitear vantagem pessoal incompatível com o princípio de bioética de justiça.
3. Constitui dever fundamental do fisioterapeuta oferecer ou divulgar seus serviços profissionais de forma compatível com a dignidade da profissão e a leal concorrência.
4. É recomendado ao fisioterapeuta, com vistas à responsabilidade social e consciência política, pertencer a entidades associativas da classe, de caráter cultural, social, científico ou sindical, em nível local ou nacional em que exerce sua atividade profissional.
5. É proibido ao fisioterapeuta prescrever medicamento ou praticar ato cirúrgico.

Assinale a alternativa que indica todas as afirmativas corretas:
A) São corretas apenas as afirmativas 1, 2 e 3.
B) São corretas apenas as afirmativas 1, 3 e 5.
C) São corretas apenas as afirmativas 1, 4 e 5.
D) São corretas apenas as afirmativas 2, 3 e 4.
E) São corretas apenas as afirmativas 2, 3 e 5.

8. (OBJETIVA, Bossoroca-RS, 2015) Conforme o Código de Ética Profissional, analisar os itens abaixo:
   I. A atualização cadastral deve ocorrer minimamente a cada semestre, respeitadas as regras específicas quanto ao recadastramento nacional.
   II. O fisioterapeuta deve portar sua identificação profissional sempre que em exercício.
   III. O fisioterapeuta deve ser pontual no cumprimento das obrigações pecuniárias inerentes ao exercício da fisioterapia.

   Estão CORRETOS:
   A) Somente os itens I e II.
   B) Somente os itens I e III.
   C) Somente os itens II e III.
   D) Todos os itens.

9. (APICE, Camalaú-PB, 2015) De acordo com o Código de Ética e Deontologia da Fisioterapia, art. 15, é proibido ao fisioterapeuta, EXCETO:
   A) Abandonar o paciente/cliente/usuário em meio a tratamento sem a garantia de continuidade de assistência, incluindo motivo relevante.
   B) Dar consulta ou prescrever tratamento fisioterapêutico de forma não presencial, salvo em casos regulamentados pelo Conselho Federal de Fisioterapia e de Terapia Ocupacional.
   C) Divulgar e prometer terapia infalível, secreta ou descoberta cuja eficácia não seja comprovada.
   D) Prescrever tratamento fisioterapêutico sem realização de consulta, exceto em caso de indubitável urgência.
   E) Inserir em anúncio ou divulgação profissional, bem como expor em seu local de atendimento/trabalho, nome, iniciais de nomes, endereço, fotografia, inclusive aquelas que comparam quadros anteriores e posteriores ao tratamento realizado ou qualquer

outra referência que possibilite a identificação de cliente/paciente/usuário, salvo para divulgação em comunicações e eventos de cunho acadêmico científico, com a autorização formal prévia do cliente/paciente/usuário ou do responsável legal.

10. (INSTITUTO MACHADO DE ASSIS, Canavieira-PI, 2015) Constituem-se deveres fundamentais do fisioterapeuta, segundo sua área e atribuição específica, EXCETO:

A) Assumir responsabilidade técnica por serviço de Fisioterapia, em caráter de urgência, quando designado ou quando for o único profissional do setor, atendendo a resolução específica.

B) Utilizar todos os conhecimentos técnico-científicos a seu alcance e aprimorá-los contínua e permanentemente para promover a saúde e prevenir condições que impliquem perda da qualidade da vida do ser humano.

C) Manter segredo sobre fato sigiloso de que tenha conhecimento em razão de sua atividade profissional e exigir o mesmo comportamento do pessoal sob sua direção, mesmo em situações previstas em lei.

D) Cumprir os Parâmetros Assistenciais e o Referencial Nacional de Procedimentos Fisioterapêuticos normatizados pelo COFFITO.

11. (INSTITUTO MACHADO DE ASSIS, Canavieira-PI, 2015) É proibido ao fisioterapeuta:

I. Induzir a convicções políticas, filosóficas, morais, ideológicas e religiosas quando no exercício de suas funções profissionais.

II. Autorizar a utilização ou não coibi-la, mesmo a título gratuito, de seu nome ou de sociedade que seja sócio, para atos que impliquem a mercantilização da saúde e da fisioterapia em detrimento da responsabilidade social e socioambiental.

III. Deixar de comunicar ao Conselho Regional de Fisioterapia e de Terapia Ocupacional recusa, demissão ou exoneração de cargo, função ou emprego, que foi motivada pela necessidade de preservar os legítimos interesses de sua profissão.

IV. Divulgar, para fins de autopromoção, declaração, atestado, imagem ou carta de agradecimento emitida por cliente/paciente/usuário ou familiar deste, em razão de serviço profissional prestado.

A quantidade de itens ERRADOS é:

A) 3.
B) 2.
C) 0.
D) 1.

12. (OBJETIVA, Caxias do Sul-RS, 2015) Segundo o Código de Ética Profissional, o fisioterapeuta:

I. Protege o cliente/paciente/usuário e a instituição/programa em que trabalha contra danos decorrentes de imperícia, negligência ou imprudência por parte de qualquer membro da equipe de saúde, advertindo o profissional faltoso.

II. Deve comunicar à chefia imediata da instituição em que trabalha ou à autoridade competente fato que tenha conhecimento que seja tipificado como crime, contravenção ou infração ética.

III. Deve se atualizar e aperfeiçoar seus conhecimentos técnicos, científicos e culturais, amparando-se nos princípios da beneficência e da não maleficência, no desenvolvimento de sua profissão, inserindo-se em programas de educação continuada e de educação permanente. Estão CORRETOS:

A) Somente os itens I e II.
B) Somente os itens I e III.
C) Somente os itens II e III.
D) Todos os itens.

13. (OBJETIVA, Caxias do Sul-RS, 2015) De acordo com o Código de Ética Profissional são proibições ao fisioterapeuta, EXCETO:

A) Negar a assistência ao ser humano ou à coletividade em caso de indubitável urgência.
B) Oferecer ou divulgar seus serviços profissionais de forma compatível com a dignidade da profissão e a leal concorrência.
C) Divulgar, para fins de autopromoção, declaração, atestado, imagem ou carta de agradecimento emitida por cliente/paciente/usuário ou familiar deste em razão de serviço profissional prestado.
D) Usar da profissão para corromper a moral e os costumes, cometer ou favorecer contravenções e crimes, bem como adotar atos que caracterizem assédio moral ou sexual.

14. (OBJETIVA, Chapada-RS, 2015) Segundo o Código de Ética Profissional, é proibido ao fisioterapeuta:

A) Oferecer ou divulgar seus serviços profissionais de forma compatível com a dignidade da profissão e a leal concorrência.
B) Comunicar à chefia imediata da instituição em que trabalha ou à autoridade competente fato que tenha conhecimento que seja tipificado como crime, contravenção ou infração ética.
C) Advertir colegas por danos decorrentes de imperícia, negligência ou imprudência.
D) Prestar assistência profissional gratuita ou a preço ínfimo, ressalvado o disposto no artigo 38.

15. (UPE, Garanhuns-PE, 2015) De acordo com a Ética e a Legislação profissional, assinale a alternativa INCORRETA:

A) O fisioterapeuta tem autonomia para avaliar e decidir quanto à necessidade de submeter o cliente à fisioterapia, mesmo quando o tratamento é solicitado por outro profissional.
B) O estrangeiro que se graduar em fisioterapia no Brasil precisa se submeter a uma prova de proficiência em língua portuguesa para poder receber o seu diploma.
C) É vedado ao fisioterapeuta executar tratamento sem o consentimento do cliente ou de seu responsável legal.
D) O fisioterapeuta pode solicitar o seu afastamento do caso se ocorrerem situações que prejudiquem a relação com seu paciente ou o pleno desempenho de suas atribuições profissionais.
E) O fisioterapeuta deve zelar para que o prontuário do cliente permaneça fora do alcance de estranhos à equipe da saúde.

16. (UPE, Garanhuns-PE, 2015) Sobre o que se encontra estabelecido no Código de Ética assinale a alternativa CORRETA:

A) Desde que autorizados pelos pacientes, os fisioterapeutas podem divulgar terapia ou descoberta experimental cuja eficácia ainda não tenha sido reconhecida pelos organismos competentes.

B) Os fisioterapeutas que atuam apenas como funcionários públicos não precisam estar registrados no CREFITO.

C) Cursos de pós-graduação profissional oferecidos por associações de especialistas não precisam ser autorizados pelo COFFITO para serem reconhecidos por aquele órgão, sendo necessária, apenas, uma autorização do MEC.

D) Compete ao fisioterapeuta definir a programação do tratamento fisioterápico, o tipo de agente a ser empregado, a região do corpo onde o agente será utilizado, bem como o número de sessões necessárias ao tratamento.

E) O Código de Ética autoriza o fisioterapeuta a realizar atos considerados privativos de terapeuta ocupacional e vice-versa.

17. (IMPARH, Seleção Pública Fortaleza-CE, 2012) Com base no código de ética profissional de fisioterapia e terapia ocupacional, marque a alternativa INCORRETA:

A) A responsabilidade do fisioterapeuta, por erro cometido em sua atuação profissional, é diminuída quando cometido o erro na coletividade de uma instituição ou de uma equipe.

B) O fisioterapeuta é responsável pelo desempenho técnico do pessoal sob sua direção, coordenação, supervisão e orientação.

C) É dever do fisioterapeuta colocar seu serviço profissional à disposição da comunidade em caso de guerra, catástrofe, epidemia ou crise social sem pleitear vantagem pessoal.

D) O fisioterapeuta, à vista de parecer diagnóstico recebido e após buscar as informações complementares que julgar convenientes, avalia e decide quanto à necessidade de submeter o cliente à fisioterapia, mesmo quando o tratamento é solicitado por outro profissional.

18. (IMPARH, Seleção Pública Fortaleza-CE, 2014) Sobre a ética na prática fisioterapêutica pode-se afirmar:

A) Todos os maus resultados ocorrem em consequência de erro ético que pode ser por negligência ou imprudência.

B) O profissional, através de uma reflexão crítica, deve julgar se está capacitado científica e tecnicamente para tratar determinado paciente.

C) Deontologia é compreendida como o estudo dos direitos profissionais.

D) Diceologia é compreendida como o estudo dos deveres e limites profissionais.

19. (INSTITUTO MACHADO DE ASSIS, São José do Peixe-PI, 2016) Um homem com 55 anos comparece ao consultório da fisioterapeuta com dor lombar. Com relação a esse paciente, a fisioterapeuta resolve, então, tomar as seguintes providências:

I. Elaborar diagnóstico funcional.

II. Prescrever anti-inflamatórios para iontoforese.

III. Solicitar radiogramas.

Segundo o Código de Ética Profissional da Fisioterapia, aprovado em 1978, é(são) proibida(s) ao fisioterapeuta a(s) providência(s)

A) II, somente.

B) III, somente.

C) I e II, somente.

D) II e III, somente

20. (OBJETIVA, Cidreira-RS, 2016) Segundo o Código de Ética Profissional, é proibido ao fisioterapeuta:

A) Atender a convocação do Conselho Regional de Fisioterapia e de Terapia Ocupacional a que pertencer ou do Conselho Federal de Fisioterapia e de Terapia Ocupacional.

B) Comunicar ao Conselho Regional de Fisioterapia e de Terapia Ocupacional recusa, demissão ou exoneração de cargo, função ou emprego que foi motivada pela necessidade de preservar os legítimos interesses de sua profissão.

C) Divulgar, para fins de autopromoção, declaração, atestado, imagem ou carta de agradecimento emitida por cliente/paciente/usuário ou familiar deste em razão de serviço profissional prestado.

D) Recomendar, prescrever e executar tratamento ou nele colaborar quando necessário.

21. (INSTITUTO MACHADO DE ASSIS, Anísio de Abreu-PI, 2016) Conforme o Código de Ética Profissional, analisar os itens abaixo:

I. A atualização cadastral deve ocorrer minimamente a cada semestre, respeitadas as regras específicas quanto ao recadastramento nacional.

II. O fisioterapeuta deve portar sua identificação profissional sempre que em exercício.

III. O fisioterapeuta deve ser pontual no cumprimento das obrigações pecuniárias inerentes ao exercício da fisioterapia. Estão CORRETOS:

A) Somente os itens I e II.
B) Somente os itens I e III.
C) Somente os itens II e III.
D) Todos os itens.

22. (SIMPA, Bodoquena-MS, 2016) Assinale a alternativa INCORRETA sobre as atribuições do fisioterapeuta garantidas pelo código de ética em fisioterapia:

A) Para o exercício profissional da fisioterapia é obrigatória a inscrição no Conselho Regional da circunscrição em que atuar na forma da legislação em vigor, mantendo obrigatoriamente seus dados cadastrais atualizados junto ao sistema COFFITO/CREFITOS.

B) Para estabelecer diagnóstico fisioterapêutico o profissional fisioterapeuta poderá coletar os dados dos pacientes (anamnese), porém não é de sua competência solicitar exames complementares.

C) O fisioterapeuta presta assistência ao ser humano, tanto no plano individual quanto coletivo, participando da promoção da saúde, prevenção de agravos, tratamento e recuperação da sua saúde e cuidados paliativos, sempre tendo em vista a qualidade de vida, sem discriminação de qualquer forma ou pretexto, segundo os princípios do sistema de saúde vigente no Brasil.

D) É proibido ao fisioterapeuta cobrar honorários de cliente/paciente/usuário em instituição que se destina à prestação de serviços públicos ou receber remuneração de cliente/paciente/usuário como complemento de salários ou de honorários.

E) Nenhuma das anteriores está incorreta.

23. (UNIUV, Jaguariaíva-PR, 2015) Sobre a Resolução nº 424, de 8 de julho de 2013, que estabelece o Código de Ética e Deontologia da Fisioterapia, no Capítulo III, referente ao relacionamento com o cliente/paciente/usuário, julgue verdadeiros (V) ou falsos (F) os itens a seguir e depois assinale a alternativa CORRETA:

( ) O fisioterapeuta deve se responsabilizar pela elaboração do diagnóstico fisioterapêutico, instituir e aplicar o plano de tratamento e conceder alta para o cliente/paciente/usuário, ou, quando julgar necessário, encaminhá-lo a outro profissional;

( ) Constitui dever fundamental do fisioterapeuta respeitar o natural pudor e a intimidade do cliente/paciente/usuário;

( ) É proibido ao fisioterapeuta divulgar e prometer terapia infalível, secreta ou descoberta cuja eficácia não seja comprovada.

A) V, V, V.
B) F, F, F.
C) V, F, V.
D) F, V, V.
E) V, V, F.

24. (UNIUV, Jaguariaíva-PR, 2015) Sobre a Resolução nº 424, de 8 de julho de 2013, que estabelece o Código de Ética e Deontologia da Fisioterapia, no Capítulo VIII, referente aos honorários, julgue verdadeiros (V) ou falsos (F) os itens a seguir e depois assinale a alternativa CORRETA:

( ) É proibido ao fisioterapeuta deixar de cobrar honorários por assistência prestada a pessoa reconhecidamente hipossuficiente de recursos econômicos.

( ) O fisioterapeuta pode obter vantagens pelo encaminhamento de procedimentos ou pela comercialização de órteses e produtos de qualquer natureza, cuja compra decorra da influência direta em virtude de sua atividade profissional.

( ) O fisioterapeuta pode afixar valor de honorários fora do local de assistência fisioterapêutica.

A) V, V, V.
B) F, F, F.
C) V, F, V.
D) F, F, V.
E) V, V, F.

25. IDECAN, Liberdade-MG, 2015) De acordo com o Capítulo 11 – Das Responsabilidades Fundamentais da Resolução do Conselho Federal de Fisioterapia e de Terapia Ocupacional – COFFITO nº 424/2013 –, D.O.U: 23.05.2013 – que estabelece o Código de Ética e *Deontologia da Fisioterapia*, analise as afirmativas a seguir:

I. Para o exercício profissional da fisioterapia determina-se a inscrição no Conselho Regional da circunscrição em que atuar na forma da legislação em vigor, mantendo obrigatoriamente seus dados cadastrais atualizados junto ao sistema COFFITO/CREFITOS.

II. O fisioterapeuta protege o cliente/paciente/usuário e a instituição/programa em que trabalha contra danos decorrentes de imperícia, negligência ou imprudência por parte de qualquer membro da equipe de saúde sem poder advertir o profissional faltoso.

III. O fisioterapeuta presta assistência ao ser humano, tanto no plano individual quanto no coletivo, participando da promoção, prevenção e recuperação da sua saúde, bem como estabelece a diagnose, a avaliação e o acompanhamento do histórico ocupacional de pessoas, famílias, grupos e comunidades, por meio da interpretação do desempenho ocupacional dos papéis sociais contextualizados, sem discriminação de qualquer forma ou pretexto, segundo os princípios do sistema de saúde vigentes no Brasil.

IV. O fisioterapeuta avalia sua capacidade técnica e somente aceita atribuição ou assume encargo quando incapaz de desempenho seguro para o cliente/paciente/usuário em respeito aos direitos humanos.

Estão INCORRETAS apenas as afirmativas:

A) I e III.
B) II e III.
C) II e IV.
D) II, III e IV.

26. (IDHTEC, Macaparana-PE, 2015) Das Responsabilidades Fundamentais no Código de Ética e Deontologia da Fisioterapia, segundo o Artigo 9º – Constituem-se deveres fundamentais do fisioterapeuta, segundo sua área e atribuição específica, EXCETO:
   A) Assumir responsabilidade técnica por serviço de fisioterapia, em caráter de urgência, quando designado ou quando for o único profissional do setor, atendendo a resolução específica.
   B) Exercer sua atividade com zelo, probidade e decoro e obedecer aos preceitos da ética profissional, da moral, do civismo e das leis em vigor, preservando a honra, o prestígio e as tradições de sua profissão.
   C) Utilizar todos os conhecimentos técnico-científicos a seu alcance e aprimorá-los contínua e permanentemente para promover a saúde e prevenir condições que impliquem perda da qualidade da vida do ser humano.
   D) Cumprir e fazer cumprir os preceitos contidos neste Código, independente da função ou cargo que ocupa, e levar ao conhecimento do Conselho Regional de Fisioterapia e de Terapia Ocupacional o ato atentatório a qualquer de seus dispositivos, salvo as situações previstas em legislação específica.
   E) Zelar pela observância dos princípios do código, funcionar como Conselho Superior de Ética e Deontologia Profissional, além de firmar jurisprudência e atuar nos casos omissos.

27. (UNESPAR, Maringá-PR, 2015) De acordo com o Código de Ética de Deontologia da Fisioterapia, aprovado pela Resolução nº 424/2013", é correto afirmar que:
   A) É direito do fisioterapeuta inserir em anúncio ou divulgação profissional fotografias que comparam quadros anteriores e posteriores ao tratamento realizado, desde que tenha a autorização formal prévia do cliente/paciente/ usuário ou do responsável legal.
   B) É direito do fisioterapeuta substituir a titulação de fisioterapeuta por expressões genéricas, tais como: terapeuta corporal, terapeuta de mão, terapeuta funcional, terapeuta holístico, repegista, quiropraxista, osteopata, pilatista, esteticista, entre outros, desde que apresente o curso de aperfeiçoamento na área.
   C) É permitido ao fisioterapeuta cobrar honorários de cliente/paciente/usuário em instituição que se destina à prestação de serviços públicos ou receber remuneração de cliente/paciente/ usuário como complemento de salários ou de honorários desde que haja um acordo/contrato com o órgão público ao qual presta serviços.
   D) É permitido ao fisioterapeuta que atua em serviço multiprofissional divulgar sua atividade profissional em anúncio coletivo, observando os preceitos deste código e a dignidade da profissão.

28. (LEGALLECONCURSOS, Nova Esperança-RS, 2015) Marque verdadeiro (V) ou falso (F) nas sentenças abaixo de acordo com as Leis e Atos Normativos das Profissões de Fisioterapia e de Terapia Ocupacional:

( ) Segundo o Decreto-Lei nº 938 de 13 de outubro de 1969, art. 3º, é atividade privativa do fisioterapeuta executar métodos e técnicas fisioterápicas com a finalidade de restaurar, desenvolver e conservar a capacidade física do paciente.

( ) Segundo o Decreto-Lei nº 938 de 13 de outubro de 1969, art. 4º, é atividade privativa do fisioterapeuta executar métodos e técnicas terapêuticas e recreacionais com a finalidade de restaurar, desenvolver e conservar a capacidade mental do paciente.

( ) Constituem atos privativos do fisioterapeuta prescrever, ministrar, supervisionar terapia física que objetive preservar, manter, desenvolver ou restaurar integridade de órgão, sistema ou função do corpo humano.

( ) O fisioterapeuta pode fazer uso de ação isolada ou concomitante de agente termoterápico ou crioterápico, hidroterápico, aeroterápico, fototerápico, eletroterápico ou sonidoterápico, bem como prescrever fármacos para atingir seus objetivos desde que indique a duração e dosagem.

( ) São atribuições do fisioterapeuta que presta assistência à saúde do trabalhador promover ações profissionais, de alcance individual e/ou coletivo, preventivas a intercorrências de processos cinesiopatológicos, bem como prescrever a prática de procedimentos cinesiológicos compensatórios às atividades laborais e do cotidiano sempre que diagnosticar sua necessidade.

Preencha as lacunas de cima para baixo de acordo com a seguinte sequência:

A) V, F, V, F e V.
B) V, V, F, F e F.
C) F, F, V, V e V.
D) V, F, F, V e V.
E) V, V, V, V e V.

29. (ALTERNATIVECONCURSOS, Nova Itaberaba-SC, 2015) A Lei 8.856, de 1º de março de 1994, decreta que:

A) Os profissionais Fisioterapeuta e Terapeuta Ocupacional ficarão sujeitos à prestação máxima de 30 horas semanais de trabalho.

B) O fisioterapeuta e o terapeuta ocupacional, diplomados por escolas e cursos reconhecidos, são profissionais de nível superior.

C) É atividade privativa do fisioterapeuta executar métodos e técnicas fisioterápicos com a finalidade de restaurar, desenvolver e conservar a capacidade física do paciente.

D) Cabe aos profissionais de fisioterapia e terapia ocupacional, no campo de atividades específica de cada um, dirigir serviços em órgãos e estabelecimentos públicos ou particulares, ou assessorá-los tecnicamente.

E) Dispõe sobre as condições para a promoção, proteção e recuperação da saúde, a organização e o funcionamento dos serviços correspondentes e dá outras providências.

30. (OBJETIVA, Porto Barreira-PR, 2015) Segundo o Código de Ética Profissional, é proibido ao Fisioterapeuta recomendar, prescrever e executar tratamento ou nele colaborar, quando:

A) Necessário.
B) Permitido por lei ou pela ética profissional.

C) Atentatório à moral ou à saúde do cliente/paciente/usuário.

D) Praticado com o consentimento formal do cliente/paciente/usuário ou de seu representante legal ou responsável quando se tratar de menor ou incapaz.

31. **(CONPASS, Queimados-PB, 2015)** O fisioterapeuta protege o cliente/paciente/usuário e a instituição/programa em que trabalha contra danos decorrentes de imperícia, negligência ou imprudência por parte de qualquer membro da equipe de saúde, advertindo o profissional faltoso. Dessa forma é o que diz a respeito o Decreto-Lei nº 6.316/75:

A) "É atividade privativa do fisioterapeuta executar métodos e técnicas fisioterápicas com a finalidade de restaurar, desenvolver e conservar a capacidade física do paciente."

B) Os fisioterapeutas são "auxiliares médicos que desempenham tarefas de caráter terapêutico sob a orientação e responsabilidade do médico."

C) "Fica aprovado o Código de Ética Profissional de Fisioterapia e Terapia Ocupacional."

D) O referido Decreto-Lei cria o Conselho Federal e os Conselhos Regionais de Fisioterapia e Terapia Ocupacional.

E) "O fisioterapeuta é profissional competente para buscar todas as informações que julgar necessárias no acompanhamento evolutivo do tratamento do paciente sob sua responsabilidade."

32. **(INSTITUTO MACHADO DE ASSIS, Remanso-BA, 2015)** É dever do Fisioterapeuta e do Terapeuta Ocupacional, segundo o Código de Ética da profissão em seu artigo 7º, EXCETO:

A) Prestar assistência ao indivíduo, respeitados a dignidade e os direitos da pessoa humana, de modo que a prioridade no atendimento obedeça exclusivamente a razões de urgência.

B) Utilizar todos os conhecimentos técnicos e científicos a seu alcance para prevenir ou minorar o sofrimento do ser humano e evitar o seu extermínio.

C) Respeitar o natural pudor e a intimidade do cliente.

D) Exercer sua atividade com zelo, probidade e decoro e obedecer aos preceitos da ética profissional.

E) Informar ao cliente quanto ao diagnóstico e prognóstico fisioterápico e/ou terapêutico ocupacional e objetivos do tratamento, independentemente de qual sejam eles (diagnóstico e/ou prognóstico).

33. **(INSTITUTO MACHADO DE ASSIS, Remanso-BA, 2015)** O fisioterapeuta e o terapeuta ocupacional, na fixação de seus honorários, devem considerar (segundo o artigo 28 do Código de Ética da Profissão):

I. A natureza da assistência prestada.

II. Condições socioeconômicas da região.

III. Hora, local, distância, urgência e meio de transporte utilizado em que a assistência foi prestada.

IV. Complexidade do caso.

V. Condições socioeconômicas do paciente.

Está(ão) correto(s) o(s) item(ns):

A) I e III apenas.

B) I, III e IV apenas.

C) I, II, IV e V apenas.
D) I, II, III e IV apenas.
E) III e IV apenas.

34. (OBJETIVA, Renascença-PR, 2015) Segundo o Código de Ética Profissional, marcar C para as afirmativas Certas, E para as Erradas e, após, assinalar a alternativa que apresenta a sequência CORRETA:

    ( ) O fisioterapeuta presta assistência ao ser humano, tanto no plano individual quanto coletivo, participando da promoção da saúde, prevenção de agravos, tratamento e recuperação da sua saúde e cuidados paliativos, sempre tendo em vista a qualidade de vida, sem discriminação de qualquer forma ou pretexto, segundo os princípios do sistema de saúde vigente no Brasil.

    ( ) O fisioterapeuta deve comunicar à chefia imediata da instituição em que trabalha ou à autoridade competente fato que tenha conhecimento que seja tipificado como crime, contravenção ou infração ética.

    ( ) O fisioterapeuta deve divulgar, para fins de autopromoção, declaração, atestado, imagem ou carta de agradecimento emitida por cliente/paciente/usuário ou familiar deste em razão de serviço profissional prestado.

    A) C, C, E.
    B) C, E, C.
    C) C, E, E.
    D) E, C, E.

35. (OBJETIVA, Renascença-PR, 2015) De acordo com o Código de Ética Profissional, assinalar a alternativa que preenche as lacunas abaixo CORRETAMENTE:

    O fisioterapeuta deve se responsabilizar pela elaboração do diagnóstico fisioterapêutico _____ e aplicar o plano de tratamento e _____ alta para o cliente/paciente/usuário ou, quando julgar necessário, encaminhar este a outro profissional.

    A) Dissolver – conceder.
    B) Designar – contestar.
    C) Instituir – conceder.
    D) Designar – impedir.

36. (FCC, TRT-3ª Região-MG, 2015) De acordo com o Código de Ética, em relação às responsabilidades no exercício da fisioterapia, o fisioterapeuta:

    A) Enquanto participante de equipes multiprofissionais e interdisciplinares constituídas em programas e políticas de saúde, tanto no âmbito público quanto privado, deve colaborar com os seus conhecimentos na assistência ao ser humano, devendo envidar todos os esforços para o desenvolvimento de um trabalho harmônico na equipe.

    B) Deve zelar para que o prontuário do cliente/paciente/usuário permaneça fora do alcance de estranhos à equipe de saúde da instituição, salvo quando outra conduta seja expressamente recomendada pela direção da instituição e que tenha amparo legal.

    C) Deve responsabilizar-se pela elaboração do diagnóstico fisioterapêutico, instituir e aplicar o plano de tratamento e conceder alta para o cliente/paciente/usuário ou, quando julgar necessário, encaminhar o mesmo a outro profissional.

D) Deve empenhar-se na melhoria das condições da assistência fisioterapêutica e nos padrões de qualidade dos serviços de fisioterapia no que concerne às políticas públicas, à educação sanitária e às respectivas legislações.

E) Por sua atuação nos órgãos de representação política e profissional, deve participar da determinação de condições justas de trabalho e do aprimoramento técnico científico e cultural para o exercício da profissão.

37. (IDECAN, Duque de Caxias-RJ, 2014) Segundo a Resolução do Conselho Federal de Fisioterapia e de Terapia Ocupacional – COFFITO nº 424, de 03/05/2013, D.O.U: 23/05/2013, estabelece o Código de Ética e Deontologia da Fisioterapia, em seu capítulo II – das responsabilidades fundamentais, art. 10, que é proibido ao fisioterapeuta nas respectivas áreas de atuação, EXCETO:

A) Negar a assistência ao ser humano ou à coletividade em caso de indubitável urgência.

B) Recomendar, prescrever e executar tratamento ou nele colaborar quando necessário.

C) Recomendar, prescrever e executar tratamento ou nele colaborar quando proibido por lei ou pela ética profissional.

D) Recomendar, prescrever e executar tratamento ou nele colaborar quando atentatório à moral ou à saúde do cliente/paciente/usuário.

E) Recomendar, prescrever e executar tratamento ou nele colaborar, quando praticado sem o consentimento do cliente/paciente/usuário, ou por escrito de seu representante legal ou responsável, quando se tratar de menor ou incapaz, ou outras formas de identificação previstas na legislação.

38. (UFRJ, Técnico Administrativo, 2014) O Código de Ética Profissional da Fisioterapia – Resolução COFFITO-10 de 1978, em relação às responsabilidades e ao exercício profissional, prevê nos artigos 3º e 13:

A) (...) a responsabilidade do fisioterapeuta (...) por erro cometido em sua atuação profissional é diminuída somente quando cometido o erro na coletividade de uma instituição ou de uma equipe. (...) o fisioterapeuta (...), à vista de parecer diagnóstico recebido e após buscar as informações complementares que julgar convenientes, avalia e decide quanto à necessidade de submeter o cliente à fisioterapia (...) mesmo quando o tratamento é solicitado por outro profissional.

B) (...) a responsabilidade do fisioterapeuta (...) por erro cometido em sua atuação profissional não é diminuída mesmo quando cometido o erro na coletividade de uma instituição ou de uma equipe. (...) o fisioterapeuta (...) à vista de parecer diagnóstico recebido e após buscar as informações complementares que julgar convenientes, avalia e decide quanto à necessidade de submeter o cliente à fisioterapia (...) exceto quando o tratamento é solicitado por outro profissional.

C) (...) a responsabilidade do fisioterapeuta (...) por erro cometido em sua atuação profissional não é diminuída mesmo quando cometido o erro na coletividade de uma instituição ou de uma equipe. (...) o fisioterapeuta (...) à vista de parecer diagnóstico recebido e após buscar as informações complementares que julgar convenientes avalia e decide quanto à necessidade de submeter o cliente à fisioterapia e uso de medicação complementar(...) mesmo quando o tratamento é solicitado por outro profissional.

D) (...) a responsabilidade do fisioterapeuta (...) por erro cometido em sua atuação profissional é diminuída somente quando cometido o erro na coletividade de uma instituição ou de uma equipe. (...) o fisioterapeuta (...) à vista de parecer diagnóstico recebido e após buscar as informações complementares que julgar convenientes, avalia e decide quanto à necessidade de submeter o cliente à fisioterapia e uso de medicação complementar (...), mesmo quando o tratamento é solicitado por outro profissional.

E) (...) a responsabilidade do fisioterapeuta (...) por erro cometido em sua atuação profissional não é diminuída mesmo quando cometido o erro na coletividade de uma instituição ou de uma equipe. (...) o fisioterapeuta (...) à vista de parecer diagnóstico recebido e após buscar as informações complementares que julgar convenientes avalia e decide quanto à necessidade de submeter o cliente à fisioterapia (...), mesmo quando o tratamento é solicitado por outro profissional.

39. (OBJETIVA, Aceguá-RS, 2016) De acordo com o Código de Ética Profissional, analisar os itens abaixo:

   I. É proibido ao fisioterapeuta abandonar o cliente/paciente/usuário em meio a tratamento, sem a garantia de continuidade de assistência, salvo por motivo relevante.

   II. É proibido ao fisioterapeuta divulgar e prometer terapia infalível, secreta ou descoberta, cuja eficácia não seja comprovada.

   III. É proibido ao fisioterapeuta prescrever tratamento fisioterapêutico sem realização de consulta, exceto em caso de indubitável urgência.

   Estão CORRETOS:

   A) Somente os itens I e II.
   B) Somente os itens I e III.
   C) Somente os itens II e III.
   D) Todos os itens.

40. (CONSULPLAN, Hospital Odilon Behrens-MG, 2014) Segundo a Resolução do Conselho Federal de Fisioterapia e de Terapia Ocupacional – COFFITO nº 424, de 03/05/2013 – D.O.U.: 23/05/2013 – Estabelece o Código de Ética e Deontologia da Fisioterapia, no seu Capítulo II – das Responsabilidades Fundamentais, assinale a alternativa INCORRETA:

   A) O fisioterapeuta deve portar sua identificação profissional sempre que em exercício.
   B) O fisioterapeuta avalia sua capacidade técnica e somente aceita atribuição ou assume encargo quando capaz de desempenho seguro para o cliente/paciente/usuário em respeito aos direitos humanos.
   C) O fisioterapeuta não deve comunicar à chefia imediata da instituição em que trabalha ou à autoridade competente fato de que tenha conhecimento que seja tipificado como crime, contravenção legal ou infração ética.
   D) O fisioterapeuta presta assistência ao ser humano, tanto no plano individual quanto coletivo, participando da promoção, prevenção e recuperação da sua saúde, bem como estabelece diagnose, avaliação e acompanhamento do histórico ocupacional de pessoas, famílias, grupos e comunidades, por meio da interpretação do desempenho ocupacional dos papéis sociais contextualizados, sem discriminação de qualquer forma ou pretexto, segundo os princípios do sistema de saúde vigentes no Brasil.

41. (IADES, Fundação Hemocentro-DF, 2017) Com base na legislação vigente em relação ao profissional fisioterapeuta, assinale a alternativa correta:

   A) Os profissionais fisioterapeutas e terapeutas ocupacionais estão sujeitos à prestação máxima de 40 horas semanais.

B) O registro profissional poderá ser cancelado caso haja falta de pagamento de anuidades, taxas ou multas após decorridos dois anos.

C) Entre as penas disciplinares está a multa que pode ser equivalente a até 10 vezes o valor da anuidade.

D) No exercício profissional, o fisioterapeuta deve informar o diagnóstico médico e os objetivos do tratamento fisioterapêutico.

E) O fisioterapeuta não poderá prescrever a alta fisioterapêutica de pacientes em instituições públicas ou privadas.

42. (CESGRANRIO, UFRJ, 2016) Perante o Código de Ética Profissional, a substituição da nomenclatura da titulação de fisioterapeuta por osteopata, repegista ou pilatista é:
    A) Proibida, porque tais expressões são consideradas genéricas.
    B) Proibida, porque não são áreas de conhecimento do fisioterapeuta.
    C) Permitida, pois são especializações do fisioterapeuta.
    D) Permitida, pois são cursos livres do fisioterapeuta.
    E) Permitida, por não haver legislação específica para tal.

43. (CEC, Piraquara-PR, 2014) Com relação ao Código de Ética do profissional Fisioterapeuta, assinale a alternativa INCORRETA:
    A) **Artigo 26:** o fisioterapeuta deve atuar em consonância à política nacional de saúde, promovendo os preceitos da saúde coletiva no desempenho das suas funções, cargos e cidadania, somente se exercer a profissão em setor público.
    B) **Artigo 3:** para o exercício profissional da fisioterapia é obrigatória a inscrição no Conselho Regional da circunscrição em que atuar na forma da legislação em vigor, mantendo obrigatoriamente seus dados cadastrais atualizados junto ao sistema COFFITO/CREFITOS.
    C) **Artigo 4:** o fisioterapeuta presta assistência ao ser humano, tanto no plano individual quanto coletivo, participando da promoção da saúde, prevenção de agravos, tratamento e recuperação da sua saúde e cuidados paliativos, sempre tendo em vista a qualidade de vida, sem discriminação de qualquer forma ou pretexto, segundo os princípios do sistema de saúde vigente no Brasil.
    D) **Artigo 9/III:** constituem-se deveres fundamentais do fisioterapeuta, segundo sua área e atribuição específica: utilizar todos os conhecimentos técnico-científicos a seu alcance e aprimorá-los contínua e permanentemente para promover a saúde e prevenir condições que impliquem perda da qualidade da vida do ser humano.
    E) **Artigo 11:** O fisioterapeuta deve zelar pela provisão e manutenção de adequada assistência ao seu cliente/paciente/usuário, amparados métodos e técnicas reconhecidos ou regulamentados pelo Conselho Federal de Fisioterapia e de Terapia Ocupacional.

44. (FUNTEF, Arapoti-PR, 2016) De acordo com o Código de Ética Profissional de Fisioterapia, assinale a alternativa INCORRETA:
    A) O fisioterapeuta deve colocar seus serviços profissionais à disposição da comunidade em caso de guerra, catástrofe e epidemias.
    B) O fisioterapeuta pode informar ao paciente o diagnóstico e o prognóstico fisioterápico e os objetivos do tratamento.
    C) É proibido ao fisioterapeuta prescrever medicamentos.
    D) O fisioterapeuta pode estimular outro profissional a exercer atividades inerentes à competência do fisioterapeuta.

E) O fisioterapeuta deve apoiar as iniciativas que visem ao aprimoramento cultural e à defesa dos legítimos interesses da respectiva classe.

45. (FGV, Secretaria de Estado da Saúde-AM, 2014) Com relação ao Código de Ética profissional do Fisioterapeuta, analise as afirmativas a seguir.

I. É proibido ao fisioterapeuta prestar assistência a preço ínfimo, salvo nos casos previstos na legislação.

II. É dever do fisioterapeuta pertencer a, no mínimo, uma entidade associativa da classe e/ou a um sindicato.

III. É permitido ao fisioterapeuta emprestar seu nome e receber por serviços prestados por outros profissionais.

Assinale:

A) Se somente a afirmativa I estiver correta.
B) Se somente a afirmativa II estiver correta.
C) Se somente a afirmativa III estiver correta.
D) Se somente as afirmativas I e II estiverem corretas.
E) Se todas as afirmativas estiverem corretas.

46. (OBJETIVA, Arroio do Tigre-RS, 2016) De acordo com o Código de Ética Profissional da Fisioterapia é proibido ao fisioterapeuta:

I. Prescrever tratamento fisioterapêutico sem realização de consulta, exceto em caso de indubitável urgência.

II. Dar consulta ou prescrever tratamento fisioterapêutico de forma não presencial, salvo em casos regulamentados pelo Conselho Federal de Fisioterapia e de Terapia Ocupacional.

III. Exercer a atividade de docência, ainda que esteja devidamente registrado no Conselho Regional de Fisioterapia e de Terapia Ocupacional de sua circunscrição.

Está(ão) CORRETO(S):

A) Somente o item I.
B) Somente o item II.
C) Somente os itens I e II.
D) Somente os itens II e III.

47. (IADES, EBSERH, UFBA-BA, 2014) Considerando o art. 9º, Capítulo II, do Código de Ética e Deontologia da Fisioterapia, Resolução nº 424, de 08/2013, assinale a alternativa que apresenta o dever fundamental do fisioterapeuta.

A) Deixar de portar sua identificação profissional sempre que em exercício.
B) Deixar de comunicar ao Conselho Regional de Fisioterapia e de Terapia Ocupacional recusa, demissão ou exoneração de cargo, função ou emprego, que foi motivada pela necessidade de preservar os legítimos interesses de sua profissão.
C) Induzir a convicções políticas, filosóficas, morais, ideológicas e religiosas quando no exercício de suas funções profissionais.
D) Divulgar, para fins de autopromoção, declaração, atestado, imagem ou carta de agradecimento emitida por cliente/paciente/usuário ou familiar desse em razão de serviço profissional prestado.

E) Assumir responsabilidade técnica por serviço de fisioterapia, em caráter de urgência, quando designado ou quando for o único profissional do setor, atendendo a Resolução específica.

48. (FGV, Assembleia Legislativa-MT, 2013) De acordo com o Código de Ética Profissional de Fisioterapia e Terapia Ocupacional é proibido ao Fisioterapeuta e ao Terapeuta Ocupacional:
A) Dispensar honorários da pessoa que viva sob dependência econômica.
B) Delegar suas atribuições, salvo por motivo relevante.
C) Desempenhar sua função com exação.
D) Responsabilizar-se pelo desempenho técnico de pessoal sob sua direção.
E) Informar ao cliente o diagnóstico e o prognóstico fisioterápico.

49. (IDHTEC, Itaguatinga-PE, 2016) Quanto ao Código de Ética do Fisioterapeuta, Capítulo IV – do relacionamento com a equipe, indique a alternativa INCORRETA:
A) O fisioterapeuta, enquanto participante de equipes multiprofissionais e interdisciplinares constituídas em programas e políticas de saúde, tanto no âmbito público quanto privado, deve colaborar com os seus conhecimentos na assistência ao ser humano, devendo envidar todos os esforços para o desenvolvimento de um trabalho harmônico na equipe.
B) É dever fundamental do fisioterapeuta incentivar o pessoal sob a sua direção, coordenação, supervisão e orientação, na busca de qualificação continuada e permanente, em benefício do cliente/paciente/usuário e do desenvolvimento da profissão, respeitando sua autonomia.
C) A responsabilidade do fisioterapeuta por erro cometido em sua atuação profissional é diminuída quando cometido o erro na coletividade de uma instituição ou de uma equipe, porém, será apurada na medida de sua culpabilidade.
D) O fisioterapeuta deve reprovar quem infringir postulado ético ou dispositivo legal e representar ao Conselho Regional e Federal de Fisioterapia e de Terapia Ocupacional, de acordo com o previsto no Código de Processo Ético-Disciplinar e, quando for o caso, aos demais órgãos competentes.
E) O fisioterapeuta, ao participar de eventos culturais, científicos e políticos com colega ou outros profissionais, deve ser respeitoso e cordial para com os participantes, evitando qualquer referência que possa ofender a reputação moral, científica e política dos mesmos.

50. (OBJETIVA, Barra do Quaraí-RS, 2016) Em consonância com o Código de Ética Profissional, marcar C para as afirmativas Certas, E para as Erradas e, após, assinalar a alternativa que apresenta a sequência CORRETA:
( ) A responsabilidade do fisioterapeuta por erro cometido em sua atuação profissional não é diminuída, mesmo quando cometido o erro na coletividade de uma instituição ou de uma equipe, e será apurada na medida de sua culpabilidade.
( ) É direito do fisioterapeuta prestar assistência profissional gratuita em qualquer caso.
( ) É proibido ao fisioterapeuta revelar, sem justa causa, fato sigiloso de que tenha conhecimento em razão do exercício de sua profissão.
A) C, C, E.
B) E, C, C.
C) C, E, C.
D) E, C, E.

Gabarito

Comentário: questões sobre código de ética são pouco cobradas em provas, depende muito da banca organizadora, contudo merecem uma atenção do candidato, visto que poucos costumam revisar esse conteúdo para concursos. Vamos revisar os itens dessa questão:

I. Colocar seus serviços profissionais à disposição da comunidade, em caso de guerra, epidemia ou grave crise social, sem pleitear vantagem pessoal.

Art. 9º, inciso V (colocar seus serviços profissionais à disposição da comunidade em caso de guerra, catástrofe, epidemia ou crise social, sem pleitear vantagem pessoal incompatível com o princípio de bioética de justiça).

II. Respeitar a vida humana, jamais cooperando em ato que voluntariamente atente contra ela.

Art. 14, inciso I (respeitar a vida humana desde a concepção até a morte, jamais cooperando em ato em que voluntariamente se atente contra ela ou que coloque em risco a integridade física, psíquica, moral, cultural e social do ser humano).

III. Ceder seu nome a clínicas mesmo que não esteja atuando nelas.

Item incorreto de acordo com *art. 25, inciso VI,* na qual menciona que é *proibido ao fisioterapeuta permitir, mesmo a título gratuito, que seu nome conste do quadro de pessoal de hospital, casa de saúde, ambulatório, consultório, clínica, policlínica, escola, curso, entidade desportiva ou qualquer outra instituição, pública ou privada*, ou estabelecimento congênere, similar ou análogo, sem nele exercer as atividades de fisioterapeuta.

IV. Informar ao paciente o diagnóstico e o prognóstico fisioterápico e os objetivos de tratamento.

Art. 14, inciso V (informar ao cliente/paciente/usuário quanto à consulta fisioterapêutica, diagnóstico e prognóstico fisioterapêuticos, objetivos do tratamento, condutas e procedimentos a serem adotados, esclarecendo-o ou o seu responsável legal).

Portanto, temos os itens corretos: I, II e IV.

*Resolução COFFITO nº 424, de 08 de Julho de 2013.

Comentário: Decreto-Lei 938/69 provê sobre as profissões de fisioterapeuta e terapeuta ocupacional e no seu *art. 3º: É atividade privativa do fisioterapeuta executar métodos e técnicas fisioterápicos com a finalidade de restaurar, desenvolver e conservar a capacidade física do ciente.*

O código de ética profissional de Fisioterapia e terapia ocupacional foi aprovado pela *Resolução COFFITO nº 10, de 03/07/78.* Atenção com essa resolução que costuma ser muito cobrada em provas (*letra B*).

Resolução 80, de 09 de maio de 1987, art. 3º, menciona que *O FISIOTERAPEUTA é profissional competente para buscar todas as informações que julgar necessárias no acompanhamento evolutivo do tratamento do paciente sob sua responsabilidade*, recorrendo a outros profissionais da Equipe de Saúde, através de solicitação de laudos técnicos especializados, como resultados dos exames complementares a eles inerentes (*letra C*).

A *Lei nº 6.316, de 17/12/75* estabelece a criação do Conselho Federal e os Conselhos Regionais de Fisioterapia e Terapia Ocupacional (*letra D*).

Comentário: muita atenção nessa questão. Aqui a banca citou o art. 1º sobre a função do fisioterapeuta, porém o artigo que menciona tal função é o art. 4º: *O fisioterapeuta presta assistência ao ser humano, tanto no plano individual quanto coletivo, participando da promoção da saúde, prevenção de agravos, tratamento e recuperação da sua saúde e cuidados paliativos*, sempre tendo em vista a qualidade de vida, sem discriminação de qualquer forma ou pretexto, segundo os princípios do sistema de saúde vigente no Brasil. O art. 1º do Código de Ética cita as disposições preliminares do referido instrumento ético.

*Resolução COFFITO nº 10, de 3 de julho de 1978.

Comentário: as proibições do fisioterapeuta são muito frequentes em provas. Vejamos o art. 15:

Artigo 15 – É proibido ao fisioterapeuta:
I. *Abandonar o cliente/paciente/usuário em meio a tratamento, sem a garantia de continuidade de assistência, salvo por motivo relevante*. Caso o Fisioterapeuta tenha um motivo muito relevante ele poderá de acordo com seu código de ética abandonar o tratamento do paciente, mesmo sem garantir continuidade da assistência. Atenção, esse inciso costuma cair muito em provas!
II. *Dar consulta ou prescrever tratamento fisioterapêutico de forma não presencial, salvo em casos regulamentados pelo Conselho Federal de Fisioterapia e de Terapia Ocupacional*. Atenção na letra C com o trecho *em nenhuma hipótese*.
III. *Divulgar e prometer terapia infalível, secreta ou descoberta cuja eficácia não seja comprovada*.
IV. *Prescrever tratamento fisioterapêutico sem realização de consulta, exceto em caso de indubitável urgência*. Em casos de urgência nosso código permite prescrição de tratamento sem prévia consulta, somente nos casos de URGÊNCIA pessoal. *Letra E de acordo com o referido código*.
V. *Inserir em anúncio ou divulgação profissional, bem como expor em seu local de atendimento/trabalho, nome, iniciais de nomes, endereço, fotografia, inclusive aquelas que comparam quadros anteriores e posteriores ao tratamento realizado, ou qualquer outra referência que possibilite a identificação de cliente/paciente/usuário, salvo para divulgação em comunicações e eventos de cunho acadêmico científico, com a autorização formal prévia do cliente/paciente/usuário ou do responsável legal*.

*Resolução COFFITO nº 424, de 08 de Julho de 2013.

Comentário: caro candidato, muitas questões de ética podem ser resolvidas seguindo o bom senso ético. Vejamos essa questão:
(V) **A.** O fisioterapeuta avalia sua capacidade técnica e somente aceita atribuição ou assume encargo quando capaz de desempenho seguro para o cliente/paciente/usuário em respeito aos direitos humanos. *art. 5º do código de ética*. Esse artigo exemplifica sua capacidade de assumir funções ou encargos quando encontrar-se capacitado e seguro para tal tarefa em prol do serviço prestado ao cliente/paciente/usuário.

(V) B. O Código de Ética e Deontologia da Fisioterapia trata dos deveres do fisioterapeuta no que tange ao controle ético do exercício de sua profissão sem prejuízo de todos os direitos e prerrogativas assegurados pelo ordenamento jurídico. *Art. 1º do código de ética.*

(V) C. Para o exercício profissional da fisioterapia determina-se a inscrição no Conselho Regional da circunscrição em que atuar na forma da legislação em vigor, mantendo, obrigatoriamente, seus dados cadastrais atualizados junto ao sistema *COFFITO/CREFITOS. Art. 3º do código de ética.*

(F) D. Não constitui dever fundamental do fisioterapeuta, segundo sua área e atribuição específica, assumir responsabilidade técnica por serviço de fisioterapia, em caráter de urgência, quando designado ou quando for o único profissional do setor, atendendo à Resolução específica. Caro candidato, aqui é o detalhe da questão: a banca incluiu o NÃO para tornar o quesito incorreto. Portanto, ao analisar os itens com bom senso você acertaria essa questão.

Artigo 9º – Constituem-se deveres fundamentais do fisioterapeuta, segundo sua área e atribuição específica:

I – *Assumir responsabilidade técnica por serviço de fisioterapia, em caráter de urgência, quando designado ou quando for o único profissional do setor, atendendo a resolução específica.*

*Resolução COFFITO nº 424, de 08 de Julho de 2013.

Comentário: questão de fácil resolução e requer do candidato atenção e discernimento das alternativas. Vejamos:

Concorrer, menos a título de solidariedade, para que outrem pratique crime, contravenção penal ou ato que infrinja postulado ético-profissional. *Esse trecho é uma proibição de acordo com o art. 26º, inciso II*. Delegar suas atribuições a pessoa não habilitada é totalmente proibido ao fisioterapeuta, aqui cabe o bom senso ético. De acordo com o *art. 8º, inciso XXII* é proibido ao fisioterapeuta e ao terapeuta ocupacional, nas respectivas áreas de atuação, desviarem, para serviço particular cliente que esteja em atendimento fisioterapêutico em outra instituição. Por fim, é permitido ao fisioterapeuta recusar seus serviços profissionais a colega que deles necessite quando motivo relevante justifique o procedimento.

*Resolução COFFITO nº 10, de 3 de julho de 1978.

7 | GABARITO OFICIAL DA BANCA D

Comentário: geralmente as bancas de concurso costumam cobrar em provas as proibições e deveres do fisioterapeuta de acordo com Código de Ética. Por isso, candidato, revise de forma detalhada esses assuntos.

1. **(F) → Artigo 35:** é proibido ao fisioterapeuta, *inclusive na condição de docente*, manifestar, divulgar ou fomentar conteúdo que atente de forma depreciativa contra órgão e entidades de classe, assim como a moral de seus respectivos representantes, utilizando-se de qualquer meio de comunicação. *Cuidado, as bancas costumam trocar alguns termos, tais como: inclusive por exceto e vice-versa. Sempre recorra ao texto da resolução!*

Legislação Profissional do Fisioterapeuta **575**

2. **(V) → Artigo 9º:** constituem-se deveres fundamentais do fisioterapeuta, segundo sua área e atribuição específica:
   Inciso V: colocar seus serviços profissionais à disposição da comunidade em caso de guerra, catástrofe, epidemia ou crise social sem pleitear vantagem pessoal incompatível com o princípio de bioética de justiça. Tal qual o texto da resolução.

3. **(V) → Artigo 9º:** Constituem-se deveres fundamentais do fisioterapeuta, segundo sua área e atribuição específica:
   Inciso VI: oferecer ou divulgar seus serviços profissionais de forma compatível com a dignidade da profissão e a leal concorrência;

4. **(V) → Artigo 34:** É *recomendado* ao fisioterapeuta, com vistas à *responsabilidade social e consciência política*, pertencer a entidades associativas da classe, de caráter cultural, social, científico ou sindical, em nível local ou nacional, em que exerce sua atividade profissional. Muito cuidado com esse artigo. As bancas costumam trocar palavras para induzir ao erro, tais como: nível estadual ou federal.

5. **(V) → Artigo 8º:** É proibido ao fisioterapeuta e ao terapeuta ocupacional nas respectivas áreas de atuação:
   Inciso IV: prescreverem medicamento ou praticar ato cirúrgico.

   De acordo com a banca, o gabarito oficial é *letra D*; Contudo, diante da nossa revisão poderíamos anular essa questão, visto que estão corretas: 2, 3, 4 e 5.

Resolução COFFITO nº 424, de 08 de Julho de 2013.

Comentário: candidato, muita atenção aos detalhes de alguns artigos do Código de Ética, pois podem surgir pegadinhas na questão.

- **(F) I.** A atualização cadastral deve ocorrer minimamente a cada semestre, respeitadas as regras específicas quanto ao recadastramento nacional.

  Muita atenção à pegadinha desse item. De acordo com o artigo 3º, § 2º, essa *atualização cadastral deve ocorrer minimamente a cada ano e não a cada semestre como menciona esse item*.

- **(V) II.** O fisioterapeuta deve portar sua identificação profissional sempre que em exercício.
  Artigo 3º, § 1º.

- **(V) III.** O fisioterapeuta deve ser pontual no cumprimento das obrigações pecuniárias inerentes ao exercício da fisioterapia.
  Artigo 29.

Resolução COFFITO nº 424, de 08 de Julho de 2013.

Comentário: candidato, atenção nessa questão: um simples detalhe torna uma alternativa incorreta. Esse fato pode ser observado na *letra A*: abandonar o paciente/cliente/usuário em meio a tratamento sem a garantia de continuidade de assistência, *incluindo motivo relevante. Lembre-se desses termos trocados*. O correto seria salvo por motivo relevante. Todas as demais alternativas estão corretas de acordo com artigo 15.

B) Inciso II.
C) Inciso III.

D) Inciso IV.
E) Inciso V.

Resolução COFFITO nº 424, de 08 de Julho de 2013.

Comentário: deveres fundamentais estão sendo frequentes em provas. Revise essa parte do referido código.

Artigo 9º: constituem-se deveres fundamentais do fisioterapeuta, segundo sua área e atribuição específica:

I. *Assumir responsabilidade técnica por serviço de fisioterapia, em caráter de urgência*, quando designado ou quando for o único profissional do setor, atendendo a resolução específica (*letra A*).

II. Exercer sua atividade com zelo, probidade e decoro e obedecer aos preceitos da ética profissional, da moral, do civismo e das leis em vigor, preservando a honra, o prestígio e as tradições de sua profissão.

III. *Utilizar todos os conhecimentos técnico-científicos* a seu alcance e aprimorá-los contínua e permanentemente para promover a saúde e prevenir condições que impliquem perda da qualidade da vida do ser humano (*letra B*).

IV. Manter segredo sobre fato sigiloso de que tenha conhecimento em razão de sua atividade profissional e exigir o mesmo comportamento do pessoal sob sua direção, *salvo situações previstas em lei. Aqui a banca trocou o termo SALVO por MESMO. Atenção a essa troca de termos da banca! Letra C incorreta*.

V. Colocar seus serviços profissionais à disposição da comunidade em caso de guerra, catástrofe, epidemia ou crise social sem pleitear vantagem pessoal incompatível com o princípio de bioética de justiça.

VI. Oferecer ou divulgar seus serviços profissionais de forma compatível com a dignidade da profissão e a leal concorrência.

VII. Cumprir os Parâmetros Assistenciais e o Referencial Nacional de Procedimentos Fisioterapêuticos normatizados pelo COFFITO (*letra D*).

VIII. Cumprir e fazer cumprir os preceitos contidos neste Código, independente da função ou cargo que ocupa, e levar ao conhecimento do Conselho Regional de Fisioterapia e de Terapia Ocupacional o ato atentatório a qualquer de seus dispositivos, salvo as situações previstas em legislação específica.

Resolução COFFITO nº 424, de 08 de Julho de 2013.

11 C

Comentário: as proibições ao fisioterapeuta incluem diversos artigos do código. Revise os seguintes artigos: 10, 15, 25, 30, 32, 35, 39, 40 e 44.

I. Induzir a convicções políticas, filosóficas, morais, ideológicas e religiosas quando no exercício de suas funções profissionais.

Artigo 10, inciso VIII.

II. Autorizar a utilização ou não coibi-la, mesmo a título gratuito, de seu nome ou de sociedade que seja sócio para atos que impliquem a mercantilização da saúde e da fisioterapia em detrimento da responsabilidade social e socioambiental.

Artigo 10, inciso IV.

III. Deixar de comunicar ao Conselho Regional de Fisioterapia e de Terapia Ocupacional recusa, demissão ou exoneração de cargo, função ou emprego que foi motivada pela necessidade de preservar os legítimos interesses de sua profissão.
Artigo 10, inciso IX.
IV. Divulgar, para fins de autopromoção, declaração, atestado, imagem ou carta de agradecimento emitida por cliente/paciente/usuário ou familiar deste em razão de serviço profissional prestado.
Artigo 10, inciso V. Podemos observar que a banca não teve nenhum trabalho de modificar os artigos, apenas de copiar os trechos para elaboração dessa questão. Portanto, não observamos nenhum item errado de acordo com o artigo 10.
Resolução COFFITO nº 424, de 08 de Julho de 2013.

Comentário: caro candidato, alguns artigos do nosso código não são complexos. Basta uma análise minuciosa do texto para saber se é coerente. Vamos analisar os itens a seguir:
(V) I. Protege o cliente/paciente/usuário e a instituição/programa em que trabalha contra danos decorrentes de imperícia, negligência ou imprudência por parte de qualquer membro da equipe de saúde, advertindo o profissional faltoso. (*Artigo 6º.*)
(V) II. Deve comunicar à chefia imediata da instituição em que trabalha ou à autoridade competente fato que tenha conhecimento que seja tipificado como crime, contravenção ou infração ética. (*Artigo 7º.*)
(V) III. Deve se atualizar e aperfeiçoar seus conhecimentos técnicos, científicos e culturais, amparando-se nos princípios da beneficência e da não maleficência, no desenvolvimento de sua profissão, inserindo-se em programas de educação continuada e de educação permanente. (*Artigo 8º.*)
Podemos observar que a banca copiou tal qual a resolução a fim de criar os quesitos da referida questão. Atenção, muitas organizadoras costumam realizar a transcrição dos artigos sem nenhuma modificação na escrita.
Resolução COFFITO nº 424, de 08 de Julho de 2013.

13 B

Comentário: as bancas adoram essa parte do Código de Ética sobre proibições. Nessa questão podemos analisar de forma coerente que *oferecer ou divulgar seus serviços profissionais de forma compatível com a dignidade da profissão e a leal concorrência* não é uma proibição, mas um dever fundamental do fisioterapeuta. As demais alternativas são proibições de acordo com nosso Código de Ética profissional. Candidato, procure interpretar as alternativas com clareza e bom senso. Isso vai ajudar na resolução de questões sobre esse assunto.
Resolução COFFITO nº 424, de 08 de Julho de 2013.

14 D

Comentário: podemos observar mais uma questão sobre PROIBIÇÕES. Vejamos que essa questão é semelhante à anterior. Atente na *letra A*, que menciona um dever fundamental do Fisioterapeuta: oferecer ou divulgar seus serviços profissionais de forma compatível com a dignidade da profissão e a leal concorrência (*Artigo 9º, inciso VI*). A

letra B apresenta descrição do *Artigo 7º* – O fisioterapeuta deve comunicar à chefia imediata da instituição em que trabalha ou à autoridade competente fato de que tenha conhecimento que seja tipificado como crime, contravenção ou infração ética. Advertir colegas por danos decorrentes de imperícia, negligência ou imprudência é descrito no *Artigo 6º*. Por fim, a *letra D* descreve uma proibição referenciada no *Artigo 39 – É proibido ao fisioterapeuta prestar assistência profissional gratuita ou a preço ínfimo, ressalvado o disposto no Artigo 38, entendendo-se por preço ínfimo valor inferior ao Referencial Nacional de Procedimentos Fisioterapêuticos.*
*Resolução COFFITO nº 424, de 08 de Julho de 2013.

Comentário: antes de iniciar a resolução dessa questão procure destacar o termo INCORRETO no enunciado da questão. Isso evita que você marque de forma equivocada a resposta correta. Analisando as alternativas:

- **(V) A.** O fisioterapeuta tem autonomia para avaliar e decidir quanto à necessidade de submeter o cliente à fisioterapia, mesmo quando o tratamento é solicitado por outro profissional. *Fisioterapeuta é um profissional autônomo no que diz respeito a sua conduta de prescrição ou não de fisioterapia para seu paciente, mesmo quando este tiver sido encaminhado por outro profissional.*

- **(F) B.** O estrangeiro que se graduar em fisioterapia no Brasil precisa se submeter a uma prova de proficiência em língua portuguesa para poder receber o seu diploma. *Somente aqueles candidatos de países que não tenham o português como língua oficial ou predominante devem ter o domínio do idioma com aprovação no Certificado de Proficiência em Língua Portuguesa para Estrangeiros.*

- **(V) C.** *É vedado ao fisioterapeuta executar tratamento sem o consentimento do cliente ou de seu responsável legal (Artigo 10, inciso II, alínea d).*

- **(V) D.** O fisioterapeuta pode solicitar o seu afastamento do caso se ocorrerem situações que prejudiquem a relação com seu paciente ou o pleno desempenho de suas atribuições profissionais. Por ser uma atitude coerente é permitido ao profissional tal comportamento a fim de evitar prejuízo da relação paciente-profissional.

- **(V) E.** O fisioterapeuta deve zelar para que o prontuário do cliente permaneça fora do alcance de estranhos à equipe da saúde. *Artigo 13.*

*Resolução COFFITO nº 424, de 08 de Julho de 2013.

Comentário: questão muito bem elaborada, vamos analisar os itens e citar alguns pontos importantes:

- **A.** Desde que autorizados pelos pacientes, os fisioterapeutas podem divulgar terapia ou descoberta experimental cuja eficácia ainda não tenha sido reconhecida pelos organismos competentes. *Totalmente proibida tal atitude segundo nosso código de ética em seu Artigo 15, inciso III.* (*INCORRETO.*)

- **B.** Os fisioterapeutas que atuam apenas como funcionários públicos não precisam estar registrados no CREFITO. *Todo e qualquer profissional fisioterapeuta ou terapeuta ocupacional, seja ele funcionário público ou não, precisa estar registrado no respectivo CREFITO de sua região.* (*INCORRETO.*)

C. Cursos de pós-graduação profissional oferecidos por associações de especialistas não precisam ser autorizados pelo COFFITO para serem reconhecidos por aquele órgão, sendo necessária, apenas, uma autorização do MEC. De acordo com o *artigo 11 da Resolução nº 336, de 08 de novembro de 2007: o COFFITO registrará títulos de especialidade profissional concedidos pelas associações de especialistas de abrangência em todo o território nacional, por área de especialidade, com ele conveniadas.* (*INCORRETO*.)

D. Compete ao fisioterapeuta definir a programação do tratamento fisioterápico, o tipo de agente a ser empregado, a região do corpo onde o agente será utilizado, bem como o número de sessões necessárias ao tratamento. *Totalmente coerente de acordo com nossa conduta ética e profissional.* (*CORRETO*.)

E. O Código de Ética autoriza o fisioterapeuta a realizar atos considerados privativos de terapeuta ocupacional e vice-versa. Esse evento é totalmente equivocado. Sabemos que o fisioterapeuta e o terapeuta ocupacional têm atividades privativas de cada profissão. (*INCORRETO*.)

17 A

Comentário: questão bem minuciosa e que requer muita atenção aos detalhes. Caro candidato, observe o texto do item A: A responsabilidade do fisioterapeuta por erro cometido em sua atuação profissional, é *diminuída* quando cometido o erro na coletividade de uma instituição ou de uma equipe. Pegadinha essa alternativa, vejamos o *Artigo 18 – A responsabilidade do fisioterapeuta por erro cometido em sua atuação profissional não é diminuída, mesmo quando cometido o erro na coletividade de uma instituição ou de uma equipe, e será apurada na medida de sua culpabilidade*. Então preste muita atenção para esses detalhes fundamentais.

Artigo 31: o fisioterapeuta, no exercício da Responsabilidade Técnica, deve cumprir a resolução específica, a fim de garantir os aspectos técnicos, éticos e bioéticos, reconhecidos e normatizados pelo Conselho Federal de Fisioterapia e de Terapia Ocupacional (*letra B*).

Artigo 9º: constituem-se deveres fundamentais do fisioterapeuta segundo sua área e atribuição específica: V – Colocar seus serviços profissionais à disposição da comunidade em caso de guerra, catástrofe, epidemia ou crise social sem pleitear vantagem pessoal incompatível com o princípio de bioética de justiça (*letra C*).

Letra D apresenta uma conduta totalmente coerente e ética do fisioterapeuta.

*Resolução COFFITO nº 424, de 08 de Julho de 2013.

18 B

Comentário: ética é o conjunto de regras e preceitos de ordem valorativa e moral de um indivíduo, de um grupo social ou de uma sociedade. Nem todos os resultados negativos ocorrem por erro ético. Podemos nos deparar com o erro humano ou ainda erros estruturais de determinado local de trabalho. Portanto, *letra A* incoerente. *Podemos observar nossa alternativa correta como sendo* letra B, *visto que para tratarmos determinado paciente precisamos estar aptos técnica e cientificamente para a efetividade do tratamento*.

Deontologia: compreendida como o estudo dos deveres e limites profissionais.

Diceologia: compreendida como o estudo dos direitos profissionais.

19 A

Comentário: de acordo com o caso explanado no enunciado da questão e seguindo o Código de Ética Profissional da Fisioterapia, podemos afirmar que elaborar diagnóstico funcional e solicitar radiogramas são condutas coerentes de acordo com a ética profissional. Portanto, *itens I e III corretos*. Prescrição de medicamento descrito no item II está referenciada no *Artigo 8º*. É proibido ao fisioterapeuta e ao terapeuta ocupacional nas respectivas áreas de atuação:

Inciso IV – prescrever medicamento ou praticar ato cirúrgico. *Portanto, apenas item II é uma proibição.*

*Resolução COFFITO nº 10, de 3 de julho de 1978.

20 C

Comentário: candidato, muita destreza ao resolver questões sobre proibições. Nessa questão, a organizadora elaborou uma pegadinha crucial no *artigo 10, inciso II*:

É proibido ao fisioterapeuta:

I. Negar a assistência ao ser humano ou à coletividade em caso de indubitável urgência.

II. *Recomendar, prescrever* e *executar tratamento ou nele colaborar* quando:

a) **Desnecessário**. Observem a *letra D* na qual a banca simplesmente citou o termo NECESSÁRIO. Sendo assim, permitida e não proibida ao fisioterapeuta tal conduta, interpretem detalhadamente esses termos para não marcarem o item errado. Ainda no *Artigo 10, inciso V*, observamos uma proibição citada na *letra C* da questão (*divulgar, para fins de autopromoção, declaração, atestado, imagem ou carta de agradecimento emitida por cliente/paciente/ usuário ou familiar deste em razão de serviço profissional prestado*).

Atenção nas *alternativas A e B*, a banca retirou a palavra *DEIXAR* no início dos respectivos incisos. Vejamos:

Artigo 10: é proibido ao fisioterapeuta:

VI: *deixar* de atender a convocação do Conselho Regional de Fisioterapia e de Terapia Ocupacional a que pertencer ou do Conselho Federal de Fisioterapia e de Terapia Ocupacional.

IX: *deixar* de comunicar ao Conselho Regional de Fisioterapia e de Terapia Ocupacional recusa, demissão ou exoneração de cargo, função ou emprego, que foi motivada pela necessidade de preservar os legítimos interesses de sua profissão.

*Resolução COFFITO nº 424, de 08 de Julho de 2013.

21 C

Comentário: caro candidato, caso você tenha feito uma leitura detalhada das questões anteriores irá perceber que essa questão é igual à de nº 8 deste capítulo. Portanto, veja que as bancas costumam copiar questões de outras organizadoras. *Atenção!*

(F) I. A atualização cadastral deve ocorrer minimamente a cada semestre, respeitadas as regras específicas quanto ao recadastramento nacional.

Muita atenção à pegadinha desse item. De acordo com o artigo 3º, § 2º, essa *atualização cadastral deve ocorrer minimamente a cada ano e não a cada semestre como menciona este item.*

Legislação Profissional do Fisioterapeuta **581**

(V) II. O fisioterapeuta deve portar sua identificação profissional sempre que em exercício.
Artigo 3º, § 1º.

(V) III. O fisioterapeuta deve ser pontual no cumprimento das obrigações pecuniárias inerentes ao exercício da fisioterapia.
Artigo 29.
*Resolução COFFITO nº 424, de 08 de Julho de 2013.

Comentário: veja que um detalhe torna a *alterativa B* incorreta: para estabelecer diagnóstico fisioterapêutico o profissional fisioterapeuta poderá coletar os dados dos pacientes (anamnese), porém *não é de sua competência solicitar exames complementares*. Sabemos que é de suma importância a solicitação de exames complementares pelo fisioterapeuta. Essa conduta está descrita na *Resolução nº 04 do Conselho Nacional de Educação, artigo 5º, inciso VI,* que enumera como *competência do fisioterapeuta realizar consultas, avaliações e reavaliações do paciente colhendo dados, solicitando, executando e interpretando exames propedêuticos e complementares.* Letras A, C e D corretas de acordo com Código de Ética.

Comentário: essa resolução estabelece um novo código de ética da Fisioterapia. Portanto, atenção no enunciado da questão para saber em qual resolução foi baseada. Vejamos quais artigos foram extraídos para elaboração dos itens da questão:

(V) O fisioterapeuta deve se responsabilizar pela elaboração do diagnóstico fisioterapêutico, instituir e aplicar o plano de tratamento e conceder alta para o cliente/paciente/usuário, ou, quando julgar necessário, encaminhá-lo ele a outro profissional (*Artigo 12*).

(V) Constitui-se dever fundamental do fisioterapeuta respeitar o natural pudor e a intimidade do cliente/paciente/usuário (*Artigo 14, inciso III*).

(V) É proibido ao fisioterapeuta divulgar e prometer terapia infalível, secreta ou descoberta cuja eficácia não seja comprovada (*Artigo 15, inciso III*).
*Resolução COFFITO nº 424, de 08 de Julho de 2013.

Comentário: honorário do fisioterapeuta, segundo o Código de Ética, não é um assunto muito cobrado em concursos. Atenção nos seguintes artigos:

Artigo 38: o fisioterapeuta pode deixar de cobrar honorários por assistência prestada a:

I. Ascendente, descendente, colateral, afim ou pessoa que viva sob sua dependência econômica.

II. Colega ou pessoa que viva sob a dependência econômica deste, ressalvado o recebimento do valor do material porventura despendido na prestação da assistência;

III. *Pessoa reconhecidamente hipossuficiente de recursos econômicos.*

Artigo 40: é proibido ao fisioterapeuta:

I. *Afixar valor de honorários fora do local da assistência fisioterapêutica ou promover sua divulgação de forma incompatível com a dignidade da profissão ou que implique concorrência desleal.*

II. Cobrar honorários de cliente/paciente/usuário em instituição que se destina à prestação de serviços públicos ou receber remuneração de *cliente/paciente/usuário* como complemento de salários ou de honorários;

III. *Obter vantagem pelo encaminhamento de procedimentos, pela comercialização de órteses ou produtos de qualquer natureza, cuja compra decorra da influência direta em virtude de sua atividade profissional.*

(F) É proibido ao fisioterapeuta deixar de cobrar honorários por assistência prestada a pessoa reconhecidamente hipossuficiente de recursos econômicos. Nesse caso é proibido cobrar honorários no caso descrito no *artigo 38, inciso III*.

(F) O fisioterapeuta pode obter vantagens pelo encaminhamento de procedimentos ou pela comercialização de órteses e produtos de qualquer natureza, cuja compra decorra da influência direta em virtude de sua atividade profissional. Atenção, é proibido ao fisioterapeuta obter esse tipo de vantagem descrito no *artigo 40, inciso III*.

(F) O fisioterapeuta pode afixar valor de honorários fora do local de assistência fisioterapêutica. De forma nenhuma o fisioterapeuta poderá realizar tal atitude observada no *artigo 40, inciso I*.

*Resolução COFFITO nº 424, de 08 de Julho de 2013.

25 C

Comentário: candidato, observe que as bancas estão elaborando suas questões com base no novo código de ética. Por isso, revise a Resolução nº 424, de 8 de julho de 2013. Vamos analisar cada item e relacionar com os respectivos artigos:

(V) I. Para o exercício profissional da fisioterapia determina-se a inscrição no Conselho Regional da circunscrição em que atuar na forma da legislação em vigor, mantendo obrigatoriamente seus dados cadastrais atualizados junto ao sistema COFFITO/CREFITOS (*Artigo 3º da Res. 424/13*).

(F) II. O fisioterapeuta protege o cliente/paciente/usuário e a instituição/programa em que trabalha contra danos decorrentes de imperícia, negligência ou imprudência por parte de qualquer membro da equipe de saúde *sem poder advertir o profissional faltoso*. Atenção com esse trecho final do quesito, pois *o fisioterapeuta* de acordo com o *artigo 6º pode nessa situação advertir o profissional faltoso*.

(V) III. O fisioterapeuta presta assistência ao ser humano, tanto no plano individual quanto coletivo, participando da promoção, prevenção e recuperação da sua saúde, bem como estabelece a diagnose, a avaliação e o acompanhamento do histórico ocupacional de pessoas, famílias, grupos e comunidades, por meio da interpretação do desempenho ocupacional dos papéis sociais contextualizados, sem discriminação de qualquer forma ou pretexto, segundo os princípios do sistema de saúde vigentes no Brasil (*Artigo 4º da Res. 424/13*).

(F) IV. O fisioterapeuta avalia sua capacidade técnica e somente aceita atribuição ou assume encargo quando incapaz de desempenho seguro para o cliente/paciente/usuário em respeito aos direitos humanos. Muito cuidado com os termos que as organizadoras costumam trocar. Aqui a banca alterou CAPAZ por INCAPAZ, tornando o item errado (*Artigo 5º da Res. 424/13*).

De acordo com a questão os itens incorretos são: II e IV.

Comentário: muita atenção com essa questão, você pode fazer a primeira leitura e concluir que todos os itens estão corretos. Contudo, cabe ao *Conselho Federal de Fisioterapia e de Terapia Ocupacional zelar pela observância dos princípios deste código, funcionar como Conselho Superior de Ética e Deontologia Profissional, além de firmar jurisprudência e atuar nos casos omissos* e não um dever fundamental. Esse trecho está descrito no artigo 1º, § 1º. As demais alternativas são deveres fundamentais de acordo com o Código de Ética e Deontologia da Fisioterapia.

*Resolução COFFITO nº 424, de 08 de Julho de 2013.

Comentário: atenção às questões sobre esse assunto. Alguns detalhes são essenciais na resolução. Vamos revisar cada alternativa:

(F) A. É direito do fisioterapeuta inserir em anúncio ou divulgação profissional fotografias que comparam quadros anteriores e posteriores ao tratamento realizado, desde que tenha a autorização formal prévia do cliente/paciente/usuário ou do responsável legal. *É proibido e não direito do fisioterapeuta efetuar tal atitude, artigo 15.*

(F) B. É direito do fisioterapeuta substituir a titulação de fisioterapeuta por expressões genéricas, tais como: terapeuta corporal, terapeuta de mão, terapeuta funcional, terapeuta holístico, repegista, quiropraxista, osteopata, pilatista, esteticista, entre outros, desde que apresente o curso de aperfeiçoamento na área. *Mais um caso de proibição de acordo com artigo 30, inciso IV.*

(F) C. É permitido ao fisioterapeuta cobrar honorários de cliente/paciente/usuário em instituição que se destina à prestação de serviços públicos ou receber remuneração de cliente/paciente/usuário como complemento de salários ou de honorários desde que haja um acordo/contrato com o órgão público ao qual presta serviços. *Caso de proibição segundo o artigo 40, inciso II.*

(V) D. É permitido ao fisioterapeuta que atua em serviço multiprofissional divulgar sua atividade profissional em anúncio coletivo, observando os preceitos deste código e a dignidade da profissão. *Artigo 49.*

28 A

Comentário: recomendo a todos que revisem de forma detalhada os atos normativos de fisioterapia, visto que são muito cobrados em provas de concursos.

(V) Segundo o Decreto-Lei nº 938 de 13 de outubro de 1969, art. 3º, é atividade privativa do fisioterapeuta executar métodos e técnicas fisioterápicas com a finalidade de restaurar, desenvolver e conservar a capacidade física do paciente.

(F) Segundo o Decreto-Lei nº 938 de 13 de outubro de 1969, art. 4º, *é atividade privativa do fisioterapeuta* executar métodos e técnicas terapêuticas e recreacionais com a finalidade de restaurar, desenvolver e conservar a capacidade mental do paciente. Atenção com a pegadinha da banca. Esse *artigo 4º descreve a atividade privativa do Terapeuta Ocupacional.*

(V) Constituem atos privativos do fisioterapeuta prescrever, ministrar, supervisionar terapia física que objetive preservar, manter, desenvolver ou restaurar integridade de órgão, sistema ou função do corpo humano. *Artigo 3º da RESOLUÇÃO nº 08, DE 20 DE FEVEREIRO DE 1978 – Aprova as normas para habilitação ao exercício das profissões de fisioterapeuta e terapeuta ocupacional e dá outras providências. Candidato com a resposta dos três primeiros itens, já teríamos a resposta sendo* letra A. *Procure sempre eliminar alternativas em provas.*

(F) O fisioterapeuta pode fazer uso de ação isolada ou concomitante de agente termoterápico ou crioterápico, hidroterápico, aeroterápico, fototerápico, eletroterápico ou sonidoterápico, bem como *prescrever fármacos* para atingir seus objetivos desde que indique a duração e dosagem.

Atenção à *RESOLUÇÃO nº 08, de 20 de 20 de fevereiro de 1978, artigo 3º – Constituem atos privativos do fisioterapeuta prescrever, ministrar e supervisionar terapia física, que objetive preservar, manter, desenvolver ou restaurar a integridade de órgão, sistema ou função do corpo humano, por meio de:*

I. *Ação, isolada ou concomitante, de agente termoterápico ou crioterápico, hidroterápico, aeroterápico, fototerápico, eletroterápico ou sonidoterápico*, determinando:

  a) O objetivo da terapia e a programação para atingi-lo.

  b) A fonte geradora do agente terapêutico, com a indicação de particularidades na utilização da mesma, quando for o caso.

  c) A região do corpo do cliente a ser submetida à ação do agente terapêutico;

  d) A dosagem da frequência do número de sessões terapêuticas com a indicação do período de tempo de duração de cada uma.

  e) A técnica a ser utilizada.

(V) São atribuições do fisioterapeuta que presta assistência à saúde do trabalhador promover ações profissionais, de alcance individual e/ou coletivo, preventivas a intercorrências de processos cinesiopatológicos, bem como prescrever a prática de procedimentos cinesiológicos compensatórios às atividades laborais e do cotidiano, sempre que diagnosticar sua necessidade *(Resolução 259, de 18 de dezembro de 2003, artigo 1º, incisos I e II).*

Comentário: questão simples e cabe a todos os fisioterapeutas e terapeutas ocupacionais terem conhecimento da carga horária estabelecida pela *Lei 8.856, de 1º de março de 1994*. Essa fixa a Jornada de Trabalho dos Profissionais Fisioterapeuta e Terapeuta Ocupacional:

Artigo 1º: os profissionais Fisioterapeuta e Terapeuta Ocupacional ficarão sujeitos à prestação máxima de 30 horas semanais de trabalho.

Comentário: questões sobre as proibições são cobradas de forma exorbitante em concursos. Sempre revise esse assunto quanto à legislação profissional.

Artigo 10: é proibido ao fisioterapeuta:

I. Negar a assistência ao ser humano ou à coletividade em caso de indubitável urgência.

II. Recomendar, prescrever e executar tratamento ou nele colaborar, quando:

a) Desnecessário.
b) Proibido por lei ou pela ética profissional.
c) *Atentatório à moral ou à saúde do cliente/paciente/usuário.*
d) Praticado sem o consentimento formal do cliente/paciente/usuário ou de seu representante legal ou responsável quando se tratar de menor ou incapaz.
Resolução COFFITO nº 424, de 08 de Julho de 2013.

Comentário: o *Decreto-Lei nº 6.316/75* estabelece a *criação do Conselho Federal e os Conselhos Regionais de Fisioterapia e Terapia Ocupacional e dá outras providências.*

Código de Ética Profissional de Fisioterapia e Terapia Ocupacional aprovado pela Resolução COFFITO – 10 de 3 de julho de 1978.

Resolução nº 424, DE 08 DE JULHO DE 2013. (D.O.U. nº 147, Seção 1, de 01/08/2013) Estabelece o Código de Ética e Deontologia da Fisioterapia. Atenção com essas duas últimas resoluções sobre o código de ética.

Resolução COFFITO nº 424, de 08 de Julho de 2013.

Comentário: atenção, candidato, com essa questão. A banca elaborou com base no Código de Ética Profissional de Fisioterapia e Terapia Ocupacional aprovado pela Resolução COFFITO nº 10 de 3 de Julho de 1978. Portanto, muita atenção.

Artigo 7º: São deveres do fisioterapeuta e do terapeuta ocupacional nas respectivas áreas de atuação:

I. Exercer sua atividade com zelo, probidade e decoro e obedecer aos preceitos da ética profissional, da moral, do civismo e das leis em vigor, preservando a honra, o prestígio e as tradições de suas profissões (*letra D*).

III. Prestar assistência ao indivíduo, respeitados a dignidade e os direitos da pessoa humana, independentemente de qualquer consideração relativa à etnia, nacionalidade, credo político, religião, sexo e condições socioeconômica e cultural de modo que a prioridade no atendimento obedeça exclusivamente a razões de urgência (*letra A*).

IV. Utilizar todos os conhecimentos técnicos e científicos a seu alcance para prevenir ou minorar o sofrimento do ser humano e evitar o seu extermínio (*letra B*).

V. Respeitar o natural pudor e a intimidade do cliente (*letra C*).

VII. Informar ao cliente quanto ao diagnóstico e prognóstico fisioterápico e/ou terapêutico ocupacional e objetivos do tratamento, *salvo quando tais informações possam causar-lhe dano* (*letra E*). Pegadinha da banca, candidato. Fique atento!

Resolução 10, de 3 de julho de 1978.

Comentário: mais uma vez, a organizadora tomou como base a Resolução COFFITO-10 de 3 de julho de 1978. Vejamos:

Artigo 28: o fisioterapeuta e o terapeuta ocupacional, na fixação de seus honorários, consideram como parâmetros básicos:

I. Condições socioecômicas da região.

II. Condições em que a assistência foi prestada: hora, local, distância, urgência e meio de transporte utilizado.

III Natureza da assistência prestada e tempo despendido.

IV. Complexidade do caso

Observe que a banca tenta induzir você ao erro ao colocar: condições socioeconômicas do paciente, porém sabemos que o que contam são as *condições socioecômicas da região*. Cuidado com essa astúcia da organizadora!

Comentário: observe que agora a organizadora elaborou a questão com base na Resolução nº 424, de 08 de julho de 2013, que estabelece o novo Código de Ética e Deontologia da Fisioterapia. Portanto, vamos analisar os quesitos com base nessa resolução.

(C) O fisioterapeuta presta assistência ao ser humano, tanto no plano individual quanto coletivo, participando da promoção da saúde, prevenção de agravos, tratamento e recuperação da sua saúde e cuidados paliativos, sempre tendo em vista a qualidade de vida, sem discriminação de qualquer forma ou pretexto, segundo os princípios do sistema de saúde vigente no Brasil (*Artigo 4º*).

(C) O fisioterapeuta deve comunicar à chefia imediata da instituição em que trabalha ou à autoridade competente fato que tenha conhecimento de que seja tipificado como crime, contravenção ou infração ética (*Artigo 7º*). *Lembre-se da dica de eliminar as alternativas e observe que com dois itens já teríamos nossa resposta sendo* letra A.

(E) O fisioterapeuta *deve* divulgar, para fins de autopromoção, declaração, atestado, imagem ou carta de agradecimento emitida por cliente/paciente/usuário ou familiar dele, em razão de serviço profissional prestado. Essa forma de divulgação é uma proibição de acordo com o artigo 10, inciso V. Fique ligado com a troca de palavras!

35 C

Comentário: seguindo o mesmo embasamento da questão anterior podemos nos ater à Resolução nº 424, de 8 de julho de 2013, em seu *artigo 12* – O fisioterapeuta deve se responsabilizar pela elaboração do diagnóstico fisioterapêutico, *instituir* e aplicar o plano de tratamento e *conceder* alta para o cliente/paciente/usuário ou, quando julgar necessário, encaminhar o mesmo a outro profissional.

Comentário: candidato, muita atenção nessa questão. Aqui a banca faz referência ao CAPÍTULO V – *Das Responsabilidades no Exercício da Fisioterapia*:

Artigo 26: O fisioterapeuta deve atuar em consonância com a política nacional de saúde, promovendo os preceitos da saúde coletiva no desempenho das suas funções, cargos e cidadania, independentemente de exercer a profissão no setor público ou privado.

Artigo 27: *O fisioterapeuta deve empenhar-se na melhoria das condições da assistência fisioterapêutica e nos padrões de qualidade dos serviços de fisioterapia no que concerne às políticas públicas, à educação sanitária e às respectivas legislações* (*Letra D*).

Artigo 28: O fisioterapeuta deve ser solidário aos movimentos em defesa da dignidade profissional, seja por remuneração condigna, seja por condições de trabalho compatíveis com o exercício ético-profissional e seu aprimoramento.

Artigo 29: O fisioterapeuta deve ser pontual no cumprimento das obrigações pecuniárias inerentes ao exercício da fisioterapia.

Vamos analisar as demais alternativas para que você revise o conteúdo:

A) Enquanto participante de equipes multiprofissionais e interdisciplinares constituídas em programas e políticas de saúde, tanto no âmbito público quanto privado, deve colaborar com os seus conhecimentos na assistência ao ser humano, devendo envidar todos os esforços para o desenvolvimento de um trabalho harmônico na equipe.
CAPÍTULO IV – DO RELACIONAMENTO COM A EQUIPE – Artigo 16.

B) Deve zelar para que o prontuário do cliente/paciente/usuário permaneça fora do alcance de estranhos à equipe de saúde da instituição, salvo quando outra conduta seja expressamente recomendada pela direção da instituição e que tenha amparo legal.
CAPÍTULO III – DO RELACIONAMENTO COM O CLIENTE/PACIENTE/USUÁRIO – Artigo 13.

C) Deve responsabilizar-se pela elaboração do diagnóstico fisioterapêutico, instituir e aplicar o plano de tratamento e conceder alta para o cliente/paciente/usuário ou, quando julgar necessário, encaminhar o mesmo a outro profissional.
CAPÍTULO III – DO RELACIONAMENTO COM O CLIENTE/PACIENTE/USUÁRIO – Artigo 12.

E) por sua atuação nos órgãos de representação política e profissional, deve participar da determinação de condições justas de trabalho e do aprimoramento técnico, científico e cultural para o exercício da profissão.
CAPÍTULO VII – DO FISIOTERAPEUTA PERANTE AS ENTIDADES DE CLASSE – Artigo 33.

Resolução COFFITO nº 424, de 08 de julho de 2013.

Comentário: reforçando o aviso para que você nunca deixe de estudar as proibições, as organizadoras adoram essa parte do código de ética.

Artigo 10: é proibido ao fisioterapeuta:

I. Negar a assistência ao ser humano ou à coletividade em caso de indubitável urgência (*letra A*).

II. Recomendar, prescrever e executar tratamento ou nele colaborar quando:

  a) Desnecessário.

  b) Proibido por lei ou pela ética profissional (*letra C*).

  c) Atentatório à moral ou à saúde do cliente/paciente/usuário (*letra D*).

  d) Praticado sem o consentimento formal do cliente/paciente/usuário ou de seu representante legal ou responsável quando se tratar de menor ou incapaz (*letra E*). Cuidado com a troca da palavra DESNECESSÁRIO por NECESSÁRIO, observada na *letra B*, que é nosso item incorreto.

38 E

Comentário: observem sempre no enunciado a resolução que serviu de base para elaboração da questão. Aqui cabe observar a Resolução COFFITO-10 de 1978. Portanto, vamos aos artigos 3º e 13.

Artigo 3º: a responsabilidade do fisioterapeuta e/ou terapeuta ocupacional, por erro cometido em sua atuação profissional, *não é diminuída*, mesmo quando cometido o erro na coletividade de uma instituição ou de uma equipe. Muita atenção com esse artigo, visto que as bancas costumam alterar essa parte em destaque, principalmente retirar o termo *NÃO* do texto.

Artigo 13: o fisioterapeuta e o terapeuta ocupacional, à vista de parecer diagnóstico recebido e após buscar as informações complementares que julgar convenientes, avaliam e decidem quanto à necessidade de submeter o cliente à fisioterapia e/ou terapia ocupacional, *mesmo quando o tratamento é solicitado por outro profissional*. Fique ligado que as bancas costumam modificar a parte final desse artigo para induzi-lo ao erro.

39 D

Comentário: mais uma questão sobre proibições. Vamos correlacionar os artigos de cada item:

I. É proibido ao fisioterapeuta abandonar o cliente/paciente/usuário em meio a tratamento sem a garantia de continuidade de assistência, salvo por motivo relevante. (*Resolução nº 424/13, Artigo 8, inciso II.*)

II. É proibido ao fisioterapeuta divulgar e prometer terapia infalível, secreta ou descoberta cuja eficácia não seja comprovada. (*Resolução nº 424/13, Artigo 15, inciso III.*)

III. É proibido ao fisioterapeuta prescrever tratamento fisioterapêutico sem realização de consulta, exceto em caso de indubitável urgência. (*Resolução nº 424/13, Artigo 14, inciso IV.*)

Percebe-se aqui que a banca apenas copiou e colou os artigos sem nenhuma modificação na escrita. Portanto, fique ligado.

40 C

Comentário: responsabilidades fundamentais costumam ser cobradas em concursos. Com isso revise essa parte frequentemente na sua rotina de estudos. Observe o *Artigo 7º* – O *fisioterapeuta deve comunicar à chefia imediata* da instituição em que trabalha ou à autoridade competente *fato que tenha conhecimento de que seja tipificado como crime, contravenção ou infração ética*. Observe que a organizadora incluiu o NÃO a fim de dificultar o seu entendimento na *letra C*. Fique atento. Vamos revisar as demais alternativas para auxiliar no seu estudo:

A) O fisioterapeuta deve portar sua identificação profissional sempre que em exercício (*Artigo 3º, § 1º*).

B) O fisioterapeuta avalia sua capacidade técnica e somente aceita atribuição ou assume encargo quando capaz de desempenho seguro para o cliente/paciente/usuário em respeito aos direitos humanos (*Artigo 5º*).

D) O fisioterapeuta presta assistência ao ser humano, tanto no plano individual quanto coletivo, participando da promoção, prevenção e recuperação da sua saúde, bem como estabelece diagnose, avaliação e acompanhamento do histórico ocupacional de pessoas, famílias, grupos e comunidades, por meio da interpretação do desempenho ocupacional dos papéis sociais contextualizados, sem discriminação de qualquer forma ou pretexto, segundo os princípios do sistema de saúde, vigentes no Brasil (*Artigo 4º*).

Legislação Profissional do Fisioterapeuta **589**

Comentário: questão bem abrangente sobre a legislação profissional do fisioterapeuta. Observe com atenção cada alternativa. *Alternativa A* incorreta, visto que os profissionais fisioterapeutas e terapeutas ocupacionais estão sujeitos à prestação máxima de *30 horas semanais de acordo com a Lei nº 8.856, de 1º de março de 1994. Letra B* pode ser consultada na Lei nº 6.316, de 17 de dezembro de 1975 no seu *artigo 17º, inciso V, § 6º*. A suspensão por falta de pagamento de anuidades, taxas ou multas só cessará com a satisfação da dívida, podendo ser cancelado o registro profissional *após decorridos 3 anos*, não dois anos, como é mencionado na *alternativa B*. Portanto, incorreta. *Letra C* é correta de acordo com o *artigo 17 da Lei 6.316/75*:

As penas disciplinares consistem em:

I.   Advertência.

II. Repreensão.

III. *Multa equivalente a até 10 (dez) vezes o valor da anuidade (letra C).*

IV. Suspensão do exercício profissional pelo prazo de até 3 (três) anos, ressalvada a hipótese prevista no § 7º.

V.   Cancelamento do registro profissional.

Letra D apresenta erro, pois sabemos que não devemos informar diagnóstico médico por ser uma de suas atividades privativas. Nosso diagnóstico é o cinético-funcional. Por fim, *letra E* incorreta, não precisa muito conhecimento de ética para saber que devemos e podemos prescrever a alta fisioterapêutica de pacientes em instituições públicas ou privadas.

Comentário: podemos analisar mais uma questão sobre as proibições ao fisioterapeuta de acordo com a Resolução nº 424, de 08 de Julho de 2013, *Artigo 30 – É proibido ao fisioterapeuta*:

   IV. *Substituir a titulação de fisioterapeuta por expressões genéricas*, tais como: terapeuta corporal, terapeuta de mão, terapeuta funcional, terapeuta morfoanalista, terapeuta holístico, repegista, quiropraxista, osteopata, pilatista, bobatiano, esteticista, entre outros.

Comentário: caro candidato, procure analisar as questões sobre ética de forma criteriosa e detalhada. Veja que a questão o direciona ao bom senso para encontrar a resposta. Observe:

Artigo 26: o fisioterapeuta deve atuar em consonância à política nacional de saúde, promovendo os preceitos da saúde coletiva no desempenho das suas funções, cargos e cidadania, *somente se exercer a profissão em setor público*. Atenção na interpretação dos artigos do Código de Ética. Nessa alternativa sabe-se que cabe ao fisioterapeuta *atuar em consonância à política nacional de saúde, promovendo os preceitos da saúde coletiva no desempenho das suas funções, cargos e cidadania, independentemente de exercer a profissão no setor público ou privado*. Cuidado com essas pegadinhas!

As demais alternativas estão corretas de acordo com a Resolução nº 424, de 08 de julho de 2013.

Comentário: utilize sempre o bom senso ao resolver questões de ética profissional. Vamos analisar cada alternativa de acordo com a Resolução COFFITO-10 de 3 de julho de 1978, que serviu de base para a elaboração dessa questão.

(V) A. O fisioterapeuta deve colocar seus serviços profissionais à disposição da comunidade em caso de guerra, catástrofe e epidemias. (*Artigo 7º, inciso IX.*)

(V) B. O fisioterapeuta pode informar ao paciente o diagnóstico e o prognóstico fisioterápico e os objetivos do tratamento. (*Artigo 7º, inciso VII.*)

(V) C. É proibido ao fisioterapeuta prescrever medicamentos. (*Artigo 8º, inciso IV.*)

(F) D. O fisioterapeuta pode estimular outro profissional a exercer atividades inerentes à competência do fisioterapeuta. (*Artigo 8º, inciso III.*) *Óbvio que o fisioterapeuta não pode induzir que outro exerça sua atividade profissional.*

(V) E. O fisioterapeuta deve apoiar as iniciativas que visem ao aprimoramento cultural e à defesa dos legítimos interesses da respectiva classe. (*Artigo 18, inciso II.*)

*Resolução COFFITO nº 10, de 3 de julho de 1978.

Comentário: muito cuidado com as questões de ética. As organizadoras alteram algumas palavras com frequência para tornar os itens incorretos. Vamos analisar os itens tendo como base a *Resolução nº 424, de 08 de julho de 2013*.

(V) I. É proibido ao fisioterapeuta prestar assistência a preço ínfimo, salvo nos casos previstos na legislação.

Artigo 39: é proibido ao fisioterapeuta prestar assistência profissional gratuita ou a preço ínfimo, ressalvado o disposto no artigo 38, entendendo-se por preço ínfimo valor inferior ao Referencial Nacional de Procedimentos Fisioterapêuticos.

Artigo 38: *O fisioterapeuta pode deixar de cobrar honorários por assistência prestada a:*

  I. *Ascendente, descendente, colateral, afim ou pessoa que viva sob sua dependência econômica.*

  II. *Colega ou pessoa que viva sob a dependência econômica deste, ressalvado o recebimento do valor do material porventura despendido na prestação da assistência.*

  III. *Pessoa reconhecidamente hipossuficiente de recursos econômicos.* Candidato, procure sempre revisar os casos em que nosso código de ética permite deixar de cobrar pelo serviço prestado como apresenta o artigo 38.

(F) II. É dever do fisioterapeuta pertencer a, no mínimo, uma entidade associativa da classe e/ou a um sindicato.

A banca trocou neste quesito o termo RECOMENDADO por DEVER, tornando-o incorreto. Portanto, atenção ao *Artigo 34:* é *recomendado ao fisioterapeuta*, com vistas à responsabilidade social e consciência política, pertencer a entidades associativas da classe, de caráter cultural, social, científico ou sindical, ao nível local ou nacional em que exerce sua atividade profissional.

(F) III. É permitido ao fisioterapeuta emprestar seu nome e receber por serviços prestados por outros profissionais. De forma alguma essa atitude é permitida segundo nosso código de ética. Não seria justo receber por um serviço realizado por outro profissional para o seu beneficio próprio.

Comentário: vamos comentar essa questão a partir da *Resolução nº 424, de 08 de julho de 2013*.

(V) I. Prescrever tratamento fisioterapêutico sem realização de consulta, exceto em caso de indubitável urgência. Esse trecho pode ser consultado no *artigo 15, inciso IV*.

(V) II. Dar consulta ou prescrever tratamento fisioterapêutico de forma não presencial, salvo em casos regulamentados pelo Conselho Federal de Fisioterapia e de Terapia Ocupacional (*Artigo 15, inciso II*).

(F) III. Exercer a atividade de docência, ainda que esteja devidamente registrado no Conselho Regional de Fisioterapia e de Terapia Ocupacional de sua circunscrição. O fisioterapeuta que exerce atividade de docência deve estar registrado no Conselho Regional de Fisioterapia e de Terapia Ocupacional de sua circunscrição. Portanto, no item III não consta proibição ao fisioterapeuta.

Comentário: observe que esse artigo 9º do código de ética é sempre frequente nos concursos, vejamos tal artigo:

Artigo 9º: constituem-se deveres fundamentais do fisioterapeuta, segundo sua área e atribuição específica:

I. *Assumir responsabilidade técnica por serviço de fisioterapia, em caráter de urgência, quando designado ou quando for o único profissional do setor, atendendo a Resolução específica (letra E).*

II. Exercer sua atividade com zelo, probidade e decoro e obedecer aos preceitos da ética profissional, da moral, do civismo e das leis em vigor, preservando a honra, o prestígio e as tradições de sua profissão.

III. Utilizar todos os conhecimentos técnico-científicos a seu alcance e aprimorá-los, contínua e permanentemente, para promover a saúde e prevenir condições que impliquem perda da qualidade da vida do ser humano.

IV. Manter segredo sobre fato sigiloso de que tenha conhecimento em razão de sua atividade profissional e exigir o mesmo comportamento do pessoal sob sua direção, salvo situações previstas em lei.

V. Colocar seus serviços profissionais à disposição da comunidade em caso de guerra, catástrofe, epidemia ou crise social sem pleitear vantagem pessoal incompatível com o princípio de bioética de justiça.

VI. Oferecer ou divulgar seus serviços profissionais de forma compatível com a dignidade da profissão e a leal concorrência;

VII. Cumprir os Parâmetros Assistenciais e o Referencial Nacional de Procedimentos Fisioterapêuticos normatizados pelo COFFITO.

VIII. Cumprir e fazer cumprir os preceitos contidos neste Código, independente da função ou cargo que ocupa, e levar ao conhecimento do Conselho Regional de Fisioterapia e de Terapia Ocupacional o ato atentatório a qualquer de seus dispositivos, salvo as situações previstas em legislação específica. As demais alternativas estão incorretas. Observe a correção a seguir:

- **Letra A:** o fisioterapeuta *deve portar* sua identificação profissional sempre que em exercício.
- **Letra B:** deixar de comunicar ao Conselho Regional de Fisioterapia e de Terapia Ocupacional recusa, demissão ou exoneração de cargo, função ou emprego, que foi motivada pela necessidade de preservar os legítimos interesses de sua profissão. Esse trecho constitui uma proibição de acordo com *artigo 10, inciso IX*.
- **Letra C:** induzir a convicções políticas, filosóficas, morais, ideológicas e religiosas quando no exercício de suas funções profissionais. Este compõe uma proibição de acordo com o *Artigo 10, inciso VIII*.
- **Letra D:** divulgar, para fins de autopromoção, declaração, atestado, imagem ou carta de agradecimento emitida por cliente/paciente/usuário ou familiar desse, em razão de serviço profissional prestado. Também constitui uma proibição de acordo com o *Artigo 10, inciso V*.

Comentário: nessa questão podemos encontrar a resposta de forma simples e objetiva a partir da análise das alternativas. Perceba que é proibido ao fisioterapeuta delegar suas atribuições, ou seja, de forma alguma esse profissional poderá nomear outra pessoa para exercer suas atividades privativas. Esse fato constitui infração ao Código de Ética Profissional. As demais alternativas estão corretas. Porém, atenção no texto da *letra A – dispensar honorários da pessoa que viva sob dependência econômica* é uma forma pela qual o fisioterapeuta pode deixar de cobrar seus honorários pela assistência prestada.

Resolução COFFITO nº 10, de 3 de julho de 1978.

Comentário: antes de iniciar a análise da questão procure sempre destacar o que a questão solicita; no caso acima a INCORRETA. Atenção no *Artigo 18:* a responsabilidade do fisioterapeuta por erro cometido em sua atuação profissional *não é diminuída*, mesmo quando cometido o erro na coletividade de uma instituição ou de uma equipe, e será apurada na medida de sua culpabilidade, portanto letra C incorreta. Fiquem atentos a este artigo. Muitas bancas costumam alterar o texto retirando a palavra *NÃO* e induzindo você ao erro. Os demais itens da questão estão corretos.

- **Letra A:** Artigo 16 da Resolução nº 424, de 08/2013.
- **Letra B:** Artigo 17, Resolução nº 424, de 08/2013.
- **Letra D:** Artigo 19, Resolução nº 424, de 08/2013.
- **Letra E:** Artigo 20, Resolução nº 424, de 08/2013.

Comentário: aqui vai uma dica infalível para acertar a questão. Vamos nos ater ao segundo item: É direito do fisioterapeuta prestar assistência profissional gratuita em qualquer caso. De acordo com nosso código de ética fica claro que podemos prestar assistência profissional gratuita em determinados casos e não qualquer um, como fora mencionado no item; portanto, ERRADO. Fazendo a correlação desse segundo item da questão podemos afirmar que *letra C* é única que apresenta correlação para nossa resposta.

(C) A responsabilidade do fisioterapeuta por erro cometido em sua atuação profissional não é diminuída, mesmo quando cometido o erro na coletividade de uma instituição ou de uma equipe, e será apurada na medida de sua culpabilidade. (*Artigo 18, Resolução nº 424, de 08/2013.*)

(E) É direito do Fisioterapeuta prestar assistência profissional gratuita, em qualquer caso. (*Artigo 38, Resolução nº 424, de 08/2013.*)

(C) É proibido ao fisioterapeuta revelar, sem justa causa, fato sigiloso de que tenha conhecimento em razão do exercício de sua profissão. (*Artigo 32, inciso I, Resolução nº 424, de 08/2013.*)

Referências Bibliográficas

- Brasil. Resolução CNE/CES nº 4. Institui as Diretrizes Curriculares Nacionais para o Curso de Graduação em Fisioterapia. Diário Oficial da União. 4 março 2002; Seção 1, p. 11.
- Brasil. Lei 8.856. Fixa a Jornada de Trabalho dos Profissionais Fisioterapeuta e Terapeuta Ocupacional. Diário Oficial da União. 02 março 1994.
- Brasil. Decreto-Lei 938. Provê sobre as profissões de Fisioterapeuta e Terapeuta Ocupacional e dá outras providências. Diário Oficial da União. 14 outubro 1969.
- Brasil. Resolução COFFITO nº 8. Aprova as Normas para habilitação ao exercício das profissões de fisioterapeuta e terapeuta ocupacional e dá outras providências. Diário Oficial da União. 20 fevereiro 1978.
- Brasil. Resolução COFFITO nº 10. Código de ética profissional da Fisioterapia e Terapia Ocupacional. Diário Oficial da União. 22 setembro 1978.
- Brasil. Resolução COFFITO nº 80. Baixa Atos Complementares à Resolução COFFITO nº 08, relativa ao exercício profissional do fisioterapeuta, e à Resolução COFFITO nº 37, relativa ao registro de empresas nos conselhos regionais de Fisioterapia e Terapia Ocupacional, e dá outras providências. Diário Oficial da União. 21 maio 1987.
- Brasil. Resolução COFFITO nº 259. Dispõe sobre a Fisioterapia do Trabalho e dá outras providências. Diário Oficial da União. 18 dezembro 2003.
- Brasil. Resolução COFFITO nº 336. Dispõe sobre Especializações Profissionais da Fisioterapia e sobre registros profissionais de Títulos de Especialidade. Diário Oficial da União. 08 novembro 2007.
- Brasil. Resolução COFFITO nº 424. Estabelece o Código de Ética e Deontologia da Fisioterapia. Diário Oficial da União. 08 julho 2013.

15 Políticas de Saúde e Legislação do SUS

José Décio Fernandes de Araújo

1. **(INSTITUTO AOCP, EBSERH, UFGD-MS, 2014)** A Seguridade Social encontra-se inserida no título da Ordem Social da Constituição Federal e compreende a:
   A) Previdência Social, a Saúde e a Educação.
   B) Previdência Social, a Saúde e o Trabalho.
   C) Assistência Social, a Educação e a Saúde.
   D) Assistência Social, a Educação e a Previdência Social.
   E) Assistência Social, a Saúde e a Previdência Social.

2. **(IADES, EBSERH, UFPI-PI, 2012)** Qual é o conjunto integrado de ações de iniciativa dos Poderes Públicos e da sociedade destinadas a assegurar os direitos relativos à saúde, previdência e assistência social?
   A) Contribuição social e previdenciária.
   B) Políticas sociais e econômicas.
   C) Legislação social.
   D) Seguridade social.

3. **(ESAF, ATA-Ministério da Fazenda, 2009)** À luz dos dispositivos constitucionais referentes à Seguridade Social, julgue os itens abaixo:
   I. A Seguridade Social pode compreender ações de iniciativa da sociedade.
   II. Saúde, Previdência e Trabalho compõem a Seguridade Social.
   III. Compete ao Poder Público organizar a Seguridade Social nos termos da lei.
   IV. A Seguridade Social não foi definida na Constituição Federal de 1988.
   A) Todos estão corretos.
   B) I e IV estão incorretos.
   C) I e III estão corretos.
   D) Somente I está incorreto.
   E) III e IV estão incorretos.

4. **(INSTITUTO AOCP, EBSERH, UFSE-SE, 2014)** Sobre a Seguridade Social analise as assertivas e assinale a alternativa que aponta as corretas:
   I. As receitas dos Estados, do Distrito Federal e dos Municípios destinadas à seguridade social constarão dos respectivos orçamentos, os quais integrarão o orçamento da União.
   II. A pessoa jurídica em débito com o sistema da seguridade social, como estabelecido em lei, poderá contratar com o Poder Público, mas não poderá dele receber benefícios ou incentivos fiscais ou creditícios.

III. Nenhum benefício ou serviço da seguridade social poderá ser criado, majorado ou estendido sem a correspondente fonte de custeio total.

IV. São isentas de contribuição para a seguridade social as entidades beneficentes de assistência social que atendam às exigências estabelecidas em lei.

A) Apenas I, III e IV.
B) Apenas I, II e IV.
C) Apenas I e II.
D) Apenas III e IV.
E) I, II, III e IV.

5. **(INSTITUTO AOCP, EBSERH, UFGD-MS, 2014)** De acordo com a Constituição Federal, constituem objetivos da seguridade social, EXCETO:
   A) Universalidade da cobertura e do atendimento.
   B) Seletividade e distributividade na prestação dos benefícios e serviços.
   C) Equidade na forma de participação no custeio.
   D) Diferenciação dos benefícios e serviços em relação às populações urbanas e às populações rurais.
   E) Diversidade da base de financiamento.

6. **(FUNCAB, Santa Maria de Jetibá-ES, 2016)** Com base nas disposições constitucionais acerca do SUS, analise as afirmativas a seguir:
   I. As instituições privadas poderão participar de forma complementar do sistema único de saúde, segundo diretrizes deste, apenas mediante contrato de direito público.
   II. Uma das competências do Sistema Único de Saúde é incrementar, em sua área de atuação, o desenvolvimento científico e tecnológico e a inovação.
   III. A participação da comunidade é uma das diretrizes organizacionais do Sistema Único de Saúde previstas na Constituição Federal.
   Está correto somente o que se afirma em:
   A) I.
   B) II.
   C) III.
   D) I e II.
   E) II e III.

7. **(INSTITUTO AOCP, Ortigueira-PR, 2012)** Ao Sistema Único de Saúde compete:
   A) executar as ações de vigilância sanitária e epidemiológica, bem como as de saúde mista.
   B) executar as ações de vigilância sanitária e epidemiológica, bem como as de saúde combinada.
   C) executar as ações de vigilância sanitária e epidemiológica, bem como as de saúde do trabalhador.
   D) acompanhar as indicações de diretores nas instituições de saúde pública federais, estaduais e municipais.
   E) assessorar as Câmaras Municipais na distribuição de recursos financeiros a serem empregados na área de saúde.

8. **(INSTITUTO AOCP, EBSERH, UFSM-RS, 2014)** De acordo com a Constituição Federal de 1988, compete ao Sistema Único de Saúde (SUS), EXCETO:
   A) Executar as ações de vigilância sanitária e epidemiológica, bem como as de saúde do trabalhador.
   B) Fiscalizar e inspecionar alimentos, compreendido o controle de seu teor nutricional, bem como bebidas e águas para consumo humano.
   C) Participar do controle e fiscalização da produção, transporte, guarda e utilização de substâncias e produtos psicoativos, tóxicos e radioativos.
   D) Cobrir os eventos de doença, invalidez, morte e idade avançada.
   E) Colaborar na proteção do meio ambiente, nele compreendido o do trabalho.

9. **(INSTITUTO AOCP, EBSERH, UFMG-MG, 2014)** A Constituição Federal ao prever que as contribuições sociais do empregador, da empresa e da entidade a ela equiparada na forma da lei poderão ter alíquotas ou bases de cálculo diferenciadas, em razão da atividade econômica, da utilização intensiva de mão de obra, do porte da empresa ou da condição estrutural do mercado de trabalho, está aplicando o princípio da:
   A) Equidade na forma de participação no custeio.
   B) Universalidade da cobertura e do atendimento.
   C) Seletividade e distributividade na prestação dos benefícios e serviços.
   D) Irredutibilidade do valor dos benefícios.
   E) Diversidade da base de financiamento.

10. **(INSTITUTO AOCP, EBSERH, UFSE-SE, 2014)** Considerando o que a Constituição Federal dispõe sobre a saúde, analise as assertivas e assinale a alternativa que aponta as corretas:
    I. A assistência à saúde é livre à iniciativa privada.
    II. As instituições privadas poderão participar de forma complementar do Sistema Único de Saúde, segundo diretrizes deste, mediante contrato de direito público ou convênio, não havendo preferências.
    III. É vedada a destinação de recursos públicos para auxílios ou subvenções às instituições privadas com fins lucrativos.
    IV. Não é permitida, em qualquer hipótese, a participação direta ou indireta de empresas ou capitais estrangeiros na assistência à saúde no País.
    A) Apenas I, III e IV.
    B) Apenas I e IV.
    C) Apenas I e III.
    D) Apenas II e IV.
    E) I, II, III e IV

11. **(CESGRANRIO, Salvador-BA, 2011)** O Sistema Único de Saúde implica ações e serviços públicos de saúde que integram uma rede regionalizada hierarquizada e que, de acordo com a Constituição Federal, organizar-se-á por algumas diretrizes. A esse respeito, considere as afirmativas abaixo:
    I. A descentralização é uma diretriz do SUS com direção única em cada esfera de governo.
    II. O SUS busca, como diretriz, um atendimento parcial com prioridade para as atividades assistencialistas sem prejuízo dos serviços assistenciais.
    III. O SUS tem como uma das diretrizes a participação da comunidade.

É correto APENAS o que se afirma em:
A) I.
B) II.
C) III.
D) I e III.
E) II e III.

12. (INSTITUTO CIDADES, Hospital Regional Norte-CE, 2012) De acordo com a Constituição Federal de 1988 compete ao Sistema Único de Saúde (SUS):
    A) Destinar recursos às instituições privadas com fins lucrativos.
    B) Colaborar com as ações de saúde do trabalhador, nele compreendidos os recursos humanos.
    C) Fiscalizar e inspecionar alimentos, compreendido o controle de seu teor nutricional, bem como bebidas e águas para o consumo humano.
    D) Controlar a proteção do meio ambiente e saneamento básico.

13. (INSTITUTO AOCP, Instituto Nacional de Educação de Surdos-RJ, 2012) De acordo com a Lei Orgânica da Saúde, analise as assertivas e assinale a alternativa que aponta as corretas:
    I. A saúde é um direito fundamental do ser humano, devendo o Estado prover as condições indispensáveis ao seu pleno exercício.
    II. O dever do Estado exclui o das pessoas, da família, das empresas e da sociedade.
    III. O dever do Estado de garantir a saúde consiste na formulação e execução de políticas econômicas e sociais que visem à redução de riscos de doenças e de outros agravos e no estabelecimento de condições que assegurem acesso universal e igualitário às ações e aos serviços para a sua promoção, proteção e recuperação.
    IV. A saúde tem como fatores determinantes e condicionantes, entre outros, a alimentação, a moradia, o saneamento básico, o meio ambiente, o trabalho, a renda, a educação, o transporte, o lazer e o acesso aos bens e serviços essenciais; os níveis de saúde da população expressam a organização social e econômica do País.
    A) Apenas II e III.
    B) Apenas I, III e IV.
    C) Apenas I e II.
    D) Apenas III e IV.
    E) I, II, III e IV.

14. (OBJETIVA, Arroio do Tigre-PB, 2016) Em conformidade com a Lei nº 8.080/90 – SUS, analisar os itens abaixo:
    I. A saúde é um direito fundamental do ser humano, devendo o Estado prover as condições indispensáveis ao seu pleno exercício.
    II. A iniciativa privada poderá participar do SUS em caráter complementar.
    A) Os itens I e II estão corretos.
    B) Somente o item I está correto.
    C) Somente o item II está correto.
    D) Os itens I e II estão incorretos.

15. **(INSTITUTO AOCP, EBSERH, UFGD-MS, 2014)** De acordo com a Lei 8.080/1990, o Sistema Único de Saúde (SUS) é constituído:

A) Pelo conjunto de ações e serviços de saúde, prestados apenas por órgãos e instituições públicas federais da Administração direta e indireta e das fundações mantidas pelo Poder Público.

B) Pelo conjunto de ações e serviços de saúde e assistência social, prestados apenas por órgãos e instituições públicas federais da Administração direta e indireta e das fundações mantidas pelo Poder Público.

C) Pelo conjunto de ações e serviços de saúde e assistência social, prestados por órgãos e instituições públicas federais, estaduais e municipais, da Administração direta e indireta e das fundações mantidas pelo Poder Público.

D) Pelo conjunto de ações e serviços de saúde, prestados por órgãos e instituições públicas federais, estaduais e municipais, da Administração direta e indireta e das fundações mantidas pelo Poder Público.

E) Pelo conjunto de ações e serviços de saúde, prestados por órgãos e instituições públicas federais, estaduais e municipais, da Administração direta e indireta, das instituições privadas e das fundações mantidas pelo Poder Público.

16. **(INSTITUTO AOCP, EBSERH, UFC-CE, 2014)** De acordo com a Lei Orgânica da Saúde, Lei nº 8.080/1990, é INCORRETO afirmar que:

A) A saúde é um direito fundamental do ser humano, devendo o Estado prover as condições indispensáveis ao seu pleno exercício.

B) O dever do Estado de garantir a saúde consiste na formulação e execução de políticas econômicas e sociais que visem à redução de riscos de doenças e de outros agravos e no estabelecimento de condições que assegurem acesso universal e igualitário às ações e aos serviços para a sua promoção, proteção e recuperação.

C) O dever do Estado exclui o das pessoas, da família, das empresas e da sociedade.

D) Os níveis de saúde expressam a organização social e econômica do País, tendo a saúde como determinantes e condicionantes, entre outros, a alimentação, a moradia, o saneamento básico, o meio ambiente, o trabalho, a renda, a educação, a atividade física, o transporte, o lazer e o acesso aos bens e serviços essenciais.

E) Dizem respeito também à saúde as ações que se destinam a garantir às pessoas e à coletividade condições de bem-estar físico, mental e social.

17. **(IMAM, Lavras-MG, 2012)** Ainda de acordo com a Lei nº 8.080, de 1990, incluem-se no campo de atribuições do SUS as ações de EXCETO:

A) Vigilância sanitária.

B) Vigilância epidemiológica.

C) Saúde do trabalhador.

D) Assistência terapêutica integral, excluindo-se a farmacêutica.

18. **(FAPEC, Água Branca-AL, 2013)** A Lei 8080, Capítulo I – Dos Objetivos e Atribuições, em seu art. 5º – Relaciona os objetivos do Sistema Único de Saúde. São eles exceto:

A) A identificação e divulgação dos fatores condicionantes e determinantes da saúde.

B) A preservação da autonomia das pessoas na defesa de sua integridade física e moral.

C) A formulação de política de saúde destinada a promover, nos campos econômico e social, a observância do disposto no § 1º do art. 2º desta lei.

D) A assistência às pessoas por intermédio de ações de promoção, proteção e recuperação da saúde com a realização integrada das ações assistenciais e das atividades preventivas.

19. (BIORIO, Três Rios-RJ, 2014) Avalie se são objetivos do Sistema Único de Saúde – SUS:

    I. A identificação e divulgação dos fatores condicionantes e determinantes da saúde;

    II. A formulação de política de saúde destinada a promover, nos campos econômico e social, o dever do Estado de garantir a saúde consiste na formulação e execução de políticas econômicas e sociais que visem à redução de riscos de doenças e de outros agravos e no estabelecimento de condições que assegurem acesso universal e igualitário às ações e aos serviços para a sua promoção, proteção e recuperação.

    III. A assistência às pessoas por intermédio de ações de promoção, proteção e recuperação da saúde com a realização integrada das ações assistenciais e das atividades preventivas.

    Está CORRETO o que se afirma em:

    A) I, apenas.
    B) I e II, apenas.
    C) I e III, apenas.
    D) II e III, apenas.
    E) I, II e III.

20. (UNIVERSIDADE PATATIVA DO ASSARÉ, Caririaçu-CE, 2012) No campo de atuação do Sistema Único de Saúde (SUS) está compreendida a vigilância sanitária. Com relação à vigilância sanitária, avalie os itens abaixo.

    I. Tem como função o controle de bens de consumo que, direta ou indiretamente, se relacionem com a saúde, compreendidas todas as etapas e processos da produção ao consumo.

    II. É função da vigilância sanitária o controle da prestação de serviços que se relacionam direta ou indiretamente com a saúde.

    III. Tem como função avaliar o comportamento das doenças infectocontagiosas de notificação compulsória.

    Marque a alternativa correta:

    A) Apenas o item I está correto
    B) Apenas o item III está correto
    C) Apenas os itens I e II estão corretos
    D) Os itens I, II e III estão corretos

21. (INSTITUTO AOCP, Instituto Nacional de Educação de Surdos-RJ, 2012) Um conjunto de ações capaz de eliminar, diminuir ou prevenir riscos à saúde e de intervir nos problemas sanitários decorrentes do meio ambiente, da produção e circulação de bens e da prestação de serviços de interesse da saúde, denomina-se:

    A) Vigilância epidemiológica.
    B) Vigilância do trabalhador.

C) Saúde do trabalhador.
D) Vigilância sanitária.
E) Fiscalização sanitária

22. **(FUNCAB, Anapólis-GO, 2016)** Acerca dos princípios e diretrizes do Sistema Único de Saúde, analise as afirmativas a seguir:
    I. Um dos princípios dispostos na lei orgânica da saúde prevê a utilização da epidemiologia para o estabelecimento de prioridades, a alocação de recursos e a orientação programática.
    II. Os serviços públicos devem ser organizados de modo a evitar duplicidade de meios para fins idênticos.
    III. O atendimento integral deve priorizar os serviços assistenciais sem prejudicar as atividades preventivas.
    Está(ão) correta(s) somente a(s) afirmativa(s):
    A) I.
    B) II.
    C) III.
    D) I e II.
    E) II e III.

23. **(INSTITUTO CIDADES, Hospital Regional Norte-CE, 2012)** Baseado nos preceitos constitucionais, a construção do SUS se norteia pelos seguintes princípios doutrinários:
    A) Complexidade, resolubilidade e acesso.
    B) Hierarquização, unicidade e regionalização.
    C) Universalidade, equidade e integralidade.
    D) Organização, participação e centralização.

24. **(MGF, Machados-MG, 2010)** Com relação aos princípios e diretrizes que integram o Sistema Único de Saúde (SUS), marque V para os verdadeiros e F para os falsos:
    ( ) Universalidade de acesso aos serviços de saúde em todos os níveis de assistência.
    ( ) Preservação da autonomia das pessoas na defesa de sua integridade física e moral.
    ( ) Direito à informação, às pessoas assistidas, sobre sua saúde.
    A sequência está CORRETA em:
    A) F, V, F.
    B) V, V, F.
    C) V, F, V.
    D) V, V, V.
    E) F, F, F.

25. **(INSTITUTO CIDADES, Hospital Regional Norte-CE, 2012)** A organização do Sistema Único de Saúde tem princípios, os quais apresentam como objetivo comum para uma melhor organização nos serviços de saúde pública. Assinale a opção que apresenta somente princípios organizacionais:
    A) Hierarquização, equidade e descentralização.

B) Controle social, descentralização e integralidade.

C) Universalidade, participação popular e resolubilidade.

D) Regionalização e hierarquização, descentralização e participação popular.

26. **(INSTITUTO AOCP, Instituto Nacional de Educação de Surdos-RJ, 2012)** Assinale a alternativa INCORRETA:

A) As ações e serviços de saúde, executados pelo Sistema Único de Saúde (SUS), seja diretamente ou mediante participação complementar da iniciativa privada, serão organizados de forma regionalizada e hierarquizada em níveis de complexidade crescente.

B) Os municípios não poderão constituir consórcios para desenvolver em conjunto as ações e os serviços de saúde que lhes correspondam.

C) No nível municipal, o Sistema Único de Saúde (SUS) poderá organizar-se em distritos de forma a integrar e articular recursos, técnicas e práticas voltadas para a cobertura total das ações de saúde.

D) Serão criadas comissões intersetoriais de âmbito nacional, subordinadas ao Conselho Nacional de Saúde, integradas pelos Ministérios e órgãos competentes e por entidades representativas da sociedade civil.

E) As comissões intersetoriais terão a finalidade de articular políticas e programas de interesse para a saúde, cuja execução envolva áreas não compreendidas no âmbito do Sistema Único de Saúde (SUS).

27. **(INSTITUTO AOCP, EBSERH, UFMS-MS, 2014)** Conforme a Lei 8.080/1990 serão criadas as comissões intersetoriais, as quais serão de âmbito nacional, integradas pelos Ministérios e órgãos competentes e por entidades representativas da sociedade civil, e serão subordinadas:

A) À Conferência de Saúde.

B) Às Secretarias de Saúde.

C) Ao Conselho Nacional de Saúde.

D) Aos Consórcios Intermunicipais.

E) Ao Ministério da Saúde

28. **(IADES, EBSERH, UFRN-RN, 2014)** No campo de atuação do SUS é correto afirmar que está(ão) incluída(s):

A) Capacitação de professores dos ensinos fundamental e médio.

B) Criação de instituições superiores de ensino em parceria com instituições do terceiro setor.

C) Formulação das políticas nacionais de proteção ambiental.

D) Vigilância nutricional e orientação alimentar.

E) Proteção individual e a coletiva dos cidadãos.

29. **(CETREDE, Paracuru-CE, 2015)** O Sistema Único de Saúde (SUS) possui uma direção única, sendo exercida em cada esfera de governo, no âmbito:

I. Dos Municípios, pela respectiva Secretaria de Saúde ou órgão equivalente.

II. Da União, pelo Ministério da Saúde (MS).

III. Dos Estados e do Distrito Federal, pela respectiva Secretaria de Saúde ou órgão equivalente.

Marque a opção que apresenta a(s) afirmativa(s) CORRETA(S):
A) III.
B) I, II, III.
C) II.
D) I, III.
E) I, II.

30. (OBJETIVA, Arroio do Tigre-PB, 2016) De acordo com a Lei nº 8.080/90 – SUS, é CORRETO afirmar que:

   A) A saúde é direito fundamental do ser humano, e cabe somente ao Estado o dever de garanti-lo, excluindo, dessa forma, o dever das pessoas, da família, das empresas e da sociedade.
   B) Compete à direção estadual do SUS promover a descentralização para os Municípios dos serviços e das ações de saúde.
   C) Não cabe ao SUS identificar e divulgar os fatores condicionantes e determinantes da saúde.
   D) Em nenhuma hipótese poderá haver universalidade de acesso aos serviços de saúde.

31. (INSTITUTO AOCP, EBSERH, UFMT-MT, 2014) À direção estadual do Sistema Único de Saúde (SUS) compete coordenar e, em caráter complementar, executar ações e serviços, EXCETO:
   A) De vigilância epidemiológica.
   B) De vigilância sanitária.
   C) De atendimento psiquiátrico.
   D) De alimentação e nutrição.
   E) De saúde do trabalhador.

32. (CETRO, Manaus-AM, 2012) Segundo a Lei nº 8.080/90, assinale a alternativa correta.
   A) À direção municipal do Sistema de Saúde (SUS) compete, entre outros, gerir laboratórios públicos de saúde e hemocentros.
   B) À direção municipal do Sistema de Saúde (SUS) compete, entre outros, acompanhar, controlar e avaliar as redes hierarquizadas do Sistema Único de Saúde (SUS).
   C) À direção estadual do Sistema Único de Saúde (SUS) compete, entre outras, formular, avaliar e apoiar políticas de alimentação e nutrição.
   D) À direção estadual do Sistema Único de Saúde (SUS) compete, entre outros, estabelecer normas e executar a vigilância sanitária de portos, aeroportos e fronteiras, podendo a execução ser complementada pelos demais entes da federação.
   E) À direção nacional do Sistema Único de Saúde (SUS) compete, entre outros, identificar estabelecimentos hospitalares de referência e gerir sistemas públicos de alta complexidade, de referência estadual e regional.

33. (IDECAN, Secretaria de Estado da Saúde-DF, 2014) O art. 9º da Lei nº 8.080/90 dispõe que "a direção do Sistema Único de Saúde (SUS) é única, de acordo com o inciso I do art. 198 da Constituição Federal, sendo exercida em cada esfera de governo, no âmbito da União, pelo Ministério da Saúde, no âmbito dos Estados e do Distrito Federal, pela respectiva Secretaria de Saúde ou órgão equivalente, e no âmbito municipal pela respectiva

Secretaria de Saúde ou órgão equivalente". Assinale a alternativa que apresenta uma competência da Secretaria Municipal de Saúde.

A) Gerir laboratórios públicos de saúde e hemocentros.
B) Acompanhar, controlar e avaliar as redes hierarquizadas do Sistema Único de Saúde.
C) Controlar e fiscalizar procedimentos, produtos e substâncias de interesse para a saúde.
D) Estabelecer normas, em caráter suplementar, para o controle e avaliação das ações e serviços de saúde.
E) Elaborar normas para regular as relações entre o Sistema Único de Saúde (SUS) e os serviços privados contratados de assistência à saúde.

34. (BIORIO, Nuclebras Equipamentos Pesados-RJ, 2014) Com relação à organização das ações e serviços de saúde em nível municipal e intermunicipal, avalie se as afirmativas a seguir são falsas (F) ou verdadeiras (V):

I. Os municípios podem constituir consórcios para desenvolver em conjunto as ações e os serviços de saúde que lhes correspondam.

II. Não se aplica aos consórcios administrativos intermunicipais o princípio da direção única.

III. No nível municipal, o Sistema Único de Saúde (SUS) pode organizar-se em distritos de forma a integrar e articular recursos, técnicas e práticas voltadas para a cobertura total das ações de saúde.

As afirmativas I, II e III são, respectivamente:

A) F, F e F.
B) F, V e V.
C) V, F e V.
D) V, V e F.
E) V, V e V.

35. (INSTITUTO AOCP, EBSERH, UFMG-MG, 2014) Assinale a alternativa INCORRETA:

A) O Subsistema de Atenção à Saúde Indígena, como componente do Sistema Único de Saúde (SUS), compreende as ações e serviços de saúde voltados para o atendimento das populações indígenas, em todo o território nacional, coletiva ou individualmente.
B) Caberá à União, com seus recursos próprios, financiar o Subsistema de Atenção à Saúde Indígena.
C) O SUS promoverá a articulação do Subsistema de Atenção à Saúde Indígena com os órgãos responsáveis pela Política Indígena do País.
D) Os Estados, Municípios, outras instituições governamentais e não governamentais poderão atuar complementarmente no custeio e execução das ações.
E) O Subsistema de Atenção à Saúde Indígena deverá ser centralizado e universalizado.

36. (INSTITUTO AOCP, EBSERH, UFSE-SE, 2014) Com relação ao Subsistema de Atenção à Saúde Indígena, analise as assertivas e assinale a alternativa que aponta as CORRETAS:

I. As ações e serviços de saúde voltados para o atendimento das populações indígenas, em todo o território nacional, coletiva ou individualmente, obedecerão ao disposto na Lei 8.080/1990.

II. Caberá à União, com seus recursos próprios, financiar o Subsistema de Atenção à Saúde Indígena.

III. O SUS promoverá a articulação do Subsistema de Atenção à Saúde Indígena com os órgãos responsáveis pela Política Indígena do País.

IV. Os Estados, Municípios, outras instituições governamentais e não governamentais poderão atuar complementarmente no custeio e execução das ações.

A) Apenas I, II e III.
B) Apenas I, III e IV.
C) Apenas II e III.
D) Apenas I e IV.
E) I, II, III e IV.

37. **(INSTITUTO AOCP, EBSERH, UFGD-MS, 2014)** De acordo com a Lei 8.080/1990, sobre a participação complementar, assinale a alternativa INCORRETA:
    A) Quando as suas disponibilidades forem insuficientes para garantir a cobertura assistencial à população de uma determinada área, o Sistema Único de Saúde (SUS) poderá recorrer aos serviços ofertados pela iniciativa privada.
    B) A participação complementar dos serviços privados será formalizada mediante contrato ou convênio, observadas, a respeito, as normas de direito público.
    C) As entidades filantrópicas e as sem fins lucrativos terão preferência para participar do Sistema Único de Saúde (SUS).
    D) Os serviços contratados submeter-se-ão às normas técnicas e administrativas e aos princípios e diretrizes do Sistema Único de Saúde (SUS), mantido o equilíbrio econômico e financeiro do contrato.
    E) Os proprietários, administradores e dirigentes de entidades ou serviços contratados deverão necessariamente exercer cargo de chefia ou função de confiança no Sistema Único de Saúde (SUS).

38. **(INSTITUTO AOCP, EBSERH, UFSE-SE, 2014)** De acordo com o que a Lei 8.080/1990 dispõe sobre a Participação Complementar na saúde, assinale a alternativa INCORRETA:
    A) Quando as suas disponibilidades forem insuficientes para garantir a cobertura assistencial à população de uma determinada área, o Sistema Único de Saúde (SUS) poderá recorrer aos serviços ofertados pela iniciativa privada.
    B) A participação complementar dos serviços privados será formalizada mediante contrato ou convênio, observadas, a respeito, as normas de direito público.
    C) As entidades filantrópicas e as sem fins lucrativos terão preferência para participar do Sistema Único de Saúde (SUS).
    D) Os critérios e valores para a remuneração de serviços e os parâmetros de cobertura assistencial serão estabelecidos por cada órgão local de administração da saúde.
    E) Os serviços contratados submeter-se-ão às normas técnicas e administrativas e aos princípios e diretrizes do Sistema Único de Saúde (SUS), mantido o equilíbrio econômico e financeiro do contrato.

39. **(EXATUS, Cefet-RJ, 2010)** A Lei Orgânica da Saúde – LOS (Lei nº 8.080 de 19 de setembro de 1990) no que tange à iniciativa privada dispõe que:
    I. A iniciativa privada poderá participar do Sistema Único de Saúde (SUS) em caráter complementar.
    II. A assistência à saúde é livre à iniciativa privada.

III. Quando as suas disponibilidades forem insuficientes para garantir a cobertura assistencial à população de uma determinada área, o Sistema Único de Saúde (SUS) poderá recorrer aos serviços ofertados pela iniciativa privada.

IV. As ações e serviços de saúde pela iniciativa privada não necessitam ser organizados de forma regionalizada e hierarquizada em níveis de complexidade crescente.

Assinale a alternativa correta:

A) Apenas as afirmativas I, II e IV estão corretas.

B) Apenas as afirmativas II, III e IV estão corretas.

C) Apenas as afirmativas I, II e III estão corretas.

D) Todas as afirmativas estão corretas.

40. (AGSEP, Universidade Estadual de Goiás-GO, 2012) O Conselho de Saúde, instância colegiada do Sistema Único de Saúde (SUS), de acordo com a Lei 8.142, de 28 de dezembro de 1990, é composto por representantes:

A) Do governo e dos profissionais de saúde, que atuam na execução da política de saúde em hospitais públicos.

B) Dos profissionais de saúde que trabalham no Ministério da Saúde que controlam e executam a política de saúde.

C) Do governo, dos usuários e dos profissionais da área de saúde e meio ambiente que formulam e executam a política de saúde.

D) Do governo, dos prestadores de serviço, dos profissionais da saúde e dos usuários que formulam estratégias e controlam a execução da política de saúde.

41. (FUNCAB, Anapólis-GO, 2016) Considerando as atribuições e características dos Conselhos de Saúde, analise as afirmativas a seguir:

I. Faz parte das competências dos Conselhos de Saúde discutir, elaborar e aprovar proposta de operacionalização das diretrizes aprovadas pelas Conferências de Saúde.

II. Deliberar sobre as normas do SUS pactuadas na Comissão Intergestores Tripartite (CIT) é uma atribuição dos Conselhos de Saúde nas instâncias estaduais e municipais.

III. Os Conselhos são órgãos colegiados. Isso significa que são compostos por pessoas que representam diferentes grupos da sociedade.

Está(ão) correta(s) somente a(s) afirmativa(s):

A) I.

B) II.

C) III.

D) I e II.

E) I e III.

42. (CESGRANRIO, Salvador-BA, 2011) Os Recursos do Fundo Nacional de Saúde, de acordo com a Lei nº 8.142, de 1990, serão alocados como:

A) Investimentos previstos no Plano Anual do Ministério do Planejamento.

B) Investimentos previstos no Plano Quinquenal do Ministério da Saúde.

C) Investimentos previstos em lei orçamentária de iniciativa do Poder Executivo e aprovados pelo Conselho Nacional.

D) Cobertura das ações e serviços, em geral, do Ministério da Previdência.

E) Despesas de custeio e de capital do Ministério do Planejamento.

43. **(INSTITUTO AOCP, EBSERH, UFSM-RS, 2014)** De acordo com a Lei 8.142/1990, analise as assertivas e assinale a alternativa que aponta as corretas:

   I. O Sistema Único de Saúde (SUS) contará, em cada esfera de governo, sem prejuízo das funções do Poder Legislativo, com a Conferência de Saúde e o Conselho de Saúde.

   II. A Conferência de Saúde reunir-se-á a cada dois anos com a representação dos vários segmentos sociais para avaliar a situação de saúde e propor as diretrizes para a formulação da política de saúde nos níveis correspondentes, convocada pelo Poder Executivo ou, extraordinariamente, por esta ou pelo Conselho de Saúde.

   III. O Conselho de Saúde é órgão colegiado, em caráter permanente e deliberativo, composto 50% (cinquenta por cento) por representantes do governo e 50% (cinquenta por cento) por representantes dos usuários dos serviços de saúde.

   IV. A representação dos usuários nos Conselhos de Saúde e Conferências será paritária em relação ao conjunto dos demais segmentos.

   A) Apenas II e III.
   B) Apenas I e IV.
   C) Apenas I, II e IV.
   D) Apenas I, II e III.
   E) I, II, III e IV.

44. **(IADES, EBSERH, UFMT-MT, 2013)** A associação de moradores de determinado bairro deseja organizar-se para participar das decisões de saúde do município. Com base na Lei nº 8.142/1990 e considerando essa situação hipotética, assinale a alternativa correta sobre as possibilidades de participação popular no Sistema Único de Saúde (SUS).

   A) A participação popular no SUS é exercida basicamente durante as conferências de saúde, que acontecem a cada três anos com representação dos vários segmentos sociais.

   B) A representação dos usuários nos Conselhos de saúde dá-se conforme o interesse do chefe do Poder Executivo na escolha dos segmentos que comporão o conselho e a consoante paridade entre os diversos segmentos.

   C) Os planos de saúde e os relatórios de gestão de municípios, estados e do Distrito Federal são essenciais para a transferência de recursos para a saúde e não são apreciados pelos respectivos conselhos de saúde.

   D) As conferências de saúde e os conselhos de saúde terão sua organização e as normas de funcionamento definidas em regimento próprio, aprovadas pelo respectivo conselho.

   E) O Conselho de Saúde é órgão colegiado consultivo, convocado periodicamente pelo Poder Legislativo da esfera de gestão correspondente.

45. **(IBFC, EBSERH, UNB-DF, 2013)** Segundo o Decreto Presidencial nº 7.508, de 28 de junho de 2011, a descrição geográfica da distribuição de recursos humanos e de ações e serviços de saúde ofertados pelo SUS e pela iniciativa privada, considerando-se a capacidade instalada existente, os investimentos e o desempenho aferido a partir dos indicadores de saúde do sistema, é a definição de:

A) Pactuação Integrada em Saúde.
B) Rede hierarquizada em Saúde.
C) Rede de Atenção à Saúde.
D) Mapa da Saúde.

46. (IDECAN, Hospital das Clínicas-PE, 2014) De acordo com o Decreto Presidencial nº 7.508/2011, o espaço geográfico contínuo constituído por agrupamentos de Municípios limítrofes, delimitado a partir de identidades culturais, econômicas e sociais e de redes de comunicação e infraestrutura de transportes compartilhados, com a finalidade de integrar a organização, o planejamento e a execução de ações e serviços de saúde, denomina-se:
A) Zona franca.
B) Polo de saúde.
C) Região de saúde.
D) Área de influência.
E) Área de abrangência.

47. (INSTITUTO AOCP, EBSERH, UFSE-SE, 2014) De acordo com a organização do SUS estabelecida no Decreto 7.508/2011 é possível afirmar que
A) O SUS é constituído pela conjugação das ações e serviços de promoção, proteção e recuperação da saúde executados apenas pela União, de forma direta ou indireta, mediante a participação complementar da iniciativa privada, sendo organizado de forma hierarquizada.
B) O SUS é constituído pela conjugação das ações e serviços de promoção, proteção e recuperação da saúde executados apenas pelos Estados e Distrito Federal, de forma direta ou indireta, mediante a participação complementar da iniciativa privada, sendo organizado de forma regionalizada e não hierarquizada.
C) O SUS é constituído pela conjugação das ações e serviços de promoção, proteção e recuperação da saúde executados pelos entes federativos, de forma direta ou indireta, mediante a participação complementar da iniciativa privada, sendo organizado de forma regionalizada e hierarquizada.
D) O SUS é constituído pela conjugação das ações e serviços de promoção, proteção e recuperação da saúde executados apenas pelos Municípios, de forma direta ou indireta, mediante a participação complementar da iniciativa privada, sendo organizado de forma não hierarquizada.
E) O SUS é constituído pela conjugação das ações e serviços de promoção, proteção e recuperação da saúde executados pelos entes federativos e pela iniciativa privada, de forma direta ou indireta, sendo organizado de forma regionalizada e hierarquizada.

48. (INSTITUTO AOCP, EBSERH, UFGD-MS, 2014) De acordo com o Decreto 7.508/2011, os serviços de saúde específicos para o atendimento da pessoa que, em razão de agravo ou de situação laboral, necessita de atendimento especial, denominam-se:
A) Portas de Entrada.
B) Serviços Especiais de Acesso Primário.
C) Serviços Especiais de Acesso Aberto.
D) Atenção Primária.
E) Atenção Psicossocial

49. (INSTITUTO AOCP, EBSERH, UFSM-RS, 2014) De acordo com o Decreto 7.508/2011, considera-se Rede de Atenção à Saúde:

A) Os serviços de saúde específicos para o atendimento da pessoa que, em razão de agravo ou de situação laboral, necessita de atendimento especial.

B) Os serviços de atendimento inicial à saúde do usuário no SUS.

C) O conjunto de ações e serviços de saúde articulados em níveis de complexidade decrescente com a finalidade de garantir o mínimo de assistência à saúde.

D) Os serviços de atendimento emergencial à saúde do usuário no SUS.

E) O conjunto de ações e serviços de saúde articulados em níveis de complexidade crescente com a finalidade de garantir a integralidade da assistência à saúde.

50. (INSTITUTO AOCP, EBSERH, UFSE-SE, 2014) De acordo com o Decreto 7.508/2011, os serviços de atendimento inicial à saúde do usuário no SUS são considerados:

A) Serviços Especiais de Acesso Aberto.

B) Portas de Entrada.

C) Serviços Especiais de Acesso Primário.

D) Portas Iniciais do SUS.

E) Serviços de Atenção Primária

51. (INSTITUTO AOCP, Hospital das Clínicas-MG, 2014) De acordo com as definições constantes no Decreto Presidencial nº 7.508/2011, analise as assertivas e assinale a alternativa que aponta as corretas.

I. Portas de Entrada são os serviços de atendimento inicial à saúde do usuário no SUS.

II. Comissões Intergestores são instâncias de pactuação consensual entre os entes federativos para definição das regras da gestão compartilhada do SUS.

III. Serviços Especiais de Acesso Aberto consistem em serviços de saúde específicos para o atendimento às gestantes.

IV. Rede de Atenção à Saúde consiste no conjunto de ações e serviços de saúde articulados em níveis de complexidade crescente com a finalidade de garantir a integralidade da assistência à saúde.

A) Apenas I, II e IV.

B) Apenas I, III e IV.

C) Apenas II e IV.

D) Apenas I e III.

E) I, II, III e IV.

52. (IADES, EBSERH, UFRN-RN, 2014) Com base no art. 195 da Constituição Federal de 1988, a seguridade social será financiada:

A) pela parcela mais rica da população brasileira.

B) integralmente pelo Poder Público.

C) por toda a sociedade, de forma direta e indireta.

D) com o apoio de fundos internacionais de seguridade social.

E) unicamente a partir das contribuições dos trabalhadores para o Fundo de Garantia do Tempo de Serviço (FGTS).

53. (INSTITUTO AOCP, EBSERH, UFGD-MS, 2014) A alternativa INCORRETA. De acordo com o Decreto 7.508/2011, para ser instituída, a Região de Saúde deve conter, no mínimo, ações e serviços de:
    A) Atenção primária e vigilância em saúde.
    B) Urgência e emergência.
    C) Atenção psicossocial.
    D) Atenção ambulatorial especializada e hospitalar.
    E) Assistência social.

54. (IADES, EBSERH, UFRN-RN, 2014) Com relação à Seguridade Social, de acordo com a Constituição Federal, assinale a alternativa INCORRETA:
    A) A seguridade social compreende um conjunto integrado de ações de iniciativa dos Poderes Públicos e da sociedade, destinadas a assegurar os direitos relativos à saúde, à previdência e à assistência social.
    B) As receitas dos Estados, do Distrito Federal e dos Municípios destinadas à seguridade social constarão dos respectivos orçamentos, não integrando o orçamento da União.
    C) A pessoa jurídica em débito com o sistema da seguridade social, como estabelecido em lei, poderá livremente contratar com o Poder Público.
    D) Nenhum benefício ou serviço da seguridade social poderá ser criado, majorado ou estendido sem a correspondente fonte de custeio total.
    E) São isentas de contribuição para a seguridade social as entidades beneficentes de assistência social que atendam às exigências estabelecidas em lei

55. (INSTITUTO AOCP, EBSERH Nacional, 2015) Com base na Constituição Federal Brasileira de 05 de outubro de 1998, sobre o Sistema Único de Saúde (SUS) é correto afirmar que:
    A) É livre o tráfico de órgãos, tecidos e substâncias humanas no território brasileiro.
    B) A assistência à saúde é expressamente proibida à iniciativa privada.
    C) A saúde é direito de todos e dever do Estado, garantido mediante políticas sociais e econômicas que visem à redução do risco de doença e de outros agravos e ao acesso universal e igualitário às ações e serviços para sua promoção, proteção e recuperação.
    D) Não têm relevância pública as ações e serviços de saúde.
    E) As ações e serviços públicos de saúde integram uma rede municipal e sem hierarquia.

56. (IOPLAN, Seara-SC, 2016) Assinale a alternativa correta sobre o Sistema Único de Saúde (SUS):
    A) É um sistema de saúde criado em 1990 com um modelo assistencial à saúde de forma gratuita.
    B) É um sistema de saúde criado em 1990 para ser o sucessor do INAMPS, criado com o objetivo de reformular de forma política e organizacional os serviços de saúde.
    C) É um sistema assistencialista criado no ano 2000 pelo Movimento da Reforma Sanitária Brasileira, que preconiza Saúde para todos no ano 2000.
    D) É o sistema de saúde pública brasileiro, criado em 1988 pela Constituição Federal e regulamentada pelas Leis nº 8.080/90 e nº 8.142/90.

57. (FUNCEPE, Itaitinga-CE, 2015) Conforme o artigo 198, parágrafo primeiro, da Constituição Federal de 1988, o Sistema Único de Saúde será financiado com recursos:

A) Da Seguridade Social, da União, dos Estados, do Distrito Federal e dos Munícipios, além de outras fontes.

B) Da União, dos Estados e dos Municípios.

C) Somente da União.

D) Dos Estados, do Distrito Federal e dos Munícipios.

E) Da União, dos Estados, do Distrito Federal e dos Municípios.

58. (OBJETIVA, São Gabriel-RS, 2016) De acordo com o Decreto nº 7.508/11, acerca do planejamento da saúde, é INCORRETO afirmar que:

    A) O planejamento da saúde em âmbito estadual deve ser realizado de maneira regionalizada, a partir das necessidades dos Municípios, considerando o estabelecimento de metas de saúde.

    B) Não serão considerados durante o planejamento os serviços e as ações prestadas pela iniciativa privada, ainda que de forma complementar ao Sistema Único de Saúde (SUS).

    C) O Mapa da Saúde será utilizado na identificação das necessidades de saúde e orientará o planejamento integrado dos entes federativos, contribuindo para o estabelecimento de metas de saúde.

    D) O planejamento da saúde é obrigatório para os entes públicos e será indutor de políticas para a iniciativa privada.

59. (OBJETIVA, São Gabriel-RS, 2016) Em conformidade com a Lei nº 8.080/90 – SUS, relativo ao atendimento domiciliar e à internação domiciliar, analisar a sentença abaixo:

    Na assistência de atendimento e internação domiciliares incluem-se, principalmente, os procedimentos médicos, de enfermagem, fisioterapêuticos, psicológicos e de assistência social, entre outros, necessários ao cuidado integral dos pacientes em seu domicílio (1ª parte). O atendimento e a internação domiciliares, que só poderão ser realizados por indicação médica e expressa concordância do paciente e de sua família, serão realizados por equipes multidisciplinares que atuarão nos níveis da medicina preventiva, terapêutica e reabilitadora (2ª parte).

    A sentença está:

    A) Totalmente correta.

    B) Correta somente em sua 1ª parte.

    C) Correta somente em sua 2ª parte.

    D) Totalmente incorreta.

60. (FUNCAB, Santa Maria de Jetibá-ES, 2016) De acordo com a Lei nº 8.080/1990, os valores a serem transferidos a Estados, Distrito Federal e Municípios devem ser estabelecidos a partir da combinação dos seguintes critérios, EXCETO:

    A) Perfil epidemiológico da população a ser coberta.

    B) Características qualitativas da rede de saúde.

    C) Desempenho financeiro no período anterior.

    D) Plano anual de investimentos na rede.

    E) Perfil demográfico da região.

Comentário: o assunto seguridade social vem sendo bastante cobrado em provas. Atente para o art. 194 da constituição federal que menciona os pilares da seguridade social: *Saúde, Assistência e Previdência Social*.

> **Dica:** lembre-se da sigla *PAS*.
> **P:** Previdência social.
> **A:** Assistência social.
> **S:** Saúde.

Comentário: nessa questão o enunciado se refere à definição da Seguridade Social, descrita no art. 194: a *seguridade social* compreende um conjunto *integrado de ações de iniciativa dos Poderes Públicos e da sociedade, destinadas a assegurar os direitos relativos à saúde, à previdência e à assistência social*.

Comentário: analisando cada item da referida questão podemos afirmar que o item I está correto, pois observamos que a Seguridade Social pode compreender ações tanto dos poderes públicos como da sociedade. II item apresenta erro ao afirmar que trabalho faz parte da Seguridade Social. Lembre-se da dica: *PAS – previdência, assistência social e saúde*. No item III podemos afirmar que compete ao poder público organizar a seguridade social nos termos da lei, de acordo com o parágrafo único do art. 194. Item IV, errôneo, pois sabemos que a Seguridade Social é definida na Constituição em seu Título VIII – Ordem Social, Capítulo II – da Seguridade Social.

Comentário: questão clássica sobre financiamento da Seguridade Social. Fique atento ao texto da lei para o art. 195.

As receitas dos Estados, do Distrito Federal e dos Municípios destinadas à seguridade social constarão dos respectivos orçamentos, *não integrando o orçamento da União*. Observe que o *item I é falso*, os respectivos orçamentos não integrarão o da UNIÃO.

A pessoa jurídica em débito com o sistema da seguridade social, como estabelecido em lei, *não* poderá contratar com o Poder Público nem dele receber benefícios ou incentivos fiscais ou creditícios. *Item II, falso*, visto que qualquer pessoa jurídica em débito com a Seguridade Social não poderá em hipótese alguma requerer benefícios fiscais, a não ser que regularize a situação em aberto.

Nenhum benefício ou serviço da seguridade social poderá ser criado, majorado ou estendido sem a correspondente fonte de custeio total. Para que haja a criação de algum benefício e/ou serviço da Seguridade Social é preciso que exista a fonte de custeio. Caso contrário, a Seguridade Social não terá como ofertar esse serviço ou benefício ao segurado. *Item III, verdadeiro*.

São isentas de contribuição para a seguridade social as entidades beneficentes de assistência social que atendam às exigências estabelecidas em lei. Um dos benefícios da Seguridade Social é a isenção na contribuição das entidades de assistência social, porém elas precisam seguir exigências estabelecidas em lei. *Item IV, verdadeiro*.

Comentário: de acordo com o parágrafo único do art. 194 da constituição federal de 1988 compete ao Poder Público, nos termos da lei, organizar a seguridade social com base nos seguintes objetivos:

I. Universalidade da cobertura e do atendimento.

II. *Uniformidade e equivalência dos benefícios e serviços às populações urbanas e rurais.*

III. Seletividade e distributividade na prestação dos benefícios e serviços.

IV. Irredutibilidade do valor dos benefícios.

V. Equidade na forma de participação no custeio.

VI. Diversidade da base de financiamento;

VII. Caráter democrático e descentralizado da administração, mediante gestão quadripartite, com participação dos trabalhadores, dos empregadores, dos aposentados e do Governo nos órgãos colegiados. Diante das alternativas podemos afirmar que não existe diferenciação entre benefícios e serviços às populações urbanas e rurais, ou seja, se um indivíduo da zona urbana tem direito ao auxílio-doença, esse benefício também poderá ser cedido à pessoa da zona rural.

Comentário: a iniciativa privada é livre à saúde de acordo com a constituição federal, segundo o art. 199, § 1º – As instituições privadas poderão participar de *forma complementar* do sistema único de saúde, segundo diretrizes deste, *mediante contrato de direito público ou convênio*, tendo preferência as *entidades filantrópicas e as sem fins lucrativos*. Item I, falso.

As competências do SUS estão descritas no art. 200 da constituição federal. Dentre elas podemos destacar o incremento em sua área de atuação no tocante ao desenvolvimento científico e tecnológico. Portanto, item II, verdadeiro. Por fim, o item III é verdadeiro, visto que a participação da comunidade é uma diretriz do SUS de acordo com a Constituição.

Comentário: as competências do SUS são bastante cobradas em provas de acordo com o artigo art. 200 da constituição federal de 1988. Ao *Sistema Único de Saúde (SUS) compete*, além de outras atribuições, nos termos da lei:

II. *Executar as ações de vigilância sanitária e epidemiológica, bem como as de saúde do trabalhador*. Observe que a banca citou termos como: saúde mista e saúde combinada, fique atento a esses detalhes e procure sempre rever o texto da lei.

Comentário: as competências do SUS estão descritas no art. 200 da constituição federal:

I. Controlar e fiscalizar procedimentos, produtos e substâncias de interesse para a saúde e participar da produção de medicamentos, equipamentos, imunobiológicos, hemoderivados e outros insumos;

II. Executar as ações de vigilância sanitária e epidemiológica, bem como as de saúde do trabalhador.

III. Ordenar a formação de recursos humanos na área de saúde.

IV. Participar da formulação da política e da execução das ações de saneamento básico.

V. Incrementar em sua área de atuação o desenvolvimento científico e tecnológico.

VI. Fiscalizar e inspecionar alimentos, compreendido o controle de seu teor nutricional, bem como bebidas e águas para consumo humano.

VII. Participar do controle e fiscalização da produção, transporte, guarda e utilização de substâncias e produtos psicoativos, tóxicos e radioativos.

VIII. Colaborar na proteção do meio ambiente, nele compreendido o do trabalho. Perceba que muitas bancas costumam apenas copiar trechos da lei e elaborar as questões. Nessa questão, podemos observar que o item D é a exceção das competências do SUS.

Comentário: o financiamento (custeio) da Seguridade Social é realizado pela sociedade, empresas, Governo, além de outras fontes. As alíquotas são diferenciadas devido aos rendimentos ganhos, ou seja, uma empresa de grande porte pode contribuir mais do que uma microempresa. Outro exemplo, um empresário dessa mesma microempresa pode contribuir mais que seu empregado. Esse objetivo da seguridade social é denominado *equidade na forma de participação no custeio*.

10 C

Comentário: questão sobre a iniciativa privada na saúde são bem recorrentes em provas. Nessa podemos observar de acordo com a Constituição. Em seu art. 199 a assistência à saúde é livre à iniciativa privada. *Item I, verdadeiro*.

§ 1º: as instituições privadas poderão participar de *forma complementar* do Sistema Único de Saúde, segundo diretrizes deste, *mediante contrato de direito público ou convênio*, tendo preferência as *entidades filantrópicas e as sem fins lucrativos*. *Item II, falso*, já que podemos afirmar que existem preferências na assistência privada de saúde no SUS.

§ 2º: é vedada a destinação de recursos públicos para auxílios ou subvenções às instituições privadas com fins lucrativos. *Item III, verdadeiro*.

§ 3º: é vedada a participação direta ou indireta de empresas ou capitais estrangeiros na assistência à saúde no País, *salvo nos casos previstos em lei*. *Item IV, falso*, de acordo com a CF, salvo os casos previstos em lei, poderá ocorrer participação direta ou indireta de empresas ou capitais estrangeiros na assistência à saúde no País. Observe que esse § 3º foi revogado pela (*Lei nº 13.097, de 19/1/2015*). *Portanto, fique atento às atualizações sobre o SUS.*

11 D

Comentário: muita atenção nessa questão. As bancas costumam trocar alguns termos do texto da lei. Sabemos que as diretrizes do SUS de acordo com a constituição federal são:

Descentralização, com direção única em cada esfera de governo;

Atendimento *integral*, com *prioridade para as atividades preventivas*, sem prejuízo dos serviços assistenciais;

Participação da comunidade. Observe que a banca trocou o termo *integral* por *parcial* no item II da questão, tornando-a incorreta. Portanto, corretos os itens I e III.

12 C

Comentário: muitas bancas costumam cobrar essa parte da constituição federal que menciona as competências do SUS. Vejamos:

I. Controlar e fiscalizar procedimentos, produtos e substâncias de interesse para a saúde e participar da produção de medicamentos, equipamentos imunobiológicos, hemoderivados e outros insumos.

II. *Executar as ações de vigilância sanitária e epidemiológica, bem como as de saúde do trabalhador.*

III. *Ordenar a formação de recursos humanos na área de saúde*; Observe que a banca mesclou os incisos II e III de forma errônea, visto que o SUS não colabora, mas sim executa as ações de saúde do trabalhador.

IV. Participar da formulação da política e da execução das ações de saneamento básico;

V. Incrementar em sua área de atuação o desenvolvimento científico e tecnológico;

VI. *Fiscalizar e inspecionar alimentos, compreendido o controle de seu teor nutricional, bem como bebidas e águas para consumo humano.* Nesse inciso podemos observar a certa da referida questão.

VII. Participar do controle e fiscalização da produção, transporte, guarda e utilização de substâncias e produtos psicoativos, tóxicos e radioativos.

VIII. Colaborar na proteção do meio ambiente, nele compreendido o do trabalho. Observe o erro da *letra D*. Aqui, a banca trocou a palavra *colaborar* por *controlar*, assim como a parte final do respectivo inciso.

13 B

Comentário: a Lei 8.080, chamada de Lei Orgânica da Saúde, regula em todo o território nacional *as ações e serviços de saúde, executados isolada ou conjuntamente*, em caráter *permanente ou eventual*, por *pessoas naturais ou jurídicas de direito público ou privado*. Sabemos que o texto da lei é claro na função do Estado ao afirmar no art. 2º que a saúde é um direito fundamental do ser humano, devendo o Estado prover as condições indispensáveis ao seu pleno exercício, sendo o *Item I verdadeiro*. O dever do Estado de acordo com a Lei 8.080 *não exclui* o das pessoas, da família, das empresas e da sociedade. Portanto, o *item II é falso. Os itens III e IV estão corretos*, pois seguem à risca o texto da lei orgânica.

14 A

Comentário: a Lei 8.080 afirma em seu art. 2º que a saúde é um direito fundamental do ser humano, devendo o Estado prover as condições indispensáveis ao seu pleno exercício. Sobre a iniciativa privada sabe-se que ela participa do SUS sempre de forma complementar. Nunca esqueça esse termo.

15 D

Comentário: caro candidato, segue aqui uma dica muito válida para questões do SUS: quando aparecerem nas alternativas as palavras *apenas e/ou somente*, pode excluir a alternativa, pois a mesma é incorreta. Podemos observar esse detalhe nas *letras A e B*, assim como podemos excluir a *letra C*, que menciona Assistência Social como sendo constituinte do SUS. Na verdade a assistência social compõe a seguridade social, bem como a saúde e previdência social. Mediante essa informação o percentual de acerto fica em 50% para essa questão.

Observe o art. 4º da Lei 8.080, que afirma que o SUS é o conjunto de *ações e serviços de saúde*, prestados por *órgãos e instituições públicas federais, estaduais e municipais*, da *Administração direta e indireta e das fundações mantidas pelo Poder Público*.

16 C

Comentário: vejamos mais uma questão retirada da Lei 8.080. Perceba, candidato, que a banca copiou trechos iguais ao da referida lei, porém alterando o art. 2º em seu § 2º, em que o dever do Estado *não exclui o das pessoas*, da família, das empresas e da sociedade, tornando a *letra C* incorreta na questão.

Letra A – art. 2º; letra B – art. 2º, § 1º, letra D – art. 3º; e letra E – art. 3º, parágrafo único, da lei 8.080/1990.

17 D

Comentário: esse tema do art. 6º da Lei 8.080 é recorrente em concursos. Observe que as bancas costumam apenas modificar uma palavra para criar as questões. A exceção da questão está na palavra *excluindo-se* do item D. Sabemos que o termo correto de acordo com a lei é *assistência terapêutica integral, INCLUSIVE farmacêutica*. Os demais itens estão corretos de acordo com o texto da lei.

18 B

Comentário: agora analisaremos uma questão que aborda os objetivos do SUS. Observe que todas as alternativas estão presentes na Lei 8.080, porém atenção, as bancas costumam aglutinar assuntos abordados na lei. Na referida questão podemos elucidar que o item B é um princípio e não objetivo do SUS. No art. 5º estão descritos os *objetivos do Sistema Único de Saúde (SUS)*:

I. A identificação e divulgação dos fatores condicionantes e determinantes da saúde;
II. A formulação de política de saúde destinada a promover, nos campos econômico e social, a observância do disposto no § 1º do art. 2º desta lei;
III. A assistência às pessoas por intermédio de ações de promoção, proteção e recuperação da saúde com a realização integrada das ações assistenciais e das atividades preventivas.

Os princípios do SUS estão descritos no art. 7º da lei. Dentre eles, o inciso III – preservação da autonomia das pessoas na defesa de sua integridade física e moral. Portanto, candidato, muita atenção na leitura da lei.

19 C

Comentário: os objetivos do SUS são um tema frequente pessoal. Não se esqueça dos objetivos do SUS descritos no art. 5º:

I. *A identificação e divulgação dos fatores condicionantes e determinantes da saúde. Item I.*
II. *A formulação de política de saúde destinada a promover, nos campos econômico e social, a observância do disposto no § 1º do art. 2º desta lei.*
III. *A assistência às pessoas por intermédio de ações de promoção, proteção e recuperação da saúde com a realização integrada das ações assistenciais e das atividades preventivas. Item III.*

O item II não se enquadra nos objetivos. Esse trecho pode ser encontrado no Título I, art. 2º, § 1º.

20 C

Comentário: questão sobre vigilância sanitária e suas funções. Essa parte da lei orgânica pode ser consultada no art. 6º, que define vigilância sanitária como sendo um conjunto de ações capaz de *eliminar, diminuir ou prevenir riscos à saúde* e de *intervir nos problemas sanitários* decorrentes do meio ambiente, da produção e circulação de bens e da prestação de serviços de interesse da saúde, abrangendo as seguintes funções:

I. O controle de bens de consumo que, direta ou indiretamente, se relacionem com a saúde, compreendidas todas as etapas e processos da produção ao consumo.
II. O controle da prestação de serviços que se relacionam direta ou indiretamente com a saúde. Portanto, itens I e II da questão corretos. O item III abrange uma função da vigilância epidemiológica!

21 D

Comentário: as bancas adoram colocar as definições de vigilância sanitária e epidemiológica em questões. Siga a dica abaixo:

- **Problemas sanitários:** vigilância sanitária
- **Medidas de prevenção:** vigilância epidemiológica.

Revise as definições:

§1º: entende-se por *vigilância sanitária* um conjunto de ações capaz de *eliminar, diminuir ou prevenir riscos à saúde* e de *intervir nos problemas sanitários* decorrentes do meio ambiente, da produção e circulação de bens e da prestação de serviços de interesse da saúde.

§2º: entende-se por *vigilância epidemiológica* um conjunto de ações que proporcionam o *conhecimento, a detecção ou prevenção* de qualquer mudança nos fatores determinantes e condicionantes de saúde individual ou coletiva com a *finalidade de recomendar e adotar as medidas de prevenção e controle das doenças ou agravos*.

§3º: entende-se por *saúde do trabalhador*, para fins desta lei, um conjunto de atividades que se destina, através das *ações de vigilância epidemiológica e vigilância sanitária, à promoção e proteção da saúde dos trabalhadores*, assim como visa à recuperação e reabilitação da saúde dos trabalhadores submetidos aos riscos e agravos advindos das condições de trabalho.

22 D

Comentário: assunto bastante pertinente em provas e merece atenção do candidato. Atente quando o enunciado da questão fizer menção às diretrizes e princípios do SUS, pois, caso a questão solicite, de acordo com a Constituição serão somente três diretrizes: *descentralização, atendimento integral com prioridade para atividades preventivas sem prejuízo do assistencialismo e participação popular*. Nessa questão atente que os princípios e diretrizes podem seguir a Lei 8.080, assim como a constituição federal. Portanto, analisando cada item podemos afirmar que o item I está descrito no *VII – utilização da epidemiologia para o estabelecimento de prioridades, a alocação de recursos e a orientação programática*. O item II pode ser observado no inciso *XIII – organização dos serviços públicos de modo a evitar duplicidade de meios para fins idênticos* e, por fim, o item III está errado, visto que a prioridade no atendimento integral é para atividades preventivas sem prejuízo dos serviços assistenciais. *Apenas I e II corretos* nessa questão.

23 C

Comentário: os princípios do SUS estão divididos em duas categorias: doutrinários e organizacionais.

Doutrinários

- **Universalidade:** é a garantia de atenção à saúde por parte do sistema, a todo e qualquer cidadão. Com a universalidade, o indivíduo passa a ter direito de acesso a todos os serviços públicos de saúde, assim como àqueles contratados pelo poder público
- **Equidade:** igualdade da assistência à saúde sem preconceitos ou privilégios de qualquer espécie.
- **Integralidade:** este princípio considera as pessoas como um todo, atendendo a todas as suas necessidades. Para isso, é importante a integração de ações, incluindo a promoção da saúde, a prevenção de doenças, o tratamento e a reabilitação.

Dica: UEI

Organizacionais

- **Regionalização e hierarquização:** os serviços devem ser organizados em níveis de complexidade tecnológica crescente, dispostos numa área geográfica delimitada e com a definição da população a ser atendida. Isso implica a capacidade dos serviços em oferecer a uma determinada população todas as modalidades de assistência, bem como o acesso a todo tipo de tecnologia disponível, possibilitando um ótimo grau de resolubilidade. A rede de serviços, organizada de forma hierarquizada e regionalizada, permite um conhecimento maior dos problemas de saúde da população da área delimitada.
- **Descentralização:** é entendida como uma redistribuição das responsabilidades quanto às ações e serviços de saúde entre os vários níveis de governo. Com relação à saúde, a descentralização objetiva prestar serviços com maior qualidade e garantir o controle e a fiscalização por parte dos cidadãos.
- **Participação popular:** é a garantia constitucional de que a população, através de suas entidades representativas, participará do processo de formulação das políticas de saúde e do controle da sua execução, em todos os níveis, desde o federal até o local.

Comentário: vejamos mais uma questão sobre princípios e diretrizes do SUS. Nessa questão observe o texto da Lei 8.080/90 em seu artigo 7º:

I. *Universalidade de acesso aos serviços de saúde em todos os níveis de assistência.*

II. Integralidade de assistência, entendida como conjunto articulado e contínuo das ações e serviços preventivos e curativos, individuais e coletivos, exigidos para cada caso em todos os níveis de complexidade do sistema.

III. *Preservação da autonomia das pessoas na defesa de sua integridade física e moral.*

IV. Igualdade da assistência à saúde sem preconceitos ou privilégios de qualquer espécie;

V. *Direito à informação às pessoas assistidas sobre sua saúde.*

VI. Divulgação de informações quanto ao potencial dos serviços de saúde e a sua utilização pelo usuário.

VII. Utilização da epidemiologia para o estabelecimento de prioridades, a alocação de recursos e a orientação programática.

VIII. Participação da comunidade.

IX. Descentralização político-administrativa com direção única em cada esfera de governo:

   a) Ênfase na descentralização dos serviços para os municípios.

   b) Regionalização e hierarquização da rede de serviços de saúde.

X. Integração em nível executivo das ações de saúde, meio ambiente e saneamento básico.

XI. Conjugação dos recursos financeiros, tecnológicos, materiais e humanos da União, dos Estados, do Distrito Federal e dos Municípios na prestação de serviços de assistência à saúde da população.

XII. Capacidade de resolução dos serviços em todos os níveis de assistência.

XIII. Organização dos serviços públicos de modo a evitar duplicidade de meios para fins idênticos.

Muita atenção nesse artigo, ele vem sendo muito cobrado em provas por todo o país.

Comentário: como podemos observar em questões anteriores, sabemos que os princípios organizacionais são: *regionalização e hierarquização, descentralização e participação popular.*

Comentário: vamos analisar uma questão sobre a Lei 8.080/90. Nessa questão foram abordados os artigos 8, 10 e 12. *Letra A* aborda o artigo 8, o *artigo 10 menciona que os municípios poderão constituir consórcios de saúde para desenvolver suas ações, sendo a letra B a errada da questão.* O texto da letra C está descrito no art. 10 § 2º. *Letra D* faz referência ao art. 12, que explana sobre as comissões intersetoriais e, por fim, *letra E* faz menção ao parágrafo único do art. 12.

Comentário: de acordo com o art. 12 da Lei 8.080/1990 serão criadas comissões intersetoriais de âmbito nacional, subordinadas ao *Conselho Nacional de Saúde*, integradas pelos Ministérios e órgãos competentes e por entidades representativas da sociedade civil. As *comissões intersetoriais* terão a finalidade de *articular políticas e programas de interesse para a saúde*, cuja execução envolva *áreas não compreendidas no âmbito do Sistema Único de Saúde (SUS): Alimentação e nutrição; Saneamento e meio ambiente; Vigilância sanitária e farmacoepidemiologia; Recursos humanos; Ciência e tecnologia; e Saúde do trabalhador.*

Comentário: o campo de atuação do SUS está contextualizado no art. 6º da Lei 8.080/90. Dentre as alternativas podemos afirmar que vigilância nutricional e orientação alimentar estão descritas no inciso IV do referido artigo.

Estão incluídas ainda no campo de atuação do Sistema Único de Saúde (SUS):

I. A execução de ações:
   a) De vigilância sanitária.
   b) De vigilância epidemiológica.
   c) De saúde do trabalhador.
   d) De assistência terapêutica integral, inclusive farmacêutica.

II. A participação na formulação da política e na execução de ações de saneamento básico.

III. A ordenação da formação de recursos humanos na área de saúde.

IV. A vigilância nutricional e a orientação alimentar.
V. A colaboração na proteção do meio ambiente, nele compreendido o do trabalho.
VI. A formulação da política de medicamentos, equipamentos, imunobiológicos e outros insumos de interesse para a saúde e a participação na sua produção.
VII. O controle e a fiscalização de serviços, produtos e substâncias de interesse para a saúde.
VIII. A fiscalização e a inspeção de alimentos, água e bebidas para consumo humano.
IX A participação no controle e na fiscalização da produção, transporte, guarda e utilização de substâncias e produtos psicoativos, tóxicos e radioativos.
X. O incremento, em sua área de atuação, do desenvolvimento científico e tecnológico.
XI. A formulação e execução da política de sangue e seus derivados.

Comentário: no âmbito da direção do SUS nos três níveis de governo teremos a seguinte organização de acordo com a Lei 8.080/1990 em seu art. 9º: A direção do Sistema Único de Saúde (SUS) é única, de acordo com o inciso I do art. 198 da Constituição Federal, sendo exercida em cada esfera de governo pelos seguintes órgãos:

I. No âmbito da União, pelo Ministério da Saúde.
II. No âmbito dos Estados e do Distrito Federal, pela respectiva Secretaria de Saúde ou órgão equivalente.
III. No âmbito dos Municípios, pela respectiva Secretaria de Saúde ou órgão equivalente.

Comentário: preste bem atenção nessa questão. Aqui resolveremos analisando cada alternativa e correlacionando com a Lei 8.080. *Letra A, errada*. Sabemos que saúde é direito de todos e dever do Estado. Este por sua vez não exclui o dever das pessoas, da família, das empresas e da sociedade (art. 2º, § 2º). *Letra B é a resposta correta*. À direção estadual cabe descentralizar os serviços e ações de saúde para os municípios (art. 17, inciso I). Na *alternativa C podemos observar o erro de imediato*, já que cabe ao SUS em seus objetivos identificar e divulgar os fatores condicionantes e determinantes da saúde (art. 5º, inciso I). Por fim, *letra D, errada*, pois sabe-se que um dos princípios que regem o SUS é o acesso universal aos serviços de saúde (art. 7º, inciso I).

31 C

Comentário: as competências estaduais do SUS podem ser consultadas no art. 17. O inciso IV se refere ao enunciado da questão. Compete à direção estadual coordenar e, em caráter complementar, executar ações e serviços de: *vigilância epidemiológica e sanitária, alimentação e nutrição, assim como a saúde do trabalhador.*

Comentário: essa questão requer do candidato uma leitura detalhada da Lei 8.080 na parte das atribuições dos entes federativos. Muitos artigos são semelhantes e podem gerar dúvida na resolução de questões. Vamos analisar as alternativas correlacionando com a lei. O gerenciamento de laboratórios públicos de saúde e hemocentros é de competência municipal do SUS de acordo com inciso VIII do art. 18. Portanto, *letra A, correta*. Acompanhar, controlar e avaliar as redes hierarquizadas do SUS cabe á direção estadual e não municipal; *letra B, errada*. À direção nacional cabe formular, avaliar e apoiar políticas de alimentação e nutrição de acordo com o inciso I do art. 16; *letra C, errada*. O estabelecimento de normas e execução de vigilância sanitária de portos, aeroportos e fronteiras com participação complementar dos demais entes da federação é de competência nacional do SUS de acordo com o inciso VII do art. 16. Por isso, *letra D, errada*. Cabe à direção estadual do SUS a função de identificar estabelecimentos hospitalares de referência e gerenciar sistemas públicos de alta complexidade, de referência estadual e regional de acordo com inciso IX do art. 17. Portanto, *letra E errada*.

Comentário: caro candidato, mais uma questão sobre as competências do SUS. Leia com atenção ao art. 18 da Lei 8.080. Cabe à secretaria municipal de saúde de acordo com o inciso VIII do art. 18 gerir os laboratórios públicos de saúde e hemocentros, portanto correto *item A*. Vejamos as demais alternativas:

B. Acompanhar, controlar e avaliar as redes hierarquizadas do Sistema Único de Saúde → *Direção estadual (art. 17, inciso I)*.

C. Controlar e fiscalizar procedimentos, produtos e substâncias de interesse para a saúde → *Objetivo do SUS (art. 6º, inciso VII)*.

D. Estabelecer normas, em caráter suplementar, para o controle e avaliação das ações e serviços de saúde → *Direção estadual (art. 17, inciso XI)*.

E. Elaborar normas para regular as relações entre o Sistema Único de Saúde (SUS) e os serviços privados contratados de assistência à saúde → *Atribuições comuns (art. 15, inciso XI)*.

34 C

Comentário: as ações e serviços de saúde em nível municipal exigem certos critérios e requerem uma boa revisão no texto do art. 10 da Lei 8.080. Analisando os itens da questão podemos afirmar que *item I é verdadeiro* de acordo com o art. 10 → os municípios poderão constituir consórcios para desenvolver em conjunto as ações e os serviços de saúde que lhes correspondam. *Item II, falso*, pois sabemos que de acordo com art. 10 em seu § 1º *aplica-se aos consórcios administrativos intermunicipais o princípio da direção única*, e os respectivos atos constitutivos disporão sobre sua observância. *Item III verdadeiro* seguindo o § 2º do art. 10 em que menciona que no *nível municipal o Sistema Único de Saúde (SUS) poderá organizar-se em distritos* de forma a integrar e articular recursos, técnicas e práticas voltadas para a cobertura total das ações de saúde.

Comentário: subsistema de Atenção à Saúde Indígena está descrito no Capítulo V em seus artigos 19-A até 19-H.

Art. 19-A. As ações e serviços de saúde voltados para o atendimento das populações indígenas, em todo o território nacional, coletiva ou individualmente, obedecerão ao disposto nesta lei (Letra A).

Art. 19-B. É instituído um Subsistema de Atenção à Saúde Indígena, componente do Sistema Único de Saúde (SUS), criado e definido por esta Lei e pela *Lei nº 8.142, de 28 de dezembro de 1990*, com o qual funcionará em perfeita integração.

Art. 19-C. Caberá à União, com seus recursos próprios, financiar o Subsistema de Atenção à Saúde Indígena (Letra B).

Art. 19-D. *O SUS promoverá a articulação do Subsistema instituído por esta Lei com os órgãos responsáveis pela Política Indígena do País (Letra C).*

Art. 19-E. Os Estados, Municípios, outras instituições governamentais e não governamentais poderão atuar complementarmente no custeio e execução das ações (Letra D).

Art. 19-F. Dever-se-á obrigatoriamente levar em consideração a realidade local e as especificidades da cultura dos povos indígenas e o modelo a ser adotado para a atenção à saúde indígena, que se deve pautar por uma abordagem diferenciada e global, contemplando os aspectos de assistência à saúde, saneamento básico, nutrição, habitação, meio ambiente, demarcação de terras, educação sanitária e integração institucional.

Art. 19-G. O Subsistema de Atenção à Saúde Indígena deverá ser, como o SUS, *descentralizado, hierarquizado e regionalizado.* Observe o erro da alternativa E na qual menciona centralizado.

§ 1º O Subsistema de que trata o *caput* deste artigo terá como base os Distritos Sanitários Especiais Indígenas.

§ 2º O SUS servirá de retaguarda e referência ao Subsistema de Atenção à Saúde Indígena, devendo, para isso, ocorrer adaptações na estrutura e organização do SUS nas regiões onde residem as populações indígenas para propiciar essa integração e o atendimento necessário em todos os níveis, sem discriminações.

§ 3º As populações indígenas devem ter acesso garantido ao SUS, em âmbito local, regional e de centros especializados, de acordo com suas necessidades, compreendendo a atenção primária, secundária e terciária à saúde.

Art. 19-H. As populações indígenas terão direito a participar dos organismos colegiados de formulação, acompanhamento e avaliação das políticas de saúde, tais como o Conselho Nacional de Saúde e os Conselhos Estaduais e Municipais de Saúde, quando for o caso.

36 E

Comentário: aqui podemos observar mais uma questão sobre o subsistema de atenção à saúde indígena. Atenção!

I. Verdadeiro, art. 19-A
II. Verdadeiro, art. 19-C
III. Verdadeiro, art. 19-D
IV. Verdadeiro, art. 19-E, perceba, caro candidato, que a banca apenas copiou os trechos da lei para elaboração da questão, porém cabe uma leitura minuciosa dos artigos para que não ocorram dúvidas sobre o assunto.

Comentário: questões sobre a participação complementar são frequentes em concursos. Conforme o Capítulo II da Lei 8.080, a *letra A* está descrita no art. 24, *letra B* pode ser consultada no parágrafo único do art. 24. *Letra C* é o texto do art. 25. *Letra D* é retirada do art. 26, § 2º. Por fim, letra E é errada, pois sabemos que aos proprietários, administradores e dirigentes de entidades ou serviços é vedado exercer cargo de chefia ou função de confiança no Sistema Único de Saúde (SUS) de acordo com § 4º do art. 26.

Comentário: seguindo a Lei 8.080 podemos afirmar que:

- **A. Art. 24:** quando as suas disponibilidades forem insuficientes para garantir a cobertura assistencial à população de uma determinada área, o Sistema Único de Saúde (SUS) poderá recorrer aos serviços ofertados pela iniciativa privada.
- **B. Art. 24, parágrafo único:** a participação complementar dos serviços privados será formalizada mediante contrato ou convênio, observadas, a respeito, as normas de direito público.
- **C. Art. 25:** na hipótese do artigo anterior, as entidades filantrópicas e as sem fins lucrativos terão preferência para participar do Sistema Único de Saúde (SUS).
- **D. Art. 26:** *os critérios e valores para a remuneração de serviços e os parâmetros de cobertura assistencial* serão estabelecidos pela *direção nacional do Sistema Único de Saúde (SUS), aprovados no Conselho Nacional de Saúde.*
- **E. Art. 26, § 2º:** os serviços contratados submeter-se-ão às normas técnicas e administrativas e aos princípios e diretrizes do Sistema Único de Saúde (SUS), mantido o equilíbrio econômico e financeiro do contrato.

39 C

Comentário: conforme a Lei 8.080/90:

- I. **Art. 4º, § 2º:** a iniciativa privada poderá participar do Sistema Único de Saúde (SUS) em caráter complementar.
- II. **Art. 21:** a assistência à saúde é livre à iniciativa privada.
- III. **Art. 24:** quando as suas disponibilidades forem insuficientes para garantir a cobertura assistencial à população de uma determinada área, o Sistema Único de Saúde (SUS) poderá recorrer aos serviços ofertados pela iniciativa privada.
- IV. **Art. 8º:** as ações e serviços de saúde, executados pelo Sistema Único de Saúde (SUS), seja diretamente ou mediante participação complementar da iniciativa privada, *serão organizados de forma* regionalizada e hierarquizada em níveis de complexidade crescente.

Comentário: os conselhos de saúde são órgãos permanentes e deliberativos no tocante à formulação de estratégias e no controle da execução da política de saúde. Estes são compostos por *representantes do governo, prestadores de serviço, profissionais de saúde e usuários*.

41 E

Comentário: os conselhos de saúde exercem papel crucial na política de saúde em cada ente federativo. Uma das competências do conselho é discutir, elaborar e aprovar proposta de operacionalização das diretrizes aprovadas pelas Conferências de Saúde. *Item I, verdadeiro*. O *item II é falso*, pois deliberar sobre as normas do SUS pactuadas na Comissão Intergestores Tripartite (CIT) é de competência exclusiva do Conselho Nacional de Saúde conforme a Lei Complementar 141/2012. *Item III verdadeiro*, visto que os conselhos consistem em representantes *do governo, prestadores de serviço, profissionais de saúde e usuários*, ou seja, distintos grupos da nossa sociedade.

42 B

Comentário: Segundo a Lei 8.142 em seu art. 2º, os recursos do Fundo Nacional de Saúde (FNS) serão alocados como:

I. Despesas de custeio e de capital do *Ministério da Saúde*, seus órgãos e entidades, da administração *direta* e *indireta*.

II. Investimentos previstos em *lei orçamentária*, de iniciativa do Poder Legislativo, e aprovados pelo Congresso Nacional.

III. Investimentos previstos no *Plano Quinquenal do Ministério da Saúde*.

IV. Cobertura das ações e serviços de saúde a serem implementados pelos Municípios, Estados e Distrito Federal.

43 B

Comentário: de acordo com a Lei 8.142/1990 em seu art. 1º, o Sistema Único de Saúde (SUS), de que trata a *Lei nº 8.080, de 19 de setembro de 1990*, contará em cada esfera de governo, sem prejuízo das funções do Poder Legislativo, com as seguintes instâncias colegiadas: I – a Conferência de Saúde e II – o Conselho de Saúde.

§ 1º: a *Conferência de Saúde reunir-se-á a cada quatro anos* com a representação dos vários segmentos sociais para avaliar a situação de saúde e propor as diretrizes para a formulação da política de saúde nos níveis correspondentes, convocada pelo Poder Executivo ou, extraordinariamente, por esta ou pelo Conselho de Saúde.

§ 2º: o *Conselho de Saúde, em caráter permanente e deliberativo,* órgão colegiado *composto por representantes do governo, prestadores de serviço, profissionais de saúde e usuários* atua na formulação de estratégias e no controle da execução da política de saúde na instância correspondente, inclusive nos aspectos econômicos e financeiros, cujas decisões serão homologadas pelo chefe do poder legalmente constituído em cada esfera do governo.

Composição dos Conselhos de Saúde: 50% de usuários, 25% de gestores ou prestadores de serviço e 25% de profissionais da saúde.

§ 4º: a representação dos usuários nos Conselhos de Saúde e Conferências *será paritária* em relação ao conjunto dos demais segmentos. Diante das alternativas podemos afirmar que os itens II e III são falsos.

Comentário: a Lei 8.142 é um tema sempre cobrado em concursos. Nessa questão vamos analisar cada alternativa. *Letra A, errada*. A participação popular se dá nos conselhos e nas conferências de saúde, sendo esta realizada a cada 4 anos, sendo convocada pelo Poder Executivo ou, extraordinariamente, por esta ou pelo Conselho de Saúde. *Letra B, errada*, visto que a representação dos usuários nos Conselhos de Saúde e Conferências será paritária em relação ao conjunto dos demais segmentos. *Letra C, incorreta*, já que é função dos respectivos conselhos de saúde apreciar os planos de saúde e os relatórios de gestão de municípios, estados e do Distrito Federal que são essenciais para a transferência de recursos para a saúde. *Letra D é correta* de acordo com art. 1º, § 5º – *as Conferências de Saúde e os Conselhos de Saúde terão sua organização e normas de funcionamento definidas em regimento próprio, aprovadas pelo respectivo conselho.* Por fim, *letra E, incorreta*, pelo fato de o conselho de saúde ser um órgão deliberativo e não consultivo, sendo sua convocação pelo Poder Executivo ou, extraordinariamente, por esta ou pelo Conselho de Saúde.

45 D

Comentário: o Decreto 7.508/11 em seu art. 1º regulamenta a Lei nº 8.080, de 19 de setembro de 1990, para dispor sobre a organização do Sistema Único de Saúde (SUS), *o planejamento da saúde, a assistência à saúde e a articulação interfederativa*. Este aborda alguns conceitos que estão sendo frequente em provas, tais como: mapa da saúde.

Mapa da saúde: descrição geográfica da distribuição de recursos humanos e de ações e serviços de saúde ofertados pelo SUS e pela iniciativa privada, ou seja, é um mapeamento de uma determinada área a fim de elencar os serviços ofertados de saúde pública e privada. Esse mapa de saúde demonstra quais os níveis de atenção à saúde que podem ser ofertados à população, assim como uma provável área de instalação para serviços de saúde inexistentes nessa área.

46 C

Comentário: podemos visualizar aqui mais um conceito do Decreto 7.508. Atente que quando uma questão fizer menção ao *espaço geográfico contínuo constituído por agrupamentos de Municípios limítrofes*, estará relacionada à região de saúde.

Região de saúde: espaço geográfico contínuo constituído por agrupamentos de Municípios limítrofes com a finalidade de organizar, planejar e executar as ações e serviços de saúde da região.

Comentário: caro candidato, como visto em questões anteriores, elimine de imediato as alternativas que mencionam apenas e/ou somente, como as *letras A, B e D*. O Decreto 7.508/2011 aborda uma nova conjuntura organizativa do SUS. Em seu art. 3º afirma que o *SUS é constituído pela conjugação das ações e serviços de promoção, proteção e recuperação da saúde executados pelos entes federativos, de forma direta ou indireta, mediante a participação complementar da iniciativa privada, sendo organizado de forma regionalizada e hierarquizada.*

Políticas de Saúde e Legislação do SUS **627**

Comentário: outro tema bastante pertinente sobre este decreto está relacionado aos *serviços especiais de acesso aberto*. Eles são serviços de saúde específicos para o atendimento da pessoa que, em razão de agravo ou de situação laboral, necessita de atendimento especial, a exemplo dos Centros de Referência em Saúde do Trabalhador – CEREST.

Comentário: a Rede de Atenção à Saúde é o conjunto de ações e serviços de saúde articulados em níveis de complexidade crescente com a finalidade de garantir a integralidade da assistência à saúde.

A *Letra A* descreve os serviços especiais de acesso aberto, e a *letra B* conceitua as portas de entrada do SUS.

Comentário: os serviços iniciais de atendimento ao usuário no SUS são considerados portas de entrada. São Portas de Entrada às ações e aos serviços de saúde do SUS:

Atenção primária, atenção de urgência e emergência, atenção psicossocial e especiais de acesso aberto.

Comentário: analisando cada item da questão podemos afirmar que o *item I é verdadeiro*. As portas de entrada consistem no atendimento inicial do usuário no SUS. *Item II, verdadeiro*, visto que as instâncias de pactuação consensual entre os entes federativos para definição das regras da gestão compartilhada do SUS são denominadas Comissão Intergestora. *Item III é falso*. Os serviços especiais de acesso aberto não são serviços de saúde específicos para as gestantes, mas para atendimento da pessoa que, em razão de agravo ou de situação laboral, necessita de atendimento especial. *Item IV, verdadeiro*, conceituado de acordo com o decreto.

Comentário: questão sobre a constituição federal, podemos observar que o art. 194 afirma que a seguridade social é *financiada por toda a sociedade de forma direta e indireta* mediante recursos provenientes dos orçamentos da União, dos Estados, do Distrito Federal, dos Municípios e de contribuições sociais.

Comentário: a região de saúde é o espaço geográfico contínuo constituído por agrupamentos de Municípios limítrofes, delimitado a partir de identidades culturais, econômicas e sociais e de redes de comunicação e infraestrutura de transportes compartilhados, com a finalidade de integrar a organização, o planejamento e a execução de ações e serviços de saúde. Para termos uma região de saúde deve conter, no mínimo, ações e serviços de: *atenção primária, urgência e emergência, atenção psicossocial atenção ambulatorial especializada e hospitalar; e vigilância em saúde*. A assistência social faz parte dos pilares da Seguridade Social, juntamente com a previdência social e saúde!

Comentário: questões sobre seguridade social vêm sendo muito recorrentes em provas e merecem atenção do candidato quanto à leitura dessa parte na constituição federal, pois um simples detalhe pode induzir ao erro durante a prova.

A. Art. 194: a seguridade social compreende um *conjunto integrado* de ações de *iniciativa dos Poderes Públicos e da sociedade* destinadas a assegurar os direitos relativos à *saúde*, à *previdência* e à *assistência social*.

B. Art. 195, § 1º: as receitas dos Estados, do Distrito Federal e dos Municípios destinadas à seguridade social constarão dos respectivos orçamentos, *não* integrando o orçamento da União. Atenção, muitas bancas costuma cobrar esse artigo sem o termo destacado!

C. Art. 195, § 3º: a pessoa jurídica em *débito com o sistema da seguridade social*, como estabelecido em lei, *não poderá contratar com o Poder Público nem dele receber benefícios ou incentivos fiscais ou creditícios*. Alternativa incorreta da questão. Toda e qualquer pessoa jurídica que estiver em débito com a Seguridade Social não poderá requerer nenhum benefício fiscal e nem contratar o poder público!

D. Art. 195, § 5º: *nenhum benefício ou serviço da seguridade social* poderá ser *criado, majorado* ou *estendido sem a correspondente fonte de custeio total*.

E. Art. 195, § 7º: são *isentas de contribuição* para a seguridade social as *entidades beneficentes de assistência social* que atendam às exigências estabelecidas em lei. Atenção, candidato, as bancas costumam trocar o termo assistência social por organizações sociais ou previdência social.

55 C

Comentário: vamos analisar cada item dessa questão. *Letra A, totalmente incorreta*. Sabemos que na constituição federal em seu art. 199, § 4º, cita que a lei disporá sobre as condições e os requisitos que facilitem a remoção de órgãos, tecidos e substâncias humanas para fins de transplante, pesquisa e tratamento, bem como a coleta, processamento e transfusão de sangue e seus derivados, *sendo vedado todo tipo de comercialização*. Ainda no mesmo artigo podemos afirmar que a assistência à saúde é livre à iniciativa privada. Portanto, *letra B incorreta*. A *letra C* descreve o art. 196 da constituição federal afirmando que a saúde é direito de todos e dever do Estado, garantido mediante políticas sociais e econômicas que visem à redução do risco de doença e de outros agravos e ao acesso universal e igualitário às ações e serviços para sua promoção, proteção e recuperação. Podemos concluir *incorreta a letra D*, já que são de extrema relevância pública as ações de serviços de saúde de acordo com o *art. 197 – são de relevância pública as ações e serviços de saúde, cabendo ao Poder Público dispor, nos termos da lei, sobre sua regulamentação, fiscalização e controle, devendo sua execução ser feita diretamente ou através de terceiros e, também, por pessoa física ou jurídica de direito privado*. Por fim, *letra E incorreta*, pois sabemos que as ações e serviços públicos de saúde integram uma *rede regionalizada e hierarquizada* e constituem um sistema único, organizado de acordo com as seguintes diretrizes:

I. Descentralização com direção única em cada esfera de governo.
II. Atendimento integral com prioridade para as atividades preventivas sem prejuízo dos serviços assistenciais.
III. Participação da comunidade.

56 D

Comentário: antes do advento do Sistema Único de Saúde (SUS), a atuação do Ministério da Saúde se resumia às atividades de promoção de saúde e prevenção de doenças (por exemplo, vacinação), realizadas em caráter universal, e à assistência médico-hospitalar para poucas doenças; servia aos *indigentes*, ou seja, a quem não tinha acesso ao atendimento pelo Instituto Nacional de Assistência Médica da Previdência Social. *O INAMPS foi criado pelo regime militar em 1974 pelo desmembramento do Instituto Nacional de Previdência Social (INPS), que hoje é o Instituto Nacional de Seguridade Social (INSS); era uma autarquia filiada ao Ministério da Previdência e Assistência Social (hoje Ministério da Previdência Social) e tinha a finalidade de prestar atendimento médico aos que contribuíam com a previdência social, ou seja, aos empregados de carteira assinada.*

Um dos fatores determinantes deste entendimento é, provavelmente, o papel do Instituto Nacional de Assistência Médica da Previdência Social (INAMPS), por meio do Programa de Desenvolvimento de Sistemas Unificados e Descentralizado de Saúde nos Estados (SUDS), no período imediatamente anterior à aprovação da Lei Orgânica da Saúde e que continuou no início da implantação do SUS. O SUDS foi uma iniciativa do próprio INAMPS no sentido de universalizar a sua assistência que até então beneficiava apenas os trabalhadores da economia formal, com "carteira assinada", e seus dependentes. Na análise deste processo, é importante destacar que o Sistema Único de Saúde começou a ser implantado por meio de uma estratégia que buscou dar caráter universal à cobertura das ações de saúde até então proporcionada pelo INAMPS para os seus beneficiários. *A Constituição de 1988 foi um marco na história da saúde pública brasileira, ao definir a saúde como "direito de todos e dever do Estado".* A implantação do SUS foi realizada de forma gradual: *primeiro veio o SUDS*; depois, *a incorporação do INAMPS ao Ministério da Saúde* (Decreto nº 99.060, de 7 de março de 1990); e *por fim a Lei Orgânica da Saúde (Lei nº 8.080, de 19 de setembro de 1990) fundou o SUS*. Em poucos meses foi lançada a *Lei nº 8.142, de 28 de dezembro de 1990, que imprimiu ao SUS uma de suas principais características: o controle social, ou seja, a participação dos usuários (população) na gestão do serviço*.

57 A

Comentário: questão simples sobre a constituição federal. Vejamos o texto do art. 198, § 1º – O Sistema Único de Saúde será financiado, nos termos do art. 195, com *recursos do orçamento da seguridade social, da União, dos Estados, do Distrito Federal e dos Municípios, além de outras fontes*.

58 B

Comentário: questão abordando o planejamento da saúde de acordo com o Decreto 7.508, uma parte não muito cobrada em provas e merece leitura detalhada do candidato.

Art. 15: o *processo de planejamento da saúde será ascendente e integrado*, do *nível local até o federal*, ouvidos os respectivos Conselhos de Saúde, compatibilizando-se as necessidades das políticas de saúde com a disponibilidade de recursos financeiros. Atenção nesse trecho. As bancas costumam colocar descendente e do nível federal para o local. Atenção nesse artigo!

§ 1º: *O planejamento da saúde é obrigatório para os entes públicos e será indutor de políticas para a iniciativa privada.*

§ 2º: a compatibilização de que trata o *caput* será efetuada no âmbito dos planos de saúde, os quais serão resultado do planejamento integrado dos entes federativos e deverão conter metas de saúde.

§ 3º: *o Conselho Nacional de Saúde estabelecerá as diretrizes a serem observadas na elaboração dos planos de saúde*, de acordo com as características epidemiológicas e da organização de serviços nos entes federativos e nas Regiões de Saúde. Fique atento que cabe ao Conselho Nacional de Saúde propor as diretrizes para os entes federativos quanto à formulação dos planos de saúde.

Art. 16: *no planejamento devem ser considerados os serviços e as ações prestados pela iniciativa privada, de forma complementar ou não ao SUS, os quais deverão compor os Mapas da Saúde regional, estadual e nacional.*

Art. 17: *o Mapa da Saúde será utilizado na identificação das necessidades de saúde e orientará o planejamento integrado dos entes federativos, contribuindo para o estabelecimento de metas de saúde.*

Art. 18: *o planejamento da saúde em âmbito estadual deve ser realizado de maneira regionalizada, a partir das necessidades dos Municípios, considerando o estabelecimento de metas de saúde.*

Comentário: no SUS existe um subsistema de atendimento e internação domiciliar descrito na Lei 8.080 em seu Capítulo VI:

Art. 19-I: são estabelecidos, no âmbito do Sistema Único de Saúde, *o atendimento domiciliar e a internação domiciliar*.

§ 1º: *na modalidade de assistência de atendimento e internação domiciliares incluem-se, principalmente, os procedimentos médicos, de enfermagem, fisioterapêuticos, psicológicos e de assistência social, entre outros necessários ao cuidado integral dos pacientes em seu domicílio.*

§ 2º: *o atendimento e a internação domiciliares serão realizados por equipes multidisciplinares que atuarão nos níveis da medicina preventiva, terapêutica e reabilitadora.*

§ 3º: o atendimento e a internação domiciliares só *poderão ser realizados por indicação médica com expressa concordância do paciente e de sua família*.

Podemos concluir que as duas partes do enunciado estão corretas de acordo com a lei orgânica da saúde.

Comentário: muita atenção nesse tipo de questão sobre a gestão financeira do SUS seguindo a Lei 8.080. Veja o art. 35:

Para o estabelecimento de valores a serem transferidos a Estados, Distrito Federal e Municípios será utilizada a combinação dos seguintes critérios segundo análise técnica de programas e projetos:

I. *Perfil demográfico da região.*
II. *Perfil epidemiológico da população a ser coberta.*
III. *Características quantitativas e qualitativas da rede de saúde na área.*
IV. *Desempenho técnico, econômico e financeiro no período anterior.*
V. Níveis de participação do setor saúde nos orçamentos estaduais e municipais;
VI. *Previsão do plano quinquenal de investimentos da rede.* Detalhe da questão é plano quinquenal e não anual como mencionado na *letra D*. Atenção para este artigo 35.
VII. Ressarcimento do atendimento a serviços prestados para outras esferas de governo.

Referências Bibliográficas

- Brasil. Constituição (1988), Constituição da República Federativa do Brasil. Brasília: Senado; 1988.
- Brasil. Lei nº 8080/90, de 19 de setembro de 1990. Dispõe sobre as condições para a promoção, proteção e recuperação da saúde, a organização e o funcionamento dos serviços correspondentes e dá outras providências. Diário Oficial da União. 20 set 1990.
- Brasil. Lei nº 8142/90, de 28 de dezembro de 1990. Dispõe sobre a participação da comunidade na gestão do Sistema Único de Saúde – SUS e sobre as transferências intergovernamentais de recursos financeiros na área da saúde e dá outras providências. Brasília: DF. 1990. Diário Oficial da União. 28 dez 1990.
- Brasil. Decreto nº 7.508, de 28 de junho de 2011. Regulamenta a Lei nº 8.080, de 19 de setembro de 1990, para dispor sobre a organização do Sistema Único de Saúde – SUS, o planejamento da saúde, a assistência à saúde e a articulação interfederativa, e dá outras providências. Diário Oficial da União. 29 jun 2011.
- Brasil. Ministério da Saúde. Secretaria-Executiva. Subsecretaria de Assuntos Administrativos. SUS: a saúde do Brasil. Brasília: Editora do Ministério da Saúde; 2011.
- Gama AS, Gouveia LF. SUS – Sistema Unico de Saúde esquematizado. 2. ed. Rio de Janeiro: Ferreira; 2012.
- Souza R. O sistema público de saúde brasileiro. Ministério da Saúde; 2002.

IMPRESSÃO:

Santa Maria - RS | Fone: (55) 3220.4500
www.graficapallotti.com.br